超声必读:妇产科

Ultrasound The Requisites

Gynaecology and Obstetrics

第 3 版

U0293991

原著者 Barbara S. Herzberg
William D. Middleton

主　审 黄　瑛

主　译 刘　艳　徐佳宴

副主译 岳庆雄　孙　鹏

译　者 （以姓氏笔画为序）

于　涛　马佳丽　王　彬　王红微
王媛媛　白文婷　刘艳君　孙石春
孙丽娜　李　瑞　李　瑾　杨　丹
丽　娜　宋丽洁　张　彤　张　跃
张　楠　张黎黎　侯燕妮　姜　瑜
姜德颖　董　慧

河南科学技术出版社

· 郑州 ·

内容提要

超声必读：妇产科由医学博士，美国放射学会会员，芭芭拉 S. 赫茨伯格（Barbara S. Herzberg），（美）威廉 D. 米德尔顿主编（William D. Middleton）编写。本书简要介绍了超声诊断的基本原理和临床应用，重点介绍了胎儿羊水量及胎儿健康和水肿，妊娠与异位妊娠，胎儿异常，胎儿神经系统，面部，胸部，消化，生殖泌尿，骨骼肌肉，胎盘，脐带和宫颈，多胎妊娠，染色体，盆腔与子宫、附件及病理图像等内容，同时收集超声图像 460 余幅。本书图片清晰，内容丰富。适合妇产科医师、技师、护士阅读参考。

图书在版编目（CIP）数据

超声必读：妇产科 /（美）芭芭拉 S. 赫茨伯格，（美）威廉 D. 米德尔顿主编；刘艳，徐佳宴主译. —3 版. —郑州：河南科学技术出版社，2021.2

ISBN 978-7-5725-0205-7

Ⅰ.①超… Ⅱ.①芭… ②威… ③刘… ④徐… Ⅲ.①妇产科病—超声波诊断 Ⅳ.①R710.4

中国版本图书馆 CIP 数据核字（2020）第 223041 号

出版发行： 河南科学技术出版社
北京名医世纪文化传媒有限公司
地址：北京市丰台区万丰路 316 号万开基地 B 座 1-115　　邮编：100161
电话：010-63863186　010-63863168

策划编辑： 焦万田
文字编辑： 郭春喜
责任审读： 周晓洲
责任校对： 龚利霞
封面设计： 中通世奥
版式设计： 崔刚工作室
责任印制： 苟小红
印　　刷： 河南瑞之光印刷股份有限公司
经　　销： 全国新华书店、医学书店、网店
开　　本： 889 mm×1194 mm　1/16　**印张：** 24.5　**字数：** 590 千字
版　　次： 2021 年 2 月第 3 版　2021 年 2 月第 1 次印刷
定　　价： 198.00 元

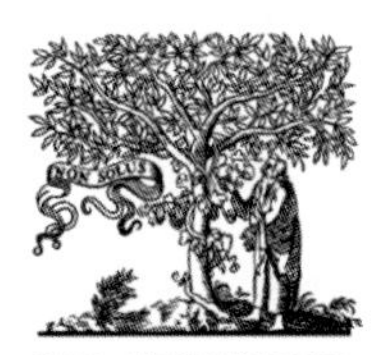

Elsevier(Singapore) Pte Ltd.
3 Killiney Road,
#08-01 Winsland House I,
Singapore 239519
Tel:(65) 6349-0200; Fax:(65) 6733-1817

ULTRASOUND: THE REQUISITES, Third Edition

ISBN-13: 978-0-323-08618-9

This translation of ULTRASOUND: THE REQUISITES, Third Edition by Barbara S. Hertzberg and William D. Middleton was undertaken by Henan Science & Technology Press and is published by arrangement with Elsevier (Singapore) Pte Ltd.
ULTRASOUND: THE REQUISITES, Third Edition by Barbara S. Hertzberg and William D. Middleton 由河南科学技术出版社进行翻译,并根据河南科学技术出版社与爱思唯尔(新加坡)私人有限公司的协议约定出版。

《超声必读》(第 3 版)(刘艳　徐佳宴　译)
ISBN: 978-7-5725-0205-7

声明

本译本由河南科学技术出版社完成。相关从业及研究人员必须凭借其自身经验和知识对文中描述的信息数据、方法策略、搭配组合、实验操作进行评估和使用。由于医学科学发展迅速,临床诊断和给药剂量尤其需要经过独立验证。在法律允许的最大范围内,爱思唯尔、译文的原文作者、原文编辑及原文内容提供者均不对译文或因产品责任、疏忽或其他操作造成的人身及/或财产伤害及/或损失承担责任,亦不对由于使用文中提到的方法、产品、说明或思想而导致的人身及/或财产伤害及/或损失承担责任。

著作权合同登记号:豫著许可备字-2020-A-0200

超声必读:妇产科

第 3 版

巴巴拉 S. 赫兹伯格,医学博士,美国放射学会会员

放射学教授

妇产科副教授

杜克大学医学院

杜克大学卫生系统

北卡罗来纳州杜勒姆

威廉 D. 米德尔顿,医学博士,美国放射学会会员

放射学教授

超声科主任

万灵科放射学研究所

华盛顿大学医学院

圣路易斯,密苏里州

献辞

致我亲爱的丈夫迈克尔，感谢他在我写这本书的整个漫长过程中给予的无条件的爱、支持、耐心和鼓励。我无法想象还有更好的丈夫和父亲。谢谢你一直陪伴着我。

致我的孩子们，布莱恩，杰弗里和安德鲁，还有我的孙子们，马尔科姆和夏洛特，感谢你们带来的巨大欢乐和自豪。我爱你们，用语言无法表达。

怀念我已故的父亲朱莉，致我的母亲桑尼，感谢你们为我灌输知识和对家庭的爱。感谢你们鼓励我追求梦想并支持我的学习和生活。

致放射科同事和研究员，你们让我有幸在杜克工作。你们的教导和学习激励着我，让我每天来上班都感到满足。

致我的同事和导师们，过去和现在，他们支持我的超声事业，和我分享他们的智慧，才使这本书呈现出来。

巴巴拉 S. 赫兹伯格，医学博士，美国放射学会会员

致我已故的父亲比尔和母亲乔伊斯，还有我过去、现在和未来的朋友、研究员、导师及同事。巴巴拉上面的话也表达了我的心声。

致我的女儿达娜，她很快将成为一位杰出的医师，我的儿子 B. I.，他很快将成为一位伟大的律师。我已经迫不及待为你们骄傲，迫不及待地想读你们未来人生故事的篇章。

致我的妻子玛丽，她是灵魂伴侣，最好的朋友，伟大的放射学家，以及优秀的顾问，这一切都集于一身。她容忍我在电脑前度过许多夜晚、在办公室度过周末，而极少抱怨。当我想放弃时她鼓励我保持高标准。当章节完成后，她是我的主编和校对。然而，她最大的贡献是在我最需要的时候提供积极的鼓励。她的赞同是这一过程中最令人欣慰，使我感觉所有努力都值得。

威廉 D. 米德尔顿，医学博士，美国放射学会会员

序 言

第 1 版和第 2 版《超声必读》给第一年住院医师和其他技术人员提供了机会，在一本富有图像的书中学习超声的基本知识和重要的概念，为进一步研究提供了基础。本书的主旨是介绍超声，同时以可以理解的形式提供丰富的资料。我们对先前一版本的畅销感到高兴，这些版本经常被用作学习超声的初始教材。第 3 版继续延续这些概念，同时涵盖超声领域的重要变化。第 3 版的重要目标是为感兴趣的研究人员和执业医师提供参考和资料回顾。

本版是对前一版本的重大修订。自第 2 版出版以来，临床超声技术在十年间迅速扩展和演变，因此有必要对内容进行广泛地修改。已重新安排并改写各章，提供更合乎逻辑的资料，并侧重于重要的新概念，同时仍然保留基本内容。扩大了物理学篇章，更强调实用性、临床相关的物理、伪像和图像优化。此外，还增加了关于染色体异常超声评估的章节，重点讨论了动脉瘤的超声评估，并介绍了无细胞 DNA 分析等较新的试验。此外，超声的应用范围也在迅速扩大，如甲状腺、唾液腺、淋巴结、肠道和肌肉骨骼系统。关于产科和妇科(OB/GYN)超声的章节已经修改和扩展，以解释许多产科和妇科疾病，如宫外孕、胚亡、无症状的附件囊肿和各种胎儿异常。

本书以前版本中的大部分图像已被更新。更多的图像描绘了超声在各种疾病中的频谱表现，相关的成像已经包含在许多章节中。为了以清晰的格式呈现出来，增加了展示重要概念和解释超声检查结果的新示意图。正文中的框图和表格，强调了鉴别诊断。此外，每一章中总结了相关知识点的关键特征，都是为了帮助读者记住文本中的要点。

巴巴拉 S. 赫兹伯格，医学博士，美国放射学会会员

威廉 D. 米德尔顿，医学博士，美国放射学会会员

致谢

我们谨向为这本书的发展做出最重要贡献的热心人士表示衷心的感谢。

杜克放射学、杜克胎儿诊断中心、马林克罗特放射学研究所等有才华的超声医师们，他们的技艺和精益求精创造了本版《超声必读》中许多杰出的图像。

耶鲁大学的莱斯利·斯科特博士和杜克胎儿诊断中心的布丽塔·博伊德博士、莎拉·埃尔斯塔德博士、伊丽莎白·利文斯顿博士，他们回答问题所花费的时间和努力，分享他们丰富的知识，他们提供了产科和血管方面的相关病例。

执业超声医师南希·斯坦福斯，感谢她花时间，收集胎儿心脏病例资料，并讨论胎儿心脏成像的各个方面。

遗传顾问里根马休斯，提供案例，审查文本，分享关于染色体异常的见解和专业知识。

杰弗里·赫茨伯格，在本书的编写过程中，花费了大量时间和精力，分享他在计算机和平面设计方面的广泛知识和专长。

爱思唯尔的许多人在本项目中发挥了作用，在编写《超声必读：妇产科》(第3版)过程中提供了帮助。特别感谢玛格丽特·纳尔逊和内容开发专家加布里埃拉·本纳，他们非常专业地指导我们完成了本书的各个阶段，并感谢项目经理大卫·斯坦在制作过程中的智慧和指导。

感谢库尔茨博士在第1版上表现出的卓越领导力及他在第2版上继续做出的重要贡献。库尔茨的智慧和洞察力为本书《超声必读：妇产科》奠定了基础。当我们在之前的封面上看到我们的名字和他的名字在一起时，我们都感到很荣幸。

巴巴拉 S. 赫兹伯格，医学博士，美国放射学会会员

威廉 D. 米德尔顿，医学博士，美国放射学会会员

前　言

前 2 版《超声必读》在放射学界极受欢迎，因为书中选择了高质量和全面的临床病历(资料)。第 3 版承诺继续致力于超声学在临床应用中的重要核心作用。同样，自第 1 版和第 2 版以来，超声领域已经有了巨大的进展和演变。巴巴拉·赫兹伯格博士和威廉·米德尔顿博士在这个版本中共同承担了领导的职责，同时担任放射学教授和妇产科教授，反映超声应用和实践的广度，因此最有资格在《必不可少》系列中制作这一卷。

在编写任何有关超声的教科书时，目前面临的一个持续挑战是，如何在超声诊断的实践和教学方面理解放射科之间存在的多样性。有些机构把超声作为一种涵盖所有应用的手段，而有些将超声专门纳入器官系统，但知识库是相同的。赫兹伯格博士和米德尔顿博士一直保持为医师服务的角度，使每一章都自成一体，同时兼顾超声临床实践。

尽管第 3 版《超声必读》全书很大程度上反映了它的前一版的内容，但超声影像学内容有了较大进展。超声的基础物理学没有改变，但超声信号内在信息的利用能力有了显著提高。现在，可以捕捉三维和四维信息并进行各向异性成像，使这些信息比以往任何时候都更加接近于 CT 和 MRI。加上无辐射，这大大提高了自上一版以来超声成像的价值。

不变的是奉献，赫兹伯格博士和米德尔顿博士提供了新的最佳说明资料，第 3 版再次被赋予了高质量的图像。文本中的资料再次在表格和框图中得到加强和体现，使读者能够快速回顾声像分析结果的鉴别诊断和找出病因。

我相信放射学的住院医师会发现第 3 版《超声必读》再次成为很好的工具。本书继续在所有章节中提供基本和最高水准的信息。如前所述，这本书体现了整个《必不可少》系列的哲学思想。也就是说，《超声必读》可以在住院医师实习期间连续的各科轮转中反复阅读，从而对超声影像技术更为熟悉。由于同样的原因，内科医师在实践和研究项目中也会继续发现《超声必读》具有吸引力——这是扩大或普及亚专科领域知识的一种简明方法。

《必不可少》系列已经出版了 20 多年。该系列的哲学思想是，当你做得好时，“少即是多”已经证明是牢固的，受到住院医师、研究员及从事放射科医师的欢迎。丛书质量的关键是资料的选择和质量，而不是篇幅大小。每本书都代表作者对各自专业领域真正重要内容的最佳评价。丛书中的内容从来不是详尽无遗的，而是提供临床实践所需的基本概念、事实和解释材料。

我祝贺赫兹伯格博士和米德尔顿博士在《必不可少》放射学系列中做出的杰出贡献。本书确实是一部精心杰作，将有益于读者及患者。

詹姆斯 H. 萨尔，医学博士
放射科主任
麻省总医院
放射学教授
哈佛医科学校
马萨诸塞州波士顿

目 录

第1章

实用物理

1

超声检查长期以来一直是人体成像中一种有价值的方法,与其他模式相比具有一些显著优势,其中最重要的优点之一是无电离辐射。超声可以提供临床有用的信息,而不对患者身体产生辐射伤害。这对产科来说至关重要,在儿科患者群体中也非常重要,而且由于计算机断层扫描(CT)引起的电离辐射问题,超声无电离辐射在成人检查中也变得日益重要。超声的第二个优点是检查的实时性,这使得评估快速运动的脏器(如心脏)成为可能,并且更容易检查活动的胎儿和因不能暂停呼吸或配合检查的结构。超声多平面成像、实时检测和三维成像能力使成像平面的选择具有灵活性,在检查中易于改变这些平面,从而能够迅速确定病灶类型的性质,分析各种结构的空间关系。该设备的便携性比其他影像检查方式,如 CT 和 MRI(磁共振)具有优势。超声的另一个优势是极好的表面结构分辨力。多普勒技术增加了血流定性和定量评估的优势。超声微泡造影剂的发展、不断完善和经验累积,使超声在检测和鉴定软组织及血管病变方面可以与 CT 和 MRI 相媲美。最后,在控制医疗成本的时代,超声检查是临床中不可或缺的影像学研究方式,特别是在须多次连续检查或须筛查大量患者的情况下。所有这些因素都使得超声检查成为研究大量疾病的一个极其宝贵的工具。

任何进行超声诊断的个人都必须了解这项技术的物理原理,以及可用于检测和显示声学信息的仪器。本章仅限于与超声诊断实践最相关的实用物理原理。

一、声学

声音是机械能量产生交变压缩的结果,利用传导介质的黏滞性,其运行形式为波。人类通常能听到 20Hz～20kHz 的声音。超声波与声音区别在于超声波频率高于人类可闻声频率,因此被称为超声波(即>20kHz)。诊断性超声检查的频率一般为 1～20MHz。

超声波使用短脉冲传入体内。在相同的组织中,传播速度是恒定的,不受脉冲频率或波长的影响。分子越紧密,声速就越快。因此,在生物组织中,声速在气体中最低,在液体及软组织中比在气体中快,在骨骼中最快。在超声检查中,默认在软组织平均传播速度为 1540 m/s。

进入人体的声音脉冲可以被反射、散射、折射或吸收。当脉冲遇到具有不同声阻抗的组织界面时,就会发生反射或背向散射。声阻抗是声速和组织密度的产物。反射强度取决于组织间声阻抗的大小,以及超声脉冲的长短、表面特征和界面。声阻抗区别越大,背向散射及反射越大。光滑的大界面产生强烈的反射,称为镜面反射。如果发射脉冲方向与镜面反射器垂直时,探头中的压电晶体接收到反射波,并产生强信号。发射脉冲方向不垂直于镜面反射器时不会产生强烈的反射,反射不会全部回到接收器的压电晶体,信号会较弱。散射是指声波在多个方向上的重新定向。当脉冲遇到接近或小于声波波长的障碍物时发生散射并产生微弱信号。这些相互作用的结果见图 1-1。

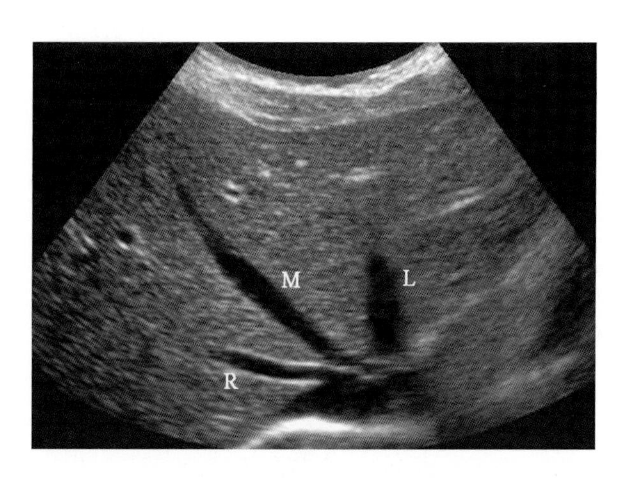

图 1-1 声波与解剖结构的相互作用

肝横切面显示右(R)、中间(M)和左(L)肝静脉,呈无回声(黑色),因为腔内血液中含有非常弱的反射体。肝静脉壁是管状反射体,其显示图像取决于入射声束的方向。由于肝右静脉正向垂直于声束方向,其壁出现回声。肝左与肝中静脉与声束方向不垂直,肝静脉壁回声低。肝实质回声中等,因为它包含多个分散声波的小组织界面。

折射是指声波方向的变化,在声波遇到两个声速不同组织界面时发生。由于频率保持不变,波长变化以适应两种组织声速的差异。波长变化的结果是声波脉冲通过界面时方向的改变(图 1-2)。折射很重要,因为它是超声图像结构失真的重要原因。折射将在“伪像”部分详细地讨论。

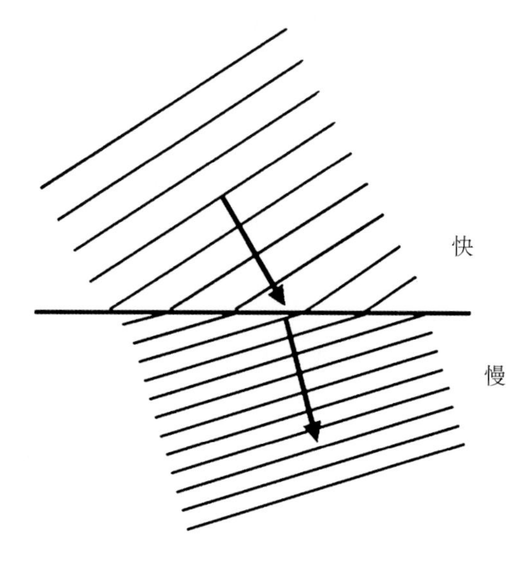

图 1-2 声音折射

当声波通过不同传播速度的物质时,传播方向发生改变,波长变化如上图所示(顶部)。其结果是声波的反向或弯曲,称为折射。

吸收是指声能二次转化为热能的损失。在软组织中吸收比在液体中吸收大,在骨骼中吸收比在软组织中吸收大。声能的吸收是产生声影的主要原因。反射、散射和吸收的结合效应导致声波脉冲通过物质时的强度衰减。衰减限制了成像的深度,在较高的发射频率下衰减更大。

二、仪器

(一)压电晶体

陶瓷晶体在电刺激时产生变形和振动,产生用于诊断的声脉冲。每个脉冲都包含一个频段,称为带宽。传感器产生的中心频率是晶体元件的谐振频率,取决于晶体厚度。返回到传感器的回波会使晶体元件扭曲,并产生电脉冲,然后处理成图像。高回声产生更大的晶体变形和电子电压,在图像上显示比低回声更亮。因此,标准二维灰度图像通常被称为 B 型超声(灰度模式)。

发射的声波脉冲的大小和频率决定了图像的分辨力。必须在 3D 中考虑分辨力,如图 1-3 所示。轴向分辨力是指在成像平面内沿声束长轴方向上区分两个细小目标的能力。轴向分辨力取决于声波的脉冲长度，而脉冲长度又取决于波长。由于波长与频率成反比，高发射频率和短脉冲可使轴向分辨力提高。如前所述，高频声波对组织的探测深度较浅，因此高频探头仅应用于浅表结构检查。横向分辨力是指与声束轴线垂直的平面上，在探头短轴方向的分辨力，这取决于脉冲宽度，可以通过调节聚焦范围而变化。侧向分辨力（方位分辨力）是指在与声束轴线垂直的平面上，在探头长轴方向的分辨力，这取决于脉冲的平面直径，相当于探头厚度。单行排晶体元件时，片厚度由晶体元件的形状或固定声镜的特性决定，用户不可调节。当晶体元件素排列成多行和多列时，切片厚度是可变的，可以由用户调整。不同传感器的分辨率可以使用幻象进行测试，如图 1-4 所示。

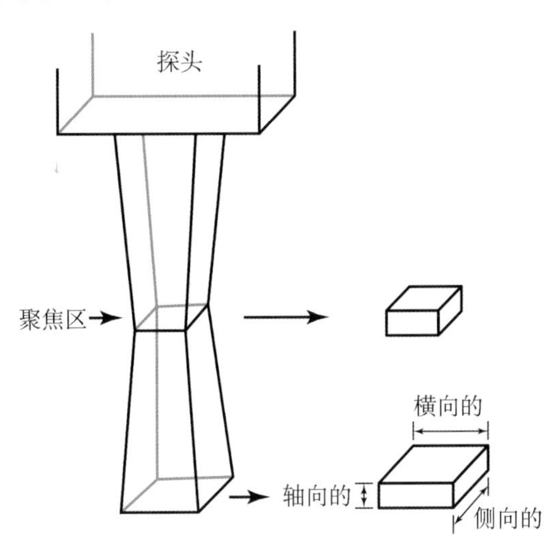

图 1-3　超声波分辨力

此示意图显示了超声波探头产生的声束。超声波束在焦点区水平面最窄，导致此水平面上的横向分辨力最佳。聚焦区可由操作者上下调整。等效于切片厚度的轴向分辨力，取决于传感器晶体元件的形状，并且除矩阵传感器外，无变量。在此示意图中，调节聚横向焦区和侧降焦区处于同一水平，但并非总是如此。轴向分辨率取决于声波频率，并随着频率提高而提高。

（二）静态 B 模式系统

早期的 2D 装置将一个 B 型传感器和一个大的压电晶体元件连接到一个关节臂上，关节臂能够确定传感器在空间中的精确位置和方向。反射器与传感器的距离是根据软组织中的声速（1540 m/s）将回声返回传感器所需的时间进行转换得到的。这使得回声的来源可以在 2D 装置内定位，然后通过将传感器移动到患者的身体上，一系列 B 模式的信息线可以叠加在一起产生 2D 图像。通过静态 B 型成像，可以在单个图像上观察大器官的横截面，如肝或整个身体，就像轴向 CT 扫描（图 1-5）。现代实时传输器比静态 B 型模式更有优势，因为这种传感器视野有限。静态 B 模式成像的主要缺点是缺乏实时能力。由于这一限制，静态关节臂 B 型装置已经被实时装置所取代。

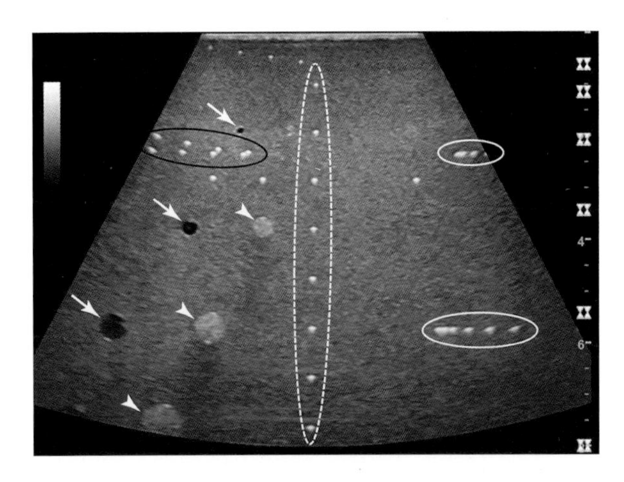

图 1-4　超声体模显示横截面上有多回声引脚

白色虚线椭圆中的引脚用于测试线性测量精度。白色实线圆柱中的引脚用于测试轴向分辨率。黑色椭圆中的引脚用于测试横向分辨率。采用可变尺寸的圆柱充填液体（箭）和固体材料（箭头）来测试对比分辨率。

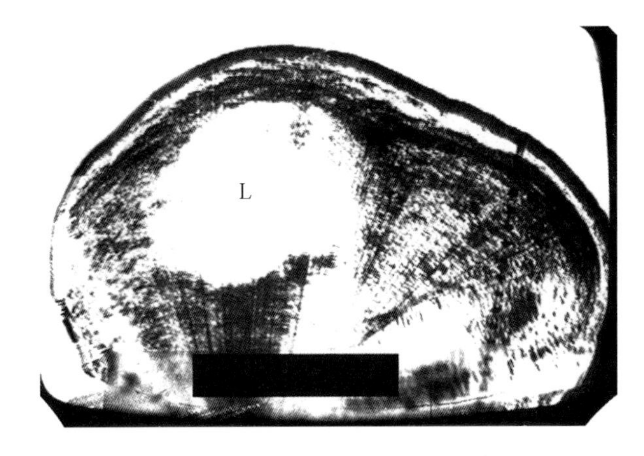

图 1-5　关节臂静态 B 型腹部扫描

摄于 1976 年。与现代实时扫描不同，这种技术需要几秒钟才能生成一幅图像。可以获得完整的身体横截面。在这种情况下，图像是黑白相间的，这与现代扫描截然相反。此示意图为充满液体的淋巴囊肿（L）。

(三)实时传感器

1. 机械传感器　实时图像可以用多种传感器产生。最简单的是机械扇形传感器,它使用单个的大压电元件产生和接收超声波脉冲。光束转向是通过振荡或旋转晶体元件本身或反射声音脉冲来完成。声束聚焦是使用不同形状的晶体元件或通过在传感器上安装声透镜来完成的。机械运动的速度足以产生实时灰度图像,但其速度不足以产生实时彩色多普勒图像。机械扇形传感器的另一个缺点是焦距固定,发射频率固定。这迫使操作员需要切换到其他传感器,以改变焦距和发射频率。

2. 多元阵列传感器　由于缺乏灵活性,机械扇形传感器已被多元件传感器取代,通常称为阵列。阵列传感器包含一组按顺序排列的小型压电晶体元件。发射的声音脉冲是由来自许多不同元件的多个脉冲的总和产生的。通过改变不同元件的激活时间和顺序,发射的脉冲可以在不同方向上被引导并在不同深度聚焦(图 1-6)。事实上,多元素阵列可以实时扫描,同时聚焦在多个层面上。

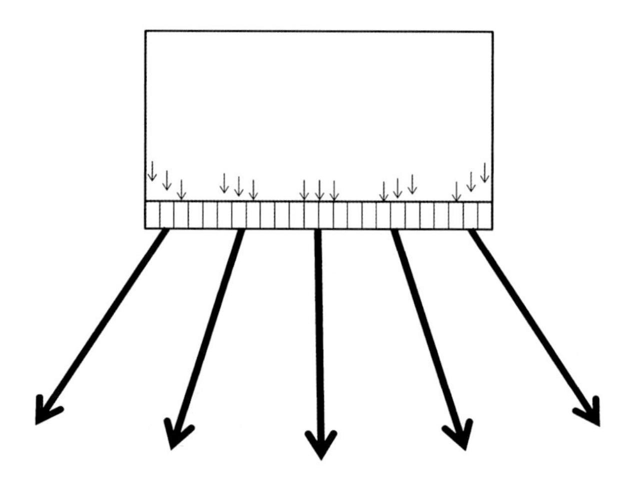

图 1-6　电子线阵功能

一组晶体元素被依次激发,将扫描线(大箭)从探针的一侧移动到另一侧。通过调整晶体激发的时间(小箭),来实现对光束的控制。

阵列传感器产生的图像由多条并排排列的扫描线组成。扫描线的长度(图像深度)乘以声速决定了生成每条线所需的时间。这个时间必须加倍,因为声波传播扫描线的长度包括传回到传感器。然后,将该行进时间乘以图像中线的总数,以确定生成实时图像的整个帧所需的时间。因为声速基本上是恒定的,所以可以通过改变图像的深度(扫描线的长度)、图像的宽度(扫描线的数量)或线密度(每度线的数量或每厘米线的数量)来调整图像的帧速率。

3. 相位阵列传感器　利用相控阵换能器,阵列中的每一个单元都参与每一个发射脉冲的形成。由于声束从换能器的一侧转向另一侧的角度不同,因此产生扇形图像格式。与其他电子阵列传感器(在下面的章节中讨论)相比,相位阵列探头较小,因此能够在声音访问受限的区域(例如肋骨之间)进行扫描。然而,相位阵列的表面视野较小,近场聚焦能力较差,图像边缘的聚焦能力也有限。相控阵列雷达具有良好的深多普勒性能,但浅多普勒性能较差,它们已基本上被线性阵列探头所取代。

4. 线阵传感器　与所有晶体元件都用来产生发射声波脉冲的相控阵不同,线性阵列激活了有限的相邻元件组以产生每个脉冲。相邻的元件组从传感器的一个边缘到另一个边缘依次兴奋。如果每个声波脉冲在同一方向(平行)传播,并且方向垂直于传感器表面,则图像为矩形;也可以控制脉冲,使图像呈扇形或梯形。线性阵列传感器的主要优点是在近场分辨率高,表面视野较大。在无光束转向时,聚焦在图像的中心与外围是均匀的。当光束转向扇形或梯形格式时,会出现聚焦和分辨率的损失。线性阵列已经在很大程度上取代了传统的相控阵列探头,尽管将波束转换为扇形的窄线性阵列与传统相控阵非常相似,通常仍被称为相控阵列或扇形传感器。用线性阵列得到的图像表面平坦,并在图像上用指定字母 L 和传播频率表示。线性阵列的各种图像格式如图 1-7 所示。

5. 曲线阵列传感器　如果一个线性阵列的表面被改造成一个曲线凸形,它被称为曲线阵列或凸形阵列。曲线阵列可以形成不同的大小和形状。曲率半径较短的探头可用于腔内扫描,曲率半径较大的探头可用于一般腹部和产科扫描。用弯曲阵列获得的图像总是有一个弯曲的表面,并且在图像上用字母 C 和传播频率来表示(图 1-7)。

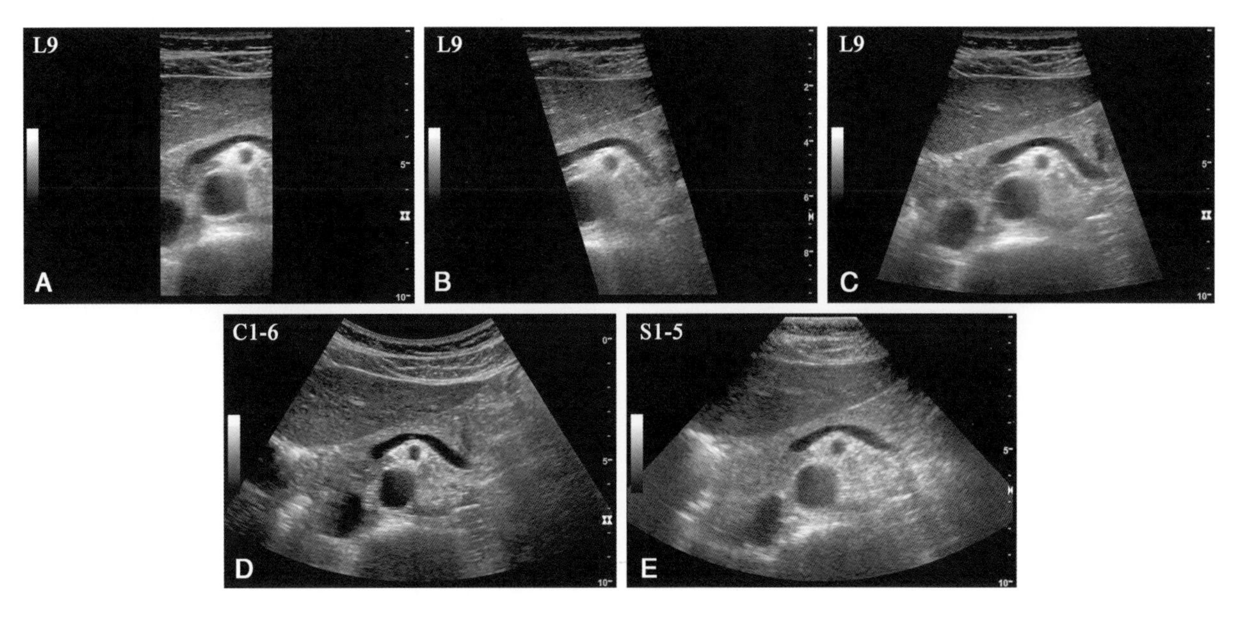

图 1-7　扫描格式随所使用的探头类型而异

A. 9MHz 线性阵列探头(L9),光束直接垂直于探头,产生矩形图像。B. 9MHz 线阵列探头,光束向右。C. 9MHz 线阵探头,光束双向偏转,产生梯形图像。D. 1～6MHz 宽频带弯曲阵列探头(C1-6)产生具有弯曲顶点的扇形图像。E. 1～5MHz 宽频线阵探头(S1-5),表面小,成像呈扇形,顶端平坦。

除了发射传播频率外,线性和曲线探头的尺寸也决定了它们的用途。例如,大型探头可用于腹部和产科,但扫描手指是不可行的。

6. 二维(矩阵)阵列　标准阵列传感器可以在成像平面内产生可变聚焦,但不能聚焦垂直于成像平面(即垂直平面)的光束。换句话说,切片厚度是固定的,不能调整。在仰角平面上变焦距的一种解决方案是二维阵列。这些探阵有排列成列和行的晶体元件(图 1-8)。二维阵列有时称为矩阵阵列。它们允许不同的薄片厚度,同时保持了电子相控阵列的其他优点,如彩色多普勒。它们还可以在多个平面上同时扫描及实时三维成像。

7. 腔内探头　20 世纪 80 年代,可放置在各种体腔内的小型传感器开始发展起来,现在应用非常普遍。因为这些传感器可以放置在需要检测的器官内,所以可以使用更高的频率并获得更好的图像分辨率。此外,无须通过腹壁传输声束就能进行器官成像,这有助于将脂肪组织和肠道气体产生的干扰降到最低。总的结果是,这些图像

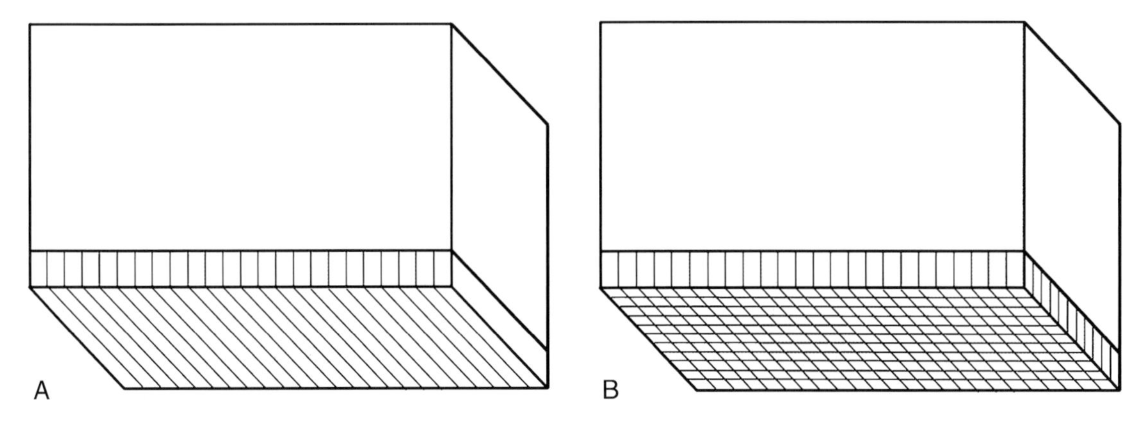

图 1-8　二维矩阵探头

A. 常规阵列探头的视图显示一排矩形晶体元件。B. 矩阵探阵的类似视图显示了小晶体元素的行和列。

的质量比用标准的经腹路径获得的图像要高得多,缺点是成像深度有限。阴道内和直肠内传感器最常用(图 1-9)。非常小的传感器已经被应用到柔性内镜和支气管镜中,以扫描和指导胃肠道和胸部组织活检。适合导管末端的血管内探针也广泛应用于血管。

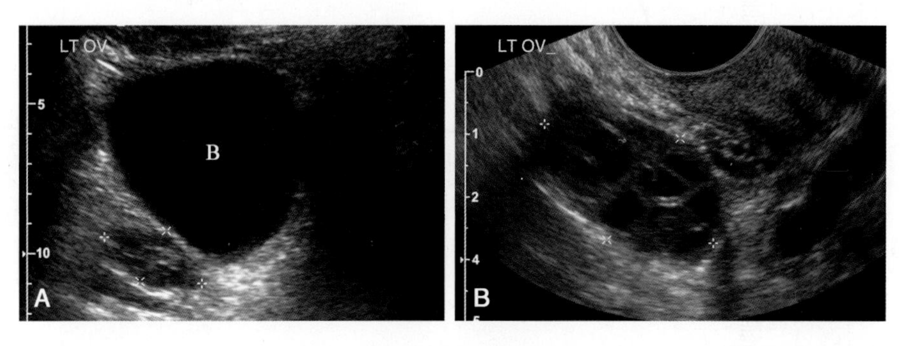

图 1-9 腹部探头

A. 经腹 3.5MHz 探头显示膀胱(B)后的左卵巢(光标),卵泡很难看清。B. 经阴道 5.5MHz 探头显示左卵巢(光标),卵巢滤泡比经腹看到的要清楚得多。卵巢看起来大得多,因为经阴道扫描的视野比经腹扫描小得多。LTOV. 左卵巢。

三、谐波成像

在传统的扫描中,用于产生图像回声的声音频率与发射声音脉冲的频率相同。传统的声脉冲和它们返回的回声在穿过身体时强度逐渐降低。谐波频率是基波频率的高整数倍。它们是在声波穿过组织时产生的,强度逐渐增加,最后由于衰减而降低。在谐波成像中,滤波器用于去除基波回声,从而仅对高频谐波信号进行处理以产生图像。虽然许多谐波频率是随着初始脉冲的传播而产生的,但通常只使用发射频率两倍的二次谐波。

谐波信号比发射声束窄,并且具有较少的旁瓣效应(旁瓣在"伪像"部分中有更详细的讨论)。减小的宽度提高了横向分辨力,减小的旁瓣提高了信噪比。此外,光束进入人体组织后会产生谐波信号,使体壁脂肪的降解作用降到最低(图 1-10)。因此,谐波成像理论上对肥胖患者更有价值。

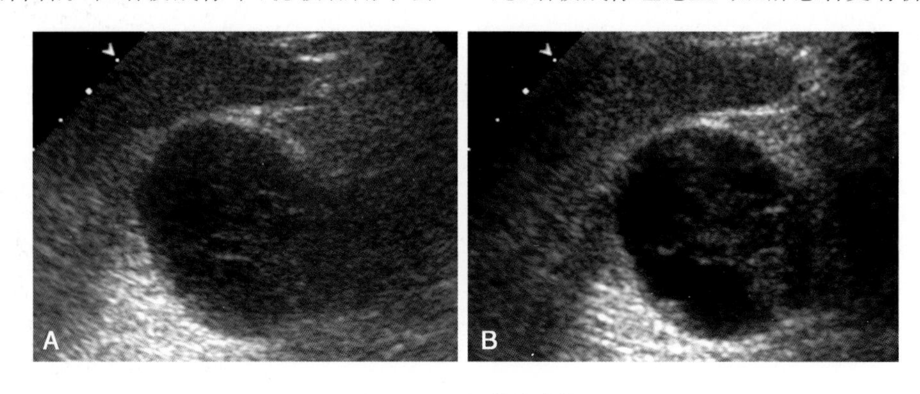

图 1-10 组织谐波成像

A. 肾囊肿的常规基频扫描显示无定形的内部回声。B. 谐波成像显示肾囊肿内有明确的固体物质,继发于内出血。

四、实时复合

实时复合指的是一种技术,在这种技术中,从不同角度控制的声束创建单独的图像帧,然后将其平均起来,以创建单个显示帧(图 1-11A、图 1-11B)。通过对来自不同声角的信号进行平均,可以突出高电平反射器,并消除弱反射和噪声。最终的结果是信噪比和组织对比度的提高(图 1-11C、图 1-11D)。由于帧平均,生成每个显示帧所需的时间较长,因此对运动(传感器运动或内部运动,如胎儿心脏运动)的响应减弱且迟缓。空间复合也减少了阴影的显示。

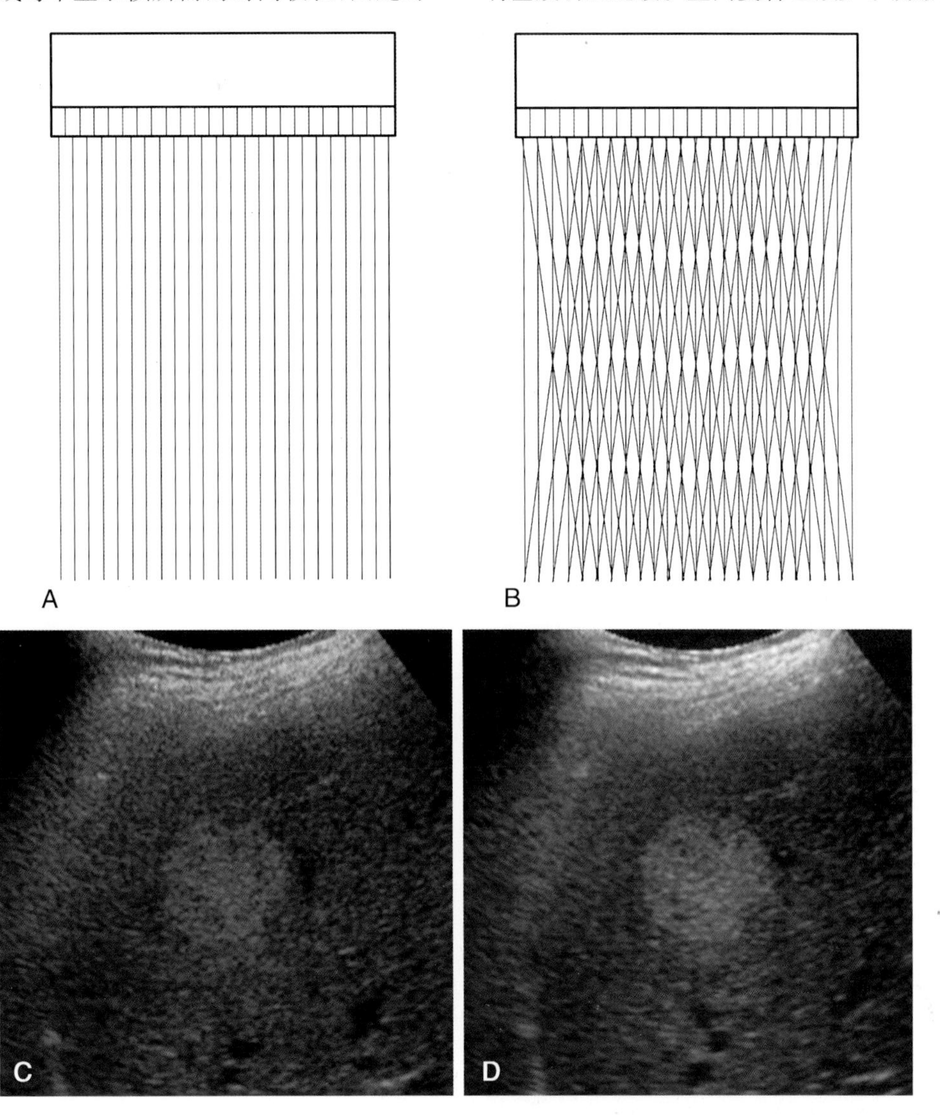

图 1-11　实时复合

A. 使用传统的阵列功能,扫描线直接垂直于传感器表面,无须任何转向。B. 实时复合是通过创建具有不同光束转向角的帧并将帧平均在一起而产生的。C. 肝的常规图像显示边界模糊的血管瘤。D. 实时复合的相似图像显示血管瘤与邻近肝实质有较好的分界。

五、扩展视野(全景)成像

实时超声的一个缺点是视野有限。这尤其存在于以矩形图像格式显示的高分辨率线性阵列传感器。因此,空间关系和大小通常须从多个实时图像中进行合成,这些图像只显示相关解剖学的一部分。此外,对于不参与实时扫描的人来说,很难理解相关的发现和解剖结构。

为了克服这一限制,基于图像配准的位置传感技术允许实时生成全景图像,不损失分辨率,也不需要外部位置传感器。该技术使用基于回波跟踪的过程来估计探头的运动,该过程适用于所有传统的实时传感器(图 1-12)。

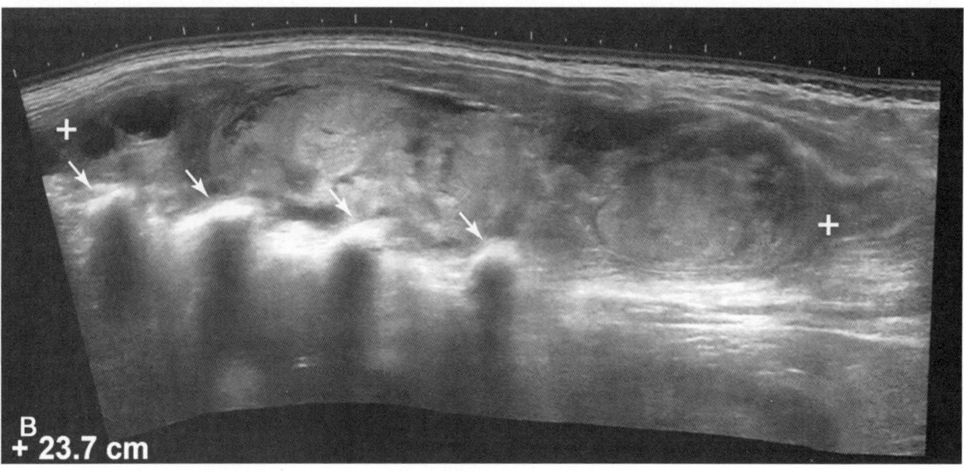

图 1-12 全景,扩展视野成像

A. 传统实时模式下的椎旁肌肉纵视图显示急性血肿太大,无法看到,也不可能测量病变的长度或了解其与肋骨的关系(箭)。B. 全景图显示血肿的整个范围,可测量(光标)和定位肋骨(箭)。

六、M 模式成像

M 模式用于记录和分析组织运动。使用 2D 图像作为指导,选择特定的扫描线来对应感兴趣的组织的移动。然后,该扫描线的反射以图形形式显示,在垂直轴上表示运动幅度,水平轴上表示时间(图 1-13)。这种模式在研究心脏瓣膜和室壁运动及记录胎儿心率和活动性方面特别重要。

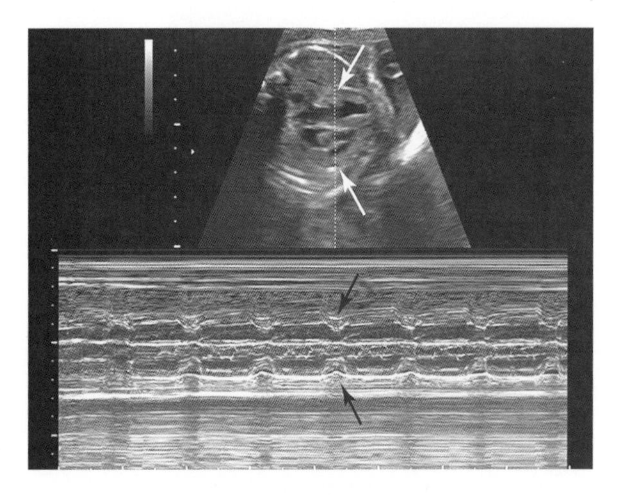

图 1-13 M 模式扫描

胎儿胸腔的横切面显示心脏(白色箭),M 型线位于心室腔中心。下图显示了心脏室壁(黑箭)沿垂直轴和沿水平轴的时间运动。

七、三维超声成像

三维超声已经经历了多年的不断完善。三维超声的数据通过二维扫描器以平行横截面的形式采集,或者通过机械或电子驱动的阵列探头以体积的形式采集。生成的 3D 图像以多种格式显示,包括多平面重新格式化(图 1-14A)、表面渲染(图 1-14B)、体绘制和虚拟内镜。在彩色多普勒模式下也可以进行三维成像(图 1-14C)。临床应用范围不断扩大,但目前应用最广泛的是妇科和胎儿解剖的评价。

八、融合成像

实时超声图像可以与其他横截面图像融合,方法是将体积集下载到超声计算机中,并连接两种模式之间的解剖标志。使用位于扫描区域附近的电磁发射器,连接到超声探头的传感器允许实时确定探头的位置和方向。在连接两种模式上看到结构后,可以重新格式化先前 CT、MRI 或正电子发射断层扫描下载的图像体积,以匹配超声图像。这两组模拟图像可以并排显示并同时观看,也可以融合在一起。融合成像的好处是能够定位超声不可见的等回声病变,如被骨或肠等遮挡的病变,以及在存在多个病变时识别特定病变的能力。

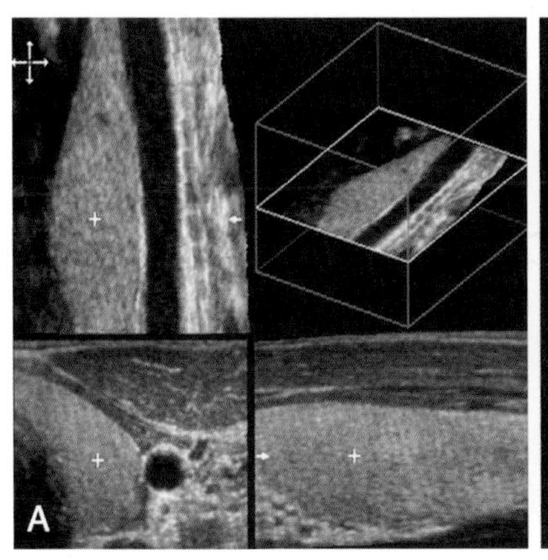

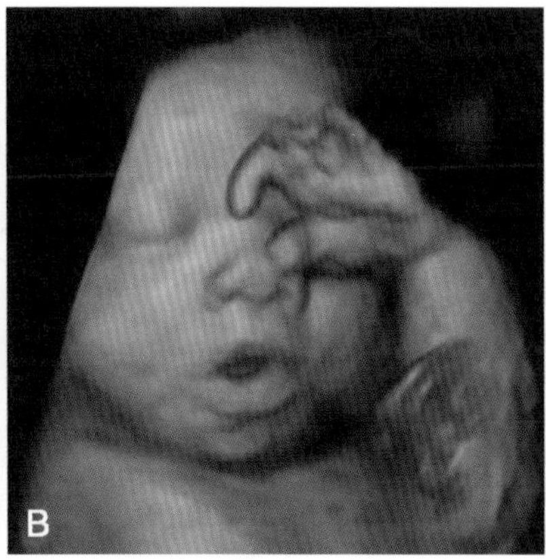

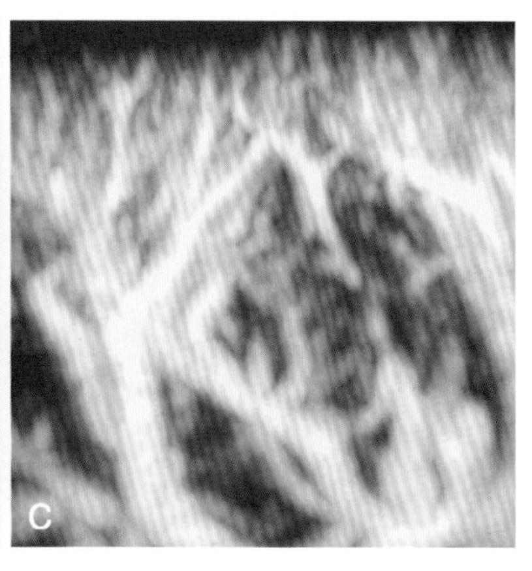

图 1-14 三维成像

A. 从轴平面上的原图像获得矢状面和冠状面的甲状腺和颈动脉的多平面重组。B. 胎儿面部的表面处理。C. 利用能量多普勒成像获得的肾皮质血流的放大三维容积渲染图像。

九、弹性成像

局灶性肿块和弥漫性实质性疾病的固有硬度往往不同于正常结构。这些差异可以利用弹性成像诊断。施加外部压力会对正常组织、异常组织和局灶性病变产生不同程度的压迫。较软的组织和病变具有较大的压缩，而较硬的组织和病变具有较小的压缩。压缩性的特性可以被跟踪并显示为压缩装置中组织位移的函数。一般来说，硬度越高的病变恶性的可能性越高。目前大多数弹性成像设备都是在彩色尺度上显示组织硬度的，并且弹性图像与双标准灰度图像实时匹配(图 1-15)。

十、灰度图像优化

(一)传感器

使用的传感器应与检查部位相匹配。甲状腺、阴囊和肌肉骨骼系统等浅表结构应使用高频探头(发射频率通常为 7～15MHz)进行扫描，以获得最佳分辨率。由于探头非常接近被检结构，

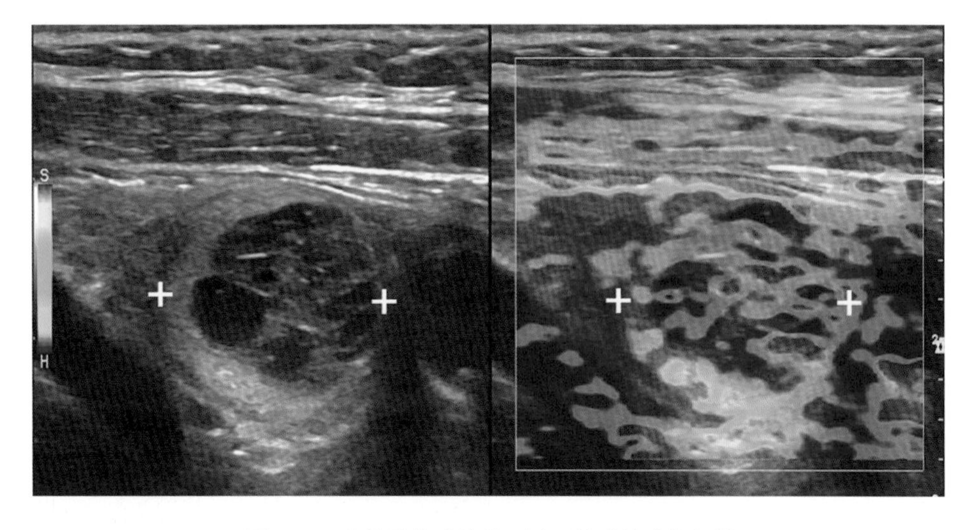

图 1-15 良性甲状腺结节(光标)的弹性成像扫描

显示双重图像，左侧为灰度图，右侧为弹性图。弹性图显示红色、黄色和绿色，表明这是一个相对较软的结节。

所以也适用于腔内检查。由于穿透力有限,高频探头不能用于深部结构,2～5MHz 的低频探头通常用于腹部、盆腔和产科扫描。通过大多数现代宽带探头,可以在同一探头上选择不同的频率。使用的探头通常在图像上显示,字母 L 和 C 分别表示线性和弯曲。这些字母后面的数字表示探头的频率或频率范围。与探头名称相关的其他数字可以指示探头的尺寸(线性阵列)或曲率半径(曲线阵列)。

(二)功率输出

功率输出决定了所传输脉冲的强度。当发射的脉冲越强,回波越强,得到的图像越亮。更高的功率也会产生声波脉冲,穿透身体深部。功率输出通常显示为最大值的百分数或分贝。分贝是一个对数刻度,其中 1 分贝的差值等于功率差值的 10 倍。

此外,超声生物学效应现在被用来通知操作员热效应或机械效应的程度。热指数(TI)是在正常环境温度下,发射功率使温度升高 1℃ 所需功率的比值。如果温度升高 1℃,则 TI 为 1。两倍的功率输出将产生 2TI。TI 可用于软组织、骨骼和颅骨的校准。骨 TI 在产科扫描中很重要,因为在多普勒模式下长时间暴露可导致骨-软组织界面温度升高。多普勒检查中通常显示 TI。机械指数预测空化,通常在灰阶成像中显示。如果某个指数在给定的操作模式中达到 1.0 的潜力,那么它即使小于 1.0 也会显示。

当声束产生衰减时,应增加功率输出,即使适当调整增益和换能器频率,也无法获得诊断信息(图 1-16B)。否则,应使用预定功率。除了增加患者暴露,更高的功率也会导致伪像的增加。在所有情况下,特别是在脉冲多普勒检查期间应尽可能限制使用的功率和检查时间。

(三)增益

由于声音衰减,深组织界面会比浅组织界面产生更弱的反射。为了弥补这一点,更深层组织的信号在返回传感器后被放大。由于界面深度是由传输的声脉冲返回传感器所需的时间来决定,故此变量放大称为时间补偿增益(TGC)。增益量以直线或曲线形式显示在图像的一侧。TGC 曲线在图像的更深层次向右移动了一个变量(表示增加增益)。由于不同的组织对声音的衰减程度不同,当扫描不同的结构时,TGC 曲线需要频繁地调整(图 1-16C)。这一过程正日益自动化。

除了 TGC 曲线外,还可以调整影响整个图像亮度的整体增益(图 1-16D)。与功率输出类似,一般将总增益显示为最大值或分贝值的 10%。在许多方面,增益对图像的影响类似于功率。然而,由于增益放大了回波产生的电子信号,所以它不会影响传输到患者体内的脉冲强度。最好先尝试使用增益控制来平衡和优化图像亮度,并且当增益修改不成功时才增加功率。

(四)聚焦

如前所述,电子阵列传感器可以将传输的声音集中在不同的深度,此控件称为聚焦区或传输区,通常以箭头等符号在图像的一侧表示。在扫描某一特定结构时,应将聚焦区置于该特定层面(图 1-16E)。必要时,可以使用多个级别的焦点区域创建单独的图像部分,并将这些部分粘贴在一起以创建完整的图像(图 1-16F)。多级聚焦的权衡比是降低帧速率,并在较小程度上改善图像衰减。

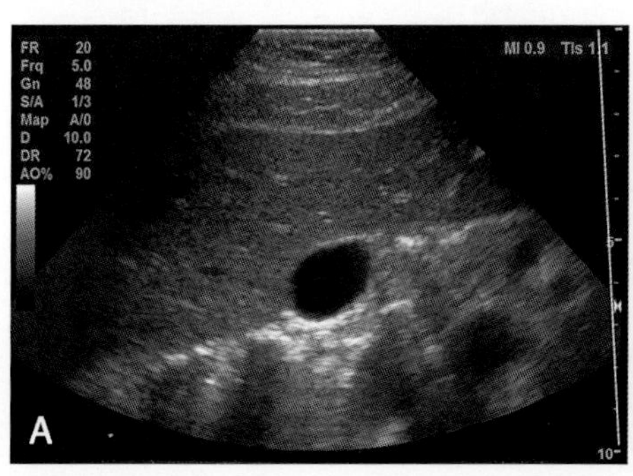

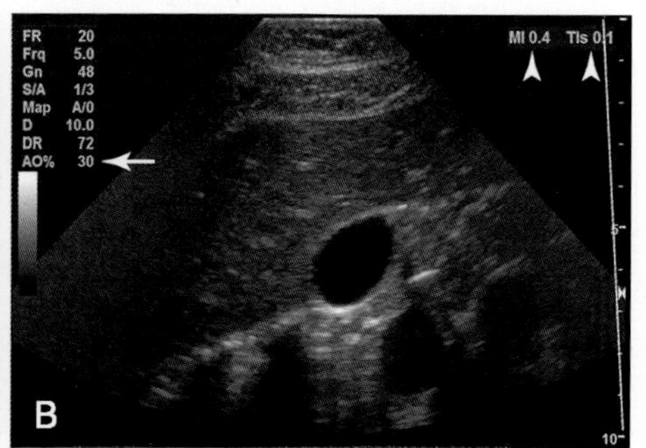

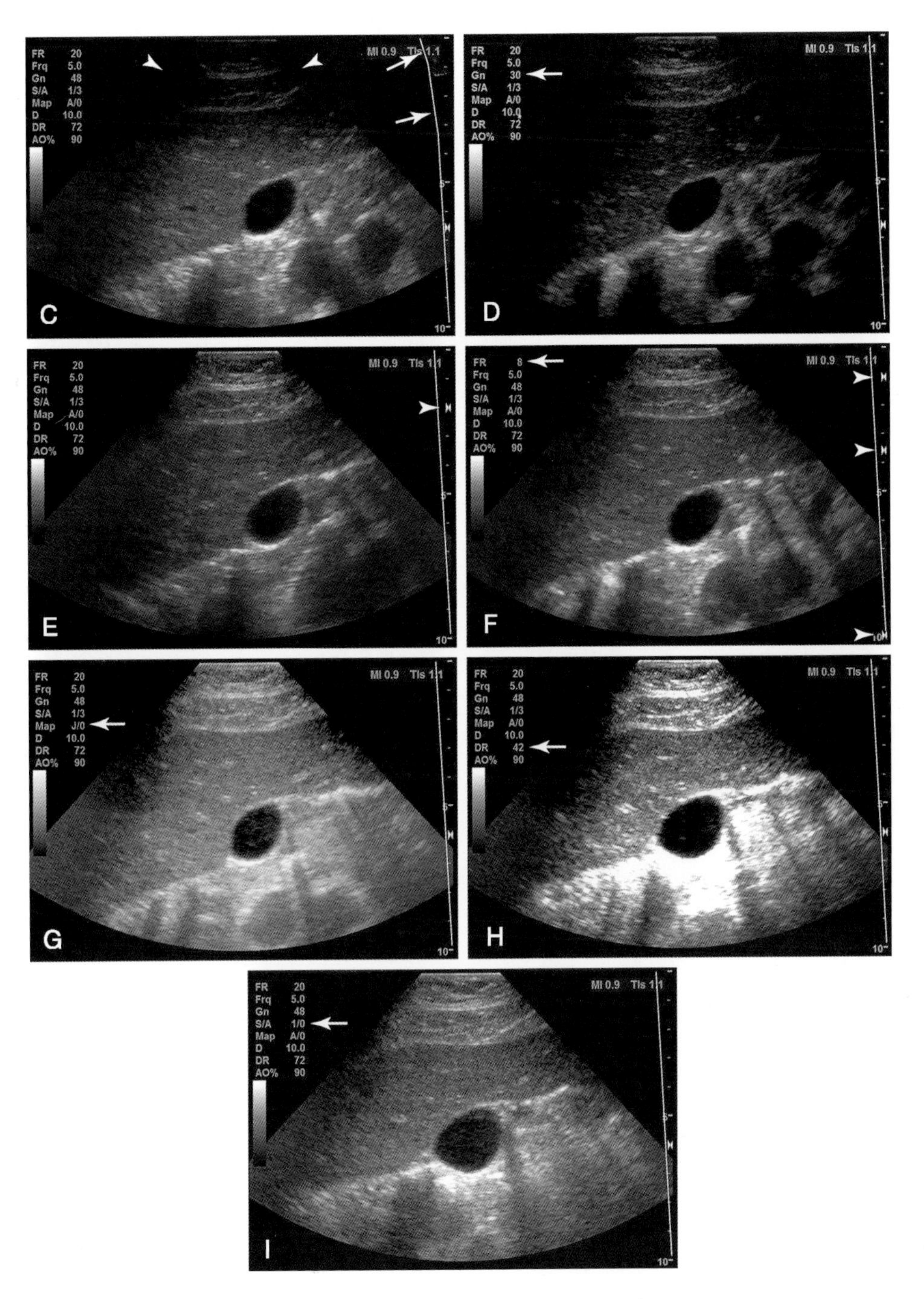

图 1-16　用于优化灰度图像的技术因素

A. 应用优化技术因素初步观察肝胆横切面。B. 功率(或声学)输出从90%降低到30%(箭),导致整个图像的回声降低。软组织(箭)的机械指数(MI)和热指数(TIS)(箭头)的下降也反映了功率下降。C. 近场(箭)中时间增益补偿曲线的减少导致图像表面(箭头)的回声丧失。D. 总增益从48降低到30(箭)会导致整个图像的回声降低。E. 焦点区域(箭头)的重新定位导致胆囊壁的清晰度丢失,这是由于图像深度的分辨率降低所致。F. 使用多个焦点区域(箭头)可提高整个图像的分辨率,相关的帧速率从每秒20降至8帧(箭)。G. 灰度图从A到J(箭)重新分配灰度,导致较高回声的加重。H. 动态范围从72减少到42(箭),造成图像对比度的增加和细微的灰度差异的损失。I. 帧平均值从3减到0(箭),造成图像平滑度降低和噪声增加。

(五)视野

实时图像的视野可以分为深度和宽度。增加深度或宽度的权衡比是降低帧速率。深度通常以厘米或图像侧面的比例显示在图像上。宽度通常最大化,除非需要增加帧速率。

(六)线密度

如前所述,每个图像由多个相邻扫描线组成。扫描线的密度可以针对线性阵列(每厘米扫描线)和曲线阵列(每度扫描线)进行调整。增加线密度将减小像素的大小(图 1-17)。增加线密度的权衡比是降低帧速率。帧速率通常在图像上表示为每秒帧数(FPS)或帧速率(FR)。

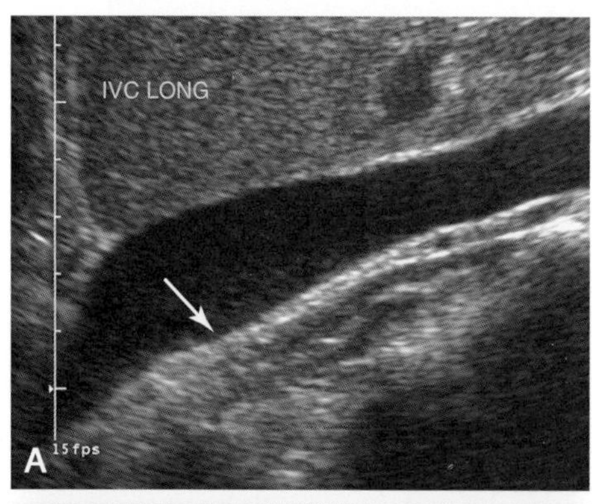

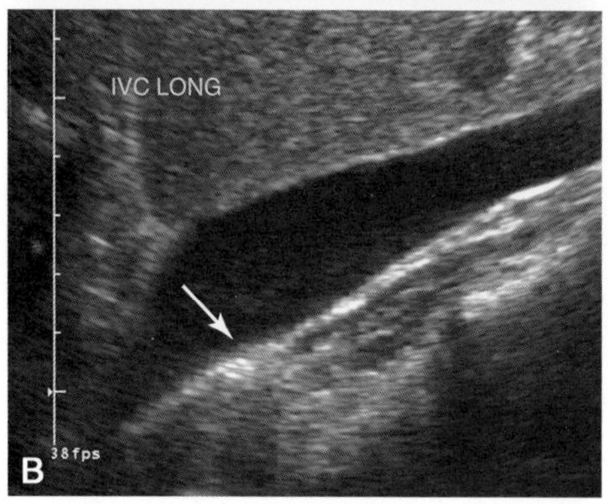

图 1-17 线密度

A. 使用更高的线密度设置,下腔静脉的深壁(箭)光滑。帧速率为每秒 15 帧。B. 使用较低的线密度设置,像素更大(箭),静脉深壁具有阶梯外观。帧速率增加到每秒 38 帧。IVC. 下腔静脉。

(七)灰度曲线/图像

超声图像中的每个像素都具有指定的回波幅度,这取决于相应解剖结构的反射强度。通过改变灰度曲线(也称为图像),可以改变回波幅度与灰度值匹配的准确方式(图 1-16G)。类似于CT,改变窗口和水平设置会导致不同的结构被加强,改变灰度曲线/图像可以加强超声图像的不同。例如,所有的低振幅回波都可以指定一个黑色值,其余的灰度值范围可以在高回波振幅之间展开。这将使人们更容易看到明暗反射器之间的差异。相比之下,所有高回波振幅都可以指定为白色值,其余灰度值范围可以在低回波振幅之间展开,以加强弱反射的差异。与 CT 不同的是,在 CT 中,图像必须容纳骨骼、空气和软组织,超声波只处理软组织,因此改变曲线不那么重要,对图像的影响也很小。通常有 5～10 条曲线/图像可供选择。

(八)动态范围

动态范围是指扫描仪能够有效处理的信号强度的范围。由于放大器的范围大于显示器,所以接收的信号必须在显示之前被压缩。较小的压缩(即较高的动态范围)可以区分回波幅度的细微差异,并生成看起来更流畅的图像,较多的压缩(即较低的动态范围)限制了可辨别的回声波的范围,并产生具有更高明显对比度的图像(图 1-16H)。

(九)持续存在

通过平均帧数实时扫描可以减少背景噪声,从而提高图像质量(图 1-16I)。例如,实际帧 1、2和 3 可以平均在一起创建显示的第一个帧,然后将实际帧 2、3 和 4 平均在一起创建显示的第二个帧等。这个过程被称为持久性,它假定结构要么不动要么移动得很慢。与实时空间复合一样,高持久性的缺点是在内部结构移动或传感器移动时会出现模糊。例如,高持久性的保持可以掩盖胎儿的心脏运动。各种技术参数的影响见表 1-1。

表 1-1　灰度技术参数

参数	对图像的影响
传输频率	不同分辨率
	不同的穿透力
功率输出	不同的发射脉冲功率
	改变图像亮度
	改变发射脉冲的穿透力
	有助于伪像生成
	确定患者暴露
增益	返回信号的放大变化
	改变图像亮度
	补偿声波衰减
聚焦区	最大束聚焦深度的变化
	确定横向分辨力
	多区域聚焦时改变帧速率
视野	改变图像大小
	改变帧率
灰度曲线/图像	将回波振幅转换为灰度值
	更改图像对比度
线密度	确定每厘米或度的扫描线
	改变帧速率
	改变像素大小
动态范围	改变显示的灰度值的范围
	更改图像对比度
高持久性	平均连续实时帧
	提高静止目标的信噪比
	模糊移动对象

十一、多普勒超声

实时灰度图像仅利用回波的幅度来生成灰度信息。分析回波的频率也可以得到重要的信息。由于多普勒效应，反射运动物体的声音在频率上发生了变化。向传感器移动的物体以高于发射脉冲的频率反射声音，远离传感器的移动以较低频率反射声音。发射频率与接收频率之间的差异称为多普勒频移。多普勒频移的大小由下列方程确定。

$$Fd=Ft-Fr=2\times Ft\times(\frac{V}{c})\times\cos\theta$$

式中：

Fd＝多普勒频移

Ft＝发射频率

Fr＝接收频率

V＝运动目标速度（血流速度）

c＝软组织中的声速

θ＝血流方向与透射声脉冲方向的夹角（图 1-18）。

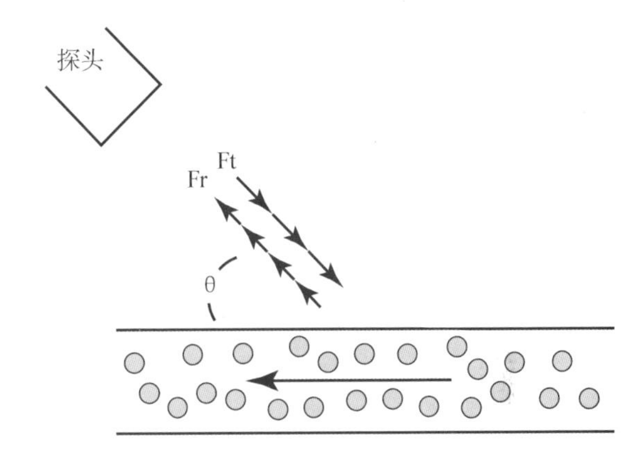

图 1-18　多普勒效应

当声波从运动目标（如血管中的红细胞）反射出去时，声音的频率就会改变。发射频率（FT）和接收频率（FR）的差称为多普勒频移。声波方向和目标运动方向之间的夹角（θ）称为多普勒角。

（一）脉冲多普勒

与灰度成像一样，脉冲多普勒设备发送短脉冲声波，然后等待返回的回声。通过改变声波的发射和接收之间的延迟时间，可以确定产生多普勒信号的位置（即深度）。这个位置被称为采样区或多普勒采样区。采样区的大小可以通过改变探头接收返回信号的持续时间来改变。使用标准的二维图像来可视化血管，可以调整多普勒采样区的位置，以便从特定血管获得信号。这种二维超声和脉冲多普勒超声的结合称为复式多普勒超声（图 1-19）。显示多普勒信息的波形包括垂直轴上的多普勒频移和水平轴上的时间。从向传感器发射的声波方向移动物体的多普勒频移为正值，通常显示在基线上方，而从远离换能器物体的多普勒频移为负值，通常显示在基线下方。

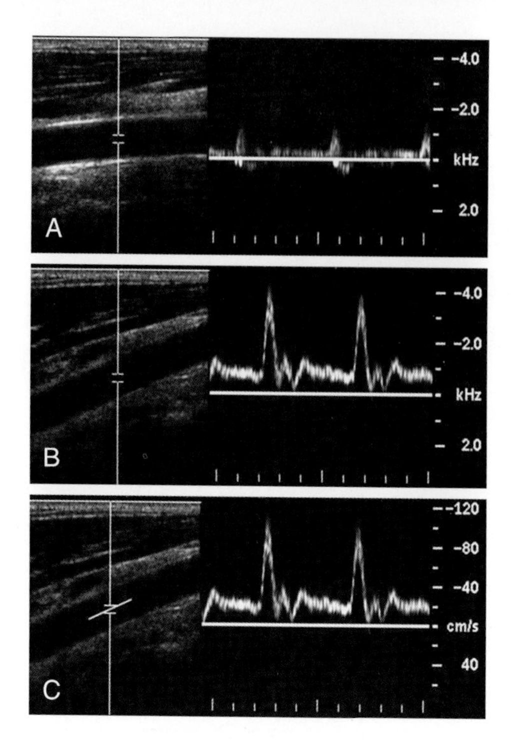

图 1-19 复式多普勒

A. 显示颈总动脉的灰阶图像提供了多普勒采样区的定位图。所产生的波形表示沿垂直轴的多普勒频移(kHz)和沿水平轴的时间。在这幅图像中,由于声脉冲的方向和血管的方向之间的多普勒角接近 90°,所以波形很弱且很小。B. 为了改善多普勒波形,将传感器调整角度,使多普勒角度接近 60°,将导致更高的多普勒频移和更强的信号。C. 通过将角度指示器线添加到图像并以平行于容器长轴的方式旋转,就可以将垂直轴上显示的频移信息转换为速度(cm/s)。

多普勒方程表明,频移与速度成正比。因此,分析血流时,波形的大小随流速的变化而变化。频移也与 cosθ 成正比。在 90°多普勒角(血流垂直于声音方向)时,cosθ=0,无多普勒频移。相比之下,在多普勒角为 0(血流和声音方向平行)时,cosθ=1。这时 cosθ 最大值,多普勒频移为 0°时最大化。因此,将发射的多普勒脉冲相对于血管定向,使多普勒角尽可能接近 0°,将获得最大的多普勒信号(图 1-19B)。

在许多情况下,计算实际的血流速度很重要,这可以通过重新排列多普勒方程来解决速度问题,如下式所示:

$$V=Fd\times\frac{1}{Ft}\times C\times\frac{1}{\cos\theta}\times\frac{1}{2}$$

声波的传输频率和速度都是已知的,频移由波形决定,确定速度所需的唯一其他变量是多普勒角。多普勒角通过校准一条平行于血管的角度指示线,然后测量这条线与多普勒波束之间的角度来确定。完成后,多普勒比例尺可以重新校准速度而不是频率(图 1-19C)。须注意的是,图像只允许在几度内估计血流方向,但 θ 值总有一定程度不可避免的误差,因此速度的计算也有一定程度的误差。不平行于血管长轴运动的血细胞也可增加多普勒角的误差。多普勒方程表明速度与 1/cosθ 成正比。图 1-20 是通过绘制 1/cosθ 相对于 θ 而获得的图。当多普勒角<60°时,1/cosθ 的变化不大,当>60°时,θ 的小差异导致 1/cosθ 的大差异。因此,应保持多普勒角<60°,以避免计算速度时出现重大误差。在较高的角度下,速度计算变得越来越不精确,并且往往会高估速度。

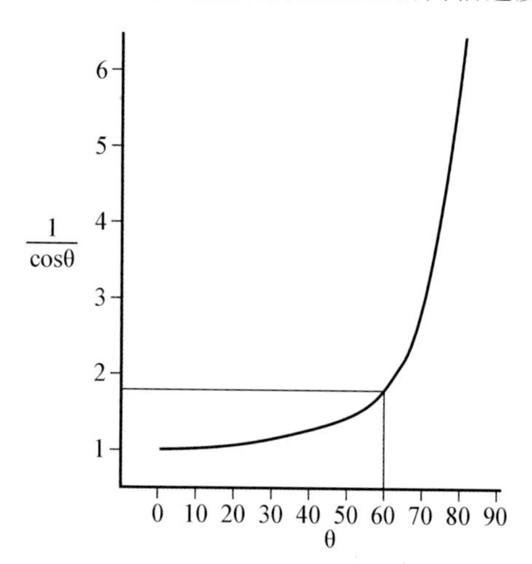

图 1-20 选择 60°以下多普勒角进行速度计算的原因

速度与 cosθ 的倒数成正比。在 0~60°时,1/cosθ 变化不大。>60°时,θ 的小差异导致 1/cosθ 的大差异。

许多测量被用来分析动脉波形。最常见的是阻力指数(RI),定义如下。

$$RI=1-(\frac{D}{S})=\frac{S-D}{S}$$

式中 S 为收缩期峰值速度(或频移),D 为舒张末期速度(或频移)(图 1-21A)。阻力上升时阻力指数上升。当没有舒张血流时,RI 为 1。因为计算只取决于收缩与舒张的比值,所以它与多普勒角度无关。然而,波幅大的多普勒波形使确定 RI 和其他多普勒测量的光标位置变得更容易,因此，每当对波形进行测量时，最好用最小的多普勒角进行扫描。正常 RI 值随被扫描血管的不同而变化。实质器官的 RI 通常为 0.5～0.7。

另一种测量方法是搏动指数，定义如下：

$$PI=\frac{(S-D)}{m}$$

式中 m 为整个心动周期的平均流速。搏动指数比阻力指数更能反映血管阻力，由于其测量难度较大，尚未得到广泛应用。与 RI 一样，搏动指数与多普勒角无关。

除了这些血管阻力的测量外，收缩加速度的测量也被用来作为检测近端动脉狭窄的一种手段。加速度可通过测量早期收缩期上冲程的斜率（速度变化/时间变化）获得，并以距离/时间平方（cm/s^2）为单位显示（图 1-21B）。与 RI 和搏动指数不同，收缩加速度需要确定速度的绝对差，因此必须从角度校正的速度波形计算。

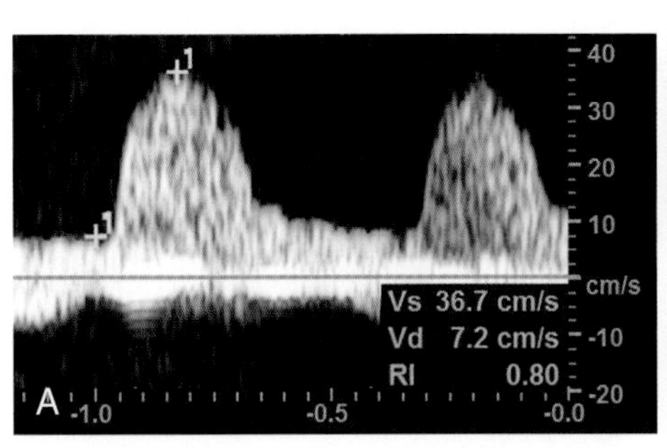

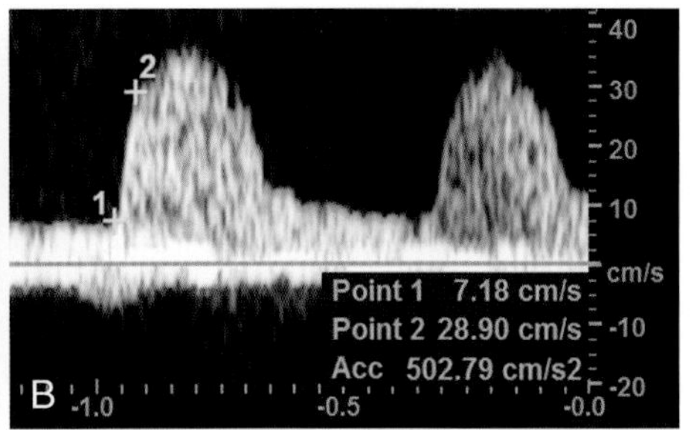

图 1-21　多普勒测量

A. 如图所示，通过将光标放在收缩峰值和舒张末期来测量阻力指数。随着血管阻力增加，这个比例是增大的。B. 收缩加速度（速度的变化超过时间的变化）是通过将收缩压沿早期收缩期上冲程而测量的。单位 cm/s^2。

（二）彩色多普勒

彩色多普勒超声对整个视野可调部分的多普勒信号敏感，提供了一个实时的图像，以灰度显示组织形态，以彩色显示血流。彩色多普勒超声分析回波的相位信息、频率和振幅。来自移动红细胞的信号根据位移的方向（即流向或远离传感器的血流方向）分配一种颜色（红色与蓝色）。每个像素的颜色阴影基于从该像素产生的平均频率偏移。高频移位被赋予较浅的颜色，低频移位被赋予较深的颜色（图 1-22A）。与传统的灰度成像一样，静止物体不产生位移，并被赋予一个灰度值。

由于彩色多普勒可以显示整个血管的血流，因此可以快速显示异常血流区域，从而避免了灰度脉冲复式多普勒逐点询问的耗时。此外，灰阶脉冲复式多普勒利用灰阶图像识别血管进行询问。因此，无法用灰阶成像来分辨血管太小的小血管（如睾丸内的小血管）。彩色多普勒能够显示这些小血管的血流。在实际应用中，通常利用彩色多普勒来识别血管或识别血流干扰的焦点区域，然后利用脉冲多普勒分析获得这些区域的波形。

（三）能量多普勒

能量多普勒成像估计了多普勒信号的能量（强度和能量），而不是平均频率转移。能量多普勒中使用的多普勒检测序列与频率彩色多普勒成像中的检测序列相同。然而，一旦检测到多普勒频移，则忽略频率分量而不是多普勒信号的总能量。颜色和色调与流动的血容量有关，与流动的方向或速度无关（图 1-22B）。

与彩色多普勒成像相比，能量多普勒成像具有一些理论上的优势。在传统的彩色多普勒中，噪声出现在整个多普勒频移上，这意味着必须限制增益设置以减少过大的噪声。如果增益过高，随机色噪声的背景会掩盖真实信号。在能量多普勒显示中，即使在增益大幅度增加的情况下，低电平噪声也被指定为均匀的彩色背景。这允许使用更高的增益设置和增加对血流的敏感度增加。此外，功率不受多普勒角的影响，因此在与声束成直角的血管中更容易看到血流。

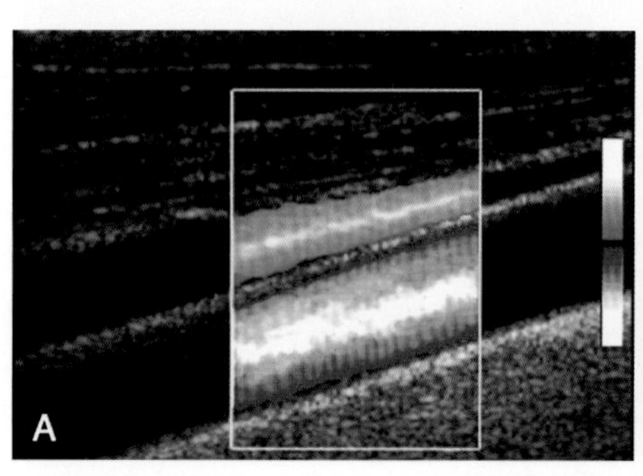

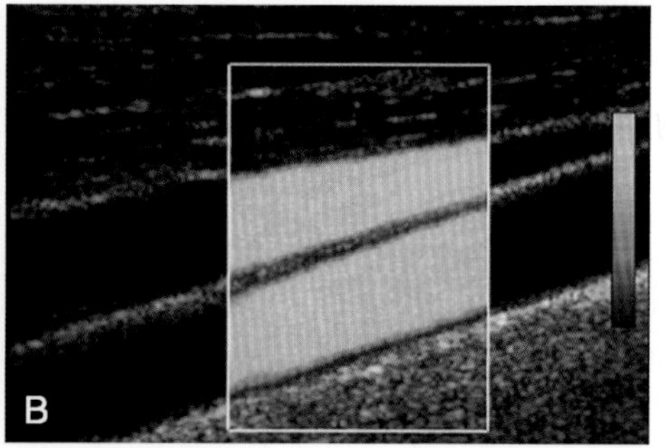

图 1-22 彩色和能量多普勒

A. 颈总动脉和颈内静脉的彩色多普勒图像。朝向声脉冲的血流显示为红色，远离声脉冲的血流显示为蓝色(与通常的排列相反)。由于血流速度在血管中心最高，这些区域的频率偏移也最高，颜色分配也向颈静脉浅蓝色和颈动脉浅红色移动。B. 相似区域的能量多普勒图显示了两个血管中的血流。有关流向和速度的信息在能量多普勒扫描上不会显示。

能量多普勒超声有明显的局限性，最常见是能量多普勒无血流方向或速度的信息，也很容易受到闪烁伪像的影响，闪烁伪像是软组织运动和传感器运动中产生的强烈颜色变化。假频伪像通常用彩色多普勒精确定位血管病变区域，而用能量多普勒则不显示。由于这些局限性及血流敏感度的增加，能量多普勒仍然是一种辅助模式，彩色多普勒是主要的血流成像技术。框图 1-1 比较了彩色多普勒和能量多普勒的优点。

框图 1-1 彩色多普勒和能量多普勒的优点

彩色多普勒	能量多普勒
确定流向	稍微敏感一点
确定相对流速	受多普勒角影响较小
受组织运动影响较小	
受探头运动影响较小	与血流量有关
显示混淆伪像	

(四)二维血流显像

又称为 B 型血流成像(或简称 B 型血流)的非多普勒技术也可用于显示血流。产生 B 型血流图像的技术是复杂的;可直接显示血管内流动的血细胞(图 1-23)。最初是为浅表血管设计的，并且在浅表血管中应用的最好。虽然用 B 型血流显示通常比彩色和功率多普勒更不可靠，但不容易产生伪像(见“伪像”一节)，并且需要较少的技术调整来优化。在浅表血管中，通常比多普勒技术更好地显示流动的血液和邻近的组织结构(如血管壁、斑块和血栓)之间的边界。

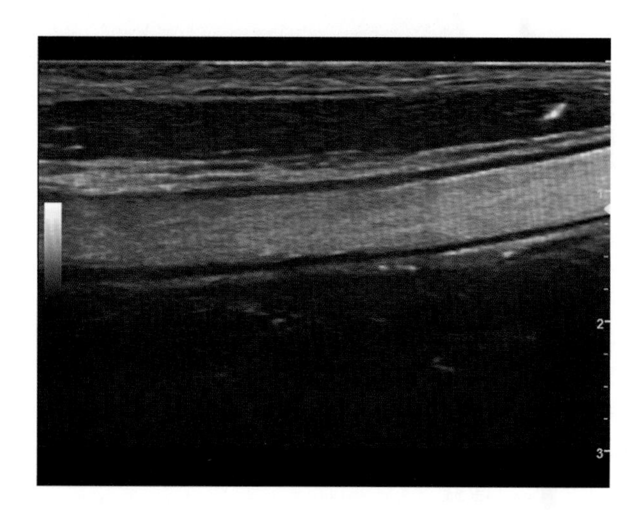

图 1-23 二维血流显像

颈总动脉纵切视图显示管腔回声和清晰可见的动脉壁。

十二、多普勒发射器

(一)变频器

由于多普勒频移与发射频率成正比，所以较高的频率会导致较高的多普勒频移，从而更易于检测。此外，来自红细胞等小物体的反射强度与发射频率的四次方成正比。因此，频率越高，红细胞的反射越强。这些效应使高频探头具有更高的灵敏度。不足的是高频声波的穿透力低。当在给定的血管内检测到血流变得困难时，可改变多普勒频率。较低的频率可应用于深部结构以提高穿透力，而较高的频率通常更适合于表面结构(图 1-24)。

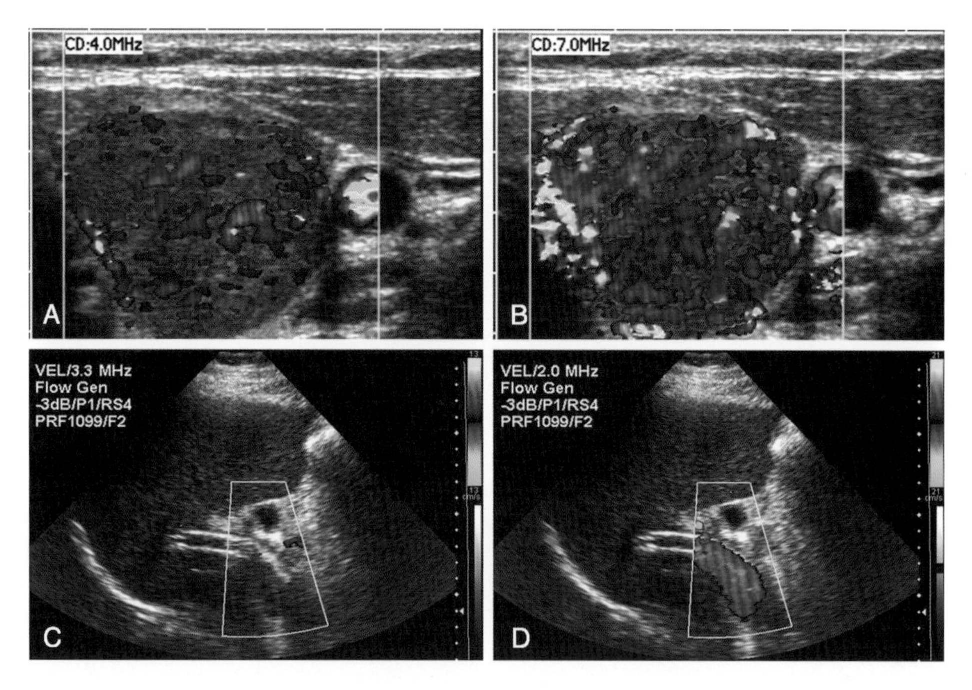

图 1-24　传输频率对多普勒信号强度的影响

A. 传输频率为 4MHz 的甲状腺横切面显示一浅表结节，内部血管分散。B. 传输频率为 7MHz 的声像图显示灵敏度提高和更广泛内部血管。C. 深静脉肝内门体分流术(TIPS)支架和门静脉的纵切图显示门静脉内没有可检测到的血流。D. 传输频率为 2MHz 的类似声像图显示了容易检测到的门静脉血流。

(二)增益

多普勒增益是多普勒信号的接收端放大，可应用于多普勒波形或彩色多普勒图像。在大多数情况下，增益应该在脉冲多普勒波形模糊之前增加到最大值，或者将增益调节到彩色图像的非血管空间中颜色开始出现点(图 1-25B)。多普勒增益仅影响图像的多普勒部分，而不影响灰度背景。

(三)功率

与灰度成像一样，功率输出是指超声波脉冲的强度。增强声波脉冲会产生更强的反射，更容易被检测到。一般来说，增加功率输出可提高多普勒灵敏度(图 1-25C)。这在组织衰减显著减弱多普勒信号的腹部深部应用中非常重要。然而，增加功率输出也会导致患者暴露增加，并可能加重一些伪像。因此，功率水平应保持在尽可能低的水平，以获得所需的信息。功率可能影响灰度和彩色多普勒图像，也可能不影响。

(四)脉冲重复频率(多普勒比例尺)

脉冲重复频率(PRF)是指每秒发送的声波脉冲数。高 PRF 导致高多普勒显示范围，而低 PRF 导致低多普勒显示范围。在多数单元中，有一个标记多普勒显示范围控制，但应该认识到，调整多普勒显示范围实际上是改变了 PRF。高 PRF 或高多普勒比例的优点是无混叠显示高速流动。低 PRF 或低多普勒比例尺的优点是提高低速血流的敏感性，而使用脉冲多普勒的优点是获得更大且更容易获得测量值(图 1-25D、图 1-25E)。

(五)壁滤波器

在许多情况下，消除人为或不需要的信号是很重要的，例如由动脉血管壁或运动软组织引起的频率偏移。壁滤波器是高通滤波器，允许在不显示较低频率偏移的情况下显示高于某一电平的频率偏移。这可以减少或消除组织运动，但如果调整不当，也可以过滤掉真正的低速流动(图 1-25F)。

（六）颜色优先级

消除不需要的颜色信息的另一种方法是建立一个灰度值，在该值之上颜色信息被抑制。这是基于一种假设：血流只应显示在血管中，血管应呈现无回声或非常低回声。因此，由非消声或低回声像素产生的任何颜色分配都必须是人为的。在处理大型浅表血管（如颈动脉）时，这些假设或多或少适用，并且可以调整颜色优先级，以防止颜色分配覆盖由搏动血管壁产生的灰度信息。然而，当处理在灰度上不可分辨的小血管时，错误地调整颜色优先级会完全抑制真实的颜色信息(图 1-25G)。当多普勒灵敏度不足以检测流量时，颜色优先级应该增加到最大值，从而没有颜色信息被抑制。

（七）取样框转向

当多普勒脉冲指向垂直于换能器表面以外的角度时，它被引导。转向脉冲聚焦较少，旁瓣能量损失较大。此外，从转向脉冲返回的回波以一定角度撞击换能器表面，对晶体产生的影响较小，电子脉冲也比不转向的回波弱（类似于球以一定角度与正面碰撞时施加在台球桌垫上的不同力）。因此，由于各种原因，当多普勒波束转向时，回波信号强度较小。即使当多普勒角为理想的转向光束时，这种情况也可能会发生(图 1-25H)。

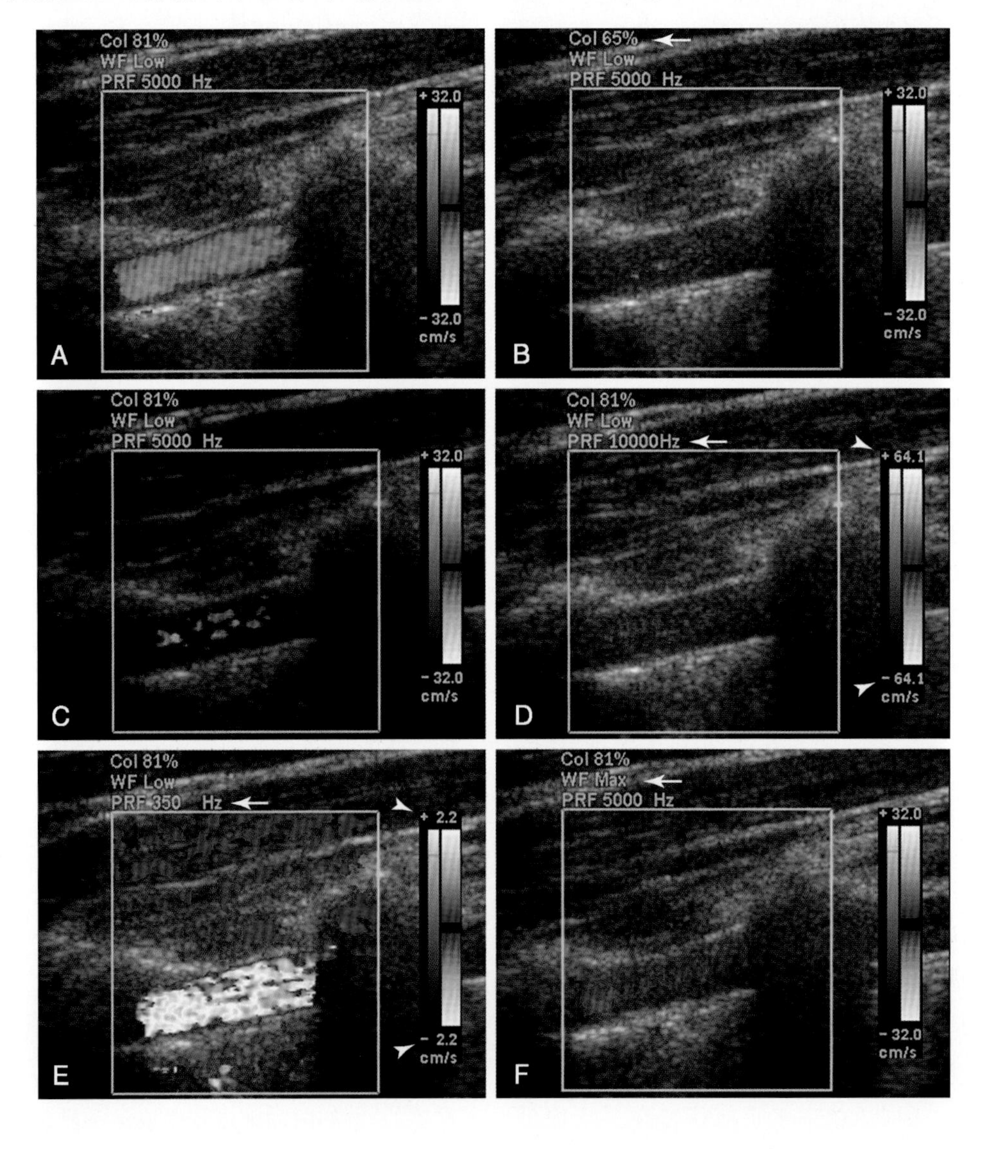

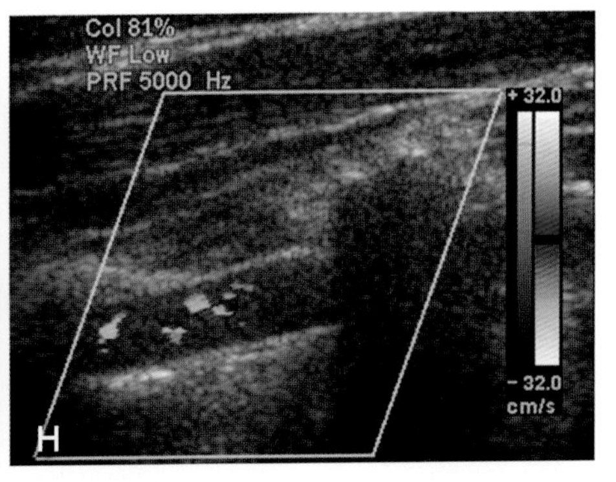

图 1-25 技术参数对多普勒灵敏度的影响

A. 对椎动脉纵切图像参数进行优化。B. 在这张图像中，多普勒增益(65%)(箭)太低，椎动脉内的血流难以检测。C. 在这幅图像中，功率输出过低，椎体血流难以检测。因为功率也会影响灰度回声，所以整个图像是暗的。D. 在此图像中，脉冲重复频率(PRF：10 000Hz)(箭)过高，导致多普勒比例尺增加到±64.1cm/s(箭头)。E. 在这张图中，PRF 太低(350Hz)(箭)，在椎动脉周围的软组织中可以看到伪彩色多普勒比例尺已降至±2.2cm/s(箭头)。F. 在此图像中，壁滤波器(WF 最大值)(箭)太高。G. 在该图像中，由彩色多普勒比例尺(箭)旁边的灰度条中的绿线指示的颜色优先级太低。H. 在这幅图像中，多普勒颜色框向左移动，虽然可达到了更理想的多普勒角度和更高的多普勒频移，但较弱的信号强度导致了较差的灵敏度。

(八)集合长度

提高多普勒灵敏度的一种不常见的方法是增加用于生成彩色多普勒信息扫描线的声脉冲数量。该控制被称为驻留时间、分组长度、集合长度或颜色灵敏度。当使用更多的脉冲时，在给定位置更容易检测到频移偏移，因此灵敏度提高。当每一行使用更多的脉冲时，产生每一个彩色多普勒帧需要更长的时间，而权衡比是降低帧速率。

框图 1-2 列出了提高多普勒灵敏度的各种方法。

框图 1-2 如何提高多普勒灵敏度

基本控制	高级控制
增加多普勒增益	减少壁滤波器
增加功率输出	增加每行脉冲数(集合长度)
减少多普勒频率(PRF)	
减少多普勒角	增加颜色优先级
调整传输频率	减小多普勒转向

十三、伪像

超声图像根据一些假设生成，最基本的是声波以直线和恒速传播。因此，如果控制传入体内的声音脉冲方向，可以通过分析时间来确定回声的起源。其他假设是，唯一的声源是传感器，声音在整个扫描平面上均匀衰减，身体中的每个反射器将只产生一个回声。最后，与任何横截面成像方法一样，假设切片的厚度是无限薄的。这些假设的偏差会产生内部结构与实际解剖结构之间的差异。

(一)声影

声影在超声图像中非常常见，通常不被视为伪像，发生在通过反射和(或)吸收降低透射声音的能量时。气体后面的声影是由于气体-组织界面的反射造成的。由于从气体反射的声音脉冲的能量基本上与发射的脉冲相同，反射的脉冲与气体前面的界面相互作用，产生二次反射，二次反射返回气体表面，然后从该表面反射回传感器。这些二次反射在气体的声影深处产生低水平的回声。脏器边缘、结石、钙化和骨后方的声影主要是由于这些结构的吸声作用。由于大部分声波被这些结构吸收,产生二次反射的能量要少得多,相关的声影往往消失和显得更加干净(图 1-26)。虽然可能也有例外,气体产生脏声影和石头产生干净声影对人体许多不同部位都有帮助。

部分声影偶尔会出现在高度衰减的软组织后方——通常出现在含脂肪的结构后方,特别是含有相关的软组织或液体(图 1-27)。如果超声束的横截面(在结石的深度)大于结石的直径,钙化和结石后方也可能出现部分声影。因此,应调整传感器的焦距,使最紧密的聚焦发生在石头的水平面上(图 1-28)。因为高频探头聚焦得更强,高频声音穿透力更小,所以高频探头通常更容易显示声影(图 1-29)。最后,实时成像和多点聚焦可以减少声影,确定声影是否存在时不应使用。

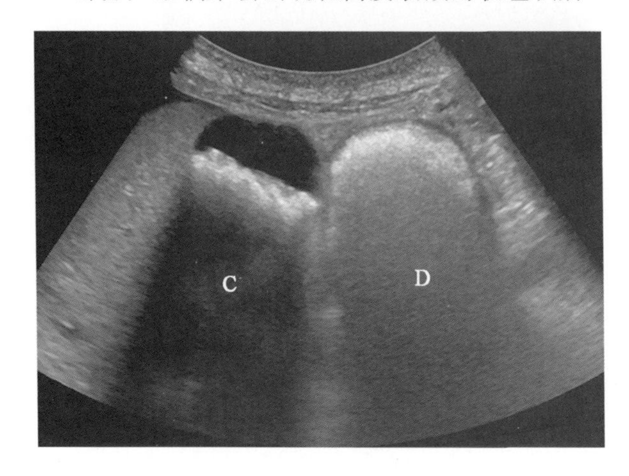

图 1-26 干净与脏声影

胆囊内有结石,显示典型的干净声影(C)。充满气体的肠管显示典型的脏声影(D)。

(二)后方回声增强

当声波通过固体组织时,逐渐减弱。含液体的结构比固体结构声衰减小得多,因此通过液体后的声波脉冲强度比通过等量固体组织时的强度大。因此,囊性结构后方产生更强的反射,比固体组织的相同界面更亮。这种通过传输产生的伪像有助于区分囊性和实性病变(图 1-30A),特别是当其灰度外观非特异性时。然而,重要的是要认识到,固体比邻近软组织声波减弱也可能与通过传输增加有关(图 1-30B)。

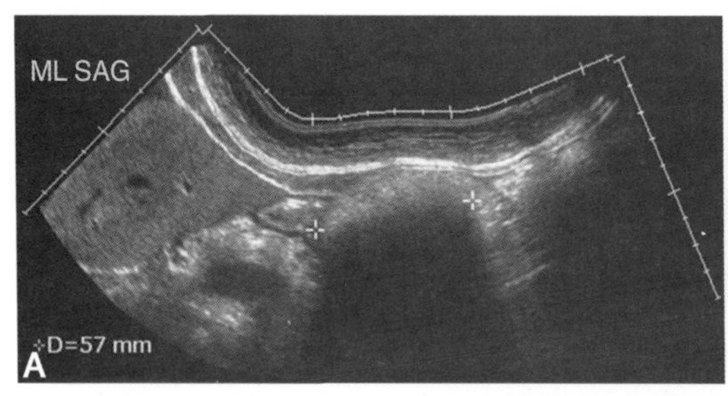

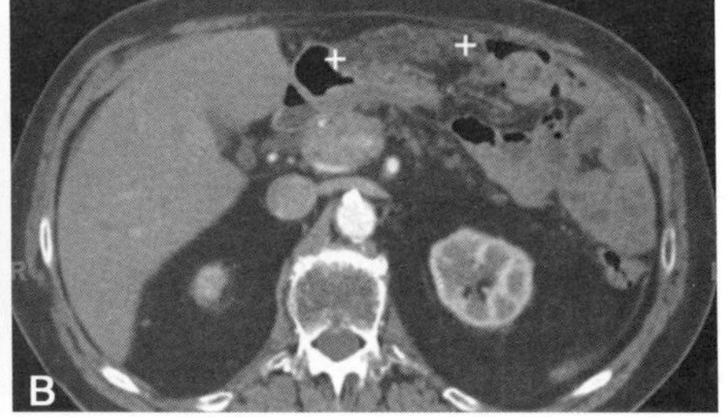

图 1-27 来自渗透脂肪中的声影

A. 腹部的全景矢状面显示了一个大网膜转移性疾病患者的大网膜后肿块的声影(光标)。B. 显示大网膜脂肪弥漫性软组织浸润的横断 CT 扫描图像(光标)。ML SAG. 中线矢状面。

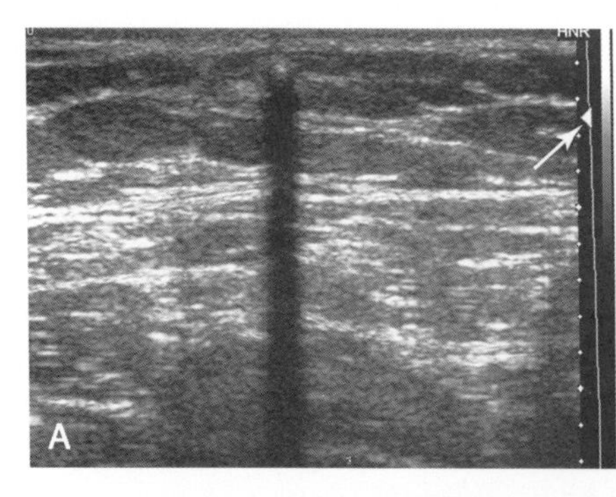

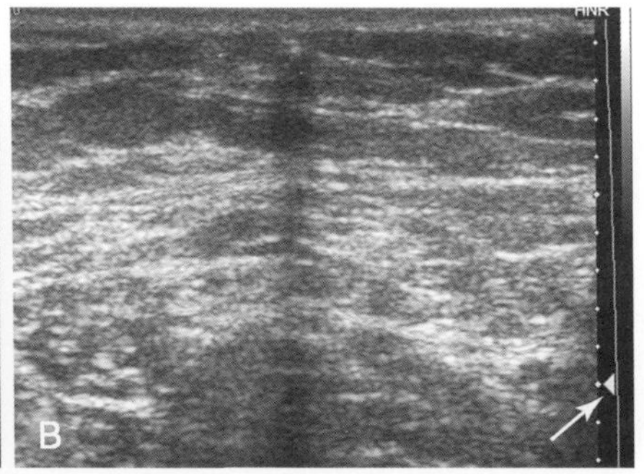

图 1-28 焦点区域和声影

A. 焦点区域位于近场(箭)的手臂声像图显示植入避孕装置的密集声影。B. 位于远场(箭)的焦区相似声像图显示的声影明显要低得多。

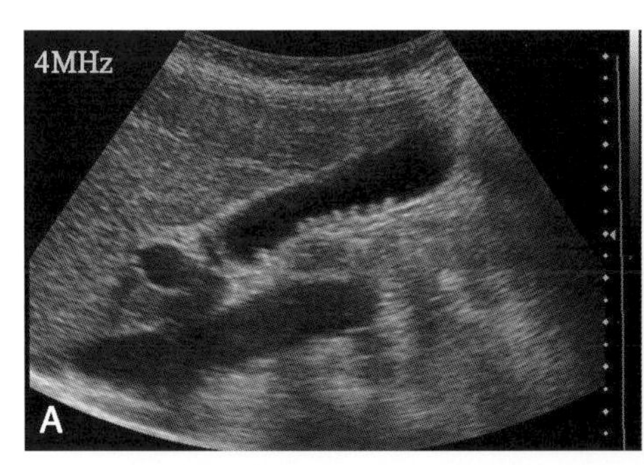

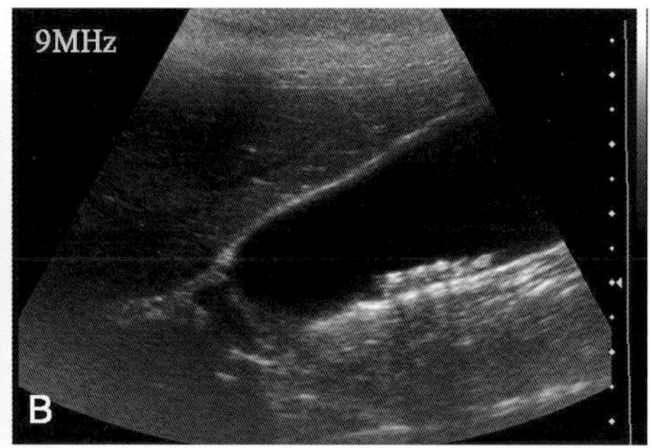

图 1-29　传输频率和声影

A. 使用 4MHz 探头纵切胆囊显示在流体中的回声结构，没有可探测的声影。B. 使用 9MHz 探头的类似声像图显示，这些结构背后隐藏着声影，确诊为结石。

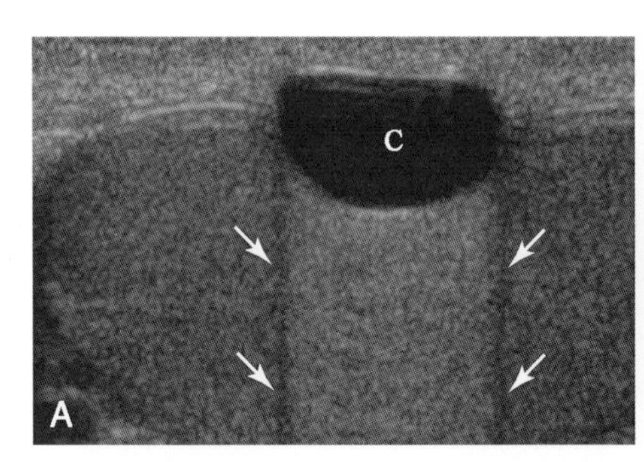

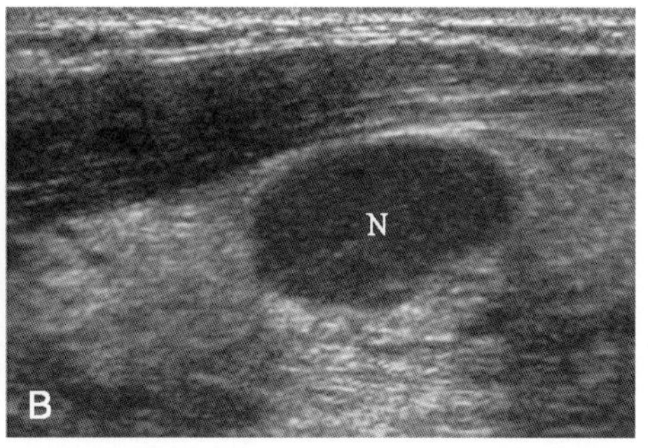

图 1-30　通过传输增加

A. 睾丸囊肿(C)的声像图表明，在囊肿深处的睾丸实质有典型的后方回声增强，从囊肿的每个边缘都可以看到折射声影(箭)。B. 颈部影像显示淋巴结(N)为固体，但也显示明确的后方增强。

(三)镜像

声反射镜可以与光学反射镜相比较。有了光学反射镜，一个光滑的平面反射大量的光，将导致结构的视觉复制。反射光线较多的表面(如镀银玻璃片)比反射光线较少的表面(如既能透射又能反射光线的透明玻璃片或既能反射又能吸收光线的金属表面)起到更好的反射作用。平面会产生与原始物体大小和形状相同的镜像，但曲面(如狂欢节上的镜子)会产生扭曲的镜像。气体是人体内最好的声学反射镜，因为它几乎能产生 100%的声反射，尤其是在有大而光滑的气体界面的地方，比如肺(图 1-31A)。因此，在包括肺与邻近软组织交界处的声像图上，镜像非常常见。

右肺的底部是右上象限扫描的镜子，能够复制肝、肝病变(图 1-31B)、横膈膜(图 1-32)和其他右上象限结构(图 1-33)。气管是另一种结构，有一个大而光滑的气体界面，可以在颈部扫描时充当镜子。充满气体的肠道也会在腹部和骨盆产生镜像伪像。产生镜像的反射声可以在成像平面之外传播，在这种情况下，实际结构和反射镜图像可以在不同的平面上可视化，从而在实时扫描期间的不同时间可视化。

由于彩色多普勒产生的图像在血管结构和软组织之间具有明显的对比度(即颜色与灰度)，因此镜像伪像在彩色多普勒扫描中尤其常见。与灰阶成像一样，彩色多普勒镜像最常出现在肺部周围(图 1-34)。然而，彩色和灰阶之间的增强对比度也出现在较弱的声学界面，如钙化和骨骼(反射部分声音并吸收其余声音)甚至血管后壁(反射和传输声音)充当彩色多普勒的反射镜。

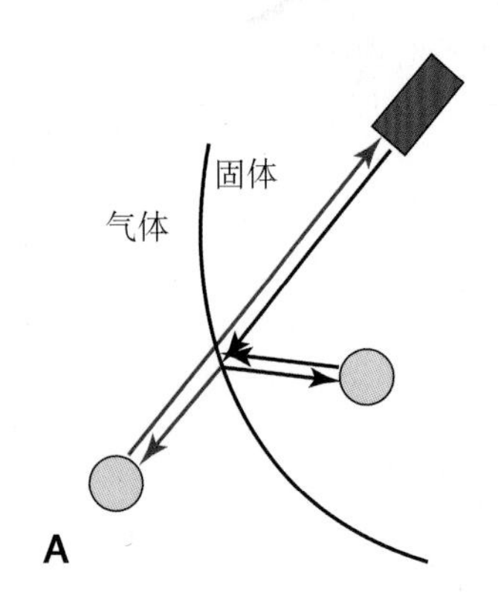

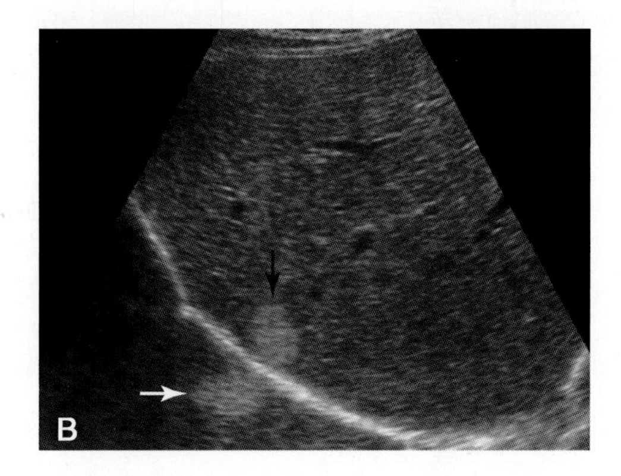

图 1-31 镜面伪像

A. 肝与肺的界面图。黑色箭表示声波脉冲在换能器和肝病变之间的实际路径。红色箭指示声音的假定路径,并演示镜像是如何形成的。B. 右上象限扫描显示血管瘤(黑色箭)及其镜面伪像(白色箭)。

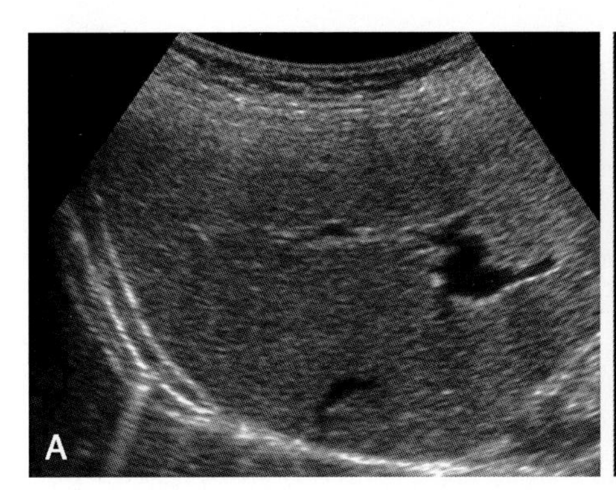

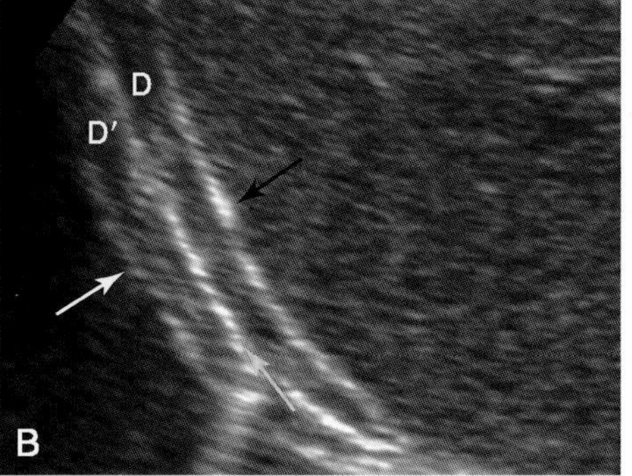

图 1-32 光圈镜像伪像

A. 右上象限斜视声像图显示肝上侧方一系列曲线反射。B. 同一区域的放大图显示横膈膜(D)是厚的低回声层肺底(黄色箭),为毗邻膈上表面的弯曲回声线,膈肝界面(黑色箭)为膈下表面的弯曲回声线。这个界面在横膈膜上方复制(白色箭),由于肺底部的气体产生了镜像,横膈膜本身也复制(D′)。

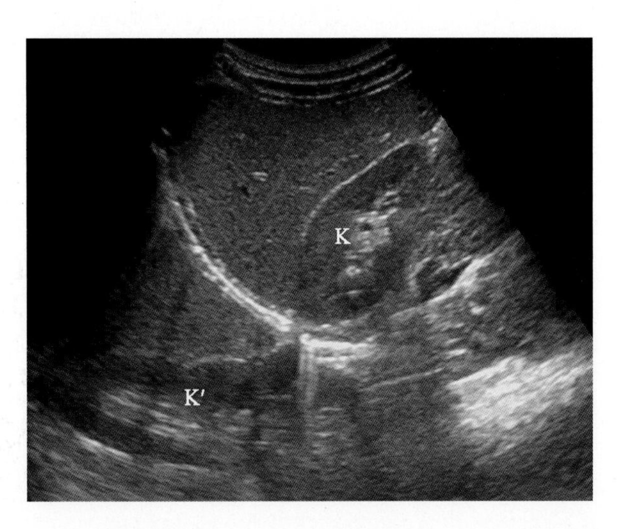

图 1-33 肾镜面伪像

右上象限的纵向声像图显示右肾(K)和由肺底部引起的镜像(K′)。

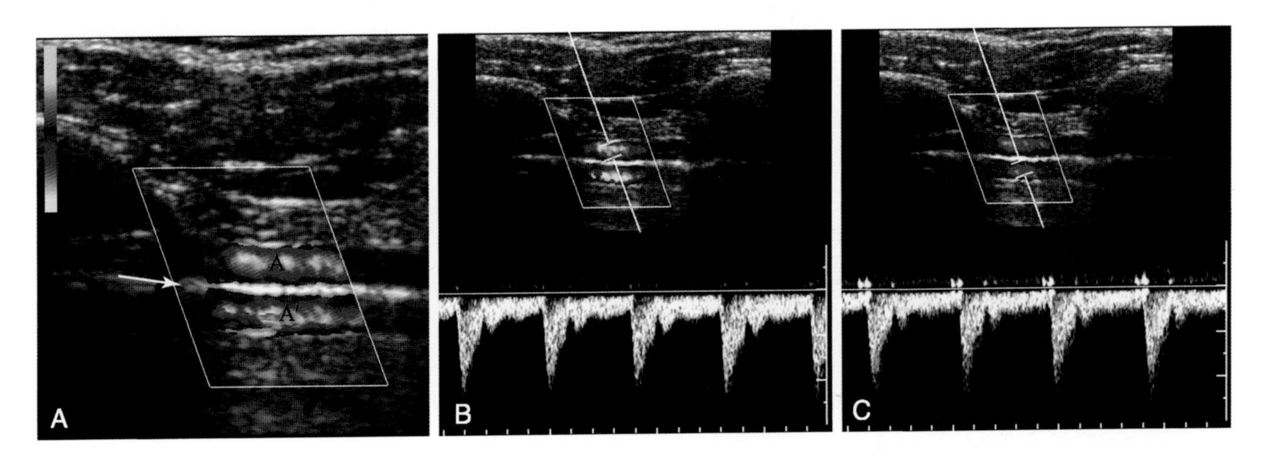

图 1-34　多普勒镜面伪像

A. 胸骨旁区域纵切图显示了由肺和胸壁之间的界面(箭)引起的内乳动脉(A)和镜像(A′)。B. 来自动脉的脉冲多普勒显示典型的动脉波形。C. 来自镜像的脉冲多普勒显示了相同的波形。这有助于确认它是血管的镜像图。

(四)折射

如前所述,当声波斜穿过声速不同的两种物质时,声波会被折射(见图 1-2),类似于通过光学透镜重新定向光。因为声波的速度在脂肪(大约 1450 m/s)比软组织(大约 1540 m/s)低,折射伪像在脂肪-软组织界面最突出。最常见的屈光伪像出现在腹直肌和腹壁脂肪的交界处。最终的结果是通过腹部中线扫描时看到深腹和盆腔深部结构重复(图 1-35)。当扫描肾时,由于脾(或肝)和邻近脂肪界面处的声波折射,也会出现重复伪像。

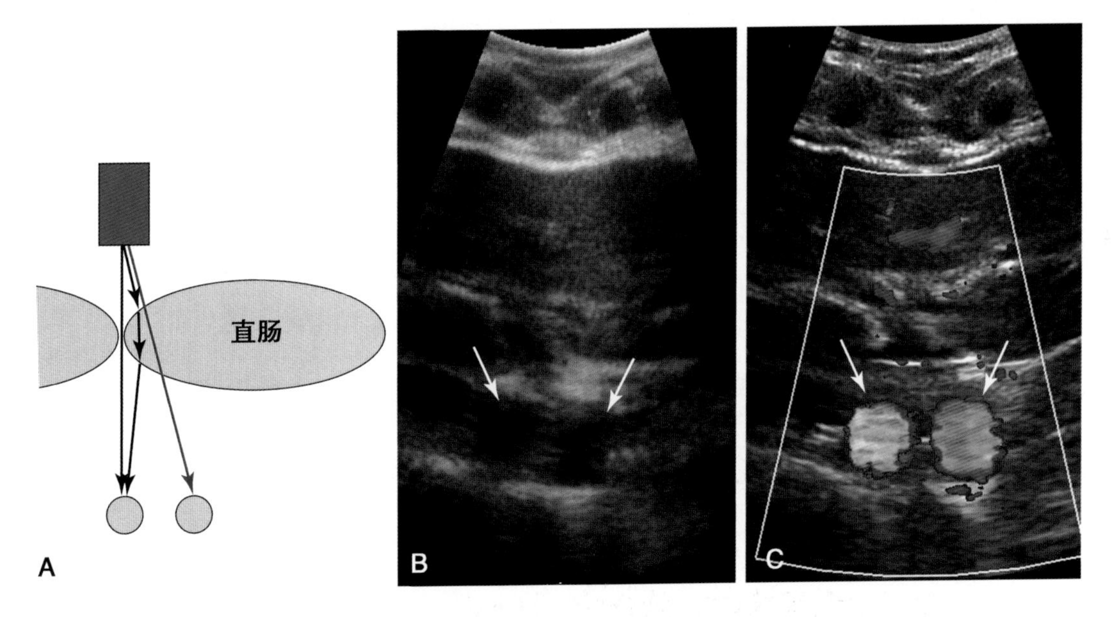

图 1-35　腹部中线屈光伪影

A. 显示声束折射如何导致重复伪像的示意图。当声音脉冲以直线运动通过直肠肌之间时,位于中线的结构被正确定位。当声波脉冲穿过腹直肌内侧缘时,在进入和离开肌肉时被折射,从而被重定向到中线结构。红色箭指示折射声脉冲的假定路径,并说明如何复制中线结构。B. 上腹部横中线灰度图显示主动脉重复(箭)。C. 类似的彩色多普勒图像显示人造主动脉复制更加明显。

软组织和流体界面也会产生折射伪像,因为体液(1480m/s)中的声速比软组织中的声速慢,产生到折射界面深处的重复结构,就像软组织-脂肪界面一样(图 1-36)。由于折射也伴随着散射和声束能量的损失,声影也可出现在囊性结构的边缘(见图 1-30A),被称为折射声影或边缘声影。

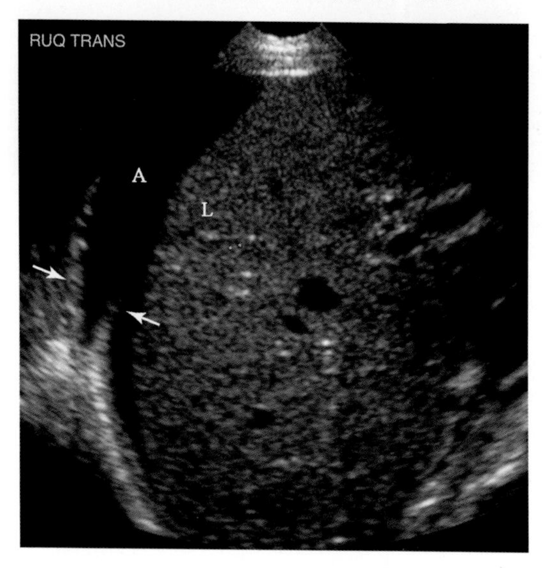

图 1-36 液体-软组织折射

右上象限的横视图显示由于腹水(A)和肝(L)界面处的折射,膈肌(箭)出现了局灶性重复和错位。

(五)声速失真

如前所述,声波在软组织、脂肪和液体中的速度有微小的差别。因为声波的速度是针对软组织进行校准的,当声波脉冲在脂肪或液体中传播变慢时,关于反射器深度的计算是不正确的,并且深入到脂肪或液体的结构在图像上标注错误(图 1-37)。

(六)混响

当声波从近场中的强回声界面反射时,返回的脉冲可能足够强,能够从传感器本身反射并返回到体内,从而可以第二次或多次与相同的近场界面反射。这会产生一个额外的回声或一组回声。在许多情况下,这些混响回波在软组织的灰度背景中消失,当出现在囊性结构中时,液体的消声背景允许看到混响。它们可能在囊腔的表面出现明亮的带状或弥漫的低水平回声(图 1-38A),可以通过降低功率输出和增益来降低或消除。如果可能的话,也可以通过定位传感器使囊性结构不再处于近场来最小化(图 1-38B)。有时,混响伪像将被视为单一线性反射,这些可能更难识别。然而,如果怀疑混响伪像,通常可以识别并确认原始接口位于传感器和混响伪像之间的中间位置。

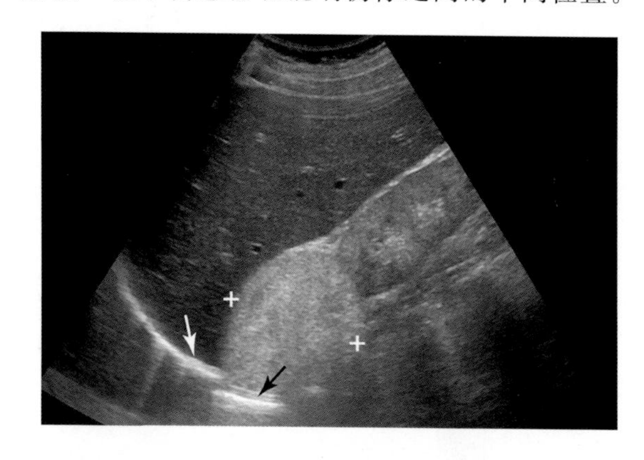

图 1-37 速度失真伪像

右上象限的纵切面显示膈反射(黑色箭)与正常位置(白色箭)相比发生位移,这是由于含脂肪的肾上腺髓质脂肪瘤(光标)较邻肝声传播速度慢。

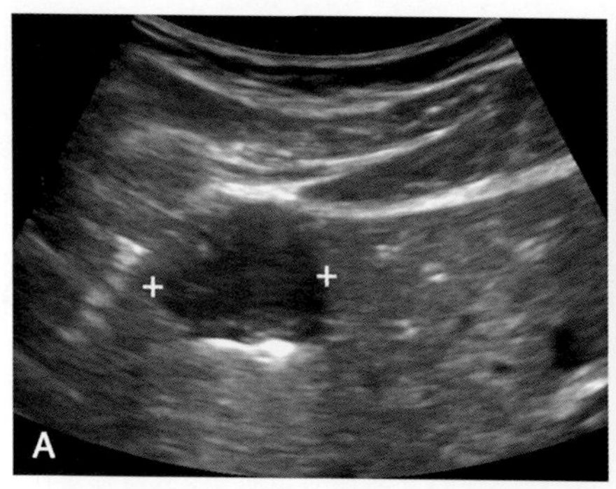

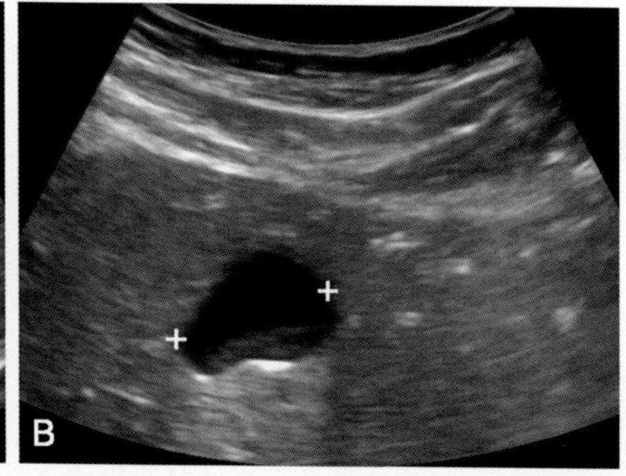

图 1-38 混响伪像

A. 肝声像图显示肝周围有一个囊肿(光标)。在囊肿内可见弥漫性低水平回声,继发于近场混响。B. 随着传感器的重新定位,囊肿位于视野的更深处,囊肿内不再出现近场混响,液体碎片水平更容易看到。

(七)振铃

当声波脉冲与气泡相互作用时,会激发被困在气泡之间的流体,并使流体产生共振(或环形)。这会产生一个连续的声波,跟随原始回波返回到传感器。这种声音被解释为来自气体深处的反射,因此在气体深处产生一系列明亮的回声(图1-39A)。金属也能制造出振铃伪像(图1-39B)。

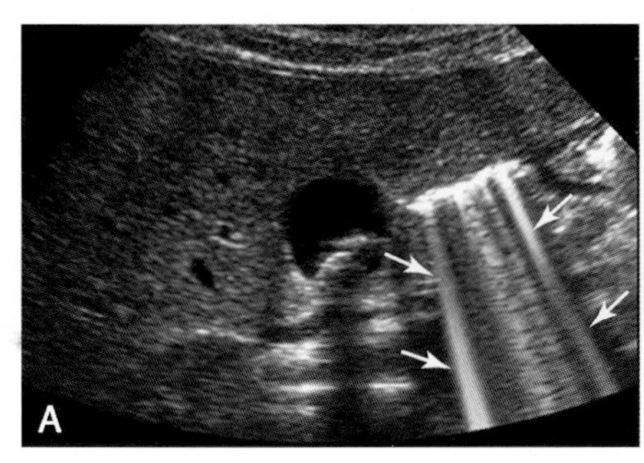

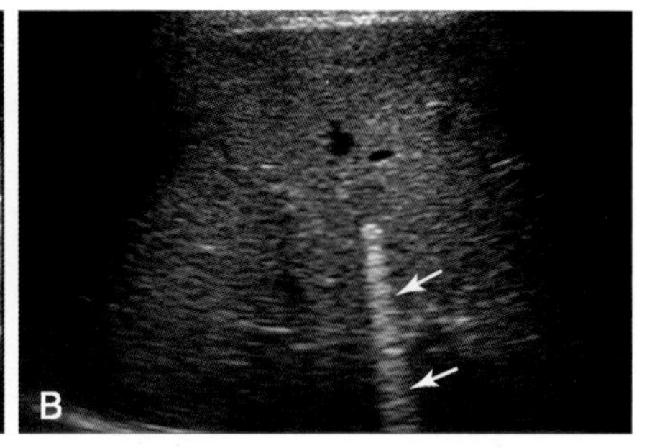

图1-39 振铃伪像

A. 右上象限的声像图显示了多个环形伪像(箭),这些伪像是由右上象限充满气体的肠环产生的。B. 肝声像图显示了一个由嵌在肝中的散弹枪小球产生的环状伪像(箭)。

(八)彗星尾

晶体背后可能看到小巧、明亮的线形或v形伪像(图1-40)。这可能是由于之前所描述的振铃,但比典型的振铃伪像要短,因为晶体只会在很短的时间内形成环形。彗星尾部的另一个潜在解释是,声波脉冲在晶体内部回荡,随着每次混响,一些声波从晶体中逸出并返回到传感器。

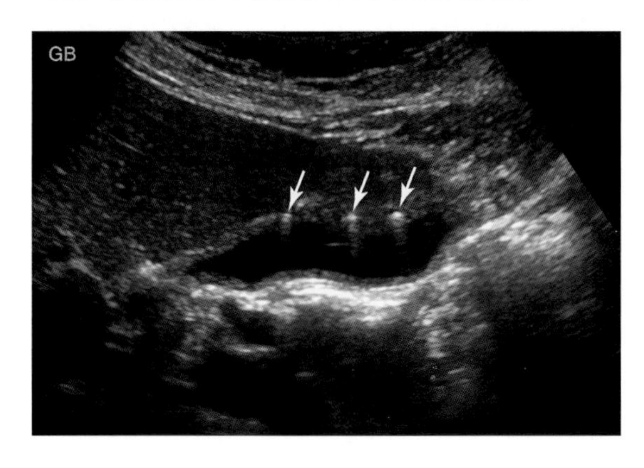

图1-40 彗星尾部伪像

胆囊的纵切面(GB)显示了几个彗星尾伪像(箭)从胆囊壁内的晶体延伸到内腔。

(九)旁瓣

超声传感器传递的声能大部分集中在中心光束中。然而,微弱的旁瓣从中央光束向外辐射。因为这些旁瓣很弱,所以只在从强反射器反射时产生伪像,并产生足以被探测到的回波。由于旁瓣反射假定是由中心波束产生的,所以在图像上产生伪像低电平回波。当旁瓣伪像出现在软组织上时,通常会被遮盖,但当显示在囊性结构的消声背景上时,就会变得可见(图1-41)。

(十)切片厚度

超声束的厚度可以分为成像平面内的一个分量和成像平面外的一个分量。尽管这些厚度分量中的每一个都可以通过电子和(或)机械聚焦最小化,但光束总是具有有限的厚度。当一部分超声束与充满液体的结构相互作用,另一部分与固体组织相互作用时,在充满液体的空间内会产生人为的低水平回波(图1-42)。

(十一)各向异性

各向异性是指组织根据观察角度显示不同回声的现象。各向异性在肌束中最为明显。肌腱纤维的平行取向在垂直于肌腱长轴扫描时产生强烈反射,当在垂直于或接近垂直的角度扫描时产生弱反射(图1-43)。

(十二)电子干扰

当扫描在包含附近重型电子设备(如重症监护室)的环境中获得时,电子干扰会在图像上产生各种不寻常的伪像图案。这些伪像很容易被识别

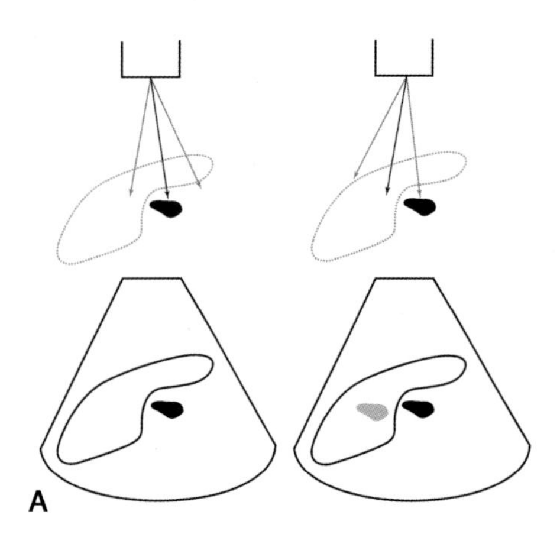

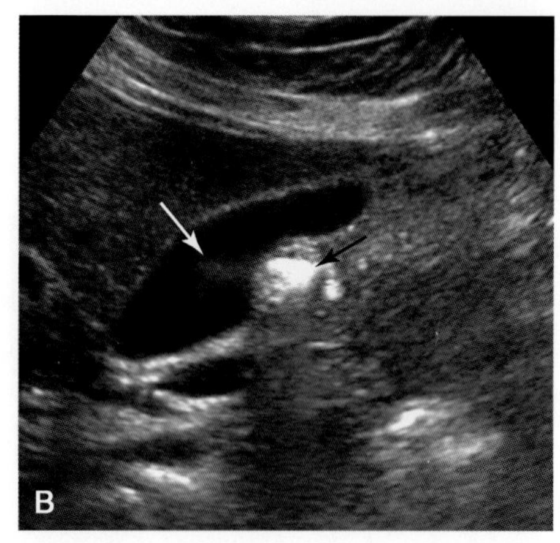

图 1-41　旁瓣伪像

A. 显示如何生成旁瓣伪像的示意图。上图显示主声束(黑色箭)和侧叶(灰色箭)扫过胆囊(虚线)。下图显示了实际的图像。左上图显示,当主声束指向肠襻中气体的明亮反射(黑色卵球形结构)时,侧叶不指向任何明亮的反射镜。右上图显示,当主声束扫入胆囊时,旁瓣朝向高反射气体。弱旁瓣和强反射器的组合产生一个弱信号,该信号被认为是来自主声束。右下图显示,在胆管路旁与胆外气体相近的胆管中,低电平回荡。B. 相应的胆囊扫描显示胆囊附近的气体(黑色箭)和胆囊腔内的旁瓣伪像(白色箭)。

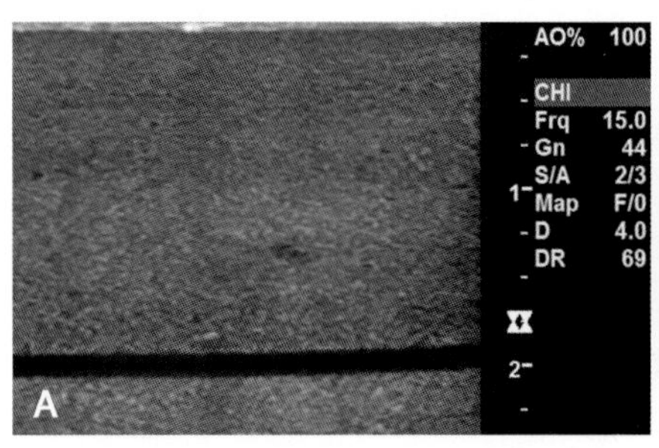

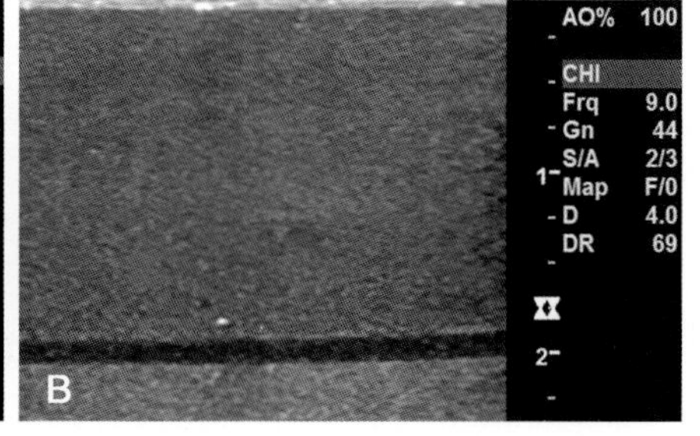

图 1-42　切片厚度伪像

A. 使用 15MHz 的传输频率在一个幻影中看到一个直径为 1.5mm 的充满液体的圆柱体,显示出圆柱体的消声腔。B. 使用 9MHz 传输频率的类似声像图显示了整个圆柱体内腔的低电平回波。这是因为较低的传输频率产生稍厚的光束,导致腔内液体和邻近腔的固体组织之间的体积平均。

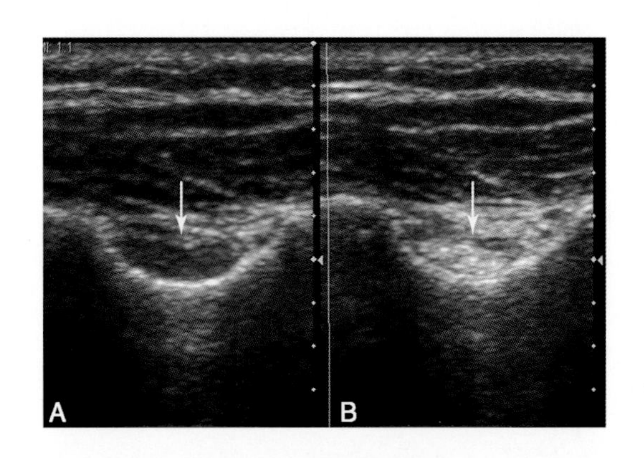

图 1-43　各向异性伪像

A. 二头肌腱沟的横向双重图像显示腱沟为高回声椭圆形结构(箭)。B. 随着探头的轻微倾斜,肌腱变为低回声。

为非生理性的,但仍然可以掩盖潜在的结构(图 1-44)。

(十三)焦区带

如前所述,当使用多个焦点区域时,通过不同焦点区域的深度分别获得的图像粘贴在一起来创建图像。在某些情况下,很难匹配来自不同级别的增益级别。这会在图像中产生伪像,通过调整 TGC 曲线很难消除这些伪像(图 1-45)。在许多情况下,消除这种伪像的最佳方法是减少焦点区域的数量。

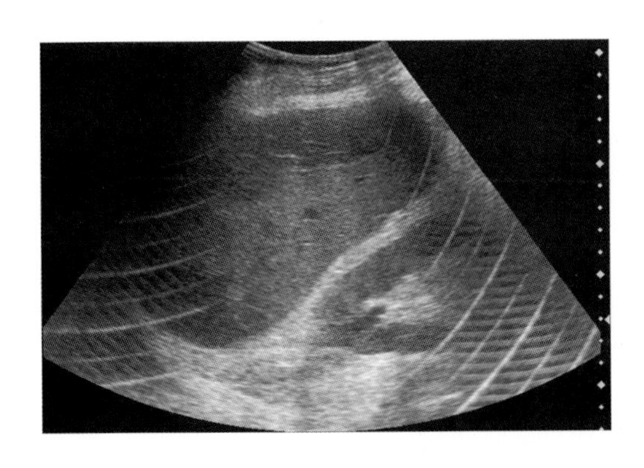

图 1-44 电子干扰

重症监护室患者左上象限的肋间视图显示脾和左肾上叠加着一系列非自然曲线。

（十四）传感器晶体故障

当传感器掉落、当装置的轮子越过传感器线或当电缆和装置之间的连接损坏时，会发生传感器晶体的故障。这会导致图像包含一个或多个从传感器表面辐射的暗带。当传感器在皮肤表面移动时，这些暗带保持相对于传感器的位置。

（十五）失联

当凝胶量不足时，传感器与身体接触不良最常见。这会产生从传感器表面辐射的暗带。与晶体故障不同的是，当传感器在皮肤表面移动时，这些暗带至少相对于传感器移动一些。

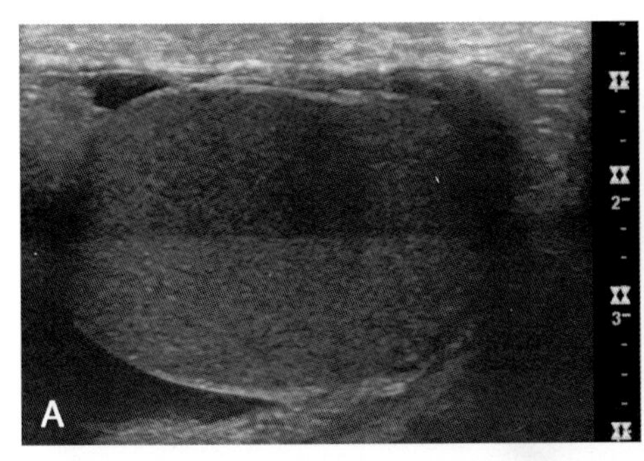

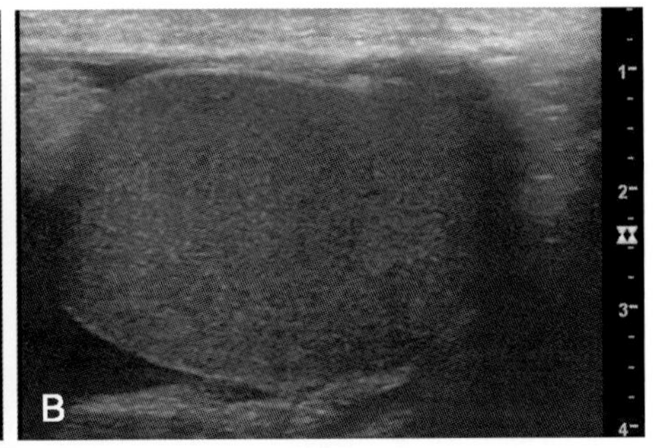

图 1-45 焦区带

A. 利用多个病灶区获得的睾丸横切面显示，睾丸浅部和深部的回声呈明显的线性变化。B. 单焦区的类似声像图消除了带状伪像。

（十六）声流

当超声波脉冲通过流体传播时，动量的转移就会发生。它可以产生流体运动，称为声流。这是一种非热生物效应（不是伪像），但包含在本节中，是因为它可能被误认为是血流。主流方向与声音方向相同，与重力无关。流体最明显的是传输频率较高，因此主要表现为表面流体填充结构。在彩色和脉冲多普勒模式下，诱导流体运动最快，因为在这些模式下能量传递最大。

（十七）混叠

混叠是当脉冲重复频率（即 PRF）小于多普勒频移速度 2 倍时产生的伪像。当电影的帧速率（类似于 PRF）太慢而无法再现轮子的旋转并且轮子看起来向后旋转时，也会看到类似的效果。在多普勒波形中，混叠会导致高频分量从尺度的正极端到负极端，反之亦然（图 1-46）。当彩色多普勒图像上出现混叠时，环绕效应使表示最高正频移的颜色变为表示最高负频移的颜色，反之亦然。颜色分配的这种变化可以与流向的真正变化区别开来，因为这种变化是在浅色阴影而不是深色阴影之间进行的（图 1-47）。当混叠严重时，多普勒波形或颜色分配可能有多个环绕，这会产生模拟噪声或严重气流紊流的随机频移（图 1-48）。虽然混叠是伪像，但当在彩色多普勒扫描中正确识别时，它在操作中是有用的，因为它能显著识别高频偏移区域，这可能会定位高流速区域（图 1-49A）。如前所述，这是彩色多普勒比能量多普勒的优点之一（图 1-49B）。为了提高彩色多普勒的混叠效果，必要时可以降低频率，可以通过增加 PRF 来减少或消除混叠。在大多数情况下，最大 PRF 受到容器深度的限制，因为它需要有限的时间来将多普勒脉冲传送到容器并等待回波在传输下一个脉冲之前返回到传感器。减小或消除混叠的另一种方法是减小观测到的频移，可以通过操纵传感器使血管以接近 90°的多普勒角进行扫描，或者通过切换到低频传感器来实现。

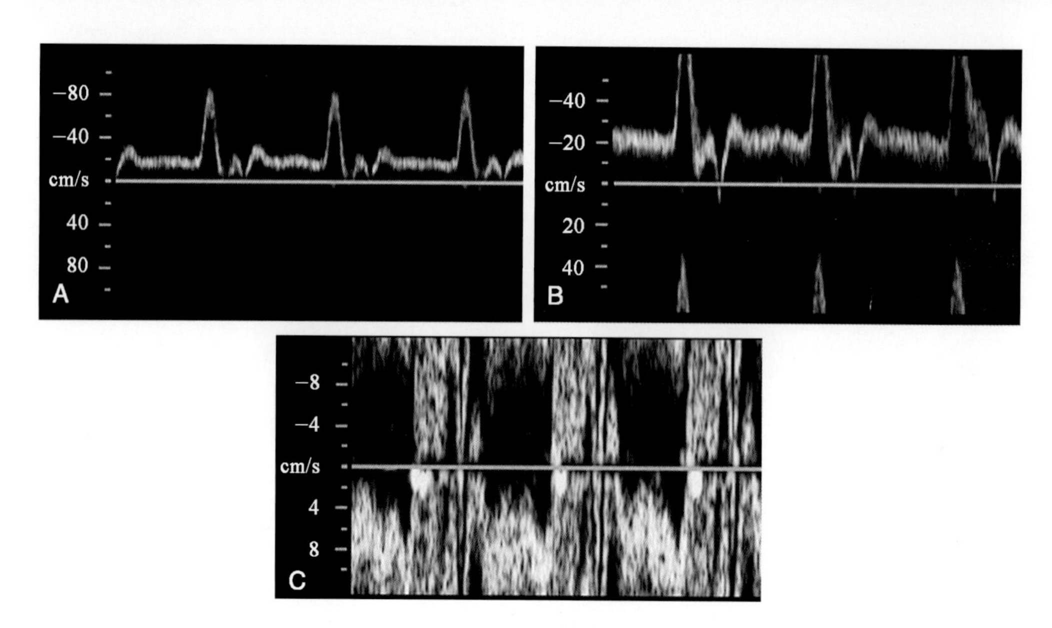

图 1-46 脉冲多普勒混叠伪像

A. 来自颈总动脉的多普勒波形使用高多普勒比例尺(±80cm/s)显示整个波形,没有混叠伪像。B. 在较小的多普勒比例尺(±40cm/s)下,收缩峰不再显示在基线以上,因此在基线以下出现混叠。C. 如果多普勒比例尺更小(±8cm/s),则会出现更严重的混叠。舒张期血流在基线以下呈锯齿状,由于多次包裹,收缩期血流开始重叠。

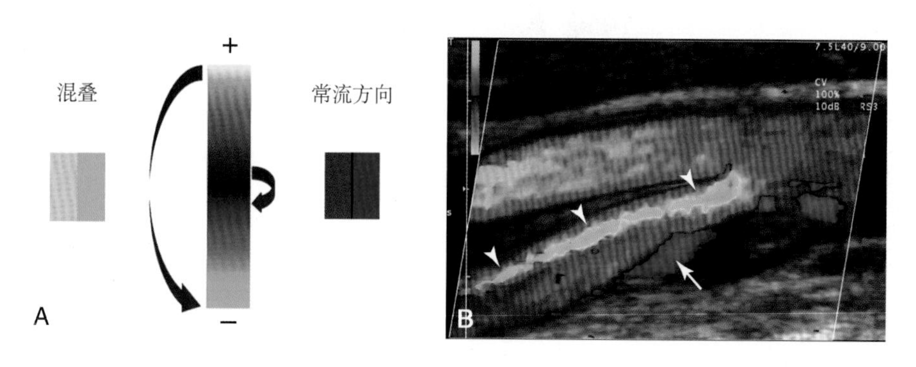

图 1-47 彩色多普勒混叠

A. 显示由混叠引起的环绕和左侧相应颜色过渡的示意图,与右侧流向变化引起的过渡形成对比。B. 颈动脉分叉的纵切面显示狭窄处以外的血流射流中出现锯齿(箭头),而血流方向改变的区域(箭)则相反。

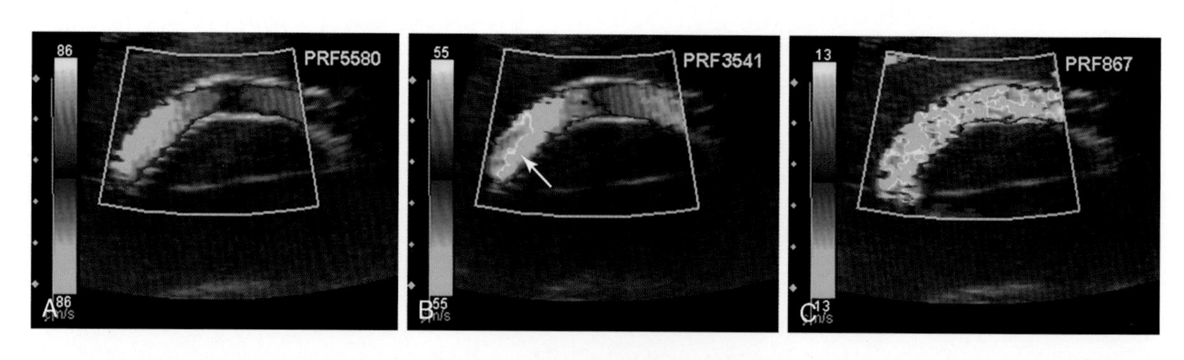

图 1-48 严重的彩色多普勒混叠

A. 以 5580 的脉冲重复频率(PRF)放大 TIPS 支架的纵向声像图显示无混叠的血流。B. 在 3541 的 PRF 处类似声像图显示支架远端附近的焦点混叠(箭)。C. 在 867 的 PRF 上类似声像图显示了严重的混叠,多个包裹体产生马赛克图案,这可能与明显的气流干扰混淆。

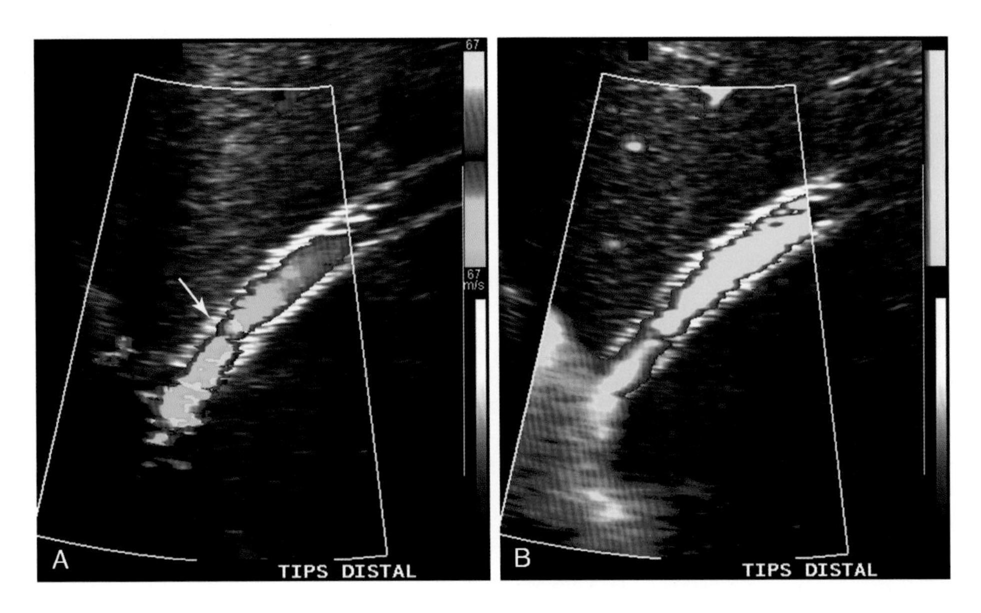

图 1-49　焦点彩色多普勒混叠

A. TIPS 支架远端的纵向彩色多普勒图显示了一个焦点混叠区域（箭）。这与脉冲多普勒血流速度异常升高相对应，并提示局灶性狭窄。B. 类似的能量多普勒图显示该区域没有可检测到的异常。这个例子说明了彩色多普勒与能量多普勒相比的一个重要优势。

（十八）组织振颤

组织振颤，是湍流中偶尔会遇到的一种伪像。湍流导致血管腔内的压力波动，从而产生血管壁和血管周围软组织的振动。当组织界面振动时，可能会产生一个可检测的多普勒频移，这将被分配一种颜色。因为振动运动是朝向和远离传感器的，所以颜色分配是红色和蓝色的混合（图 1-50）。虽然这个伪像可以掩盖潜在的血管解剖，但也可以成为血管病理学有价值的标志。事实上，在血流紊乱的情况下，如动静脉瘘、动脉瘤和假性动脉瘤或腹动脉狭窄往往是最重要的发现。这种伪像在脉冲多普勒波形中也是可见的，是一种小而强的信号，在收缩期最明显，在基线上下对称（图 1-51）。

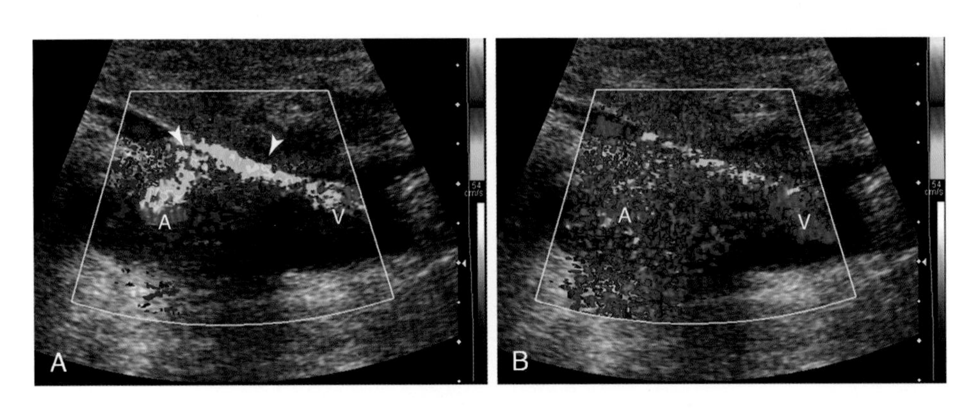

图 1-50　彩色多普勒组织振动伪像

A. 舒张期右腹股沟横切面显示股动脉（A）和静脉（V）之间的交通（箭头），显示动静脉瘘。在这张舒张图像上可以看到最小的组织振动。B. 在收缩期获得的类似声像图显示，由于较高的速度和增加的湍流，组织振动更广泛。

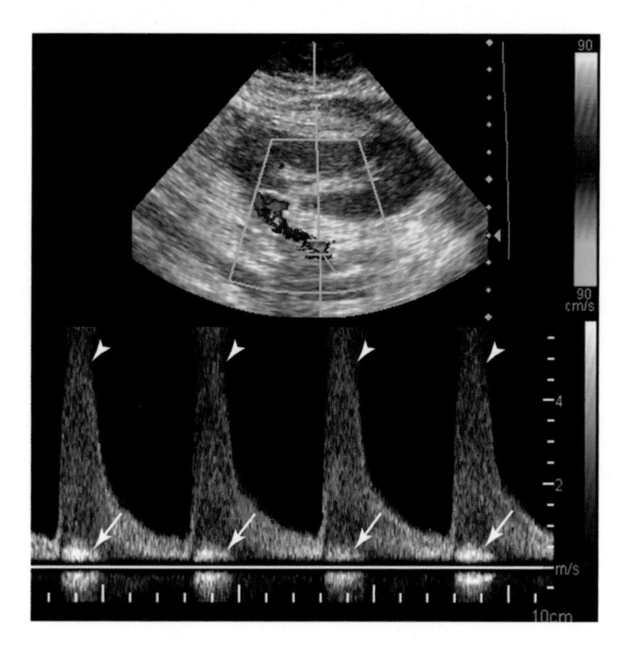

图 1-51 脉冲多普勒组织振动

肾移植动脉吻合术后血管狭窄的脉冲多普勒波形显示动脉内血流速度升高(箭头)。另外还有一个强度更大、速度更低的信号(箭),在基线上下对称,表示动脉周围的振动。

(十九)外溢伪像

当超声束集中在紧邻血流的软组织上时,超声束仍能检测到来自血管的多普勒信号,这是因为彩色多普勒的分辨率比灰度低,得到的图像将在相应的像素中显示彩色多普勒信号,从而掩盖潜在的灰度信息。这可以掩盖血管腔内的异常,如动脉斑块或非阻塞性血栓,以及血管周围组织的病变(图 1-52)。

(二十)闪烁

粗糙表面的强反射器通常会产生一种特征性的彩色多普勒伪像,该伪像由来自表面的高度混叠信号组成,并向物体的深处延伸可变距离,被称为闪烁伪像,是由复杂的机制造成的。对肾结石的研究最为广泛,可以提高结石的检出率,并有超过灰阶超声的可能(图 1-53)。它也可以发生在许多不同的情况下,如与胆囊腺肌瘤病或肾囊肿相关的晶体、与慢性胰腺炎相关的钙化、胆管结石和各种类型的钙化。闪烁现象不应与实际的血流混淆,可用彩色多普勒显示的高频位移和非生理性脉冲多普勒波形避免。

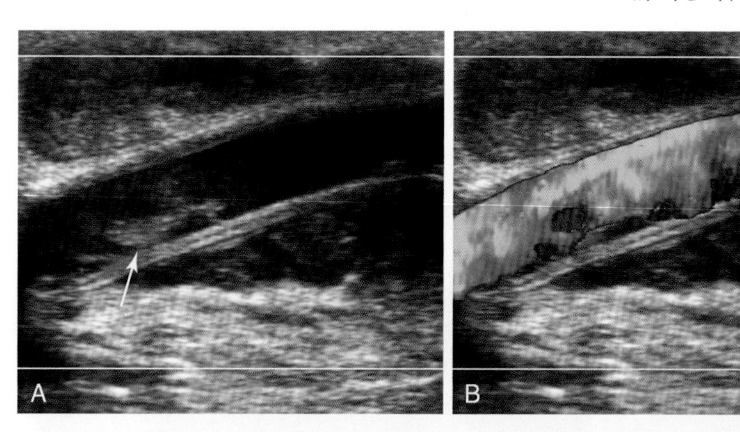

图 1-52 外溢伪像

A. 透析移植物的纵向灰度图显示非阻塞性腔内血栓(箭)。B. 相似的彩色多普勒显示血流正常,无明显血栓。

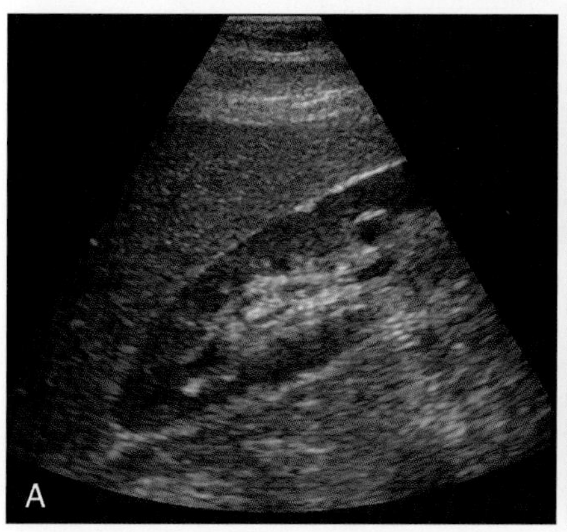

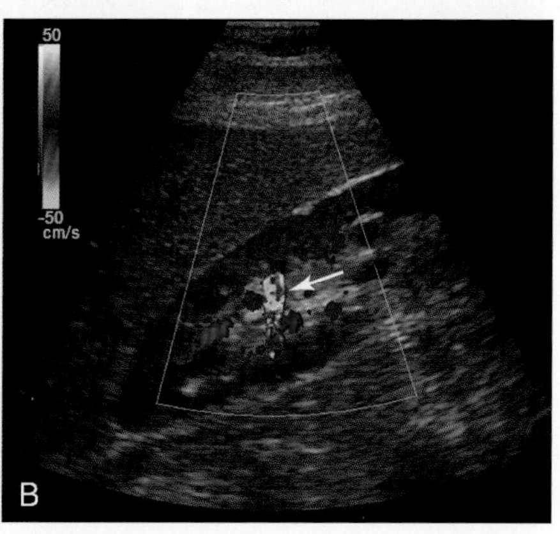

图 1-53 闪烁伪像

A. 肾的纵向灰度图显示形态正常,无可见结石。B. 同时获得的彩色多普勒图像显示一个结石的闪烁伪像(箭),它在灰度图像上隐匿。

十四、造影剂

基于微泡的静脉造影剂已经被一些制药公司开发并改进。使用不同的气体和封装剂来改变气泡的耐久性、大小和代谢。一般来说，它们都有一个共同的特性，即足够小，可以通过肺循环和体循环，并且足够持久，可以循环几分钟。

气泡的主要特征之一就是，它们通过几个量级来增加血液中反射信号的强度。因此，静脉注射造影剂后，血流中的多普勒信号更容易检测。这样可以改善血管检查，血管可能难以看到（如肾动脉），血流可能缓慢（如门静脉），或信号可能被上覆结构（如经颅多普勒）减弱。

微气泡在超声波作用下振荡，产生的谐波信号比软组织产生的谐波信号强。因此，后对比谐波成像允许在灰度模式下显示血流和增强的软组织（图 1-54）。与彩色多普勒和能量多普勒相比，这具有显著的优势，因为在灰度成像中帧速率更高，分辨率更好。此外，在灰度谐波成像中不存在后对比色和能量多普勒产生的晕染伪像。

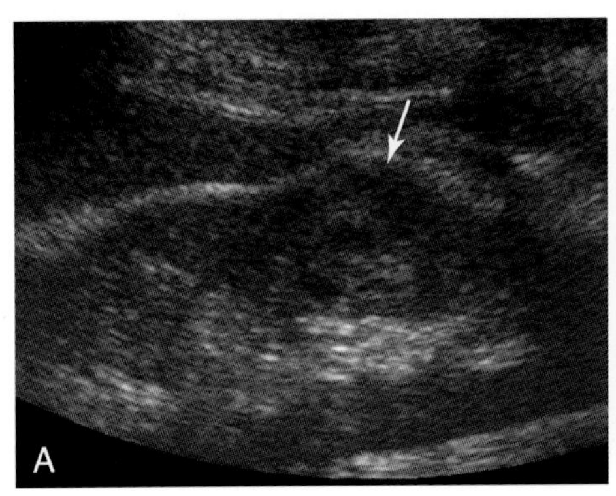

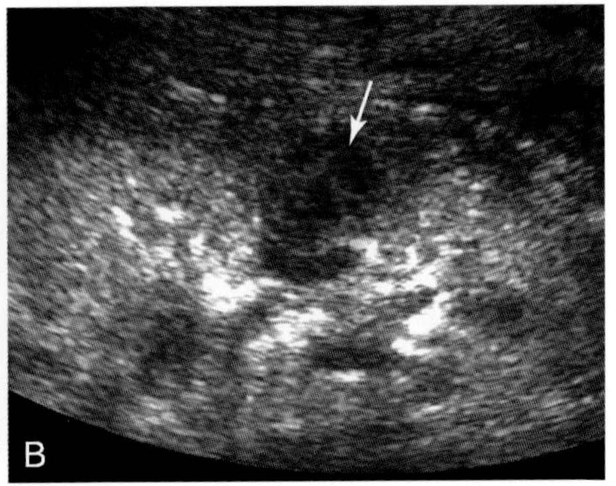

图 1-54　微泡对比增强

A. 造影剂给药前的肾纵切图显示一个难以与正常肾实质区分开的肾肿块（箭）。B. 静脉注射造影剂时的类似图像显示肾实质回声增强，并使肿块易于显示（箭）证明是肾细胞癌。

反向脉冲成像是利用造影剂的独特性质而发展起来的一项技术。脉冲被传输，返回的信号被数字存储，然后发送与第一脉冲相反的第二脉冲，并再次以数字方式存储返回信号。然后系统将两个信号相加。因为基本的软组织信号是反向的，它们互相抵消。由于对比度的谐波信号是非线性的，求和过程并不能抵消，而图像的对比度要比软组织大得多。这保持了灰度成像获得的高分辨率，减少了背景组织的杂波，进一步增强了对比度信号。

上述技术可用于两种模式，以强调对比度分布的不同方面。低输出功率的连续成像将在较大的血管中显示流动的对比度。如果停止扫描一段时间，造影剂就会在微血管中积聚。延迟后，在高输出水平下恢复扫描将导致气泡破坏（从近场到远场）产生对比度更强的信号。为图像提供了正常和异常组织血管体积的附加信息。

关键特征

- 声音可以被反射、散射、折射和吸收。
- 声音通过身体时会衰减。
- 软组织中的平均声速为 1540m/s。脂肪和液体中的声速较慢。
- 大而光滑的界面称为镜面反射。
- 传输频率越高，分辨率越好。
- 传输频率越低，穿透效果越好。
- 声波脉冲产生，回波由传感器中的压电晶体接收。
- 分辨率分为三种类型：轴向、横向和侧向。
- 谐波成像从基本声脉冲与人体组织相互作用产生的谐波信号中提取信息。
- 实时复合将不同方向的脉冲产生的信号相加。
- 多普勒频移与血流速度和多普勒角余弦成正比。

- 当多普勒角＞60°时，速度测量变得误差较大。
- RI是阻力指数，与多普勒角无关，多普勒角随血管阻力的增加而增加，声衰减的差异导致声影和后方回声增强。
- 反射大量声音的大而平滑的界面会产生镜像伪像。
- 声音折射会导致棱镜伪像。
- 混响伪像通常在近场中产生虚假回波。
- 振铃伪像通常表示气泡。
- 当频移超过多普勒尺度时，就会出现多普勒混叠。
- 湍流可引起血管周围组织的振动，导致血流外溢。

参考文献

Avruch L，Cooperberg PL：The ring-down artifact，J Ultrasound Med 4：21-28，1985.

Balen FG，Allen CM，Lees WR：Ultrasound contrast agents，Clin Radiol 49：77-82，1994.

Bude RO，Rubin JM：Power Doppler sonography，Radiology 200：21-23，1996.

Bude RO，Rubin JM：Relationship between the resistive index and vascular compliance and resistance，Radiology 211：411-417，1999.

Burns PN：Contrast agents for ultrasound imaging and Doppler. In Rumack CM，Wilson ST，Charboneau JW，eds：Diagnostic ultrasound，St. Louis，Mosby，1998，pp 57-84.

Choudhry S，Gorman B，Charboneau JW，et al：Comparison of tissue harmonic imaging with conventional US in abdominal disease，Radiographics 20：1127-1135，2000.

Clarke L，Edwards A，Graham E：Acoustic streaming：an in vitro study，Ultrasound Med Biol 30：559-562，2004.

Desser TS，Jedrzejewicz T，Haller MI：Color and power Doppler sonography：techniques，clinical applications，and trade-offs for image optimization，Ultrasound Q 14（3）：128-149，1998.

Downey DB，Fenster A，Williams JC：Clinical utility of three-dimensional US，Radiographics 20：559-571，2000.

Feldman MK，Katyal S，Blackwood MS：US artifacts，Radiographics 29（4）：1179-1189，2009.

Fiske CE，Filly RA：Pseudo-sludge. A spurious ultrasound appearance within the gallbladder，Radiology 144：631-632，1982.

Garra BS：Elastography：current status，future prospects，and making it work for you，Ultrasound Q 27：177-186，2011.

Gerscovich EO，Kurzrock EA：Acoustic streaming versus venous pseudoaneurysm in a scrotal mass，J Clin Ultrasound 30：569-571，2002.

Goldberg BB，Liu J-B，Forsberg F：Ultrasound contrast agents：a review，Ultrasound in Med Biol 20：319-333，1994.

Goldstein A，Madrazo BL：Slice-thickness artifacts in gray-scale ultrasound，J Clin Ultrasound 9：365-375，1981.

Goldstein A：AAPM tutorials：overview of the physics of US，Radiographics 13：701-704，1993.

Kamaya A，Tuthill T，Rubin JM：Twinkling artifact on color Doppler sonography：dependence on machine parameters and underlying cause，AJR 180：215-222，2003.

Keogh CF，Cooperberg PL：Is it real or is it an artifact，Ultrasound Q 17：201-210，2001.

Kremkau FW，Taylor KJW：Artifacts in ultrasound imaging，J Ultrasound Med 5：227-237，1986.

Kremkau FW：AAPM Tutorial：multiple-element transducers，Radiographics 13：1163-1176，1993.

Laing FC：Commonly encountered artifacts in clinical ultrasound，Seminars in Ultrasound 4：27-43，1983.

Laing FC，Kurtz AB：The importance of ultrasonic side-lobe artifacts，Radiology 145：763-768，1982.

Mayo J，Cooperberg PL：Displacement of the diaphragmatic echo by hepatic cysts：a new explanation with computer simulation，J Ultrasound Med 3：337-340，1984.

Middleton WD：Color Doppler：image interpretation and optimization，Ultrasound Q 14：194-208，1998.

Middleton WD，Melson GL：Diaphragmatic discontinuity associated with perihepatic ascites：a sonographic refractive artifact，AJR 151：709-711，1988.

Middleton WD，Melson GL：Renal duplication artifact in US imaging，Radiology 173：427-429，1989.

Middleton WD，Melson GL：The carotid ghost. A color Doppler ultrasound duplication artifact，J Ultrasound Med 9：487-493，1990.

Middleton WD，Erickson S，Melson GL：Perivascular color artifact：pathologic signifi cance and appearance on color Doppler US imaging，Radiology 171：647-652，1989.

Muller N, Cooperberg PL, Rowley VA, et al: Ultrasonic refraction by the rectus abdominus muscles: the double image artifact, J Ultrasound Med 3:515-519, 1984.

Nelson TR, Pretorius DH: Three-dimensional ultrasound imaging, Ultrasound Med Biol 24:1243-1270, 1998.

Reading CC, Charboneau JW, Allison JW, et al: Color and spectral Doppler mirror image artifact of the subclavian artery, Radiology 174:41-42, 1990.

Robinson DE, Wilson LS, Kossoff G: Shadowing and enhancement in ultrasonic echograms by reflection and refraction, J Clin Ultrasound 9:181-188, 1981.

Rubens DJ, Bhatt S, Nedelka S, et al: Doppler artifacts and pitfalls, J Radiol Clin North Am 44 (6): 805-835, 2006.

Rubin JM, Adler RS, Bude RO, et al: Clean and dirty shadowing at US: a reappraisal, Radiology 181: 231-236, 1991.

Rubin JM: AAPM tutorial: spectral Doppler US, Radiographics 14:139-150, 1994.

Saftoiu A, Vilmann P: Hybrid ultrasound imaging techniques (fusion imaging), World J Gastroenterol 17:49-52, 2011.

Sauerbrei EE: The split image artifact in pelvic ultrasonography: the anatomy and physics, J Ultrasound Med 4:29-34, 1985.

Shabana W, Bude RO, Rubin JM: Comparison between color Doppler twinkling artifact and acoustic shadowing for renal calculus detection: an in vitro study, Ultrasound Med Biol 35 (2):339-350, 2009.

Shapiro RS, Winsberg F: Comet-tail artifact from cholesterol crystals: observations in the postlithotripsy gallbladder and an in vitro model, Radiology 177: 153-156, 1990.

Sommer FG, Taylor KJW: Differentiation of acoustic shadowing due to calculi and gas collections, Radiology 135:399-403, 1980.

Wachsberg RH: B-flow, a non-Doppler technology for flow mapping: early experience in the abdomen, Ultrasound Q 19:114-122, 2003.

Weng L, Tirumalai AP, Lowery CM, et al: US extended-field-of-view imaging technology, Radiology 203: 877, 1997.

Wilson SR, Burns PN, Wilkinson LM, et al: Gas at abdominal US: appearance, relevance, and analysis of artifacts, Radiology 210:113-123, 1999.

Ziskin MC: Fundamental physics of ultrasound and its propagation in tissue, Radiographics 13:705-709, 1993.

第2章

产科超声检查：指南

2

一、实践指南：概述

本章依据ACR-ACOG-AIUM-SRU产科超声实践参数所述，总结了标准产科(OB)超声检查的组成部分。实践参数是由美国放射学院(ACR)、美国妇产科学院(ACOG)、美国医学超声学会(AIUM)和超声放射科医师协会(SRU)合作开发的。实践参数至少每5年更新一次。以下材料的描述基于2013年采用的修订版的产科超声指南。

实践参数描述了标准的OB超声检查。它又分为早期妊娠评估和中期及晚期妊娠评估规范。另外还引用了两种超声检查：有限检查和专门检查。有限检查并不包括标准产科超声图的所有组成部分，而是针对特定的问题量身定做的。有限检查可在紧急情况下进行，或在需要解决特定问题的非紧急情况下进行(如确定分娩患者的胎儿状态、评估胎儿心脏活动、评估胎儿生长指标或评估宫颈情况)。在大多数情况下，只有在记录了先前的完整超声检查时，才认为有限检查是适当的。

当妊娠异常风险增加或根据有限的或标准的检查怀疑有异常时，需要进行专门检查(通常称为详细检查)。专业检查通常是比标准检查更详尽的胎儿评估。专业检查包括胎儿多普勒、生物物理评分和胎儿超声心动图检查。限制性和专门性检查的内容根据具体情况而有所不同，ACR-ACOG-AIUM-SRU产科超声实践参数不包括这些内容。然而，有一个单独的胎儿超声心动图指南，由胎儿超声心动图工作组通过AIUM与ACOG、母胎医学学会和美国超声心动图学会合作制定，并得到ACR的认可。

除了描述标准产科超声检查的组成部分外，实践参数还包括产科超声的临床适应证和设备规范，并涉及胎儿安全。应遵循ALARA(即在能够得到满意图像时尽可能使用低的超声暴露)的原则，以确保超声暴露最小化的方式进行检查。超声暴露应在10周前使用软组织热指数，10周至妊娠结束时使用骨热指数进行监测。根据ALARA原则，记录胎心率应使用M型成像，而不用频谱多普勒，这与频谱多普勒有较高的超声暴露水平有关。实践参数还为协作组织提供了空间，以便插入有关人员资格和责任、检查书面申请、文档、质量控制和改进、安全、感染控制和患者教育的建议。因为这些部分内容的不同取决于各组织。

本章的其余部分将详细介绍标准OB超声检查实践参数的"成像参数"部分。实践参数中的"注释"部分也包括在内，因为它们是文档的一个

* 本章中的所有"注释"(斜体)和粗体文本均来自美国放射学院：ACR-ACOG-AIUM-SRU产科超声检查的实践参数。得到http://www.acr.org允许。在2014年4月15日访问。

组成部分,涵盖了关键信息。妊娠早期检查规范与妊娠中期或晚期检查规范分开说明。所有“注释”部分以斜体显示,**粗体**文本都是来自实践参数的直接引用。

二、孕早期影像参数

注释　*在第一孕期的扫描可以在经腹或经阴道进行。如果经腹检查不确定,应尽可能进行经阴道或经会阴扫描。*

1. 应评估子宫(包括宫颈)和附件是否存在妊娠囊　如果发现妊娠囊,应记录其位置。应评估妊娠囊中是否存在卵黄囊或胚胎,并尽可能记录头臀长度。

注释　*当观察到宫内妊娠囊内含有卵黄囊或有胎心活动的胚胎/胎儿的时候,可对宫内妊娠做出明确诊断。在非常早期的宫内妊娠中,在卵黄囊和胚胎被发现之前,可以看到边缘回声增强的、小的、偏心的无回声区。在没有异位妊娠的超声征象的情况下,无回声极有可能代表宫内妊娠囊。在这种情况下,蜕膜内征象可能有帮助。后续超声检查和(或)连续测定孕妇血清 hCG(人绒毛膜促性腺激素)水平适用于位置不明的妊娠,以避免对可能存活的早期妊娠进行不当干预。*

头臀长度比平均胎囊直径更能准确地反映孕(月经)龄。然而,当胚胎未被识别时,可记录平均妊娠囊直径。

在没有明确的胚胎或卵黄囊的情况下,对妊娠做出推断诊断时应谨慎。因为如果没有这些发现,子宫内无回声可能代表与异位妊娠相关的假孕囊。

在妊娠早期,最初的超声检查可经腹或经阴道进行。经腹(TA)超声可以更全面地观察子宫和附件,但经阴道(TV)超声提供了更高的分辨率和细节。如果首先进行经腹(TA)超声检查并确定所有正常标志物,包括妊娠囊、有心搏的胚胎和卵巢,则无须使用经阴道(TV)超声进行进一步评估。然而,如果妊娠囊不确定,囊内未见胚胎,或有胚胎未检测到心脏活动,应进行经阴道(TV)超声进一步检查。

卵黄囊是超声在正常妊娠囊中发现的第一个结构,通常在 5.5 周左右出现(图 2-1)。胚胎的出现大概在 6 周左右。术语孕龄、胎龄、胎儿龄和月经时间常交替使用,妊娠时间的推算是从最后一个月经期开始的第 1 天(LMP)开始计算的。头臀长度(CRL)是在孕早期确定胎龄时考虑的主要测量指标,它是通过测量胎头顶部到臀的距离获得(图 2-2A)。卵黄囊不应被误认为是胚胎的头部或包含在 CRL 测量中(图 2-2B、图 2-2C)。基于 CRL 的胎龄可在已发表的表格中找到,并经常嵌入到仪器和报告软件的商用 OB 超声包中。当患者的 LMP 已知时,通常用于确定胎龄的方法是将基于 CRL 的预测胎龄与基于 LMP 的预测胎龄进行比较。如果应用 LMP 估计的胎龄与 CRL 的预测胎龄相似(通常在妊娠早期的 5 天内),则使用 LMP 估计胎龄;但是,如果基于 LMP 估计的胎龄与 CRL 估计的胎龄相差较大,则使用 CRL 估计胎龄。当受孕日期确定时[如在某些辅助生育程序(如体外受精)的情况下],应使用此信息计算胎龄,而不是 LMP 和 CRL。

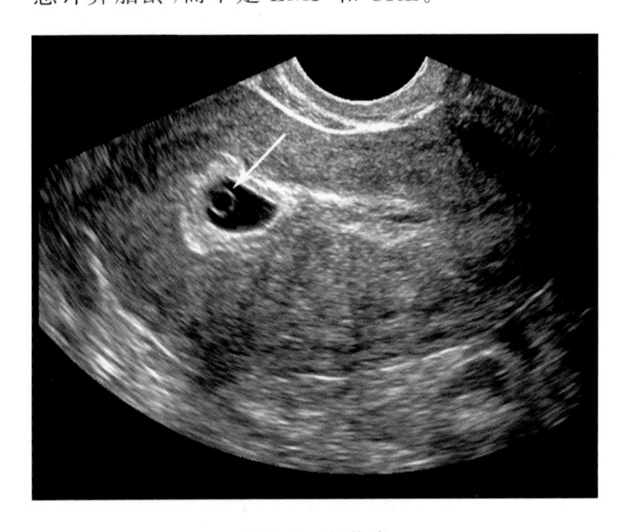

图 2-1　卵黄囊

第 5 周第 6 天的经阴道图像显示卵黄囊(箭)为妊娠囊内的圆形结构。卵黄囊是确认正常妊娠囊的第一个结构。

平均妊娠囊直径(MSD)是平均通过囊的三个正交测量值得到的。卡尺位于妊娠囊内壁上(图 2-3A、图 2-3B)。虽然 MSD 可以用来估计孕龄,但 MSD 的孕龄估计精度不如 CRL。一旦能够看见胚胎,应该用 CRL 来评估孕龄,而不是用MSD。值得注意的是,当同时测量CRL和MSD

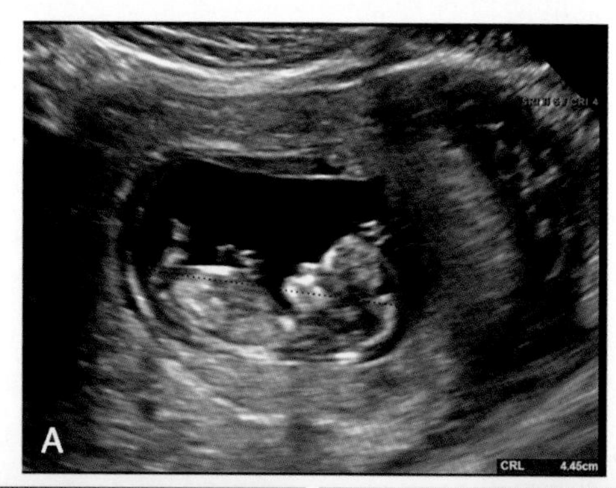

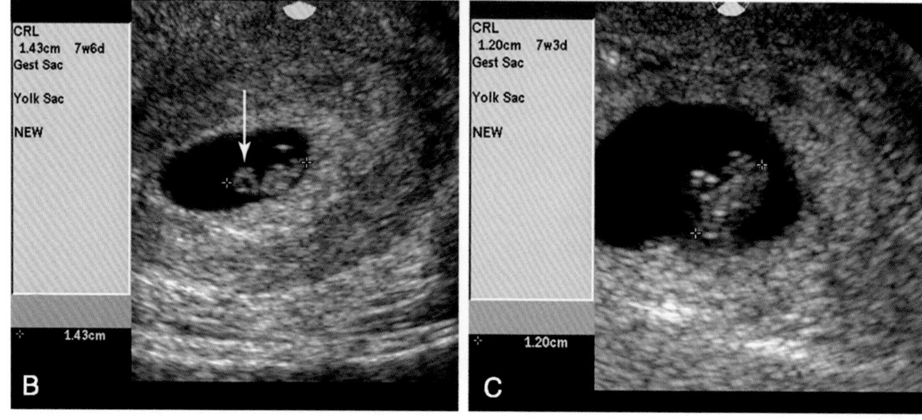

图 2-2 **头臀长**

A. 经腹胚胎的纵向图像显示了头臀长的测量是从头顶部至臀底部的长度。B、C. 头臀长:由于卵黄囊的影响。经阴道纵切面显示两个不同的胚胎(B)的图像显示,由于错误地将卵黄囊(箭)作为胎头并将其包含在测量中,所以对头臀长(光标)的测量不正确。这导致错误地高估了头臀长为 1.43cm,相当于 7 周 6 天的估计胎龄。而同一胚胎的经阴道纵切图像(C)显示在调整扫描平面以排除卵黄囊后测量的头臀长(光标)。头臀长 1.2cm,估计胎龄 7 周 3 天。这比图像 B 包括卵黄囊的错误的测量时获得的头臀长少 3d。

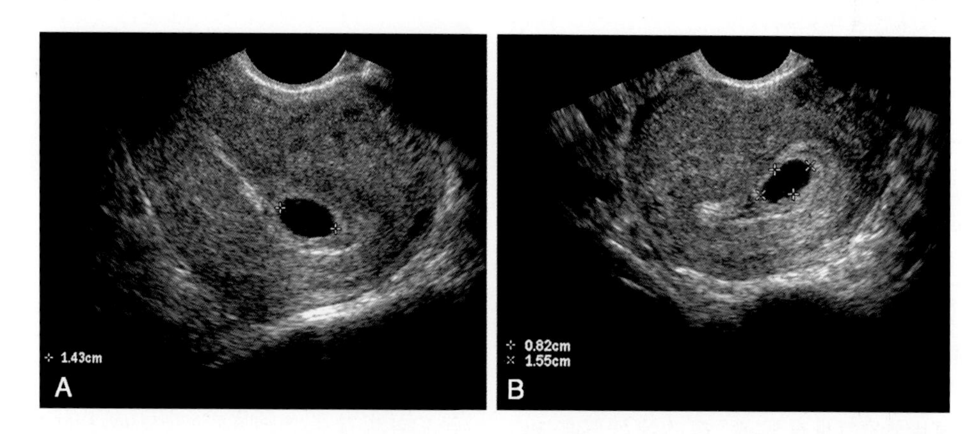

图 2-3 **平均孕囊直径**

A、B. 通过将卡尺放置在妊娠囊内壁并获得三个正交测量值来测量妊娠囊。测量值分别为 1.43、0.82 和 1.55cm,结果平均妊娠囊直径为 1.27cm,相当于 6 周 3 天。

时,一些设备软件包默认使用 CRL 和 MSD 预测的平均胎龄。但是,因为 CRL 比 MSD 更准确,所以应该只用 CRL 而不是 MSD 和 CRL 的组合来确定胎龄。

如果妊娠囊内没有卵黄囊或胚胎,诊断宫内妊娠应谨慎。宫外孕继发的假妊娠囊可以是子宫内不明原因的积液聚集,但这种液性区域也可以代表真正的宫内妊娠囊(图 2-4)。在一些特殊的病例中,没有宫外孕的超声征象,子宫内积液体积小,边界清晰,位于宫腔附近,但偏心,这种液性区域可能代表宫内妊娠囊(图 2-5)。不明部位妊娠是指不能对宫内或宫外孕做出明确诊断的妊娠。此类妊娠通常会进行连续的定量 hCG 水平和超声检查,以防止对误认为是宫外孕可能的宫内妊娠患者进行不适当的干预(如甲氨蝶呤给药),并避免错过宫外孕。

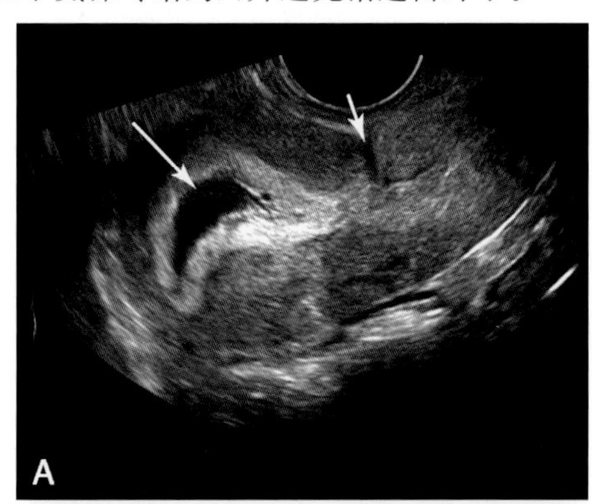

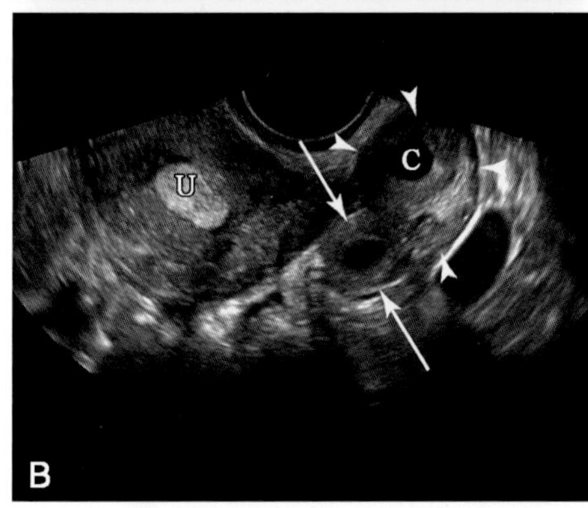

图 2-4　异位妊娠继发的假妊娠囊

A. 经阴道纵切图像显示子宫腔内积液(长箭),无卵黄囊或胚胎。由于异位妊娠对子宫内膜的激素作用,液体聚集是一个假妊娠囊,而不是一个真正的宫内妊娠囊。前一次剖宫产的瘢痕也在子宫下部(短箭)。B. 左宫外孕。与图 A 同一患者的经阴道盆腔横切面图像所示一个圆形病变,中间为低回声,位于子宫(U)和左卵巢(箭头)之间,是由异位妊娠引起的附件环征。左侧卵巢黄体囊肿(C)。

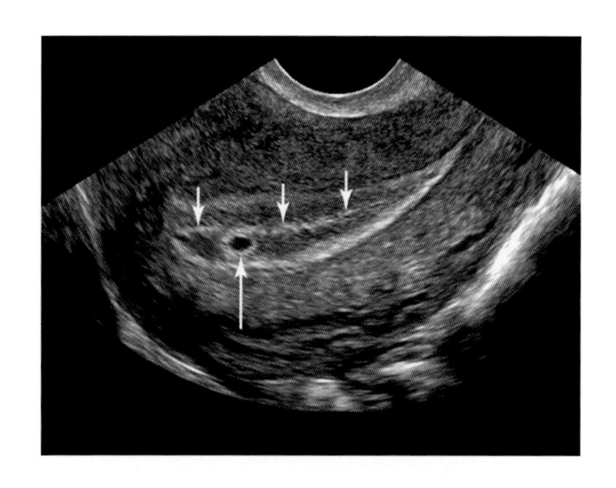

图 2-5　早期宫内妊娠囊

经阴道子宫纵切图像显示,子宫内膜中有一个圆形的液体聚集区,有一个厚的回声边缘(长箭),紧邻子宫腔(短箭)。在妊娠试验结果为阳性的特定环境中;没有异位妊娠的超声征象;并且在紧邻子宫腔的地方可以看到一个圆形的、小的、边界清晰的液体聚集区,这种液体聚集区很可能是一个宫内妊娠囊,尽管此时太早,看不到卵黄囊或胚胎。

2. 心脏活动的存在或不存在应用 M 模式记录

注释　*经阴道扫查时,当胚胎长度≥2mm 时,通常可以观察到心脏运动,如果发现胚胎长度<7mm 没有心脏运动,则建议在一周后进行超声检查,以确认胚胎是否存活。*

胚胎首先出现在卵黄囊边缘。心脏活动通常在胚胎第一次出现时或之后很快就出现,尽管在少数妊娠中,心脏活动直到后来才被识别出来(图 2-6)。早期文献中有大量的参考文献指出,在所有 CRL≥5mm 的活胚胎中,通过经阴道超声检查,心脏搏动应该是明显的。但最近的文献表明,因为没检测到的心脏活动而诊断胚胎死亡时,应该要求 CRL 为 7mm 或更高。提高 CRL 值的目的是避免对少数延迟观察到心脏搏动的有可能存活的早期宫内妊娠患者进行不适当的干预。多普勒超声不应用于记录妊娠早期的心率,因为 M 型成像是可以诊断的,并且可以减少胚胎在超声中的暴露。

3. 应记录胎儿数量

注释　*在可能的情况下,应记录所有多胎妊娠的羊膜性和绒毛膜性。*

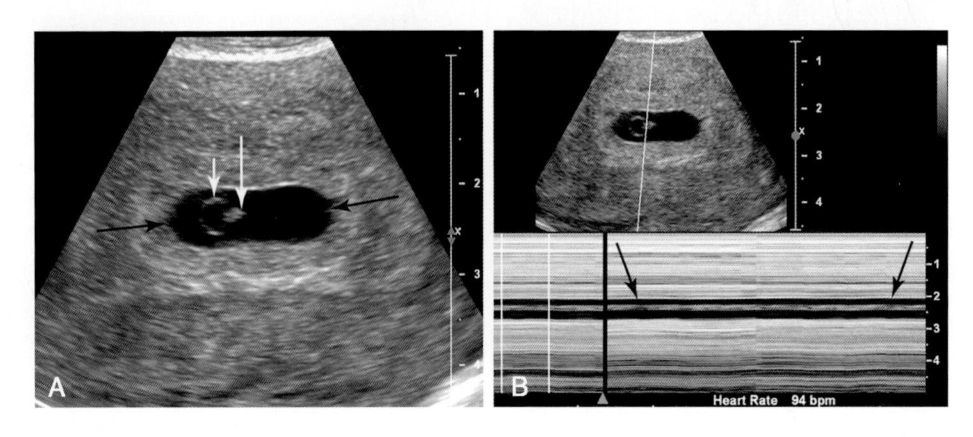

图 2-6　小胚胎

A. 经阴道超声子宫内妊娠囊(黑色箭)内见一个小回声(长白色箭)毗邻卵黄囊(短白色箭),胚胎约 2mm。这是胚胎应该出现的位置,当第一次看到它时,它沿着卵黄囊的边缘被识别出来。B. 心脏活动:M 型成像。经阴道超声图像,在与图像 A 相同的扫查平面上对胚胎进行 M-模式成像,显示胚胎水平上 M-模式跟踪的波动,与心脏活动一致(黑色箭)。胚胎心脏活动应由 M-模式成像记录。应避免使用多普勒来记录妊娠早期的心脏活动,防止增加超声暴露。

当妊娠早期确定多胎妊娠时,羊膜性和绒毛膜性的记录是很重要的,因为在一些多胎妊娠中,只有在妊娠早期才能确定(图 2-7)。超声对羊膜性和绒毛膜性的评估将在第 11 章进一步讨论。

4. 应评估适合孕早期的胚胎/胎儿解剖　胎儿膀胱、胃、脉络丛、四肢和脐带腹壁插入点通常在孕早期的末期扫描时可见(图 2-8)。

5. 对颈项区进行成像,并记录颈部水囊瘤等异常

注释　*对于那些希望评估其胎儿非整倍体个体风险的患者,有必要在特定孕龄间隔期间(由使用的实验室确定)对 NT 进行非常具体的测量。请参阅下面的测量指南。*

应使用 NT 测量(结合血清生化)来确定胎儿有非整倍体或其他解剖异常(如心脏缺陷)的风险。

在这种情况下,重要的是从业者要根据既定的测量指南来测量 NT。建议采用质量评估程序,以确保将假阳性和假阴性结果保持在最低限度。

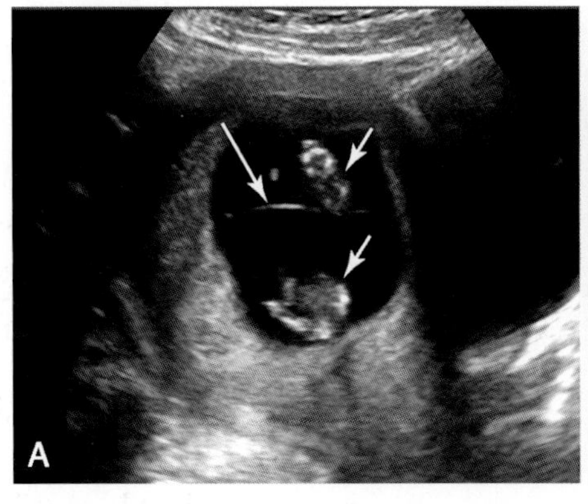

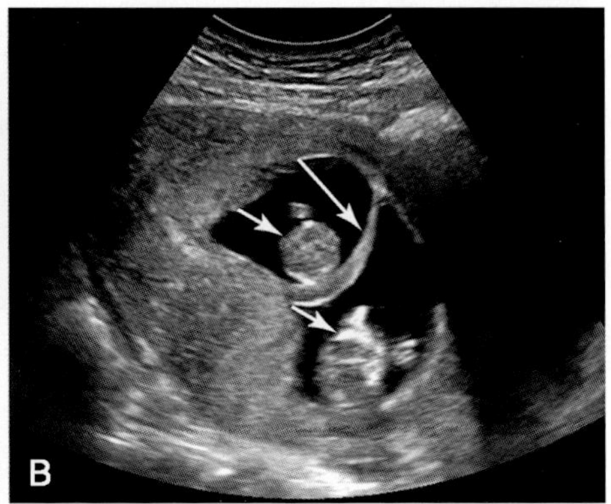

图 2-7　妊娠早期绒毛膜性的判定

A. 单绒毛膜双羊膜双胎。妊娠早期妊娠子宫经腹纵向图像显示双胎儿(短箭)被一个薄的羊膜(长箭)分开,符合单绒毛膜双羊膜双胎。B. 双绒毛膜双羊膜双胎。另一个不同患者,妊娠早期经腹纵切面图像显示双胎儿(短箭)被厚的分隔膜(长箭)分隔,符合双绒毛膜双羊膜双胎。在妊娠早期多胎妊娠时,应记录羊膜性和绒毛膜性,因为膜厚度在妊娠早期可确定绒毛膜性,但在妊娠后期则不太可靠。

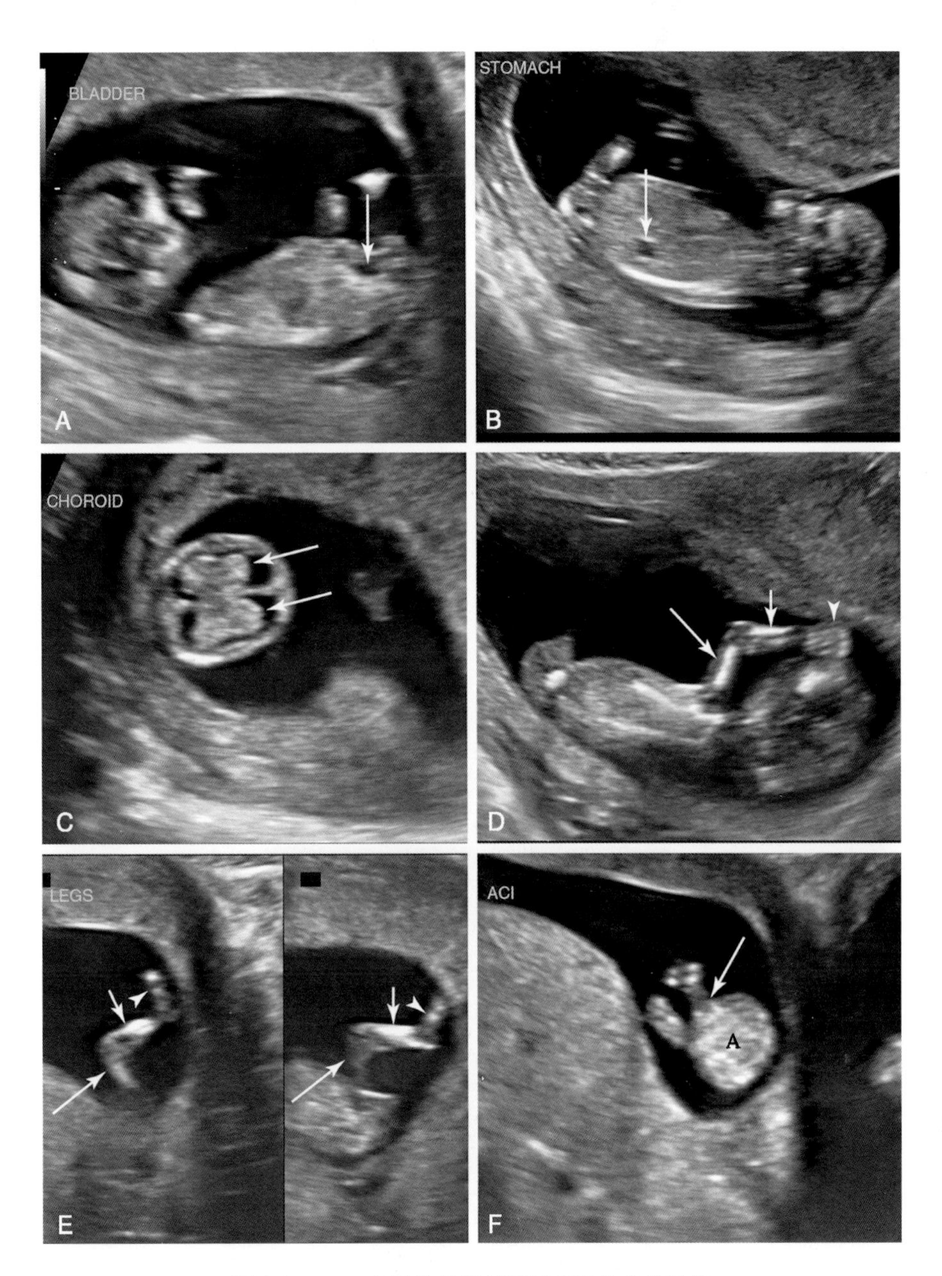

图 2-8　11～13 周胎儿解剖可见不同胎儿的图像

A. 膀胱。中线纵切图像显示膀胱(箭)。B. 左侧旁矢状面图像显示胃(箭)在左上腹。C. 脉络丛。头部的横切面显示双侧脑室内充满侧脑室的强回声脉络丛(箭)。D. 手臂。胎儿的纵切面图像显示上臂(长箭)、前臂(短箭)和手(箭头)。另一只手臂也可以被看到(这里没有显示)。E. 腿。左(左面)和右(右面)下肢的并排纵切图像显示大腿(长箭)、小腿(短箭)和脚(箭头)。F. 腹部脐带插入点。胎儿腹部横切面图(A)显示胎儿脐带插入点(箭)。

NT 测量指南:测量必须在 NT 的最宽处进行。

(1)NT 的边缘必须足够清晰,以便卡尺正确放置。

(2)胎儿必须处于正中矢状切面。

(3)图像必须放大,以便图像由胎儿头部、颈部和上胸部填充。

(4)胎儿颈部必须处于中立位置,不得俯曲和过度伸展。

(5)羊膜必须被视为与 NT 线分开。

(6)必须使用超声波上的(+)卡尺进行 NT 测量。

(7)电子卡尺必须放在颈项线的内边界上,水平横线本身不得超过颈项线的内边界。

(8)卡尺必须垂直于胎儿的长轴。

颈项透明层（NT）是沿胎儿颈部后部和头部下部的一个无回声空间（图 2-9）。在正常胎儿中，这个空间很薄，而在一些非整倍体胎儿中，这个空间很厚。对于 NT 的测量，必须严格遵循指南，因为测量上的微小差异可以改变非整倍体的风险，显著影响患者的管理。NT 的测定不能单独用于非整倍体的筛查，因为 NT 在预测非整倍体方面的准确性再结合额外的参数（如母亲年龄和妊娠早期母体血清生化标记）来计算非整倍体的风险时得到了极大的提高。孕早期非整倍体筛查，包括 NT 测定，将在第 22 章进一步讨论。

6. 子宫包括子宫颈、附件结构和子宫直肠窝应被评估，异常情况应进行成像和记录

注释 *附件肿块的存在、位置、外观和大小应记录在案。应记录平滑肌瘤的存在和数量。应记录最大或任何潜在临床意义的平滑肌瘤的测量值。记录子宫直肠窝有无液体。子宫异常也应记录在案。*

如有可能，应记录卵巢（图 2-10A）。妊娠早期最常见的卵巢内病变是黄体，这是一种正常的结构，通常包含一个囊肿。它的直径通常＜3cm，但偶尔会大得多。黄体典型的表现为低回声中心；周围厚而实的组织；以及周围边缘的血流信号（图 2-10B、图 2-10C）。大多数黄体囊肿在妊娠

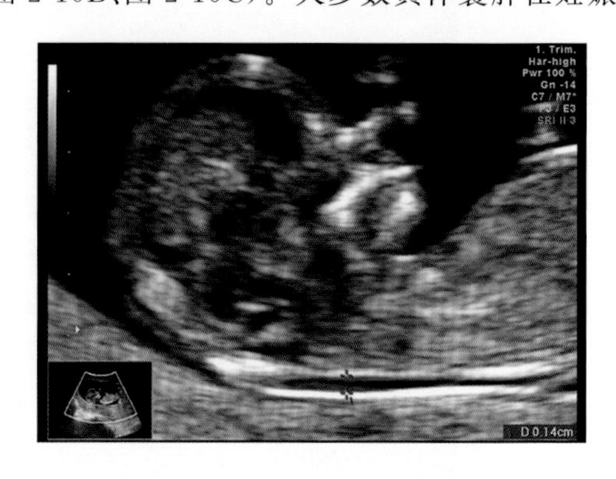

图 2-9 颈项透明层测量

在胎儿头部、颈部和上胸的正中矢状面图像示出了用于颈项透明层测量的卡尺（红色光标）的适当位置，卡尺横线位于颈项线的内缘上，垂直于胎儿的长轴。

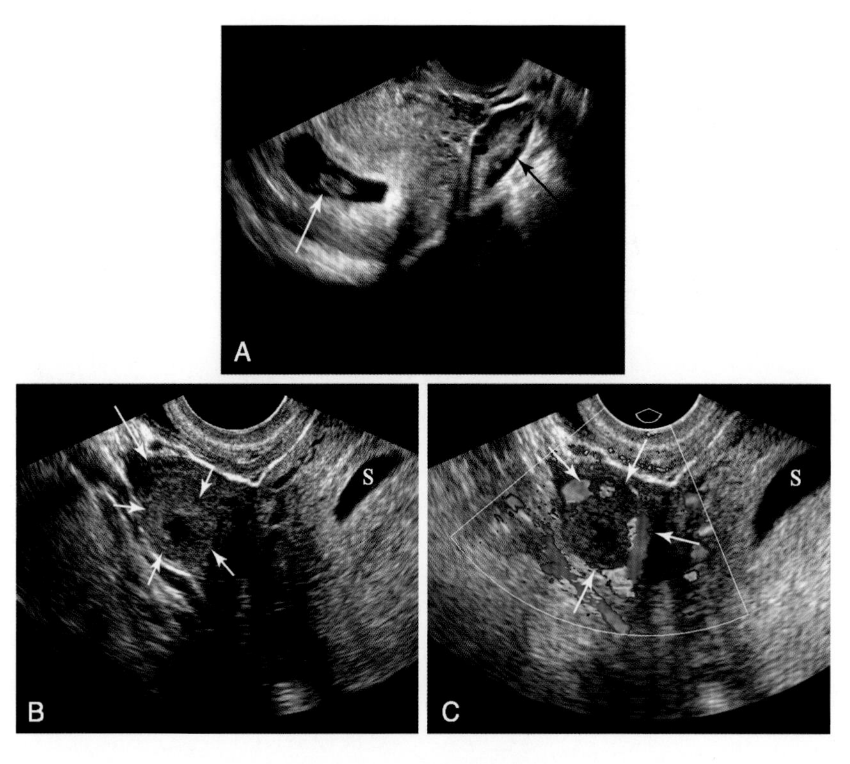

图 2-10 孕早期正常卵巢

A. 经阴道盆腔横切面图像显示正常的左卵巢，卵泡（黑色箭）靠近子宫，子宫内有一个带胚胎的妊娠囊（白色箭）。B. 黄体。另一位患者的经阴道盆腔横切面图像显示右卵巢（长箭）含有圆形、低回声结构，周围有厚的回声边缘（短箭），与黄体一致。子宫内有一个妊娠囊（S）。C. 经阴道盆腔横切面彩色多普勒图像与 B 图相对应，显示黄体周围的周边血流（箭）。

中期就会消失,尽管有时会持续整个妊娠期。由于产科超声检查是许多患者的第一次超声检查,以前未被发现的盆腔肿块通常在怀孕期间首先被发现。大多数以前未发现的盆腔肿块是良性病变,如皮样囊肿、子宫肌瘤和子宫内膜异位囊肿(图 2-11)。巨大的附件肿块增加了卵巢扭转的风险。很少发现恶性肿瘤。

子宫异常,如双子宫、纵隔子宫和双角子宫,有时在怀孕期间首先被发现,并应记录在案(图 2-12)。由于妊娠引起的子宫扭曲,在对妊娠子宫进行成像时,可能无法确定或充分描述某些子宫异常。

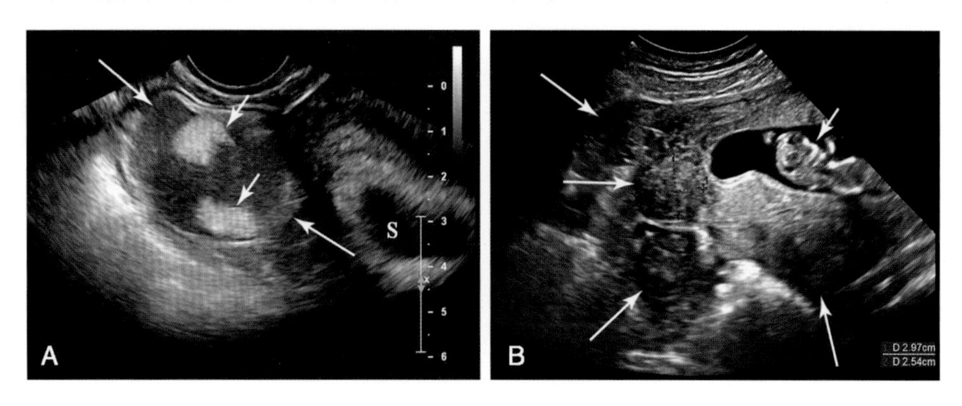

图 2-11　妊娠早期发现的盆腔肿块

A. 皮样囊肿。妊娠早期经阴道的盆腔横切面图像显示右卵巢肿块(长箭),其内部成分(短箭)高回声,与皮样囊肿相对应。皮样囊肿与子宫相邻,子宫内有妊娠囊(S)。B. 肌瘤。12 周时子宫经腹纵切图像显示子宫周围有 4 个低回声肿块(长箭)。胚胎(短箭)在宫内妊娠囊中可见。其中一个肌瘤已经被标记出来(红色光标)。

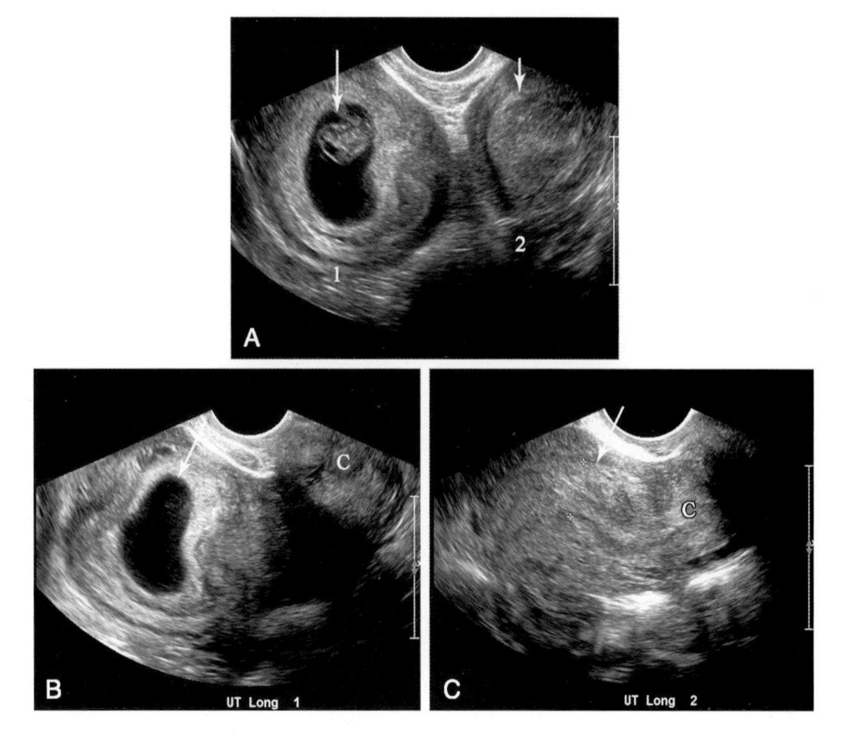

图 2-12　双子宫

A. 妊娠早期经阴道的盆腔横切面图像显示两个独立的子宫与双子宫一致。右子宫含有妊娠囊和胚胎(长箭),左子宫由于明显的蜕膜反应而出现子宫内膜增厚(短箭),但没有妊娠。B. 同一患者的右子宫经阴道纵切图像如图 A 所示,证实存在宫内妊娠囊(长箭)。子宫颈(C)也可见。C. 左侧子宫经阴道纵切图像证实有明显的蜕膜反应(长箭),无宫内妊娠。子宫颈(C)也可见。

三、孕中期和孕晚期影像参数

1. 应记录胎儿心脏活动、胎儿数量和胎位

注释 *应记录异常心率和(或)心律。*

多胎妊娠需要记录额外的信息:绒毛膜性、羊膜性、胎儿大小的比较、估计每个胎囊中的羊水体积(增加、减少或正常)和胎儿生殖器(当可以看见时)。

最常见的胎位为头位(顶点)。臀位和横位在妊娠早期是常见的,但孕晚期比较少见。胎儿的胎位对产科的分娩方式有重要意义。

准确判断多胎妊娠的羊膜性和绒毛膜性非常重要,因为这有助于评估并发症(如双胎输血)的可能性,并影响孕期管理决策。超声对羊膜性和绒毛膜性的评估将在第11章进一步讨论。

2. 记录羊水量的定性或半定量评估

注释 *虽然有经验的检查者可以定性估计羊水量,但也可以用半定量方法评价羊水量(如羊水指数、最大羊水深度、双直径法测量)。*

AFI是描述单胎妊娠羊水量最常用的半定量方法。AFI是将妊娠子宫分成四个象限,测量每个象限中无胎儿无脐带部位的羊水最大深度,并将四个测量值相加得到的(图2-13A)。羊水量随胎龄而变化,不同胎龄的阈值在已发表的图表中均有阐述。为了简化评估,常用的阈值包括小于5~8cm的AFI诊断羊水过少和>24cm的AFI诊断羊水过多。因为AFI包括子宫四个象限的液体测量,它不能提供多胎妊娠每个胎儿的羊水量信息。每个孕囊内的最大深度(也称最大垂直深度)法是妊娠多于一个胎儿的最常用的半定量方法(图2-13B、图2-13C)。单个孕囊最深的羊水量如果≤2cm,则认为太少;如果>8cm,则认为太大。双直径法包括测量最大羊水囊的垂直深度和水平径线。在生物物理评分中,双直径法评估常被用于羊水过少的评估,当最大羊水区<2cm×2cm或2cm×1cm时(取决于习惯)被认为羊水太少。

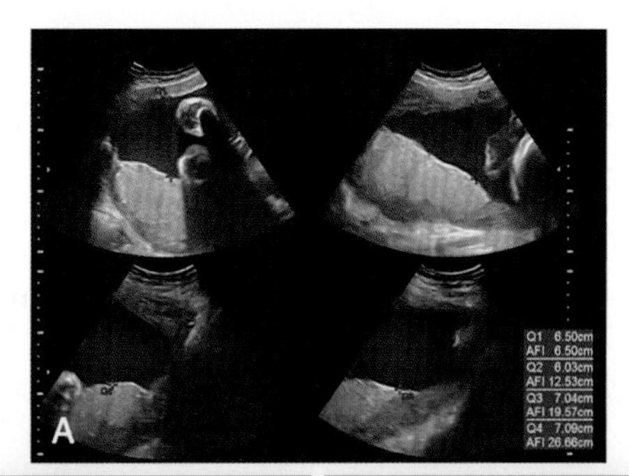

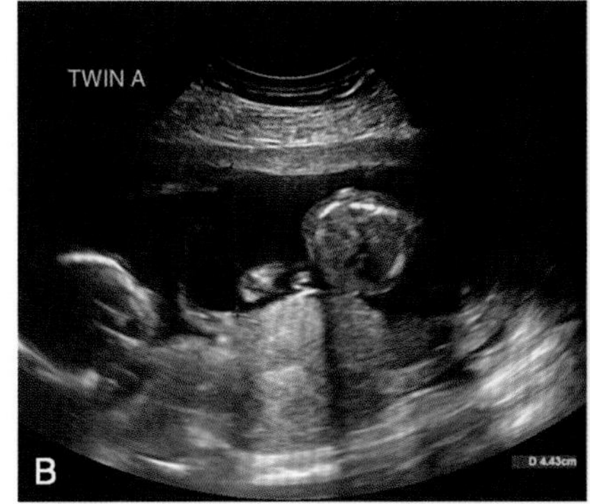

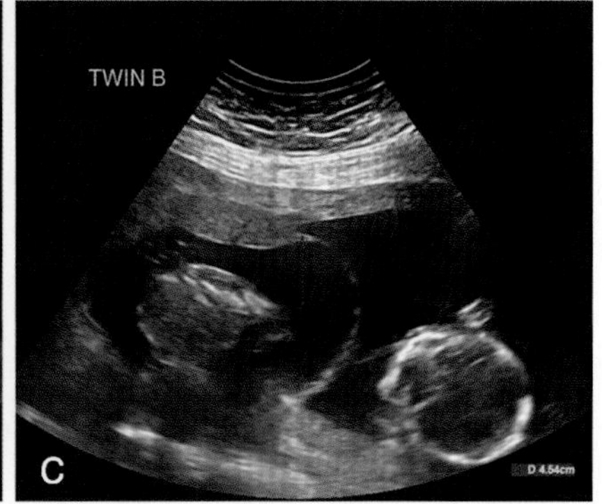

图2-13 羊水量

A.羊水指数(AFI)。在妊娠子宫的每个象限测量了无胎儿及无脐带部位的最大羊水深度,并将四个测量值相加。AFI为26.66cm,与轻度羊水过多一致。B、C.羊水最大深度。在双胎妊娠中,通过测量双胎A的妊娠囊(图像B)和双胎B的妊娠囊(图像C)中没有胎儿及脐带部位的单个孕囊内最大羊水深度。胎儿A的最大羊水深度4.4cm,胎儿B的最大羊水深度4.5cm,这是正常的。

3. 胎盘的位置、外观和与宫颈内口的关系应记录在案　**对脐带进行成像,记录脐带内的血管数目。在条件允许的情况下,胎盘脐带插入点位置应记录在案。**

注释　*人们认识到,妊娠早期胎盘的位置不能代表其分娩时的位置。*

经腹、经会阴或经阴道图像可能有助于观察宫颈内口及其与胎盘的关系。

如果子宫颈在经腹超声检查中出现缩短或不能充分显示,可考虑经阴道或经会阴超声检查。

穿过子宫颈内口的帆状(也称为膜状)胎盘脐带插入称为血管前置,如果在分娩前没有诊断,这种情况有很高的胎儿死亡风险。

在评估胎盘边缘与子宫颈的关系时,应直接对子宫颈进行成像。仅仅显示胎盘下缘高于子宫颈的水平是不够的,因为有时会有胎盘的一个连续的(副)叶附着在子宫颈。当子宫颈清晰可见且超声显示胎盘不延伸至子宫颈时,前置胎盘可被排除(图 2-14)。如果膀胱过度充盈,胎盘似乎位于子宫颈上方,则应在患者排尿后重复检查,因为胎盘位置正常的患者膀胱过度充盈可导致类似前置胎盘的表现(见图 10-16)。子宫下段收缩是假的前置胎盘出现的另一个常见原因,在收缩消失后重新检查子宫颈可以避免(见图 10-17)。

正常脐带包括两条动脉和一条静脉。脐带血管的数目是通过计数脐带的横截面中的血管或通过获取胎儿膀胱轴位水平的彩色多普勒图来确定的(图 2-15A、图 2-15B)。彩色多普勒显示脐带有三支血管时,脐动脉沿膀胱两侧外侧缘分布。当只有一条脐带动脉时(如在一条双血管脐带中),在脐带的横截面中只能看到两条血管(图 2-15C)。此外,在胎儿膀胱一侧的侧面可见脐动脉,对侧膀胱表面没有脐动脉影像(图 2-15D)。

正常脐带插入胎盘的实质中(图 2-16A)。帆状胎盘脐带的特点是插入与胎盘分离的胎膜(图 2-16B)。血管在胎膜上走行,然后进入胎盘。前置血管的特征是一条或多条胎儿血管覆盖在宫颈内口,不受脐带保护(图 2-16C)。前置血管最常见的病因是帆状脐带插入或者副胎盘。如果孕妇存在血管前置的高危因素,如副胎盘或帆状胎盘,子宫颈上方的区域应该用彩色多普勒或能量多普勒来评估是否有血管前置。

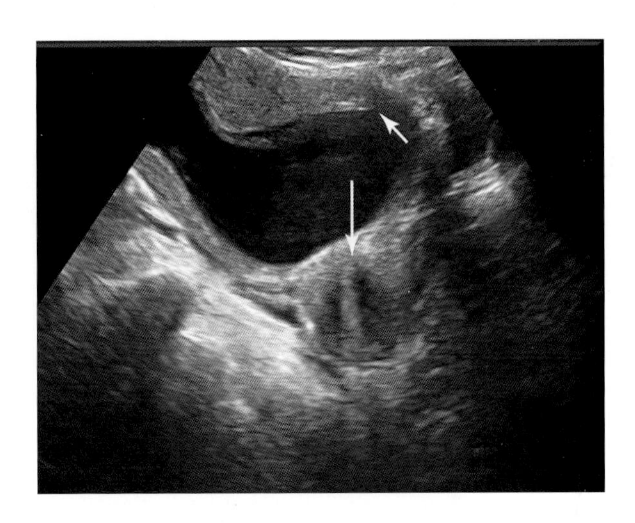

图 2-14　评估胎盘与子宫颈内口的关系

经腹纵切面显示子宫下段和宫颈,胎盘下缘(短箭)与宫颈内口(长箭)分开,排除前置胎盘。

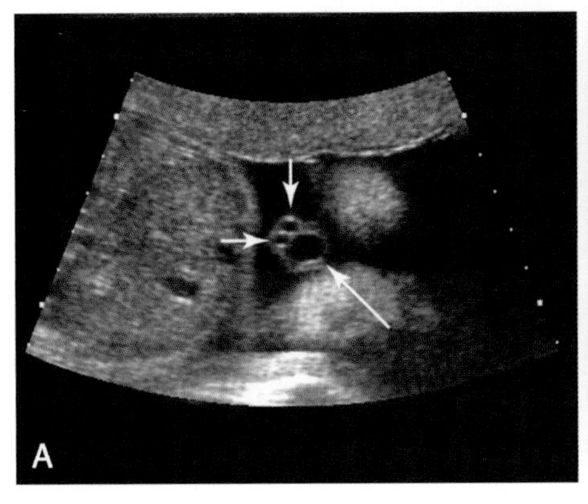

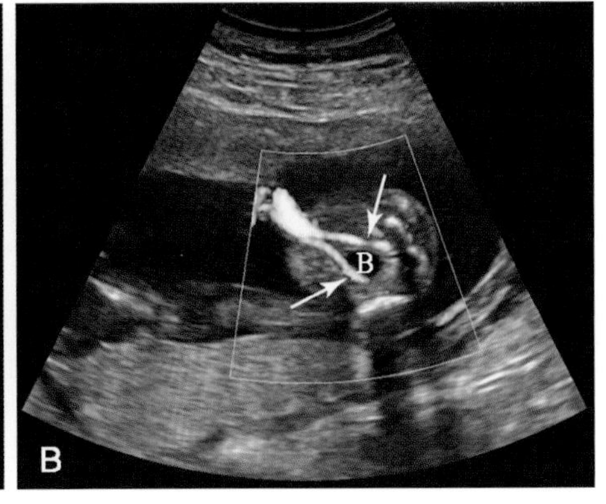

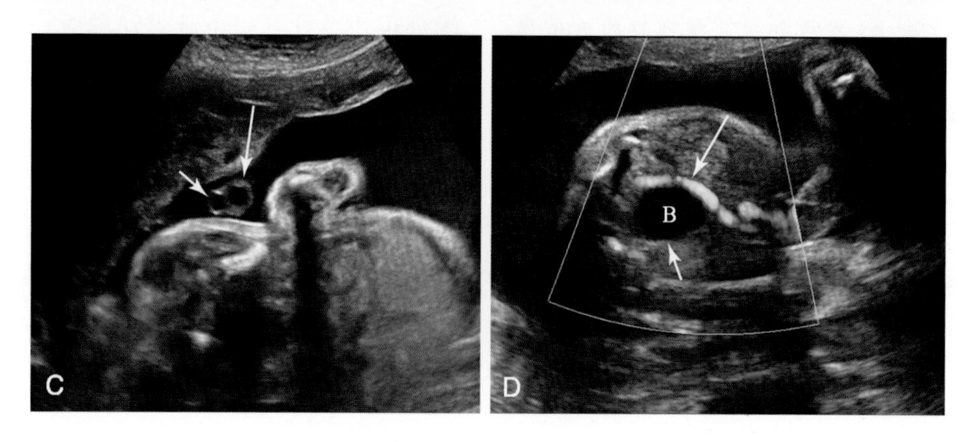

图 2-15 脐带血管数目

A、B. 正常的三血管脐带。脐带横切面(图 A)显示两条动脉(短箭)和一条静脉(长箭),与三血管脐带一致。胎儿盆腔的轴向彩色多普勒(图像 B)在膀胱的水平上显示沿膀胱两侧(B)的侧缘的脐动脉(箭)。C、D. 双血管脐带。脐带的横切面图像(图 C)示与脐静脉(长箭)相邻的一个动脉(短箭),与单个脐动脉一致。胎儿盆腔的彩色多普勒(图 D)在膀胱(B)的水平上显示胎儿脐动脉沿胎儿膀胱的一侧(长箭)的侧面走行,但对侧表面没有脐动脉(短箭),与单一脐动脉一致。

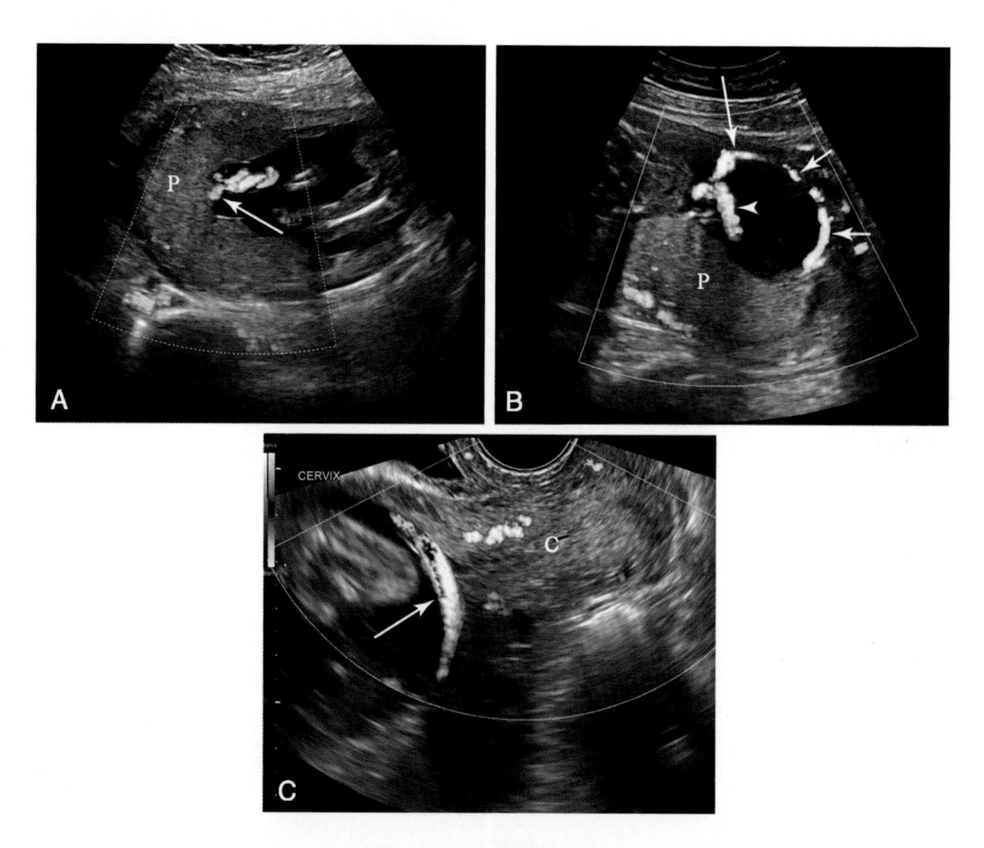

图 2-16 胎盘脐带插入

A. 正常插入。彩色多普勒子宫横切面图像显示右侧胎盘(P),脐带(箭)正常插入胎盘实质。B. 帆状脐带插入。彩色多普勒经腹纵向子宫和脐带图像(箭头)显示脐带插入(长箭)与胎盘(P)分离,与帆状脐带插入一致。血管(短箭)在没有脐带保护的情况下,沿着子宫壁上的胎膜走行,进入胎盘。C. 前置血管。子宫颈经阴道彩色多普勒纵向图像显示,在帆状脐带插入的情况下,一条血管(箭)穿过子宫颈(C)进入胎盘。子宫颈上方的区域应该用彩色多普勒或能量多普勒来评估有血管前置危险因素,如副胎盘或帆状脐带插入的孕妇是否有血管前置的迹象。

4. 妊娠(月经)时间评估　孕早期头臀长测量是超声估测妊娠时间最准确的方法。在此期间之后,各种超声参数(如双顶径、腹围)和股骨长可用于估计妊娠(月经)时间。然而,妊娠(月经)时间估计的差异性随着妊娠的进展而增加。妊娠(月经)时间和胎儿测量值之间的显著差异可能提示胎儿生长异常、宫内生长受限或巨大儿的可能性。

注释　*在进行了准确的早期扫查后,不应再对妊娠时间进行复查,并且可以应用早期推测的孕龄与胎儿生长发育情况进行比较。*

---

(1)在丘脑和透明隔腔或穹柱水平测量双顶径。小脑半球不应该在这个扫查平面上看见。测量从近侧颅骨的外缘到远端颅骨的内缘。

注释　*头部形状可以是扁平的(长头形)或圆形的(短头形)作为正常的变异。在这种情况下,正常胎儿头部发育的这些变异可能使测量头围比双顶径估计胎龄(月经)更可靠。*

---

(2)头围的测量是在与双顶径相同的平面上,围绕着颅骨的外缘。这种测量不受头部形状的影响。

(3)妊娠 14 周后通过测量股骨长度评价孕龄是可靠的。用垂直于股骨长轴的超声束测量股骨长轴最准确,同时测量不应包括股骨远端骨骺。

(4)腹围或平均腹部直径应在脐静脉、门静脉交界处水平,同时显示胎儿胃的横切面的皮肤线处测量。

注释　*腹围或平均腹围测量与其他生物测定参数一起用于估计胎儿体重,并可用于检测胎儿宫内生长受限或巨大儿。*

BPD 是在丘脑和透明隔腔或穹的轴向切面图像上测量的,是从颅骨前缘(外缘)到后缘(内缘)的距离(图 2-17A)。图像不应该包括小脑半球。如果图像显示小脑半球,意味着扫查平面的后部角度太靠下。头围(HC)的测量平面与 BPD 相同,测量应在颅骨的外缘进行。如果在用于 BPD 的同一图像上获得 HC 测量,则应将位于 BPD 测量的远场颅骨内边缘定位的卡尺重新定位到 HC 测量的颅骨外缘(图 2-17B)。测量不应包括位于颅骨周围的软组织(如头皮和头发)。

股骨长度(FL)测量仅包括骨干长度,而不是整个股骨长度。FL 及其他长骨的测量应尽可能使骨朝向垂直于超声束的方向(图 2-17C)。从骨骺外缘发出的回声不应与骨干一起测量,因为这会导致一个虚假的长度测量,一个称为股骨远端的陷阱。

胎儿腹部是在胎儿肝水平的轴向切面测量的。最理想的图像应包括胃和弯曲的血管结构,包括左门静脉脐部与门静脉窦和右门静脉的连接,在扫查平面上腹部呈圆形(图 2-17D)。腹围(AC)是通过追踪腹部的外缘或通过平均两个正交的腹部直径并根据圆的周长方程计算 AC 来建立的。腹部直径应在软组织的外缘测量。

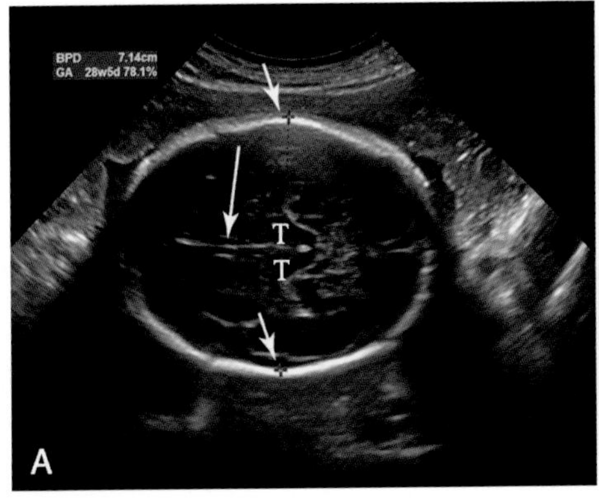

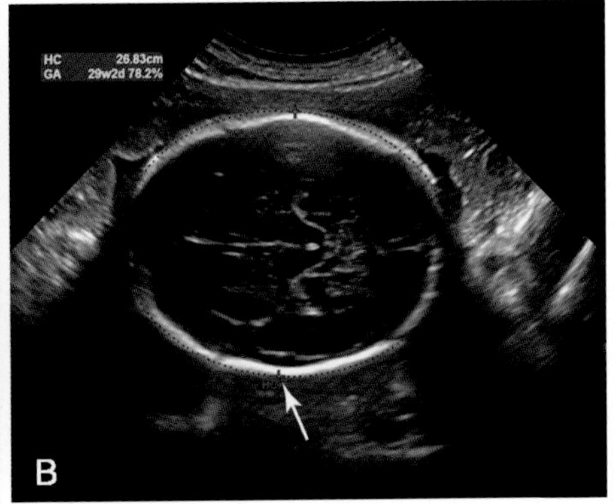

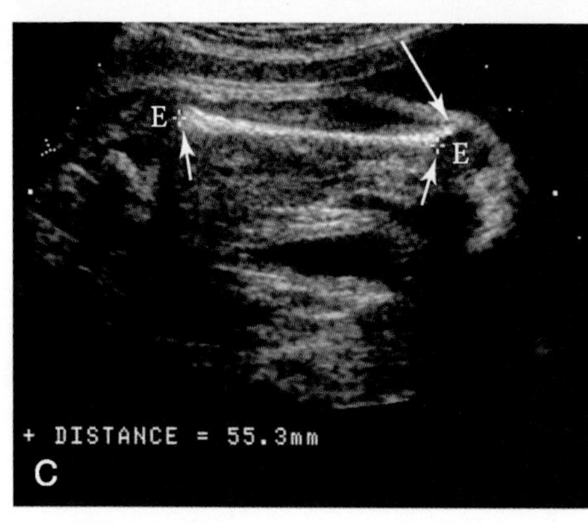

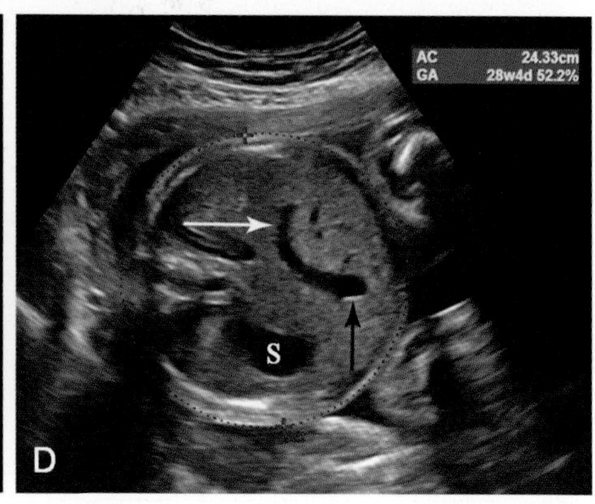

图 2-17 胎儿测量

A. 双顶径(BPD)。胎儿头部的横切面图像显示出了从近场颅骨外缘到远场颅骨内缘(短箭)的边缘的 BPD 的测量。测量应在丘脑水平(T)和穹柱(长箭)或透明隔腔水平进行。B. 头围。胎儿头部的横切面图像与在 A 中获得的 BPD 测量相同的水平显示了测量颅骨外缘(红点)周围的头围。注意,在图像 A 中,用于 BPD 测量的沿远场颅骨内缘的卡尺已经被重新定位到用于头围测量的颅骨外边缘(箭)。C. 股骨长度。股骨长度是由定位卡尺(短箭)在骨干近端和远端部分的边缘测量的。在可能的情况下,股骨长度测量时股骨应该近似垂直于超声束。骨骺软骨(E)不应包括在测量中。同样,骨骺边缘的回声病灶(长箭)称为股骨远端,也被排除在测量之外,因为它不是骨干的一部分。D. 腹围。胎儿腹部是在一个轴向扫查平面在胃的水平(S)测量。在可能的情况下,应看到包括左门静脉脐部(黑色箭)与门静脉窦和右门静脉(白色箭)交界处的弯曲血管结构,腹部应呈圆形。

随访检查的胎龄是通过将第一次超声检查时确定的胎龄加上已经过去的周数和天数来计算的。例如,如果一个初始 CRL 相当于妊娠 7 周 2 天的胎儿在 21 周 2 天后被重新成像,则在进行随访检查时的胎龄为 28 周 4 天(7 周 2 天+21 周 2 天=28 周 4 天)。重要的是,不得根据每次后续超声检查获得的新测量值重新计算孕龄(除非在孕龄的初始计算中发现错误,或影响初始计算的新信息可用)。使用在随后的每次检查新的测量值重新计算胎龄充满了陷阱,因为随着妊娠的推进,超声估计胎龄的准确性会降低,重新计算胎龄会混淆对胎儿生长是否合适的评估。

5. 胎儿体重估计　胎儿体重可以通过测量双顶径、头围、腹围或平均腹围直径、股骨长度来估计。各种预测模型的结果可以与公布的图表中的胎儿体重百分比进行比较。

估计胎儿体重(EFW)是使用基于预测模型的胎儿测量组合来分配体重的算法来确定的。胎儿被分配一个与其胎龄相对应的胎儿体重百分比。如果 EFW 低于胎龄的第 10 个百分位数,则被视为小于胎龄儿;而如果 EFW 高于胎龄的第 90 个百分位数,则被视为大于胎龄儿。通过评估

注释　*如果早期已经进行检查,也记录了胎儿正常的生长。生长评估检查通常可以间隔至少 2～4 周进行。较短的检查间隔可能会导致混淆,即测量变化是否真正是由于生长而不是技术本身的变化。*

目前,即使是最好的胎儿体重预测方法也会产生高达±15%的误差。这种误差可能受到以下因素的影响:患者群体的自然性质、被测解剖参数的数量和类型、影响超声图像分辨率的技术因素及正在研究的体重范围。

特定生物测定参数的百分位数是否在随后的检查中发生了实质性变化,可以评估妊娠期间胎儿间隔生长的适当性。一种评价区间增长的图解方法是绘制图表上的数据点,该图表显示一个轴上的 AC、BPD、HC、FL 或 EFW 等测量参数,一个轴上为孕龄。将参数作为胎龄函数的平均值和预定百分位数(如第 90 和第 10 百分位数)的线叠加在图上,以方便评估间隔生长是否合适。如果两次检查之间的百分位水平有显著变化,则怀疑存在生长障碍(见图 3-5)。

6. 母体解剖　子宫、附件结构和子宫颈的评估应在适当的时候进行。如果无法看到子宫颈,在需要评估子宫颈时,可考虑经会阴或经阴道扫描。

> **注释**　*这些偶然的发现具有潜在的临床意义。应记录附件肿块的表现、位置和大小，以及最大且可能具有临床意义的平滑肌瘤。在孕中期和孕晚期，正常的母亲卵巢并不总是可以看见的。*

在妊娠中期和晚期寻找卵巢时，应扫描子宫外侧部分的区域，因为卵巢通常随着妊娠的进展而向上向侧方移动（图 2-18A）。在少数孕妇中，卵巢位于盆腔下部。有些卵巢由于受到肠道气体的遮蔽或子宫压迫而不明显（图 2-18B）。盆腔应检查附件肿块和肌瘤。附件肿块应测量其大小并对特征进行记录（图 2-18C、图 2-18D）。应注意肌瘤的大小和位置（图 2-19A、图 2-19B）。当有许多肌瘤时，至少应记录和测量最大的及具有潜在的临床意义的肌瘤。子宫肌瘤可在妊娠期间增大或恶变，引起子宫胎盘功能不全（尤其是胎盘后病变），或妨碍分娩（图 12-19C、图 12-19D）。

在孕中期和孕晚期的早期，应评估宫颈的长度和形状，因为宫颈缩短和宫颈管内口漏斗是早产风险增加的重要标志（见第 10 章图 10-37 至图 10-40）。经腹超声图像可以全面评估宫颈长度，但经阴道超声往往能更好地显示宫颈边缘，提供更精确的宫颈长度测量。经会阴超声为子宫颈成像提供了一种替代方法，特别是在不愿意做经阴道超声的情况下（如在胎膜破裂的情况下）。

7. 胎儿解剖测量　胎儿解剖学，如本文件所述，可在妊娠（月经）约 18 周后经超声充分评估。在这段时间之前，可能会记录到正常的结构，尽管由于胎儿的大小、位置、运动、腹部瘢痕和母体腹部壁厚的增加，有些结构可能难以显示。孕中期或孕晚期检查可能由于声影成像伪影而对解剖学评估造成技术限制。出现这种情况时，超声检查报告应记录这种技术限制。后续检查可能会有帮助。

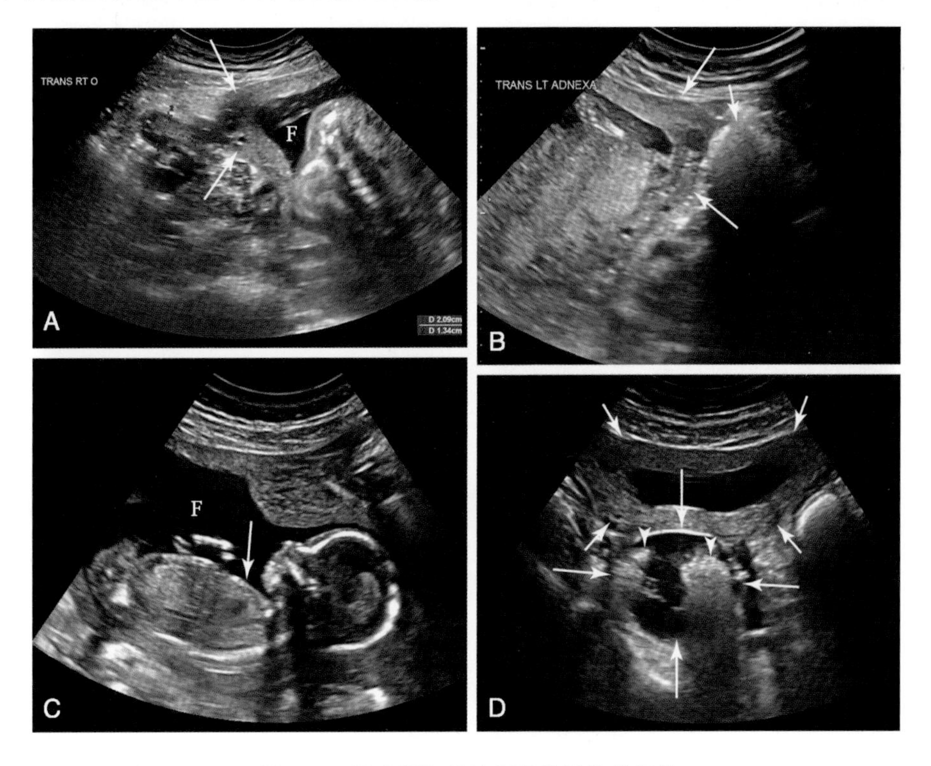

图 2-18　孕中期和孕晚期母体附件的评估

A. 正常右卵巢。妊娠 23 周时妊娠子宫和右附件的轴向图像显示子宫上部（箭）右侧卵巢（红色游标）。随着妊娠的进展，卵巢典型地向上和侧向移位。B. 左卵巢未显示。与图像 A 相同的患者的左侧子宫（长箭）的轴向图像显示肠气遮蔽左侧附件区（短箭），导致无法识别左卵巢。C、D. 皮样囊肿。另一个妇女妊娠中期子宫的纵向图像（图像 C）显示子宫中的胎儿（箭）。与图像 C 相同的患者的下腹横切面图（图像 D）显示了一个巨大的复杂肿块，符合右卵巢皮样囊肿（长箭）位于妊娠子宫（短箭）后面。肿块内有后方回声减弱的实性回声灶（箭头），和囊性成分。图中 F 为羊水。

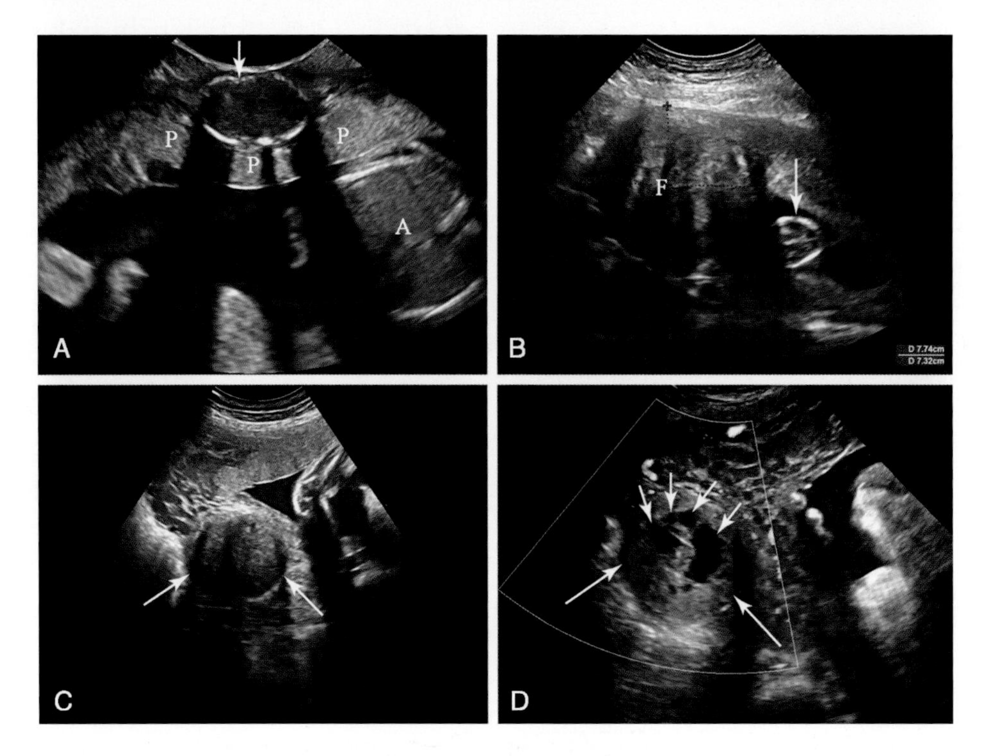

图 2-19 妊娠期子宫肌瘤

A. 妊娠 24 周时子宫的纵向图像显示前壁胎盘(P)和胎盘后肌瘤(箭)周围边缘钙化。胎儿腹部(A)也可见。B. 不同患者妊娠 12 周 3 天的子宫纵向图像显示子宫上部有一个 7.7cm 的大肌瘤(F)。胎儿头部(箭)位于肌瘤下方。C、D. 30 周 2 天(图像 C)和 34 周 2 天(图像 D)一个特殊患者的妊娠子宫横切面图像显示一个外生肌瘤(长箭)。肌瘤在 30 周 2 天呈实性。患者在 34 周 2 天出现右腹痛。彩色多普勒超声(图像 D)显示肌瘤因坏死变性而发生囊性改变(短箭)。

以下是胎儿解剖标准检查的最低要求。如果在标准检查中发现异常或疑似异常,可能需要进行更详细的胎儿解剖检查。

简要回顾在标准 OB 超声每部分胎儿解剖结构的组成(框图 2-1)。更完整的讨论可以在书的相应章节中找到。

框图 2-1 标准产科超声检查:胎儿解剖学	
侧脑室	胃
脉络丛	肾
大脑镰	膀胱
透明隔腔	脐带插入胎儿腹部的位置
小脑	脐带血管数目
小脑延髓池	颈椎
上唇	胸椎
胸部	腰椎
四腔心	骶骨
左心室流出道	腿和手臂
右心室流出道	性别:在多胎妊娠和有医学指征时

(1)头、脸和颈:侧脑室、脉络丛、大脑镰、透明隔腔、小脑、小脑延髓池、上唇。

注释　*在特定妊娠时间测量颈后皮肤厚可能有助于评估非整倍体的风险。*

侧脑室应在丘脑水平上方成像。侧脑室的测量应在侧脑室三角区,靠近脉络丛的后部测量的。妊娠中晚期正常妊娠的上限宽度为 10mm(图 2-20A)。脉络丛高回声,充满侧脑室的大部分宽度(图 2-20B)。由于来自颅骨的混响伪影,近场中的脉络丛和侧脑室可能难以看到;然而,近场侧脑室通常可以在斜扫描平面成像(图 2-20C)。大脑镰内突在头部上部被识别为明亮的中线回声(图 2-20D)。透明隔腔是丘脑前的一个矩形或三角形的无回声结构,位于侧脑室前角之间(图 2-20E)。透明隔腔不含中线回声。当看到中线回声时,显示的是穹柱而不是透明隔腔(图 2-20F)。扫描平面可以从穹柱稍微向前上调整,成像透明隔腔。将探头从测量 BPD 的平面向后倾斜至枕骨,显示小脑,其具有双叶的结构,具有中线蚓部和横向圆形小脑半球(图 2-20G)。正常的小脑延髓池被确定为蚓部后方的一个无回声空间,其前后径应<10mm(图 2-20H)。

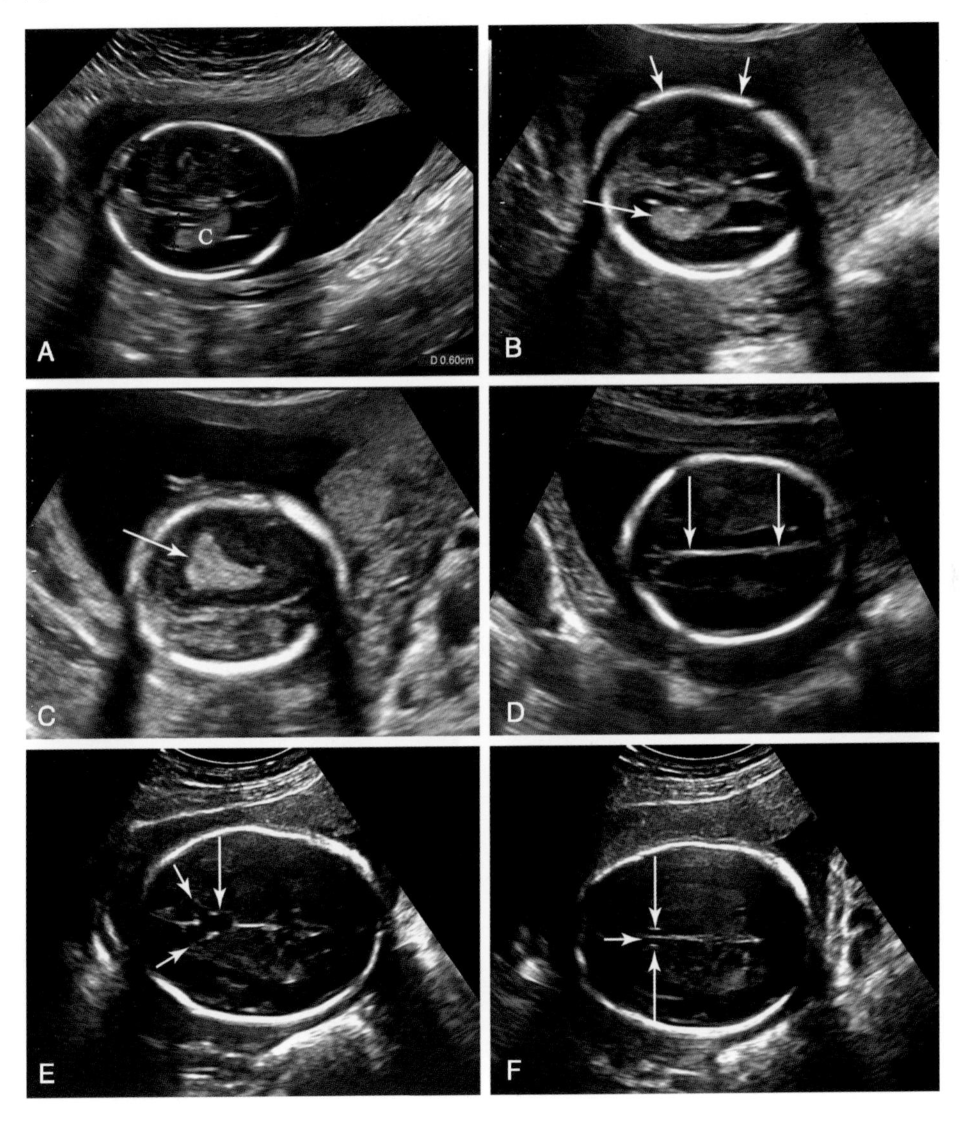

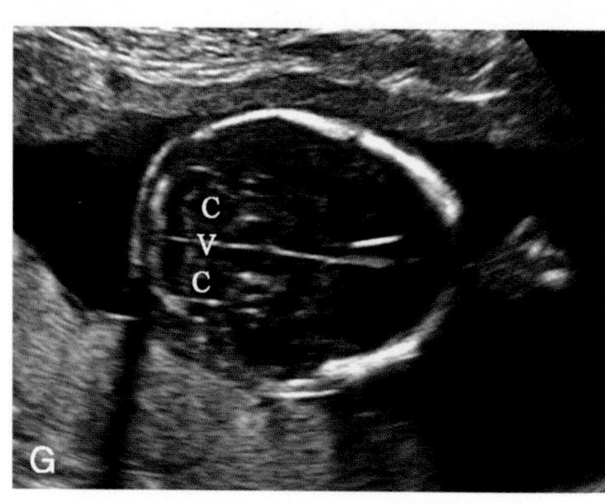

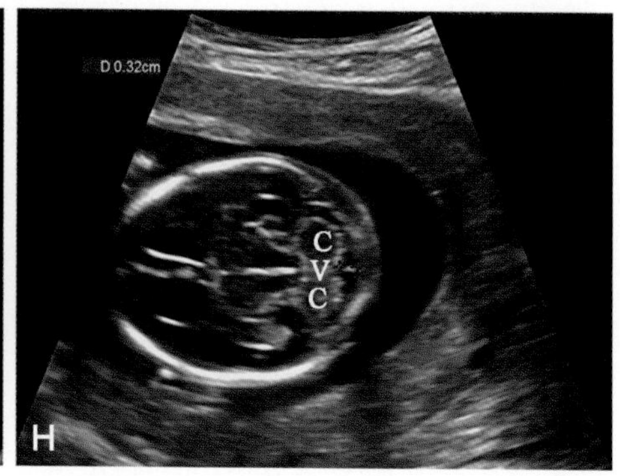

图 2-20　胎儿头部解剖

A. 侧脑室测量。胎儿头部丘脑上方的轴向图像显示侧脑室的测量应在靠近脉络丛(C)的后部的侧脑室三角区(红色游标)测量。测量值 0.6cm 是正常的(正常上限为 1.0cm)。B. 远侧侧脑室(长箭)的轴向图像显示脉络丛几乎完全填充侧脑室。注意,由于近场中来自颅骨(短箭)的混响伪影,近场侧脑室看不清楚。C. 虽然在标准扫查平面上无法看到近场侧脑室,但胎儿头部的斜位图像显示近场侧脑室的脉络丛(箭)由于扫描平面的修改而呈现出某种三角形的形态。D. 大脑镰。侧脑室上方的轴向图像显示大脑镰作为明亮的中线线性回声(箭)。E. 透明隔腔。胎儿头部的横切面显示为侧脑室前角(短箭)之间的矩形、无回声结构(长箭)。注意透明隔腔没有中线回声。F. 穹柱。图像 E 中的扫描平面略微后下倾斜,以显示穹柱(长箭)而不是透明隔腔。尽管穹柱的外观与透明隔腔相似,但它们的区别在于穹柱之间存在一个中线线性回声(短箭)。G. 小脑。胎头双顶径测量切面向下倾斜的轴向图像从显示小脑具有双叶结构,位于胎头后部由小脑半球(C)和小脑蚓部(V)构成。H. 小脑延髓池。胎头的轴向图像显示小脑蚓(V)后部的大池(红色游标)的测量。0.32cm 测量正常(正常上限<10mm)。

上唇的记录是胎儿解剖测量的重要组成部分,有助于识别唇裂。上唇最常见于冠状面扫描平面,也经常包括下唇和鼻子(图 2-21)。

颈后皮肤厚度测量沿着胎儿头部的背面测量,在颈部上方的轴向扫查平面内测量。卡尺放置于枕骨后缘和皮肤外表面,测量软组织(图 2-22)。颈后皮肤厚度测量从妊娠 15～20 周是有效的,如果≥6mm,一般认为太厚。一些做法使用略低的阈值为 5mm。颈后皮肤厚是非整倍体的软标记。

图 2-21　鼻和嘴唇

妊娠 23 周时,鼻(短箭)、上唇(长箭)和下唇(箭头)的冠状面显示正常,没有唇裂的迹象。

(2)胸部:心脏,四腔心、左心室流出道、右心

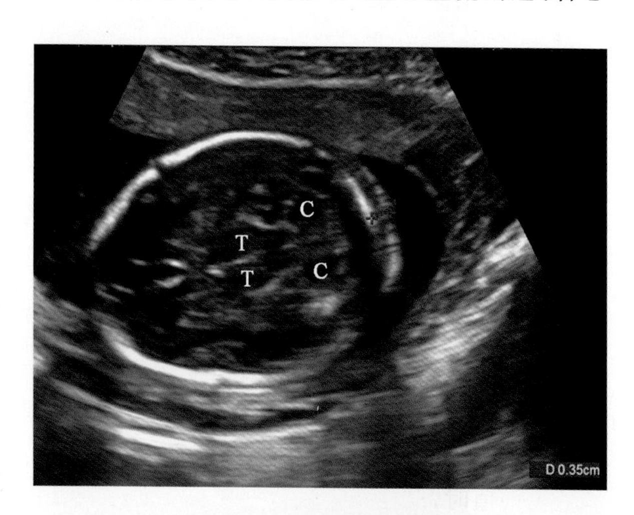

图 2-22　颈后皮肤厚度测量

18 周 4 天胎儿头部的轴向图像显示从枕骨外缘到皮肤表面的厚度(红色游标)。颈后皮肤厚测量 0.35cm 正常(正常上限为 0.6 cm)。图中 C 为小脑半球;T 为丘脑。

室流出道。

四腔心是心脏水平的胎儿胸部的轴向切面,显示左心室、右心室、左心房和右心房(图 2-23 A)。四腔心切面不是简单地记录四个心腔的存在。其他重要特征包括心脏轴向和位置、心脏大小、心房室腔大小、二尖瓣和三尖瓣、心脏收缩力、房间隔和室间隔。心脏通常位于胸部的左侧,心尖从中线约45°指向左前胸壁。离胸壁最近的是右心室。

左心室流出道切面是流出道的长轴切面,描绘了从心脏中心的心室发出的左心室流出道,右心室位于前方,左心房位于后方(图 2-23B)。室间隔与升主动脉前壁应连续。右心室流出道切面包括右心室流出道的纵向切面。流出道应与肺动脉延续(图 2-23C)。

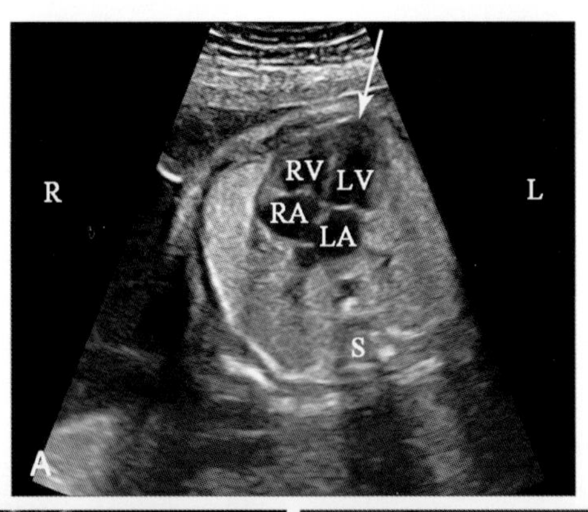

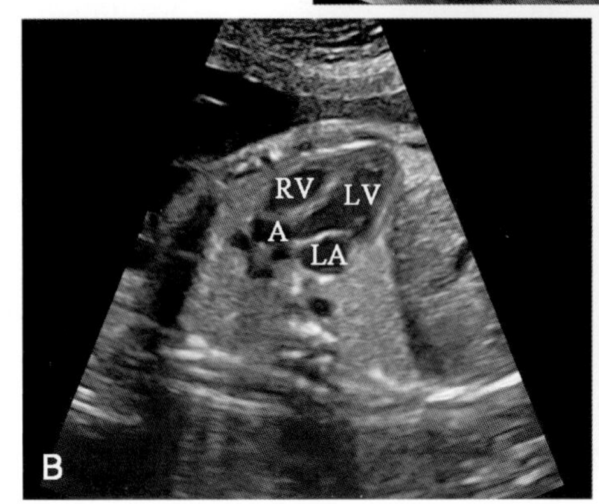

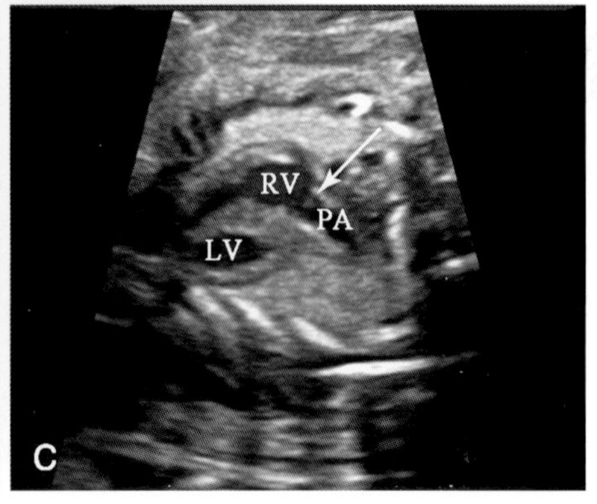

图 2-23　胎儿心脏

A. 四腔心。胎儿胸部的轴向切面显示心脏的四腔视图。注意正常心脏方向心尖(箭)指向从中线向左前胸壁约45°的方向。右心室(RV)位于胸壁附近。左心室(LV)、左心房(LA)和右心房(RA)也可见。B. 左心室流出道切面。左心室流出道的长轴切面显示升主动脉(A)由左心室流出。从四腔的角度来看,RV 在最前方。LA 在后方可见。C. 右心室流出道切面。右室流出道的纵向图像显示起源于右室的肺动脉(PA)。肺动脉瓣(箭)位于 RV 和 PA 之间。图中 L 为胎儿左;R 为胎儿右;S 为胎儿脊柱。

(3)腹部:胃(存在、大小和位置)、肾、膀胱、脐带插入胎儿腹部的位置、脐带血管数目。

胎儿胃是一个充满液体的结构,通常在 13～14 周时出现在左上腹(图 2-24)。当胃不可见或小于预期值时,应在检查过程中重复多次评估,因为这一发现可能是正常的,可归因于在生理胃排空期间的成像。如果胃仍不可见或大小仍然存在问题,可以在几天后尝试对胃进行观察。持续未看见正常大小的胃有很高的畸形风险。

超声描绘胎儿的肾为脊椎两侧的卵圆形结构。应获得肾的轴向和纵向图像(图 2-25)。在孕中期的早期,肾的回声与其他腹部内容物相似,可能很难确定,肾盂中少量液体的显示有助于确认肾。妊娠后期,由于肾包膜和肾周脂肪的界面及髓质锥体的显示,肾更容易识别。

膀胱是盆腔中线中充满液体的结构,常在早孕晚期出现。妊娠 14～16 周时应常规观察(图 2-26)。膀胱以周期性方式充盈和排空,观察膀

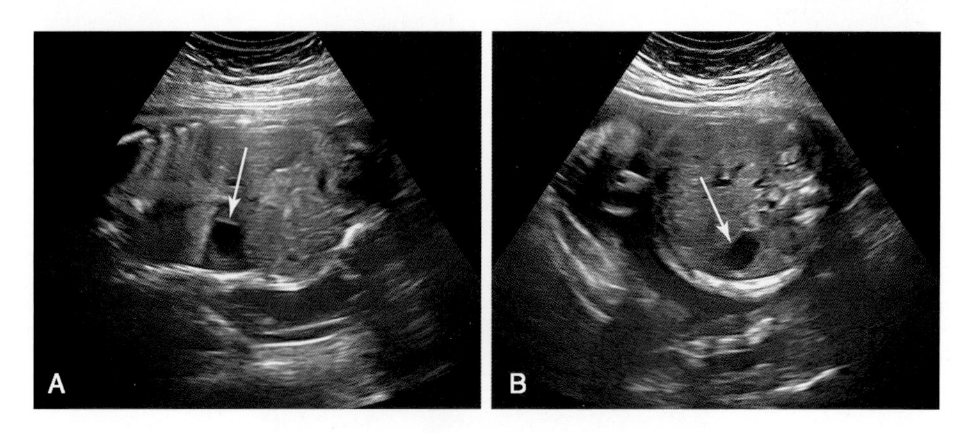

图 2-24　胃

妊娠 27 周时胎儿腹部纵向图像(图像 A)和腹部横向图像(图像 B)显示左上象限胎儿胃(箭)外观正常。

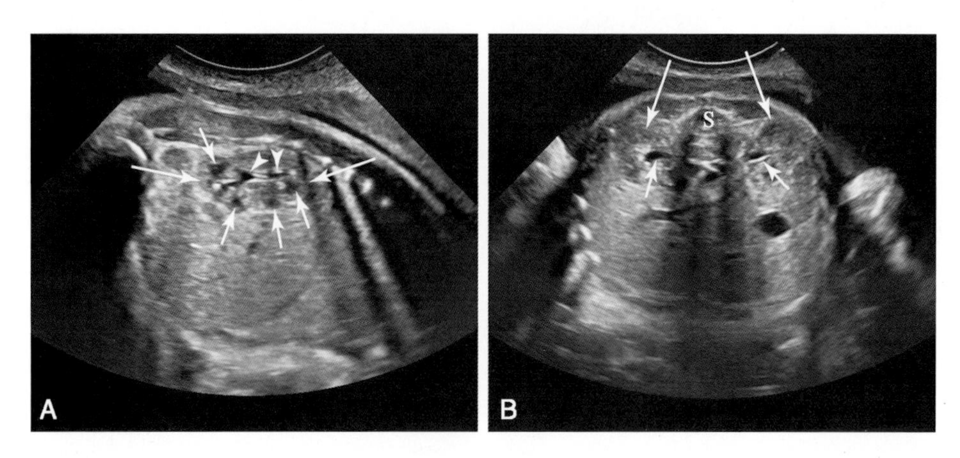

图 2-25　肾

A. 妊娠 32 周时右侧椎旁区的纵向图像显示肾为卵球形结构(长箭),周围有正常的低回声髓质锥体(短箭)。肾盂内可见少量液体(箭头)。B. 与 A 图像同一胎儿腹部的轴向图像显示脊柱(S)两侧的肾(长箭)。在每个肾盂中可见少量液体(短箭)。

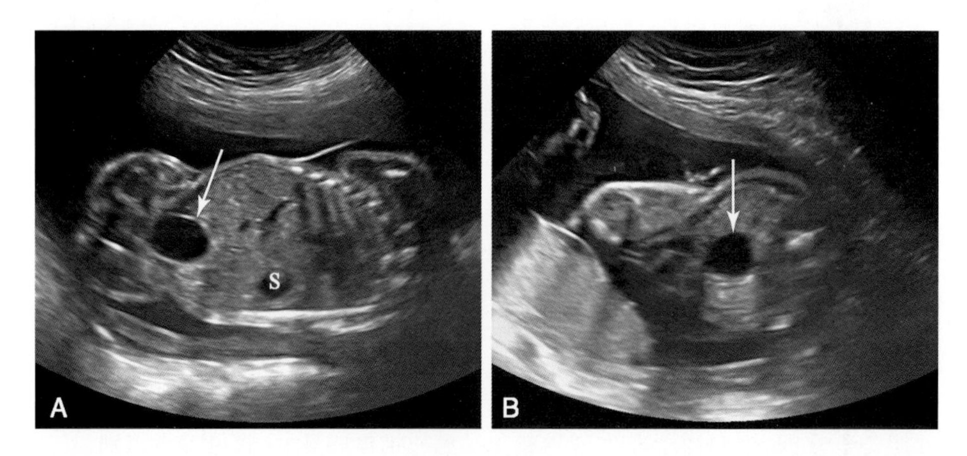

图 2-26　膀胱

24 周时胎儿腹部和盆腔的纵向(A 图像)和横向(B 图像)显示胎儿膀胱正常(箭)。图中 S 为胃。

胱大小的变化有助于将膀胱与盆腔中的其他囊性结构区分开。彩色多普勒轴向成像也可用于显示膀胱,可以显示在膀胱外侧缘周围的脐动脉走行(图 2-15B)。

确定脐带插入胎儿腹壁的位置是评价腹壁缺损的一个重要标志(图 2-27)。脐带腹壁插入位置应在轴向扫查平面上观察,因为一些腹壁缺损,特别是腹壁裂,位于脐带插入点外侧,如果仅获得脐带插入的矢状图,则可能看不见。记录应包括评估脐带插入位置周围腹壁的完整性。

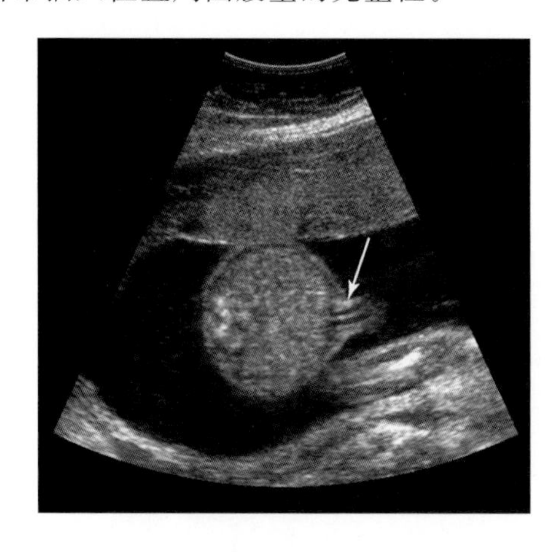

图 2-27　腹部脐带插入位置

胎儿腹部的轴向图像显示正常脐带插入胎儿腹壁(箭)。注意脐带插入两侧的完整腹壁。

正常脐带有两条动脉和一条静脉。脐动脉比脐静脉细而圆。脐带血管的数目可以通过计数脐带的真实横截面中的血管或获得胎儿膀胱的轴向彩色多普勒图来确定(见图 2-15)。当有三支脐血管时,脐带动脉可沿膀胱两侧的侧缘显示;然而,在单脐动脉(如双血管脐带)的情况下,仅在胎儿膀胱一侧的表面可看到一条动脉,而膀胱另一侧表面看不到动脉。

(4)脊柱:颈椎、胸椎、腰椎和骶骨。

仔细分析脊柱对于发现神经管缺陷和其他脊柱异常非常重要。对正常脊柱的全面检查包括实时观察从颈椎到骶骨的每个椎体水平,并记录代表性水平的图像,包括颈椎、胸椎、腰椎和骶骨。纵向(矢状或冠状)和轴向成像都需要检查(图 2-28)。在纵向扫描平面上,骨回声在骶尾部逐渐变细(图 2-28B)。在轴向扫描平面上可见三个骨化中心:中线前的骨化中心形成椎体,位于后外侧的两个骨化中心有助于椎板、椎弓根和横突的发育。在正常脊柱中,后骨化中心向后向中线会聚,相互指向(图 2-28C 至图 2-28F)。

(5)四肢:腿和手臂。

应记录所有四肢的存在,包括双侧大腿、双侧小腿、双侧上臂和双侧下臂(图 2-29)。

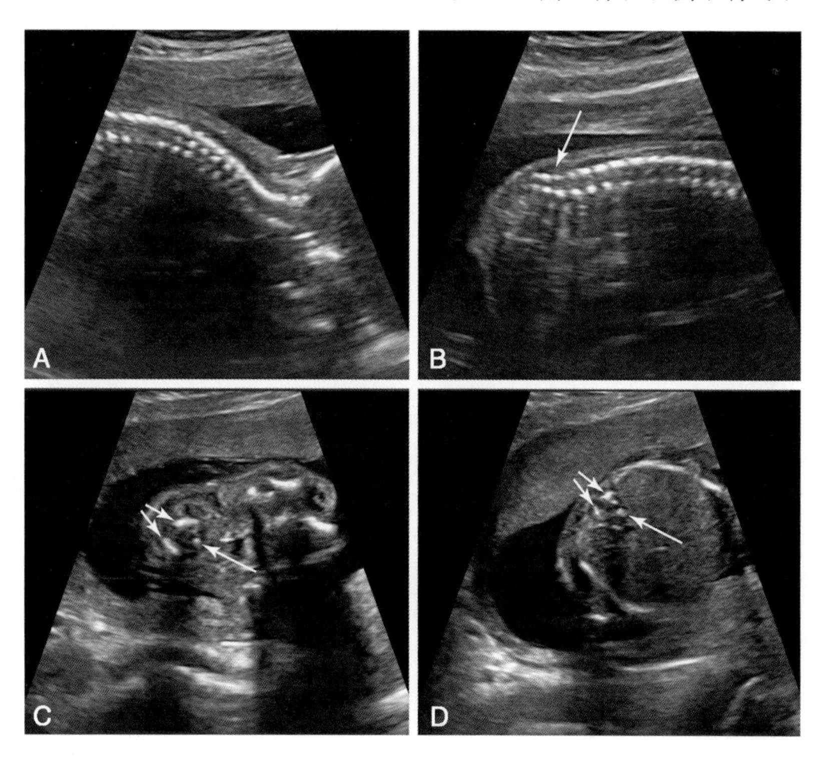

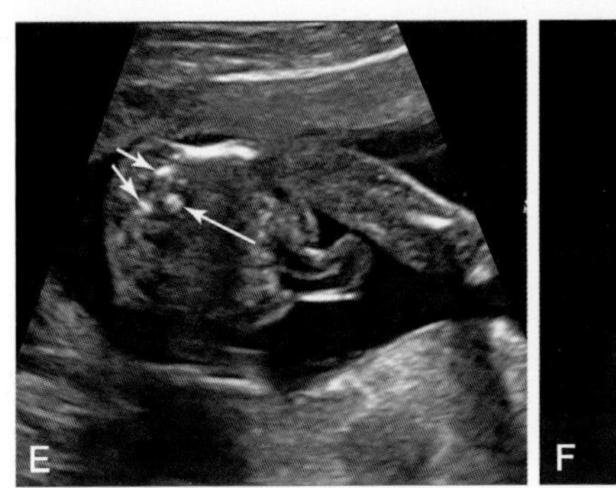
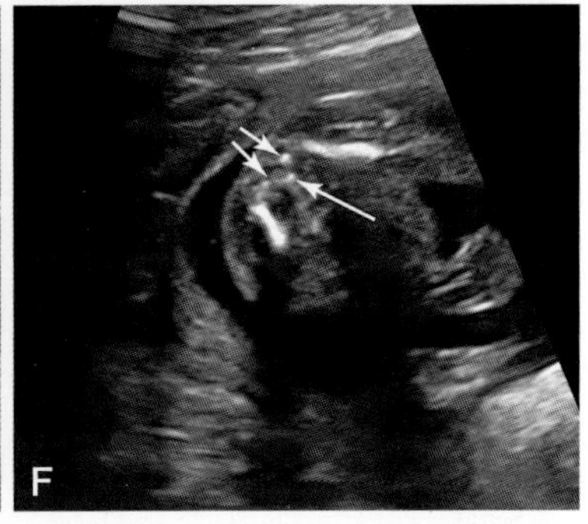

图 2-28 胎儿脊柱

A、B. 纵向扫描平面。颈椎和胸椎(A 图像)和腰骶椎(B 图像)的中线矢状面图像显示脊柱的正常外观。注意正常骶尾部骨回声远端逐渐变细(箭)。C 至 F. 轴向扫描平面。代表性水平的胎儿脊柱轴向切面图像包括颈椎(C)、胸椎(D)、腰椎(E)和骶骨(F)显示三个骨化中心、椎体(长箭)和两个后骨化中心(短箭)。后骨化中心沿胎儿背部向中线会聚。

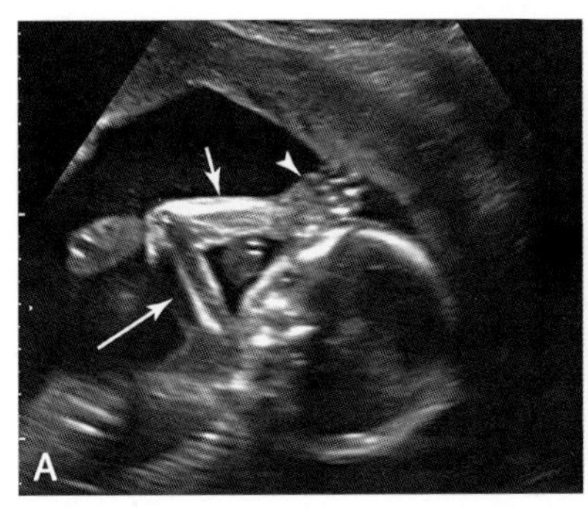
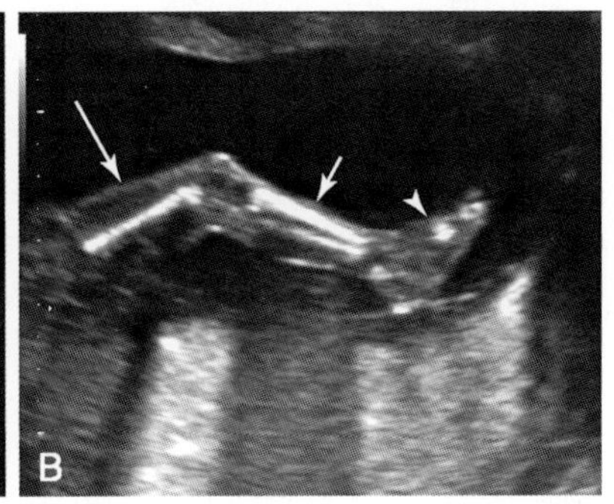

图 2-29 四肢

A. 18 周时胎儿手臂的图像显示上臂(长箭)、前臂(短箭)和手(箭头)。对侧手臂也进行了成像。B. 18 周时的腿部图像显示大腿(长箭)、小腿(短箭)和脚(箭头)。对侧腿也进行了成像。

(6)性别:在多胎妊娠和有医学上指征时。

在产科超声评估期间,胎儿性别经常被评估,但不是标准检查的必要组成部分,除非有医学指征,如 X 连锁疾病或多胎妊娠的家族史。在这种情况下,胎儿性别可能有助于评估绒毛膜性。不一致性别的双胎表明双绒毛膜双胎,而同一性别的双胎可以是双绒毛膜或单绒毛膜。胎儿性别通过直接扫查外生殖器进行显示。显示阴囊或阴茎表明胎儿是男性(图 2-30A)。未能显示男性生殖器不足以诊断女性;没有显示男性生殖器可能是由于扫描平面和胎儿位置的原因。通过直接观察阴唇(通常在妊娠中期的早些时候会阴水平上为 2~4 条平行线)来确认女性胎儿,在随后的妊娠期间会观察得更详细(图 2-30B)。

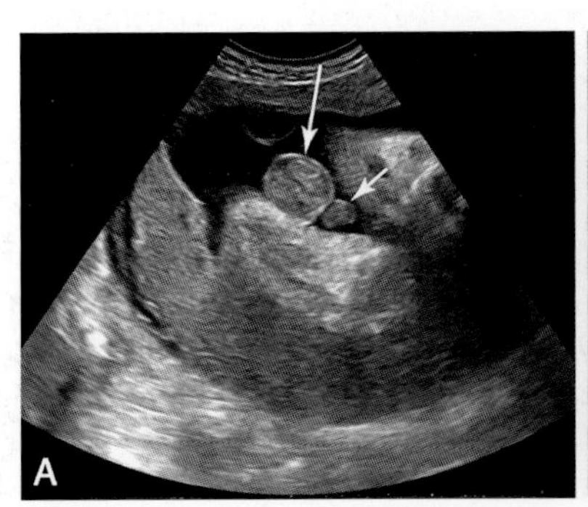
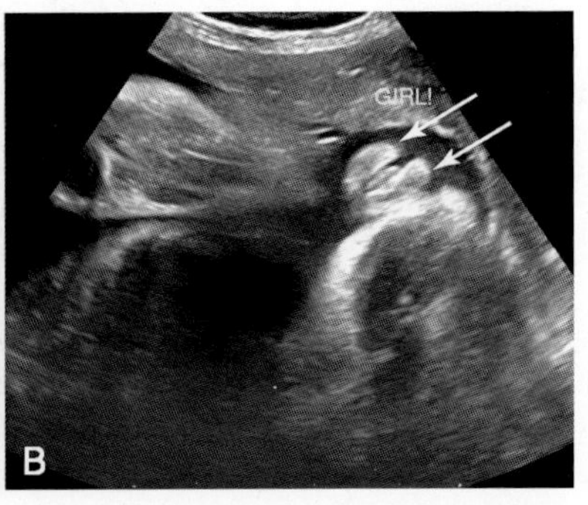

图 2-30 胎儿性别

A. 男性胎儿。32 周的外生殖器图像显示阴囊(长箭)和阴茎(短箭),证实胎儿为男性。B. 女性胎儿。31 周的外生殖器图像显示阴唇(箭),与女性胎儿一致。

关键特征

- 标准产科超声检查在 ACR-ACOG-AIUM-SRU 产科超声实践参数中定义。
- 在紧急情况下或非紧急情况下,如果有特殊问题需要解决,如宫颈或胎儿生长的评估,可以进行有限的检查。一般认为,只有在先前做过完整的超声检查时,有限的检查才是适当的。
- 专门的超声检查,包括对胎儿进行比标准检查更详尽的评估,这种检查是在根据先前的超声检查怀疑妊娠有更大的异常或病理风险时进行的。专业检查包括胎儿多普勒、生物物理评分和胎儿超声心动图等。
- 超声暴露的监测在妊娠 10 周前应使用软组织热指数,妊娠 10 周至妊娠结束应用骨热指数。
- CRL 是一个比妊娠囊平均直径更准确的孕早期孕龄指标。
- 当观察到含有卵黄囊或具有心搏的胚胎的宫内妊娠囊时,可以明确诊断宫内妊娠。
- 应使用 M 型成像来记录妊娠早期是否存在心脏活动。多普勒不应用于此检查,因为它具有较高水平的超声暴露。
- 羊水量的估计可以通过主观印象或半定量方法完成,如 AFI 和最大羊水深度。
- 评估胎盘、胎盘相对于宫颈内口的位置及脐带,包括血管数目、脐带胎盘插入位置,是标准 OB 超声检查的重要组成部分。
- 超声评估孕龄可在孕早期使用 CRL,在孕中期和孕晚期使用胎儿测量,如 BPD、HC、AC 和 FL。超声估计孕龄的准确性随着妊娠的进展而降低。
- 一旦准确的早期扫查被用于确定孕龄,就不应根据在随后的检查中获得的测量值对妊娠时间进行重新计算。
- 评估母体解剖结构,包括子宫、附件结构和子宫颈是产科超声检查的重要组成部分。
- 中晚期胎儿的标准解剖测量包括侧脑室,脉络丛,大脑镰,透明隔腔,小脑,小脑延髓池,上唇、胸部,心脏四腔心,左室流出道,右室流出道,胃,肾,膀胱,脐带插入胎儿腹部的位置,脐带血管数目,脊柱包括颈椎、胸椎、腰椎和骶锥,以及腿和手臂。此外,在多胎妊娠和有医学需要时应记录性别。

参考文献

Abdallah Y, Daemen A, Kirk E, et al: Limitations of current definitions of miscarriage using mean gestational sac diameter and crown-rump length measurements: a multicenter observational study, Ultrasound Obstet Gynecol 38:497-502, 2011.

ACR-ACOG-AIUM-SRU Practice Parameter for the Performance of Obstetrical Ultrasound, American College of Radiology, 2013. at http://www.acr.org/~/media/ACR/Documents/PGTS/guidelines/US_Obstetrical.pdf. Accessed 13Sept 2013.

Allen LF: A practical approach to fetal heart scanning, Semin Perinatol 24:324-330, 2000.

American Institute of Ultrasound in Medicine: AIUM practice guideline for the performance of fetal echocardiography, J Ultrasound Med 32:1067-1082, 2013.

Barnhart K, van Mello NM, Bourne T, et al: Pregnancy of unknown location: a consensus statement of nomenclature, definitions, and outcome, Fertil Steril 95: 857-866, 2011.

Benacerraf B: The significance of the nuchal fold in the second trimester fetus, Prenat Diagn 22:798-801, 2002.

Chiang G, Levine D, Swire M, et al: The intradecidual sign: is it reliable for diagnosis of early intrauterine pregnancy? AJR 183:725-731, 2004.

Chitty LS, Altman DG: Charts of fetal size: limb bones, BJOG 109:919-929, 2002.

Dias T, Arcangeli T, Bhide A, et al: First-trimester ultrasound determination of chorionicity in twin pregnancy, Ultrasound Obstet Gynecol 38:530-532, 2011.

Doubilet PM, Benson CB: First, do no harm... To early pregnancies, J Ultrasound Med 29:685-689, 2010.

Doubilet PM, Benson CB: Double sac sign and intradecidual sign in early pregnancy: interobserver reliability and frequency of occurrence, J Ultrasound Med 32: 1207-1214, 2013.

Frates MC: Sonography of the normal fetal heart: a practical approach, AJR 173: 1363-1370, 1999.

Hadlock FP, Deter RL, Harrist RB, et al: Estimating fetal age: computer-assisted analysis of multiple fetal growth, Radiology 152: 497-501, 1984.

Hadlock FP, Harrist RB, Martinez-Poyer J: In utero analysis of fetal growth: a sonographic weight standard, Radiology 181: 129-133, 1991.

Hadlock FP, Shah YP, Kanon DJ, et al: Fetal crown-rump length: Reevaluation of relation to menstrual age (5-18 weeks) with high-resolution real-time US, Radiology 182: 501-505, 1992.

Hertzberg BS, Kliewer MA, Bowie JD: Sonographic evaluation of fetal CNS; technical and interpretive pitfalls, AJR 172: 523-527, 1999.

Hinh ND, Ladinsky JL: Amniotic fluid index measurements in normal pregnancy after 28 gestational weeks, Int J Gynecol Obstet 91: 132-136, 2005.

Jeanty P, Rodesch F, Delbeke D, et al: Estimation of gestational age from measurements of fetal long bones, J Ultrasound Med 3: 75-79, 1984.

Jeve Y, Rana R, Bhide A, et al: Accuracy of first-trimester ultrasound in the diagnosis of early embryonic demise: a systematic review, Ultrasound Obstet Gynecol 38: 489-496, 2011.

Lee W: Performance of the basic fetal cardiac ultrasound examination, J Ultrasound Med 17: 601-607, 1998.

Magann EF, Sanderson M, Martin JN, et al: The amniotic fluid index, single deepest pocket, and two-diameter pocket in normal human pregnancy, Am J Obstet Gynecol 182: 1581-1588, 2000.

Magann EF, Sandlin AT, Ounpraseuth ST, et al: Amniotic fluid and the clinical relevance of the sonographically estimated amniotic fluid volume: oligohydramnios, J Ultrasound Med 30: 1573-1585, 2011.

Sheiner E, Freeman J, Abramowicz JS: Acoustic output as measured by mechanical and thermal indices during routine obstetric ultrasound examinations, J Ultrasound Med 24: 1665-1670, 2005.

Wilcox DT, Chitty LS: Non-visualization of the fetal bladder: etiology and management, Prenat Diagn 21: 977-983, 2001.

第3章

羊水量，胎儿健康状况和水肿

3

超声对胎儿的评估远远超出对胎儿解剖结构的评估。胎儿的健康状况可以通过胎儿大小和生长状况、多普勒波形分析和生物物理评分(BPP)等监测方法进行评估。结合临床发现，这些监测手段有助于预测胎儿宫内出现状况，并有助于临床医师做出分娩时机等决定。

一、羊水量

(一)一般概念和测量方法

羊水量取决于羊水的产生和排出之间的平衡。妊娠中、晚期羊水的主要来源是胎儿肾产生的尿液，然后胎儿的尿排入羊膜腔。此外，胎儿的肺和皮肤也负责产生一部分羊水，排出羊水最重要的途径是胎儿胃肠道的吸收。胎儿吞咽在羊水吸收中很重要，因为羊水进入胃肠道取决于吞咽。

羊水量可以从主观评估和定量测量两方面进行分析。在有经验的超声医师那里，主观评估在评估羊水量时是准确的，而且通常与定量测量相结合起来(图 3-1)。羊水指数(AFI)是目前应用最广泛的羊水定量测定的方法。将妊娠子宫分成四个象限(即左上、左下、右上和右下)，测量每个象限中不含有胎儿结构或脐带的最深位置的羊水量，并将四个象限的测量值相加，即可获得 AFI(图 3-2A)。AFI 是在患者仰卧位，探头垂直于地面的进行测量，而不是在倾斜的切面上获取最大深度的羊水量。羊水量正常值随孕龄而变化；已发布了孕龄特定值表，表 3-1 给出了一个有代表性示例。临床上大多使用≥24cm 这一阈值诊断羊水过多，5～8cm 诊断羊水过少。羊水量报告的另一种定量方法是测量某一位置最大羊水量，也被称为最大羊水深度(MVP)，测量不包含胎儿结构或脐带的最大的羊水深度。MVP 的正常值范围为 2～8cm。MVP 对于描述多胎妊娠的羊水量特别有用，因为不能对多胎妊娠的每个胎儿进行四象限 AFI 测量(图 3-2B、3-2C)。

(二)羊水过多

羊水过多是指羊水体积异常增多(图 3-3)。羊水过多有许多潜在的原因(框图 3-1)。超过一半的病例是特发性的，没有明确的原因导致液体容量的增加。特发性羊水过多的病例往往只有轻微羊水增多。其余病例的病因可分为母体病因、胎儿病因和多胎妊娠。最常见的母体病因是妊娠期糖尿病。糖尿病孕妇羊水过多与巨大儿发生的可能性增加有关，当糖尿病控制不佳时更可能发生。免疫性水肿是羊水过多的另一个母体病因。

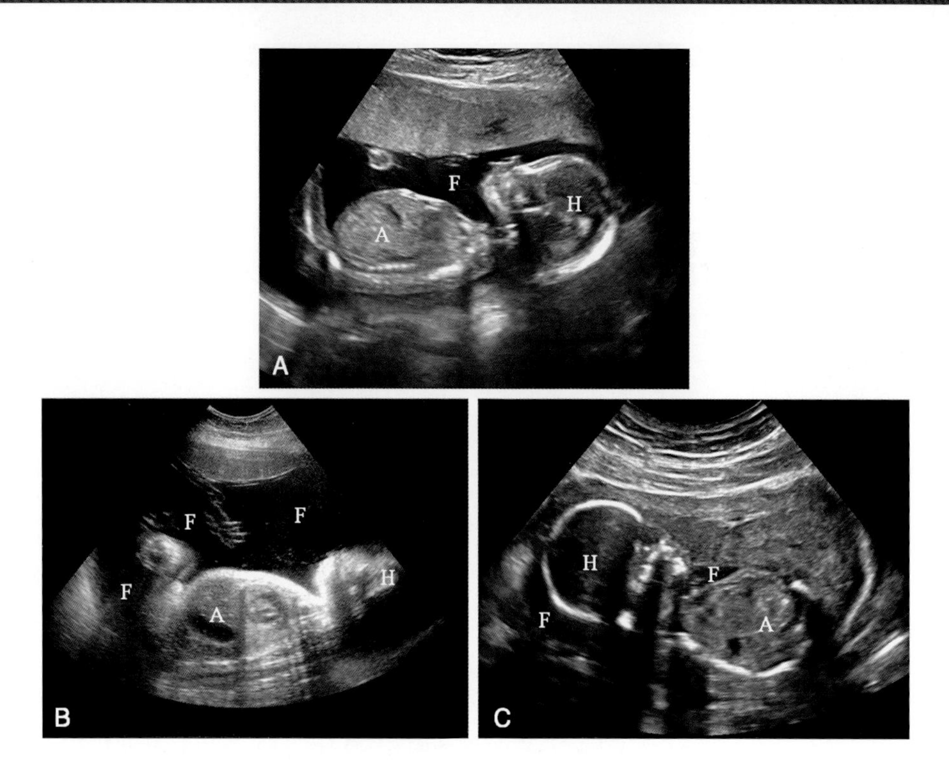

图 3-1 羊水量的主观评估

孕中期妊娠子宫纵向图像显示羊水体积正常和异常。A. 羊水量正常。胎儿周边可见适当的液体。B. 羊水过多。胎儿上方有大量液体。C. 羊水过少,胎儿受到挤压,周边仅有少量液体。图中 A 为胎儿腹部;F 为羊水;H 为胎儿头部。

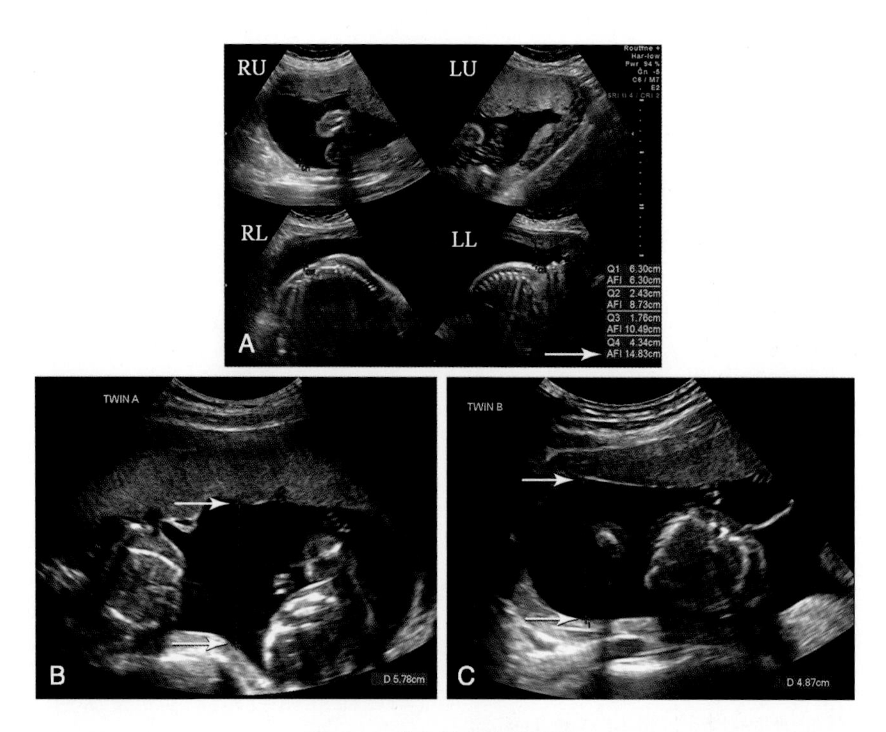

图 3-2 羊水量的定量测定

A. 羊水指数(AFI)。在妊娠子宫的右上象限(RU)、右下象限(RL)、左下象限(LL)和左上象限(LU)在没有胎儿结构和脐带的部位测量羊水深度。将 6.3、2.4、1.8 和 4.3 cm 的值相加,得到 14.8cm 的正常 AFI(箭)。B、C. 双胎妊娠最大羊水深度(MVP)。在没有胎儿部位和脐带的位置,测量了双胎 A(图像 B)和双胎 B(图像 C)的妊娠囊最大羊水深度(箭)。双胞胎 A 的 MVP 值为 5.8cm,双胞胎 B 的 MVP 值为 4.9cm,均为正常(正常范围为 2~8cm)。

表 3-1　正常妊娠孕妇羊水指数的测定

胎龄	羊水指数的百分位数		
	第 5 百分位	第 50 百分位	第 95 百分位
16	7.9	12.1	18.5
17	8.3	12.7	19.4
18	8.7	13.3	20.2
19	9.0	13.7	20.7
20	9.3	14.1	21.2
21	9.5	14.3	21.4
22	9.7	14.5	21.6
23	9.8	14.6	21.8
24	9.8	14.7	21.9
25	9.7	14.7	22.1
26	9.7	14.7	22.3
27	9.5	14.6	22.6
28	9.4	14.6	22.8
29	9.2	14.5	23.1
30	9.0	14.5	23.4
31	8.8	14.4	23.8
32	8.6	14.4	24.2
33	8.3	14.3	24.5
34	8.1	14.2	24.8
35	7.9	14.0	24.9
36	7.7	13.8	24.9
37	7.5	13.5	24.4
38	7.3	13.2	23.9
39	7.2	12.7	22.6
40	7.1	12.3	21.4
41	7.0	11.6	19.4
42	6.9	11.0	17.5

Data from Moore TR, Cayle JE: The amniotic fluid index in normal human pregnancy, Am J Obstet Gynecol, 162:1168, 1990.

注：羊水指数以 cm 为单位。

羊水过多的胎儿病因包括结构异常、染色体异常、宫内感染、胎儿贫血和非免疫性水肿。严重羊水过多的患者更可能与胎儿畸形有关。引起羊水过多的结构异常包括消化道阻塞或闭锁及巨大的颈部或胸部肿块，如胎儿甲状腺肿、颈部畸胎瘤和先天性膈疝，引起食管的外源性压迫，从而导致正常肠道吸收功能的衰竭。影响胎儿吞咽的异常，如面裂、小颌畸形、中枢神经系统损伤和肌肉骨骼系统疾病，这些疾病会导致肠道对液体的吸收减少而致羊水过多。羊水过多的其他病因包括：心脏异常，如心脏结构异常、心输出量增加和心律失常；胎儿和胎盘肿瘤；骨骼畸形；各种综合征；水肿。

框图 3-1　羊水过多的病因

特发性

母体

- 糖尿病
- 免疫性水肿

胎儿

- 结构异常
  - 消化道梗阻或闭锁
  - 食管外压迫：颈部或胸部肿块
  - 胎儿吞咽功能障碍：面裂、中枢神经系统损伤、肌肉骨骼紊乱
  - 心脏：结构异常，心律失常，高输出衰竭
  - 胎儿和胎盘肿瘤
  - 骨骼畸形
- 综合征
- 染色体异常
- 宫内感染
- 胎儿贫血
- 非免疫性水肿

多胎妊娠

- 多胎妊娠羊水量增多
- 双胎输血

多胎妊娠的羊水总量增加，是由于每个胎儿羊水的合成。与多胎妊娠相关的并发症，如双胎输血，进一步增加了羊水过多的发生率。

（三）羊水过少

羊水过少是指羊水量体积小（图 3-4）。无羊水是羊水过少的最严重形式，表明羊水缺失。羊水过少的病因包括胎膜早破、胎儿泌尿系统异常、子宫胎盘功能不全引起的胎儿生长受限、过期妊娠、染色体异常和医源性原因（如药物和手术并发症；框图 3-2）。有些病例是特发性的。妊娠中期的无羊水和严重羊水过少可能会导致致命的肺发育不全、颅面畸形和肢体挛缩。当我们看到双肾发育不全一系列表现时，称之为 Potter 综合征。胎儿泌尿系统异常引起的羊水过少将在第 8 章进一步讨论。由于缺乏超声探查的透声窗和胎儿

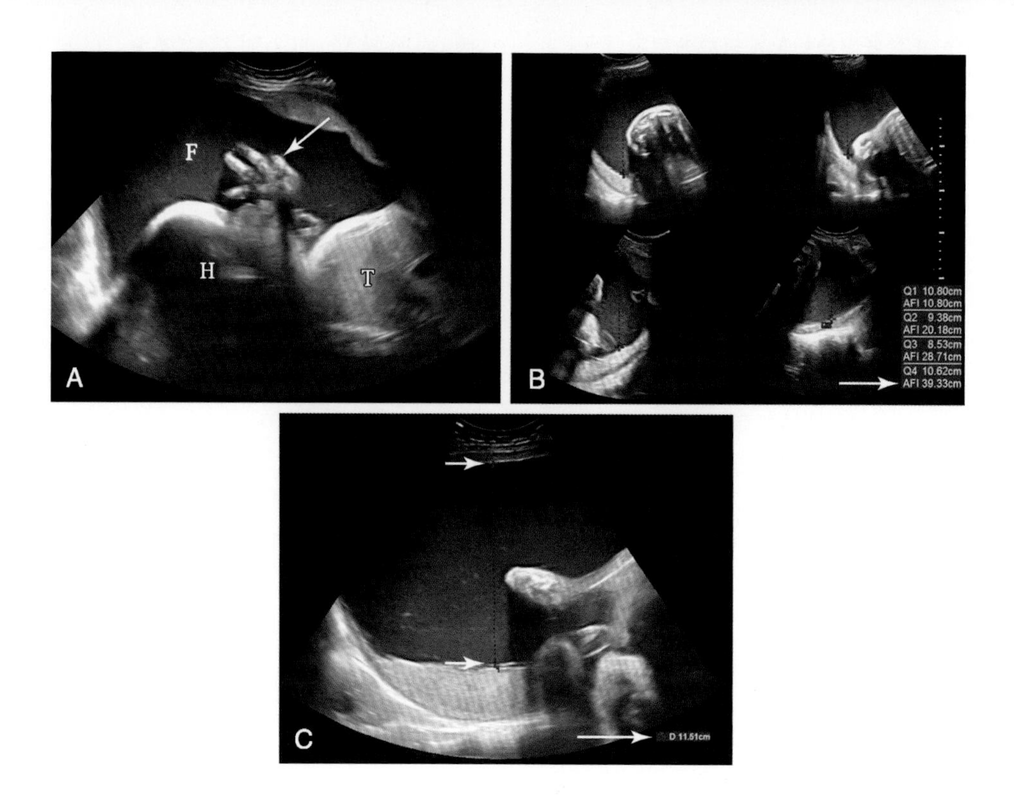

图 3-3　羊水过多

A. 32 周妊娠子宫纵向图像显示胎儿周围有大量液体(F)。箭指的是手。B. 羊水指数为 39.3cm(箭)羊水多。C. 最大羊水深度(短箭)11.5cm(长箭)也增多。图中 H 为头部;T 为胸部。

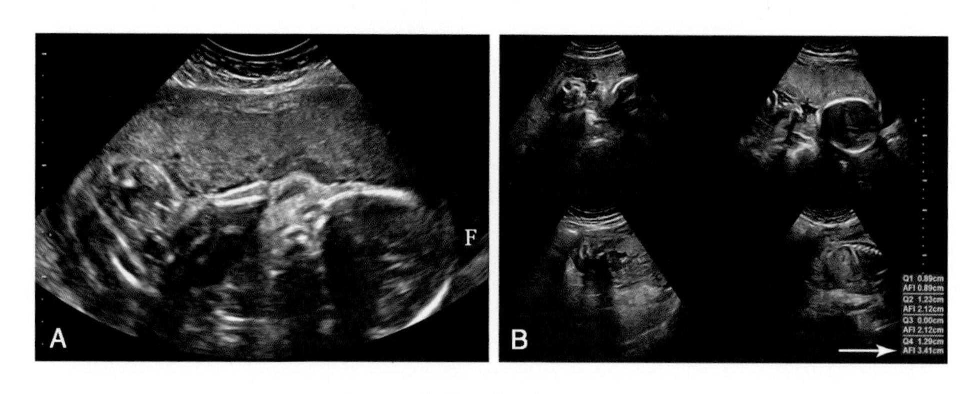

图 3-4　胎膜早破引起羊水过少

A. 26 周时的子宫纵向图像显示严重羊水过少,在这张图中,仅有少量液体可以识别出来(F)。B. 羊水指数为 3.4cm(箭)与重度羊水过少一致。

框图 3-2　羊水过少的病因
胎膜早破
胎儿泌尿系异常
子宫胎盘功能不全引起的胎儿生长受限
过期妊娠
染色体异常
医源性(如药物和手术并发症)

结构拥挤,羊水缺乏会影响超声对胎儿的解剖评估。诊断羊水过少的潜在缺陷包括:由于母体身型庞大而出现假阳性,羊水中的超声波的混响效应被误认为子宫层,或者探头压力过大,把羊水挤出视野。

二、胎儿健康状况

（一）生长受限

当估测的胎儿体重低于同胎龄的第十个百分位时，认为胎儿发育是小的。小胎儿可分为以下两类：①先天小但正常的胎儿；②由于没有充分发挥生长潜力而小的胎儿。胎儿未能达到其全部生长潜能通常是继发于子宫胎盘功能不全，称为生长受限。生长受限的胎儿组围产儿发病率和死亡率的风险也增加。一般来说，同胎龄的胎儿体重百分位越低，胎儿生长受限的可能性就越大，而不是天生的小胎儿。

孕妇高血压是预测胎儿生长受限的最重要的危险因素。在母体高血压的情况下，胎儿生长受限而非先天性小胎儿的可能性明显增加。伴随羊水过少时进一步增加了胎儿生长受限的可能性。胎儿生长受限的其他母体危险因素包括：胶原血管疾病、胰岛素依赖性糖尿病、吸烟、高凝状态和药物接触（如乙醇和可卡因）。易导致生长受限的胎儿畸形包括：染色体异常、结构畸形和先天性感染，如TORCH感染（即弓形虫、风疹、巨细胞病毒和单纯疱疹）。胎盘和脐带异常，如胎盘梗死、轮状胎盘、胎盘肿瘤、脐带帆状插入、单脐动脉、胎盘早剥等也是生长受限的好发因素。

胎儿生长受限分为不均匀和均匀两组。不均匀生长限制占大多数病例，通常直到妊娠晚期才被发现。病因通常是子宫胎盘功能不全。胎儿营养和氧分供应不足，导致皮下组织和肝糖原储备减少，相对于胎儿颅脑和长骨的大小，腹围（AC）过小。羊水过少是常见的，特别是在严重不均匀生长受限的情况下。

由于不可逆的损伤或缺陷，胎儿均匀生长受限往往发生在怀孕早期。染色体异常、药物毒性、综合征和宫内感染是导致胎儿均匀生长受限的原因。颅脑、身体和长骨受到相似程度的影响，形成一个均匀的小胎儿。鉴于均匀生长受限的潜在病因，小胎儿应仔细评估结构异常和核型缺陷。胎儿是否宫内感染也应该考虑。

不均匀和均匀生长受限的超声特征有明显的重叠。随着不均匀生长受限的进展，先前保持正常生长的身体部位（如头部）可能会受到影响，从而形成类似均匀生长受限的胎儿生物测量指标。尽管染色体异常的典型特征是均匀生长受限，三倍体胎儿往往表现出严重的早期不均匀生长受限，头部与身体不成比例地增大（见图12-22B）。

在怀疑生长受限的情况下，进行超声随访以评估在间隔内生长情况。评估生长情况的超声检查间隔不应短于2～4周，因为当更频繁地进行生长扫查时，胎儿本身的生长变化测值会增加假阳性的结果。许多胎儿在整个胎儿期内保持预定的生长百分位数，因此在妊娠早期估计胎儿体重在第10或50百分位数的胎儿通常会在一段时间内保持类似的百分位数。胎儿生物测定参数的百分位值，如估计胎儿体重和AC作为胎龄的函数，可以绘制在一个图表上，其中叠加了预设百分位（如第10、50和90百分位）的曲线，提供了间隔生长的视觉表示（图3-5A）。随着时间的推移，百分位数的持续下降表明生长受限正在逐步恶化（图3-5B）。生长参数在其他胎儿健康检查的背景下进行评估，如羊水量、多普勒波形分析和BPP（在“多普勒波形分析”和“生物物理评分”章节中讨论），以确定如何管理妊娠。这项监测的一个重要目标是确定分娩生长受限胎儿的最佳时机，即评估留在子宫内的风险何时超过早产的风险。

（二）多普勒频谱分析

多普勒波形分析有助于评估生长受限孕妇的胎儿健康状况。最常用的多普勒频谱是评估脐动脉的频谱，比较收缩期峰值（S）和舒张末期（D），计算S/D比值。这个比率提供了胎盘血液流动阻力的测值。这个比率与超声声波的角度无关，因为收缩峰值除以舒张末期值，抵消了测量单位。S/D比值随脐带取样部位的不同而变化，脐带胎盘插入点附近的比值略低于胎儿腹壁脐带入口附近的比值。然而，这些差异往往很小，脐动脉取样通常是从脐带的游离段获得的（图3-6A）。当胎儿相对静止，没有剧烈运动、呼吸或打嗝时，获得波形，因为这些活动会导致波形的显著变化（图3-6B）。

在正常妊娠中，由于胎盘内血管通道增多，胎盘阻力降低和舒张流量增加，脐动脉S/D比值在

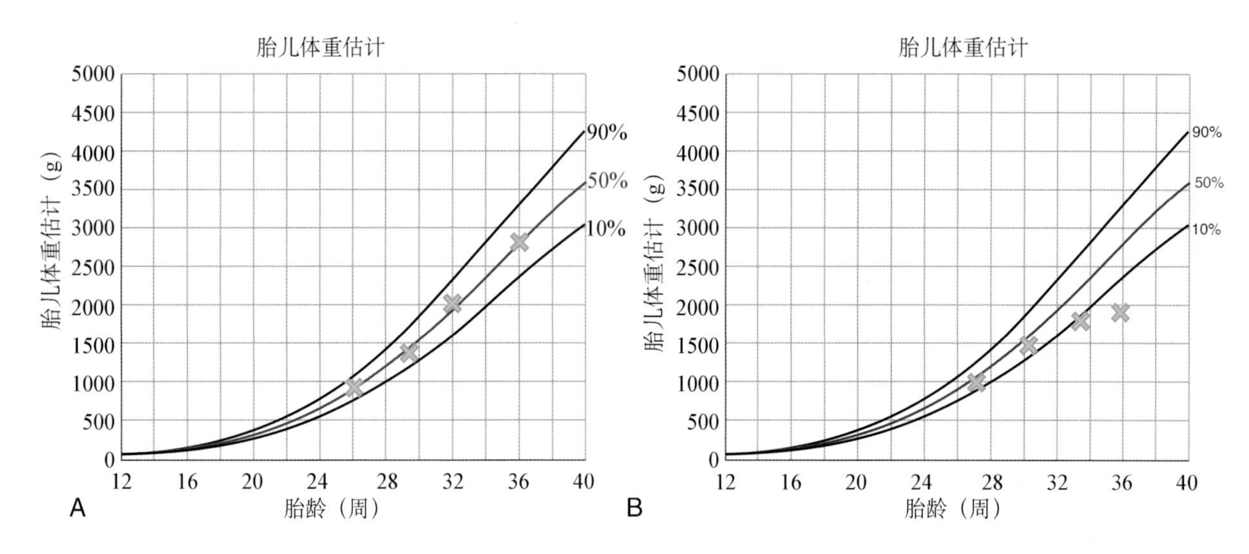

图 3-5　显示估测胎儿体重百分比随胎龄变化的图表

显示与胎龄对应的第 50 百分位(红线)、第 10 百分位和第 90 百分位(黑线)的估计胎儿体重。A. 胎儿生长适中。估计胎儿体重(蓝 X)在约 26,29,32,36 周徘徊在第 50 百分位数,符合同孕龄胎儿大小和生长。B. 长期妊娠高血压综合征的胎儿生长受限。估计胎儿体重(蓝 X)在 27—30 周约第 10 和第 50 百分位之间。随后胎儿生长减慢,估计胎儿体重大约 33 周略小于第 10 百分位数,在大约 36 周远远小于第 10 百分位数。

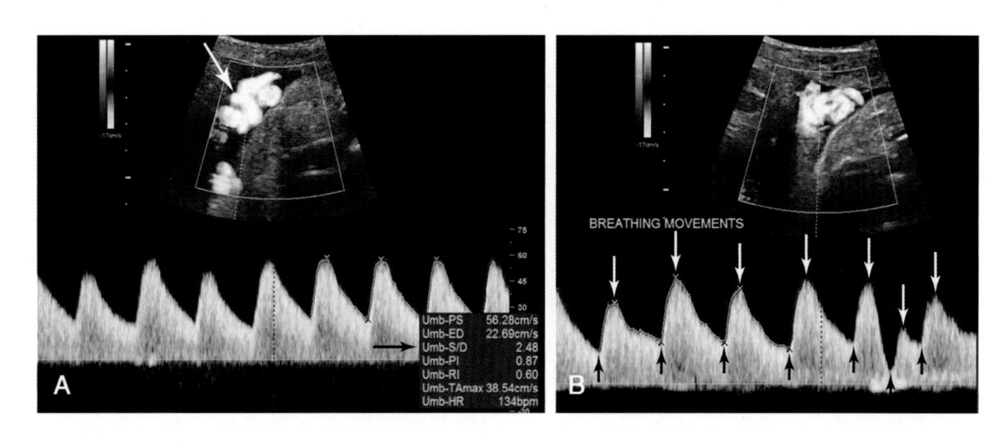

图 3-6　脐动脉收缩期峰值与舒张末期比值(S/D 比值)

A. 正常脐动脉波形。34 周时从脐带游离段(白色箭)获得的频谱描记显示正常 S/D 比值为 2.48(黑色箭)。B. 胎儿呼吸引起的频谱变化。从图 A 所示的同一胎儿的脐带游离段获得的频谱描记显示了收缩峰值(白色箭)和舒张末期(黑色短箭)的变化,这在描记末期由于呼吸运动而特别突出。评估 S/D 比值的脐动脉频谱应在胎儿相对静止、没有剧烈运动、呼吸或打嗝时获得,所有这些都可能导致 S/D 比值的变化。

整个妊娠中晚期逐渐降低(图 3-7 和表 3-2)。在生长受限和子宫胎盘功能障碍的妊娠中,随着妊娠的进展,胎盘阻力可能不会出现预期的正常下降,从而导致胎盘血管床内的血管阻力增加和胎儿受损。随着阻力的增加,脐动脉频谱的脐动脉舒张期下降,导致胎儿的 S/D 比值升高(图 3-8A)。在受影响最严重的胎儿中,可以看到舒张期反向血流信号(图 3-8B)。舒张期反向血流通常是胎儿严重受损和可能即将死亡的一个指标。但是即使如此,当时明显异常的频谱波形在随访检查中也可能有所改善。

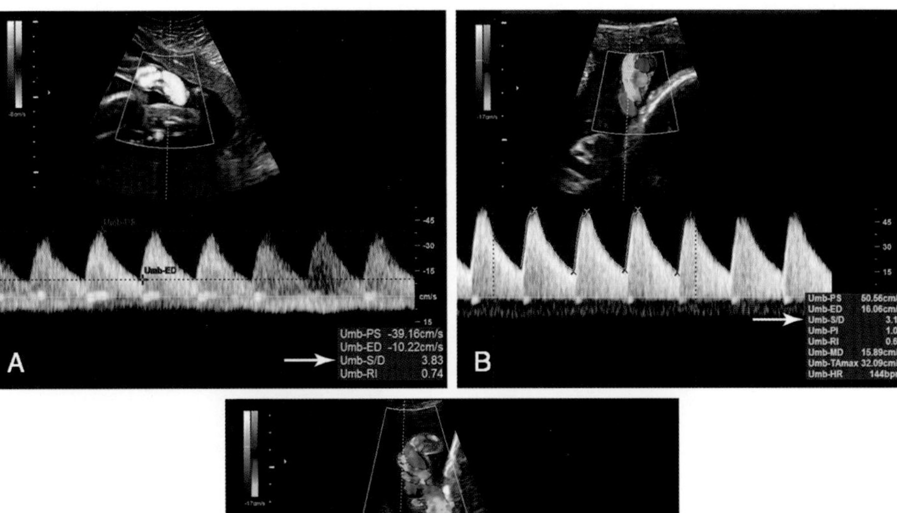

图 3-7　随着胎龄的增加，收缩期峰值与舒张末期比值(S/D 比值)的正常进展

脐动脉 S/D 比值(白色箭)分别为 26 周时的 3.83(图像 A)、32 周时的 3.15(图像 B)和 38 周时的 2.0(图像 C)，说明随着胎龄的增加，S/D 比值按照预期逐渐降低。

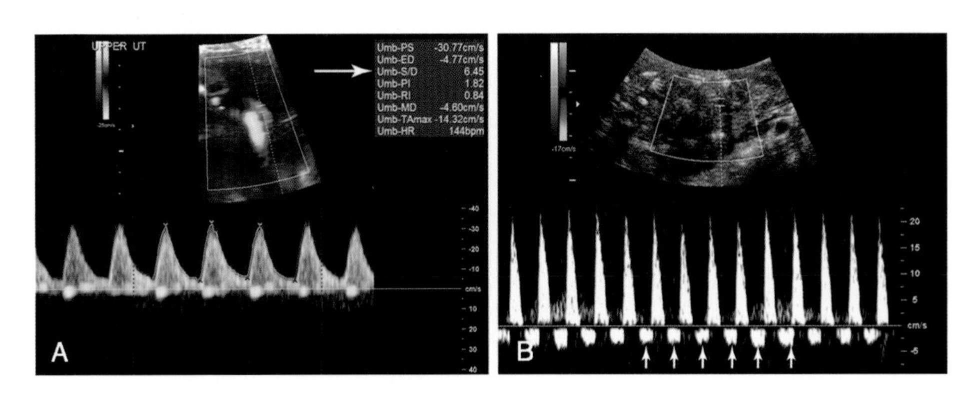

图 3-8　子宫胎盘功能不全致胎儿生长受限的脐动脉异常

A. 29 周时脐动脉的频谱显示，由于舒张末期血流相对于收缩峰值较低，收缩峰值与舒张末期的比值异常升高，为 6.45(箭所示)。B. 舒张期血流反向。严重生长受限的 30 周胎儿的脐动脉频谱明显异常，舒张血流反向(箭所示)。舒张反向血流通常与胎儿受损害严重有关。

表 3-2 脐动脉收缩期峰值与舒张末期比值

	百分位数		
胎龄	第 10 百分位	第 50 百分位	第 90 百分位
16	3.01	4.25	6.07
20	3.16	4.04	5.24
24	2.70	3.50	4.75
28	2.41	3.02	3.97
30	2.43	3.04	3.80
32	2.27	2.73	3.57
34	2.08	2.52	3.41
36	1.96	2.35	3.15
38	1.89	2.24	3.10
40	1.88	2.22	2.68
41	1.93	2.21	2.55
42	1.91	2.51	3.21

Data from Fogarty P, et al: Continuous wave Doppler flow velocity waveforms from the umbilical artery in normal pregnancy, J Perinat Med, 18:51, 1990.

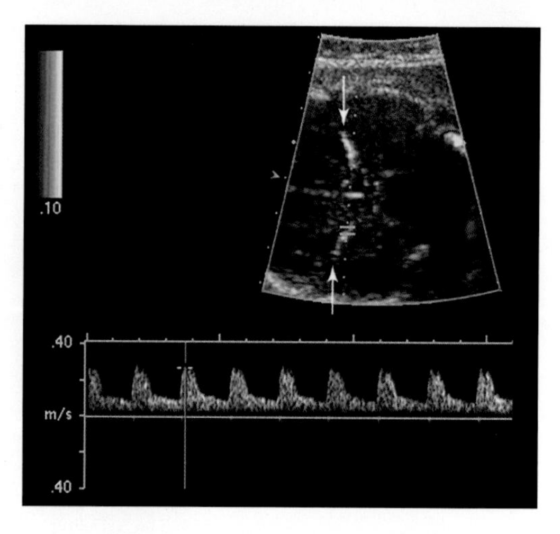

图 3-9 大脑中动脉多普勒频谱

胎儿大脑 Willis 环的轴向切面能量多普勒图像显示大脑中动脉(箭)。从位于图像远场的大脑中动脉获得了频谱。

大脑中动脉(MCA ;图 3-9)的频谱被用来监测生长受限情况下的胎儿健康状况。与脐动脉循环不同,在受损胎儿中可以看到脑保护作用,血液优先分流到头部。这导致在 MCA 中血流阻力降低,舒张期血流量增加。发生在更晚期的胎儿宫内受损的病例中,脑保护作用丧失是一种预后不良的征象。MCA 多普勒也可用于评估胎儿贫血的风险(见“水肿”的讨论)。

(三)胎儿生物物理评分

BPP 可用于预测和评估胎儿低氧血症,低氧血症是围产儿死亡的重要原因。BPP 由以下五个参数组成:无应力试验(NST)、胎儿呼吸、胎动、胎儿肌张力和羊水量。五个参数中的每一个都被赋予 2 分(正常)或 0 分(缺失或异常)。中间分数不允许为 1。因此,最大得分可能是 10,最小值是 0。BPP 评分与围产儿发病率和死亡率有高度相关性。

NST 使用外部监护仪来分析胎儿运动时胎儿心脏加速的情况。超声评价 BPP 的其他四个参数。如果基线心率正常,并且在 20min 观察期内有两次或两次以上,每分钟 15 次的心率加速能持续 15s 或更长时间,则认为 NST 是反应性的(即正常)。在很多正常胎儿中,BPP 可以在 5min 或更短的时间内完成,因为一旦观察到正常,每个参数的评分为 2 分。然而,胎儿有睡眠-觉醒周期,因此当检查早期没有看到正常的呼吸、肌张力或胎儿运动时,BPP 将持续观察 30min,以使得胎儿有机会醒来并表现出正常的预期活动。正常胎儿呼吸的特点是在 30min 观察期内,一次或多次且持续 30s 或以上的,有节奏的呼吸运动。当看到由躯干滚动或肢体运动组成的三个或更多的全身运动时,胎儿的运动认为是正常的,肢体和躯干同时运动算作一次单一的运动。胎儿肌张力被定义为一个或多个肢体发动伸展,紧随其后是手的弯曲或张开和闭合。羊水量的评估根据不同的医疗机构的要求不同而有所不同。通常需要一个至少 2cm 深的羊水量,而且,测量位置的羊水通常需要至少 1 或 2cm 宽;或者,一些医疗机构需要 5 个或更多的 AFI。

(四)巨大儿

大于胎龄一词表示胎儿体重高于同胎龄的 90%。巨大儿是指胎儿体重>4000g。很少把体重阈值设为 4500g。巨大儿通常与母体妊娠期糖尿病和胰岛素依赖性糖尿病有关;然而,它也可能发生在非糖尿病母体的胎儿中。母体糖尿病中羊水过多会增加巨大儿的风险(图3-10)。除了糖

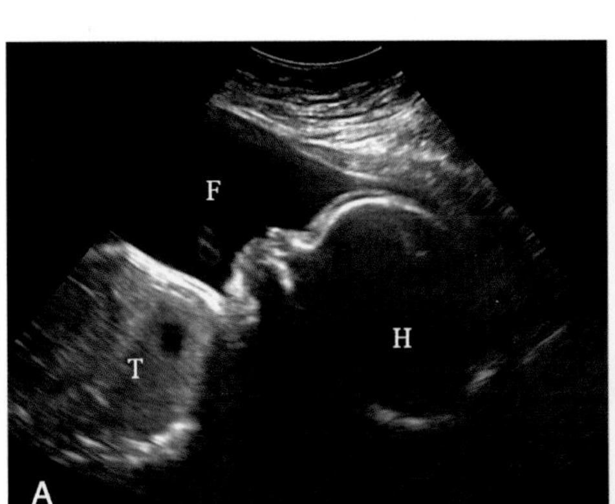

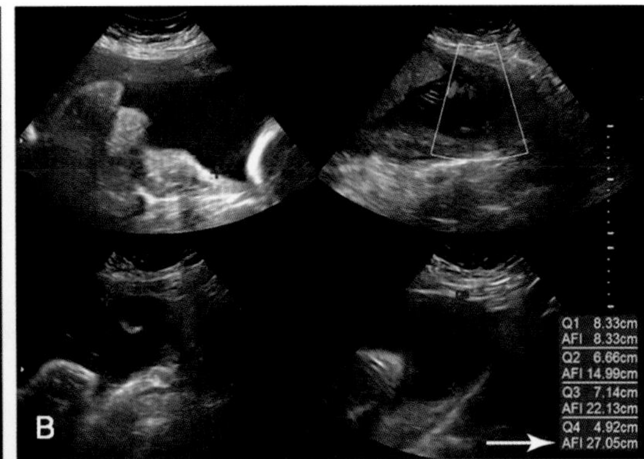

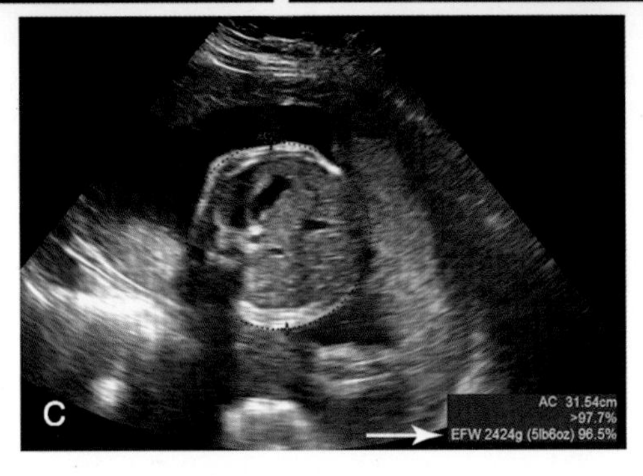

图 3-10　妊娠期糖尿病合并巨大儿

A. 羊水过多。胎儿头部(H)和胸部(T)的纵向图像显示大量羊水量(F)。B. 羊水指数 27cm(箭)证实存在羊水过多。C. 大于同胎龄的胎儿。估计胎儿体重 2424g 在妊娠期为 96.5%(箭)，与妊娠期的大胎儿一致。此外，请注意 31.5cm 的大腹围，大于第 97 个百分点。

尿病，巨大儿的危险因素还包括：母体肥胖、怀孕期间体重过度增加、过期妊娠、之前生产过巨大儿和过度生长综合征，如 Beckwith-Wiedemann 综合征。非糖尿病母体的巨大儿胎儿往往均匀型的大，脂肪均匀地分布在全身。相反，糖尿病母体的巨大儿往往不均匀型的大，脂肪更多地分布在肩部和躯干部位(图 3-11)。因此，糖尿病母亲的巨大儿胎儿最有可能发生肩难产，即头部可以无困难地经阴道分娩，但肩部受到影响。如果对胎儿颈部过度牵引以脱出肩部的话，则胎儿臂丛神经可能会受损。其他并发症，如骨折、围产期窒息和死亡也会随之发生。考虑到并发症的风险，如果产科医师怀疑肩难产，通常会选择性的剖宫产。仅仅估计胎儿体重并不能预测肩部和身体的不相称性，因此也不能最佳地预测肩部难产的可能性。有人试图测量和计算各种参数来预测肩难产，但到目前为止，还没有一致公认的方法用来预测分娩时的潜在风险。目前，临床上对巨大儿的判定还是根据估计胎儿体重和临床怀疑的程度。

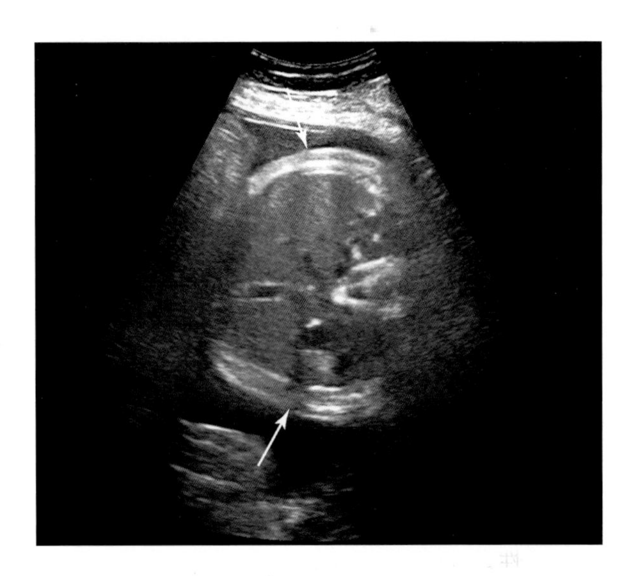

图 3-11　巨大儿明显的软组织

妊娠期糖尿病胎儿腹部的轴向图像显示腹部周围明显的软组织回声(箭)部分是由于脂肪组织的增加。

三、水肿

水肿的特征是胎儿液体过多,至少表现为以下两个位置出现:胸腔积液、心包积液、腹水和皮肤水肿(图 3-12)。羊水过多和胎盘水肿也常见。只有一个部位受累不足以诊断胎儿水肿。例如,虽然胎儿腹水是即将发生水肿的最初迹象,但腹水也可能是继发于尿路破裂(尿腹水),或在没有水肿的情况下继发于胎粪性腹膜炎。根据潜在的病因,水肿分为两个主要亚组:免疫性和非免疫性(框图 3-3)。

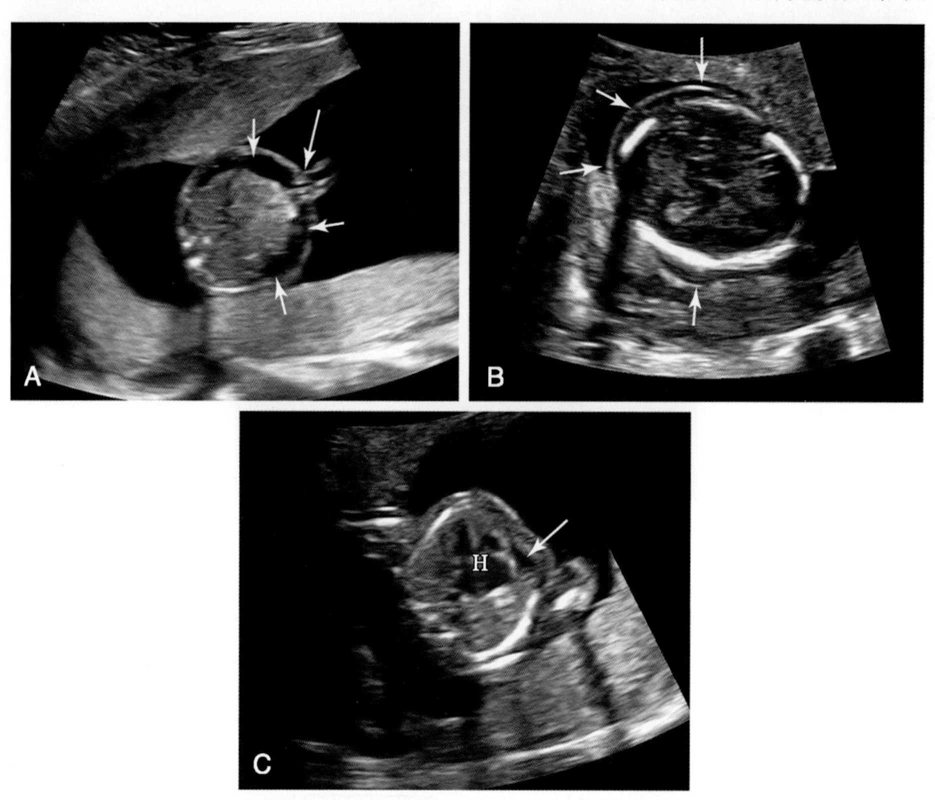

图 3-12 胎儿水肿伴腹水、头皮水肿和心包积液

A. 腹水。胎儿轴向切面显示免疫性水肿时中度腹水(短箭)。脐带插入腹部(长箭)也可见。B. 头皮水肿。胎儿头部的轴向图像显示由于水肿导致头皮(箭)的软组织增厚。C. 心包积液。胸部和胎儿心脏(H)的轴向图像示出少量心包积液(箭)。

免疫性水肿继发于同种免疫,母体产生抗Rh、抗Kell、抗Duffy、抗D、抗C等胎儿抗原抗体,导致胎儿溶血性贫血。鉴别患有贫血的胎儿是很重要的,因为贫血会导致高输出量衰竭和水肿。这些并发症可以通过宫内输血治疗贫血胎儿来预防。多普勒的MCA是用来评估胎儿贫血的风险。在贫血的胎儿中,收缩期峰值速度增加,可能是由于血液黏度降低和心输出量增加。MCA波形在胎儿头部的轴向图,大脑Willis环获得最佳的影像;MCA最佳获取切面在胎儿头部Willis环中,取样线与大脑中动脉平行,夹角为0(图 3-13)。正常MCA收缩期峰值速度随孕周的增加而增加,因此根据孕周调整阈值。在未经输血的胎儿中,MCA峰值收缩速度为中位数的1.5倍或更高,表明存在中重度贫血,通常被认为是经皮脐血取样的一个指标,用于评估胎儿血细胞比容,并确定是否有宫内胎儿输血的指征。

非免疫性水肿的鉴别诊断非常广泛(见框图 3-3)。心脏病因是最常见的病因包括:心律失常、结构异常、肿瘤和高输出衰竭。非免疫性水肿的其他常见病因包括:染色体异常、胸部肿块、双胎输血和宫内感染(最常见的是细小病毒感染)。广泛的血液病、胎盘和脐带异常、结构异常、综合征、骨骼发育不良和代谢异常也会导致水肿。尽管有大量已知的水肿病因,许多病例被证明是特发性的。

框图 3-3　水肿的病因

免疫性

胎儿抗原抗体

- 抗-Rh
- 抗-Kell
- 抗-Duffy
- 抗-D
- 抗-C

非免疫性

范围广泛

- 心脏(心律失常、结构异常、肿瘤、高输出衰竭)
- 染色体异常
- 胸部肿块
- 双胎输血
- 在子宫感染中,最常见的细小病毒
- 血液病
- 胎盘和脐带异常
- 结构异常
- 综合征
- 骨骼发育不良
- 代谢异常
- 特发性

胎儿水肿的总体预后较差。尽管预后不佳,但当胎儿贫血引起水肿时,在子宫内进行胎儿输血可提高胎儿存活率。同样,非免疫性水肿的预后在有潜在病因的胎儿中可以得到改善,如通过药物控制胎儿心律失常。

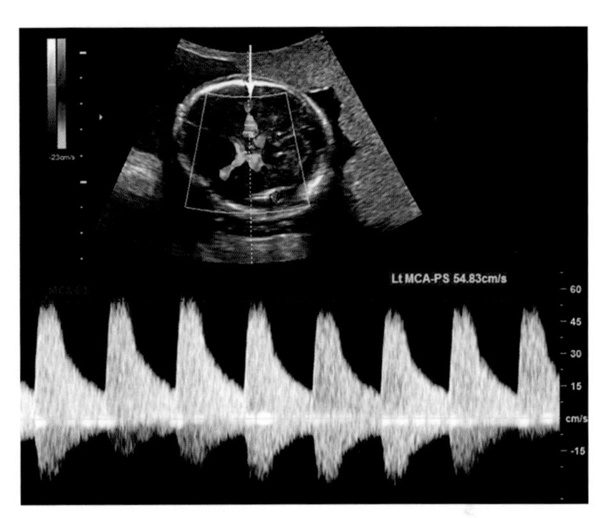

图 3-13　胎儿大脑中动脉多普勒在同种免疫引起贫血风险中的应用

胎儿头部的轴向图像显示大脑中动脉(箭)的多普勒取样。收缩期峰值速度 54.8cm/s 升高,提示中重度贫血。进行经皮脐静脉采血,证实存在严重的胎儿贫血。

关键特征

- 羊水量可以通过主观和定量测量评价。最常用的定量评估是 AFI。
- 计算 AFI 的方法是在妊娠子宫的四个象限中无胎儿和脐带的位置测量羊水深度并相加。
- 尽管正常值随胎龄而变化,但常用的阈值为羊水过少(5～8cm),羊水过多(>24cm)。
- 羊水过多的病因包括母体原因(如糖尿病)、胎儿原因(如结构异常)、染色体异常、感染、水肿和多胎妊娠,以及没有明确病因的特发性病例。
- 羊水过少的病因有胎膜早破、胎儿泌尿系异常、染色体异常、子宫胎盘功能不全引起的生长受限、过期妊娠和医源性原因(如药物和手术并发症)。有些病例是特发性的。
- 当估计胎儿体重低于胎龄的 10%时,被认为是小于胎龄的。小胎儿分为两类:天生小但正常的胎儿和由于生长受限而不能达到完全生长潜能的胎儿。
- 胎儿生长受限最常见的病因是子宫胎盘功能不全。最重要的母体危险因素是高血压。生长受限与围产期发病率和死亡率的增加有关。
- 多普勒波形分析有助于评估某些生长受限孕妇的胎儿健康状况。最常用的多普勒检查是脐动脉 S/D 比值,即收缩期峰值速度除以舒张末期速度。

- 在正常妊娠中,由于胎盘内血管通道增多,脐动脉 S/D 比值随孕周逐渐降低。由于子宫胎盘功能不全而导致胎儿损害,随着胎龄的增加,胎盘阻力的正常预期下降可能不会发生,从而导致 S/D 比值升高。
- 脐动脉舒张反向血流是一种非常令人关注的波形,通常是胎儿严重受损和可能即将死亡的标志。
- BPP 有助于评估胎儿的健康状况和预测胎儿低氧血症,这是围产儿死亡率的重要来源。
- BPP 由五个参数组成:NST、羊水量、胎儿呼吸、胎儿全身运动和胎儿肌张力。
- 术语大于胎龄表示胎儿体重高于同胎龄的 90%。巨大儿是指胎儿体重超过 4000g。重要的是要确定巨大儿,因为在分娩时发生肩难产等并发症会增加围产儿发病率和死亡率。
- 巨大儿通常与糖尿病有关。其他的危险因素是母亲肥胖,怀孕期间体重增加过多,以及有过生产大婴儿史。
- 胎儿水肿以胎儿体液过多为特征。超声诊断的基础是至少确定以下两个位置有积液:心包积液、胸腔积液、腹水和皮肤水肿。
- 胎儿水肿的病因分为免疫性和非免疫性水肿两大类。免疫性水肿是由于胎儿溶血性贫血继发于母体产生胎儿抗原抗体(如抗-Rh、抗-D、抗-C、抗-Duffy 和抗-Kell)的同种异体免疫。
- 鉴别患有贫血的胎儿是很重要的,因为贫血会导致高输出量衰竭和水肿。MCA 多普勒可用于评估贫血,因为 MCA 峰值收缩速度在中重度贫血的情况下增加。胎儿宫内输血可预防或治疗贫血引起的水肿。
- 胎儿水肿的总体预后较差。当水肿的潜在病因可以治疗时,胎儿存活率可以提高。例如,由胎儿心律失常引起的水肿可以通过药物控制心律失常来潜在地改善,而由胎儿贫血引起的水肿可以通过宫内输血来治疗。

参考文献

Bashat AA:Fetal growth restriction—from observation to intervention, J Perinat Med 38:239-246,2010.

Baschat AA, Harman CR: Antenatal assessment of the growth restricted fetus, Curr Opin Obstet Gynecol 13: 161-168,2001.

Bellini C, Hennekam RCM, Fulcheri E, et al: Etiology of nonimmune hydrops fetalis: a systematic review, Am J Med Genet Part A. 149A:844-851,2008.

Benson CB, Belville JS, Lentini JF, et al: Intrauterine growth retardation: diagnosis based on multiple parameters: a prospective study, Radiology 177:499-501,1990.

Campbell BA: Utilizing sonography to follow fetal growth, Obstet Gynecol Clin North Am 25: 597-607,1998.

Craigo SD: The role of ultrasound in the diagnosis and management of intrauterine growth retardation, Semin Perinatol 18:292-304,1994.

Doubilet PM, Benson CB: Sonographic evaluation of intrauterine growth retardation, AJR. 164:709-717,1995.

Everett F, Magann MD, Sandlin AT, et al: Amniotic fluid and the clinical relevance of the sonographically estimated amniotic fluid volume. Oligohydramnios, J Ultrasound Med 30:1573-1585,2011.

Finberg HJ, Kurtz AB, Johnson RL, et al: The biophysical profile: a literature review and reassessment of its usefulness in the evaluation of fetal well-being, J Ultrasound Med 9:583-591,1990.

Fogarty P, Beattie B, Harper A, et al: Continuous wave Doppler flow velocity waveforms from the umbilical artery in normal pregnancy, J Perinat Med 18: 51-57,1990.

Fok WY, Chan LY, Lau TK: The influence of fetal position on amniotic fluid index and single deepest pocket, Ultrasound Obstet Gynecol 28:162-165, 2006.

Galan HL, Ferrazzi E, Hobbins JC: Intrauterine growth restriction (IUGR): biometric and Doppler assessment, Prenat Diagn 22:331-337,2002.

Goldstein RB, Filly RA: Sonographic estimation of amniotic fluid volume: subjective assessment versus pocket measurements, J Ultrasound Med 7:363-369,1988.

Hanif F, Drennan K, Mari G: Variables that affect the

middle cerebral artery peak systolic velocity in fetuses with anemia and intrauterine growth restriction, Am J Perinatol 24:501-505, 2007.

Harman CR: Amniotic fluid abnormalities, Semin Perinatol 32:288-294, 2008.

Hinh ND, Ladinsky JL: Amniotic fluid index measurements in normal pregnancy after 28 gestational weeks, Intl J Obstet Gynecol. 91:132-136, 2005.

Hoffman C, Galan HL: Assessing the "at-risk" fetus: Doppler ultrasound, Curr Opin Obstet Gynecol 21:161-166, 2009.

Landon MB: Prenatal diagnosis of macrosomia in pregnancy complicated by diabetes mellitus, J Matern Fetal Med 9:52-54, 2000.

Magann EF, Chauhan SP, Doherty DA, et al: A review of idiopathic hydramnios and pregnancy outcomes, Obstet Gynecol Surv 62:795-802, 2007.

Magann EF, Doherty DA, Field K, et al: Biophysical profile with amniotic fluid volume assessments, Obstet Gynecol 104:5-10, 2004.

Magann EF, Doherty DA, Lutgendorf MA, et al: Peripartum outcomes of highrisk pregnancies complicated by oligo- and polyhydramnios: a prospective longitudinal study, J Obstet Gynecol Res. 36:268-277, 2010.

Manning FA: Fetal biophysical profile: a critical appraisal, Clin Obstet Gynecol 45:975-985, 2002.

Mari G: Doppler ultrasonography in obstetrics: from the diagnosis of fetal anemia to the treatment of intrauterine growth-restricted fetuses, Am J Obstet Gynecol 200: 613e1-613e9, 2009.

Mari G, Abuhamad AZ, Cosmi E, et al: Middle cerebral artery peak systolic velocity: technique and variability, J Ultrasound Med 24:425-430, 2005.

Mari G, Hanif F: Intrauterine growth restriction: how to manage and when to deliver, Clin Obstet Gynecol 50: 497-509, 2007.

Mari G, Hanif F, Kruger M, et al: Middle cerebral artery peak systolic velocity: a new Doppler parameter in the assessment of growth-restricted fetuses, Ultrasound Obstet Gynecol 29:310-316, 2007.

Marsal K: Intrauterine growth restriction, Curr Opin Obstet Gynecol 14:127-135, 2002.

Moore TR, Cayle JE: The amniotic fluid index in normal human pregnancy, Am J Obstet Gynecol 162: 1168-1173, 1990.

Nelson L, Wharton B, Grobman WA: Prediction of large for gestational age birth weights in diabetic mothers based on early third-trimester sonography, J Ultrasound Med 30:1625-1628, 2011.

Oyelese Y, Vintzileos AM: The uses and limitations of the fetal biophysical profile, Clin Perinatol 38:47-64, 2011.

Resnick R: Intrauterine growth restriction, Obstet Gynecol 99:490-496, 2002.

Sacks DA, Chen W: Estimating fetal weight in the management of macrosomia, Obstet Gynecol Surv 55:229-239, 2000.

Thompson JL, Kuller JA, Rhee ED: Antenatal surveillance of fetal growth restriction, Obstet Gynecol Surv 67:554-565, 2012.

Tressler T, Bernazzoli M, Hole J, et al: The effects of maternal position on the amniotic fluid index, J Ultrasound Med 25:445-447, 2006.

Turan S, Miller J, Baschatt AA: Integrated testing and management in fetal growth restriction, Semin Perinatol 32:194-200, 2008.

Walton JR, Peaceman AM: Identification, assessment and management of fetal compromise, Clin Perinatol 39: 753-768, 2012.

第4章

妊娠早期与异位妊娠

4

超声是妊娠早期应用最广泛的影像学检查方法。确认活胎妊娠需要超声鉴别宫内妊娠囊内胎儿有心脏活动。其他疾病如宫内妊娠失败、异位妊娠、妊娠滋养细胞疾病、盆腔炎和子宫内膜异位症可能会使超声检查复杂化。超声检查最好结合妊娠试验的结果来解释，这有助于区分这些可能性。第2章描述了在妊娠早期进行超声检查的实践指南。本章主要讨论妊娠早期宫内妊娠、异位妊娠和妊娠滋养细胞疾病的超声图像。

一、扫描方法

妊娠早期超声检查通常采用经腹（TA）和（或）经阴道（TV）途径。与TA超声相比，TV方法提供了更高的分辨率，有助于识别和鉴别特征不完全或太小而无法经腹观察到的结构。例如，TV超声所提供的更好的细节有助于在TA超声能看到早期宫内妊娠之前，将其发现。TV还可能将TA检查时未知位置的妊娠结果转变为宫内妊娠的最终诊断（图4-1A、图4-1B）。相比之下，TA提供了盆腔结构的概况，并有助于发现位于盆腔高处、经阴道探头视野之外的结构。经阴道扫描可能会错过位置较高的异位妊娠，因为它超出视野范围，只能在经腹声像图上看到（图4-1C和D）。如果TA超声检查显示有活的宫内妊娠和正常的附件，或检测到活的异位妊娠，通常可以结束检查而不需要额外的TV超声检查。如果TA超声不能提供活宫内妊娠或异位妊娠的确切证据，应尽可能进行TV超声检查。TA超声检查对于发现盆腔外的异常也很重要，特别是异位妊娠破裂时腹腔出血引起的腹腔游离液。

二、正常宫内妊娠

（一）妊娠囊、卵黄囊和胚胎

以下讨论中引用的胎龄适用于TV超声检查；如果使用TA超声扫查，观察到以下结构需要的胎龄可能会更大。妊娠囊是早期妊娠子宫中发现的第一个结构。一个小的妊娠囊一般在妊娠5周左右可见（图4-2A）。下一个结构是卵黄囊，大约在5周半被识别出来。卵黄囊在妊娠囊中被描绘成一个小的回声环（图4-2B）。卵黄囊之后大约在怀孕6周后才显示出胚胎。胚胎首先被显示为沿卵黄囊外缘的局灶性增厚（图4-2C）。在妊娠早期，卵黄囊从胚胎中分离出来，在羊膜外的绒毛膜腔中发现（图4-2D）。在大多数正常妊娠中，只要看到胚胎，几乎就可以确定胚胎的心脏活动。心脏活动应使用M模式或动态图像记录，而

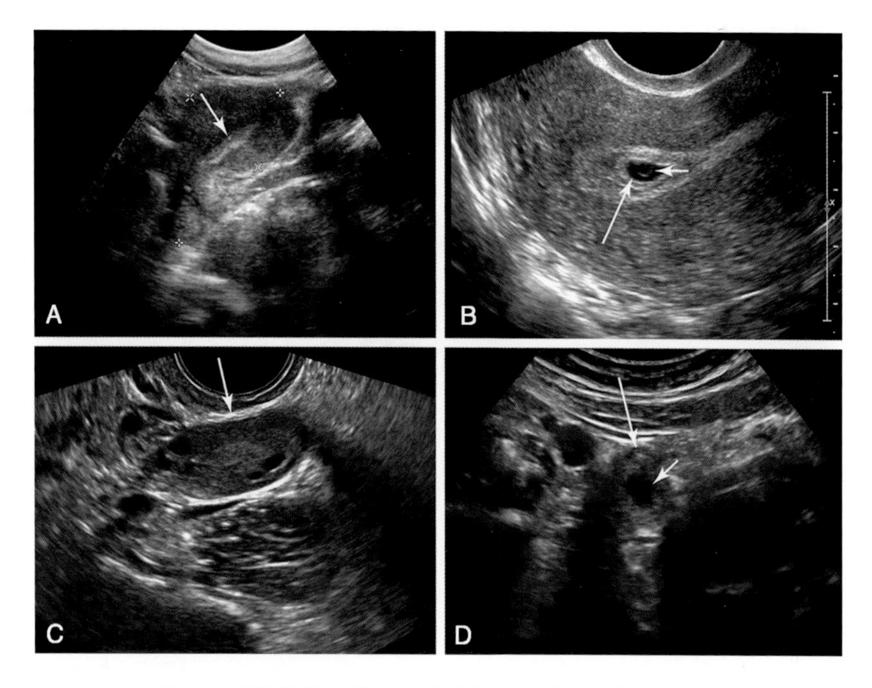

图 4-1　妊娠早期经腹(TA)超声与经阴道(TV)超声的对比

A. 子宫中线纵向 TA 超声图像(光标)显示没有妊娠囊的迹象(箭)。B. 与图 A 同一患者的子宫纵向 TV 声像图所示,子宫内有一个小的妊娠囊(长箭),内有一个卵黄囊(短箭)。TV 超声成像有助于明确诊断 TA 超声无法诊断的宫内妊娠。C. 另一患者右侧附件区的 TV 超声图像显示卵巢正常(箭),未发现异位妊娠。D. 与图 C 同一患者的 TA 超声轴向图像显示盆腔右上方附件区的回声环(长箭)包绕妊娠囊(短箭),手术中证实是异位妊娠。由于异位妊娠位于盆腔的高处,超出了 TV 探头的视野范围,因此 TV 超声无法显示异位妊娠。

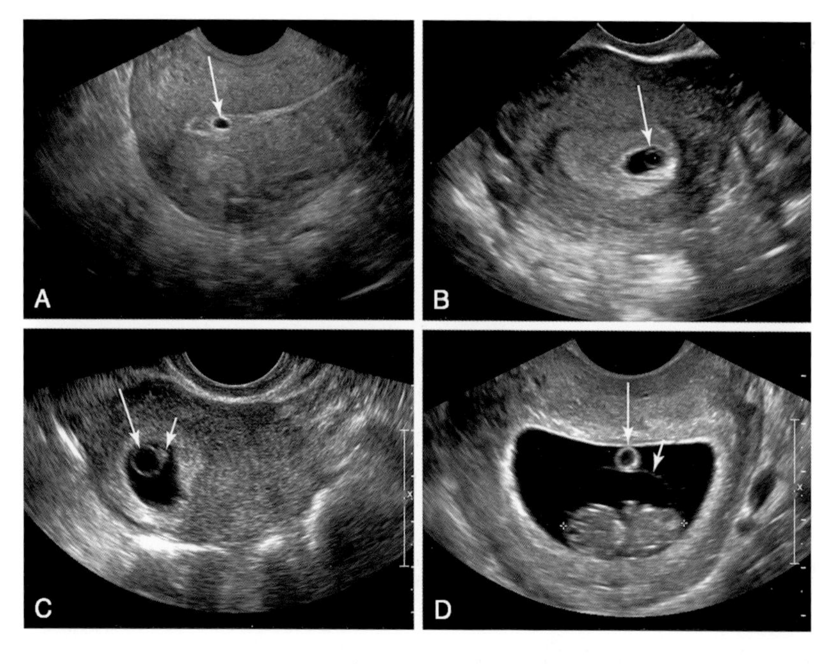

图 4-2　正常妊娠早期超声检查进程

A. 子宫纵向经阴道(TV)图像显示早期宫内妊娠囊(箭)。B. 子宫的轴向 TV 超声图像在妊娠囊中显示卵黄囊(箭)。卵黄囊是妊娠囊中发现的第一个正常结构。C. 子宫斜位 TV 超声图像显示早期胚胎沿卵黄囊(长箭)外缘呈局灶性增厚(短箭)。胚胎在卵黄囊出现后可见,第一次见到时应位于卵黄囊附近。D. 妊娠 9 周子宫的轴向 TV 超声图像显示与胚胎(游标)分离的卵黄囊(长箭),它位于绒毛膜中、羊膜外(短箭)。

不是多普勒。多普勒与胚胎能量暴露增加有关,不需要应用多普勒来确认心脏活动(这可以通过M模式和动态图像可靠地完成)。因此,无论是彩色多普勒还是频谱多普勒都不应用于评估早期妊娠的心脏活动。

在没有卵黄囊或胚胎的情况下,应评估宫内积液,以确定是宫内妊娠囊还是异位妊娠继发的假妊娠囊。当超声显示一个小的圆形图像在紧邻子宫腔的偏心位置时,很可能是一个宫内妊娠囊,它周边环绕着一个清晰的、厚的回声组织(图 4-3A、图 4-3B)。这种现象被称为蜕膜内征象。

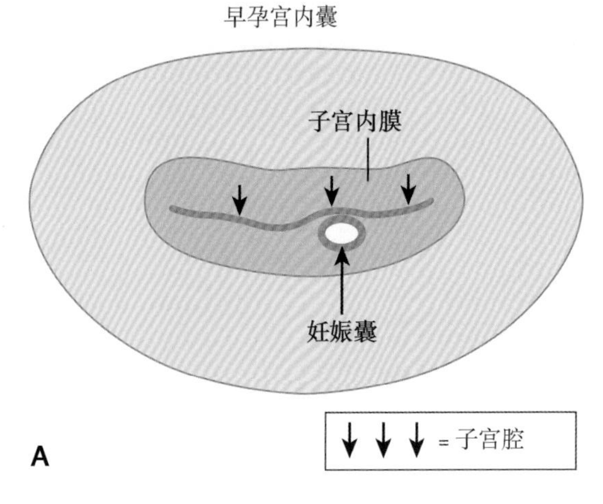

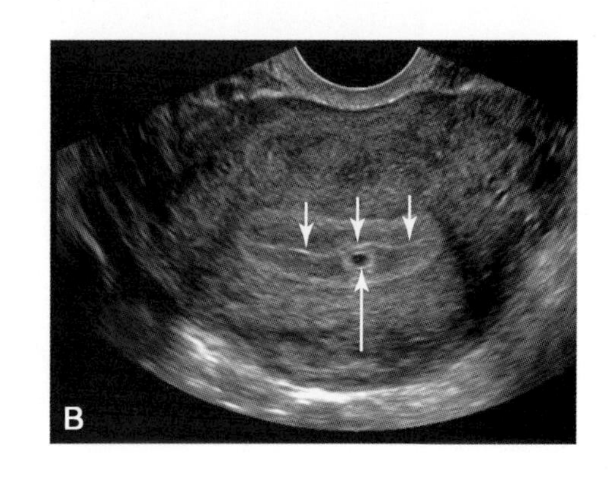

图 4-3 早期宫内妊娠囊

子宫的示意图(A)和相应的经阴道超声图像(B)显示一个小的圆形液体图像,周围环绕着一个清晰的、厚的回声组织(长箭),与早期宫内妊娠囊一致。注意它与子宫腔相邻但不在宫腔内(短箭)的位置特征。这种现象被称为蜕膜内征象。

另一种倾向于子宫内妊娠囊的模式称为双蜕膜囊征,在妊娠早期发现稍晚于蜕膜内征。双蜕膜囊征由三个环绕着妊娠囊大部分的回声层组成。这是由于妊娠囊偏心植入子宫腔一侧的子宫内膜所致。随着妊娠囊的生长,它使子宫腔变形,使其呈弯曲状。子宫腔两侧有蜕膜组织的回声层,子宫腔在弯曲的回声线之间呈低回声层(图 4-4A、图 4-4B)。内回声层(包蜕膜)对应于孕囊周围的蜕膜。外层(壁蜕膜)对应于蜕膜化的子宫内膜,位于宫腔与妊娠囊相对的一侧。在植入部位(底蜕膜)看不到三层结构。

当继发于宫外孕的子宫内积液时,称为假孕囊。当宫腔出现假孕囊的液体时,不像真孕囊那样偏心于宫腔,因此仅被单个回声层包围(图 4-4C、图 4-4D)。

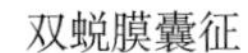

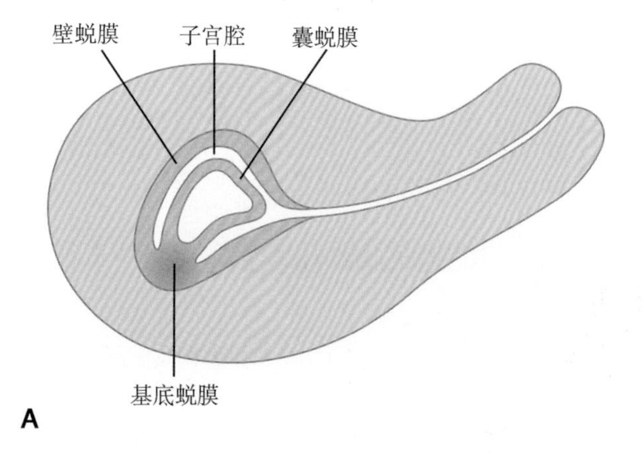

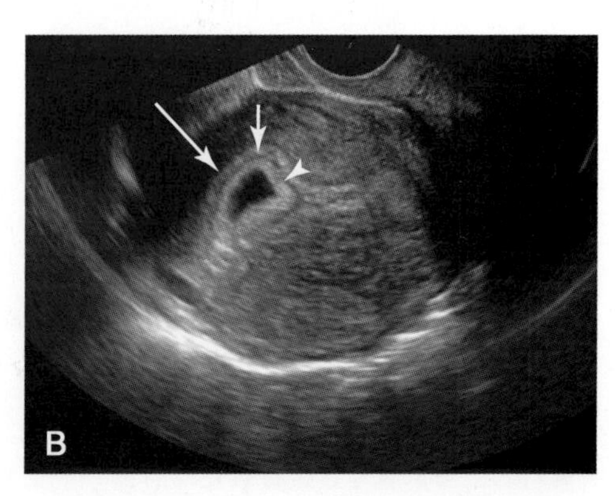

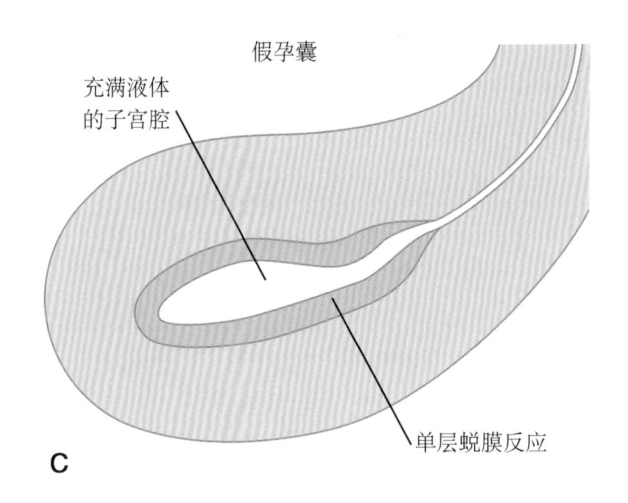

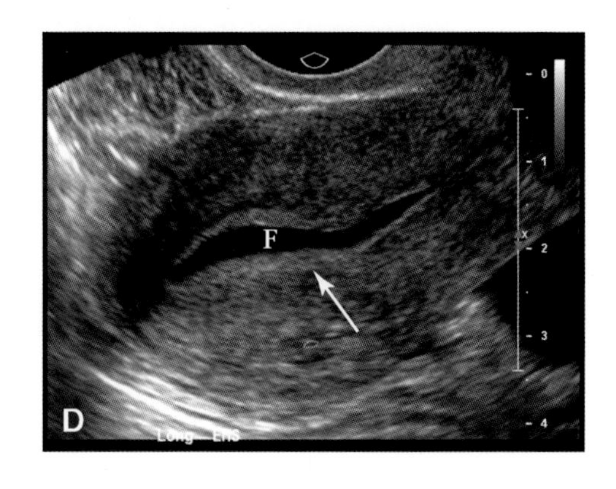

图 4-4　双蜕膜囊征与假孕囊

A、B. 双蜕膜囊征。双蜕膜囊征的示意图(A)和相应的经阴道纵向超声图像(B)描绘了围绕大部分宫内妊娠囊的三层回声。各层对应于子宫腔两侧的蜕膜,子宫腔位于各层之间。内回声层(箭头),称为包蜕膜,直接包围妊娠囊。外层称为壁蜕膜(白色长箭),位于子宫腔的对侧。宫腔(短箭)是回声层之间的低回声层。植入部位(底蜕膜)未见三层外观。C、D. 假孕囊。宫外孕患者子宫的示意图(C)和相应的经阴道纵向超声图像(D)描绘了一个由子宫腔中的液体(F)组成的假孕囊,周围环绕着一层蜕膜(箭)。

在鉴别双蜕膜囊征象和蜕膜内征象方面,观察者之间存在着明显的差异性。当明确识别时,这些征象对评估非常有帮助,因为明确的蜕膜内征象或双蜕膜囊征象强烈支持宫内妊娠囊。然而,未能识别这些特征并没有什么用,因为看不到这些征象并不能排除宫内早孕。

在妊娠大约 6 周,首次看见胚胎时,很难识别胚胎解剖或将头与臀部区分开来。在异位妊娠患者中,一个可能导致错误诊断为宫内妊娠的陷阱是将宫腔液体内血凝块或碎片误认为小胚胎(图 4-5A、图 4-5B)。在妊娠早期,如果宫内妊娠的唯一证据是看到可能为胚胎的图像,那么确定心脏活动是很重要的。因为正常的早期胚胎没有一个明显的外观,没有超声可识别的不同身体部位,如头部、身体和肢芽。在早期妊娠后期,确认宫内胚胎不需要心脏活动,因为当看到不同身体部位的更详细解剖结构时,不太可能将凝血或聚集的碎片误认为胚胎(图 4-5C、图 4-5D)。在妊娠的这个阶段缺乏明确的心脏活动与胚胎死亡是一致的:当头臀长度(CRL)≥7mm,并且没有心脏活动时,可以确认为不能存活的妊娠。

当胚胎正常生长时,大约 7 周,可以区分头部和身体。随着孕早期的进展,越来越多的解剖特征变得清晰可见。到早孕晚期,胎儿的膀胱、胃、脉络丛、四肢和脐带腹壁插入点通常都能看到(见图 2-8)。

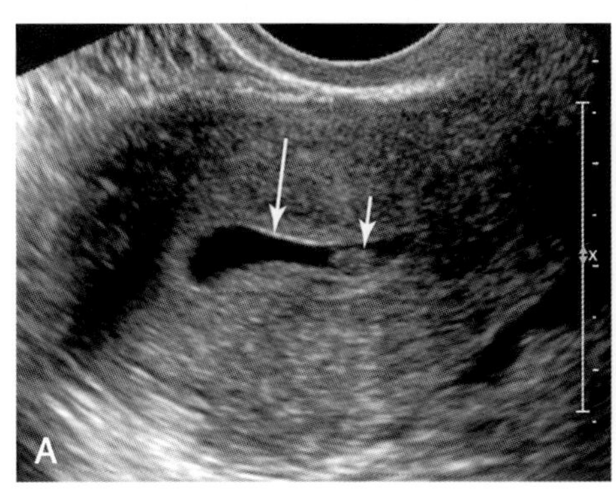

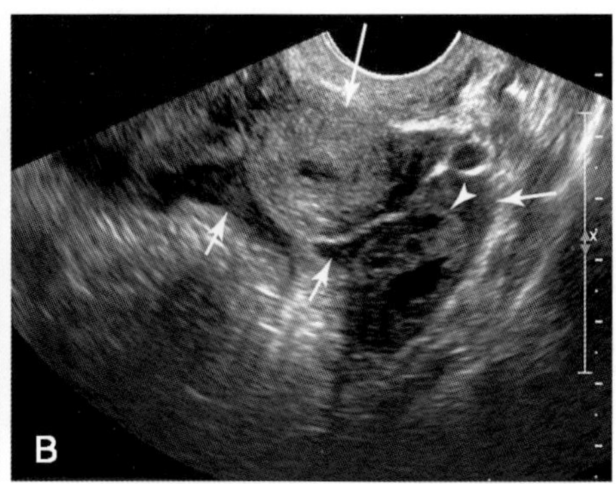

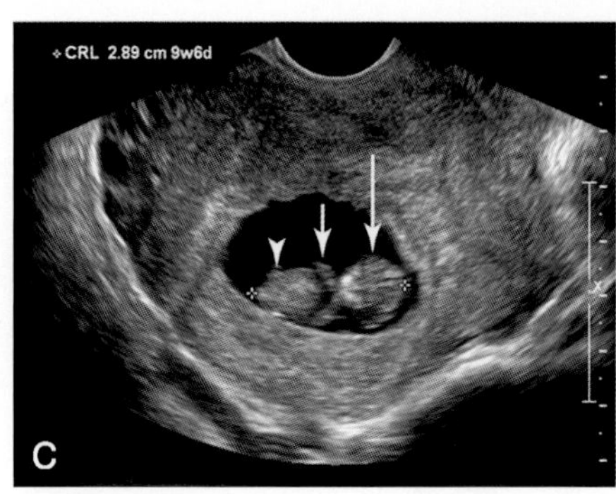

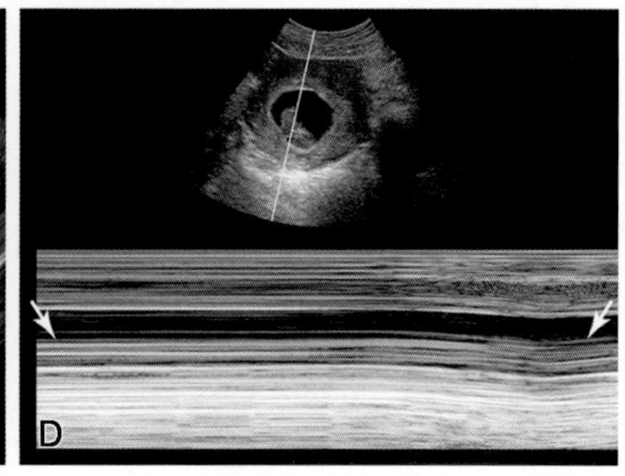

图 4-5 陷阱:宫内胚胎与带凝血的假妊娠囊

A、B. 假胎囊中凝结的血液类似于胚胎。A. 一个异位妊娠患者的子宫经阴道(TV)轴向图像显示积液(长箭)含有凝块血(短箭),最初被认为是胚胎,未见心脏活动。B. 所示为与图 A 同一患者左卵巢(箭头)内侧的异位妊娠(长箭)。还发现了盆腔出血引起的具有内部回声的游离液体(短箭)。C、D. 不能存活的胚胎。另一个患者的胚胎(C)图像显示头部(长箭)、臂芽(短箭)和身体(箭头),以及头臀长度测量值与 9 周 6 天一致。虽然在 M 型上没有发现心脏活动(D,箭),但由于可以看到不同的身体部位,因此证实了宫内妊娠。这一发现与宫内胚胎死亡相一致,因为当头臀长度≥7mm 仍没有发现心脏活动时,就可以诊断为不能存活妊娠。

在正常胚胎发生过程中发现的两个解剖特征值得特别注意,因为它们可能与胚胎发育异常相混淆。生理性中肠疝从大约 8 周开始,正常的中肠疝为脐带底部的一个局灶性、圆形、实性的结构(图 4-6)。生理性中肠疝不应误认为是脐膨出。正常的中肠疝小于胎儿的剩余腹部,直径＜7mm,可见于脐带底部。它在 12 周前回到腹部,12 周后不再出现。在后脑胚胎发育过程中,在头颅后部发现一个囊性结构,这与菱脑的发育有关(图 4-7)。这种囊性区域通常见于 7～10 周,并且具有特征性的外观,不应被误认为是脑畸形,如无脑儿、脉络丛囊肿或 Dandy-Walker 畸形。由于生理性中肠疝和菱脑囊性空腔是产前超声检查时常见的正常胚胎发育过程,因此当它们在适当时间出现时,无须在报告中描述。

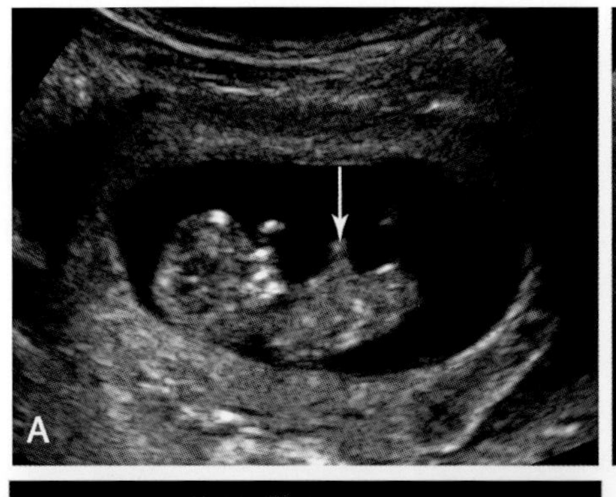

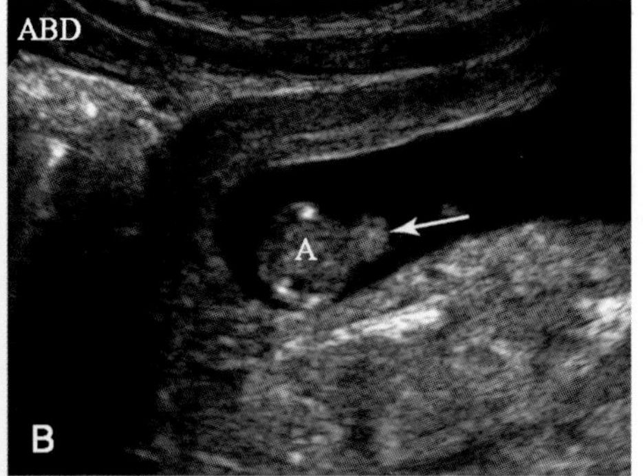

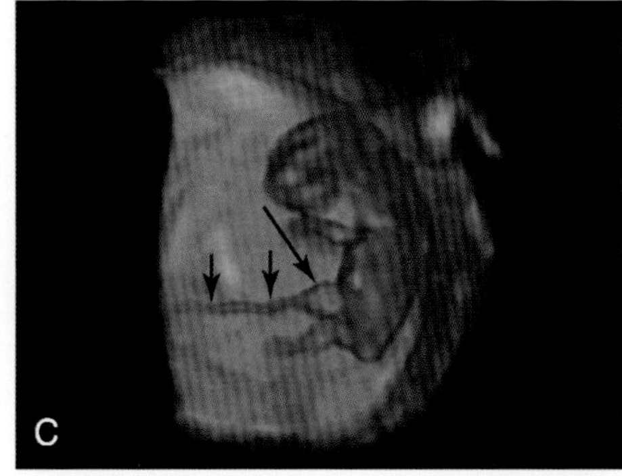

图 4-6 生理性中肠疝

A. 胚胎的矢状面图像显示,在脐带插入的位置,有一个从腹部向前突出的圆形实性结构(箭所示)。B. 胎儿腹部水平轴向图像。注意,疝的大小(箭)明显小于腹部(A)。C. 胚胎的三维图像证实中肠疝(长箭)在脐带(短箭)底部。

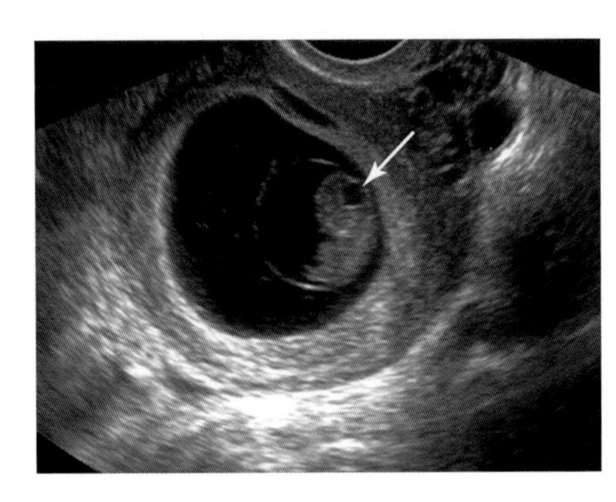

图 4-7 菱脑

妊娠 8 周胚胎的经阴道(TV)矢状图像显示,由于胚胎后脑正常发育而在头部后部出现囊性结构(箭)。这种结构不应被误认为是畸形,如无脑儿、脉络丛囊肿或 Dandy-Walker 畸形。

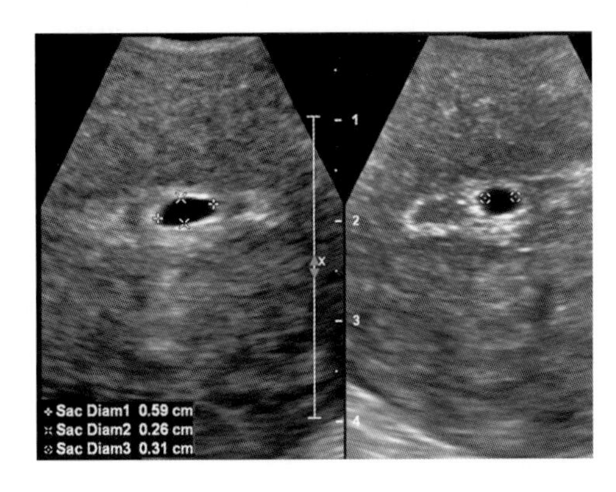

图 4-8 平均胎囊直径(MSD)测量

早期宫内妊娠囊的纵向和轴向图像示出沿三个正交平面的孕囊内壁间的距离,以测量 MSD。当 0.59、0.26 和 0.31 的测量值取平均值时,MSD 结果为 0.39cm。

(二)胎龄

孕早期超声检查的主要任务之一是确定孕龄。孕龄、胚胎龄、胎儿龄和月经龄交替使用,是指从末次月经(LMP)第一天开始计算的怀孕时间。基于 LMP 的孕龄计算是假定有规律的 28 天月经周期。LMP 估计的孕龄在非 28 天周期的妇女、月经周期不规则的妇女及月经日期不确定的妇女中是不准确的。

测量平均胎囊直径(MSD)有助于在胚胎出现之前获得妊娠时间的粗略估计。通过测量妊娠囊内壁间的距离,获得三个正交测量值并计算平均值,即可获得 MSD(图 4-8)。MSD 在估计胎龄方面不如 CRL 准确。一旦胚胎被发现,在评估中应使用 CRL 代替 MSD。当同时测量 CRL 和 MSD 时,一些软件包默认将 CRL 预测的胎龄与 MSD 对应的胎龄进行平均,但是因为 CRL 比 MSD 更准确,所以只能用 CRL 来确定胎龄,而不是 MSD 和 CRL 的组合来确定胎龄。

CRL 是沿着胚胎的长轴从头顶(头)到臀部(身体的底部,图 14-9)测量的。胚胎应处于中间位置,颈部无明显屈曲或伸长。一个潜在的陷阱是将卵黄囊误认为胚胎的头部,并将其包含在 CRL 中,从而导致一个错误的增大的值(见图 2-2B、图 2-2C)。

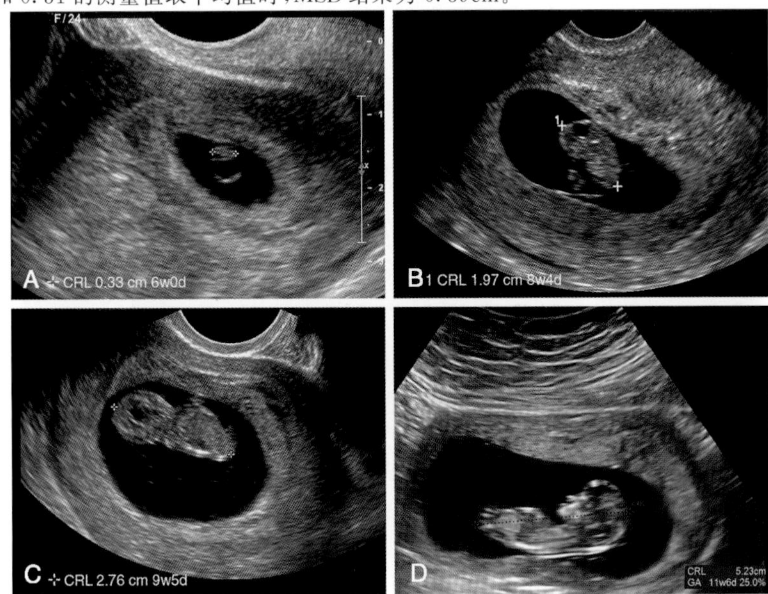

图 4-9 头臀长度(CRL)的测量

孕早期不同阶段的胚胎图像显示了测量 CRL 的合适的扫描平面和测量位置。一旦头部和身体有了明显的区别,就应该从头顶部到身体底部进行测量。胚胎应处于中间位置,颈部无明显屈曲或伸长。

三、异常宫内妊娠

(一)一般性概念

一个能够存活的妊娠是要有一个活着的胎儿。失败妊娠和妊娠失败这两个术语经常被用来描述一个不能存活的妊娠。超声在区分宫内活胎和非活胎方面起着重要作用。在做出这一区分时,应始终保持怀疑的态度,因为报告不能存活的妊娠可能导致终止妊娠或服用甲氨蝶呤等干预措施,这可能对妊娠造成严重的不可逆损害。即使超声特征可疑失败的妊娠,如果有一点存活的可能,应告知患者而不应报告为失败的妊娠。

以往采用的超声诊断妊娠失败的标准不够严格,不能保证一个可能存活的胚胎不会被错误地描述为不能存活。以前的标准最近已被修改。《新英格兰医学杂志》(*NEJM*)2012 年 10 月发表一篇综述,描述了超声医师协会的多学科专家共识,该共识修订了可能出现在宫内妊娠失败中的超声特征,这些特征分为两组:诊断为妊娠失败的特征和有重要意义但不能诊断为妊娠失败的特征。

(二)失败妊娠:超声诊断特征

如果在经阴道超声上无法识别心脏活动,且 CRL≥7mm,则可诊断胚胎死亡(图 4-10A、图 4-10B,框图 4-1)。这与之前广泛采用的 5mm 阈值有所不同,5mm 有时被称为"5 和活着"。对于一个 CRL 大于或等于 5mm 没有看见心脏活动的胚胎在随后被证明是活着的是不常见的,但是最近发表的研究报道了一些 CRL 在 5～7mm 的胚胎随后表现出心脏活动。如果在 CRL<7mm 的胚胎中看不到心脏活动,则应进行超声随访以评估是否存活。

诊断不能存活妊娠的第二个标准是当 MSD 为 25mm 或更大时不能识别胚胎(图 4-10C、图 4-10D)。先前使用的 16mm 的阈值不够严格,因为有报道称,MSD 在 16～21mm 的妊娠,最初看不见胚胎,但随后出现了活的胚胎。目前 25mm 的阈值设置高于 21mm,这给疑似妊娠失败更多的观察机会,同时包容了不同医师 MSD 的测量误差。

另外两个被认为是诊断妊娠失败的超声标准依赖于超声检查后一段时间随访的超声检查结果。在超声显示妊娠囊但没有卵黄囊的情况下,间隔 2 周或 2 周以上未能发现有心脏活动的胚胎可诊断为不能存活的妊娠。同样地,在超声发现含有卵黄囊的孕囊后,间隔 11d 或更长时间未能出现具有心脏活动的胚胎也被诊断为不能存活的妊娠(图 4-10E、图 4-10F)。

框图 4-1 失败妊娠:诊断标准(经阴道超声)

单一次检查
- 头臀长≥7 mm,无心脏活动
- 平均胎囊直径≥25mm,看不见胚胎

随访声像图
- 无心脏活动的胚胎
  - 无卵黄囊的妊娠囊显影后 2 周或 2 周以上
  - 有卵黄囊的妊娠囊显影后 11d 或以上

Modified from Doubilet PM, Benson CB, Bourne T, et al: Diagnostic criteria for nonviable pregnancy early in the first trimester, N Engl J Med 369(15):1443-1451, 2013.

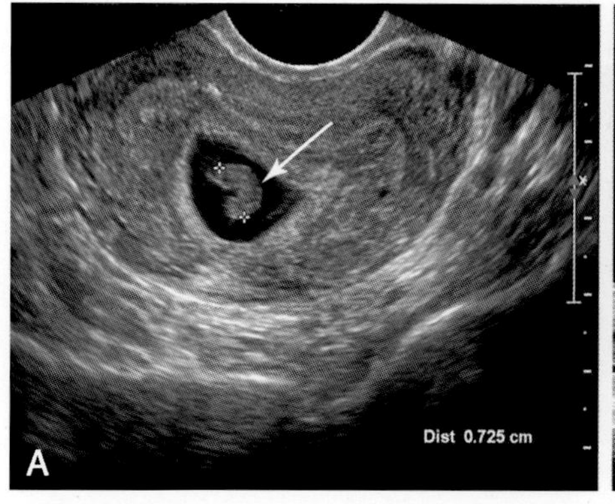

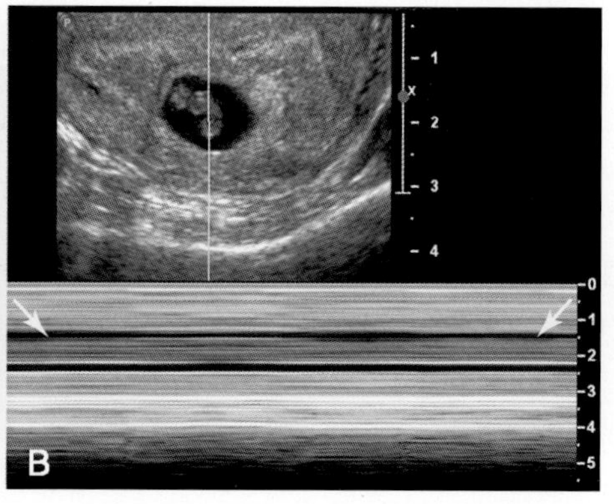

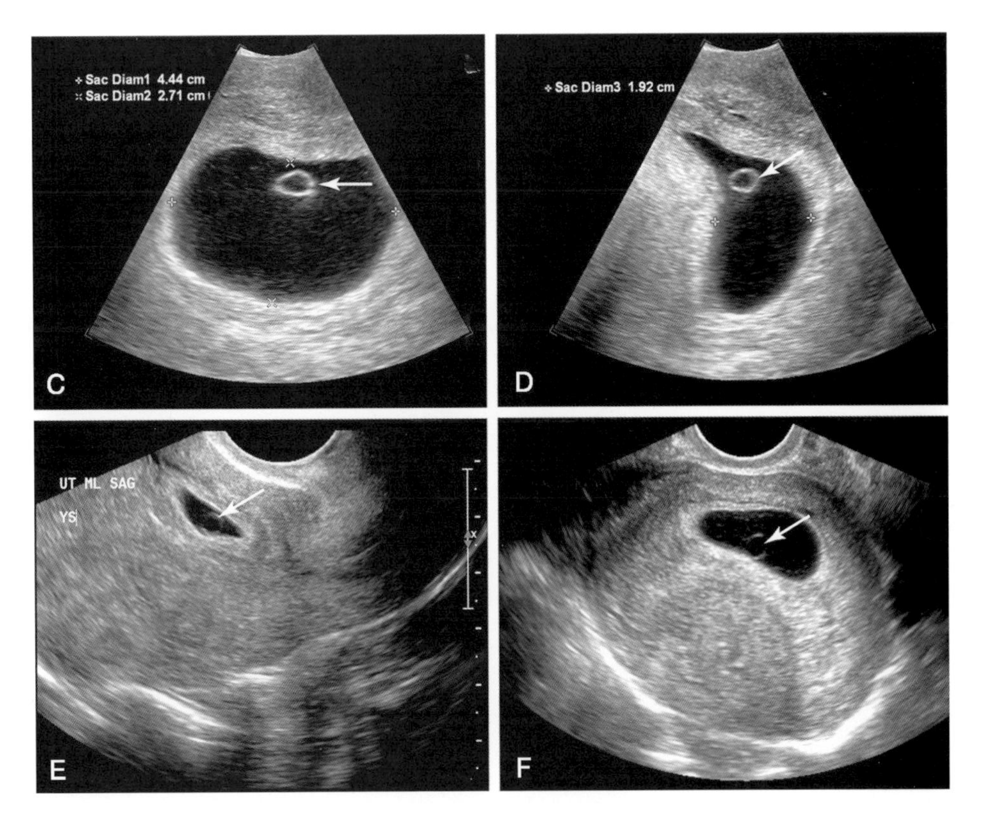

图 4-10 不能存活的妊娠

A、B. 基于头臀长(CRL)的诊断结果。宫内妊娠经阴道(TV)图像(A)显示 CRL 为 0.725cm 的胚胎(箭)。B. M 模式下没有心脏活动(箭)。当 CRL 为 7mm 或更大,不能确定心脏活动时,就可以诊断为不能存活的妊娠。C、D. 基于平均妊娠囊直径(MSD)的诊断结果。宫内妊娠囊的纵向(C)和轴向(D)图像显示卵黄囊(箭),但没有胚胎或心脏活动。测量孕囊直径 4.4、2.7 和 1.9cm,计算 MSD 为 30.1mm。这些发现是基于 MSD>25 mm 时未能识别有心脏活动的胚胎而诊断为不能存活的妊娠。E、F. 基于随访超声的诊断结果。在最初的扫查(E)和 12d 后的随访超声图(F)中,子宫内妊娠的经阴道超声图像显示卵黄囊(箭),但 2 次检查均未显示胚胎。在观察到妊娠囊和卵黄囊后,间隔 11d 或更长时间未能发现有心脏活动的胚胎;或观察到妊娠囊而没有卵黄囊后 2 周或 2 周以上,未能发现有心脏活动的胚胎,考虑为不能存活的胚胎。

(三)不能诊断为妊娠失败的重要特征

有许多超声发现是考虑但不确定的宫内妊娠失败。当相关的征象出现时,7~10d 通常被认为是后续超声检查的合理时间间隔,尽管根据每个病例的发现和表现,重复超声检查的时间可能短于或长于此时间间隔。可疑发现包括比先前描述的诊断妊娠失败的征象轻一些的征象及额外的超声发现(框图 4-2)。

例如,任何大小的胚胎有无心脏活动都是一个值得关注的特征,因为心脏活动通常在看见胚胎时就可以看到(图 4-11A)。同样,胚胎通常(但并非总是)在 MSD 为 16mm 时就被发现;因此,当 MSD 为 16~24 mm 时未能发现胚胎被认为是一个值得关注的特征,但不是妊娠失败的诊断。与最初超声检查结果和后续超声检查结果之间间隔的时间有关的重要特征包括:①超声检查显示妊娠囊中没有卵黄囊,间隔 7~13d 未出现有心脏活动的胚胎;②超声显示妊娠囊中有卵黄囊,间隔 7~10d 后未出现有心脏活动的胚胎。

其他疑似但不能明确诊断妊娠失败的超声特征包括羊膜、卵黄囊、相对于胚胎及 LMP 的妊娠囊大小。因为卵黄囊是正常发育的妊娠囊中可以看到的第一个结构,所以在没有卵黄囊或胚胎时就看到羊膜(图 4-11B)是一个重要的超声特征。这一征象被称为“空羊膜征”。一个>7mm 的大卵黄囊也是一个值得关注的征象,因为正常的卵黄囊直径通常<6mm(图4-11C)。虽然卵黄囊

框图 4-2 失败妊娠:相关发现(非诊断性)(经阴道超声)	
单一次检查	妊娠囊形态异常(轮廓不规则,周边边缘回声较薄)
头臀长<7 mm,无心脏活动	孕囊低位
平均胎囊直径 16～24mm,无胚胎	胚胎心率减慢
异常的卵黄囊:大(>7mm),钙化,畸形	在 LMP 后 6 周或更长时间未能看到胚胎
空羊膜征	**随访超声**
双泡征	无心脏活动的胚胎
绒毛膜隆起	无卵黄囊的妊娠囊显影后 7～13d
相对于胚胎大小的小孕囊(早期羊水过少)	有卵黄囊的妊娠囊显影后 7～10d
相对于胚胎大小的大羊膜囊	

Modified from Doubilet PM, Benson CB, Bourne T, et al: Diagnostic criteria for nonviable pregnancy early in the first trimester, N Engl J Med 369(15): 1443-1451, 2013.

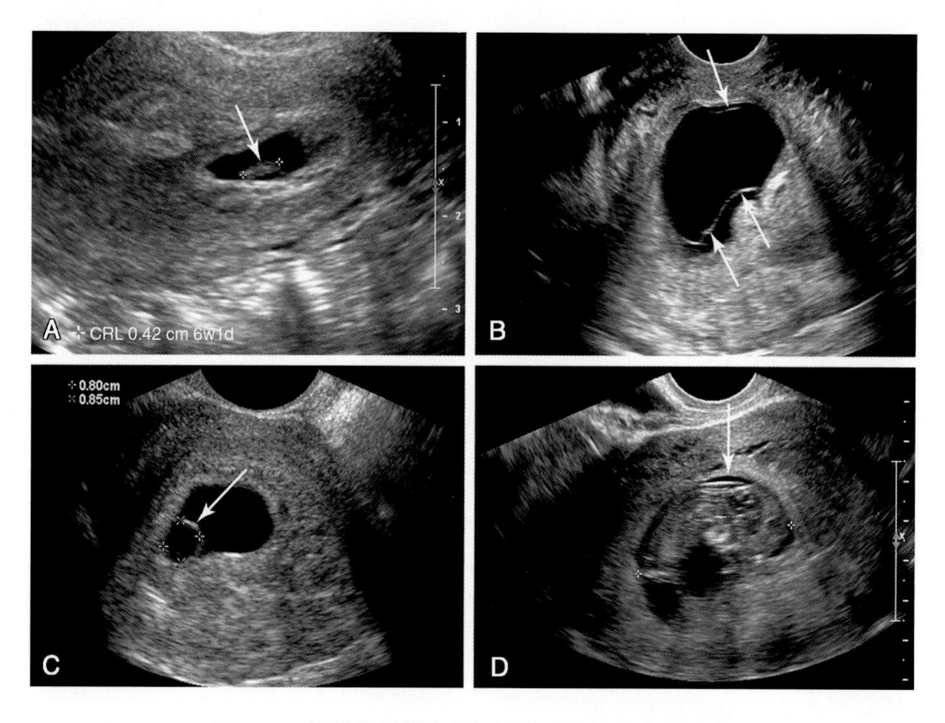

图 4-11 疑似但不能诊断妊娠失败的超声检查结果

A. 经阴道(TV)图像显示胎儿(箭)的头臀长(CRL)为 0.42cm。没有发现心脏活动。任何大小的胚胎发现没有心脏活动都是一个疑似妊娠失败的重要的特征,因为心脏活动通常在发现胚胎时就可以看到。B. 空羊膜。子宫内妊娠囊的经阴道超声图像显示羊膜(箭),但没有卵黄囊或胚胎。这是一个重要的特征,因为卵黄囊才是正常发育中的妊娠囊中的第一个结构。C. 大卵黄囊。经阴道超声图像显示一个卵黄囊大小为 0.8cm×0.85cm 的宫内妊娠囊。卵黄囊直径≥7mm 被认为是一个重要的特征;正常的卵黄囊直径通常<6mm。D. 妊娠早期羊水过少。子宫内妊娠囊(箭)的经阴道超声图像显示,妊娠囊的大小相对于胚胎(光标)的大小不成比例的小。平均胎囊直径减去 CRL 应该>5mm,但是在这个例子中,胚胎几乎完全填满了妊娠。

的测量不是妊娠早期产科超声检查的必要组成部分,但大卵黄囊在主观上是明显的。当怀疑卵黄囊大小异常时,可以测量卵黄囊以确定主观印象。有时很难区分大卵黄囊和空羊膜,但这并不重要,因为两者都是妊娠失败的特征。相对于胚胎的大小,异常小的妊娠囊也是一个值得关注的特征,并且在主观评估中通常很明显(图 4-11D)。当怀疑时,可以计算 MSD 减去 CRL;<5mm 证实与胚胎相关的孕囊小,这一特征被称为妊娠早期羊水过少。未能在 LMP 后 6 周或更长时间内看到胚胎也是一个值

得关注的特征，但不能诊断妊娠失败，因为 LMP 在预测妊娠时间方面可能不可靠。

除了 *NEJM* 综述文章中描述的重要特征外，还有一些与妊娠失败风险增加相关的超声特征。胚胎心率异常缓慢与随后胚胎死亡的风险增加有关。当在 5～6 周首次看见胎心时，正常心率相对较低，通常为 100～120bmp，随后在 9～10 周增加至 140～170bmp，之后就停滞不前了。明显的低心率，特别是在 6.3 周前低于 90bpm 和随后＜110 bpm 的心率，被称为妊娠早期心动过缓，与胚胎死亡风险增加有关。妊娠早期心动过缓也与染色体异常有关。一般来说，心动过缓越严重，就越有可能出现随后的妊娠丢失。无论其严重程度如何，妊娠早期心动过缓被认为是一个与妊娠失败相关的重要特征，但不是妊娠失败的诊断依据。

需引起关注的与异常妊娠有关的妊娠囊特征包括：轮廓扭曲；周边边缘薄、不规则或周边回声减低（图 4-12A）；妊娠囊位置低；羊膜囊与胚胎大小相比异常大；卵黄囊异常和绒毛膜肿块。羊膜囊直径和 CRL 差通常在 1～2mm。与 CRL 相比，过大的羊膜腔是一个重要的特征（图 4-12B）。绒毛膜肿块是妊娠囊周围组织局部凸入囊内（图 4-12C）。绒毛膜肿块可以是等回声或低回声，并被认为是血肿。一个潜在的陷阱是把绒毛膜肿块误认为是胚胎。

异常的卵黄囊结构，如钙化或异常形状，与妊娠失败的可能性增加有关（图 4-12D）。卵黄囊和羊膜囊统称为双泡征，偶尔在 5～7 周出现，是指胎囊内两个圆形结构并排出现，对应于羊膜囊和卵黄囊，胚胎位于两者之间（图 4-12E）。双泡征很少出现，但当看到时与妊娠丢失率增加有关。妊娠囊应位于子宫体的上部，低位妊娠囊（图 4-12F）与妊娠丢失和宫颈异位妊娠有关，或者可能由于子宫肌瘤而向下移位。一过性出现的低位妊娠囊可能是由于子宫收缩所致。

阴道出血是妊娠早期超声检查的常见指征。许多术语，包括绒毛膜下血肿、植入性出血、妊娠周围血肿和子宫内血肿，被用来描述妊娠囊旁的积血。关于妊娠早期妊娠周围血肿是否与妊娠丢失的可能性增加有关，存在争议。大多数研究表明，在大血肿（如孕囊周长的一半以上）和高龄产妇中，流产的发生率升高。根据血肿的大小和位置，以及出血后时间的长短，血液可以显示一系列的超声表现（图 4-13）。出血可导致子宫内膜分离，并可显示出妊娠囊的边缘。随着血肿的发展，急性血肿出现回声增强并逐渐回声减弱。正常绒毛膜腔位于羊膜腔周围，不要将其误认为绒毛膜下血肿。绒毛膜腔可能显示内部回声，但它位于薄羊膜周围的妊娠囊内，而妊娠周围血肿位于妊娠周围，由较厚的组织带与之分离（图 4-13、图 4-14）。

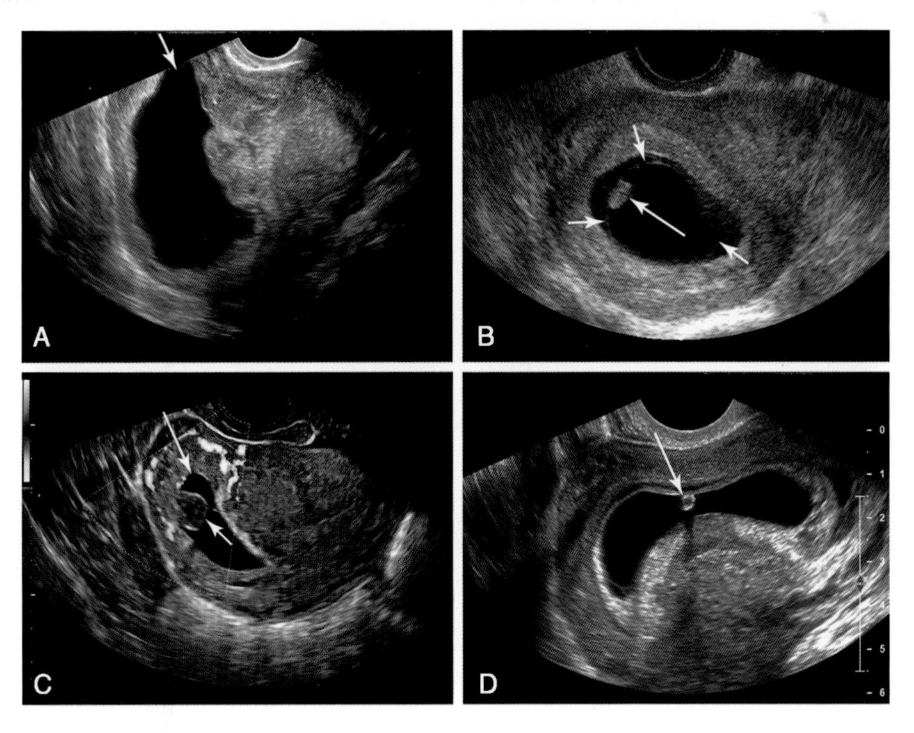

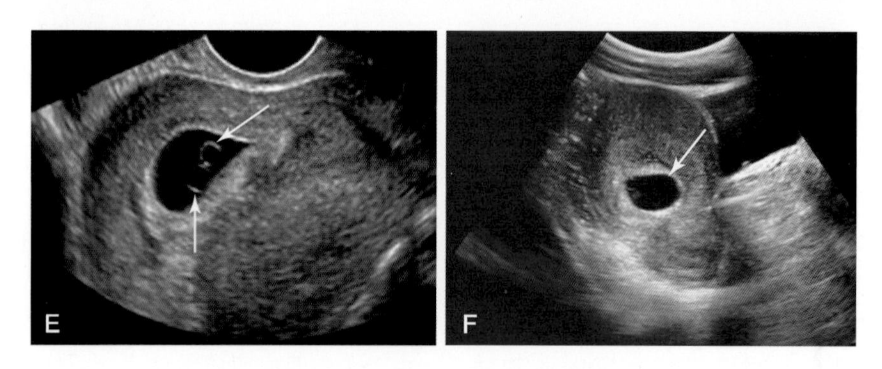

图 4-12 疑似但不能明确诊断妊娠失败的超声特征

A. 经阴道(TV)超声图像显示妊娠囊轮廓不规则,扭曲(箭)。B. 经阴道超声图像显示羊膜囊相对于胚胎的大小(长箭)大于预期(短箭)。羊膜囊直径和头臀长(CRL)在妊娠期通常相似。C. 绒毛膜肿块。经阴道超声彩色多普勒图像显示子宫内妊娠囊(长箭)有一个凸出的实性组织进入妊娠囊,称为绒毛膜肿块(短箭)。彩色多普勒显示绒毛膜肿块内无血流,这被认为是由于血肿引起的。D. 钙化卵黄囊。经阴道超声图像显示宫内妊娠囊的一个高回声卵黄囊(箭)伴后方声影,与钙化一致。异常的卵黄囊结构,如钙化或形状异常,与妊娠失败率增加有关。E. 双泡征。经阴道超声图像显示妊娠囊的两个圆形结构并排排列(箭),其中一个可能是羊膜囊,另一个可能是卵黄囊。这种结构很少被看到,但当出现时与怀孕失败的发病率增加有关。F. 经腹图像显示妊娠子宫的妊娠囊(箭)位于子宫体的下部。低位妊娠囊与妊娠丢失、宫颈异位妊娠有关,或因为子宫肌瘤使孕囊向下移位。一过性出现的低位妊娠囊可能是由于子宫收缩所致。

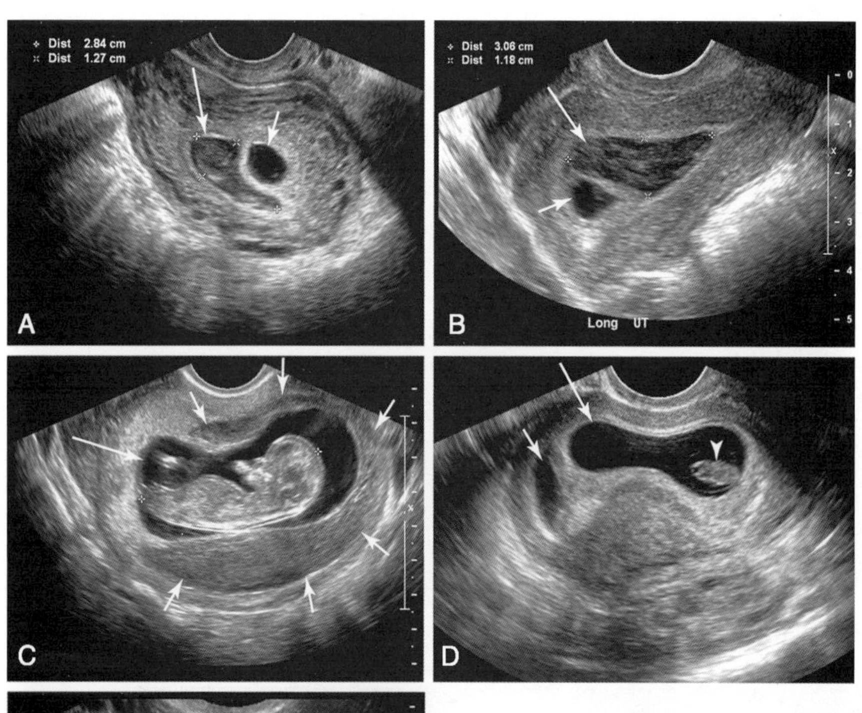

图 4-13 不同患者的妊娠期血肿

A、B. 经阴道(TV)早期宫内妊娠图像显示典型的妊娠周围血肿(长箭)内部回声,位于妊娠囊(短箭)附近。C. 在妊娠 12 周时获得的 TV 超声图像显示,妊娠囊(长箭)周围有超过一半的血肿(短箭),这一发现与妊娠丢失率增加有关。D. 妊娠子宫斜位图像显示妊娠囊(长箭)包含胚胎(箭头)与其旁积血(短箭)相邻。妊娠周围血肿类似于双胎妊娠的第二个胎囊。E. 双胎囊。子宫的轴位图像显示两个宫内妊娠囊(箭),有一个厚的膜分隔,与双绒双羊双胎一致。有时区分双胎妊娠和邻近妊娠囊的血肿很困难。

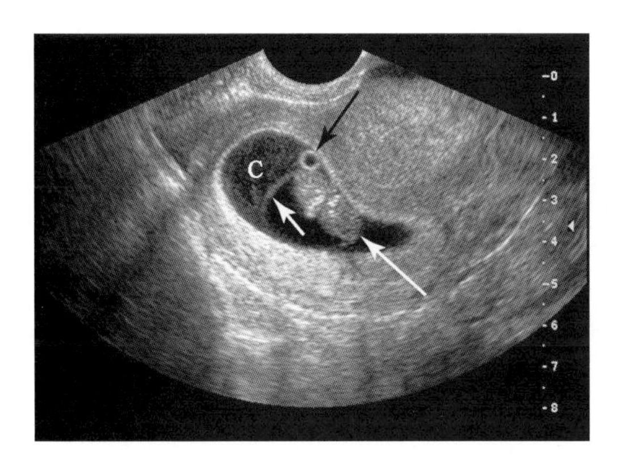

图 4-14　绒毛膜腔

妊娠 8 周时的经阴道(TV)图像显示羊水腔中有一个胚胎(长的白色箭)。羊膜腔是无回声的,由羊膜(白色短箭)与绒毛膜腔(C)分开。卵黄囊(黑色箭)位于羊膜外的绒毛膜腔内。绒毛膜腔可以表现出内部回声,比羊膜腔回声更强。正常的绒毛膜腔不应被误认为是妊娠周围血肿,血肿位于妊娠囊周围而不在其中,且有一个厚的隔膜分隔(与图 4-13A、图 4-13B 相比)。

四、子宫肌瘤

根据子宫肌瘤的大小和位置,可能使妊娠子宫扭曲、增大或干扰分娩(图 4-15A 至图 4-15D)。子宫肌瘤在怀孕期间有时会增大,并可能因缺血而发生囊性变。如果子宫肌瘤内有一个坏死的囊性空间,可能被误诊为第二胎囊,或者如果肌瘤有蒂或外生,则被误诊为异位妊娠(图 4-15E、图 4-15F)。子宫肌瘤也可以将正常的宫内妊娠挤压到异常位置或干扰异位妊娠的发现(图 4-15G、图 4-15H)。大的或多发子宫肌瘤与妊娠并发症的风险增加有关,特别是当它们位于胎盘后的时候。子宫收缩在怀孕期间可能被误认为是子宫肌瘤(图 4-16)。

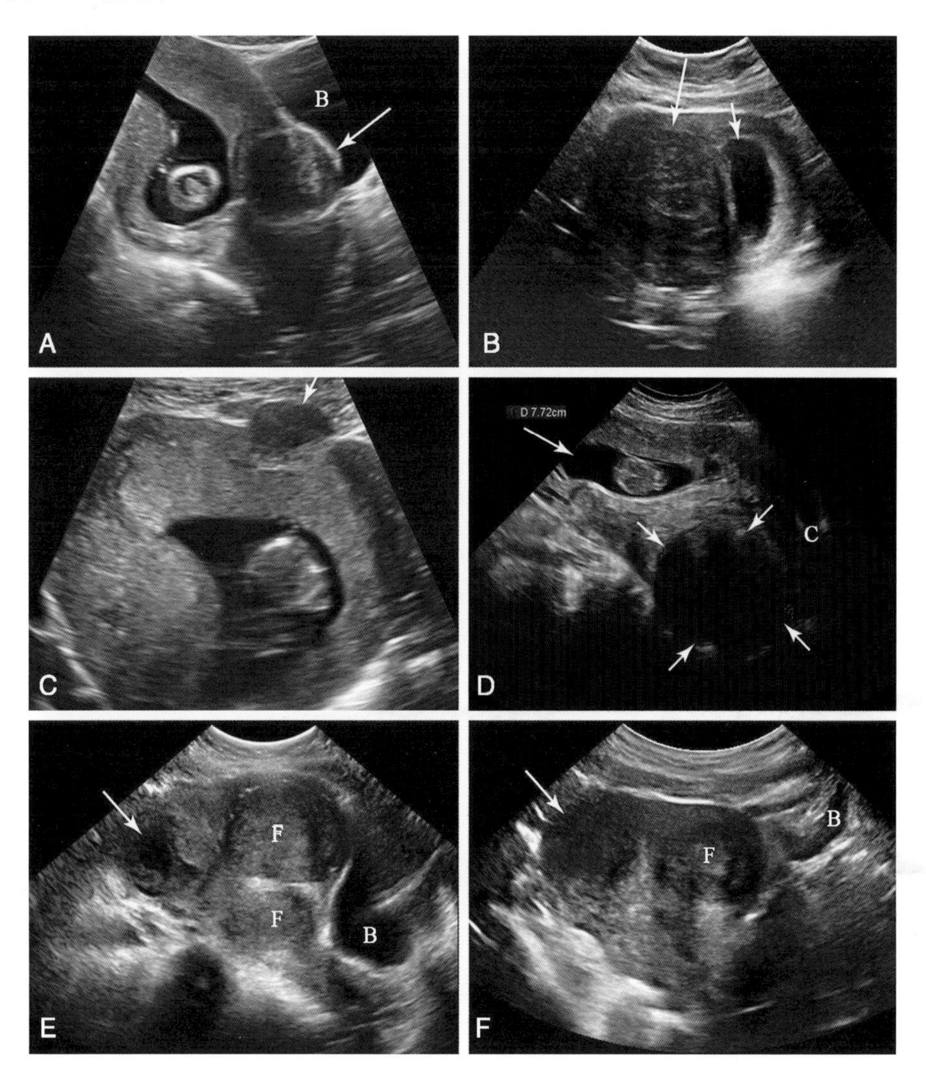

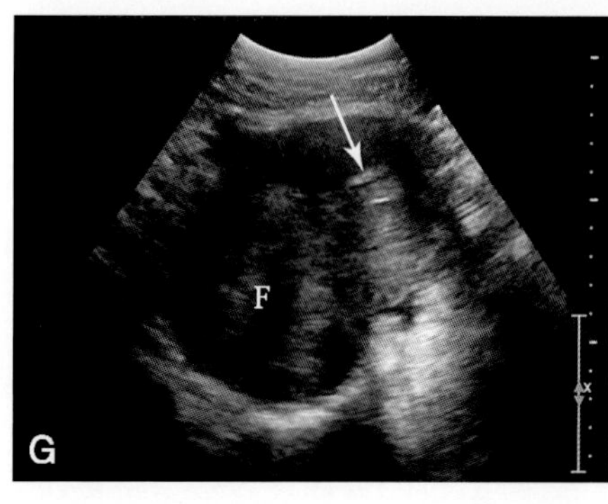

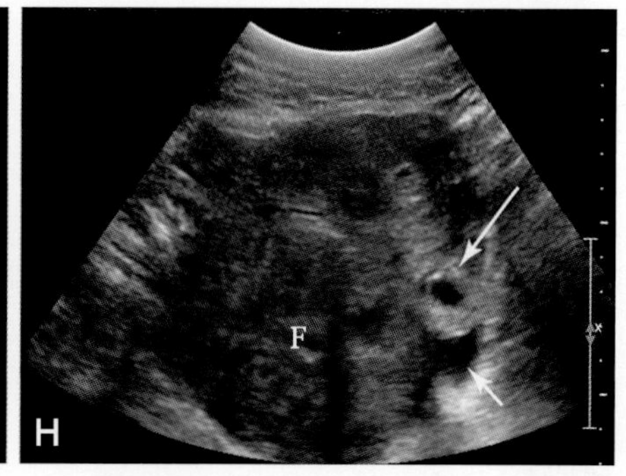

图 4-15 妊娠早期的子宫肌瘤

A. 妊娠 12 周妊娠子宫纵向经腹(TA)图像显示,子宫前壁下段周围钙化的肌瘤(箭),使膀胱(B)后壁表面轮廓变形。B. 轴向经腹超声图像显示子宫的一个大的肌瘤(长箭)将妊娠囊(短箭)推向子宫的左侧。C. 妊娠 12 周妊娠子宫的轴向 TA 超声图像显示子宫前壁有凸向浆膜下小肌瘤(箭)。D. 妊娠 11 周 5 天的子宫纵向 TA 超声图像显示子宫颈(C)后壁有一个大的肌瘤(短箭),长达 7.7cm。这个部位的大子宫肌瘤会影响阴道分娩。妊娠囊(长箭)。E、F. 内有坏死的子宫肌瘤,类似间质部异位妊娠。E. 妊娠试验阳性患者的子宫纵向 TA 超声图像显示多发性子宫肌瘤(F)和含有液体的病变(箭),内部回声不规则,与间质部异位妊娠相似。未发现其他妊娠囊。F. 与图像 E 中相同患者怀孕前的纵向 TA 超声图像,在与先前怀疑的间质性异位妊娠相似的位置显示出实性的子宫肌瘤(箭),表明图像 E 中的含液结构对应于子宫肌瘤的囊性变,而不是间质部异位妊娠。G、H. 异位妊娠被子宫肌瘤所掩盖。G. 在妊娠试验阳性下,盆腔轴向 TA 超声图像显示在子宫(箭)中没有妊娠囊和一个大的向右后外生子宫肌瘤(F)。在最初的图像上没有异位妊娠囊。H. 同一天晚些时候在不同扫描平面上获得的图像显示异位妊娠(长箭)和少量游离盆腔液(短箭)。大的子宫肌瘤(F)妨碍早期诊断异位妊娠。

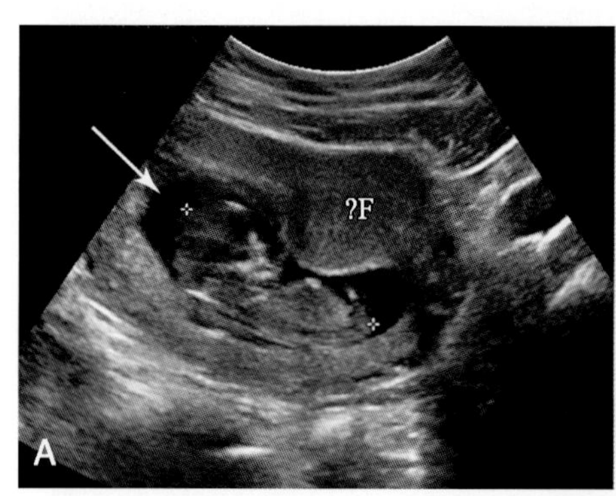

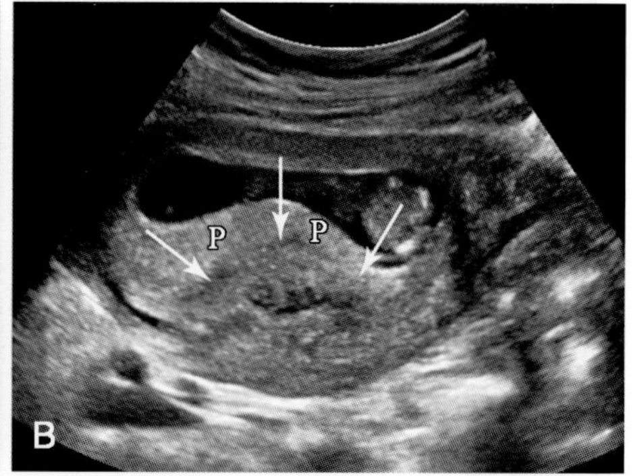

图 4-16 子宫收缩似子宫肌瘤

A. 子宫收缩似子宫肌瘤。妊娠 12 周 1 天时的经腹纵向(TA)图像显示妊娠囊(长箭)内有胚胎(光标)和明显的隆起肿块(? F),首先考虑子宫肌瘤。B. A 图像患者大约 1h 后获得的图像,由于先前子宫收缩的消失,没有显示先前所见。胎盘后子宫收缩(箭),位于胎盘(P)后方。

五、异位妊娠

(一)一般性概念

异位妊娠是指受精卵植入子宫内膜以外。异位妊娠的危险因素包括:盆腔炎病史、异位妊娠病史、辅助生殖技术(如促排卵和体外受精)及宫内节育器或输卵管结扎患者(图 4-17)。异位妊娠也发生在许多没有危险因素的患者身上。异位妊娠是孕产妇死亡的主要原因。临床表现非特异,包括妊娠试验阳性患者的阴道出血、疼痛、附件压痛和附件肿块。大多数异位妊娠是输卵管妊娠,最常见于输卵管的壶腹部,可以在输卵管的任何其他部位发现,其他输卵管妊娠发生率的降序排列为输卵管的峡部、伞端和间质(穿过子宫壁的壁内段)部分。

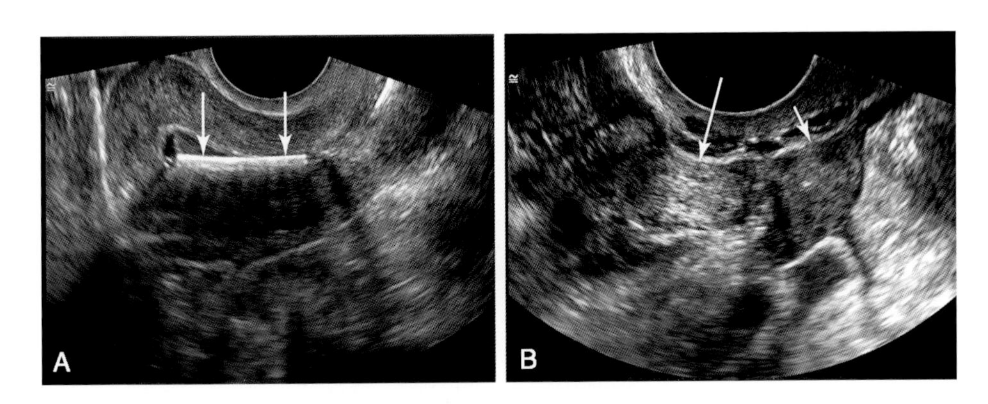

图 4-17　宫内节育器与异位妊娠

A. 妊娠试验阳性患者的子宫纵向经阴道(TV)图像显示子宫腔内有节育器(箭)。B. 与图像 A 同一患者左侧附件的轴向 TV 图像显示左侧卵巢(短箭)内侧的小回声团(长箭),对应于异位妊娠。宫内节育器孕妇异位妊娠的风险增加。

异位妊娠超声诊断中最重要的任务之一是确定是否有宫内妊娠。如果报告有宫内妊娠,一般认为没有异位妊娠是安全的,患者将得到相应的孕期管理。如果真的有异位妊娠,它可能破裂,导致潜在的灾难性后果。相比之下,如果没发现宫内妊娠,临床医师可能会假设患者有异位妊娠,并通过干预措施(如甲氨蝶呤给药)来管理患者,这会损害可能存在的宫内妊娠。不明部位妊娠一词是指既未发现宫内妊娠也未发现异位妊娠(图 4-18)。不明部位妊娠的鉴别诊断包括:早期宫内妊娠、宫内妊娠失败和异位妊娠。

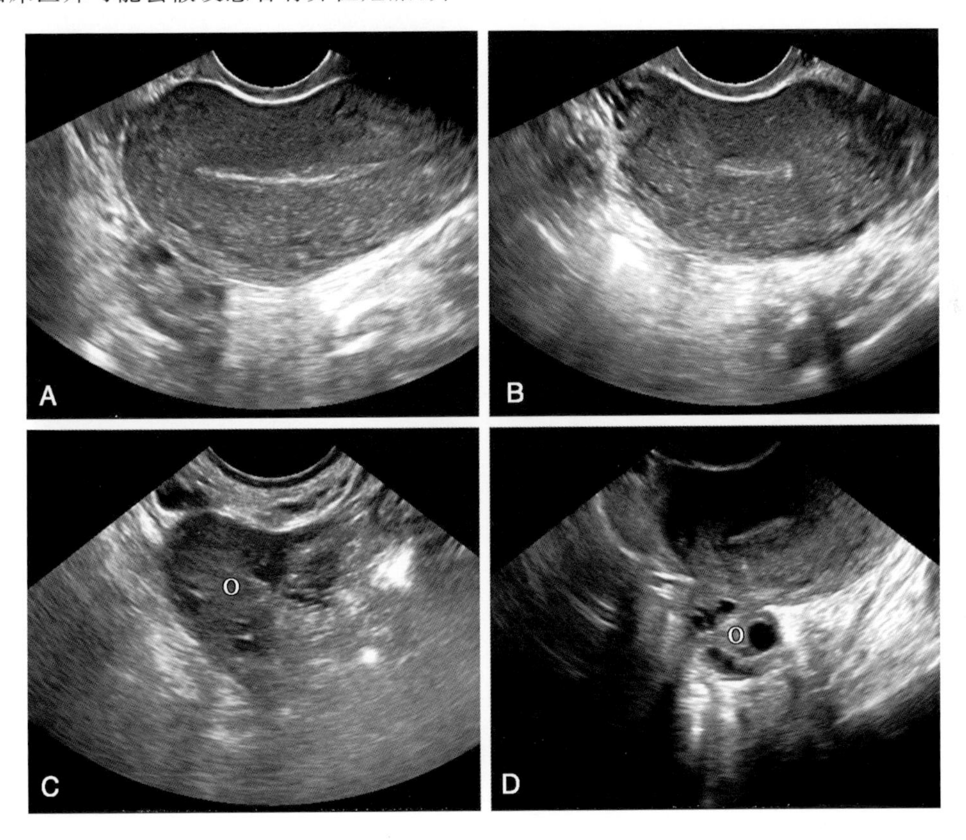

图 4-18　不明部位妊娠

妊娠试验阳性患者的子宫的纵向(A)和轴向(B)图像及右附件(C)和左附件(D)图像未显示宫内妊娠或异位妊娠。鉴于妊娠试验呈阳性,称为不明部位妊娠。图中 O 为卵巢。

宫内妊娠的超声检查结果包括:确定有心脏活动的宫内胚胎、宫内卵黄囊或确切的宫内妊娠囊的证据(如显示蜕膜内征或双蜕膜囊征的积液;见图 4-2 至图 4-4)。妊娠是否可以存活,虽然非常重要,但对于回答是否存在宫内妊娠的具体问题并不重要。活的宫内妊娠、生存能力不确定宫内妊娠和不能存活的宫内胎妊娠都可以解释妊娠试验阳性。因此,可以除外异位妊娠(虽然不能完全排除,因为异位妊娠偶尔会与宫内妊娠同时发生)。

(二)宫内表现

异位妊娠患者子宫内膜和宫腔表现多种多样。子宫内膜可能正常、增厚或不均匀(图 4-19)。它可能包含充满液体的结构,包括假孕囊或蜕膜囊肿。假孕囊是由于某些异位妊娠时子宫内膜腔内积聚的血液形成的液体或碎片等其他物质的聚集,是由于异位妊娠时激素刺激子宫内膜蜕膜化,继发出血或细胞脱落进入子宫腔而形成。假孕囊发生在少数异位妊娠中,很难与宫内胎囊区分开来。假孕囊的大小和回声上变化很大(图 4-20A 至图 4-20C)。由于血液细胞等物质的分层,一些假妊娠囊中含有分层液体(图 4-20D)。有时在假孕囊中可以看到一小部分碎片或细胞的聚集,类似于没有心脏活动的早期胚胎(图 4-20E)。由于假孕囊是由子宫腔中的液体或细胞组成,它被一个单一的蜕膜回声层所包围,没有宫内妊娠中的双蜕膜囊征。蜕膜囊肿是子宫内膜中的一个小囊肿,在妊娠试验阳性未发现宫内妊娠的情况下,与异位妊娠的发病率增加有关。囊肿的多样性、周围缺乏厚的回声边缘及远离子宫腔的位置有助于区分蜕膜囊肿和宫内妊娠囊(图 4-21)。如果蜕膜囊肿是单个的,并且位于子宫腔附近,那么很难将其与妊娠囊区分开来。

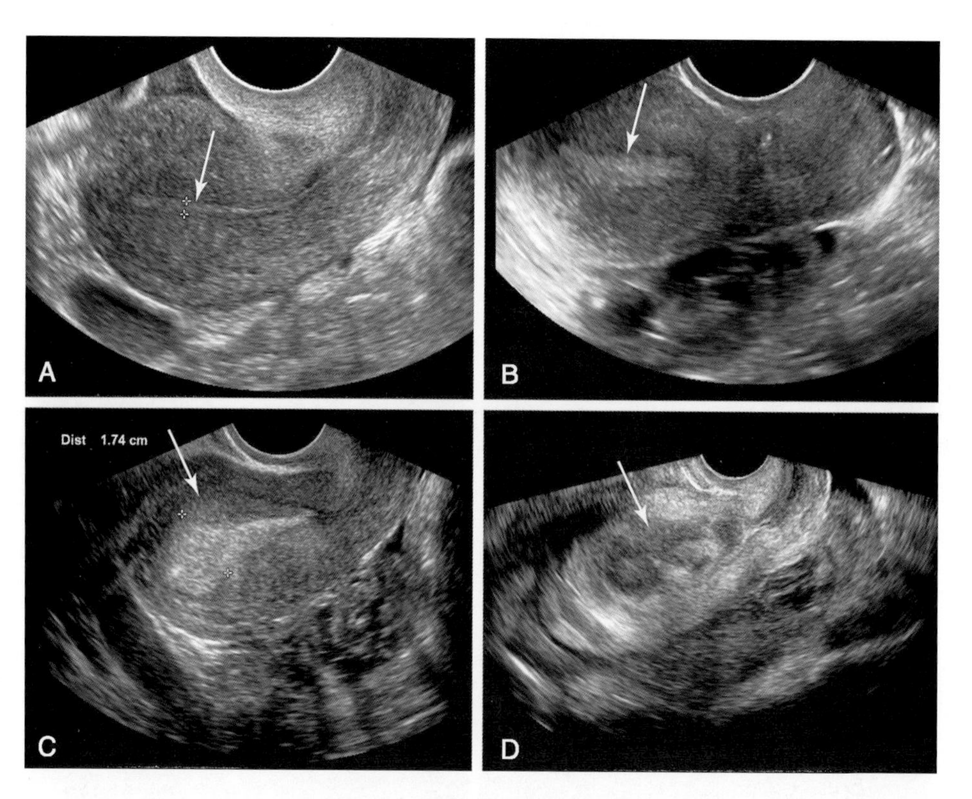

图 4-19 异位妊娠:子宫内膜

经阴道纵向(TV)图像显示异位妊娠患者子宫内膜的多种表现(箭),包括薄(图像 A)、正常厚度(图像 B)、厚(图像 C)及厚且不均匀(图像 D)。子宫内膜腔也可能有假孕囊(见图 4-20)。

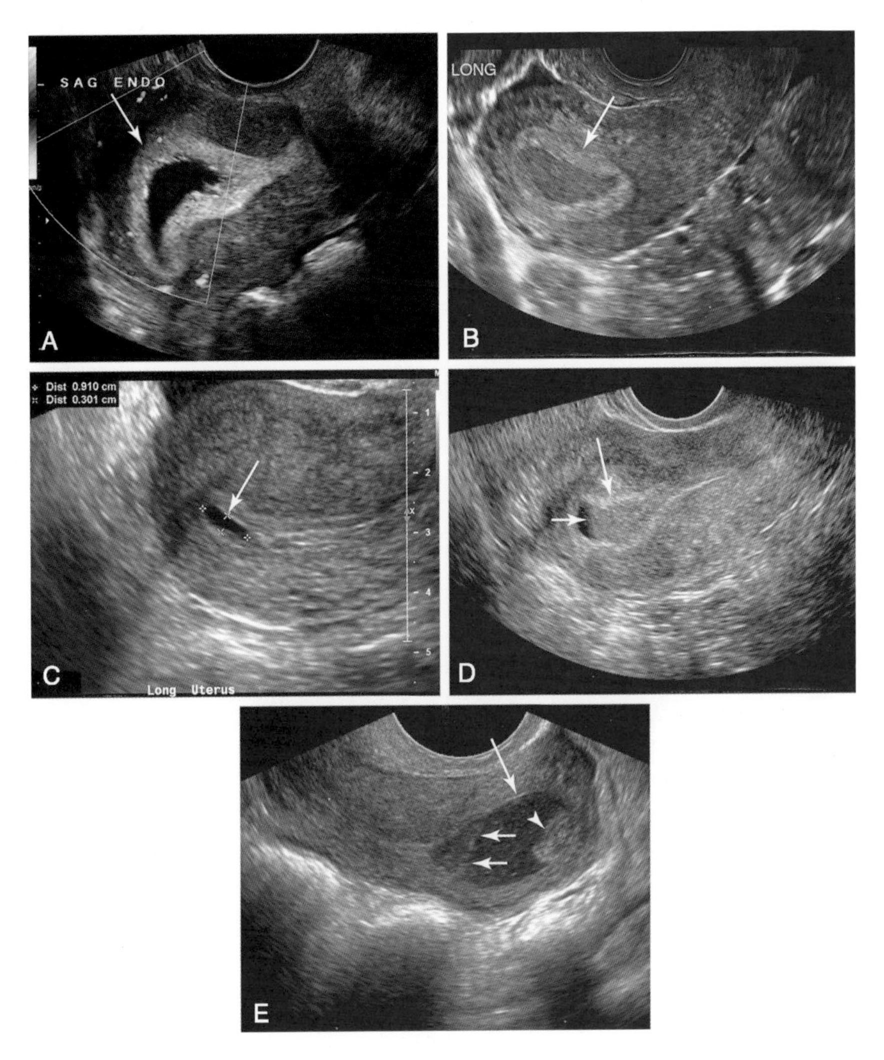

图 4-20　异位妊娠：假孕囊

证实异位妊娠患者的经阴道纵向(TV)子宫图像显示假孕囊(长箭)的多种表现，包括围绕无回声液体的蜕膜反应回声(图像 A)，围绕内部充满回声液体的蜕膜反应回声(图像 B)，小的单纯积液(图像 C，光标)、液-液分层(短箭，D)和一个后位子宫的宫腔积液(短箭)，其中包含一个类似胚胎外观的凝血块(图像 E，箭头)。

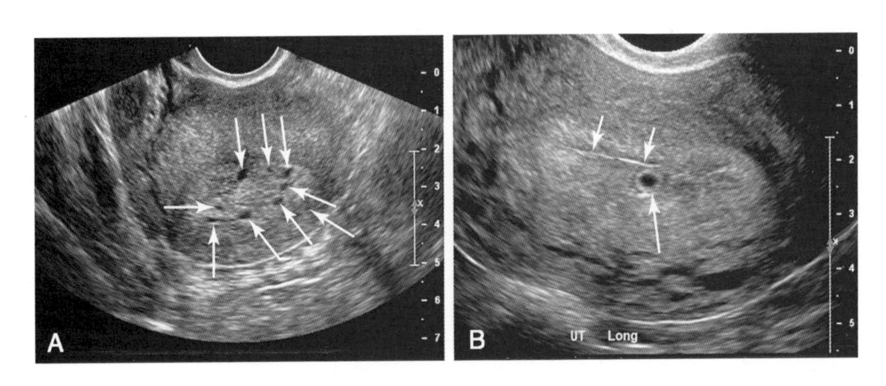

图 4-21　异位妊娠蜕膜囊肿与早孕囊的比较

A. 异位妊娠中子宫的轴向经阴道(TV)图像显示子宫内膜有多个微小囊肿(箭)，呈随机分布，与蜕膜囊肿一致。B. 后倾子宫的纵向图像显示单个圆形积液，周围有回声边缘(长箭)，紧邻子宫腔(短箭)。这些特征强烈支持为宫内早期孕囊。

(三)宫外表现

异位妊娠最可靠的超声表现是发现宫外孕囊中有心脏活动的胚胎(图 4-22A 至图 4-22C)。据估计,在 TA 超声检查中,有 10%的患者可以发现活的异位胚胎,而在 TV 超声检查中,有 20%的患者可以发现活的异位胚胎。然而,由于在活的异位胚胎出现之前频繁的检查已经发现非常早期的异位妊娠,近年百分比可能已经降低。双胎异位妊娠很少见(图 4-22D)。

在妊娠试验阳性而未能确定宫内妊娠的病例中,超声需要鉴别附件环(也称为输卵管环)征,其特征是宫外、卵巢外肿块,周围滋养层组织高回声边缘和相对应于妊娠囊的中心液性区,极有可能代表异位妊娠。附件环的大小是多变的(图 4-23)。

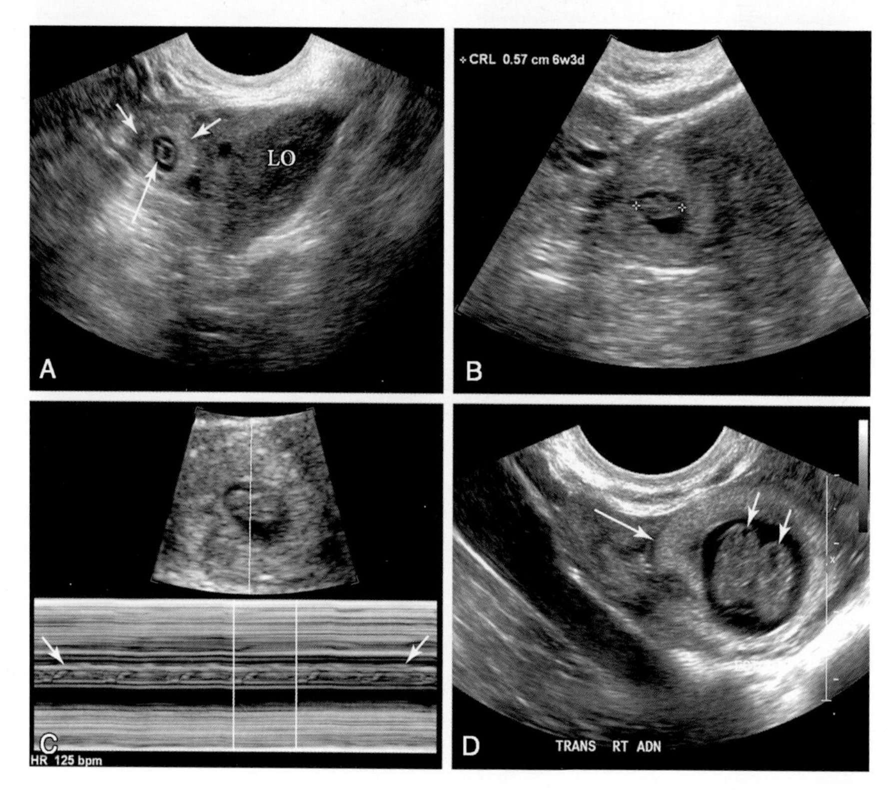

图 4-22 异位妊娠活胎

A. 经阴道(TV)轴向图像显示异位妊娠囊,外周边缘有较厚的回声组织(短箭)内含卵黄囊(长箭)。异位妊娠位于紧邻左卵巢(LO)的位置。B. 异位妊娠囊的图像显示一个胚胎(光标),其头臀长(CRL)为 0.57cm,对应胎龄为 6 周 3 天。C. B 图像中胚胎的 M 型超声显示心脏活动(箭)。D. 双胎异位妊娠。在另一个妊娠试验阳性的患者中,右侧附件的轴向图像显示出了包含两个胚胎(短箭)的异位妊娠囊(长箭),两者都表现出心脏活动。

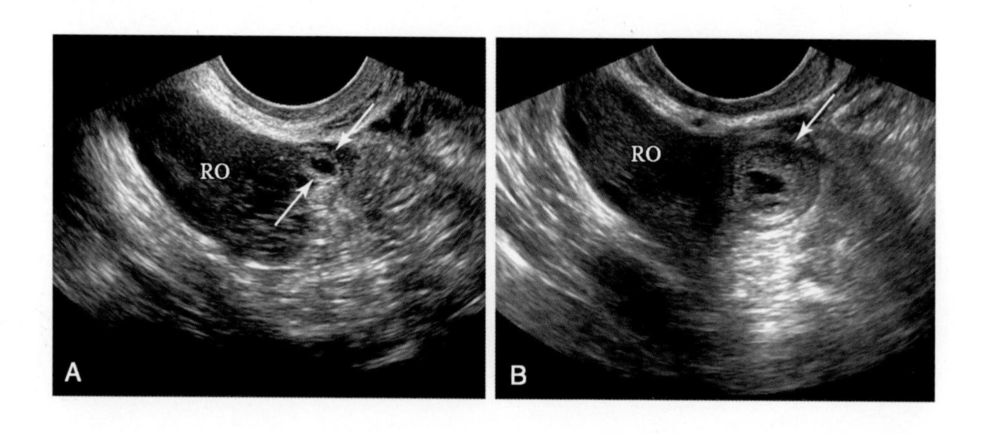

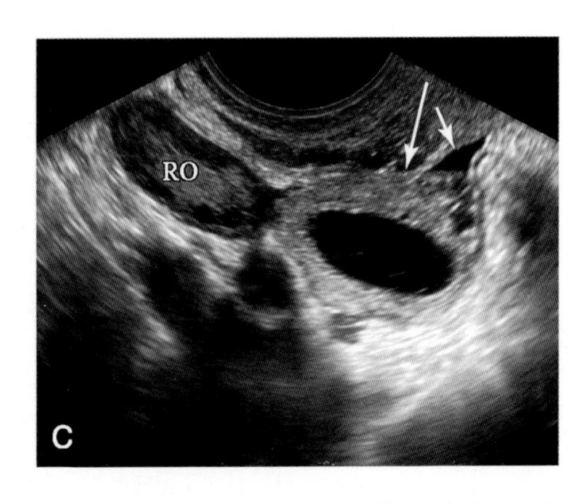

图 4-23　异位妊娠的附件环(输卵管环)征象:大小不同

A. 轴向经阴道(TV)超声显示右附件一个小的附件环回声(箭)对应于一个紧邻右侧卵巢的小异位妊娠囊。B. 不同患者的轴位 TV 图像显示一个中等大小的附件环,与位于右侧卵巢(RO)内侧的异位妊娠囊(箭)相对应。C. 不同患者右侧附件的斜位 TV 图像显示右侧卵巢(RO)附近有一个巨大的附件环(长箭)。异位妊娠旁可见少量液体(短箭)。

黄体囊肿的外观可能类似于异位妊娠的附件环,因为黄体经常有一个围绕低回声液体的厚的周围组织边缘(图 4-24A)。为了区分异位妊娠的附件环和黄体囊肿,应评估附件环与卵巢的关系。如果环与卵巢分离,则不是黄体囊肿(因为黄体是卵巢结构),很可能为异位妊娠(图 4-24B)。如果环位于卵巢内,不包含卵黄囊或胚胎,则很可能是黄体,因为真正的卵巢内异位妊娠非常罕见,而黄体是无处不在的,在大多数妊娠中都可以看到。当环对应于位于卵巢中央的黄体或位于卵巢远处的异位妊娠时,确定附件环相对于卵巢的位置是容易的。当附件环邻接卵巢且不清楚该环是来自卵巢还是邻近卵巢时,这种区分可能很困难。利用 TV 探头或沿盆腔壁的外部对有问题区域施加压力,以确定卵巢和附件环是否可以彼此分离,有助于区分异位妊娠和黄体。如果卵巢和附件环向不同方向移动,则极有可能是异位妊娠(图 4-24C、图 4-24D)。如果它们一起移动或根本不移动,可能是黄体,但也可能是异位妊娠:这是因为将环与卵巢分离的压力可能不足以或不在分离它们的最佳方向,或者异位妊娠可能黏附在卵巢上。因此,当卵巢和附件环分开移动时,压力实验最有帮助,但当它们一起移动时,压力实验是不确定的。异位妊娠的外周组织边缘往往比黄体囊肿回声更强,但这种差异不够一致,不能作为可靠的依据(图 4-24E)。

在适当的临床环境中,除了附件环外,还有各种附件肿块与异位妊娠有关。在一些异位妊娠中,在明确的中央妊娠囊形成之前,可以看到一个很可能与滋养层组织相关的小的圆形回声灶,通常在卵巢附近(图 4-25A)。许多异位妊娠继发的附件肿块是由于输卵管内或输卵管破裂后盆腔内的血肿引起的。因为血肿的超声表现随着时间的推移而变化,所以这些肿块的大小和外观差别很大。输卵管内血肿可以拉长(图 4-25B 至图 4-25D)。

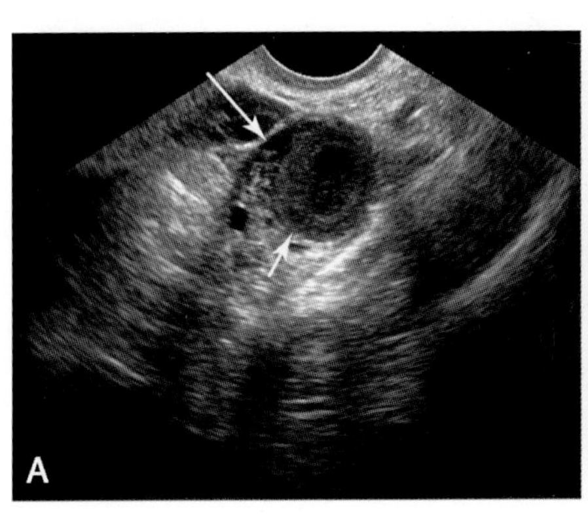

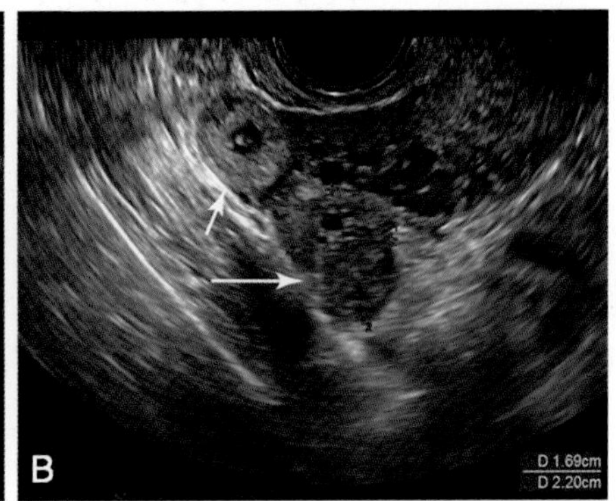

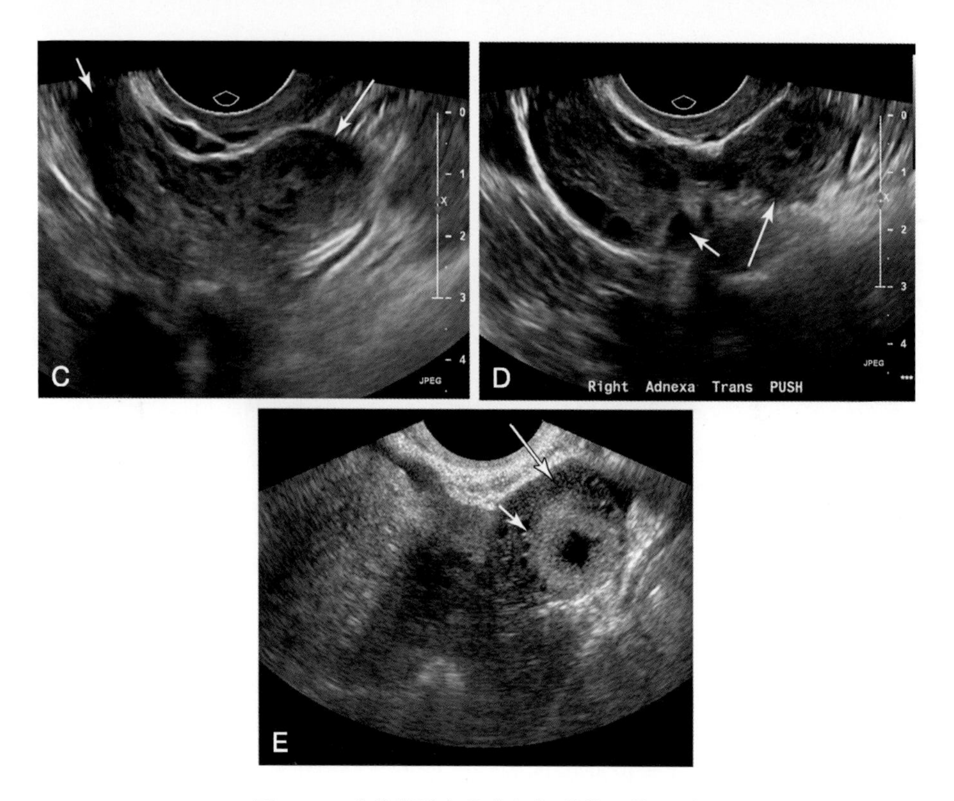

图 4-24 黄体囊肿和异位妊娠附件环的区别

A. 黄体囊肿。左侧卵巢(长箭)经阴道纵向(TV)图像显示在卵巢内低回声的囊性结构,有一个厚的周边组织(短箭),与黄体囊肿一致。B. 异位妊娠。右附件的斜位 TV 图像显示妊娠试验阳性的患者中,与卵巢(长白箭和红卡尺)分开的附件环回声(短白箭),与异位妊娠一致。C、D. 异位妊娠与卵巢分离。妊娠试验阳性的另一个患者,在接受探头压力之前和施压期间获得的不同的右附件的轴向 TV 图像。在没有压力的情况下(图像 C),一个小的圆形回声肿块(长箭)与右侧卵巢(短箭)相邻,肿块和卵巢之间没有明显的界线,因此很难区分黄体和异位妊娠。在施压过程中(图像 D),卵巢(短箭)和圆形回声肿块(长箭)向不同方向移动并彼此分离,与异位妊娠一致。E. 强回声的黄体囊肿。左侧卵巢的轴位 TV 图像(长箭)显示卵巢黄体囊肿(短箭)的回声。异位妊娠的组织边缘比黄体囊肿周围的组织边缘回声略强,但有时黄体囊肿也可能具有高回声。

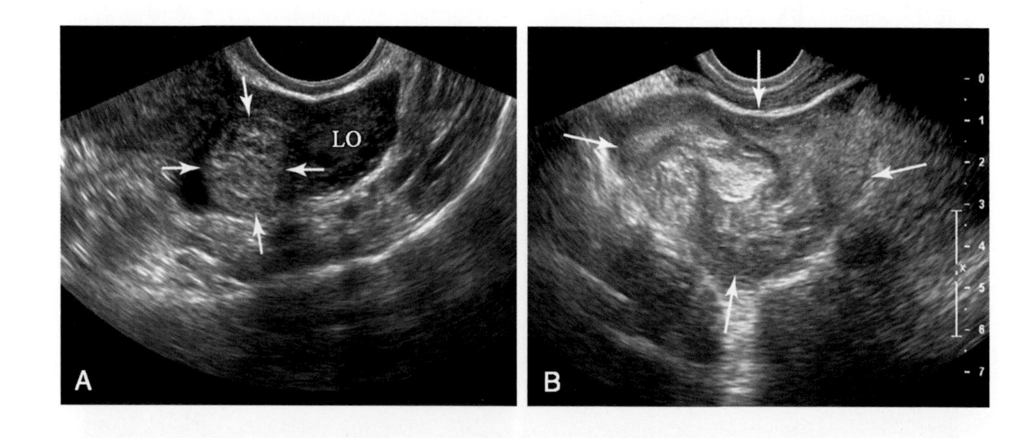

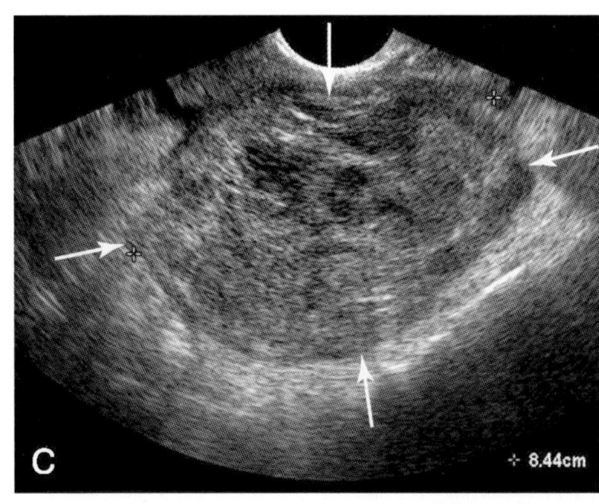

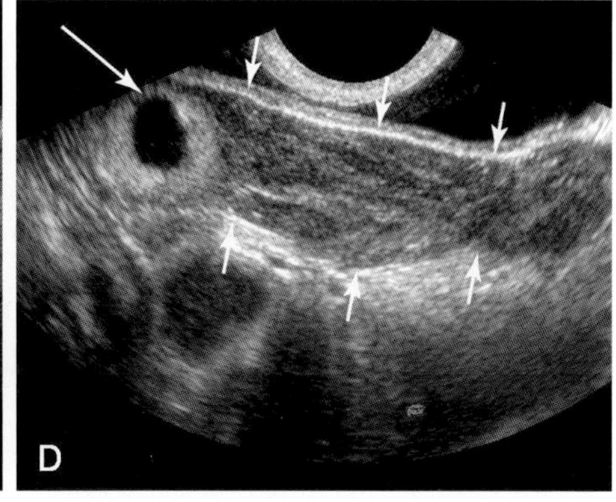

图 4-25 其他与异位妊娠有关的盆腔肿块

A. 左侧附件的轴向经阴道(TV)图像示与左侧卵巢(LO)相邻的组织(短箭)的圆形回声灶,对应于异位妊娠。B. 右附件斜位 TV 图像显示异位妊娠破裂后局灶性血肿形成的不规则形状、不均匀、回声增强的右附件肿块(箭)。C. 左附件的纵向图像显示一个巨大的、明显低回声的、不均匀的肿块(箭),其大小可达长 8.4cm,与异位妊娠破裂后的大血肿相对应。D. 右附件的斜位图像显示一个与异位妊娠相对应的高回声输卵管环(长箭),毗邻因输卵管内血肿形成的低回声积液(短箭)。

早期文献表明,当妊娠试验阳性且没有宫内妊娠的证据时,任何卵巢外附件包块应被视为异位妊娠,除非另有证明;然而,这并非普遍正确。卵巢旁或输卵管旁的单纯囊肿就是一个常见的例外(在第 14 章讨论)。卵巢旁囊肿和输卵管旁囊肿在非妊娠患者中很常见,因此在评估宫外孕时偶然发现并不奇怪。卵巢旁或输卵管旁囊肿的声像图通常比异位妊娠更为简单,通常有薄壁而不是异位妊娠典型的厚壁(图 4-26)。如果有既往检查的话,以往的声像图显示在相似的位置有一个相似大小的卵巢外囊肿,这进一步增加了是卵巢旁或输卵管旁囊肿的可能性。

在许多异位妊娠患者中发现游离腹腔液(图 4-27A)。然而,游离液是一种非特异性的发现,即使在非妊娠妇女中,少量的游离液也被认为是生理性的。在怀疑异位妊娠的情况下,积液中的

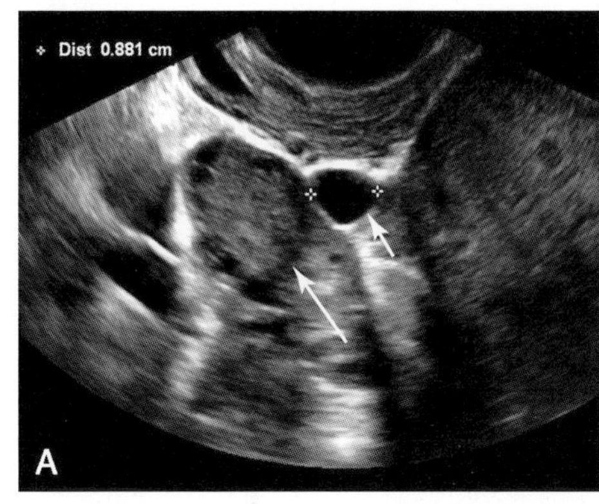

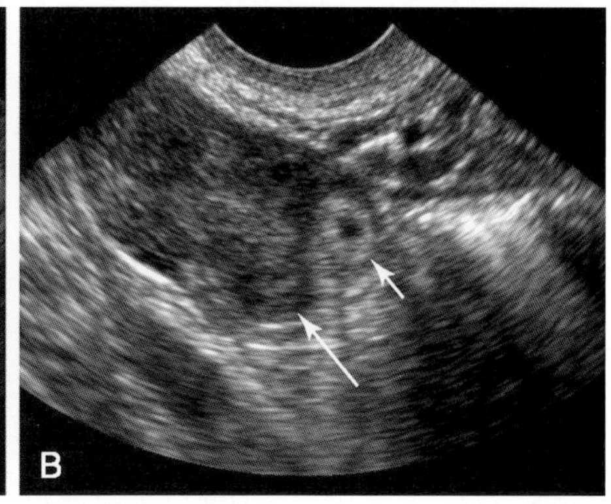

图 4-26 卵巢旁囊肿与异位妊娠附件环的比较

A. 卵巢旁囊肿。一个妊娠试验阳性的患者的右侧附件的轴向图像显示出了一个邻近的右卵巢(长箭)小的,单纯性囊肿(短箭)。卵巢旁囊肿通常外观简单,壁薄,不显示异位妊娠典型的外周组织厚缘。B. 异位妊娠。另一个妊娠试验阳性且无宫内妊娠的患者的轴向经阴道(TV)图像显示一个小的囊性结构(短箭)邻接右卵巢(长箭)。与图 A 中的卵巢旁囊肿不同,这种病变有一个厚的回声组织边缘,与异位妊娠相一致。

内部回声或低回声物质聚集是由于血凝块引起的,这有利于腹腔出血的诊断(图 4-27B 至图 4-27D)。腹腔出血的存在并不一定与异位妊娠破裂有关,因为出血可以通过输卵管的伞端流到盆腔。当大量的腹腔积血延伸至侧腹和上腹部时,异位妊娠很可能破裂。异位妊娠破裂后上腹部的游离液内部回声比在盆腔的游离液内部回声要少(图 4-27E、图 4-27F)。大量的腹腔出血通常表现为回声不均匀,无回声区与对应于凝血的多种回声区混合(图 4-27G、图 4-27H)。

在妊娠试验阳性的患者中,在超声上,卵巢囊肿破裂出血导致的腹腔出血可能与异位妊娠破裂引起的腹腔出血难以区分。在这种情况下,妊娠试验阳性通常是由于未出现的早孕或宫内妊娠失败。与异位妊娠破裂类似,卵巢囊肿破裂出血偶尔会导致腹部和盆腔的大量积血(图 4-28,见图 14-21),出血量足以使患者血流动力学变得不稳定。除了异位妊娠破裂外,还应考虑为卵巢囊肿破裂出血的一个线索是人绒毛膜促性腺激素(hCG)的含量相对较低,特别是低于 2000 mU/ml 时。含量越低,就越有可能有过早地看不到的宫内妊娠。在诊断异位妊娠的时候,其他潜在陷阱包括:卵巢表面突出的黄体囊肿、卵巢旁或输卵管旁囊肿、肠襻、输卵管积水或输卵管积脓、子宫腺肌瘤,或有蒂的子宫肌瘤(特别是在囊性变的情况下)。

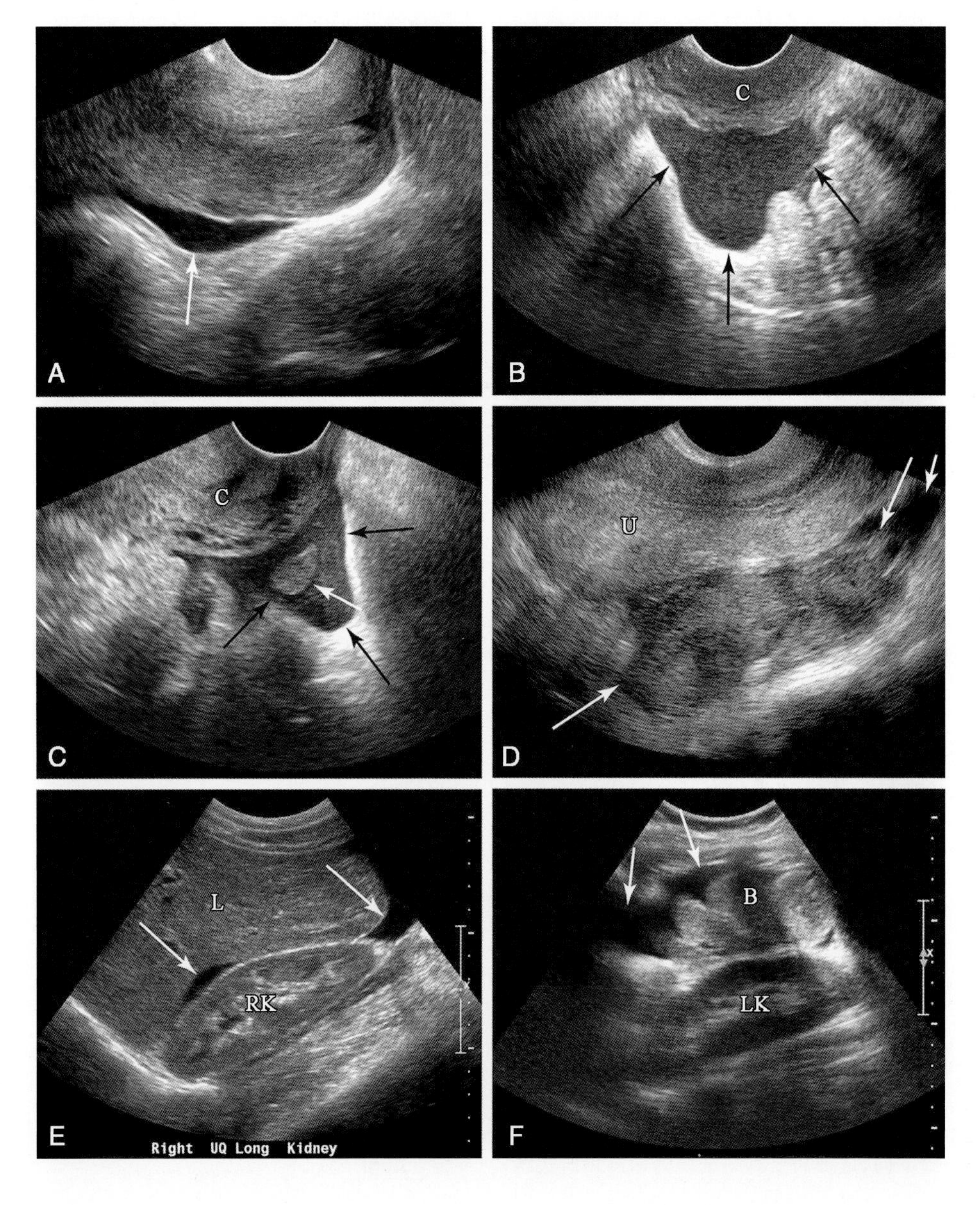

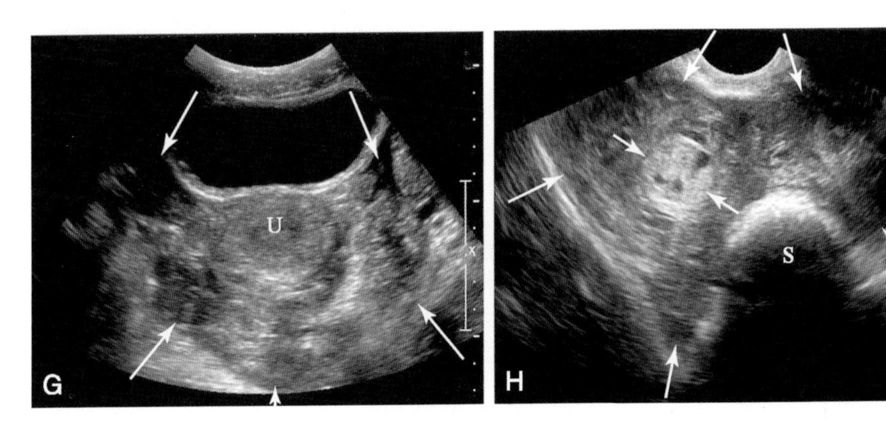

图 4-27 异位妊娠:游离盆腔积液和腹腔出血不同患者的例子

A. 异位妊娠时子宫颈和子宫直肠陷凹的纵向图像显示少量游离液体(箭)。B. 另一个异位妊娠患者的经阴道(TV)超声影像表现为子宫颈(C)后方内部伴低回声的液体(箭)。内部回声与异位妊娠时腹腔出血一致。C. 子宫颈和子宫直肠陷凹的纵向图像显示有内部回声的液体(黑色箭)含有一个实性病灶(白色箭),与腹腔内的凝血相一致。D. 子宫(U)的 TV 矢状切面图像显示在子宫直肠陷凹中有大量的非均质物质(长箭),继发于血液凝结和腹腔出血,也可见少量无回声液体(短箭)。E. 异位妊娠破裂患者右上腹的纵向图像显示由于腹腔出血而产生的游离液体(箭)。在异位妊娠破裂的情况下,上腹部的积液往往比盆腔的内部回声要少。F. 不同患者左上腹的纵向图像显示,由于异位妊娠破裂,左上腹肠管(B)周围有游离液体(箭)。G. 在一个破裂的异位妊娠患者的盆腔轴向经腹(TA)图像显示围绕子宫(U)的大量的腹腔积血(箭),由混合回声及无回声组成。H. 盆腔轴向 TV 图像显示右侧卵巢(短箭)周围有大量的非均质腹腔积血(长箭),并穿过中线延伸到左盆腔。图中 L 为肝;LK 为左肾;RK 为右肾;S 为脊柱阴影。

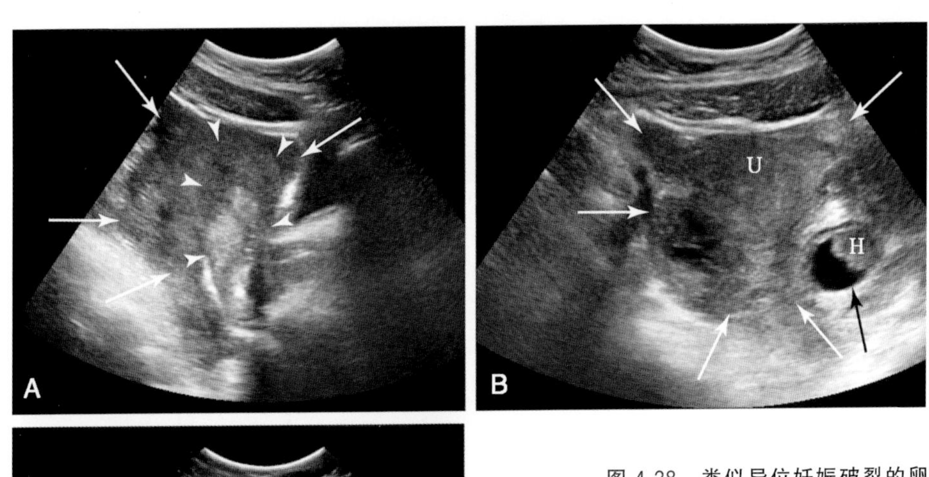

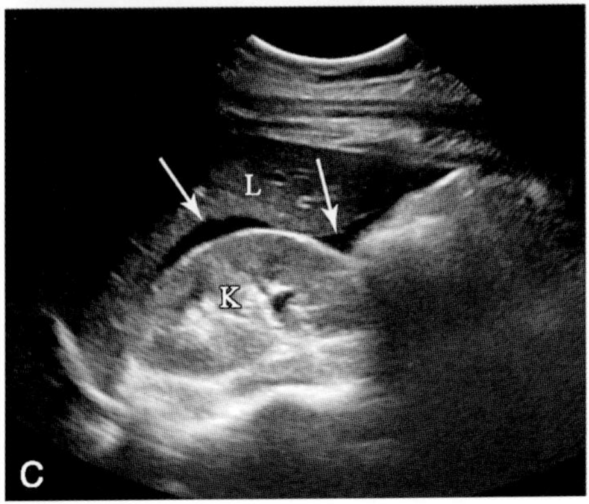

图 4-28 类似异位妊娠破裂的卵巢囊肿出血

A. 人类绒毛膜促性腺激素(hCG)水平为 57mU/ml 的患者盆腔的矢状位经腹(TA)图像显示子宫周围(箭头)有大量腹腔积血(箭)。B. 与图像 A 相同的患者的盆腔轴向 TA 图像证实了围绕子宫(U)的腹腔积血(白箭),并描绘了包含出血(H)的左卵巢囊肿(黑箭)。C. 同一患者右上腹的纵向图像显示,由于腹腔积血,肝(L)和右肾(K)之间出现游离液体(箭)。手术评估显示,腹腔积血是由于左卵巢囊肿破裂,而不是异位妊娠。hCG 水平为 57mU/ml 是由于过早的宫内妊娠引起的。

（四）人绒毛膜促性腺素（hCG）水平的作用

妊娠试验是对 hCG 的免疫测定。在存活的宫内妊娠、失败的宫内妊娠和异位妊娠中发现的血清 hCG 水平有相当大的重叠。因此，不应使用单个 hCG 值来区分这些可能性。以前的文献错误地宣称，如果 hCG 水平不达到 2000 mU/ml（称为歧视区），则可以排除可存活的宫内妊娠。此后有多个报道称，可以存活的宫内妊娠在 hCG 水平高于 2000 mU/ml 的时候，宫内没有出现妊娠囊。尽管如此，当 hCG 水平高于 2000 mU/ml，并且没有发现宫内妊娠囊时，最可能的诊断是宫内妊娠失败。异位妊娠是第二大可能，而没有看见的可以存活的宫内妊娠是最不可能的，虽然不能排除。如果患者病情稳定，治疗方法通常包括异位妊娠预防、连续 hCG 水平测定和超声随访。

在正常宫内妊娠的情况下，定量的 hCG 值通常每 2 天增加一倍，尽管偶尔会出现 hCG 水平的缓慢上升。异位妊娠中的定量 hCG 水平是可变的，不能预测破裂的可能性。确实，一些破裂型异位妊娠的 hCG 水平非常低；据报道，经手术证实的破裂型异位妊娠患者的 hCG 水平可能低于 100 mU/ml（图 4-29）。异位妊娠还表现出一系列的定量 hCG 模式，包括像宫内正常妊娠那样 2 天加倍、hCG 水平的间隔下降、hCG 水平低于正常水平的缓慢上升或水平稳定没有下降。后两种比正常上升速度慢的模式和稳定不下降的模式被认为是增加异位妊娠可能性的特征模式，通常被认为是重复超声寻找先前未观察到的异位妊娠的指征。

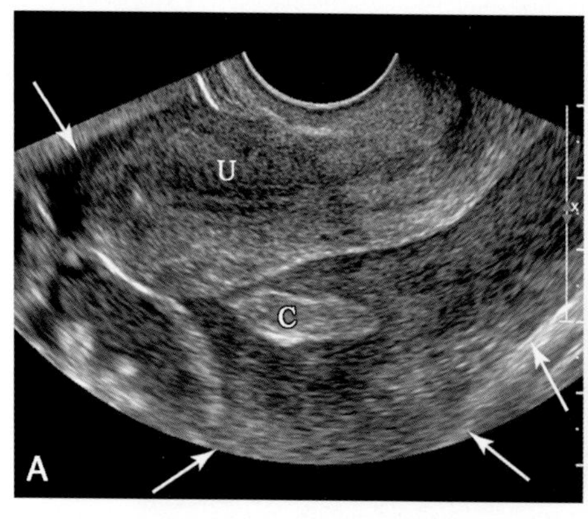

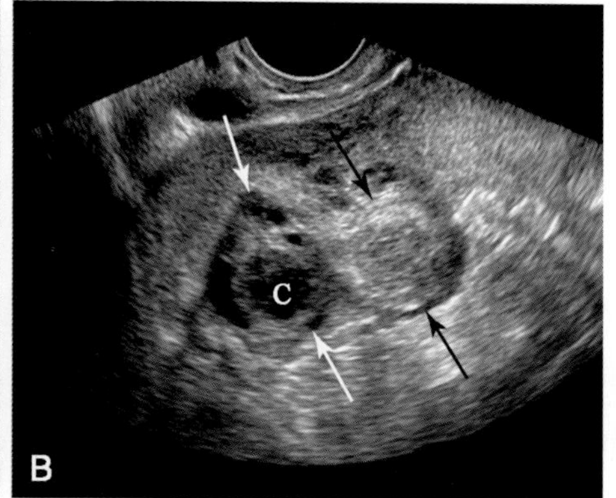

图 4-29 人绒毛膜促性腺激素（hCG）水平为 53mU/ml 的异位妊娠破裂

A. 盆腔纵向经阴道（TV）图像显示子宫（U）周围有腹腔积血（箭所示）和异位妊娠破裂引起的凝血块（C）。未见宫内妊娠。B. 右侧附件区的轴向 TV 图像显示右侧卵巢（白色箭）含有滤泡和黄体囊肿（C）。右卵巢附近的圆形高回声病变（黑色箭）与异位妊娠破裂相对应。异位妊娠中的定量 hCG 水平是可变的；非常低的 hCG 水平并不能排除异位妊娠破裂的可能。

（五）多普勒作用

彩色多普勒成像被用于评估异位妊娠，因为在多普勒评估中，围绕异位妊娠的滋养层组织可能显示出显著的低阻力动脉血流（图 4-30A）。“火环”一词被用来描述彩色多普勒超声显示的一些异位妊娠周围的血流（图 4-30B）。不幸的是，这个征象对诊断异位妊娠既不敏感也不特异。许多异位妊娠的病例没有表现出这种模式；如果超声检查结果提示异位妊娠，即使在可疑的异位妊娠中没有显著血流信号，也不会降低异位妊娠的可能性（图 4-30C）。此外，类似异位妊娠的其他实体（如黄体）经常表现出明显的外周血流环（图 4-30D）。尽管多普勒在直接诊断异位妊娠的结果令人失望，但彩色多普勒可以间接地有助于解释声像图，因为它描绘了盆腔中血管的位置，有助于区分卵巢卵泡和其他结构中的血管，偶尔也能在小的异位妊娠中识别血流，有助于在发现异位妊娠之前对其进行识别。

（六）罕见的异位妊娠

1. 同时妊娠　虽然宫内妊娠的存在显著降

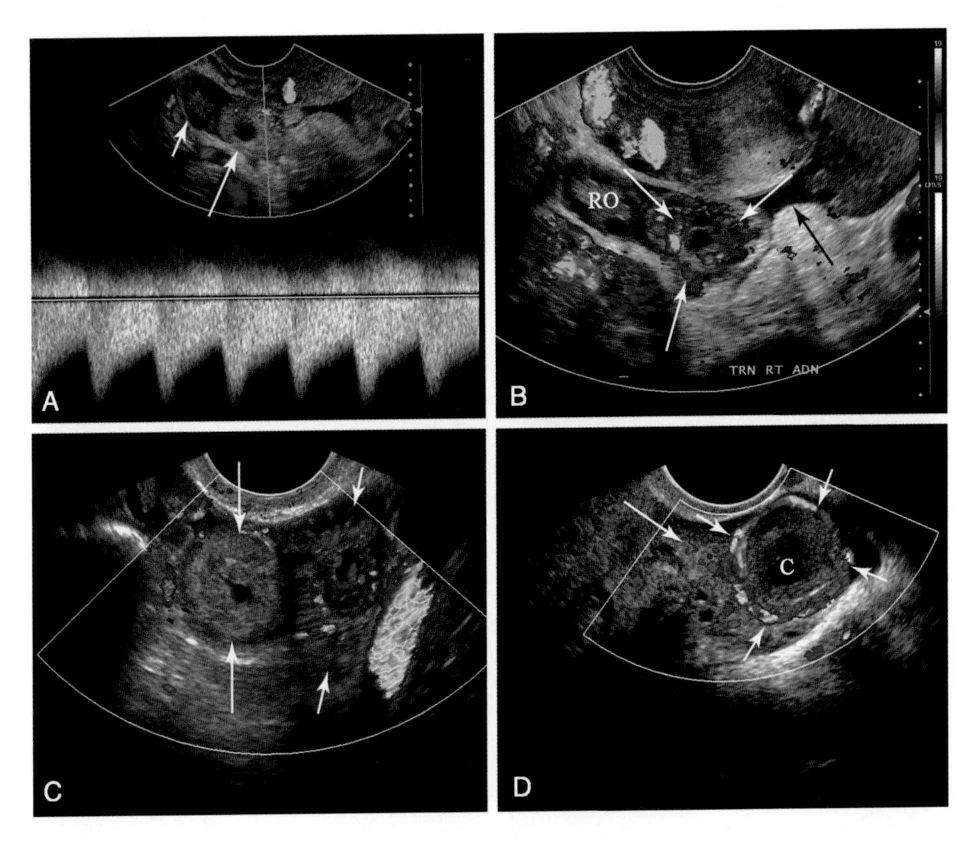

图 4-30　异位妊娠的多普勒超声

A. 右侧附件区轴向经阴道(TV)彩色和频谱多普勒图像显示右侧异位妊娠(长箭)邻近右侧卵巢(短箭)。由于滋养层血流,异位妊娠的频谱多普勒评估显示低阻力动脉波形。B. 与 A 图相同的患者,右侧附件彩色多普勒轴向 TV 图像显示异位妊娠周围明显的外周血流(白色箭)。右卵巢(RO)未见血流。异位妊娠附近可见少量游离液(黑色箭)。异位妊娠周围的外周丰富的血流被称为火环,但并不经常看到这种征象。C. 另一个异位妊娠患者左侧附件的轴向 TV 图像显示在异位妊娠(长箭)周围的血流相对较少,特别是当与左侧卵巢(短箭)中显露的明显的血流相比时。D. 另一位患者的左卵巢纵向 TV 图像(长箭)显示黄体囊肿(C),其周围有明显的血流(短箭),这是黄体囊肿的典型表现。这种现象类似于一些异位妊娠周围的火环。

低了异位妊娠的可能性,因为它解释了妊娠试验阳性,但重要的是要记住,同时妊娠(共存宫内和异位妊娠)确实发生。事实上,同时妊娠的发病率正在上升,这主要是由于近年使用辅助生殖技术(如诱导排卵和体外受精)的增加。在辅助生殖技术的背景下,以及在超声检查结果强烈提示存在同时妊娠的患者中,尽管存在宫内妊娠,也应特别注意异位妊娠的可能性(图 4-31)。因此,仅确定子宫内妊娠而不评估盆腔剩余部分,并终止检查是不够的,因为这将无法排除少数但重要的异位妊娠的可能性。盆腔的其余部分,包括附件、卵巢和子宫直肠陷凹也应进行成像。

2. *间质部异位妊娠*　间质部异位妊娠是指异位妊娠植入输卵管壁内段,即穿过子宫壁的输卵管段。间质部异位妊娠由于其位置和丰富的血液供应,往往比壶腹部或峡部的异位妊娠更大,在妊娠后期破裂。因此,与输卵管其他部位的异位妊娠相比,间质部异位妊娠破裂时,严重出血的发生率很高,发病率和死亡率也增加。实际上,间质部异位妊娠一词经常与宫角部异位妊娠一词经常交替使用,尽管严格地说宫角部妊娠是指在单角子宫或在纵隔或双角子宫的角部的妊娠。

超声定位妊娠囊的位置对诊断间质部异位妊娠至关重要(图 4-32、图 4-33)。由于输卵管间质部位于子宫底的上外侧,超声显示的间质部异位妊娠为位于子宫底上外侧的妊娠。妊娠囊周围有子宫肌层缺失或不对称变薄(变薄的部分通常＜5mm)。子宫内膜与异位妊娠是分开的。在

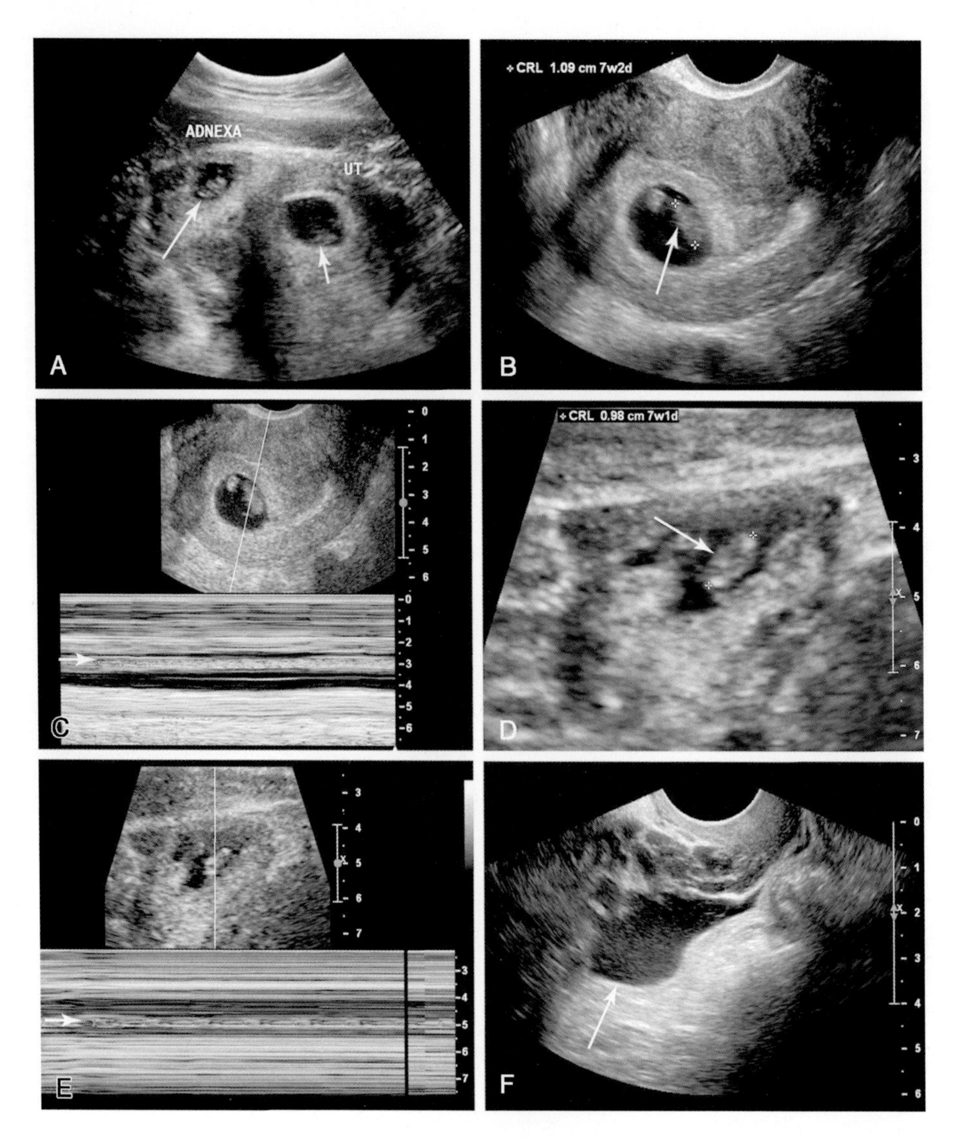

图 4-31 异位妊娠

A. 盆腔轴向经腹(TA)图像显示右侧附件的异位妊娠的妊娠囊(长箭)。此外,还有一个宫内妊娠囊(短箭)。B. 同一患者的子宫斜位经阴道(TV)图像显示在宫内妊娠囊中的胎儿(箭)。C. 图 B 所示的胚胎 M 型显示心脏活动(箭)。D. TA 图像聚焦于右侧附件异位妊娠囊,显示胚胎(箭)。E. 图 D 所示异位胚胎的 M 型显示心脏活动(箭)。F. 同一患者的盆腔斜位 TV 图像显示,由于异位妊娠出血,有内部回声的游离液体(箭)。

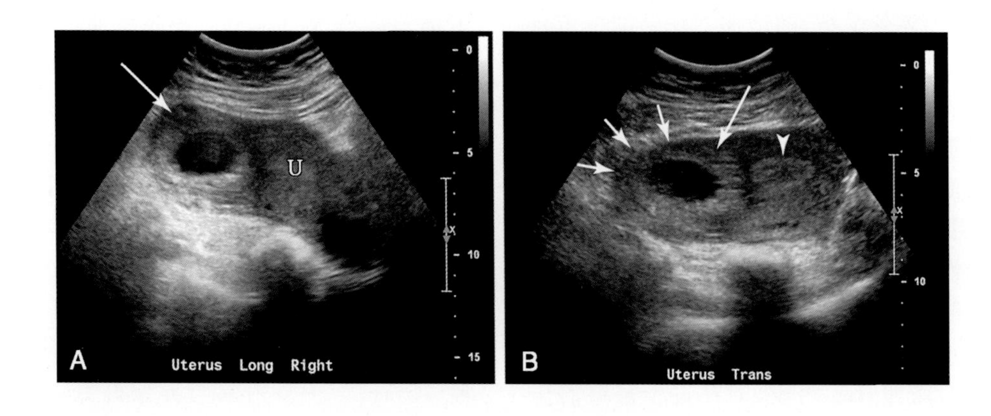

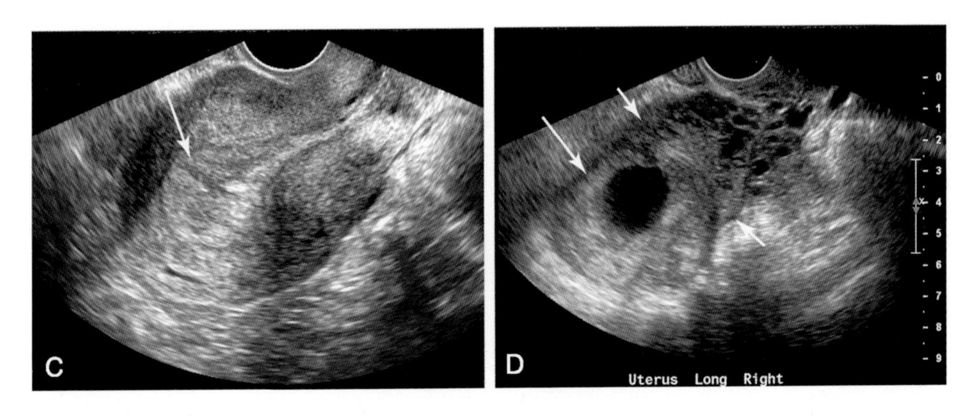

图 4-32　间质部异位妊娠：大

A. 子宫右侧的纵向经腹（TA）图像显示沿着子宫（U）右上缘有一个巨大的妊娠囊（长箭）。B. 上段子宫的轴向 TA 图像显示妊娠囊（长箭）与子宫内膜（箭头）分离。妊娠囊周围的子宫肌层不对称变薄；子宫肌层沿囊的前外侧最薄（短箭）。C. 子宫纵向中线经阴道（TV）图像证实子宫内膜中没有妊娠囊（箭）。D. 子宫右外侧缘的纵向 TV 图像显示，间质异位妊娠囊（长箭）起源于子宫右上外侧缘，子宫组织（短箭）仅包围妊娠囊的一部分。

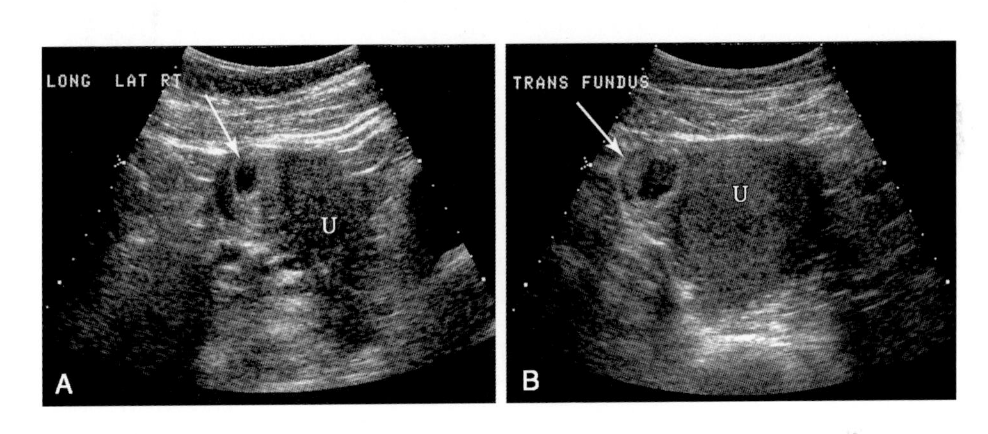

图 4-33　间质部异位妊娠：小

子宫右侧的纵向经腹（TA）图像（A）和子宫底部的轴向 TA 图像（B）显示沿子宫（U）右上侧面的间质异位妊娠囊（箭）。妊娠囊周围子宫肌层明显变薄。

子宫后倾或后屈的情况下，诊断可能特别困难。因为在这种情况下，间质部异位妊娠可能不会出现在上侧面。有时很难区分间质性异位妊娠和异位妊娠。间质线征有助于鉴别，评估妊娠与子宫内膜之间的界限，子宫内膜有时可以作为一条通向子宫底的线。当在间质部异位妊娠时看到这条线，它与孕囊的中部相邻，而没有通常在宫内妊娠时看到的双蜕膜囊征的证据（图 4-34A）。相反，当妊娠偏心的位于子宫，但不在输卵管壁内段时，这条线围绕妊娠走行，实际上是双蜕膜囊征的必然结果（图 4-34B）。然而，间质线往往很难清楚地显示出来。当间质部异位妊娠和偏心性异位妊娠之间的区别尚不明确时，短期随访超声可能会解决这个问题。例如，在子宫收缩解除或妊娠囊向宫腔更中心部位生长后，随访超声检查可显示妊娠为宫内妊娠（图 4-34C、图 4-34D）。

3. 宫颈异位妊娠与自然流产　宫颈异位妊娠是指妊娠植入宫颈组织。尽管子宫颈异位妊娠在过去是一种罕见的异位妊娠，但其发生率最近有所增加，这可能是由于辅助生殖技术、堕胎和子宫颈器械的使用更加频繁，所有这些都是危险因素。

子宫颈异位妊娠必须与进行中的自然流产相区别，后者比子宫颈着床更常见。支持宫颈异位妊娠诊断的特征包括：圆形孕囊、胚胎心脏活动（因为在自然流产中胚胎通常在妊娠排出前死

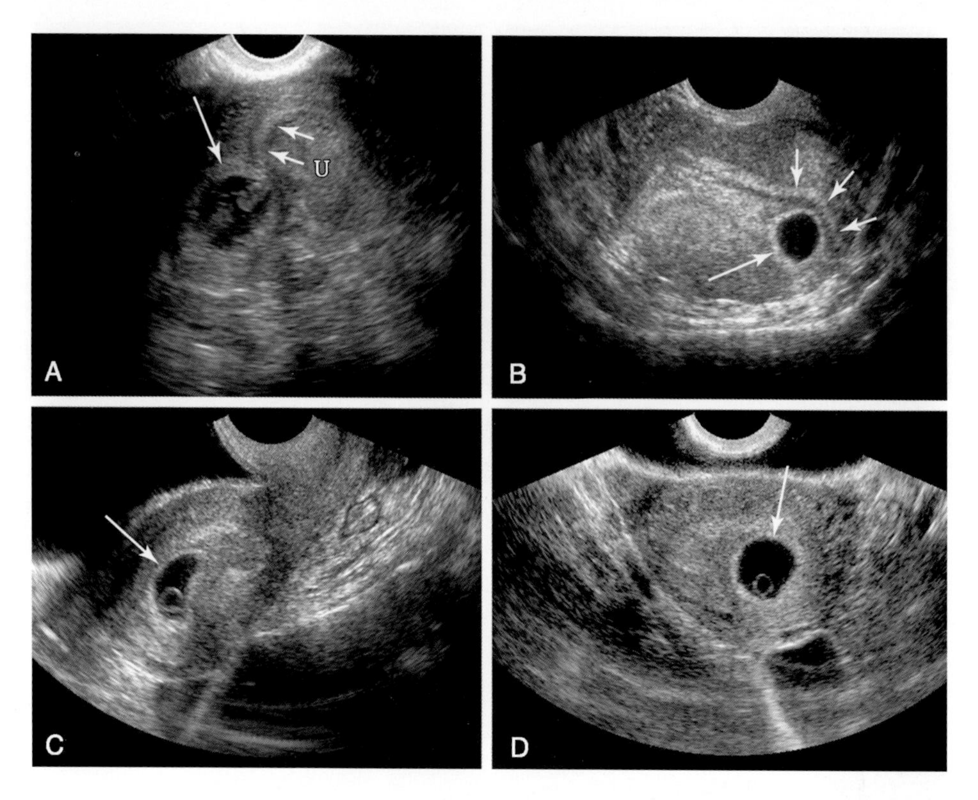

图 4-34 间质部异位妊娠与偏心性宫内妊娠的关系

A. 间质性异位妊娠。子宫(U)上部和间质异位妊娠囊(长箭)的斜向经阴道(TV)图像显示一个曲线回声结构(短箭),以几乎垂直的方向从子宫内膜指向妊娠囊,与间质线征一致。B. 偏心性宫内妊娠。在另一个患者的子宫底部部分的轴向 TV 图像显示在子宫底的左侧部分的妊娠囊(长箭)。鉴别诊断包括间质部异位妊娠与偏心性宫内妊娠。注意,间质线征不明显。相反,来自子宫内膜的回声线在妊娠囊(短箭)周围走行,形成类似双蜕膜囊征的外观,有利于宫内妊娠的诊断。C、D. 2d 后,与 B 图像相同妊娠的纵向(图像 C)和轴向(图像 D)TV 图像,在中线的左侧显示正常位置的宫内妊娠囊(箭)。妊娠囊被正常厚度的子宫肌层完全包围,与宫内妊娠一致。

亡)、多普勒评价中血流增加、妊娠囊位置偏心,可见宫颈管与妊娠分离,子宫内膜不增厚,出血和宫缩相对较少,在随后的超声检查中持续存在(图 4-35)。支持自然流产的特征包括:锥形的妊娠囊、宫颈管内的囊、子宫上段宫腔内的与妊娠残余物相关的不均质回声、大量出血和宫缩、孕囊从子宫上段延伸到宫颈,以及宫颈孕囊一过性消失(图 4-36 和框图 4-3)。

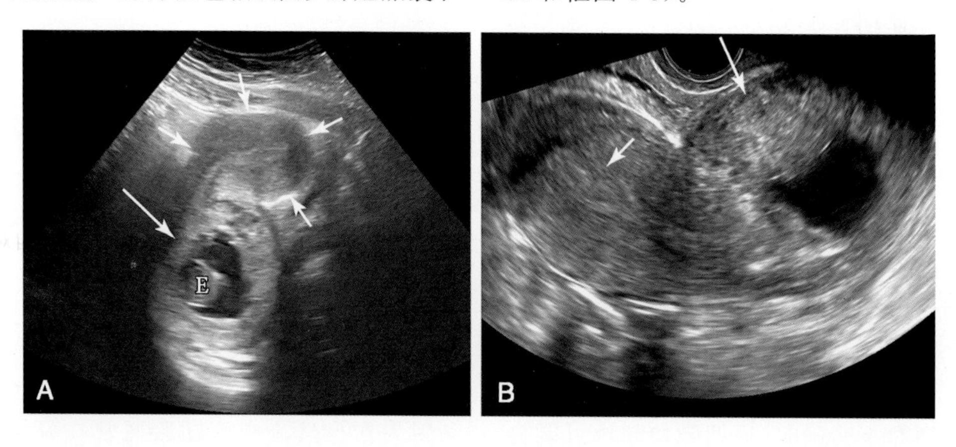

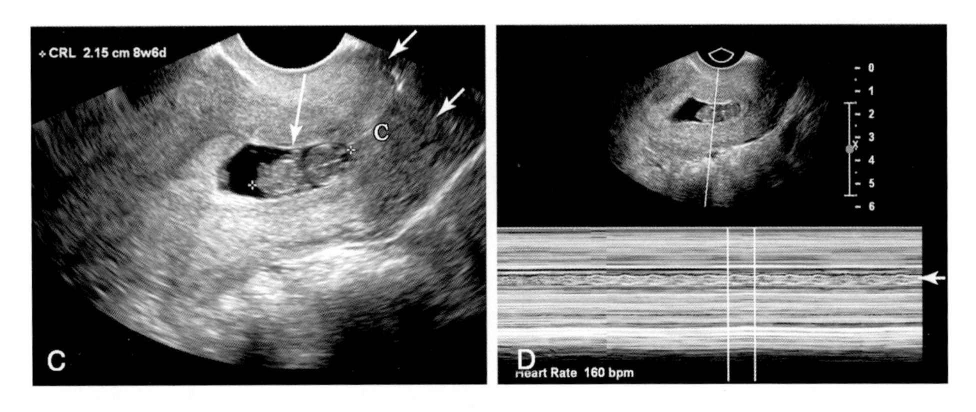

图 4-35　宫颈异位妊娠 2 例

A. 子宫纵向经腹(TA)图像显示一个巨大的妊娠囊位于扩张的宫颈(长箭)并包含胚胎(E)。未见心脏活动。子宫体和子宫底(短箭)显示在上面,没有妊娠囊的迹象。B. 与图 A 同一患者的子宫经阴道纵向(TV)图像,证实存在一个巨大的宫颈妊娠囊(长箭)而子宫上部没有妊娠囊(短箭)。C. 另一患者的纵向 TV 图像显示子宫颈上部的妊娠囊(长箭)进入宫颈(短箭)。妊娠囊含有胚胎(光标)。D. 图 C 中胚胎 M 型显示心脏活动(箭),与宫颈异位妊娠相一致。

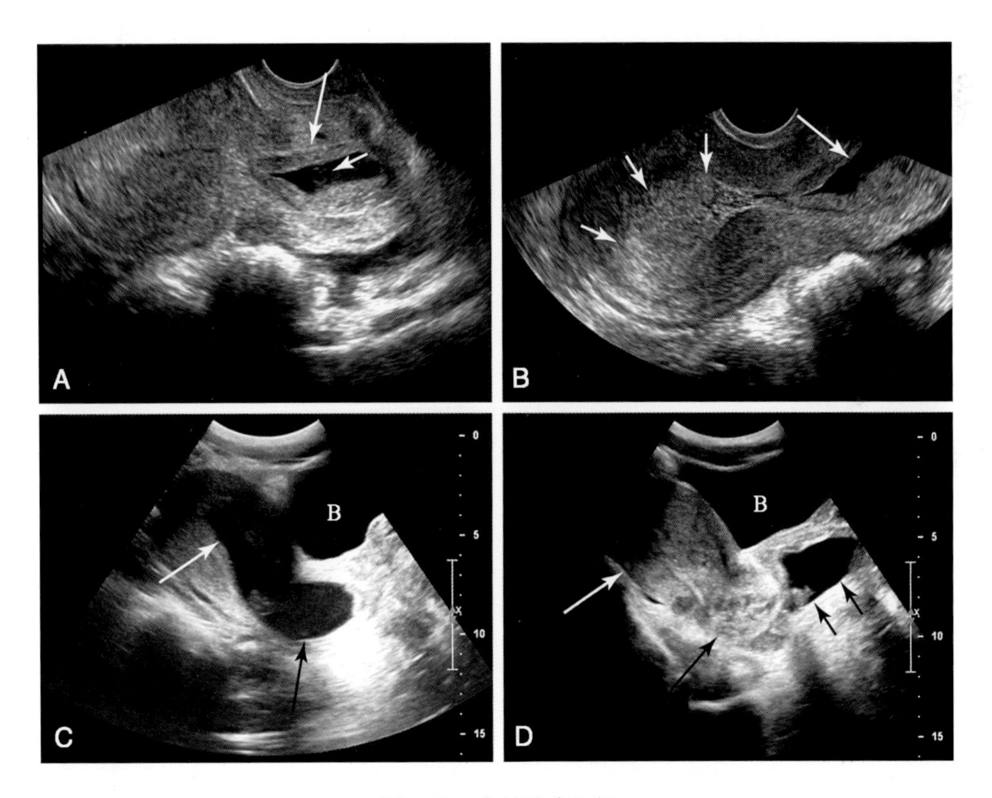

图 4-36　自然流产 2 例

A. 子宫纵向经阴道(TV)图像显示一个妊娠囊(长箭),上缘变细,在宫颈管内有一个卵黄囊(短箭)。B. 如图 A 所示,描绘同一患者子宫上段的纵向 TV 图像显示了子宫上段宫腔内大量与受孕残余产物相对应的不均质积血(短箭)。患者出现严重出血和宫缩,妊娠囊(长箭)在当天晚些时候自行排出。C. 另一患者的经腹(TA)纵向图像显示一个巨大的妊娠囊从子宫上段(白色箭)延伸到子宫颈(黑色箭)。D. 2.5h 后获得的与图像 C 相同的患者的纵向 TA 图像,显示先前看到的妊娠囊不再位于子宫体(白色箭)或子宫颈(黑色长箭),而是位于下方扩张阴道内(黑色短箭)。图中 B 为膀胱。

框图 4-3 宫颈异位妊娠与自然流产后宫颈妊娠囊

有利于宫颈异位妊娠的征象

- 胚胎心脏活动
- 多普勒显示显著的滋养层周围血流
- 子宫上段内膜正常
- 妊娠囊圆形
- 妊娠囊的偏心位置;可见单独的宫颈管
- 少量或无出血和宫缩
- 超声随访持续存在

有利于自然流产的征象

- 宫颈管妊娠囊,不偏心
- 子宫上段妊娠残余物或积血
- 妊娠囊锥形
- 妊娠囊从子宫上段延伸至宫颈
- 大量出血和宫缩
- 随着时间变化,超声图像发现的快速变化

4. 剖宫产瘢痕妊娠 剖宫产瘢痕妊娠(又称剖宫产瘢痕异位妊娠)是指妊娠植入子宫的剖宫产瘢痕。瘢痕(也称为剖宫产瘢痕憩室)有时从子宫内膜水平延伸到前壁(见图 3-66B),这种情况在低位横向剖宫产术后最常见。剖宫产瘢痕妊娠的超声显示,子宫前壁下段的妊娠囊就在子宫颈上方低横位剖宫产瘢痕的水平(图 4-37)。随着妊娠的增长,妊娠囊在子宫下缘膨出,在妊娠囊和膀胱之间的子宫肌层变薄。剖宫产瘢痕妊娠和宫颈异位妊娠均位于子宫较低的位置,但通常可通过其特征性的位置来区分。剖宫产瘢痕妊娠的并发症包括子宫破裂、出血、前置胎盘和胎盘植入。

5. 腹腔妊娠 腹腔妊娠是指在腹腔内植入妊娠物。它发生在输卵管流产,输卵管妊娠破裂后进入腹部,或最初的植入是在腹腔。腹腔妊娠是罕见的,可以在各种各样的位置,如子宫直肠陷凹,肝和脾,并沿子宫壁,阔韧带,或横膈膜。随着腹腔妊娠的生长,它可能涉及多个器官。大多数腹腔妊娠是由于母亲的风险而终止的。如果允许继续下去,胎儿和母亲的发病率和死亡率都很高,胎儿畸形的发生率也会增加。尽管如此,仍有报道称,腹腔妊娠后,足月或近足月分娩的正常婴儿。

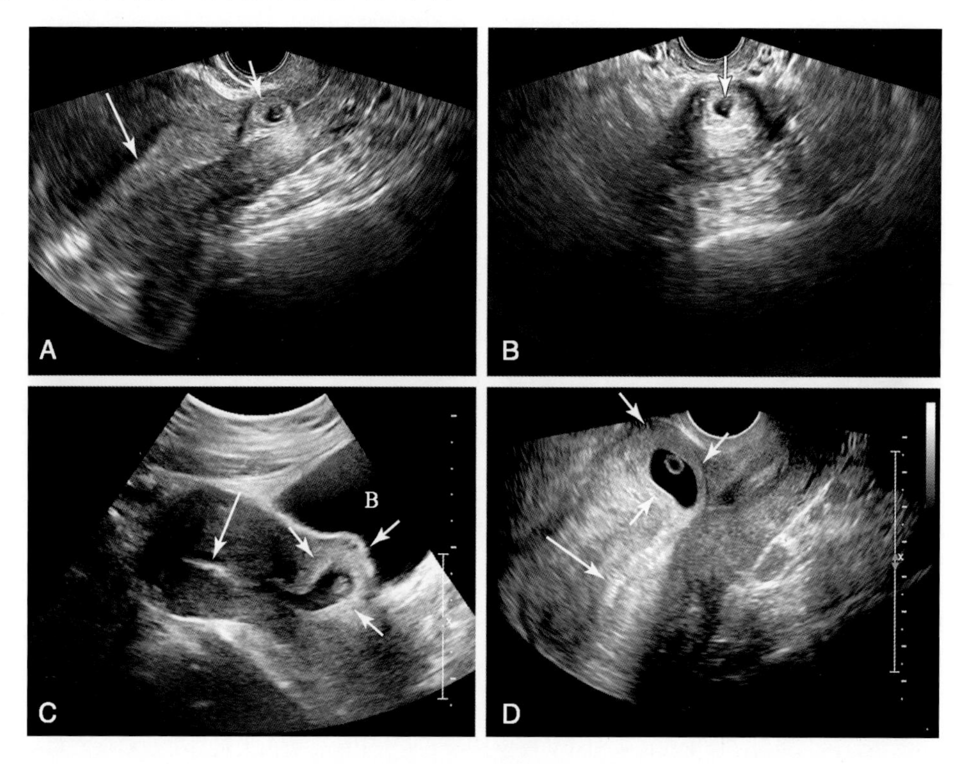

图 4-37 剖宫产瘢痕妊娠 2 例

纵向(图像 A)和轴向(图像 B)的经阴道(TV)图像的子宫显示一个小的妊娠囊(短箭)位于子宫先前的低位横向剖宫产的部位。在子宫上部的预期位置没有妊娠囊的迹象(长箭)。子宫的纵向经腹(TA)(图像 C)和 TV(D)图像显示,妊娠囊(短箭)位于低位横向剖宫产瘢痕的水平,导致子宫轮廓向前突伸入膀胱(B)。子宫上段宫腔位置(长箭)未见妊娠囊。TV 图像显示妊娠囊中有卵黄囊。

腹腔妊娠的超声诊断依赖于子宫与妊娠的分离(图 4-38)。此外,常有羊水过少,胎儿部分可直接看到邻近的母体腹部器官。当妊娠周围的组织被误以为子宫壁时,腹腔妊娠就被忽略了。在评估妊娠是否为宫内妊娠时,可以通过常规评估宫颈与妊娠囊的正常关系进行。但是在子宫异常(如双子宫)的情况下警惕过度诊断腹腔妊娠(图 4-39)。此外,很难区分嵌顿子宫(持续后屈子宫)和腹腔妊娠。嵌顿子宫发生在子宫后屈或后倾时,在妊娠 14－16 周不会自发地从盆腔中上升,导致在后盆腔妊娠。嵌顿子宫颈位于妊娠前,可被误认为是空子宫,导致腹腔妊娠误诊(图 4-40)。子宫异常和子宫嵌顿,当超声不能确定时,磁共振成像有助于区分。

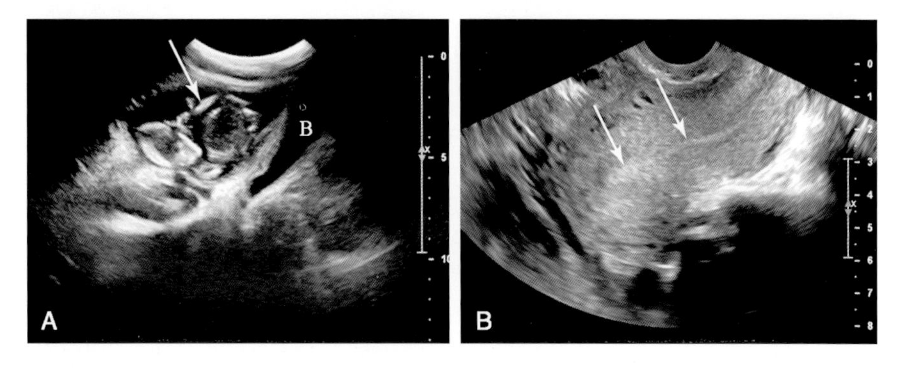

图 4-38　腹腔妊娠

A. 盆腔斜位经腹(TA)图像显示羊水过少,腹壁附近有胎儿(长箭),妊娠周围无明确的子宫组织。妊娠和子宫颈之间无明显关联,这表明是腹腔妊娠。B. 同一患者盆腔经阴道(TV)纵向图像显示子宫内膜正常(箭),无宫内妊娠,证实为腹腔妊娠。图中 B 为膀胱。

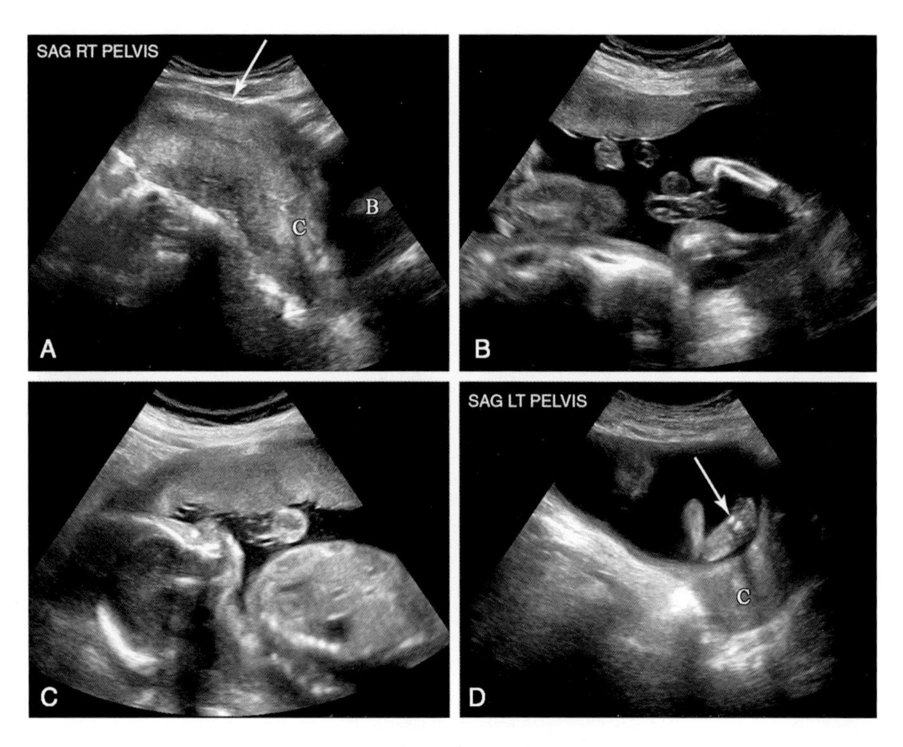

图 4-39　双子宫妊娠:类似腹腔妊娠

A. 右盆腔纵向经腹(TA)图像显示子宫(箭),无宫内妊娠。B、C. (图像 B)下腹和盆腔的 TA 图像显示胎儿的四肢和脐带及(图像 C)胎儿的头部和身体被羊水包围,由于在图像 A 中发现了一个空子宫,因此是考虑腹腔妊娠。D. 图像 B 和图像 C 中从胎儿下方获得的左盆腔纵向图像显示,妊娠囊下部延伸至第二个子宫颈(C)的水平,该子宫颈与图 A 中所示的子宫颈分开。胎儿脚(箭)位于子宫颈的正上方,结果与双子宫合并左子宫妊娠一致。图中 B 为膀胱。

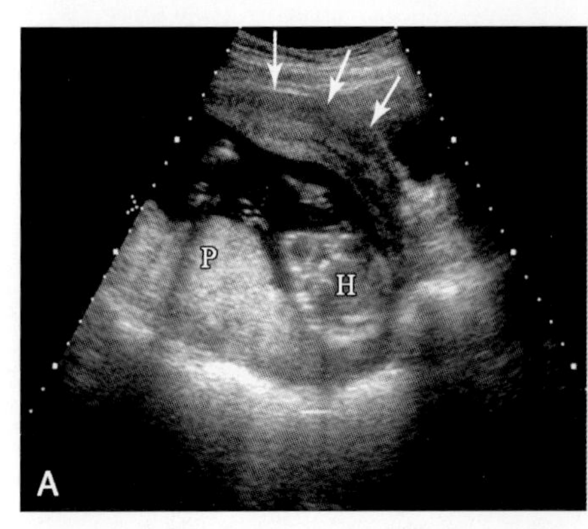

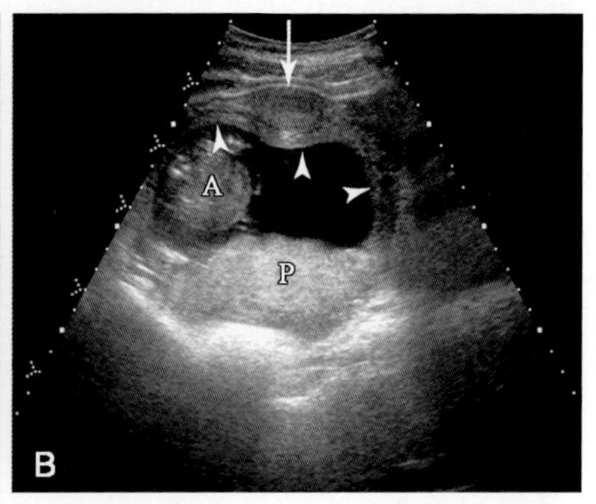

图 4-40 A. 嵌顿子宫:类似腹腔妊娠

盆腔的中线纵向经腹(TA)图像显示胎盘(P)和胎头(H)位于一个类似子宫的结构(箭)后面,提出了腹腔妊娠的可能。B. 轴向 TA 图像再次显示类似于妊娠前子宫(长箭)的结构。在这个图像中,有一个子宫壁(箭头)围绕着妊娠囊的一部分。磁共振成像显示,前部像子宫的结构是嵌顿(持续后屈)拉长的宫颈。图中 A 为胎儿腹部。

六、妊娠滋养细胞疾病

妊娠试验阳性,未发现宫内或宫外孕,宫腔内可见明显囊变组织时,应考虑妊娠滋养细胞疾病。妊娠滋养细胞疾病包括一系列以滋养细胞异常增殖为特征的肿瘤。这些情况包括完全性和部分性葡萄胎,以及统称为持续性滋养细胞肿瘤的疾病(如侵袭性葡萄胎、绒毛膜癌和胎盘部位滋养细胞肿瘤)。

最常见的妊娠滋养细胞疾病是完全性水泡状胎块,也称为完全性葡萄胎。完全性葡萄胎的临床表现包括阴道出血、妊娠剧吐、阴道排出水泡样组织,以及先兆子痫、高血压和甲状腺毒症等并发症。子宫增大,hCG 水平通常显著升高,通常高达数十万 mU/ml。葡萄胎组织的核型通常为二倍体,但总体遗传结构异常,因为所有遗传物质都来源于父系。最常见的核型是 46,XX,继发于两个单倍体精子对缺乏遗传物质的卵子的受精。妊娠是完全增生,由于胎儿无法存活,胎儿组织完全缺失。

超声检查显示一个完全性葡萄胎有一个大子宫,高回声或等回声组织占据整个宫腔(图 4-41A 至图 4-41D)。多发性囊肿通常见于高回声组织,与水泡样绒毛相对应。囊肿的大小是可变的,从很小到几厘米不等。当绒毛太小而超声不能看到时,宫腔内的回声团主要呈实性(图 4-41E、图 4-41F)。彩色多普勒评估声像图是多样的,尽管在许多葡萄胎的病例中在葡萄胎组织中几乎没有任何血流信号;但是,经常在葡萄胎周围看到血流信号(图 4-41G)。未见胎儿或部分胎儿。子宫排空后的肿瘤后遗症的风险估计约为 20%。超声和病理检查不能准确预测哪些完全性葡萄胎随后会出现持续性滋养细胞肿瘤。因此,在清除葡萄胎组织后,可以劝告患者约 1 年内不要怀孕,可以通过监测 hCG 水平来密切观察复发的迹象。

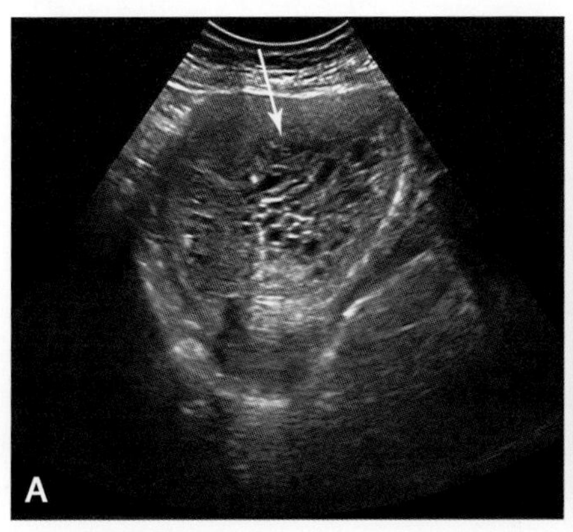

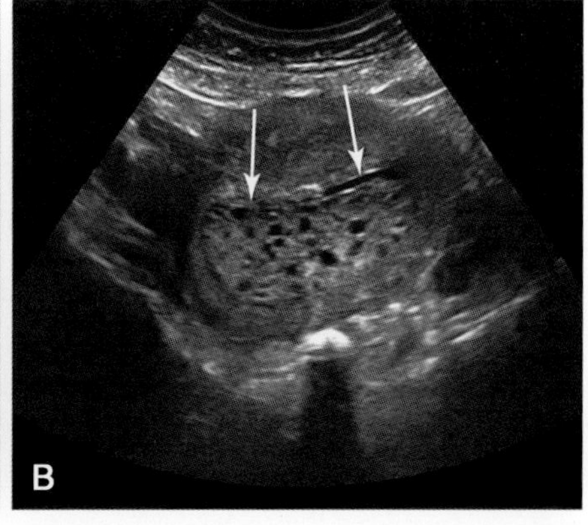

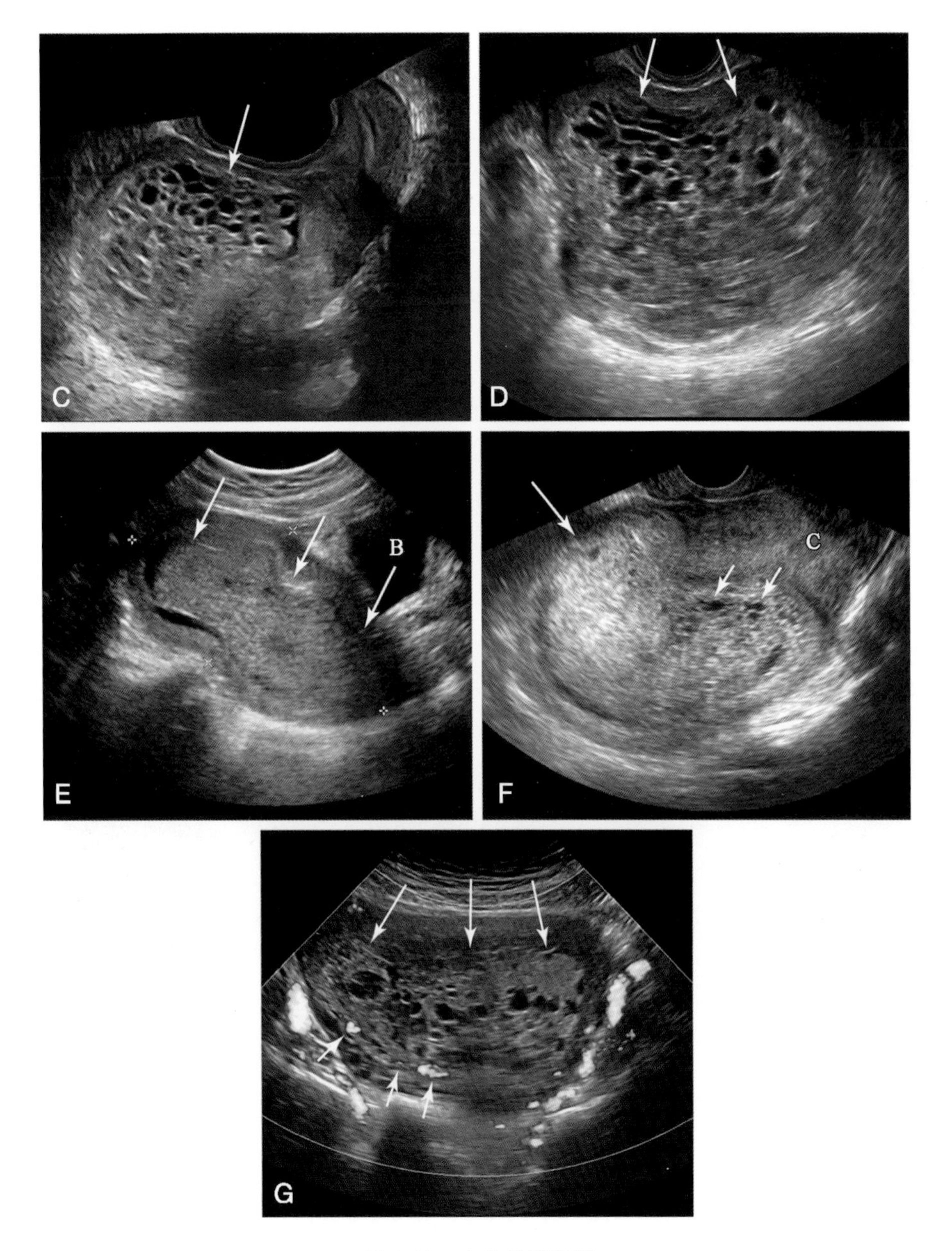

图 4-41　完全性葡萄胎

A 至 D. 典型的表现。纵向经腹 TA(图像 A),轴向 TA(图像 B),纵向经阴道(TV)(图像 C)和轴向 TV(图像 D)显示子宫增大,由于肿块充满无数小囊肿(箭)扩大了宫腔。E、F. 主要是实性物质。不同的完全性葡萄胎患者的纵向 TA(图像 E)和纵向 TV(F)图像显示,一个主要为实性的肿块扩张了子宫内膜腔(长箭),小的囊肿适合通过 TV 成像(短箭)来观察。G. 血流。不同的完全性葡萄胎(长箭)的彩色多普勒的轴向 TA 图像在葡萄胎(短箭)的周边表现出小的血流,但在大部分的葡萄胎组织中没有明显的血流信号。图中 B 为膀胱;C 为宫颈。

部分性葡萄胎是第二种最常见的妊娠滋养细胞疾病。大多数部分性葡萄胎有三倍体核型,通常是 69,XYY 或 69,XXY。病理检查显示有胎儿组织。与完全性葡萄胎相比,部分性葡萄胎的滋养层增生和症状往往较轻,hCG 水平较低。同样,子宫排空后持续滋养细胞肿瘤的风险较低,估计为 5%。

部分性葡萄胎的超声显示一个巨大的胎盘,其囊性改变可能是局灶性的或散在的(图 4-42A)。妊娠囊常见。胎儿的超声图像是多样的。胎儿有三倍体核型,当看到时通常是异常的,通常伴有生长受限和结构异常(图 4-42B)。

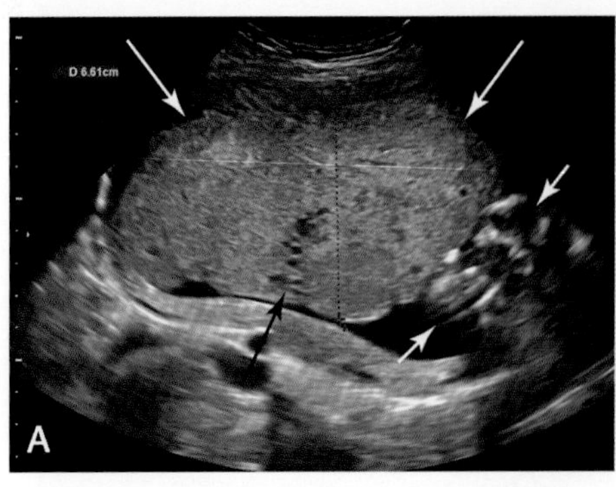

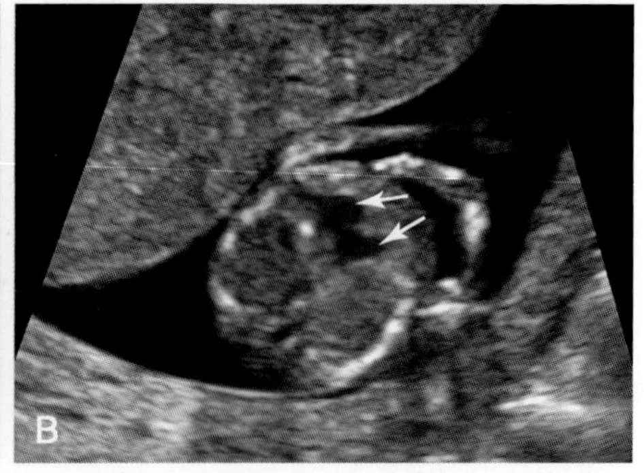

图 14-42 部分性葡萄胎

A. 纵向经腹（TA）图像显示增厚的胎盘（白色长箭）含有少量的囊性改变（黑色箭）。胎儿（白色短箭）位于胎盘下方。B. A 图像中同一胎儿的轴向图像显示只有两个心腔（箭）的异常心脏。因为部分葡萄胎的胎儿通常有三倍体核型，当解剖细节可以看到时，胎儿畸形和生长受限通常可被识别出来。

少数完全性或部分性葡萄胎患者因 hCG 水平升高刺激卵巢而出现卵巢黄素化囊肿。超声显示卵巢黄素化囊肿为双侧大卵巢，呈多囊、多节状（图4-43）。囊性成分出血可导致复杂的囊肿声像。

其他类似于葡萄胎的超声表现，如妊娠失败时胎盘也会发生水泡样改变，称为胎盘水样变性。它与妊娠滋养细胞疾病有着根本的不同，因为没有滋养细胞增殖和持续性滋养细胞肿瘤的风险增加。hCG 水平有助于区分胎盘水泡样变性与部分或完全性葡萄胎（图4-44）。因为在胎盘水泡

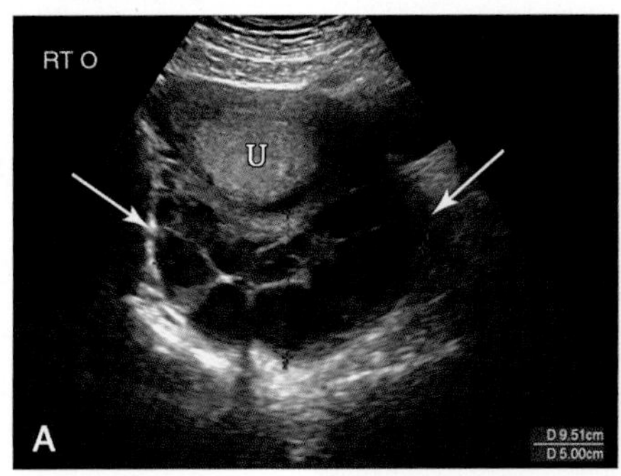

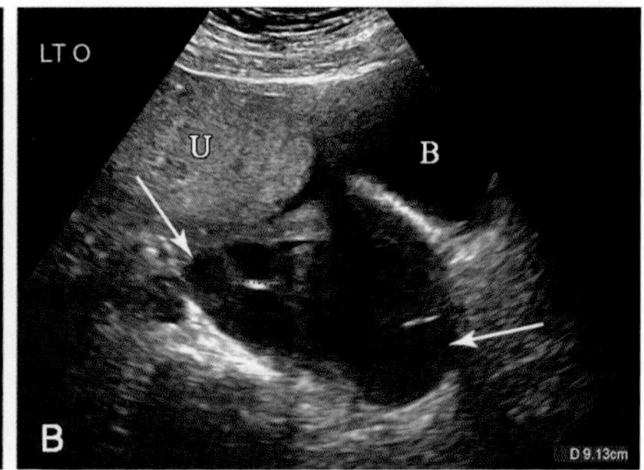

图 4-43 黄素化囊肿

右侧（A）轴向经腹（TA）和左侧（B）纵向 TA 图像显示在部分性葡萄胎的患者出现卵巢明显增大，呈多囊性、多间隔的表现（箭），与黄素化囊肿一致。图中 B 为膀胱；U 为子宫。

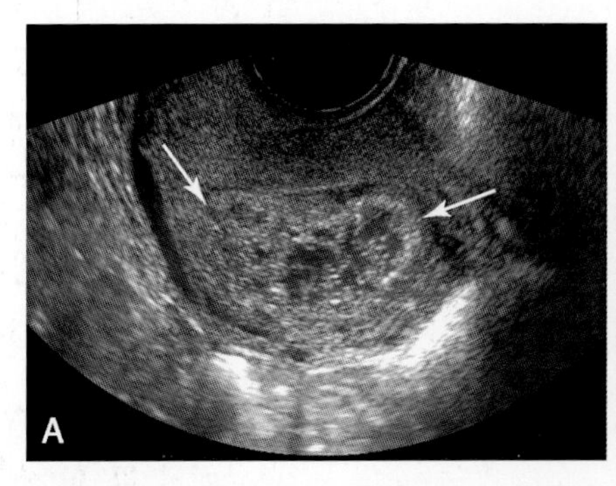

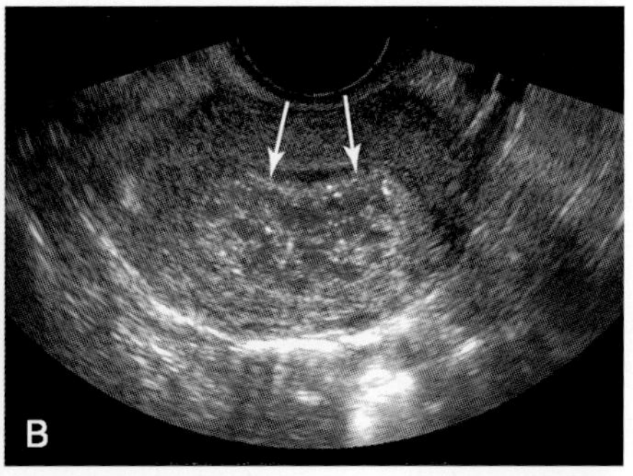

图 4-44 妊娠早期胎盘水样变性

子宫的纵向（A）和轴向（B）经阴道（TV）图像示出子宫腔的扩张，该肿块包含与血管间隙和水肿绒毛（箭）相对应的低回声区。虽然外观与部分或完全性葡萄胎无法区分，但胎盘水泡样变性没有滋养层增生和持续滋养细胞肿瘤的风险增加。

样变性时 hCG 水平通常较低并逐渐降低。另一个在超声上类似于部分性葡萄胎的病例是双胎妊娠，由一个正常胎儿和一个单胎妊娠(通常是一个完全性葡萄胎)组成。通过鉴别两个不同的胎盘，一个与胎儿相关的正常胎盘和一个单独出现的葡萄胎胎盘，可以将这种罕见的组合与部分葡萄胎区分开来。

持续性滋养细胞肿瘤可发生在完全性葡萄胎、部分性葡萄胎、足月分娩、流产和异位妊娠之后。大多数持续性滋养层肿瘤是由侵袭性葡萄胎引起的，其特征是绒毛和滋养层增生侵犯子宫肌层。其他罕见的持续性滋养细胞肿瘤包括绒毛膜癌，一种侵蚀血管并易于转移的恶性肿瘤，以及胎盘部位滋养细胞肿瘤，它起源于胎盘的植入部位，是最致命和最罕见的形式。在持续性滋养层肿瘤中子宫的超声表现包括子宫肌层中回声增强的囊性区或局灶性结节。广泛的肿瘤可能会穿透子宫，进入邻近的结构。也可见充血和高速低阻力动脉血流频谱。

关键特征

- 卵黄囊是正常妊娠囊内的第一个结构。鉴别卵黄囊是诊断宫内妊娠的重要指标。
- 在妊娠试验阳性的情况下，子宫积液可能是由宫内妊娠囊或与异位妊娠相关的假妊娠囊引起的。
- 当子宫内膜中的一个小的圆形积液被一个清晰的、厚的、周边回声组织包围，偏心的位于子宫内膜中、紧邻子宫腔，子宫内妊娠囊是最可能的。这种现象被称为蜕膜内征。
- 双蜕膜囊征的鉴别也有利于宫内妊娠囊的诊断。
- 双蜕膜囊征由子宫腔两侧蜕膜及孕囊周围三层回声组成。
- 假孕囊包含的液体位于子宫腔内，因此被单个回声层包围。
- 未能识别蜕膜内征或双蜕膜囊征并不能排除早孕。
- 生理性中肠疝入脐带底部是一个正常的胚胎过程，发生在妊娠 8 周左右，不应被误认为腹壁缺损及脐膨出。正常的中肠疝小于胎儿腹部的其余部分，并在妊娠 12 周时回到腹部。
- 7—10 周在胚胎头的后部可见与胚胎发育有关的囊性结构，为菱形脑的正常发育。这种囊性结构不应被误认为是异常，如 Dandy-Walker 畸形，无脑，或脉络丛囊肿。
- CRL 比 MSD 更准确地估计孕早期的孕龄。
- 当 TV 超声显示无心脏活动且 CRL 大于或等于 7 mm 时，可以有把握地诊断为胚胎死亡。
- 在异位妊娠的超声诊断中，确定是否有宫内妊娠是一个重要的步骤。如果发现宫内妊娠，一般认为没有异位妊娠。
- 当超声没有显示妊娠试验阳性患者的宫内或异位妊娠时，常使用“不明部位妊娠”这一术语。不明部位妊娠的主要鉴别诊断是早期宫内妊娠、宫内妊娠失败和异位妊娠。
- 异位妊娠最可靠的超声表现是宫外孕囊内含有有心脏活动的胚胎。
- 在适当的临床条件下，附件环(也称为输卵管环)征很可能代表异位妊娠。
- 黄体囊肿可能类似于附件环征。可根据附件环的位置来区分。如果环在卵巢内，很可能是黄体囊肿；如果是卵巢外，则可能是异位妊娠。
- 当不清楚附件环是否起源于卵巢时，探头可用于对附件施加压力，以确定卵巢和附件环是否可以彼此分离。
- 如果卵巢和附件环向不同方向移动，其结构很可能是异位妊娠。相反，如果卵巢和附件环一起移动或不可移动，则可能是黄体，但也可能是异位妊娠：用于将环与卵巢分离的压力可能不足以分离它们或不在分离它们的最佳方向，或者异位妊娠可能黏附在卵巢上。
- 卵巢囊肿出血破裂可导致大量腹腔积血，类似于异位妊娠破裂。卵巢囊肿出血破裂和异位妊娠破裂都可能存在 hCG 水平较低，因为 hCG 水平越低，早期宫内妊娠越可能发现不了。

- 在存活的宫内妊娠、失败的宫内妊娠和异位妊娠中血清 hCG 水平有相当大的重叠。因此,不应使用单个 hCG 值来区分这些可能性。
- 在正常的妊娠早期宫内妊娠中,hCG 水平通常每 2 天翻一番。异位妊娠的 hCG 水平和 hCG 变化模式是多样的。异位妊娠的特征性模式包括低于正常水平的升高或稳定,但也可能出现其他模式,如下降或正常升高。
- 同时妊娠指的是宫内妊娠和异位妊娠同时存在。在辅助生殖技术的患者中,以及在超声检查结果强烈提示异位妊娠的患者中,尽管发现有宫内妊娠也应特别注意同时妊娠的可能性。
- 间质部异位妊娠是指妊娠植入穿过子宫壁的输卵管段。与其他输卵管妊娠相比,间质部异位妊娠往往在妊娠后期增大并破裂,并与严重出血、发病率和死亡率的高发生率相关。
- 宫颈异位妊娠是指妊娠植入宫颈组织。子宫颈的妊娠囊也可能是正在发生的自然流产,孕囊位于子宫颈的阶段。
- 剖宫产瘢痕妊娠是指妊娠植入子宫的剖宫产瘢痕。妊娠囊位于子宫内膜腔的前下部。随着妊娠囊的生长,它在子宫前壁形成一个隆起。剖宫产瘢痕妊娠的并发症包括子宫破裂、出血、前置胎盘、胎盘植入。
- 腹部妊娠的超声诊断依赖于子宫与妊娠的分离。如果子宫颈与妊娠囊呈正常关系,则可排除腹部妊娠。
- 诊断腹部妊娠的陷阱包括子宫异常,如双子宫和嵌顿子宫。嵌顿子宫发生时,子宫持续屈曲或后倾位置超过孕 14～16 周,导致妊娠在盆腔后部。
- 妊娠试验阳性时未发现宫内或宫外孕,且有明显组织囊性改变的增大宫腔,应考虑妊娠滋养细胞疾病。
- 妊娠滋养细胞疾病包括完全性葡萄胎、部分性葡萄胎和持续性滋养细胞肿瘤。
- 超声检查显示完全性葡萄胎有一个巨大的子宫,子宫内膜腔有高回声或等回声组织占据整个宫腔,通常有大小不等的囊肿,没有胎儿或部分胎儿。子宫排空后的后遗症的风险估计约为 20%。
- 部分性葡萄胎发生时,葡萄胎组织和部分胎儿共同存在。滋养层增生和症状往往较轻,hCG 水平低于完全性葡萄胎。部分性葡萄胎持续性滋养细胞肿瘤的风险低于完全性葡萄胎。大多数部分性葡萄胎有三倍体核型。
- 持续性滋养细胞肿瘤包括侵袭性葡萄胎、绒毛膜癌和胎盘部位滋养细胞肿瘤。
- 少数完全性或部分性葡萄胎患者因 hCG 水平升高刺激卵巢而出现黄素化囊肿。卵巢黄素化囊肿的超声显示卵巢大,呈多囊、多节状。
- 胎盘的水样改变发生在妊娠失败后,可导致类似于完全或部分性葡萄胎的超声表现。hCG 水平趋于较低或逐渐降低。没有滋养层增生和持续性滋养细胞肿瘤的风险增加。

参考文献

Ackerman TE, Levi CS, Dashefsky SM, et al: Interstitial line: sonographic finding in interstitial (cornual) ectopic pregnancy, Radiology 189:83-87, 1993.

Albayram F, Hamper UM: First-trimester obstetric emergencies: spectrum of sonographic findings, J Clin Ultrasound 30:161-177, 2002.

Arleo EK, Troiano RN: Outcome of early first-trimester pregnancies (< 6.1 weeks) with slow embryonic heart rate, AJR. 197:252-255, 2011.

Barnhart K, van Mello N, Bourne T, et al: Pregnancy of unknown location: a consensus statement of nomenclature, definitions, and outcome, Fert Sterility. 95: 857-866, 2011.

Benson CB, Chow JS, Chang-Lee W, et al: Outcome of pregnancies in women with uterine leiomyomas identified by sonography in the first trimester, J Clin Ultrasound 29:261-264, 2001.

Benson CB, Genest DR, Bernstein MR, et al: Sonographic appearance of first trimester complete hydatidiform moles, Ultrasound Obstet Gynecol 16:188-191, 2000.

Berkowitz RS, Goldstein DP: Molar pregnancy, N Engl J Med 360:1639-1645, 2009.

Bertrand G, Ray CL, Simard-Émond L: Imaging in the management of abdominal pregnancy: a case report and review of the literature, J Obstet Gynaecol Can 31:57-62, 2009.

Bhatt S, Ghazale H, Dogra VS: Sonographic evaluation of ectopic pregnancy, Radiol Clin North Am 45: 549-560, 2007.

Bowerman RA: Sonography of fetal midgut herniation: normal size criteria and correlation with crown-rump length, J Ultrasound Med 5:251-254, 1993.

Chandrasekhar C: Ectopic pregnancy: a pictorial review, Clin Imag. 32:468-473, 2008.

Chiang G, Levine D, Swire M, et al: The intradecidual sign: is it reliable for diagnosis of early intrauterine pregnancy?, AJR. 183:725-731, 2004.

Dialani V, Levine D: Ectopic pregnancy: a review, Ultrasound Q 20:105-117, 2004.

Dighe M, Cuevas C, Moshiri M, et al: Sonography in first trimester bleeding, J Clin Ultrasound 36: 352-366, 2008.

Doubilet PM, Benson CB: Outcome of first-trimester pregnancies with slow embryonic heart rate at 6-7 weeks gestation and normal heart rate by 8 weeks at US, Radiology 236:643-646, 2005.

Doubilet PM, Benson CB: Double sac sign and intradecidual sign in early pregnancy: interobserver reliability and frequency of occurrence, JUM. 32:1207-1214, 2013.

Doubilet PM, Benson CB, Bourne T, et al: Diagnostic criteria for nonviable pregnancy early in the first trimester, N Engl J Med 369:1443-1451, 2013.

Doubilet PM, Benson CB, Frates MC, et al: Sonographically guided minimally invasive treatment of unusual ectopic pregnancies, J Ultrasound Med 23:359-370, 2004.

Dulay AT, Copel JA: First-trimester ultrasound: current uses and applications, Semin Ultrasound CT MR 29: 121-131, 2008.

Gardner CS, Jaffe TA, Hertzberg BS, et al: The incarcerated uterus: a review of MRI and ultrasound imaging appearances, AJR. 201:223-229, 2013.

Gun M, Mavrogiogis M: Cervical ectopic pregnancy: a case report and literature review, Ultrasound Obstet Gynecol 19:297-301, 2002.

Hertzberg BS, Kliewer MA: Ectopic pregnancy: ultrasound diagnosis and interpretive pitfalls, S Med J. 88: 1191-1198, 1995.

Hertzberg BS, Kliewer MA, Bowie JD: Sonographic evaluation for ectopic pregnancy: transabdominal scanning of patients with nondistended urinary bladders as a complement to endovaginal sonography, AJR. 173: 773-775, 1999.

Hertzberg BS, Kliewer MA, Bowie JD: Adnexal ring sign and hemoperitoneum caused by hemorrhagic ovarian cyst: pitfall in the sonographic diagnosis of ectopic pregnancy, AJR. 173:1301-1302, 1999.

Jain KA: Gestational trophoblastic disease — pictorial review, Ultrasound Q 21:245-253, 2005.

Kani KK, Lee JH, Dighe M, et al: Gestational trophoblastic disease: multimodality imaging assessment with special emphasis on spectrum of abnormalities and value of imaging in staging and management of disease, Curr Probl Diagn Radiol 41:1-10, 2012.

Lane BF, Wong-You-Cheong JJ, Javitt MC, et al: ACR Appropriateness Criteria® first trimer bleeding, Ultrasound Q29:91-96, 2013.

Levine D: Ectopic pregnancy, Radiology 245: 385-397, 2007.

Lin EP, Bhatt S, Dogra VS: Diagnostic clues to ectopic pregnancy, Radiographics 28:1661-1671, 2008.

Malinowski A, Bates SK: Semantics and pitfalls in the diagnosis of cornual/ interstitial pregnancy, Fertil Sterility. 86:1764. e11-1764. e14, 2006.

McKenna KM, Feldstein VA, Goldstein RB, et al: The "empty amnion": a sign of early pregnancy failure, J Ultrasound Med 14:117-121, 1995.

Osborn DA, Williams TR, Craig BM: Cesarean scar pregnancy — sonographic and magnetic resonance imaging findings, complications, and treatment, J Ultrasound Med 31:1449-1456, 2012.

Oztekin D, Oztekin O, Aydal F, et al: Embryonic heart rate as a prognostic factor for chromosomal abnormalities, J Ultrasound Med 28:609-614, 2009.

Stein MW, Ricci ZJ, Novak L, et al: Sonographic comparison of the tubal ring of ectopic pregnancy with the corpus luteum, J Ultrasound Med 23:57-62, 2004.

Tan S, Pektaş MK, Arslan H: Sonographic evaluation of the yolk sac, J Ultrasound Med 32:87-95, 2012.

Timor-Tritsch IE, Monteagudo A: Unforeseen consequences of the increasing rate of cesarean deliveries: early placenta accreta and cesarean scar pregnancy. A review, Am J Obstet Gynecol 207:14-29, 2012.

Ugurlucan FG, Bastu E, Dogan M, et al: Management of cesarean heterotopic pregnancy with transvaginal ultrasound-guided potassium chloride injection and gestational sac aspiration, and review of the literature, J Minim Invasive Gynecol 19:671-673, 2012.

Uysal F, Uysal A, Adam G: Cesarean scar pregnancy: diagnosis, management, and follow-up, JUM. 32: 1295-1300, 2013.

Zhou Q, Lei XY, Xie Q, et al: Sonographic and Doppler imaging in the diagnosis and treatment of gestational trophoblastic disease: a 12 year experience, J Ultrasound Med 24:15-24, 2005.

第5章

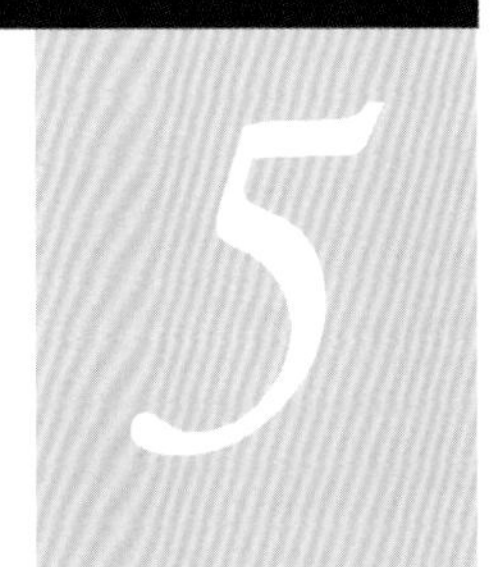

胎儿中枢神经系统,面部和颈部

中枢神经系统(CNS)异常是最常见的先天性异常之一。应对头部和脊柱进行系统评估,至少包括标准产科超声检查实践指南中列出的以下结构:侧脑室、脉络丛、大脑镰、透明隔腔、小脑、小脑延髓池、上唇、颈椎、胸椎、腰椎和骶椎。

一、超声解剖:胎头

胚胎的头部可以在7—8周与身体区分开来。从7—8周开始,直到大约10周,超声在头部后下方可见一囊性结构,即菱形脑(又称后脑;图5-1)。这种囊性结构不应被误认为是无脑畸形、脉络丛囊肿或Dandy-Walker畸形。

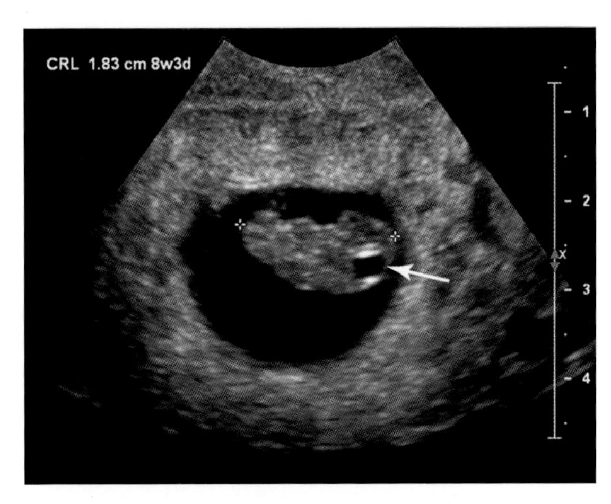

图5-1 菱形脑

胚胎在8周3天时的纵向图像显示菱形脑是头部后下方的囊性结构(箭)。

在妊娠中晚期,颅内解剖评估包括多平面扫描。在丘脑水平轴位图像可见透明隔腔,透明隔腔是两侧侧脑室前角之间的矩形或三角形的无回声结构,位于丘脑的前面,内部没有线性回声。如果内部出现中线回声表明是穹柱,而不是透明隔腔(图 5-2C)。稍微调整穹柱水平向上方和前方扫描,应能显示透明隔腔(图 5-2D)。第三脑室在丘脑之间的中线结构呈裂隙样(图 5-3A)。尽管胼胝体的图像不是标准产科超声检查的必要组成部分,但胼胝体可以在头部的正中矢状切面中看到(图 5-3B)。它偶尔也会出现在冠状面上。大脑镰在大脑半球之间延伸,是位于脑中线的线性回声结构(图 5-4)。

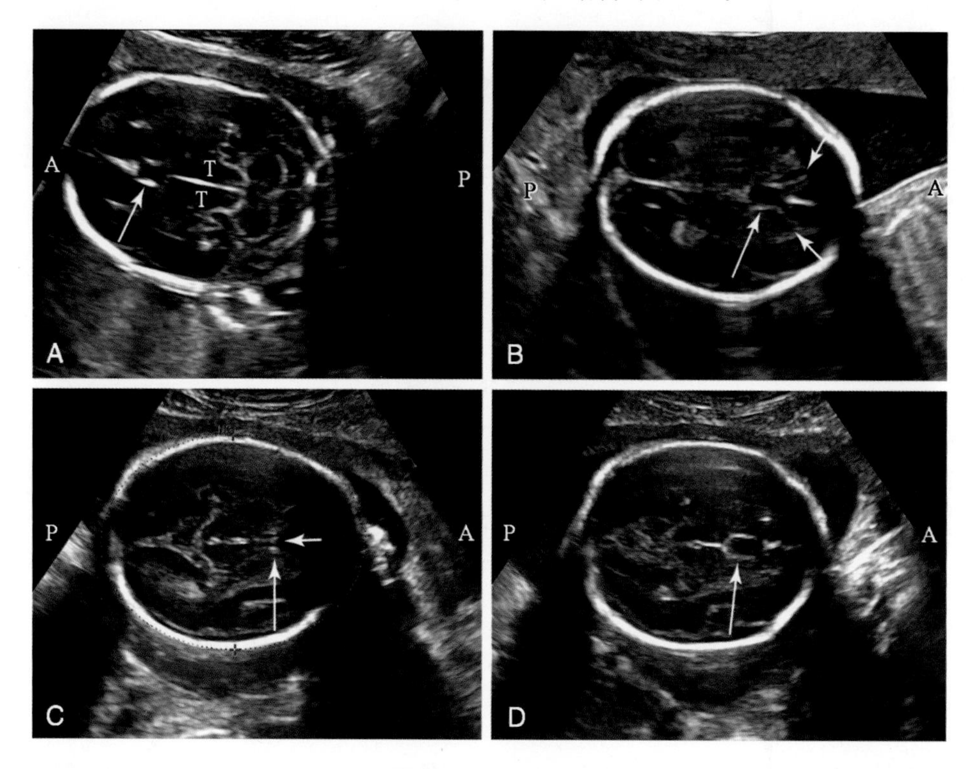

图 5-2 透明隔腔

A、B. 两个不同胎儿头部的轴向图像显示:透明隔腔为一矩形的无回声结构(长箭)在丘脑(T,图像 A)的前面,两侧侧脑室前角之间(短箭,图像 B)。C. 穹柱。胎儿头部的轴向图像显示一个中心线性回声(短箭)结构,其两侧对应为穹柱(长箭),类似于透明隔腔,不应误认为透明隔腔。D. 透明隔腔。胎儿头部在图像 C 的扫描平面稍稍调整后的轴向图像显示透明隔腔(长箭)。注意没有中心线性回声。图中 A 为前;P 为后。

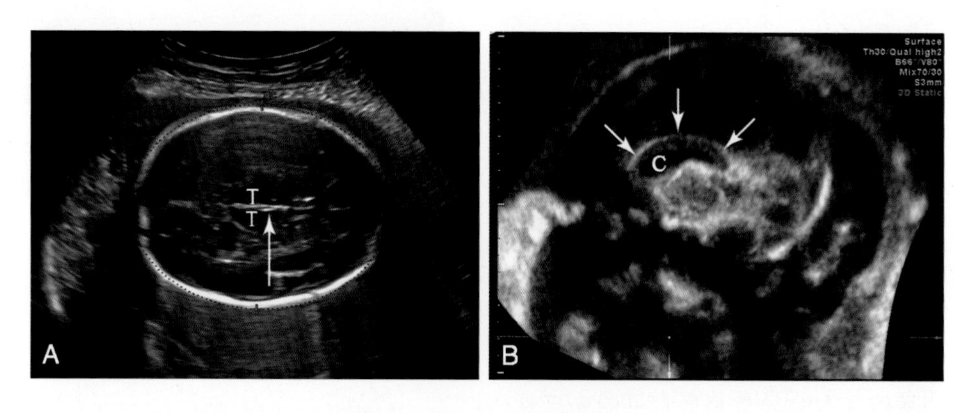

图 5-3 第三脑室与胼胝体

A. 第三脑室。胎儿头部的轴向切面显示正常的第三脑室是丘脑(T)之间的一个裂隙状结构(箭)。B. 胼胝体。三维重建得到的胎儿头部正中矢状面图像显示胼胝体(箭),位于透明隔腔上方(C)。

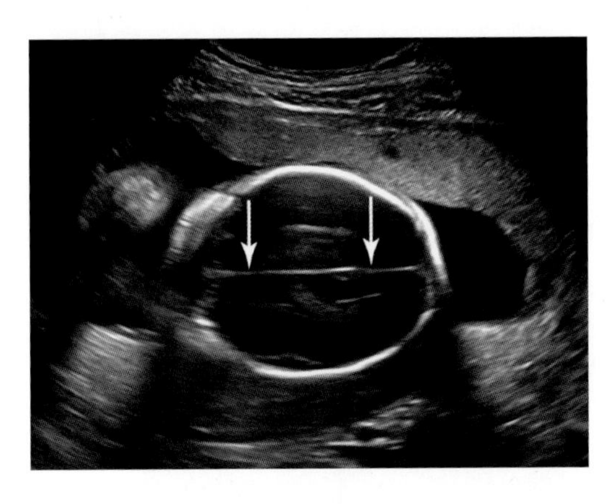

图 5-4　大脑镰

胎儿头部的轴向图像显示大脑镰(箭)在大脑半球之间延伸，位于脑中线的线性回声结构。

在怀孕的早期，侧脑室内可以看到脉络丛的回声，在这个阶段脉络丛占据了大部分的脑室(图 5-5A)。在整个妊娠期间，侧脑室的大小保持相对恒定，头部的生长主要是由脑实质的生长所决定的。正常胎儿的脉络丛应占侧脑室宽度的 60%以上(图 5-5B、图 5-5C)，侧脑室应在轴向图像上测量，且靠近脉络丛的后部(图 5-5D)。在可能的情况下，应该在高于丘脑的水平测量，且尽可能多的显示脉络丛回声。为了获得这种视野，可以使扫描平面的后部向下倾斜，特别是在妊娠晚期。侧脑室的宽度，一般公认正常值上限为 10mm。

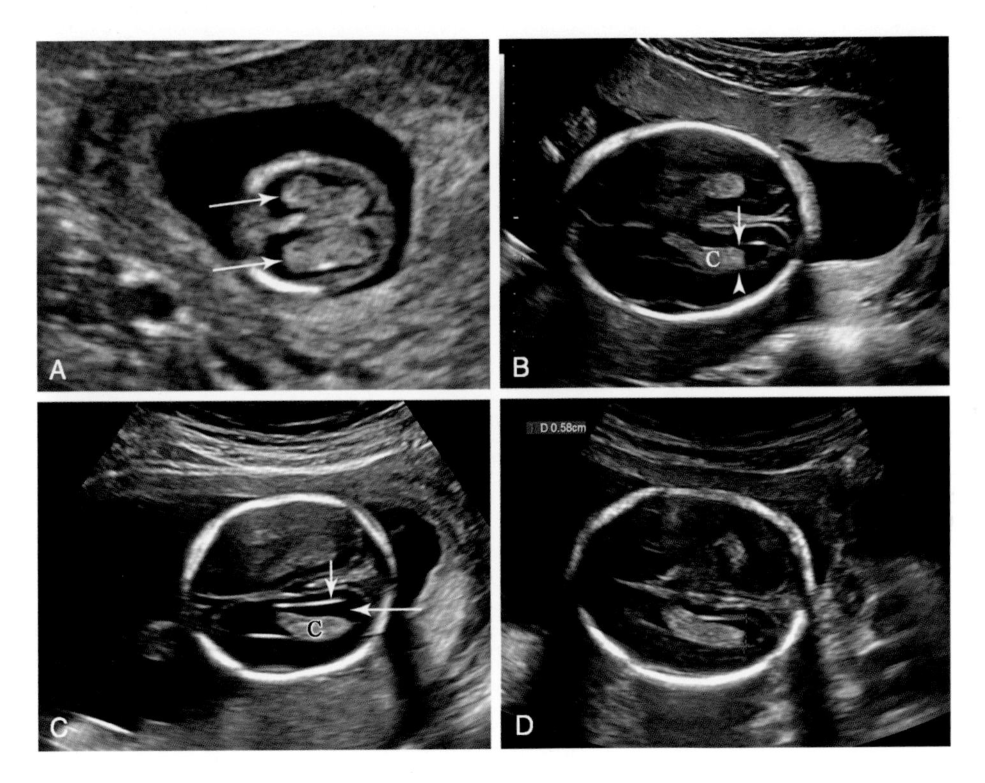

图 5-5　侧脑室：正常

A. 妊娠早期。孕 12 周，在侧脑室水平轴向图像显示脉络丛充填了侧脑室的大部分(箭)。B、C. 妊娠中期。正常情况下，脉络丛充填侧脑室。B. 脉络丛(C)充满侧脑室的整个宽度，毗邻内侧(短箭)和外侧(箭头)脑室壁。C. 脉络丛未完全充盈侧脑室，在脑室内壁(短箭)和脉络丛表面(C)之间有少量液体(长箭)。当侧脑室大小正常时，这被认为是正常的。脉络丛通常占正常侧脑室宽度至少 60%。D. 侧脑室：测量。孕中期，胎儿头部轴向图像测量侧脑室宽度有一定的技巧，侧脑室的宽度测量应在脉络丛的后部(红色光标)附近测量的。5.8 mm 的测量值是正常的(正常值的上限＝10 mm)。

由于来自颅骨的近场混响伪像,在轴向常规扫查时仅测量远场的侧脑室(图 5-6A)。通过调节探头的扫描角度可以更好地显示近场的侧脑室(图 5-6B)。尽管大多数胎儿两侧脑室大小相似,但偶尔侧脑室的增宽是不对称的或单侧的。因此,显示一个正常大小的侧脑室并不能保证对侧侧脑室的大小正常。如果远场显示侧脑室增宽,或者近场斜位扫查显示侧脑室增宽,最好待胎儿转身后,即处于近场的侧脑室转向远场时,再对近场侧脑室进行测量(图 5-6C、图 5-6D)。

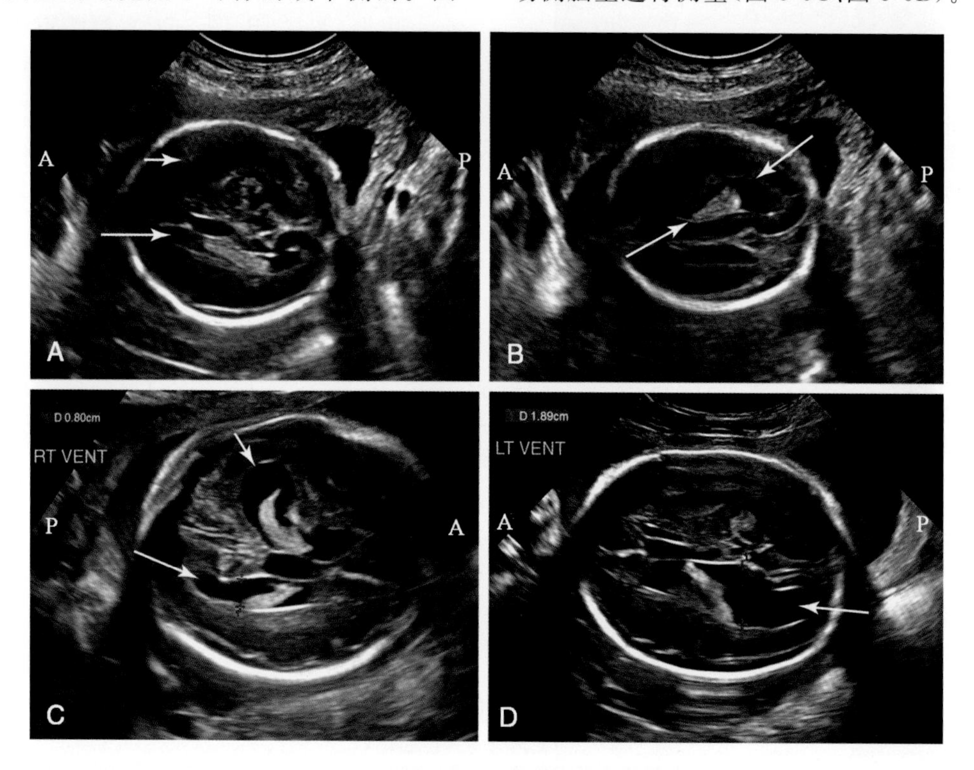

图 5-6 近场伪像:对侧脑室显示的影响

A. 在常规测量扫描平面中,胎儿头部的轴向图像显示远场侧脑室(长箭)。近场侧脑室由于近场混响伪像而不明显(短箭)。B. 同一胎儿的头部斜位图像更好地描绘了近场侧脑室(箭),尽管在最佳扫描平面上看不到近场侧脑室。C. 不同胎儿头部的轴向图像显示双侧脑室。右侧脑室(长箭)位于扫描平面的远场,宽 0.8cm,大小正常。左侧脑室(短箭)位于近场,看起来很宽,但不在测量的最佳扫描平面内。D. 与 C 同一胎儿头部的轴向图像,在胎儿活动到不同的位置后,显示了在远场中的左侧脑室(箭),在这个标准的平面中进行测量,宽 1.89cm(红色光标),测量证实侧脑室增宽。图中 A 为前;P 为后。

颅后窝通常在丘脑或中脑的轴位上成像,探头朝枕部向下倾斜。小脑是双叶的,由两侧的圆形低回声半球和中线的蚓部组成(图 5-7A)。小脑延髓池是小脑和枕骨之间的含液空间。小脑延髓池是从小脑蚓部的后缘到枕骨内侧测量的。小脑延髓池的正常前后径(AP)为 2～10mm(图 5-7B)。小脑延髓池包含无回声的脑脊液和线状高回声隔,从中线(又称小脑镰)、两侧小脑半球和小脑蚓部交界处向后延伸至枕骨(图 5-7C)。第四脑室可以在颅后窝的前部分看到,大多数正常胎儿在妊娠中期和晚期可以看到(图 5-7D)。正常的第四脑室随着胎龄的增加而增大,可以测量其 AP 和宽度,宽度可达 8mm。它的形状可以是细长的、三角形的、卵形的,也可以像回旋镖一样。

与颅骨相邻的正常结构包括皮下组织、皮肤、毛发和耳,不应与病理情况混淆(图 5-8)。

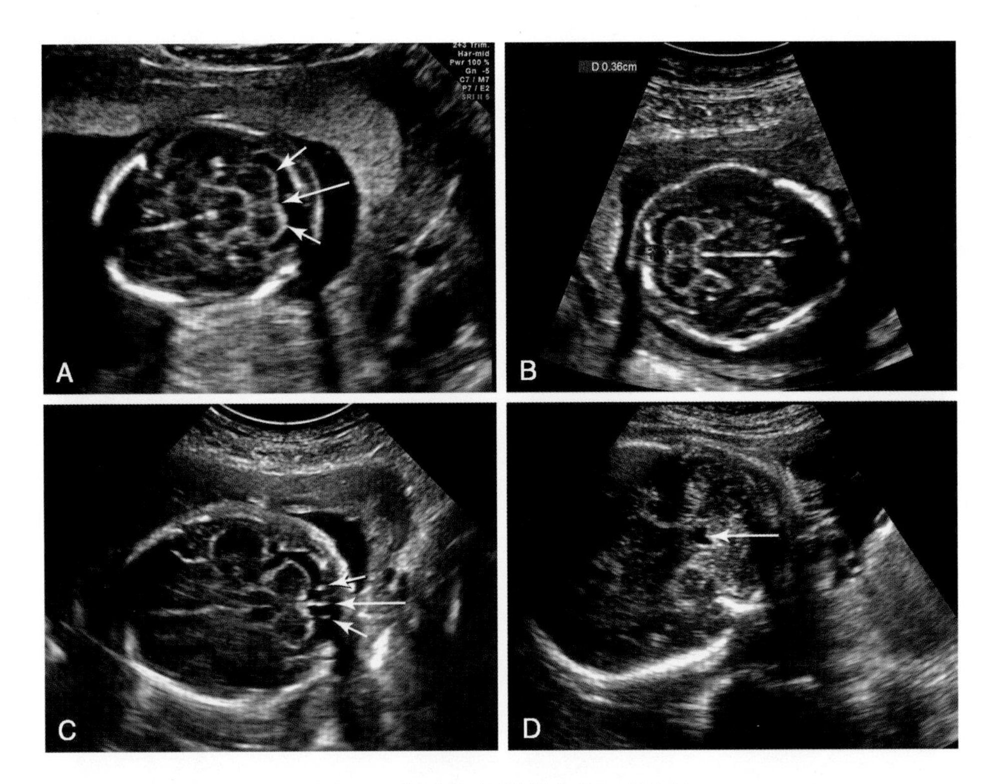

图 5-7　颅后窝：不同胎儿的正常解剖

A. 小脑。头部的轴向图像，向下倾斜到枕骨，小脑由两个小脑半球（短箭）和蚓部（长箭）组成。B. 小脑延髓池：测量。头部的轴向图像显示从小脑蚓部的后边缘到枕骨内侧（红色光标）。0.36cm 的测量是正常的（正常范围在 2～10mm）。C. 小脑延髓池：隔膜。头部的轴位图像描述了小脑延髓池中的正常线性隔膜，从中线（长箭）、两侧小脑半球和小脑蚓部交界处向后延伸至枕骨（短箭）。D. 第四脑室。胎儿头部的斜位图像显示后颅窝前部的第四脑室（箭）。

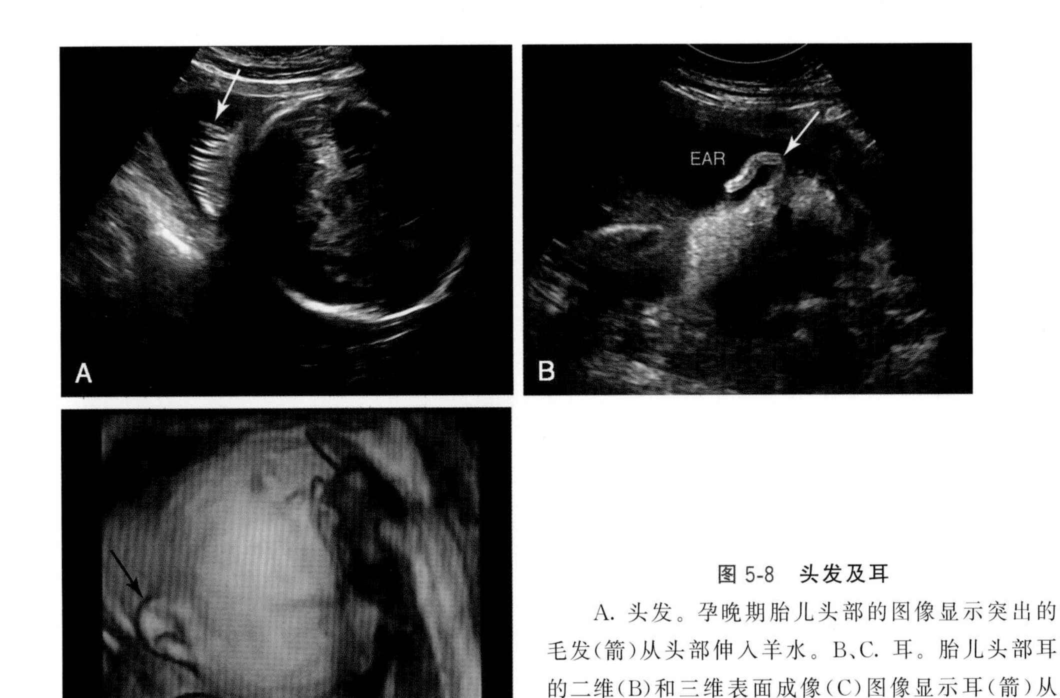

图 5-8　头发及耳

A. 头发。孕晚期胎儿头部的图像显示突出的毛发（箭）从头部伸入羊水。B、C. 耳。胎儿头部耳的二维（B）和三维表面成像（C）图像显示耳（箭）从胎儿头部延伸出来。

二、脑室扩张

脑室扩张是指侧脑室的扩张。在侧脑室扩张的情况下,第三脑室和第四脑室的扩张程度不同,这取决于脑室扩张的病因和严重程度。脑积水是指继发于脑室内压增高的脑室扩张。由于脑脊液分泌过多、发育异常和破坏性损伤(如血管和感染性损伤),在没有压力升高的情况下也会发生脑室扩张。

当侧脑室扩张时,脉络丛的后部在侧脑室内重力依赖性下垂,形成一种悬垂脉络丛(图 5-9A)。这是因为脉络丛的前部在向第三脑室移行时在室间孔处被拴住,但后部是自由漂浮的,这与重力有关。当侧脑室扩张时,脉络丛的体积相对缩小(图 5-9B)。

侧脑室宽度的正常值上限为 10 mm。通常认为 10～12mm 是轻度脑室扩张,12～15mm 是中度脑室扩张,>15mm 是重度脑室扩张(图 5-10)。一些胎儿的胎头增大伴有严重脑室扩张,是由于脑室内压增高,是脑积水的一种表现。如果直接看到导致脑室梗阻的肿块,也可以诊断为脑积水。超声显示两侧丘脑之间的第三脑室扩张时,其内径应超过 3mm(图 5-11)。

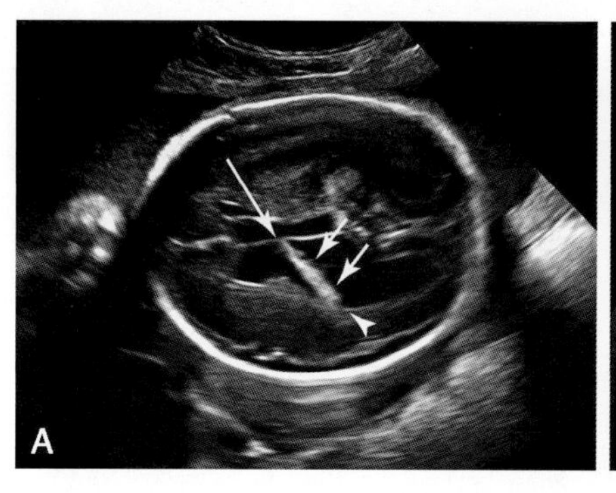

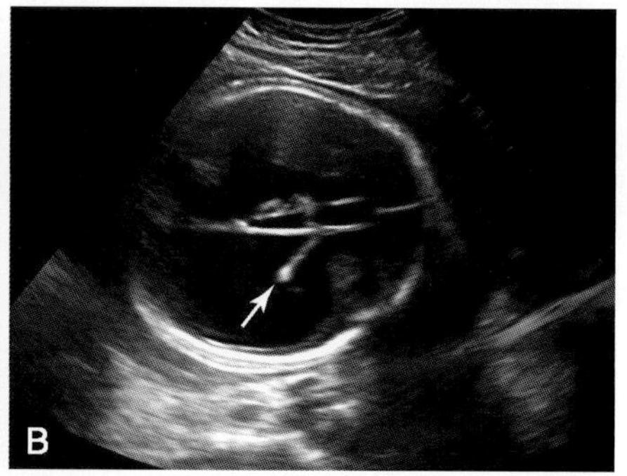

图 5-9　侧脑室扩张:脉络丛

A. 悬垂的脉络丛。胎儿头部的轴向图像显示脉络丛的前部紧贴侧脑室的内侧壁(长箭),其余的脉络丛(短箭)悬垂在脑室的侧壁(箭头)。脉络丛的体积相对较小。B. 脉络丛。胎头轴向图像显示明显扩张的侧脑室及悬垂的小脉络丛(箭)。

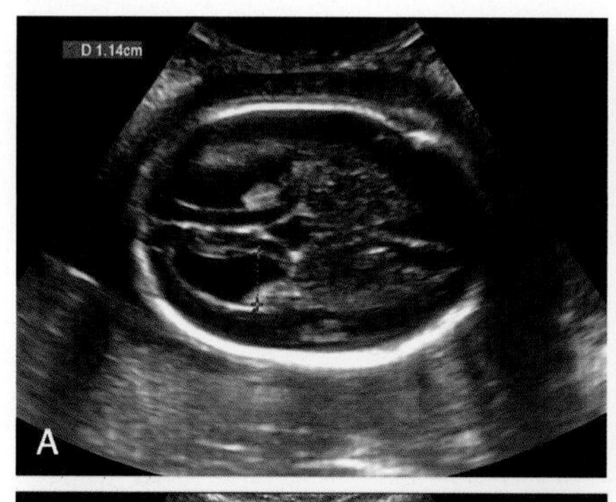

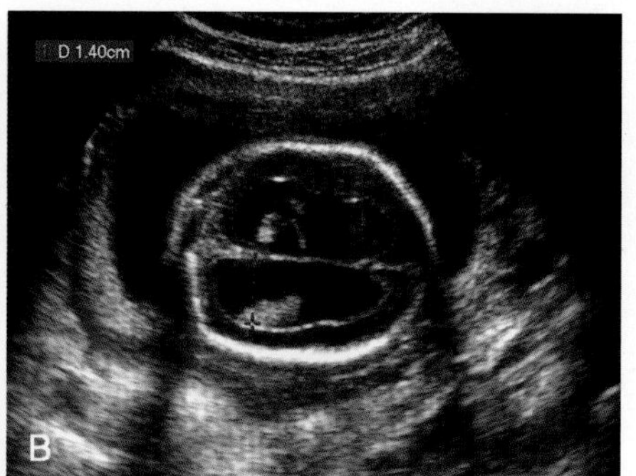

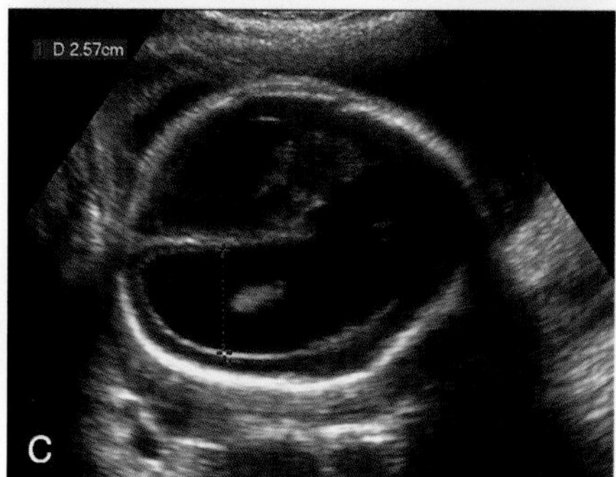

图 5-10　不同严重程度的脑室扩张

三例不同胎儿头部的轴位图像显示:轻度脑室扩张,侧脑室宽度为 1.14cm(图像 A),中度脑室扩张,侧脑室宽度为 1.4cm(图像 B),重度脑室扩张(图像 C)侧脑室宽度为 2.57 cm。红色光标示侧脑室内侧壁。

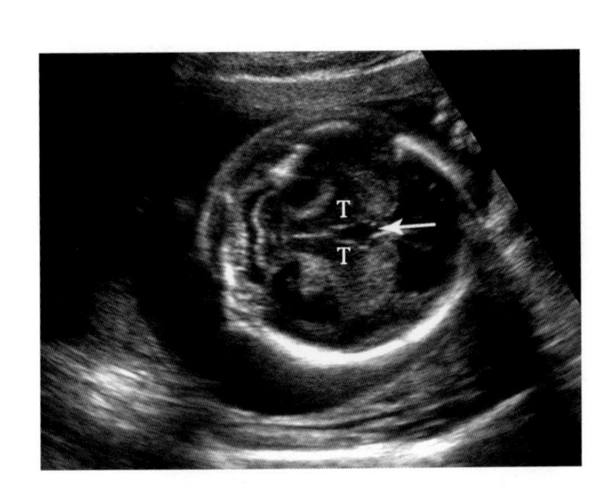

图 5-11 第三脑室扩张

胎儿头部的轴位图像显示两侧丘脑(T)之间的第三脑室(箭)轻度扩张。

在脑室扩张的情况下,胎儿的结局差异很大,其结局取决于扩张的严重程度和潜在的病因。即使是在轻度脑室扩张的情况下,也应进行详细的解剖扫查和超声随访,以评估是否有其他的胎儿畸形和进行性脑室扩张。轻度脑室扩张的胎儿具有更高的非整倍体染色体异常的风险,在这种情况下通常应进行染色体核型分析(图 5-12)。孤立性轻度脑室扩张常大多预后良好,但也有预后不良的可能,如随访检查时侧脑室进行性扩张或发育迟缓。

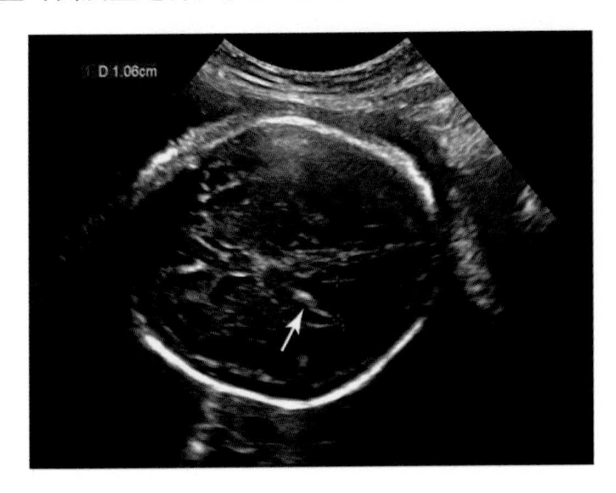

图 5-12 轻度脑室扩张:非整倍体

胎儿头部的轴位图像显示轻度脑室扩张,悬垂脉络丛(箭)和侧脑室宽度(红色光标),宽 1.06cm。羊膜腔穿刺术显示 21-三体。

脑室扩张是一种非特异性的表现,可见于中枢神经系统和中枢神经系统以外的疾病。脑室扩张常见的神经系统病因包括中脑导水管狭窄、ChiariⅡ型畸形、Dandy-Walker 畸形、胼胝体发育不全、脑膨出、感染、颅内出血和 Galen 静脉畸形(框图 5-1)。

框图 15-1 脑室扩张:常见的中枢神经系统病因
胼胝体发育不全
中脑导水管狭窄
脑膨出
Chiari Ⅱ型畸形
Dandy-Walker 畸形
感染
颅内出血
Galen 静脉畸形

三、中脑导水管狭窄

中脑导水管狭窄是由于连接第三和第四脑室的通道狭窄、阻塞而引起的。它是引起脑积水的常见原因,其特征是侧脑室和第三脑室扩张,但第四脑室不扩张(图 5-13)。脑室扩张可以表现为直接的脑室扩张或进行性的脑室扩张,也可以表现为迟发性的脑室扩张。在早期的超声检查中脑室的大小在正常范围内,但在孕晚期的超声检查中却发现了脑室的扩张。对于中脑导水管狭窄的诊断是一种排除性的诊断,只有在排除了上述其他脑室扩张的病因后才能做出诊断。少数病例为 X-连锁隐性遗传,仅见于男性胎儿,可伴有拇指内收屈曲。

严重的脑室扩张可以使脑室失去正常形态,占据大脑的大部分体积。因此,很难将明显扩张的脑室与引起大量颅内积液的其他疾病(如积水性无脑畸形和无叶型前脑无裂畸形)区分开来,这两种情况将在下面的章节中讨论。

四、积水性无脑畸形、脑裂畸形及其他颅内囊性结构

积水性无脑畸形是一种罕见的疾病,此时大脑半球被一个大的充满液体的腔所取代,继发于大脑中动脉或颈内动脉阻塞。积水性无脑畸形是

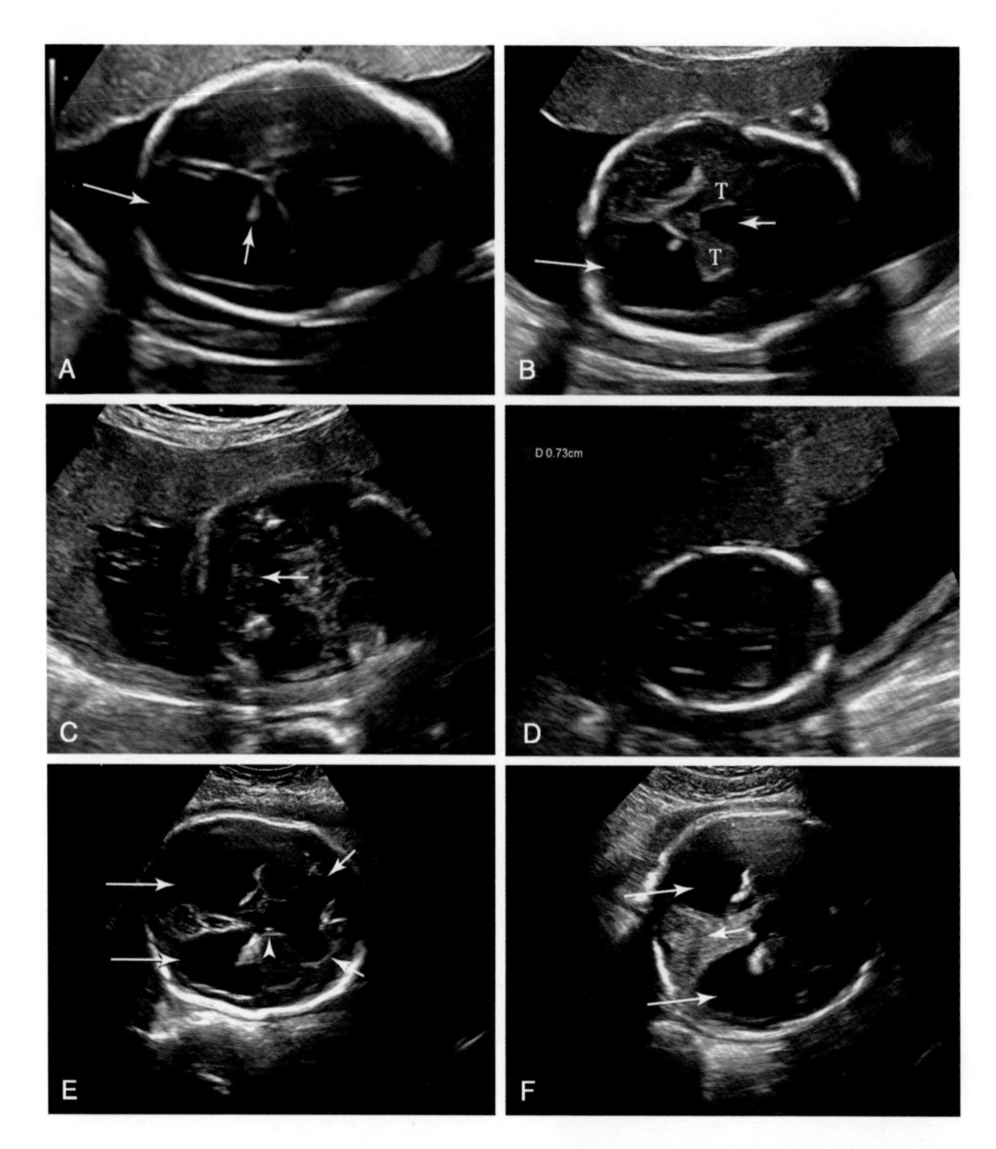

图 5-13 中脑导水管狭窄

2 例中脑导水管狭窄胎儿的超声图像分析。A 至 C. 胎儿有严重脑积水，第一次出现是在孕晚期。A. 侧脑室明显扩张(长箭)，脉络丛小(短箭)。B. 第三脑室明显扩张(短箭)，导致丘脑分开(T)。侧脑室明显增大(长箭)。C. 在颅后窝前部的预期位置没有第四脑室扩张的迹象(箭所示)。D 至 F. 胎儿最初侧脑室宽度正常。D. 18 周时头部的轴向图像显示侧脑室宽度正常，宽 0.73cm(红色光标)。E 至 F. 对 D 同一胎儿 34 周进行超声随访图像。E. 表现为前角(短箭)、后角(长箭)和第三脑室扩张(箭头)。F. 在颅后窝前部的预期位置没有第四脑室扩张的迹象(短箭)。扩张的侧脑室(长箭)。

一种致命的疾病，绝大多数患儿在子宫内或出生后一年内死亡。潜在病因包括血管意外和其他缺血性事件、感染、中毒或单绒毛膜多胎妊娠中一个胎儿的死亡。脑损伤的部位通常遵循受影响动脉的分布，因为后循环不受影响，导致部分额叶、枕叶和颞叶及后颅窝、丘脑和脑干部分结构保留。超声显示巨大的充满液体的颅内空腔，在空腔底部保留丘脑和脑干(图 5-14A)。大脑镰的一部分常可以看到。头颅可大可小。主要鉴别诊断为重度脑积水、无叶型前脑无裂畸形和重度脑裂畸形。受压的薄层脑皮质可区分严重脑积水和积水性无脑畸形(图 5-14B)。大脑镰或未融合的丘脑可区分积水性无脑畸形和无叶型前脑无裂畸形。脑裂畸形会导致大脑裂开。在某些情况下，可能无法在超声上区分这些疾病，在这种情况下，磁共振成像(MRI)可能会有所帮助。

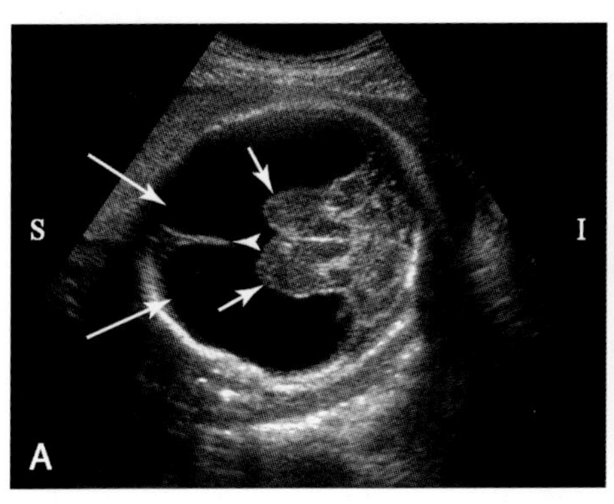

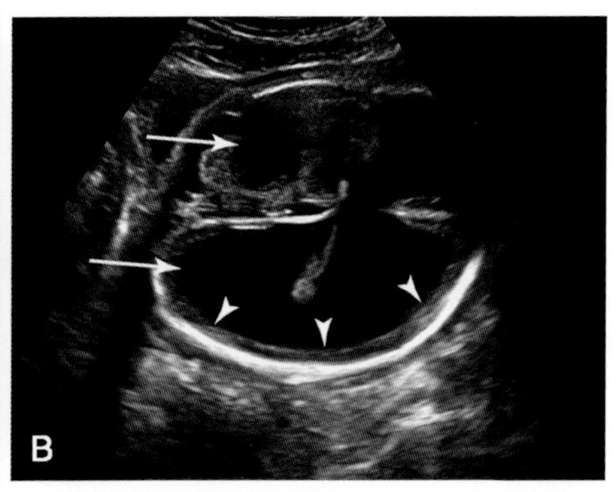

图 5-14　积水性无脑畸形与严重脑积水

A. 积水性无脑畸形。妊娠 28 周时胎儿头部的冠状面图像显示一个巨大的充满液体的空腔(长箭)丘脑(短箭)前方。注意周围是否有受压的大脑皮质边缘，有助于区分积水性无脑畸形和严重脑积水。还要注意大脑镰(箭头)的识别，有助于区分积水性无脑畸形和无叶型前脑无裂畸形。B. 严重脑积水。妊娠 29 周时不同胎儿头部的轴向图像显示了由于中脑导水管狭窄导致的严重脑积水，侧脑室(长箭)明显扩张，并且可见受压的薄层脑皮质(箭头)。图中 I 为下部；S 为上部。

积水性无脑畸形通常被认为是最严重的脑穿通畸形。脑穿通畸形是指大脑中存在一个或多个囊腔(图 5-15)。与积水性无脑畸形相似，脑穿通畸形在病因上可能是血管源性的。囊性区常与邻近的侧脑室相通。脑穿通的囊肿可能随着妊娠的推进而增大，对脑组织产生占位效应，或通过颅缝突出至颅骨外。脑穿通畸形的鉴别诊断包括脑裂畸形和蛛网膜囊肿。

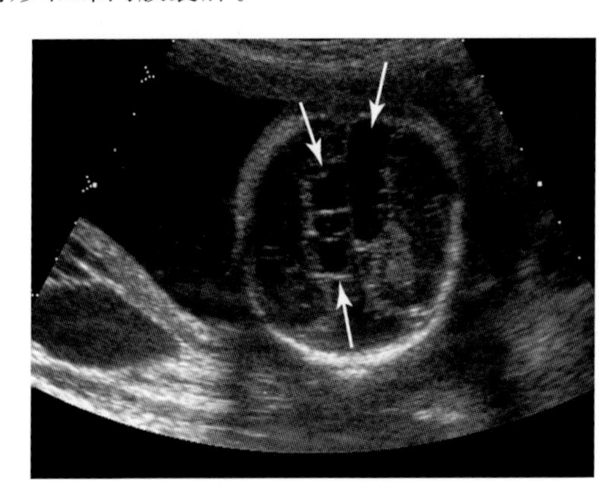

图 5-15　脑穿通畸形

胎儿头部斜位图像显示多个囊腔(箭)。

脑裂畸形是一种罕见的疾病，它是灰质排列的脑缺陷，从侧脑室延伸至大脑皮质之间，与蛛网膜下隙相连。开放性脑裂畸形的特点为裂隙与侧脑室相通，便于产前超声检查。超声显示脑实质中一个充满液体的裂隙，从侧脑室向侧面延伸至脑表面(图 5-16A)。闭合性脑裂畸形裂隙与侧脑室不相通，因此在超声上很难诊断。脑裂畸形可以是单侧的或双侧的(图 5-16B)。重度脑裂畸形与重度脑积水、积水性无脑畸形很难鉴别。

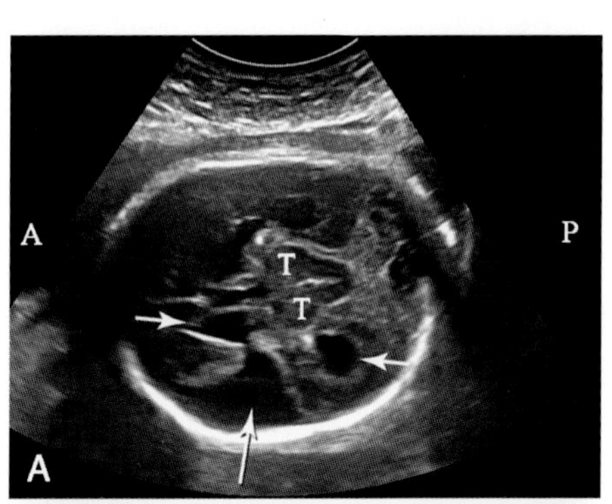

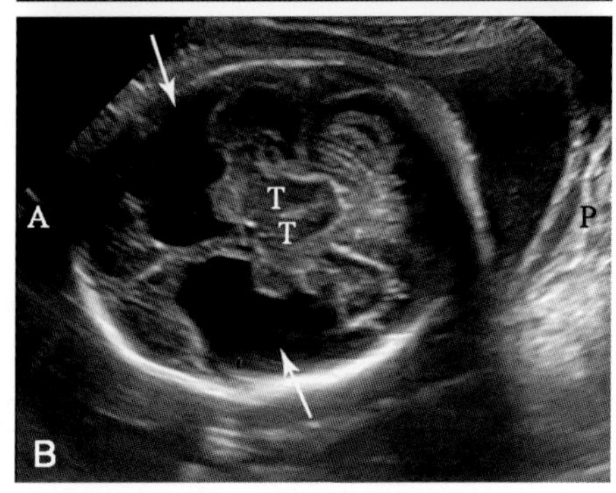

图 5-16　脑裂畸形

A. 单侧的。胎儿头部的轴向图像显示从侧脑室(短箭)延伸到大脑表面的脑实质(长箭)其内充满液体的裂隙。B. 双侧的。另一个胎儿头部的轴向图像描绘了双侧充满液体的裂隙(箭)。图中 A 为前；P 为后；T 为丘脑。

蛛网膜囊肿是脑膜之间不与侧脑室相通的液体集合。它可以出现在大脑的许多位置,如大脑裂隙、颅后窝、鞍上区和大脑凸起的上方(图 5-17)。巨大的蛛网膜囊肿可压迫脑实质,引起脑积水。在类似的位置,可能无法明确区分蛛网膜囊肿和其他囊性病变。

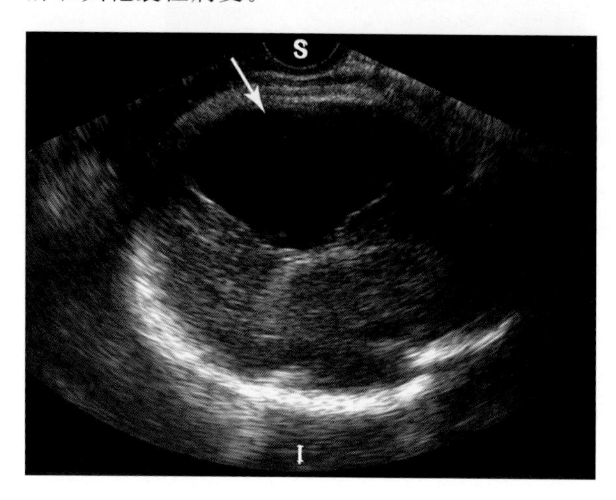

图 5-17 蛛网膜囊肿

胎儿头部的斜位图像显示顶叶区域有一个巨大的囊性结构(箭)。图中 I 为下部;S 为上部。

脉络丛囊肿是产前超声所发现的最常见的脑囊性病变(图 5-18),与 18-三体的风险增加有关。然而,如果胎儿核型正常,脉络丛囊肿与不良后遗症无关。脉络丛囊肿将在第 12 章详细讨论。

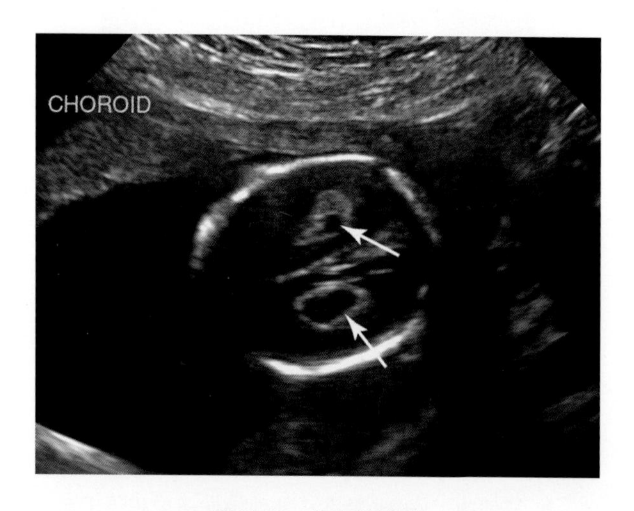

图 5-18 脉络丛囊肿

胎儿头部的轴向图像显示双侧脉络丛囊肿(箭)。

五、前脑无裂畸形

前脑无裂畸形包括一系列脑中线和面部结构的异常。它的发生是由于前脑胚胎发育过程中脑实质的不完全分裂引起的。前脑无裂畸形常与染色体异常有关。最常见的染色体异常是 13-三体;其次是三倍体。前脑无裂畸形可分为三种主要类型:无叶型前脑无裂畸形、半叶型前脑无裂畸形和叶状型前脑无裂畸形(从最严重到最不严重)。

无叶型前脑无裂畸形的特征是融合的丘脑、单一脑室、缺乏大脑镰和透明隔腔等中线结构及面部异常(图 5-19)。脑组织包围单一脑室。单一脑室可与背侧囊肿相通,取代了正常的脑室系统结构。伴有广泛的中线面部异常,如独眼、长鼻、眼距近和唇腭裂。当大脑异常严重时,面部异常往往更为严重。整个头部大小可以是正常的,头颅巨大的,或小头畸形。

半叶型前脑无裂畸形是中等严重程度的,包括部分分离的后侧脑室与前侧单一脑室。大脑镰缺失。与无叶型一样,丘脑融合,面部异常也很常见。最不严重的类型是叶状型前脑无裂畸形,其特征是两个独立的大脑半球,没有透明隔腔,额角融合,通常呈方形。头部通常大小正常。在产前超声检查中,叶状型前脑无裂畸形是最难诊断的,因为透明隔腔消失是比较微妙,可出现于包括视隔发育不良综合征和胼胝体发育不全(AGCC)在内的其他脑部疾病。

六、胼胝体发育不全

AGCC 分为完全型和部分型。在完全型 AGCC 中,脑室扩张是常见的。脑室扩张在超声图像中占主导地位,是某些胎儿产前唯一的发现,而脑室扩张并不是 AGCC 的特异性诊断依据。AGCC 是一种非梗阻性的脑室扩大,与梗阻性脑积水的鉴别是很重要的,因为 AGCC 中的非梗阻性脑室扩大并不能随脑室分流而改善。

超声特征提示,AGCC 的诊断包括脑室扩张和透明隔腔缺失(图5-20)。由于透明隔腔的显

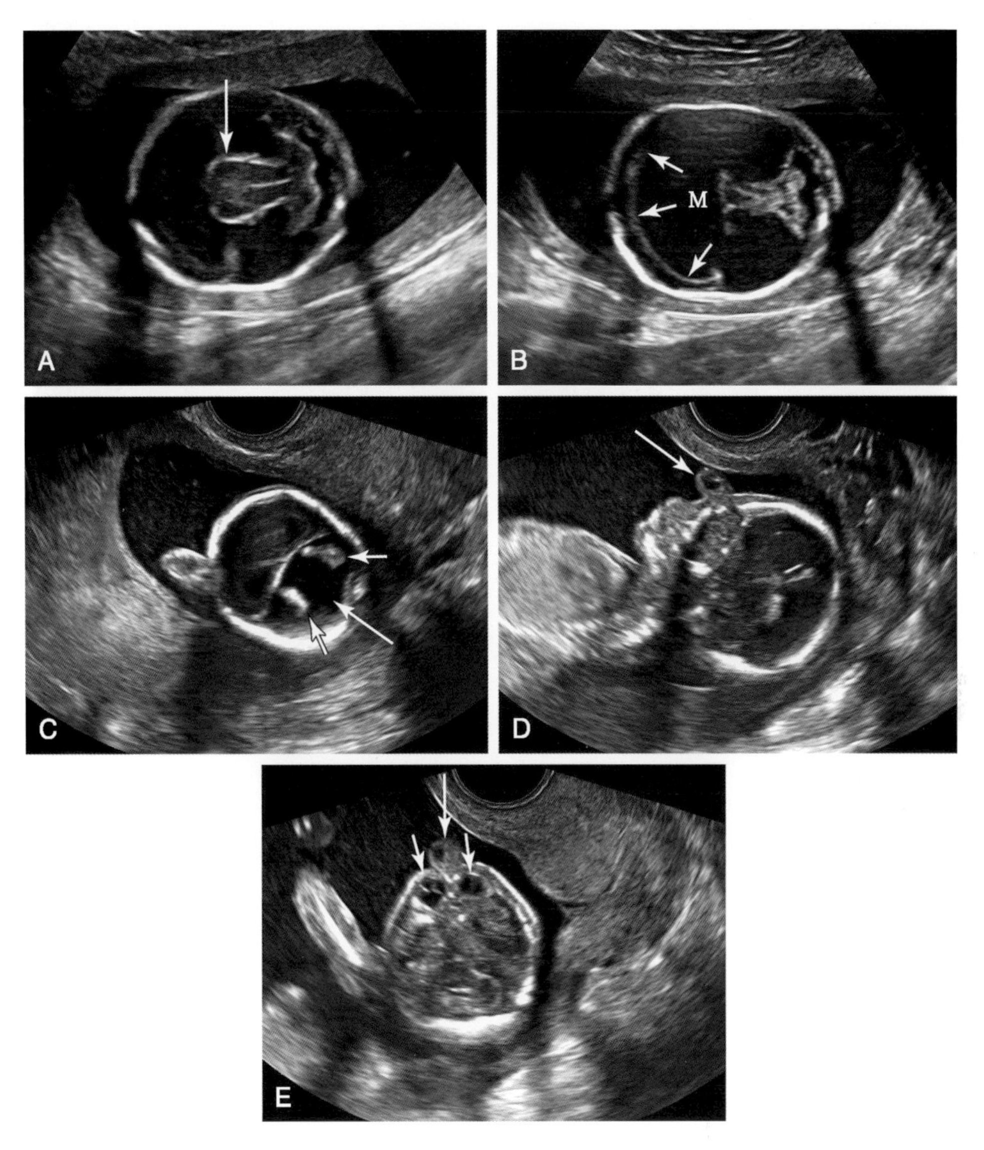

图 5-19　无叶型前脑无裂畸形

2 例无叶型前脑无裂畸形胎儿的超声图像。A、B. 妊娠 20 周胎儿的经腹图像。A. 丘脑融合(箭)。B. 单一脑室(M)，脑组织前缘呈回旋镖样(短箭)。C 至 E. 妊娠 18 周时不同胎儿的经阴道图像。C. 单一脑室(长箭)，双侧脉络丛(短箭)。D. 在中线矢状剖面图上显示了长鼻(箭)。E. 在眼眶水平面上的头部轴向视图上显示眼距近(短箭)和长鼻(长箭)。

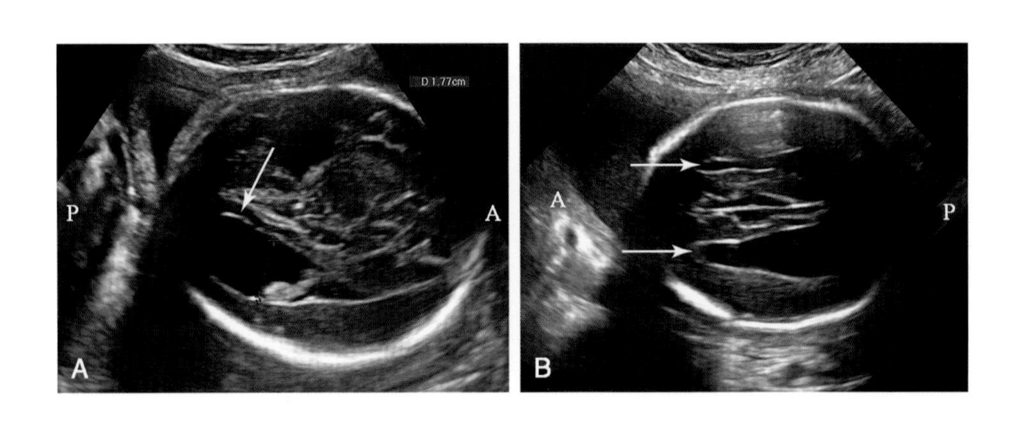

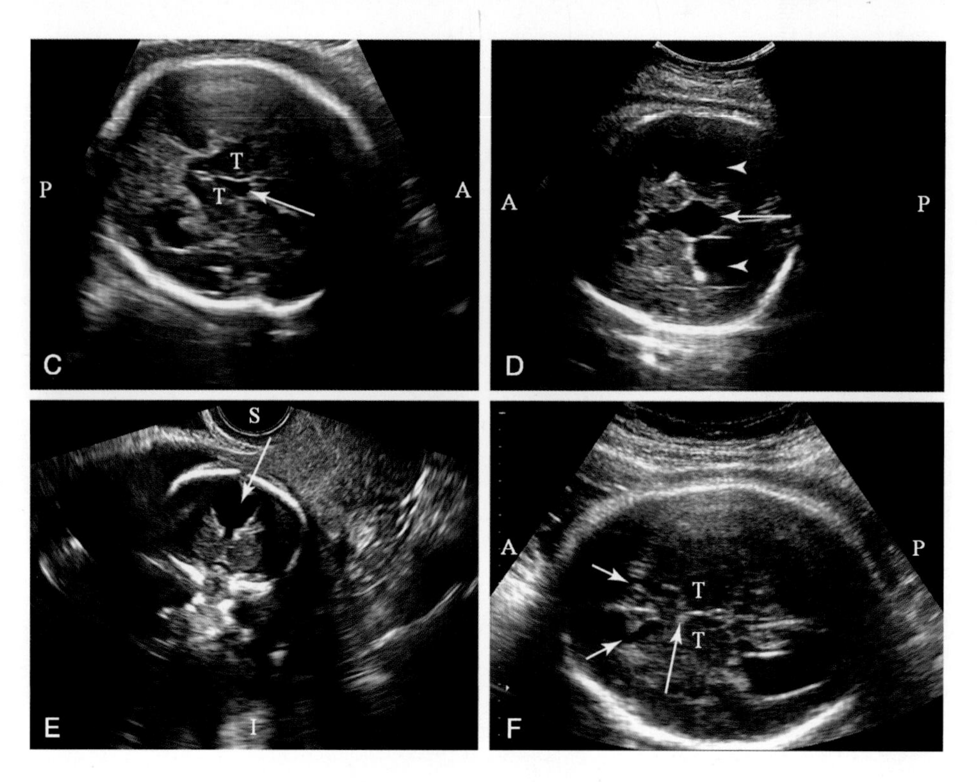

图 5-20 胼胝体发育不全不同胎儿的超声特征

A. 空洞脑。胎儿头部轴位图像显示侧脑室扩张,宽 1.77cm(红色光标),呈泪滴状,与侧脑室其余部分相比后角(长箭)明显增大。B. 平行脑室。胎儿头部的轴向图像显示泪滴状扩张的侧脑室(箭),具有相对平行的排列。C. 第三脑室扩张。胎儿头部的轴向图像显示第三脑室(箭)在丘脑(T)之间轻度扩张。D. 第三脑室上移。侧脑室(箭头)的胎儿头部的轴向图像显示扩张的第三脑室(箭)且向上移位。E. 两半球间的囊肿。冠状面图像描绘了半球间囊肿(箭),作为一个局部液体聚集,在大脑半球之间延伸到头部的上部。F. 透明隔腔缺失。胎儿头部的轴向影像显示在丘脑(T)前的位置(长箭)和侧脑室的前角之间(短箭)的透明隔腔缺失。图中 A 为前;I 为下;P 为后;S 为上。

示是基本胎儿解剖扫描的必要组成部分,透明隔腔缺失通常是早期诊断的线索。空洞脑(侧脑室后部的不成比例的增大)是一种常见的表现,可导致侧脑室出现泪滴状结构。额外的超声特征包括因为没有胼胝体的束缚而产生的第三脑室扩大和第三脑室位置高于丘脑的水平。第三脑室在大脑半球之间扩大,显示为中线间的囊肿。侧脑室倾向于位于更外侧,并且比平时更倾向于彼此平行。前角可在中间呈现逗号形状的凹陷,而不是典型的侧凹,并且由于突出的纵向 Probst 束而进一步分开。由于透明隔腔不存在,在矢状位扫描平面上,有时可以看到脑回从大脑半球向周围呈放射状分布。

部分型 AGCC 表现为胼胝体后部缺失。胼胝体的胚胎发育是从前面开始,向后面进行的,因此前部是完整的。由于存在透明隔腔和胼胝体前部,部分型 AGCC 在产前超声上很难诊断。

AGCC 可以是一种孤立的异常,也可以与染色体异常、其他的中枢神经系统缺陷(如 Dandy-Walker 畸形、前脑无裂畸形和 Arnold-Chiari Ⅱ 型畸形),以及多种先天性综合征相关。经阴道超声评估(如果头先露)、三维(3D)超声重建和(或)MRI 可以直接成像胼胝体区域和评估其他脑部异常方面有价值。

七、无脑畸形

无脑畸形是一种致命性畸形,其特征是胎儿眼眶平面以上的颅骨缺失(图 5-21)。正常胎儿的头部的颅骨和脉络丛,通常在妊娠的中孕早期通过腹部超声显示。在这段时间以后,如果无法识别颅骨回声和预期的颅内结构,就应该考虑无脑畸形。有时诊断的线索是无法获得适合测量双

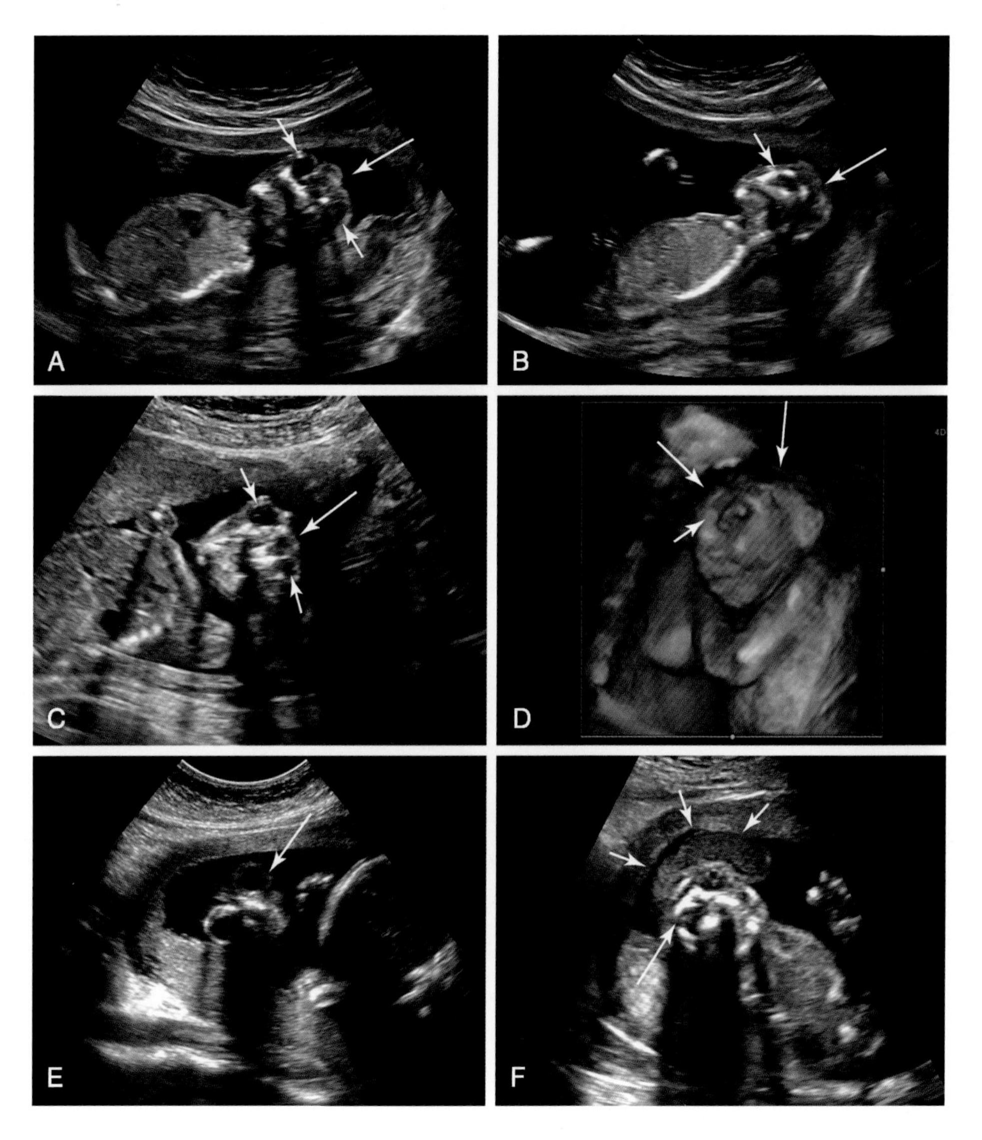

图 5-21　无脑畸形

4 个不同胎儿的超声表现。A、B. 胎儿冠状面（图像 A）和矢状面（图像 B）显示在眼眶（短箭）水平以上颅骨和正常的脑组织缺失（长箭）。C、D. 冠状面（图像 C）和三维表面成像（图像 D）图像显示无脑儿在高于眼眶水平（短箭）没有颅骨，没有正常的脑组织（长箭）。E. 无脑儿颅面结构的冠状图像描绘了蛙眼状结构（箭）。F. 另一个无脑儿的冠状面图像显示在高于眼眶水平没有颅骨（长箭）。有大量变形组织（短箭）出现，是向头部上方和侧面延伸的血管瘤基质。

顶径的图像。无脑畸形超声显示正常脑组织和颅骨在眼眶水平以上缺失，产生一种被称为“蛙状”的面容。羊水过多在无脑儿中很常见。偶尔，在眼眶上方可以看到不清晰、杂乱无章、缺乏典型脑回声的软组织。这种组织被称为血管瘤性基质或脑血管区域，最常见于妊娠中孕早期。有时，由于母亲的身体习惯、胎儿的位置（尤其是当头部的上半部分与子宫壁相邻时）或孕晚期的扫描，无脑畸形可能难以显示。如果头位胎儿，经腹图像不明确，经阴道超声可能有助于进一步定性。

无颅畸形（也称为露脑畸形）描述了在没有颅骨、皮肤的情况下，在眼眶上方存在大量类似脑组织的畸形（图 5-22）。与先天性无脑畸形一样，无颅畸形被认为是致命性的。当软组织向眼眶外延伸时，冠状面扫描平面上的颅面结构的形态被比作“米老鼠”征。有人提出，无颅畸形可能是一个连续的过程，在妊娠早期胎儿裸露的脑组织暴露于羊水中，会导致组织的逐渐破坏，最终形成典型的无脑畸形，此时眼眶上方没有明显的软组织。其他结构异常也常见于无脑畸形和无颅畸形。

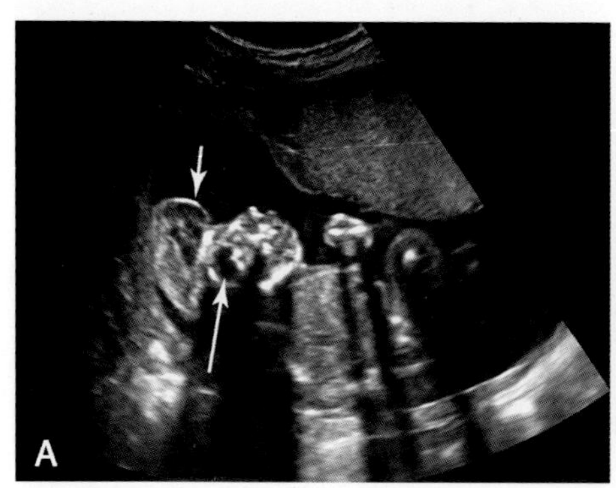

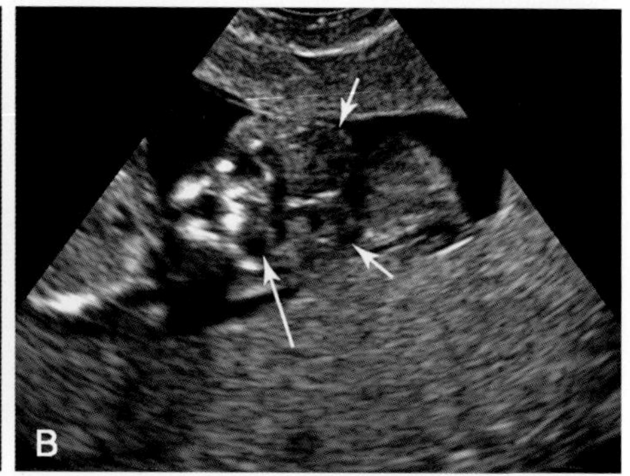

图 5-22 无颅畸形

A. 无颅畸形胎儿的矢状切面显示,在眼眶(长箭)水平以上没有颅骨,眼眶上方有大量类似脑组织的畸形组织(短箭)。B. 不同胎头的冠状图显示大量类似脑组织的软组织(短箭)向眼眶(长箭)上方和外侧延伸,其形态类似于米老鼠的头和耳。

有关颅骨缺失疾病的术语有些混乱,因为文献中使用的各种描述词不一致。目前,无颅畸形是可见大量类似于脑组织的异常组织,且缺少颅骨和头皮,并且与露脑畸形是同义词。无颅骨指的是大脑周围头皮完整而无颅骨(一种非常罕见的情况),而脑组织暴露在羊水中可见于无脑畸形和无颅畸形。

羊膜带综合征可导致大部分颅骨缺失,类似无脑畸形。羊膜带综合征与无脑儿的区别在于它的分布不对称,颅骨在眼眶上方可见形态不规则的残余碎片,还可见其他部位的畸形及羊膜带(见图 9-22E)。羊膜带综合征将在第 9 章进一步讨论。

八、脑膨出

脑膨出是颅内结构通过颅骨缺损的向外突出。术语"脑膨出"包括脑膜和脑脊液(CSF)的脑膜膨出和脑膜、CSF 和脑组织的脑膨出。膨出物的大小不等,可以从一个小的颅骨缺失导致的脑膜膨出,到几乎整个脑组织的疝出,再到一个大得几乎累及大部分颅骨的开放性缺失(图 5-23)。在北美洲和欧洲,脑膨出最常见的部位是枕骨区。其他不太常见的部位包括顶叶区和额叶区,脑膨出偶尔通过嘴或鼻膨出(图 5-24)。亚洲人在额叶和筛骨的位置膨出更常见。识别颅骨缺损对于脑膨出与其他疾病的鉴别至关重要,如颈部淋巴水囊瘤、颈部脊髓脊膜膨出、颈部畸胎瘤和头皮疾病(如头皮水肿、血管瘤和表皮样囊肿等)。此外,淋巴水囊瘤以囊性为主,常伴有厚的放射状间隔,颈部脊髓脊膜膨出表现为颈椎缺损而不是颅骨缺损,颈部畸胎瘤含有不规则的实性成分,并可能出现钙化。

脑膨出与其他畸形(包括中枢神经系统和非中枢神经系统)、非整倍体综合征(最常见的 13-三体和 18-三体综合征)的发生率有关。Meckel-Gruber 综合征是一种较常见的相关综合征,主要特征包括脑膨出、多囊肾和多指(趾)畸形。

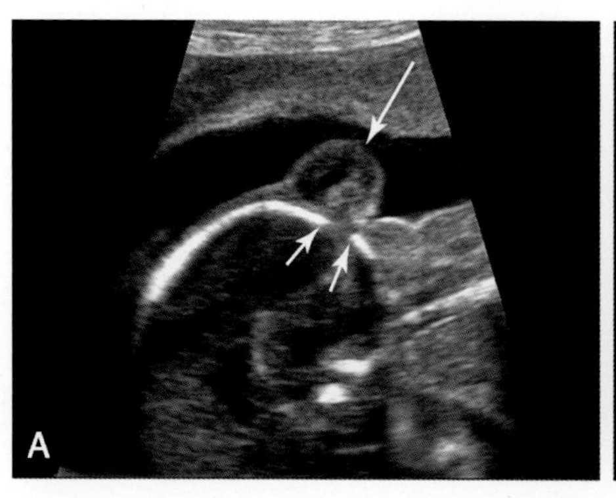

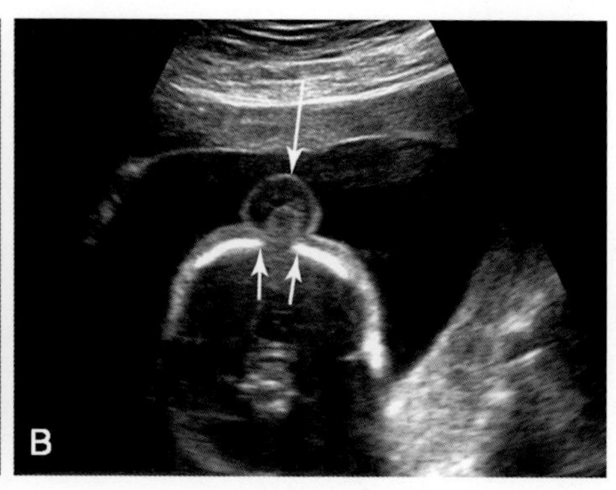

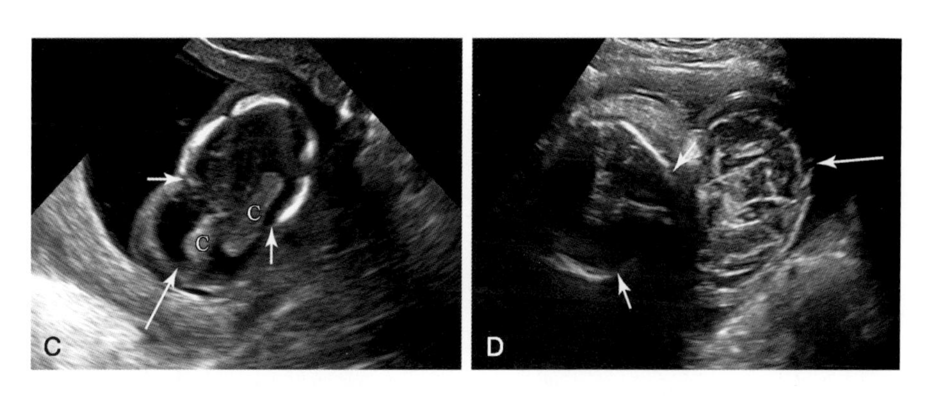

图 5-23　不同大小的脑膨出

A、B. 小的脑膨出。胎儿头部的矢状位(图像 A)和轴向(图像 B)图像显示枕部小的脑膨出(长箭)通过颅骨的小缺损(短箭)突出。C、D. 大的脑膨出。C. 胎儿头部的轴向图像在妊娠 18 周表现为一个巨大的脑膨出(长箭),包括双侧脉络丛(C)通过一个大的颅骨缺损(短箭)突出。D. 与图像 C 同一胎儿,妊娠 31 周时头部的斜位图像,再次显示大量脑组织突出(长箭)和颅骨大缺损(短箭)。

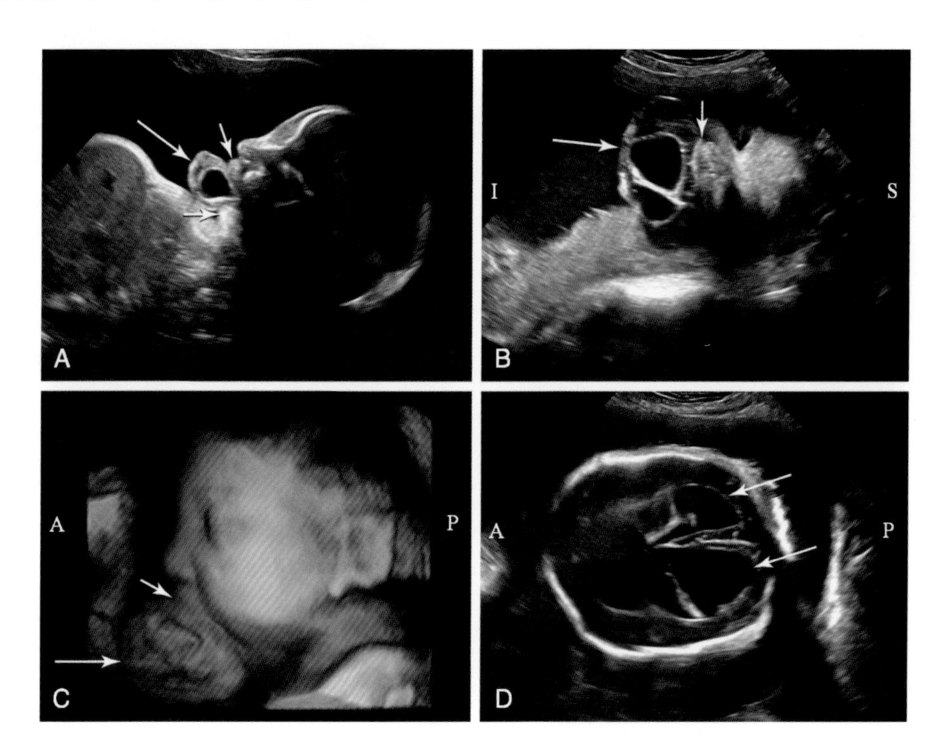

图 5-24　脑膨出:通过口腔突出

A 至 C. 胎儿头部和面部的矢状面(图像 A)、冠状面(图像 B)和三维表面成像(图像 C)描绘了膨出物为囊实混合性肿块(长箭)。脑膨出物通过口(短箭)疝入羊水。D. 头部的轴向图像显示脑积水(箭)。图中 A 为前;I 为下;P 为后;S 为上。

九、Dandy-Walker 畸形及其他颅后窝囊性结构

Dandy-Walker 综合征包括第四脑室的囊性扩张,它通过小脑蚓部的一个缺失与颅后窝池连通(图 5-25)。此外,巨大的后颅窝使小脑幕升高。脑室扩张是常见的。Dandy-Walker 畸形与其他胎儿畸形的发生相关,包括中枢神经系统畸形,如 AGCC、脑膨出和脑膜膨出(图 5-26)。非中枢神经系统异常,包括心脏、泌尿生殖系统、胃肠道和肌肉骨骼系统,以及非整倍体。

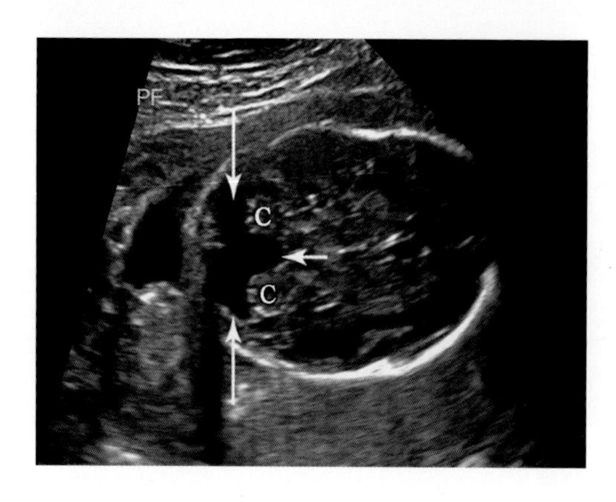

图 5-25 Dandy-Walker 综合征

胎头在颅后窝水平的轴位图像显示 Dandy-Walker 综合征伴第四脑室囊性扩张(短箭),小脑蚓部缺失,第四脑室与后颅窝(长箭)相通,导致小脑半球(C)的分开。

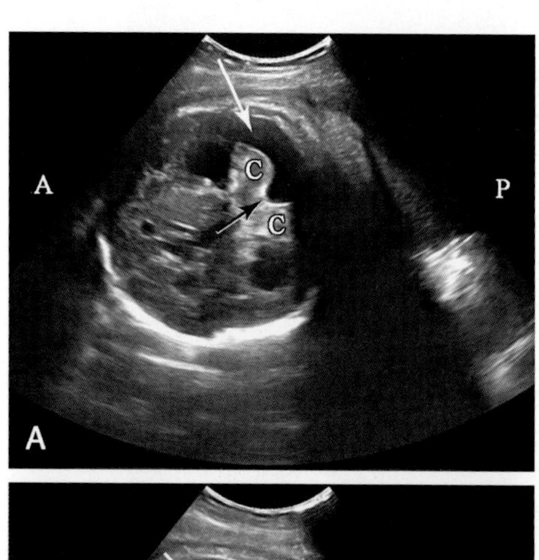

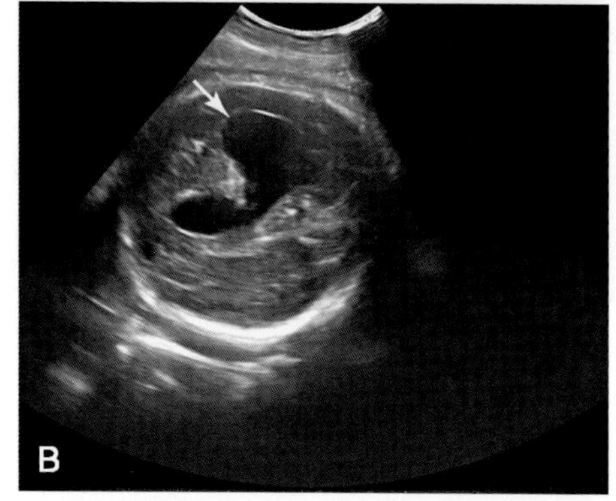

图 5-26 Dandy-Walker 综合征合并胼胝体发育不全

A. 胎儿头部斜位图像显示第四脑室囊性扩张(黑色箭)、颅后窝积液(白色箭)和小脑蚓部发育不全导致小脑半球(C)分开,符合 Dandy-Walker 综合征。B. 与图像(A)同一胎儿近场侧脑室斜位显示,由于胼胝体发育不全,脑室扩张,后角过大(箭),与空洞脑一致。图中 A 为前;P 为后。

除了 Dandy-Walker 畸形,还有一系列影响小脑蚓部、第四脑室和小脑延髓池的畸形,但并不满足 Dandy-Walker 畸形的所有标准。这些颅后窝异常的术语有点混乱,因为它们被各种名称共同提及,包括 Dandy-Walker 变异型、Dandy-Walker 复合型、Dandy-Walker 连续型,以及下蚓部发育不全(图 5-27)。这些畸形具有不同的预后,并且通常不能在产前超声上做出明确诊断。

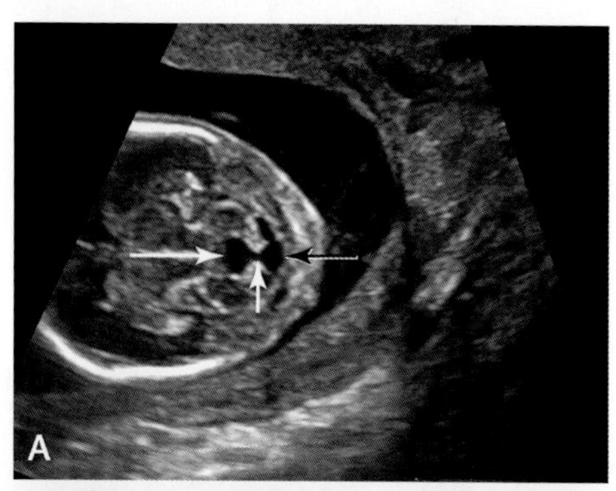

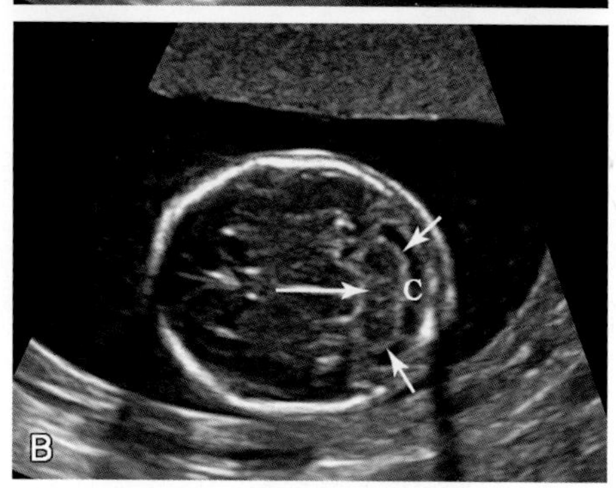

图 5-27 下蚓部发育不全

A. 孕 18 周颅后窝下部的轴位图像显示第四脑室(长白箭)与小脑延髓池(黑箭)相通,小脑下蚓部(短白箭)上有缺失。没有证据显示大的后颅窝积液是 Dandy-Walker 畸形的一个组成部分。B. 颅后窝的轴向图像优于 A 图像,显示小脑蚓部(长箭)、小脑半球(短箭)和小脑延髓池(C)的正常构型,上蚓部没有异常。

出生后随访显示,产前超声对 Dandy-Walker 畸形和小脑蚓部畸形有相当程度的过度诊断。产前超声诊断可能需要矢状扫描,因为轴向成像往往不足以充分描述解剖结构。在轴向投影中扫描平面过度陡峭的角度可以产生一个裂隙的假象(图 5-28)。超声提示扫描平面角度过大,该切面包括在同一图像上显示颅后窝和颈椎,颈部软组织明显增厚,头部呈圆形。此外,小脑蚓部的发育直到大约 18 周才完成,因此在此之前可能将正常的蚓部误以为缺失。

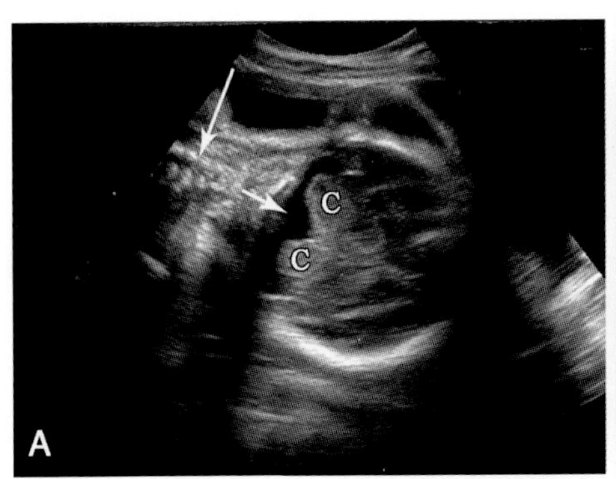

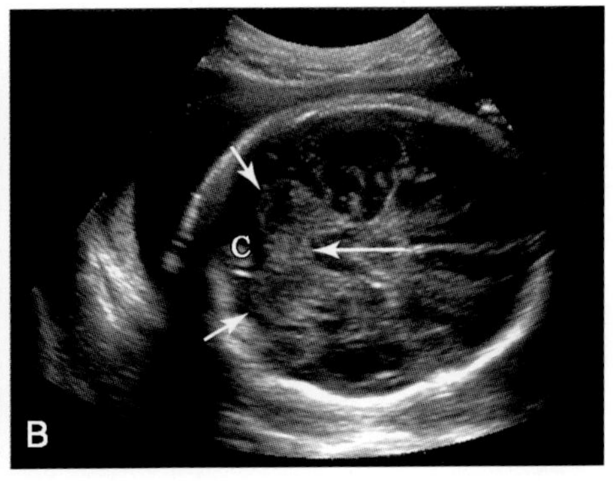

图 5-28　Dandy-Walker 综合征过度诊断的可能性

A. 扫描平面倾斜的颅后窝斜位图像显示明显的颅后窝积液（短箭）和小脑半球（C）分开，提示 Dandy-Walker 综合征。扫描平面错误的特征包括头部呈圆形和在显示小脑的图像上显示颈椎的一部分（长箭）。B. 与如图像 A 同一胎儿的头部图像在真实轴向扫描平面中显示正常的颅后窝，小脑半球（短箭）、小脑蚓部（长箭）和小脑延髓池（C）的正常结构。

导致颅后窝出现异常无回声区的其他情况包括小脑延髓池增宽、第四脑室扩大、颅后窝蛛网膜囊肿和 Galen 静脉畸形（框图 5-2）。小脑延髓池增宽是指在没有 Dandy-Walker 或小脑蚓部异常的情况下，小脑延髓池前后径＞10mm（图 5-29）。当发现小脑延髓池增宽时，应进行详细的扫描，因为它与非整倍体染色体异常（最常见的是 18 三体综合征）、先天性感染和脑室增大有关。相比之下，孤立小脑延髓池增宽通常是预后好的；许多人认为孤立的小脑延髓池增宽是正常变异。

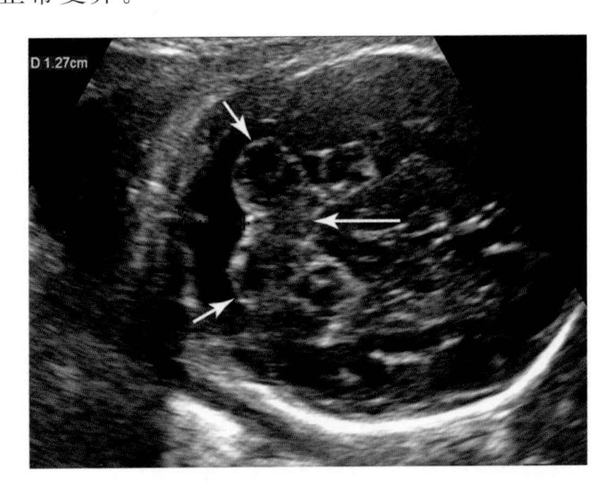

图 5-29　小脑延髓池增宽

胎儿头部的轴向图像显示小脑延髓池（红色游标）测量前后径为 1.27cm。注意小脑半球（短箭）和蚓部（长箭）的正常形态，没有 Dandy-Walker 综合征的迹象。

框图 5-2　后颅窝积液的鉴别诊断

Dandy-Walker 综合征
小脑延髓池增宽
扩大的第四脑室
后颅窝蛛网膜囊肿
Galen 静脉畸形

颅后窝蛛网膜囊肿是颅后窝的异常积液。颅后窝蛛网膜囊肿的声像图特征包括囊肿位置不对称、囊肿呈圆形（Dandy-Walker 囊肿更倾向于三角形），具有正常的小脑结构，而且没有小脑半球分开或蚓部缺失的情况（图 5-30A）。囊肿的肿块效应可导致脑积水和小脑移位、受压迫，导致产前超声显示小脑不清晰（图 5-30B）。

十、Galen 静脉畸形

颅后窝囊肿的另一个病因是 Galen 静脉畸形。Galen 静脉畸形表现为 Galen 静脉的扩张，其原因是通过颈动脉或椎基底动脉系统分支与 Galen 静脉丛之间的交通增加了血流量。它是胎儿最常见的血管畸形。在灰阶图像上，位于中线区，第三脑室和丘脑的后下方可见圆形或卵圆形囊性结构（图 5-31）。当扫描平面向下倾斜时，拉长成管状的结构，随着静脉走行向后流入矢状窦，

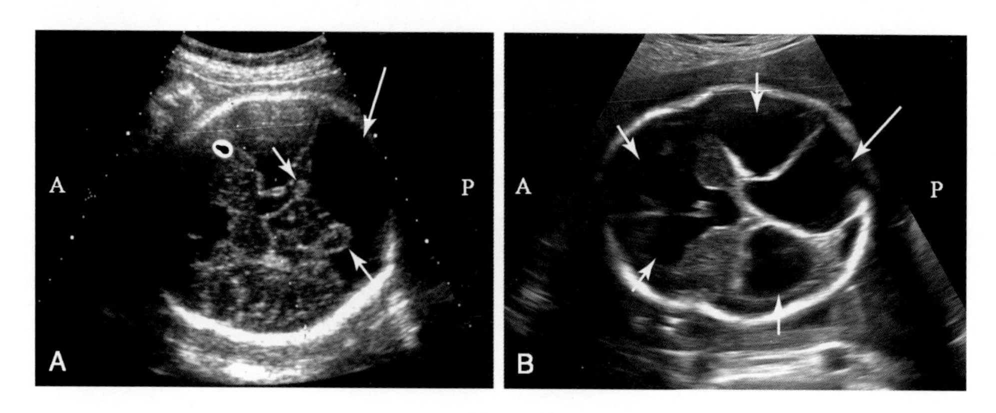

图 5-30 颅后窝蛛网膜囊肿 2 例

A. 胎儿头部包括颅后窝的轴向图像显示在颅后窝(长箭)的大量积液,导致小脑移位和受压迫(短箭)。B. 不同胎儿头部的轴向图像显示一个大的颅后窝积液(长箭)。囊肿的肿块效应导致脑积水(短箭)和小脑移位和受压迫。图中 A 为前;P 为后。

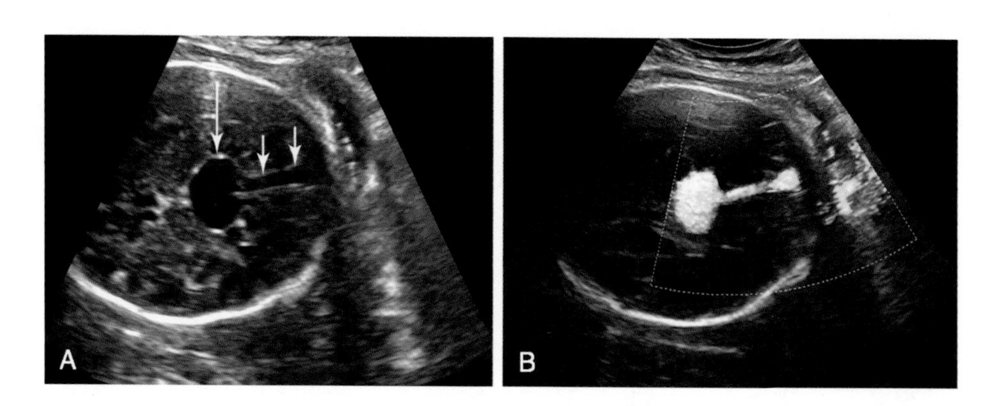

图 5-31 Galen 静脉畸形:彩色多普勒

A. 胎儿头部的轴向图像显示脑中线区可见圆形囊性结构(长箭),连接管状结构向后延伸(短箭)。B. 与图像 A 扫描平面对应的彩色多普勒的轴向图像显示头部的异常囊性结构是血管来源,与 Galen 静脉畸形相一致。

矢状窦也会扩张。当胎儿头部发现异常囊性结构时,应进行多普勒评估,多普勒对 Galen 静脉畸形的诊断具有重要意义。彩色多普勒和频谱多普勒分析显示 Galen 静脉畸形为低阻力湍流(图 5-32)。

Galen 静脉畸形预后一般很差。Galen 静脉畸形使回心血量增加,长期高输出可导致充血性心力衰竭,超声表现包括心脏增大和胎儿水肿(图 5-33)。扩张的静脉阻塞或静脉压力增加可引起脑积水。罕见的是,由于血栓形成而导致的畸形中血流不显示,仅可见轮廓。血液的分流可以从大脑的其他区域盗取血液,导致大脑萎缩或软化灶形成。

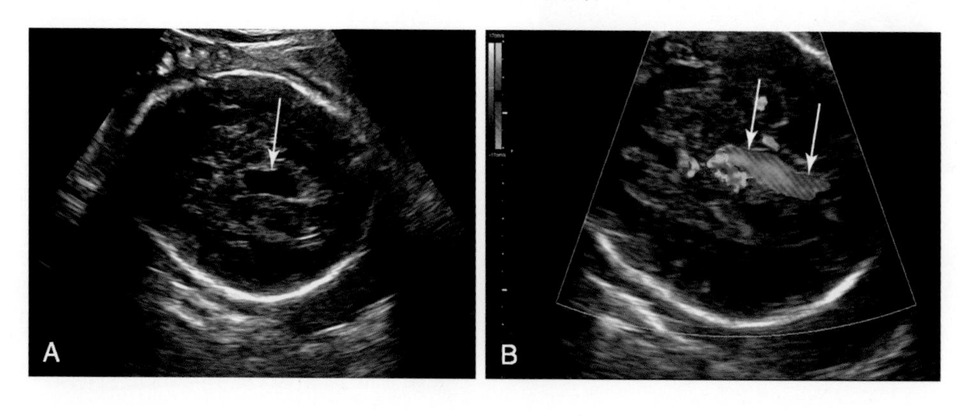

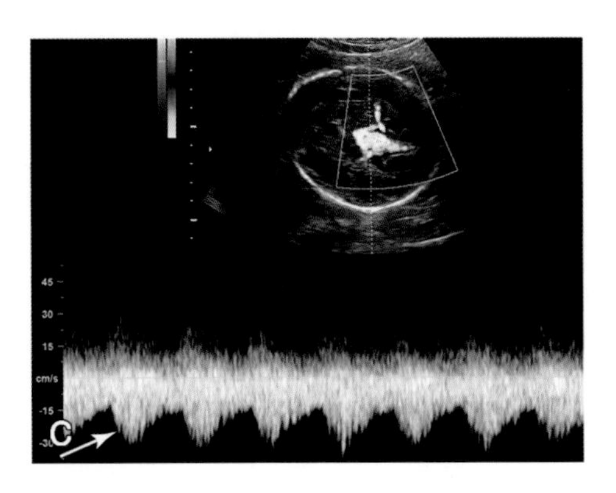

图 5-32　Galen 静脉畸形:频谱和彩色多普勒

A. 胎儿头部的轴向图像描绘了一个细长的,中线囊性结构(箭)。B. 相应的彩色多普勒图像显示囊性结构是血管源性的,呈管状(箭),向后矢状窦走行。C. 彩色多普勒和频谱多普勒在与图像 B 相似的扫描平面上证实了 Galen 畸形静脉内的低阻力湍流频谱(箭)。

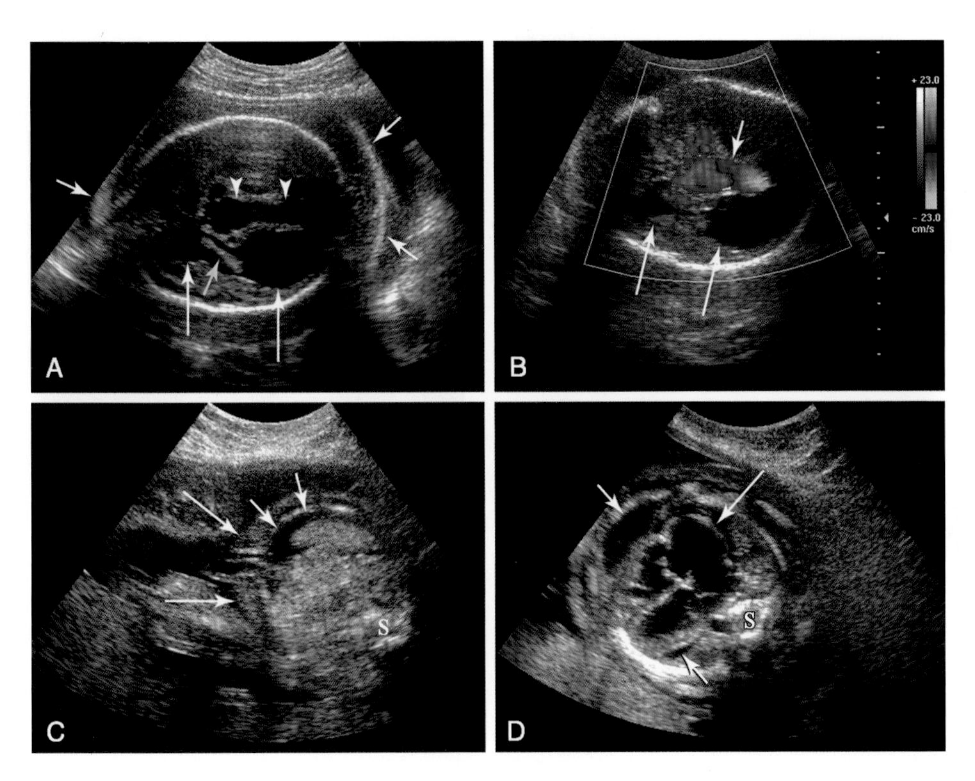

图 5-33　Galen 静脉畸形:并发症

A. 脑积水和头皮水肿。胎儿头部的轴向灰阶超声图像显示中线区的管状囊性结构(箭头)。此外,侧脑室扩张(长箭),脉络丛悬垂(短黄色箭),头皮明显增厚(短白色箭),原因是继发水肿。B. 血流。彩色多普勒轴位图像证实 Galen 静脉畸形(短箭)血流,侧脑室扩张(长箭)无血流。C、D. 由于高输出而产生的积液,腹部的轴向图像(C)显示腹水(短箭)和因为水肿而引起皮肤增厚(长箭)。胸部轴向(D 图像)显示心脏肥大(长箭)和心包积液(短箭)。S. 脊柱(在轴向扫描平面)。

十一、颅内肿块和出血

胎儿颅内肿瘤少见。最常见的是畸胎瘤,表现为一个具有囊实混合成分的肿块。畸胎瘤可以迅速生长,经常伴有脑积水和钙化,导致头部扩大和邻近颅内结构的占位效应,颅内正常结构受压移位(图 5-34)。

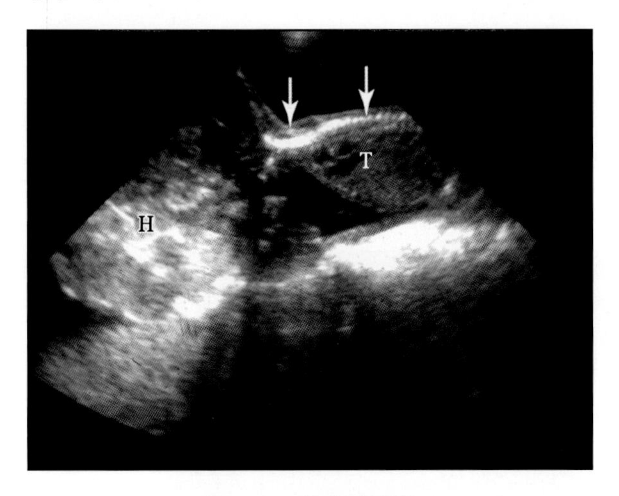

图 5-34 颅内畸胎瘤

胎儿头部(H)和胸部(T)的矢状面显示头部明显增大,呈囊实混合性肿块。未见正常脑组织(箭,脊柱)。

颅内脂肪瘤也可在产前超声检查中发现,通常与 AGCC 有关。脂肪瘤的典型表现是在大脑半球间裂中线区有一个清晰的肿块回声(图 5-35)。颅内脂肪瘤通常保持相对稳定的大小。其他一些罕见的胎儿颅内肿瘤也有报道,如星形细胞瘤、脉络丛乳头状瘤和颅咽管瘤,以及与 von Hippel Lindau 和结节性硬化症等综合征相关的肿瘤。

颅内肿瘤的主要鉴别诊断是颅内出血,这比肿瘤更常见。超声显示急性出血是脑室或脑实质内的一个异常回声区,常伴有脑室扩大。脑室内出血可黏附在脉络丛上,呈现出增大的分叶状脉络丛(图 5-36A)。出血经常刺激脑室壁,导致脑室炎,表现为脑室壁回声增强(图 5-36B)。产前所见的出血主要有脑室内出血、脑实质内出血、硬脑膜下出血或硬脑膜外出血(图 5-36C、图 5-36D)。随着时间的推移,出血在回声上逐渐演变,可能会导致永久性脑损伤,如脑穿通畸形、皮质畸形。回声上的变化有助于区分出血和肿瘤。

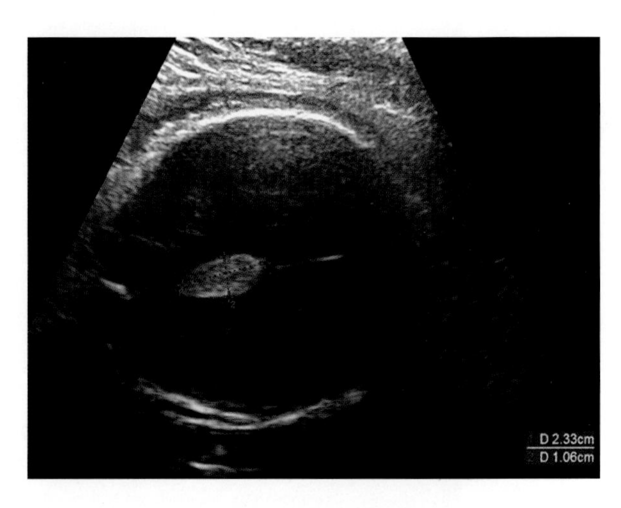

图 5-35 颅内脂肪瘤

妊娠晚期胎儿头部的轴位图像显示在大脑半球间裂中线区的卵圆形、高回声肿块(红色光标)。

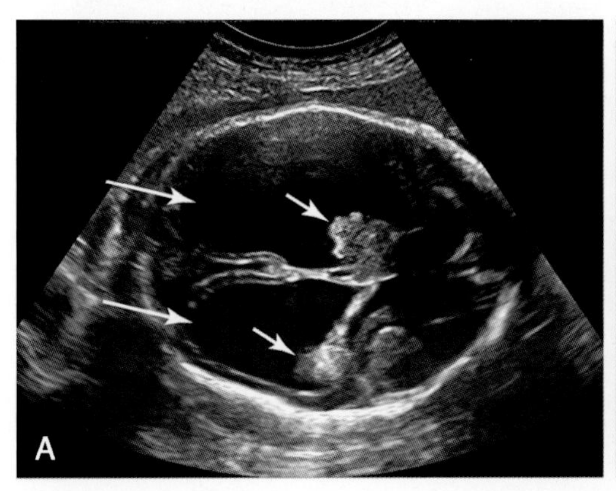

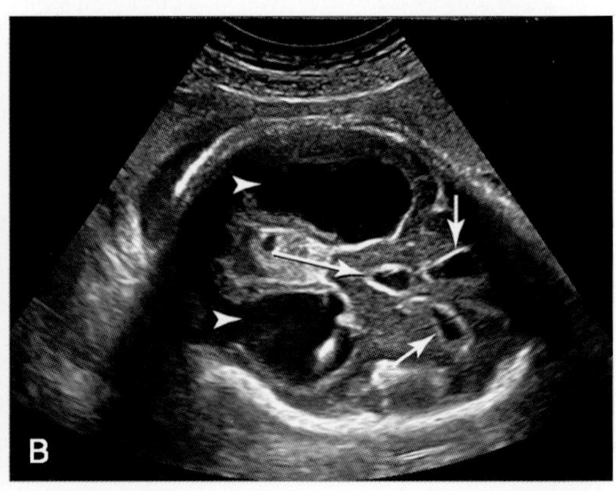

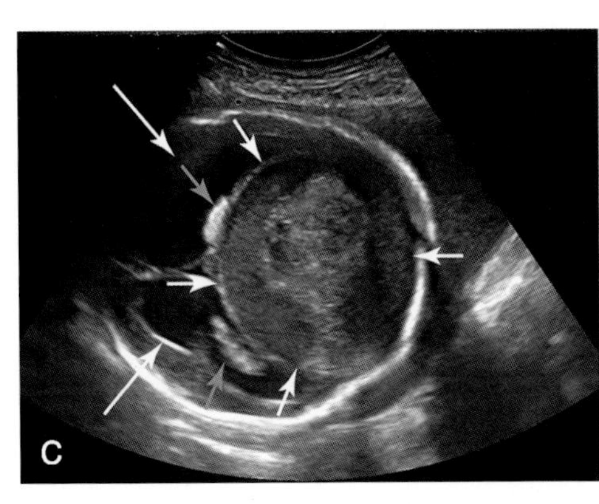

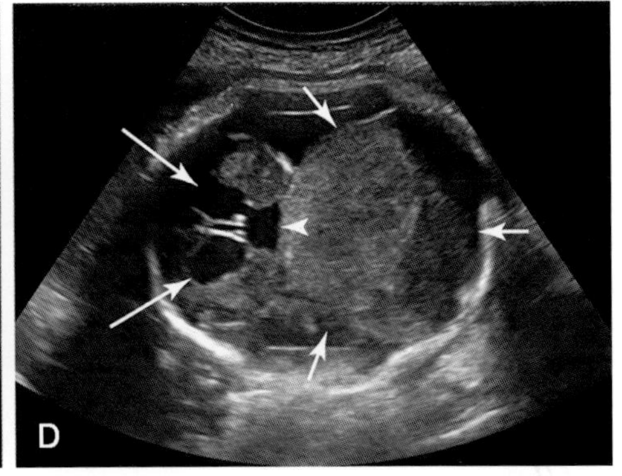

图 5-36　颅内出血

A、B. 脑室内出血。A. 胎儿头部的轴向图像显示明显扩张的侧脑室（长箭），由于粘连的血凝块（短箭），脉络丛呈不规则的团块状外观。B. 与图像 A 相同的胎儿头部的轴向图像显示侧脑室前角（短箭）和第三脑室（长箭）壁回声增强，由于脑室内出血引起的脑室炎，侧脑室后角也可见扩张（箭头）。C、D. 硬脑膜外血肿。另一个胎儿头部的冠状图像（C）和轴向（D）图像显示一个清晰的颅内肿块（白色短箭），内部回声不均匀，导致脑积水，侧脑室扩张（白色长箭）和第三脑室的扩张（白色箭头）。产后评估为硬膜外血肿（短灰色箭为脉络丛）。

十二、颅内感染与小头畸形

最常见的胎儿宫内感染是巨细胞病毒（CMV）。先天性巨细胞病毒感染可能导致严重的胎儿畸形，影响中枢神经系统和其他器官，如肝。在产前超声检查中发现中枢神经系统表现皮质区和脑室周围钙化（图 5-37）、脑室周围回声增强、脑室增大、小脑发育不全、皮质畸形和小头畸形。中枢神经系统外表现包括肝脾大和钙化、水肿、胎儿生长受限、胎盘肿大、肠管回声增强（图 5-37D）、白内障和心脏肥大。除 CMV 外，颅内钙化灶的鉴别诊断还包括弓形虫病等其他先天性感染和结节性硬化症。结节性硬化症和弓形虫病往往在脑实质内有结节样回声灶。

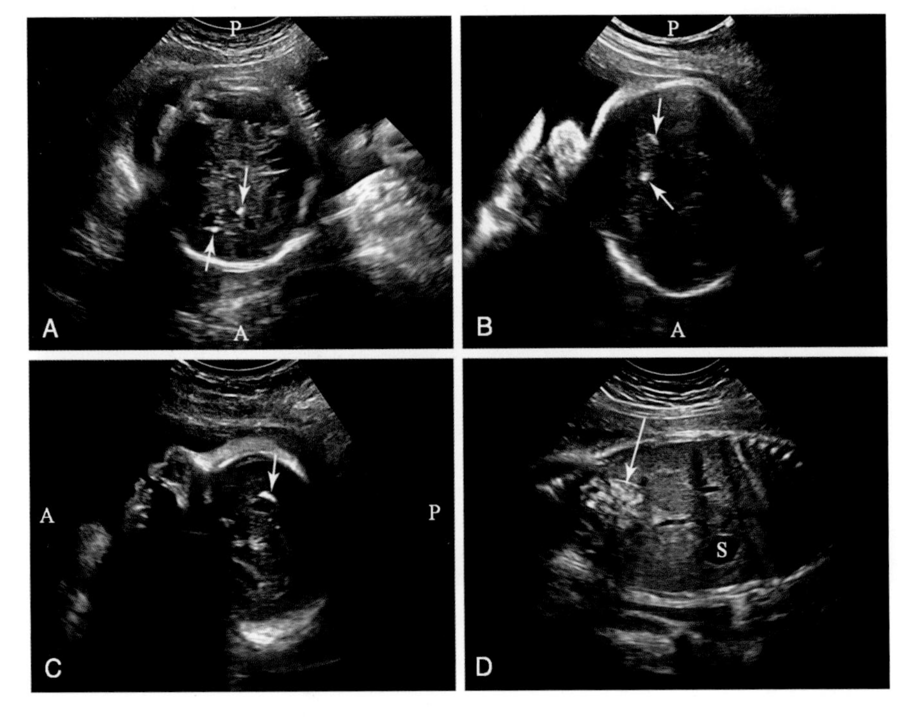

图 5-37　巨细胞病毒（CMV）感染

A 至 C. 颅内钙化灶。胎儿头部的轴向（A、B）和矢状（图像 C）显示由于 CMV 感染而分散的颅内钙化灶（箭）。D. 肠管回声增强。同一胎儿的冠状面图像显示下腹部和盆腔有回声增强的肠管（箭）。图中 A 为前；P 为后；S 为胃。

当头围测量值小于同龄胎儿的三个标准差以上时，诊断为小头畸形。小头畸形可见于先天性感染[如CMV、风疹和单纯疱疹(但不是典型弓形虫病)]；发育异常(如前脑无裂畸形)；暴露于毒素或辐射；综合征；非整倍体(图5-38)。

十三、Chiari Ⅱ型畸形

ChiariⅡ型畸形是一种胎儿的颅内畸形且几乎所有胎儿均伴有脊柱的开放性神经管缺损(ONTD)。超声表现为小脑延髓池消失，颅后窝体积小，小脑形态扭曲，头部形态改变，脑室增大。柠檬征一词是用来描述ChiariⅡ型畸形中头部形状的改变。柠檬征是由额骨扁平或凹陷引起的，形成类似柠檬的颅骨形状(图5-39)。尽管柠檬征的病因尚不清楚，但在24周前进行超声检查的大多数受累胎儿中可见，但通常在中孕晚期或晚孕早期(图5-40)消退。柠檬征有助于与其他典型超声表现一起对ChiariⅡ型畸形进行诊断，但

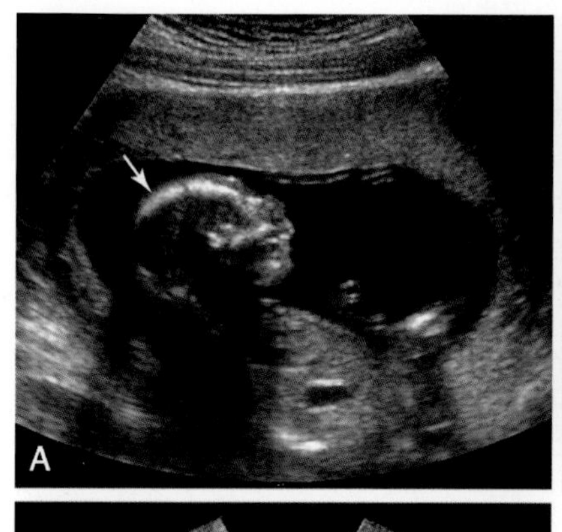

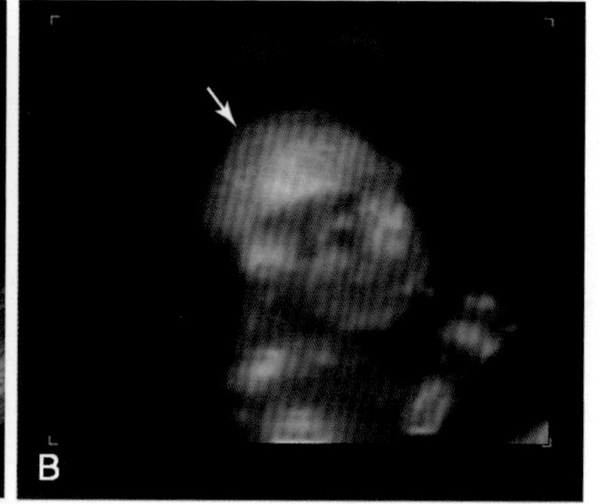

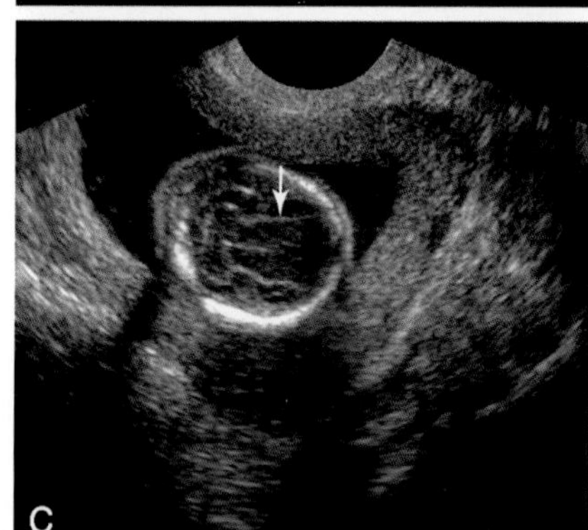

图5-38 前脑无裂畸形引起的小头畸形

A、B. 近矢状面二维(A)和三维表面成像(B)，胎儿头部的图像显示头部较小(箭)。C. 图像A和图像B同一个胎儿头部的轴向图像显示融合的丘脑(箭)符合前脑无裂畸形。

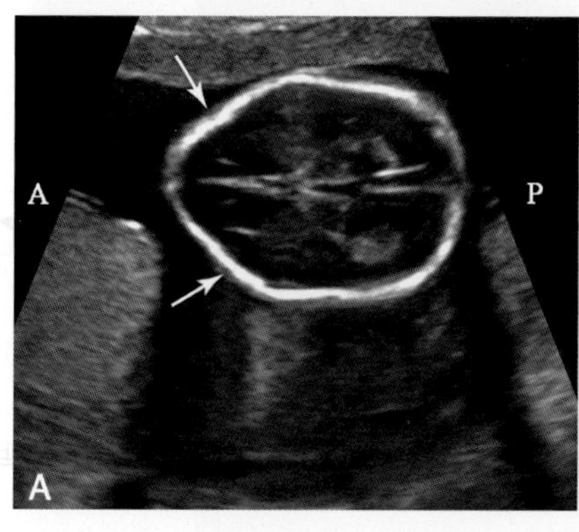

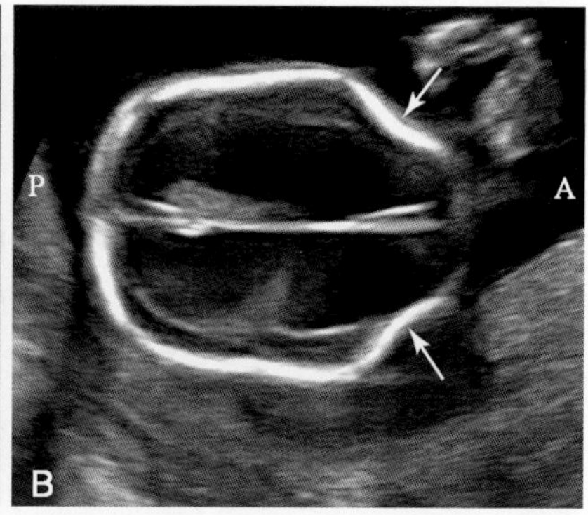

图5-39 ChiariⅡ型：柠檬征

在两个孕中期胎儿头部的轴向图像显示类似于柠檬形状的颅骨结构，具有额骨(箭)的扁平化(图像A)或凹陷(图像B)。图中A为前；P为后。

不具特异性。柠檬状的头部结构在其他颅内异常如 Dandy-Walker、AGCC 和脑膨出中也可以看到。一些正常胎儿表现出轻微的柠檬头征。此外,类似柠檬征的异常颅骨形状偶尔在 18 三体胎儿中看到,称为草莓头征。草莓状结构包括后脑发育不全导致的枕部扁平化,以及额叶发育不全导致的额骨扁平化(见图 9-2C)。

香蕉小脑征一词是指 ChiariⅡ型畸形胎儿小脑半球的异常弯曲形态。小脑、第四脑室和延髓向下和向后移位,导致小脑延髓池消失和小脑半球弯曲。小脑半球呈前凹,类似香蕉形状,而不是正常胎儿小脑的双叶形(图 5-41,与图 5-7 所示小脑半球的正常形态相比)。颅后窝的缩小和颅后窝结构的扭曲被认为是由于颅内压低,继发于脑脊液通过脊柱内的 ONTD 渗漏。香蕉小脑征相较于柠檬征诊断 ChiariⅡ型畸形更敏感和特异,因为它代表了颅后窝结构的永久性固有畸形,在正常胎儿中看不到,并且不会随着妊娠进展而消失。发现一个香蕉小脑征的可能性取决于颅后窝畸形的严重程度:如果颅后窝结构向下移位非常严重,那么小脑半球可能会移位较大,不能在头部的标准轴向图上显示。但关键的诊断特征,小脑延髓池消失仍将存在。

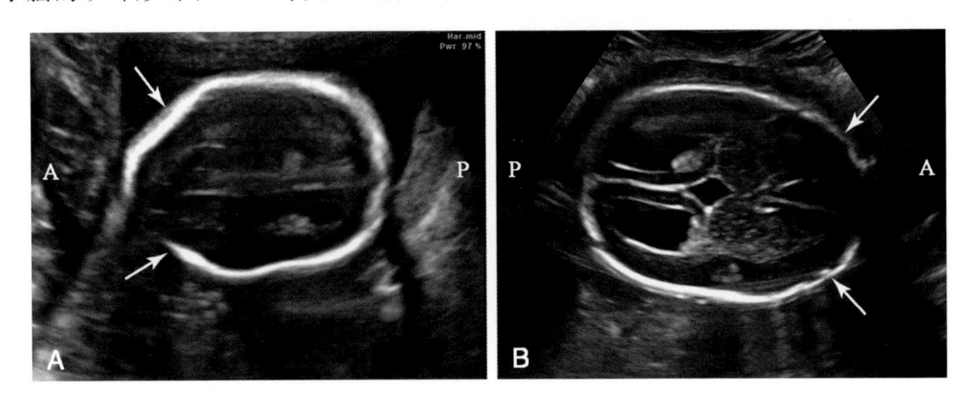

图 5-40　柠檬征:后来的消退

A. 孕 21 周时胎儿 ChiariⅡ型畸形头部的轴向图像显示为柠檬征(箭)。B. 妊娠 28 周时同一胎儿的轴向图像显示额骨(箭)的正常曲率,柠檬征消失,恢复正常颅骨形态。图中 A 为前;P 为后。

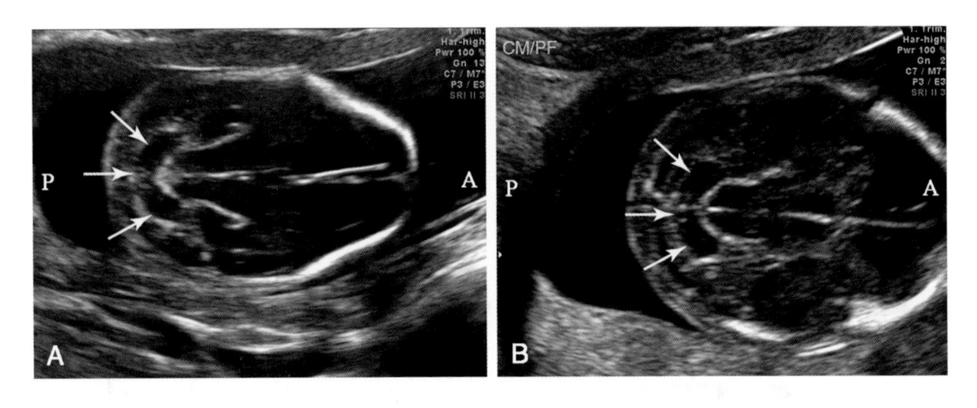

图 5-41　ChiariⅡ:香蕉小脑征

A、B. 在两个孕中期胎儿 ChiariⅡ型畸形头部的轴向图像显示香蕉小脑征和小脑延髓池消失和小脑半球后移弯曲(箭),形成类似于香蕉形状的小脑。与图 5-7A 和图 5-7B 相比,图 5-7A 和图 5-7B 描绘了小脑和小脑延髓池的正常结构。图中 A 为前;P 为后。

脑积水可见于许多，但并非全部的 ChiariⅡ型畸形(图 5-42)。在妊娠晚期和颅后窝畸形严重时更常见。

ChiariⅡ型畸形的颅内表现可能比脊柱缺损更为明显，尤其是在妊娠中期，这些颅内表现可能是第一次提醒检查者脊柱缺损的可能性。产前超声检查如果没有发现 ChiariⅡ型畸形，一些脊柱缺陷很可能无法被识别到。

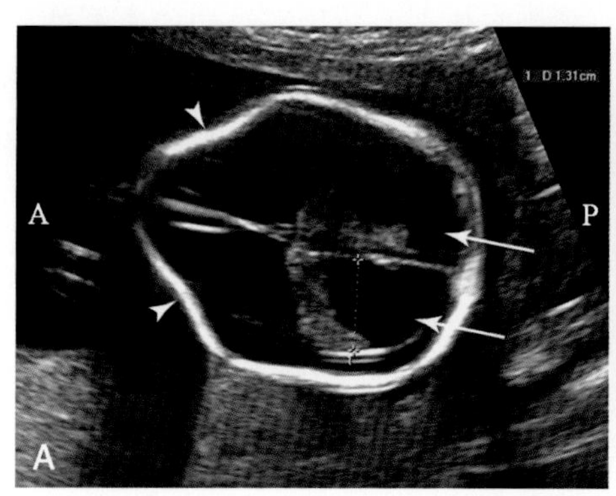

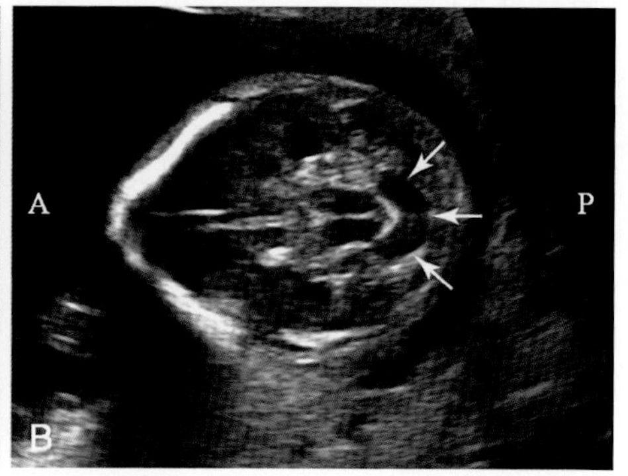

图 5-42　ChiariⅡ：脑积水

A、B. 在 16 周的胎儿 ChiariⅡ型畸形头部的轴向图像显示侧脑室扩大(图像 A，长箭)宽 1.31cm，以及柠檬征(图像 A，箭头)和香蕉小脑征(图像 B，短箭)。图中 A 为前；P 为后。

十四、超声解剖学：脊柱

脊柱的检查包括从颈椎到骶椎的每一个椎骨，并记录代表性水平的图像，包括颈椎、胸椎、腰椎和骶椎的任何异常。应获得纵向[矢状面和(或)冠状面]和轴向图像(图 5-43)。在纵向扫描平面上，骶尾部逐渐变细。在轴向扫描平面上，超声显示了三个骨化中心。椎体位于中线前方。后外侧可见两个椎弓，每侧各一个。椎弓的显示有助于椎板、椎弓根和横突的进一步显示。椎弓通常向后汇聚，指向彼此。在 12 钟点位置，轴向图像能最好的表现脊椎椎弓的向后汇聚，因为这种超声入射角度有利于薄层的显示。在其他入射方向上脊柱获得的轴向图像可能不能很好地显示这种正常的椎弓的向后汇聚。例如，当脊柱位于 3 点或 9 点钟位置时，正常胎儿的后骨化中心通常平行，甚至轻微张开，这可能是因为椎弓根优先成像(图 5-44)。脊柱后部的软组织也应进行评估，以确定它们是否完整，并观察是否有脊膜膨出。

脊柱不完全骨化可能妨碍超声在妊娠早期和中孕早期对脊柱的评估(图 5-45)。在 16 周时，第 5 腰椎骨化的比较完全。S_1 的骨化在 19 周完成，S_2 的骨化在 22 周完成，$S_{3\sim5}$ 的骨化完成更晚。虽然这表明骶骨的异常可能在中孕晚期之前无法被诊断出来，但实际上骨化通常在上述阈值之前看到骨化中心，并识别出许多缺陷。

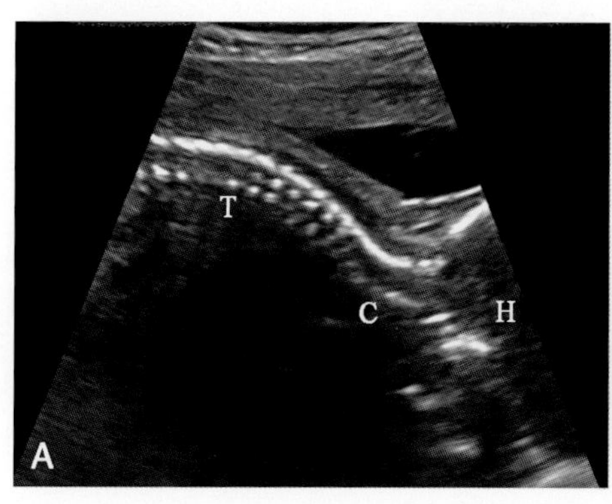

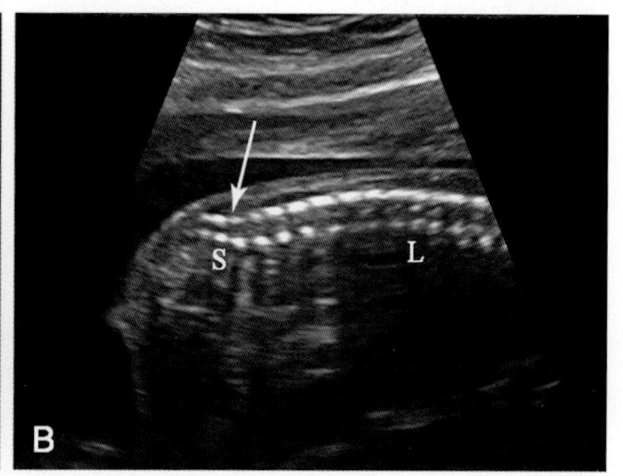

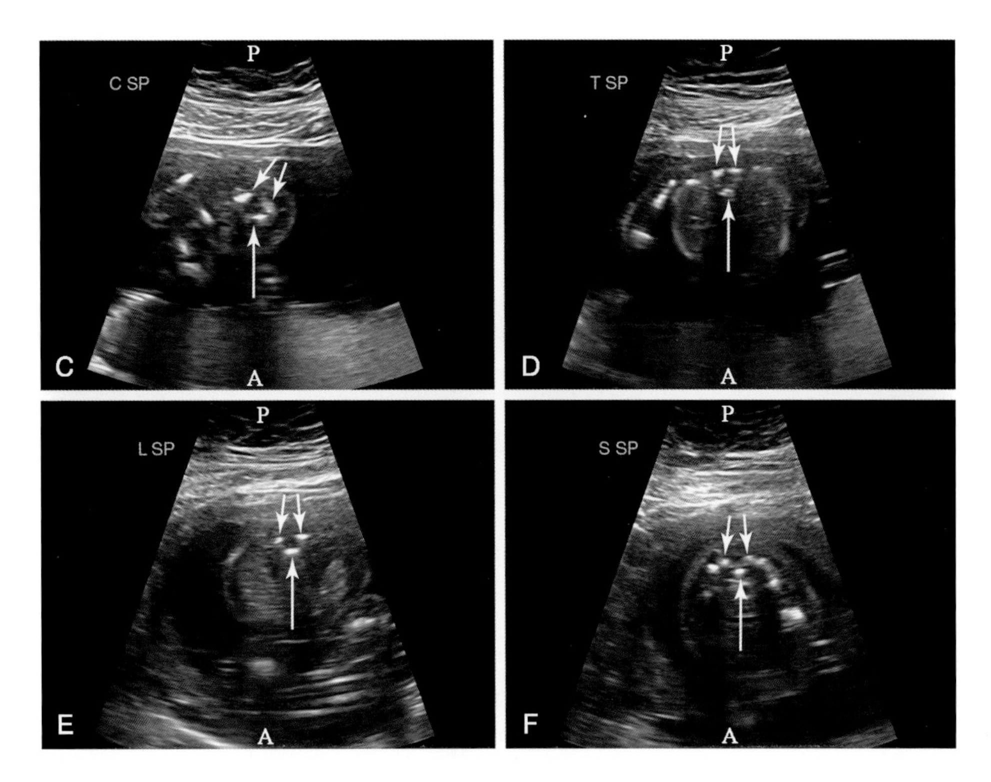

图 5-43　脊柱正常

A、B. 妊娠中期脊柱的矢状面图像显示正常。注意骶骨远端逐渐变细(图像 B，长箭)。C 至 F. 代表性水平的轴向图像包括颈椎(图像 C)、胸椎(图像 D)、腰椎(图像 E)和骶椎(图像 F)。脊柱的每个椎骨显示三个骨化中心。后骨化中心向后汇聚，彼此指向对方(短箭)，椎体位于前方中线(长箭)。图中 A 为胎儿前部；C 为颈部；H 为头部；L 为腰椎；P 为胎儿后部；S 为骶骨；T 为胸部。

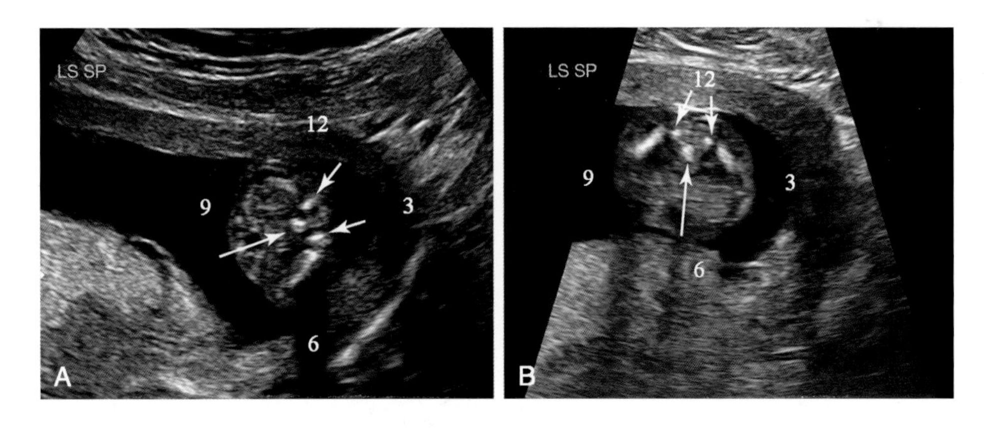

图 5-44　由于胎儿的位置，后骨化中心明显地张开

A. 腰椎轴位图像，脊柱朝向侧面，朝向 3 点钟方向，显示明显的后骨化中心细微展开(短箭)。B. 胎儿脊柱转到十二点位置后的轴向图像显示，后骨化中心向后汇聚的正常外观(短箭；长箭，椎体)。

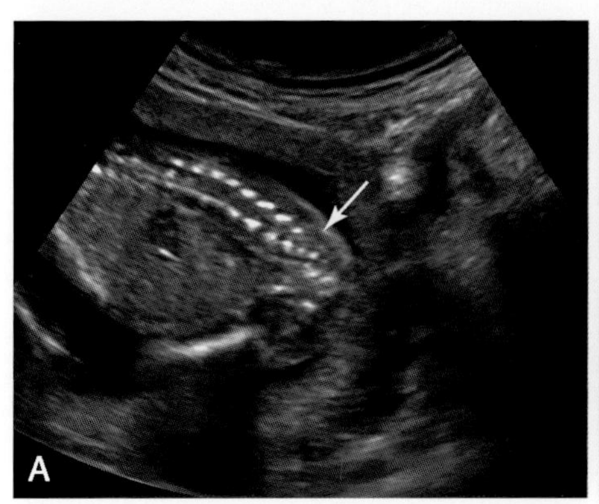

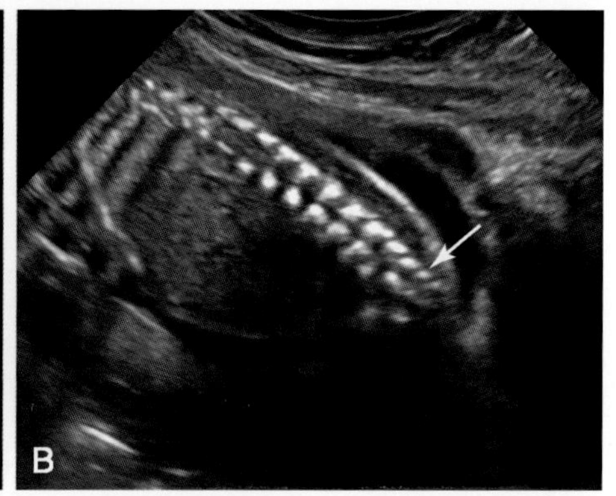

图 5-45　脊柱不完全骨化与胎龄有关

A. 妊娠 16 周时的腰骶椎矢状位图像显示骶骨不完全骨化(箭)。B. 21 周时腰骶椎的矢状面图像显示骶骨各级骨化(箭)。

十五、神经管缺陷:脊柱和甲胎蛋白筛查

甲胎蛋白(AFP)通常用于筛查妊娠中期开放性胎儿缺陷,通常在 15－21 周完成。AFP 是妊娠早期卵黄囊和妊娠后期肝合成的正常胎儿糖蛋白。甲胎蛋白存在于羊水中,因为它由胎儿肾排出,也穿过胎盘进入母体循环。在开放性胎儿缺陷(如神经管缺陷或腹壁缺陷)的情况下,羊水甲胎蛋白(AFP)和母体血清甲胎蛋白(MS-AFP)水平均升高。MS-AFP 也是进行非整倍体筛选的遗传四重筛选的一个组成部分,其在非整倍体评估中的应用将在第 12 章中进一步讨论。

MS-AFP 水平随胎龄而变化。阈值为胎龄中位数的 2.5 倍,通常用于确定胎儿开放性缺陷风险增加的妊娠。开放性脊柱裂、无脑、脑膨出和腹壁缺陷(如脐膨出和腹裂)时,MS-AFP 水平升高。假阴性和假阳性都会发生。异常结果的一个常见原因是胎龄预估不正确。应通过超声计算调整日期后重新计算的结果来纠正胎龄。MS-AFP 升高不仅限于开放性胎儿缺陷,而且在一些没有开放性缺陷的其他胎儿异常中 MS-AFP 水平也升高,尽管这种情况不太常见。多胎妊娠时 MS-AFP 水平也升高。MS-AFP 升高的孕妇不良妊娠结局增加,如胎儿死亡、生长受限和产前出血。如果 MS-AFP 升高,且超声检查未发现异常,则可进行羊水穿刺以获得羊水,以评估羊水 AFP 和乙酰胆碱酯酶的升高水平。乙酰胆碱酯酶比 MS-AFP 对神经管缺陷的特异性更强,但偶尔在腹壁缺陷的情况下也升高。羊水甲胎蛋白检测胎儿畸形的特异性高于 MS-AFP。孕期补充叶酸可降低神经管缺陷的风险。

脊髓神经管缺陷最常见于腰骶部,统称为脊柱裂。脊膜膨出仅包含脊膜的膨出,而脊髓脊膜膨出也包含神经组织的膨出。闭合性缺损被皮肤覆盖,而开放性缺损则没有皮肤覆盖。隐性脊柱裂指闭合性缺损,脊髓未通过该缺损疝出。Chiari Ⅱ 型畸形几乎在所有开放性脊柱缺损的胎儿中都发现。尽管如此,没有 Chiari Ⅱ 型畸形的正常颅内解剖不足以排除脊髓神经管缺陷,因为闭合性神经管缺陷通常不显示 Chiari Ⅱ 型畸形,但患者可能会有尿失禁和腿部功能异常等不良后果。

脊柱裂的声像图特征包括脊髓脊膜膨出,显示为从脊柱后部延伸出的囊性或混合性肿块,覆盖软组织的全层缺损,以及伴随着后骨化中心张开的相关椎体缺损(图 5-46)。膨出的囊性包块最常见于中线矢状或轴向扫描,如果羊水包围,胎儿处于有利位置,则可能相对容易识别。在轴位或冠状位图像上,能更好地识别后骨化中心的张开(图 5-47A、图 5-47B)。单靠矢状位脊柱图像是不够的,因为椎体只与一侧后骨化中心一起成像,另一侧的后骨化中心没有成像,可以显示正常腰骶部变细(图 5-47C 至图 5-47E)。

如果胎儿背部靠着子宫壁,胎儿面朝上,背部远离探头,羊水过少,不利于图像的显示,或者膨

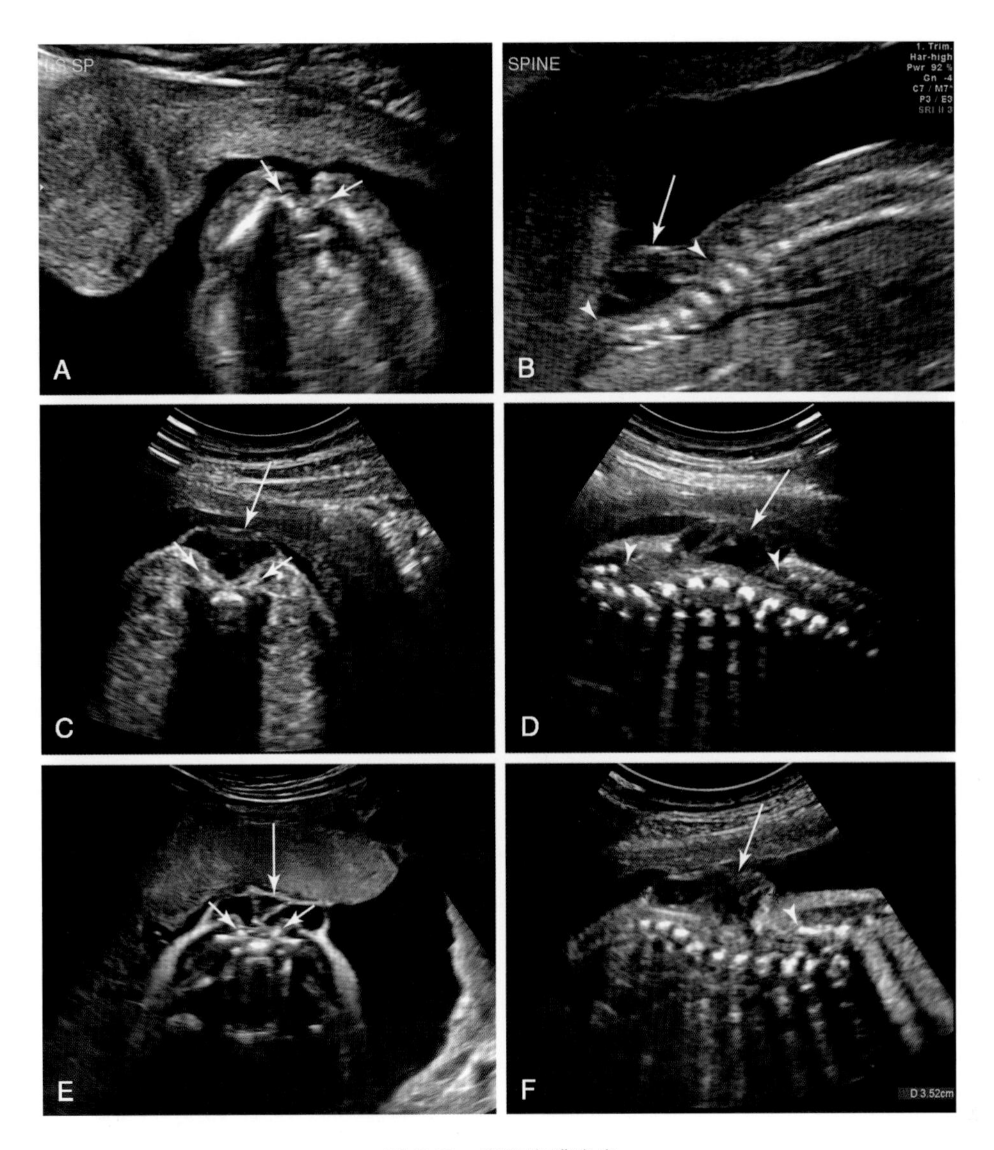

图 5-46　脊髓脊膜膨出

A 至 F. 3 个胎儿的例子。在 3 个胎儿中每一个脊椎上的轴向（左侧图像）和相应的纵向（右侧图像）图像显示脊髓脊膜膨出（长箭）1 个混合性肿块，通过异常张开的后骨化中心（短箭）向后膨出。还要注意纵向图像上（箭头）的脊椎断裂。

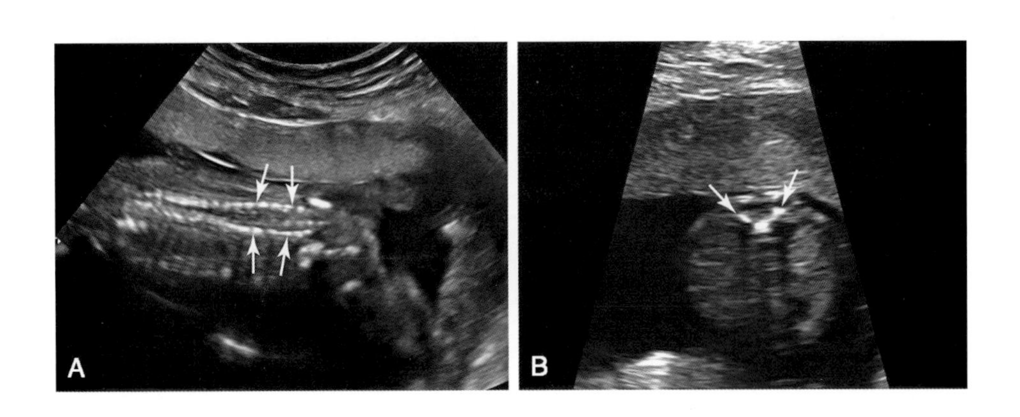

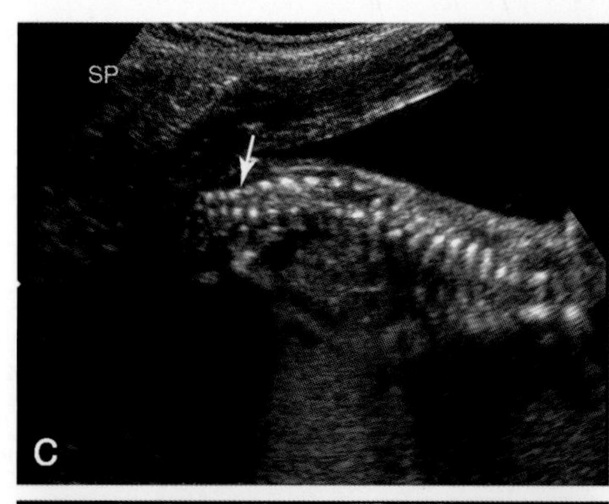

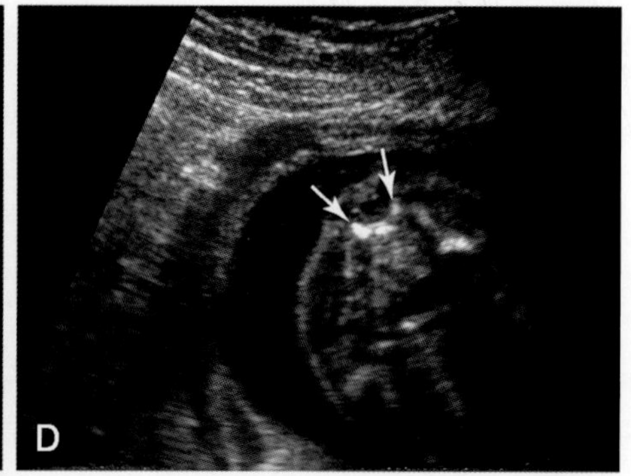

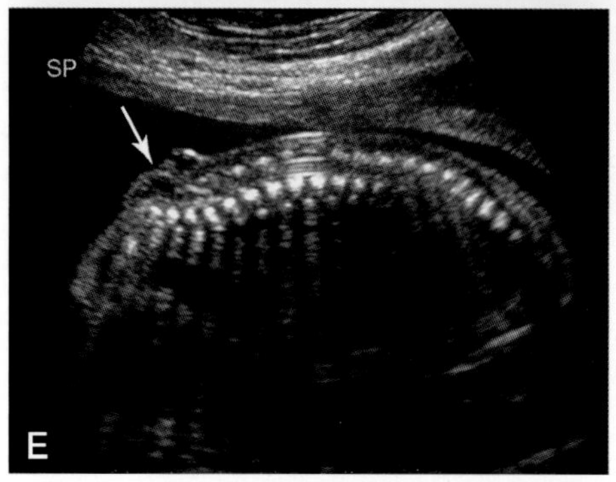

图 5-47 后骨化中心的显示:扫描平面

A、B. 有效的扫描平面。脊柱冠状面(图像 A)显示由于后骨化中心(箭)张开,脊柱在多个层面上的局部增宽。轴向(图像 B)显示张开后骨化中心(箭),不是正常的向后汇聚。这也在多个层面上有所体现。C. 矢状面扫描:另一个胎儿远端脊柱的矢状面图像显示骶尾部正常变细(箭),未见明显异常。D、E. 与图像 C 同一的胎儿的脊柱的附加图像,由于对脑部 ChiariⅡ型畸形的继发性神经管缺陷的高度怀疑,在轴面(图像 D,箭)和矢状面(图像 E,箭)看见小的脊髓脊膜膨出,显示轻度张开的后骨化中心。由于胎儿骶部的扫描平面位置靠着子宫壁,脊柱畸形最初未被发现。

出的囊性包块的轮廓相对平坦,很难识别或根本不被发现。在这些情况下,ChiariⅡ型畸形的颅内表现可以提醒检查者脊柱异常的可能性很高,并且可以获得更详细的脊柱图像。

脊柱缺损程度是很重要的,因为它可以帮助预测神经管缺陷的严重程度。三维重建有助于超声评估确定缺损的程度。T_{12} 是与肋骨相连的脊柱的最低水平,可以从此处计算其余水平(图 5-48)。马蹄内翻足常与脊柱缺损引起的周围神经损伤有关,影响肌肉活动(图 5-49)。在开放性脊柱缺陷胎儿中,染色体异常的发生率增加,此时应进行染色体核型分析。

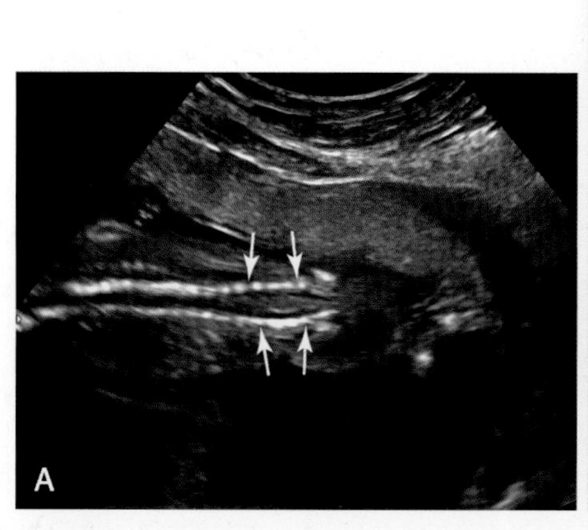

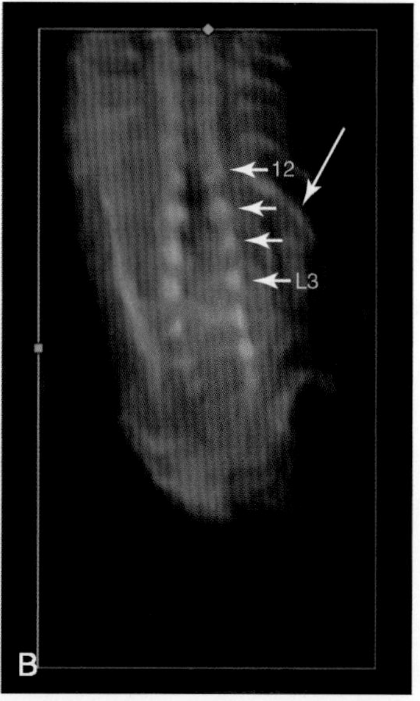

图 5-48 确定脊柱缺损的程度

A. 脊柱冠状面图像显示脊柱下段在多个层面上的局部增宽(箭)。B. 冠状立体图像显示的是最低的肋骨(长箭)。该肋骨被认为与 T_{12} 椎骨相连,有助于确定脊柱的水平(短箭)。

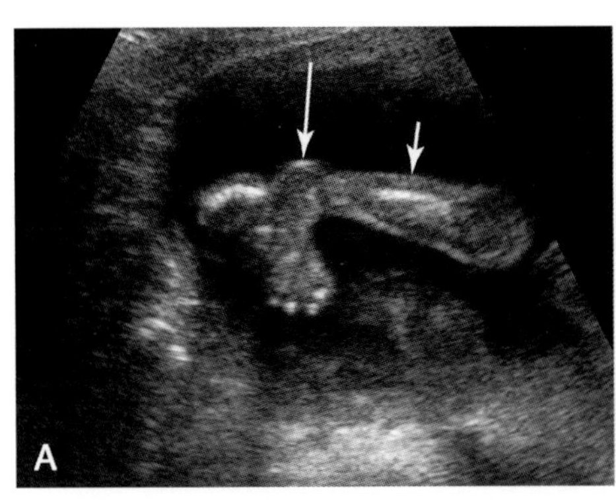

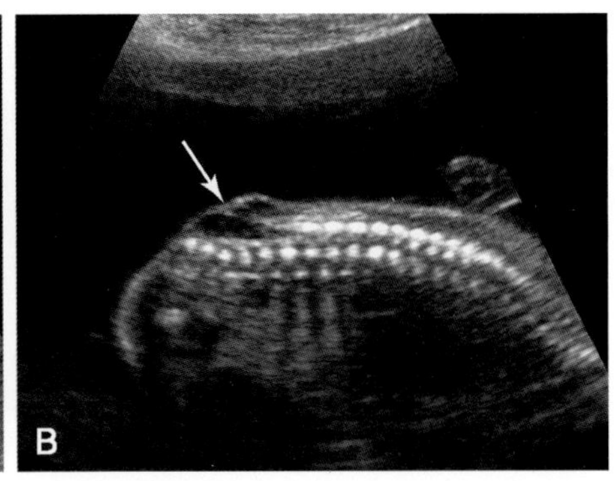

图 5-49　马蹄内翻足合并脊柱缺损

A. 脚（长箭）和小腿（短箭）的图像显示马蹄内翻足，这是脊柱畸形胎儿的常见表现。B. 脊柱矢状面图像显示脊柱骶尾部有缺陷，伴有脊髓脊膜膨出（箭）。头部图像显示 ChiariⅡ型畸形。

十六、其他脊柱畸形

在产前超声检查中可以发现各种少见的脊柱异常。半椎体畸形发生在椎体的一半还没有形成时，通常累及椎体的半侧。导致脊柱局部畸形，如脊柱侧凸或后凸（图 5-50）。半椎体畸形超声显示椎体部分呈三角形或楔形结构。半椎体畸形常与其他胎儿畸形一起出现，如脊柱裂，以及与椎骨、肛门、心脏、气管、食管、肾和四肢（V 综合征）等。脊髓纵裂是由于一个骨质或纤维隔使脊髓矢状面被节段性分开，形成双脊髓声像图。它偶尔在产前被检查出来，这是因为在脊柱后方发现一个异常回声。累及层面的后骨化中心通常是张开的。

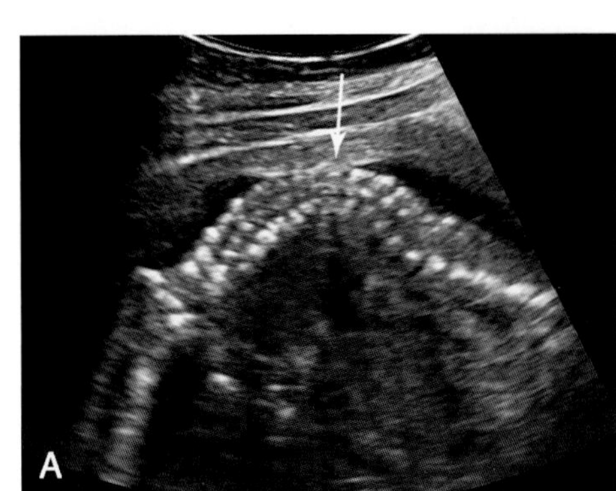

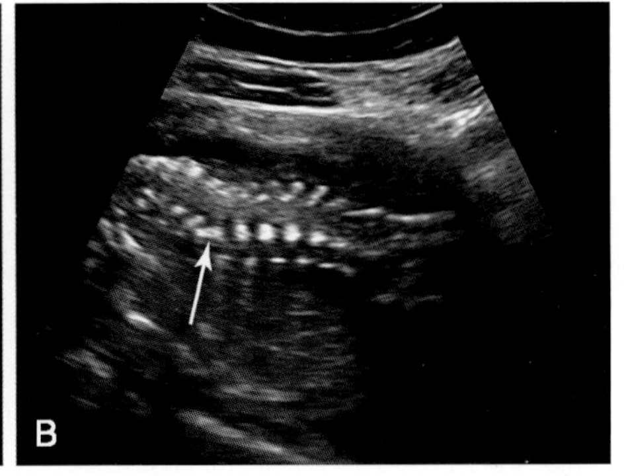

图 5-50　脊柱侧凸见于多种脊柱异常

A. 颈胸段脊柱纵向图像显示明显的脊柱侧凸（箭）。B. 图 A 所示的同一胎儿的腰骶椎纵向图像显示不太严重的脊柱弯曲，部分原因是半椎体，椎体呈三角形或楔形（箭）。

尾部退化综合征包括低位脊柱的一系列异常（如骶骨发育不全或在腰椎或胸椎脊柱处终止）和腿部异常（如股骨发育不全、屈曲挛缩和马蹄内翻足；图 5-51）。还可伴有心脏、胃肠系统（如肛门闭锁）和泌尿生殖系统的多种异常。尾部退化综合征与母亲糖尿病有很强的相关性，但也偶尔发生。

骶尾部畸胎瘤是一种从胎儿臀部延伸出来的肿瘤，由三层生殖细胞组成。骶尾部畸胎瘤大小和形态不同，可表现为囊性、实性或囊实混合性。产前超声显示骶尾部附近的肿块，可以主要是突出于体腔外或向盆腔内生长、延伸，也可能是两者兼而有之，没有破坏脊柱（图 5-52）。肿瘤根据突出于体腔外和向盆腔内生长、延伸的相对数量分

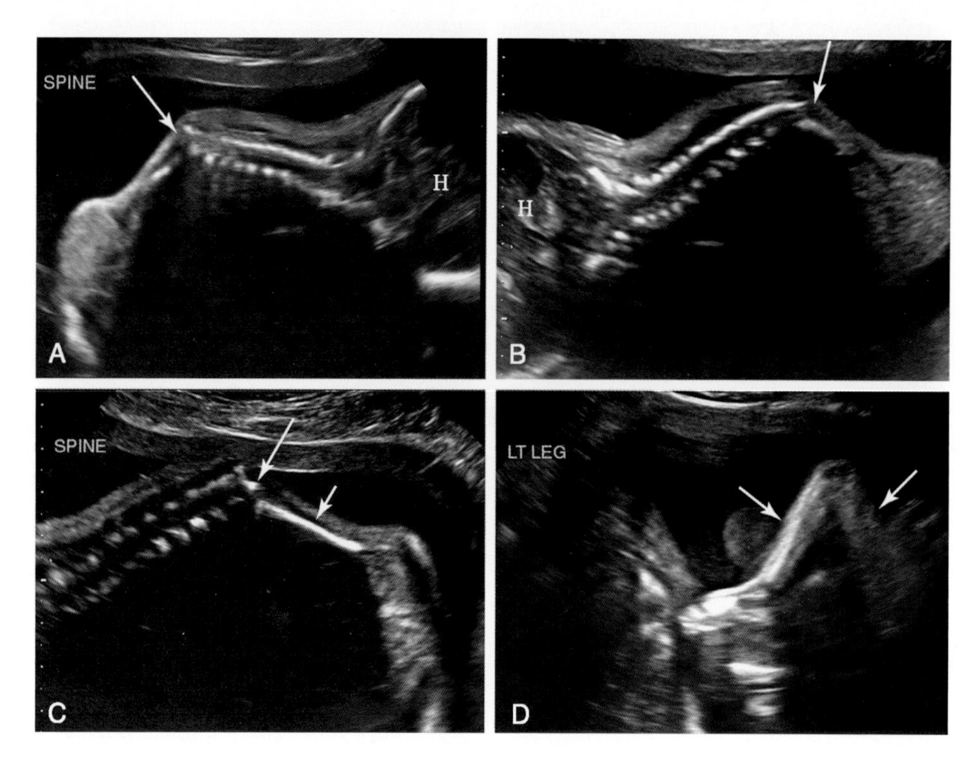

图 5-51 尾部退化综合征

A、B. 在检查期间两个不同时间获得的 24 周妊娠胎儿的纵向图像，显示胎儿头部（图像 A）和臀部（图像 B）的图像。两幅图像都显示胸椎突然终止（箭）。在这一水平的远端脊椎缺如。C. 胎儿在臀位时的图像与图像 B 的扫描平面稍有不同，显示了一个错位的髂骨（短箭），位于脊柱末端（长箭）。D. 大腿和小腿的图像（箭）显示由于挛缩，在膝盖水平处出现不寻常的弯曲姿势。对侧腿固定在相似的位置。在整个检查过程中，胎儿的双腿始终在臀部外展，并在胎儿面前折叠。图中 H 为头。

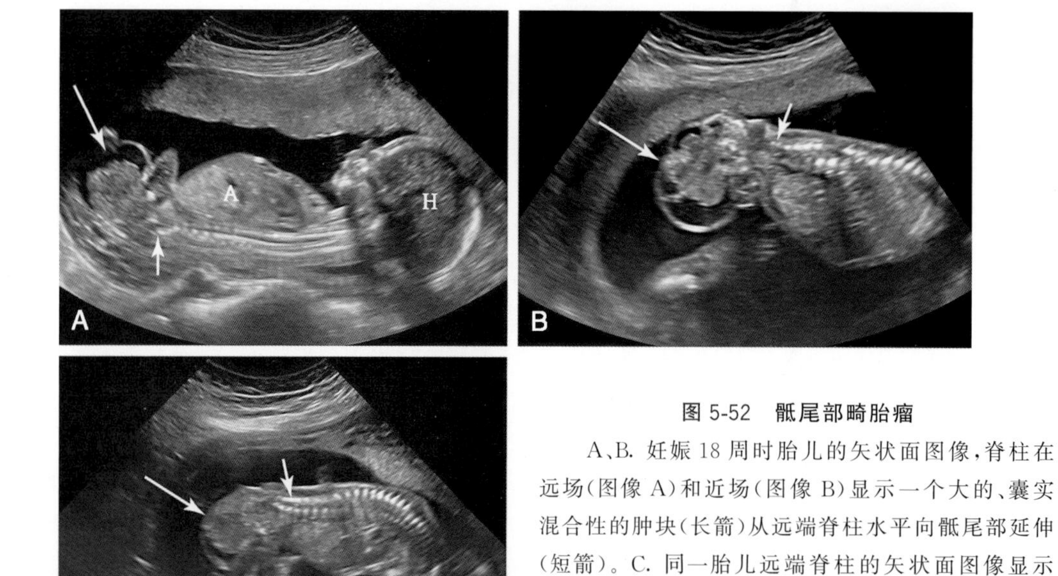

图 5-52 骶尾部畸胎瘤

A、B. 妊娠 18 周时胎儿的矢状面图像，脊柱在远场（图像 A）和近场（图像 B）显示一个大的、囊实混合性的肿块（长箭）从远端脊柱水平向骶尾部延伸（短箭）。C. 同一胎儿远端脊柱的矢状面图像显示完整的正常逐渐变细的骶尾部（短箭），没有脊柱闭合不全的迹象。骶尾部畸胎瘤（长箭）。图中 A 为腹部；H 为头部。

为以下类型：Ⅰ型，完全突出于体腔外；Ⅱ型，主要突出于体腔外，小部分向盆腔内生长、延伸；Ⅲ型，主要向盆腔内生长、延伸，小部分突出于体腔外；Ⅳ型，完全向盆腔内生长、延伸。大多数骶尾部畸胎瘤是良性的，但随着婴儿年龄的增大，肿瘤有恶性倾向。肿块内血流明显时，会导致高输出量心力衰竭和胎儿水肿。在连续的超声检查中可以看到肿块内实质性成分的生长。

十七、面部

评估上唇是标准产科超声检查的一个重要组成部分(图 5-53)。通常，下唇和鼻在冠状投影中可见。唇部观察有助于评估唇裂和腭裂，这是产前超声最常见的面部异常(图 5-54)。在冠状和轴向扫描平面上，常常可以显示明显的裂隙。唇裂可以是单侧的、双侧的，也可以是正中的，其严重程度不同，可以从仅累及上唇的软组织到向后延伸累及软硬腭，甚至延伸到鼻深处。轴向投影有助于更好地显示唇裂延伸到上腭。三维重建和表面重建有助于更好的评估缺损的严重程度，也能更好地为外科医师和家属描述异常情况。在单侧裂的情况下，中线矢状面图像通常是正常的。在中线矢状面，双侧唇裂和腭裂导致面部中线隆起，称为颌骨前突(图 5-55)。腭裂也可能单独存在，没有唇裂的腭裂在子宫内很难识别。

单侧唇裂较双侧唇裂更为常见，合并畸形的发生率较低。唇裂可以是一个孤立的发现，但也可以在非整倍体中看到，如 13-三体和 18-三体及其他结构异常和综合征相关，如羊膜带综合征，以及作为药物和其他毒素的结果。位于中线的缺陷被称为中央裂，常与前脑无裂畸形相关。唇裂可干扰胎儿吞咽，可能导致羊水过多和(或)胎儿胃小。羊膜带综合征中的裂隙具有非典型分布，可能与宫内羊膜带缠绕或粘连有关(见图 9-22G)。

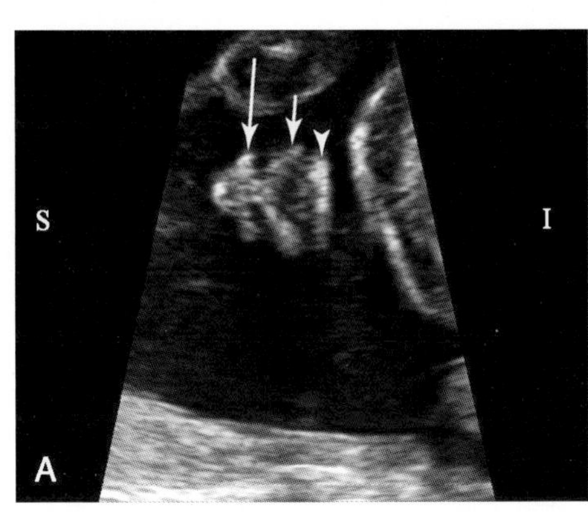

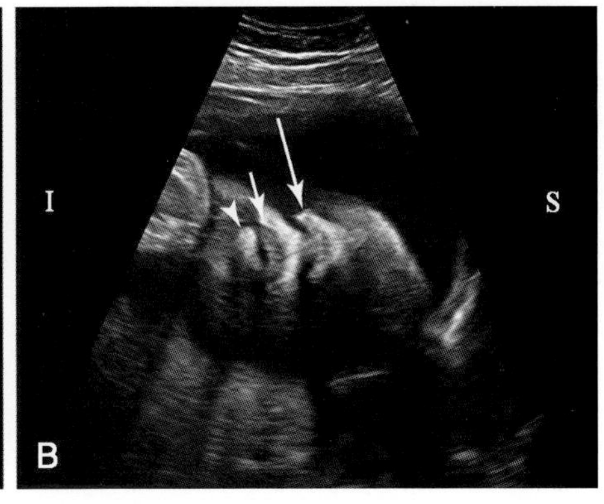

图 5-53　鼻和嘴唇正常

21 周(图像 A)和 36 周(图像 B)时胎儿面部前部的冠状图像显示鼻(长箭)、上唇(短箭)和下唇(箭头)的正常外观。图中 I 为下；S 为上。

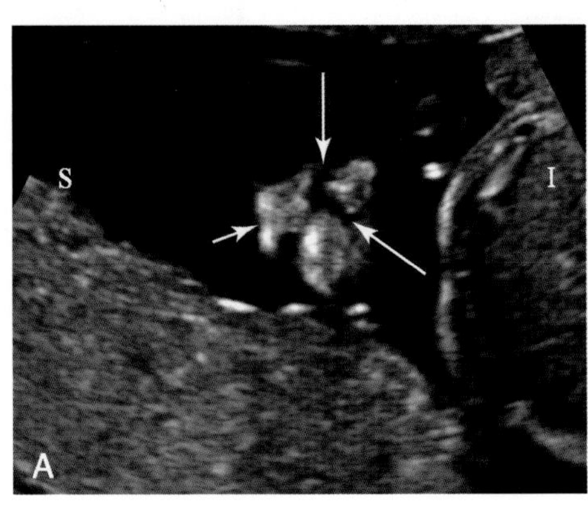

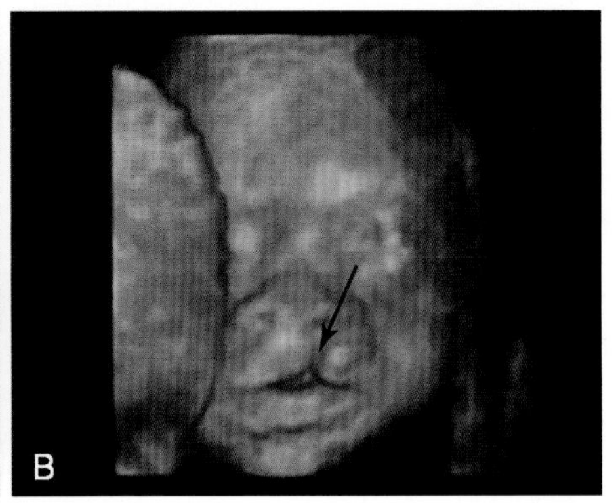

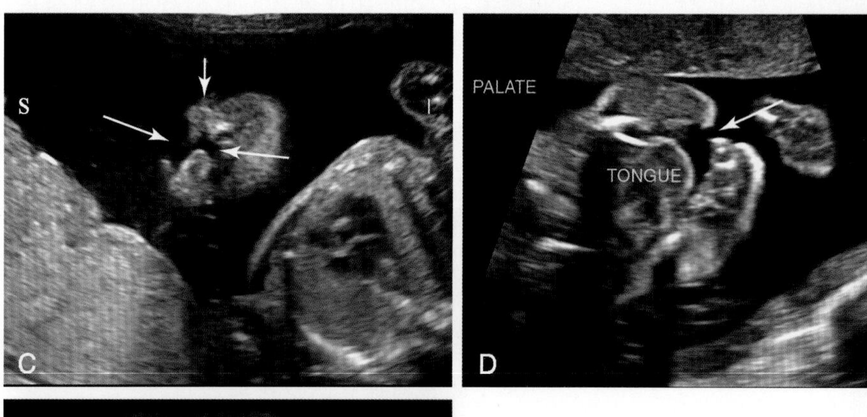

E

图 5-54 面部裂隙

A、B. 单侧唇裂。冠状面二维(图像 A)和三维(3D)表面成像(图像 B)图像显示单侧唇裂导致的上唇有裂隙(长箭)。C 至 E. 单侧唇裂和腭裂。C. 鼻部和嘴唇的冠状图像显示上唇和鼻有一个大的裂隙(长箭)。D. 与图 C 同一胎儿,在上腭水平的轴向图像,裂隙(长箭)从上腭延伸到口腔。注意舌头的位置。E. 与图像 C 和图像 D 同一胎儿面部的 3D 表面成像图像进一步证实了这一裂缝,由于上腭和唇的共同受累,形成一个大的裂缝(长箭)延伸到面部深处。图中 I 为下;S 为上;短箭为鼻。

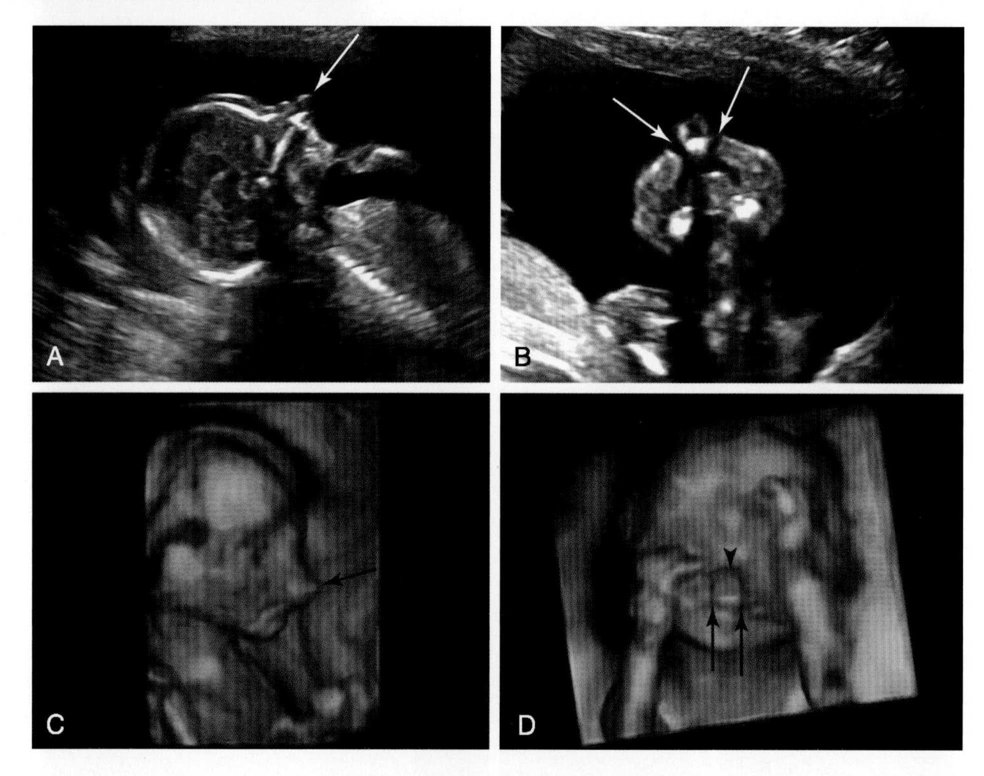

图 5-55 双侧唇腭裂伴颌骨前突

A. 胎儿矢状面二维(2D)图像显示由于双侧唇裂和腭裂导致的颌骨前突(箭)。B. 在轴向切面,上唇和鼻尖水平的 2D 图像确认双侧唇裂(箭)。C. 三维(3D)表面成像视图显示胎儿面部也可见颌骨前突(箭)。D. 注意与图像 A 中的矢状二维图像的相似性,胎儿的 3D 表面成像冠状面进一步确认颌骨前突(箭)两侧唇裂(箭头)的存在。

在产前超声检查中,还可以看到很多其他面部异常,如眼距过窄、眼距过宽、巨舌症(大舌头)和小下颌畸形(图 5-56)。眼距过窄是指眼眶之间的距离较小。眼距过宽是指眼眶之间的距离较大。眼距过窄和眼距过宽都与其他异常和综合征相关,通常在轴向或冠状图像上进行主观评估。它们可以通过测量眶间距离,并与孕龄值表进行比较来确定。巨舌症被定义为大舌头,当舌头总是从口中伸出,延伸到嘴唇的前面时,应该考虑此症。巨舌症最常见于 Beckwith-Wiedemann 综合征,由组织过度生长和器官肥大形成,但也发生在其他疾病中。小下颌畸形是指由于下颌骨小而导致的小下巴,见于骨骼发育不良、非整倍体(如 18-三体和三倍体),以及主要影响下颌骨的综合征。虽然胎儿下颌骨的测量有助于客观证实小下颌畸形的存在,但通常根据矢状面上对小下巴的主观印象来怀疑小下颌畸形。

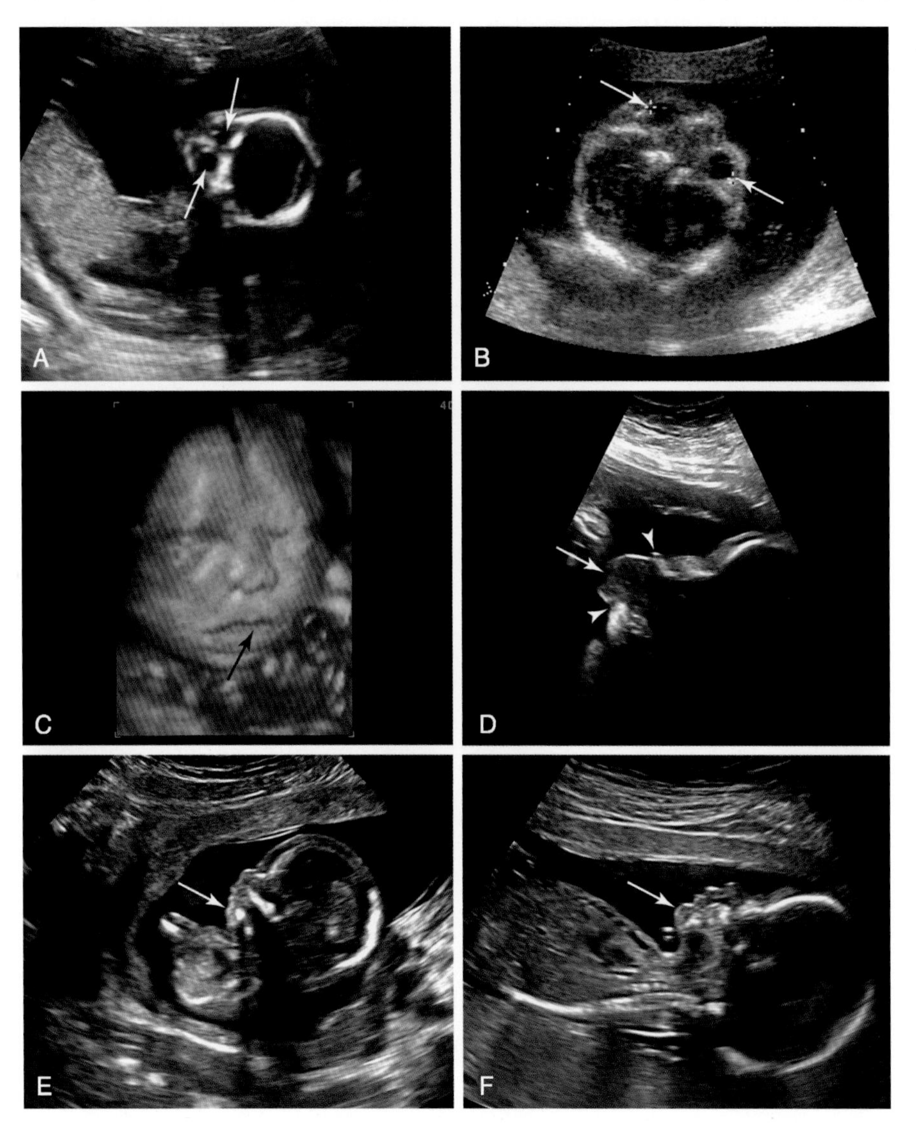

图 5-56　其他面部异常

A. 眼距过窄。前脑无裂畸形胎儿的头部和面部斜切面显示眼距过窄(箭),眼眶太近。B. 眼距过宽。胎儿头部斜视图像,表现多发先天性畸形的胎儿眼距过宽(箭),眼眶分离明显。C、D. 巨舌症。C. Beckwith-Wiedemann 综合征胎儿面部的三维表面成像图像显示,突出的舌头(箭)阻止胎儿嘴唇闭合。D. 不同患有巨舌症的胎儿的矢状面图像显示,舌(箭)明显增大,伸出嘴(箭头)进入羊水。过大的舌头导致呼吸阻塞,需要通过 EXIT 程序(子宫外产时治疗)分娩,在剖宫产过程中首先分娩胎头,胎儿插管以固定气道,然后分娩胎儿其他部分、脐带和胎盘。E、F. 小颌畸形与正常下巴的比较。多发畸形胎儿面部的矢状图像显示由于下颌骨小而导致的小下巴(箭,图像 E),与小下颌畸形一致。与正常下巴的胎儿轮廓进行比较(箭,图像 F)。

十八、颈部

淋巴水囊瘤是胎儿颈部的囊性肿块。潜在的病因是淋巴管系统未与颈静脉系统正常连接。淋巴水囊瘤可以是一种孤立的异常,但经常与非整倍体相关,最常见的是 Turner 综合征(单体 XO);也可出现在 21、18 和 13 三体和三倍体中,还可以出现于其他染色体异常,以及 Noonan 综合征等综合征(表型特征与 Turner 综合征相似)。

产前超声显示淋巴水囊瘤表现为颈部伴有分隔的囊性肿物(图 5-57)。通常有一个从颈部后部向后及后外侧延伸,呈辐射状的分隔。巨大的淋巴水囊瘤通常横向延伸到颈后外侧,累及头部和背部的软组织。在一些胎儿中,淋巴水囊瘤与弥散性淋巴管阻塞和扩张有关,称为淋巴管扩张,伴有水肿、全身皮肤和软组织增厚,应该引起足够的重视。水肿的存在与预后不良有关。区分延伸到羊膜腔边缘的巨大淋巴水囊瘤和羊水内隔膜或

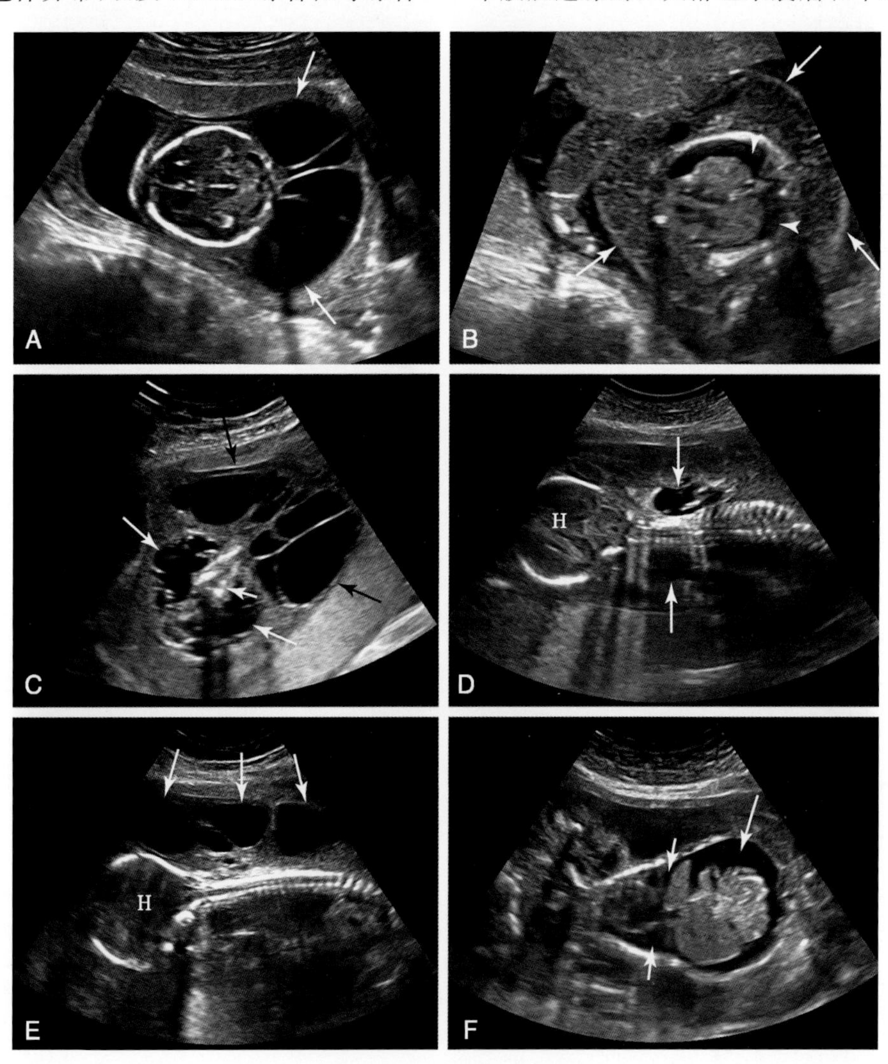

图 5-57 3 例淋巴水囊瘤

A. 胎儿头部的轴向图像显示了一个颈部巨大的囊性肿块,伴有向后外侧延伸,呈放射状的分隔(箭)。肿块充满了胎儿后面的羊膜腔。B. 与图 A 相同的胎儿,胸腔轴位图像显示明显的软组织增厚(长箭)和由于淋巴管扩张和积液导致的双侧胸腔积液(箭头)。C. 另一个胎儿的颈部轴向图像示了一个大的颈部囊性肿块,伴有分隔,延伸到颈部的后面(黑色箭),也牵涉颈部的侧部(白色长箭)。颈椎横切面可见(白色短箭)。D. 与图 C 相同的胎儿的冠状面图像显示淋巴水囊瘤向颈部外侧延伸(箭)。E. 另一个胎儿的矢状面图像显示沿胎儿头部、颈部和背部延伸的淋巴水囊瘤(箭)。F. 与图 E 相同的胎儿胸腹部冠状面图像显示胸腔积液(短箭)和大量腹水(长箭)。图中 H 为头。

羊水内光带是比较难的。间隔呈辐射模式和显示间隔与胎儿关系的实时观察有助于做出区分。

除了淋巴水囊瘤外,胎儿颈后肿块的鉴别诊断包括脑膨出、颈部畸胎瘤、皮肤病变(如血管瘤)和罕见的颈部脊膜膨出(框图 5-3)。脑膨出通过确定有无颅骨缺损和颅内解剖的扭曲来诊断(见图 5-23)。淋巴水囊瘤含放射状间隔,但几乎没有固体组织(图 5-57)。颈部畸胎瘤含有大量的固体成分,混有不规则的液体,可能有钙化(图 5-58)。颈部脊膜膨出是罕见的,它与淋巴水囊瘤的区别在于是否有颈椎缺陷。

胎儿甲状腺肿是指甲状腺肿大。甲状腺功能减退和甲状腺功能亢进的胎儿都可能有甲状腺肿。有些病例是由于母体方面的药物(如丙硫氧嘧啶和碘化物制剂)所致。超声显示胎儿颈前部甲状腺区域有一个双叶的实性肿块(图 5-59)。大的甲状腺肿会导致颈部过度伸展和食管阻塞,可能导致羊水过多和胃小。

框图 5-3　胎儿后颈部肿块的鉴别诊断
淋巴水囊瘤
脑膨出
颈部畸胎瘤
颈部脊膜膨出
皮肤病变

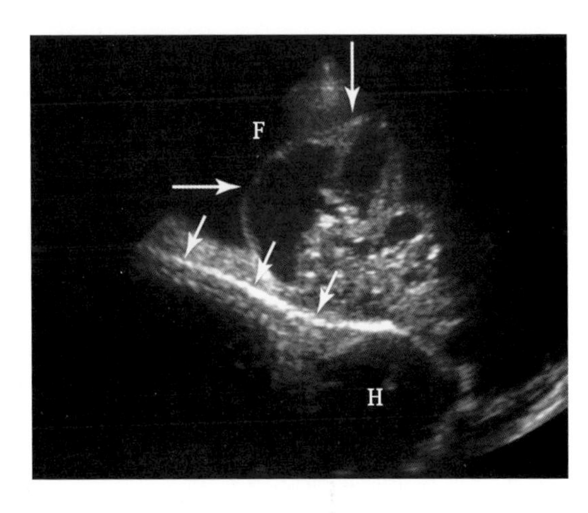

图 5-58　颈部畸胎瘤

胎儿头部(H)和颈胸段脊柱(短箭)的矢状面图像显示胎儿头部和颈部后侧部有一个巨大的混杂回声肿瘤,有囊性和实性成分(长箭)。在组织病理学评估中,肿块中强回声点是钙化。图中 F 为羊水。

颈部、肺部、胸部或胎儿口中的巨大肿块会在胎儿出生后造成气道阻塞,危及患儿生命。当产前超声显示有可能导致气道阻塞的肿块时,在分娩过程中可以采用 EXIT 程序(子宫外产时治疗)。EXIT 程序是在剖宫产期间进行的。胎头先分娩,然后气管插管或气管切开术,在胎儿仍与脐带和胎盘相连的情况下,固定气道。一旦呼吸道安全,然后分娩胎儿其他部分、脐带和胎盘(见图 5-56D)。

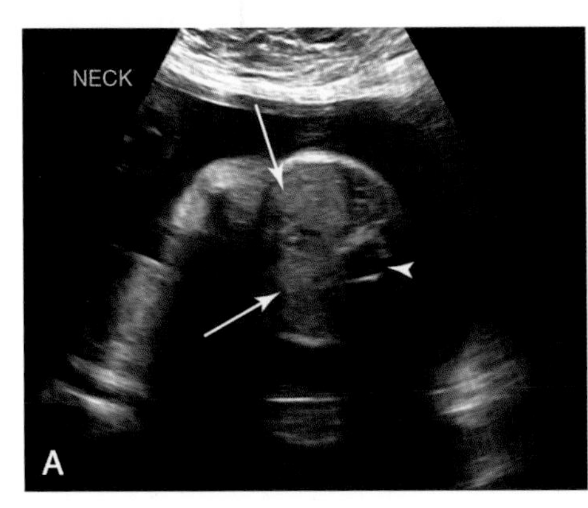

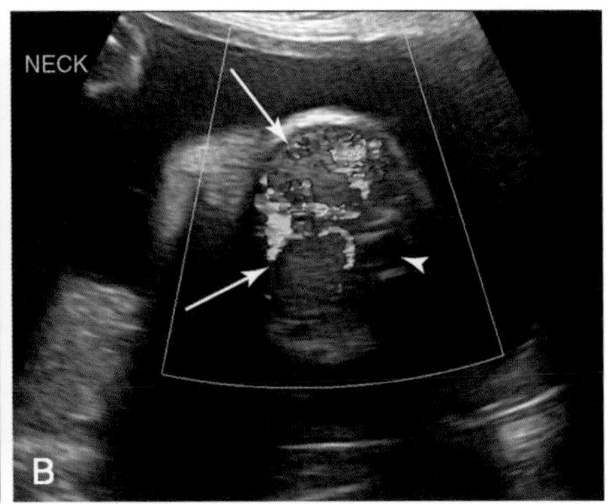

图 5-59　胎儿甲状腺肿

A. 胎儿颈部轴位图像显示胎儿颈前部有双叶实性肿块(箭),为母体丙硫氧嘧啶治疗引起的胎儿甲状腺肿大。B. 图像 A 所示胎儿颈部的彩色多普勒轴位图像显示了甲状腺肿大时的血流(长箭;箭头为颈椎横断面)。

关键特征

- 标准的产科超声检查包括评估侧脑室、脉络丛、大脑镰、透明隔腔、小脑、小脑延髓池、上唇;以及颈椎、胸椎、腰椎和骶椎,作为评估中枢神经系统和面部的最基本组成部分。
- 胚胎头部后下方常可见的一个囊性结构,与菱形脑的正常发育有关,不应被误认为异常。
- 超声显示透明隔腔是一个矩形或三角形的无回声结构,位于丘脑前方,侧脑室前角之间。侧脑室在头部的轴向图像上测量,在侧脑室水平,脉络丛的后方进行测量。侧脑室宽度的正常上限为10 mm。
- 从小脑蚓部后缘到枕骨内侧测量小脑延髓池。小脑延髓池的直径通常在2～10mm。
- 当侧脑室扩张时,脉络丛的后部向侧脑室的重力依赖性下垂,导致一种称为悬垂脉络丛征的表现。
- 在脑室扩大的情况下,胎儿的结局有很大的差异。应进行详细的解剖扫描和随访检查,以评估其他胎儿异常和进行性侧脑室扩大。
- 中脑导水管狭窄是指连接第三脑室和第四脑室的狭窄通道 Sylvius 导水管阻塞。这是脑积水的常见原因,进行排除性诊断,只有在排除了脑室扩张的其他病因后才能做出诊断。
- 积水性无脑畸形是指大脑半球被一个充满液体的腔所代替。继发于大脑中动脉或颈内动脉阻塞。超声显示在头部上部有一个巨大的充满液体的空腔,空腔底部保存着丘脑和脑干。鉴别诊断包括严重脑积水、无叶型前脑无裂畸形和严重脑裂畸形。
- 无叶型前脑无裂畸形包括一系列中线脑异常,常与非整倍体相关,最常见的是13-三体。最严重的无叶型前脑无裂畸形超声表现为单一脑室、融合丘脑、中线结构缺失(如大脑镰和透明隔腔)和面部异常。
- 胼胝体发育不全是一种非梗阻性脑室扩大,认识到这一点很重要的,因为它不随脑室分流而改善。超声检查结果包括脑室扩张、脑穿通畸形、透明隔腔缺失和由于没有胼胝体的束缚、第三脑室扩大及中线间囊肿。
- 无脑畸形是一种致死性的畸形,其特征是胎儿眼眶平面以上的颅骨缺失。
- 脑膨出是颅内结构通过颅骨缺损的凸出,又分为脑膜膨出(包含脑膜和脑脊液)和脑膨出(包含脑膜、脑脊液和脑组织)。
- 是否有颅骨缺损对鉴别脑膨出与淋巴水囊瘤、颈脊髓脊膜膨出、颈部畸胎瘤和头皮病变(如头皮水肿、血管瘤和表皮样囊肿)等疾病的至关重要。
- 导致颅后窝出现异常无回声区的情况包括 Dandy-Walker、小脑延髓池扩张、第四脑室扩大、颅后窝蛛网膜囊肿和 Galen 静脉畸形。
- Dandy-Walker 畸形是指第四脑室的囊性扩张,它通过小脑蚓部的缺失与颅后窝池相通。与小脑幕的上升有关。
- 小脑延髓池增宽,定义为在没有 Dandy-Walker 或小脑蚓部异常迹象的情况下测量前后直径超过10mm。
- Galen 静脉畸形对应于 Galen 静脉扩张,继发于通过颈动脉或椎-基底动脉系统分支与 Galen 静脉丛之间的交通增加了血流量。多普勒超声对 Galen 静脉畸形的诊断具有重要意义,彩色多普勒及频谱多普勒显示 Galen 静脉畸形为低阻力湍流频谱
- 颅内肿块的主要鉴别诊断是颅内肿瘤和颅内出血。出血比肿瘤更常见。出血在回声上有逐渐演变倾向,有助于鉴别颅内出血和肿瘤。

  颅内出血可导致脉络丛明显增大呈分叶状,脑室炎引起的脑室壁回声增强,以及对脑组织产生占位效应。

- ChiariⅡ型畸形产前常见超声表现为颅后窝变小，小脑延髓池消失，小脑畸形（香蕉小脑征），头部畸形（柠檬头征），脑室扩大。
- ChiariⅡ型畸形几乎总是伴随着脊柱缺损。脊柱异常的声像图特征包括脊膜膨出或脊髓脊膜膨出，表现为从脊柱后部延伸的囊性或混合回声肿块，覆盖软组织的全层缺损，以及椎体的缺损和后骨化中心的张开。
- 尾部退化综合征包括下段脊柱的异常，如骶骨发育不全或腰椎或胸区脊柱的终止，与腿部异常有关，如股骨发育不全、屈曲挛缩和马蹄内翻足。尾部退化综合征与母亲的糖尿病有很强的相关性，但也偶尔发生。
- 骶尾部畸胎瘤的产前超声显示在骶尾部附近的肿块，没有破坏腰骶椎。可以主要突出于体腔外或向盆腔内生长，或者两者兼而有之。
- 评估上唇是标准产科超声检查的一项必要内容，有助于评估唇腭裂。
- 淋巴水囊瘤是一种起源于胎儿颈部的囊性肿块，由于淋巴管未与颈静脉系统正常连接。它常与非整倍体和综合征有关。
- 产前超声显示淋巴水囊瘤为颈部伴有分隔的囊性肿块。并发症包括弥漫性皮肤和软组织增厚和水肿。淋巴水囊瘤常与非整倍体（最常见的是 Turner 综合征）、异常和其他综合征有关。

参 考 文 献

Angtuaco TL: Ultrasound imaging of fetal brain abnormalities: three essential anatomical levels, Ultrasound Q 21:287-294, 2005.

Barnewolt CE, Estroff JA: Sonography of the fetal central nervous system, Neuroimaging Clin N Am 14: 255-271, 2004.

Brace V, Grant SR, Brackley KJ, et al: Prenatal diagnosis and outcome in sacrococcygeal teratomas: a review of cases between 1992 and 1998, Prenat Diagn 20: 51-55, 2000.

Bulas D: Fetal evaluation of spine dysraphism, Pediatr Radiol 40:1029-1037, 2010.

Burger IM, Filly RA, Bowie J, et al: The grand unifying theory of bright echoes in the fetal and neonatal brain, J Ultrasound Med 31:1665-1673, 2012.

Correa FF, Lara C, Bellver J, et al: Potential pitfalls in fetal neurosonography, Prenat Diagn 26:52-56, 2006.

D'Addario V, Rossi AC, Pinto V, et al: Comparison of six signs in the prenatal diagnosis of spina bifi da, J Perinat Med 36:330-334, 2008.

Devaseelan P, Cardwell C, Bell B, et al: Prognosis of isolated mild to moderate fetal cerebral ventriculomegaly: a systematic review, J Perinat Med 38:401-409, 2010.

Ecker JL, Shipp TD, Bromley B, et al: The sonographic diagnosis of Dandy- Walker variant: associated findings and outcome, Prenat Diagn 20:328-332, 2000.

Gaglioti P, Oberto M, Todros T: The significance of fetal ventriculomegaly: etiology, short- and long-term outcomes, Prenat Diagn 29:381-388, 2009.

Goldstein I, Makhoul IR, Weissman A, et al: Hemivertebra: prenatal diagnosis, incidence and characteristics, Fetal Diagn Ther 20:121-126, 2005.

Goldstein RB, Filly RA: Prenatal diagnosis of anencephaly: spectrum of sonographic appearance and distinction from the amniotic band syndrome, AJR. 547-550, 1988.

Goldstein RB, LaPidus AS, Filly RA: Fetal cephaloceles: diagnosis with US, Radiology 180:803-808, 1991.

Heard AJ, Urato AC: The isolated mildly enlarged cisterna magna in the third trimester: much ado about nothing?, J Ultrasound Med 30:591-593, 2011.

Hertzberg BS, Bowie JD, Burger PC, et al: The three lines: origin of sonographic landmarks in the fetal head, AJR. 149:1009-1012, 1987.

Hertzberg BS: Sonographic evaluation of fetal CNS: technical and interpretive pitfalls, AJR. 172:523-527, 1999.

Hertzberg BS, Kliewer MA, Bowie JD: Fetal cerebral ventriculomegaly: misidentification of the true medial boundary of the ventricle at US, Radiology 205: 813-816, 1997.

Howe DT, Rankin J, Draper ES: Schizencephaly prevalence, prenatal diagnosis and clues to etiology: a register-based study, Ultrasound Obstet Gynecol 39: 75-

82,2012.

Johnson DD, Pretorius DH, Budorick NE, et al: Fetal lip and primary palate: three-dimensional versus two-dimensional US, Radiology 217:236-239, 2000.

Kerner B, Flaum E, Mathews H, et al: Cervical teratomas: prenatal diagnosis and long-term follow-up, Prenat Diagn 18:51-59, 1998.

Kline-Fath BM, Calvo-Garcia MA: Prenatal imaging of congenital malformations of the brain, Semin Ultrasound CT MR 32:167-188, 2011.

Laing FC, Frates MC, Brown DL: Sonography of the fetal posterior fossa: false appearance of mega-cisterna and Dandy-Walker variant, Radiology 192:247-251, 1994.

Maarse W, Bergé SJ, Pistorius L, et al: Diagnostic accuracy of transabdominal ultrasound in detecting prenatal cleft lip and palate: a systematic review, Ultrasound Obstet Gynecol 35:495-502, 2010.

Malinger G, Lev D, Lerman-Sagie T: The fetal cerebellum: pitfalls in diagnosis and management, Prenat Diagn 29:372-380, 2009.

Malinger G, Lev D, Lerman-Sagie T: Imaging of fetal cytomegalovirus infection, Fetal Diagn Ther 29: 117-126, 2011.

Monteagudo A, Timor-Tritsch IE: Fetal CNS scanning—less of a headache than you think, Clin Obstet Gynecol 55:249-265, 2012.

Oh KY, Kennedy AM, Frias AE Jr, et al: Fetal schizencephaly: pre- and postnatal imaging with review of the clinical manifestations, Radiographics 25: 647-657, 2005.

Oh KY, Rassner UA, Frias AE Jr, et al: The fetal posterior fossa: clinical correlation of findings on prenatal ultrasound and fetal magnetic resonance imaging, Ultrasound Q 23:203-210, 2007.

Ogamo M, Sugiyama T, Maeda Y, et al: The ex utero intrapartum treatment (EXIT) procedure in giant fetal neck masses, Fetal Diagn Ther 20:214-218, 2005.

Pooh RK: Imaging diagnosis of congenital brain anomalies and injuries, Semin Fetal Neonatal Med 17: 360-376, 2012.

Ramos GA, Ylagan MV, Romine LE, et al: Diagnostic evaluation of the fetal face using 3-dimensional ultrasound, Ultrasound Q 24:215-223, 2008.

Robinson AJ, Blaser S, Toi A, et al: The fetal cerebellar vermis: assessment for abnormal development by ultrasonography and magnetic resonance imaging, Ultrasound Q 211-223, 2007.

Sepulveda W, Cortes-Yepes H, Wong AE, et al: Prenatal sonography in hydranencephaly: findings during the early stages of disease, U Ultrasound Med. 31:799-804, 2012.

Sethna F, Tennant PW, Rankin J: Prevalence, natural history, and clinical outcome of mild to moderate ventriculomegaly, Obstet Gynecol 117:867-876, 2011.

Sherer DM, Anyaegbunam A, Onyeije C: Antepartum fetal intracranial hemorrhage, predisposing factors and prenatal sonography: a review, Am J Perinatol 15:431-441, 1998.

Tonni G, De Felice C, Centini G, et al: Cervical and oral teratomas in the fetus: a systematic review of etiology, pathology, diagnosis, treatment and prognosis, Arch Gynecol Obstet 282:355-361, 2010.

Vasudevan C, McKechnie L, Levene M: Long-term outcome of antenatally diagnosed agenesis of corpus callosum and cerebellar malformations, Semin Fetal Neonatal Med 17:295-300, 2012.

Westerberg B, Feldstein VA, Sandberg PL, et al: Sonographic prognostic factors in fetuses with sacrococcygeal teratomas, J Pediatr Surg 35:322-326, 2000.

Weisz B, Achiron R, Schindler A, et al: Prenatal sonographic diagnosis of hemivertebra, J Ultrasound Med 23:853-857, 2004.

Winter TC, Kennedy AM, Byrne J, et al: The cavum septi pellucidi: why is it important?, J Ultrasound Med 29: 427-444, 2010.

Wooward PJ, Sohaey R, Kennedy A: From the archives of the AFIP: a comprehensive review of fetal tumors with pathologic correlation, Radiographics 25:215-242, 2005.

Yamasaki M, Nonaka M, Bamba Y, et al: Diagnosis, treatment, and long-term outcomes of fetal hydrocephalus, Semin Fetal Neonatal Med 17:330-335, 2012.

第6章

胎儿胸腔

6

超声检查实践指南中标准的产科超声检查将四腔心切面、左心室流出道切面(LVOT)和右心室流出道切面(RVOT)视为心脏评估的最基本组成部分。在专门的胎儿超声心动图及怀疑有异常时,可结合其他切面图。多普勒分析有助于检测心脏结构中的异常血流(如瓣膜反流和间隔缺损)。在怀疑心脏异常时,通常要进行专门的胎儿超声心动图检查。

一、标准心脏切面

(一)四腔心切面

四腔心切面是胎儿胸廓在心脏水平的横切面。尽管它的名字是四腔心,但它提供了比心腔数目更多的关于心脏的信息(框图 6-1)。在这个切面上可以评估的其他特征包括心脏的方向和在胸腔的位置、心脏的整体大小、四腔心的比例、房室的排列、室间隔、房间隔及卵圆孔。四腔心切面的动态观察可了解心脏收缩力和二尖瓣、三尖瓣的运动。

框图 6-1 四腔心切面:功能评估
心脏大小、位置和方向
心腔大小、数量和位置
室间隔和房间隔
卵圆孔
心脏收缩力
三尖瓣和二尖瓣的位置和运动

评估心脏方向和位置的是否正常,确定胎儿的左右侧是很重要的。不能用胃等内脏器官的位置来鉴别胎儿的左右侧。虽然认为大多数胎儿胃在左边是正确的,但应用这一概念在内脏反位胎儿中会错误的判断左右。相反,胎儿的左右侧应该通过胎头(头位、臀位、右侧胎头横位和左侧胎头横位)和胎儿脊柱的位置来确定,它们共同决定了解剖的左右侧(图 6-1)。一些检查者发现把自己想象成胎儿,头部和脊椎对应在相应的方向上,这对判断左右是有帮助。一旦确定了胎儿的左右侧,就应该对胃的位置进行评估;如果确定胃位于解剖左侧,即使在胎儿移动到不同的位置后,也可以在剩余的检查中应用胃来指定胎儿的左侧。在四腔心切面中,心尖应与胎儿胃在同一侧。这可以通过胃部的横切面将探头向上移到胸腔来证实(图 6-2)。

在正常的四腔心切面,大部分心脏位于左侧胸腔。心尖指向与正中线大约成 45°方向的胎儿左侧(图 6-3A)。右心室是最前面的心腔(图 6-3B)。左心房位于降主动脉的前面,是最后面的心腔。降主动脉位于脊柱的前方,略向左。心脏

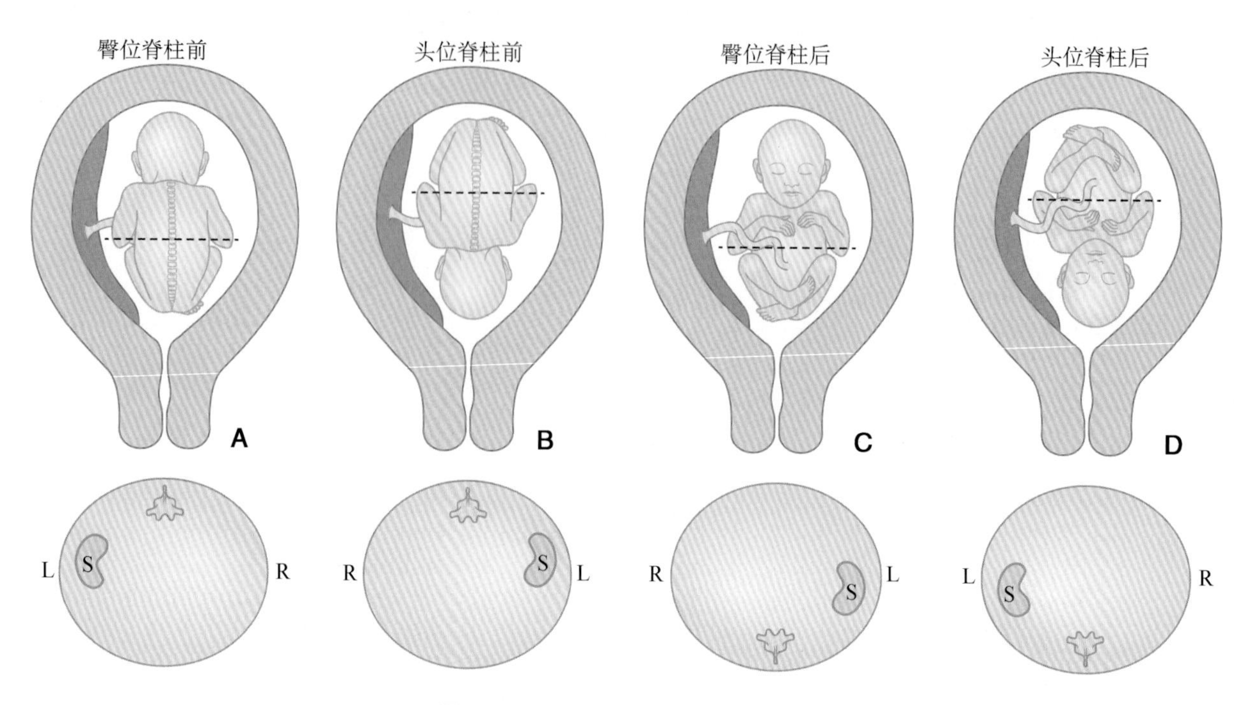

图 6-1 确定胎儿右侧(R)和左侧(L)

妊娠子宫冠状切面示意图,胎儿处于不同方向(上图)和与上图的虚线水平相应的胎儿腹部横截面(下图) 在每种情况下,胎位正常,胃在胎儿解剖左侧。A. 臀位胎儿,脊柱前位在超声探头的近场,胎儿左侧在图像的左侧。B. 头位胎儿,脊柱前位在超声探头的近场,胎儿左侧在图像的右侧。C. 臀位胎儿,脊柱后位在超声探头的远场,胎儿左侧在图像的右侧。D. 头位胎儿,脊柱后位在超声探头的远场,胎儿的左边在图像的左侧。在对胎儿左右侧进行初步评估时,不应使用胃等内脏器官的位置来判断,因为使用这种方法对某些内脏反位胎儿的左右侧进行判定是不正确的。一旦确定了胎儿左右侧的解剖位置,就可以对胃的位置进行评估;如果确认胃位于解剖左侧,即使胎儿移动到不同的方向,胃也可以在余下的检查中用于识别胎儿左侧。

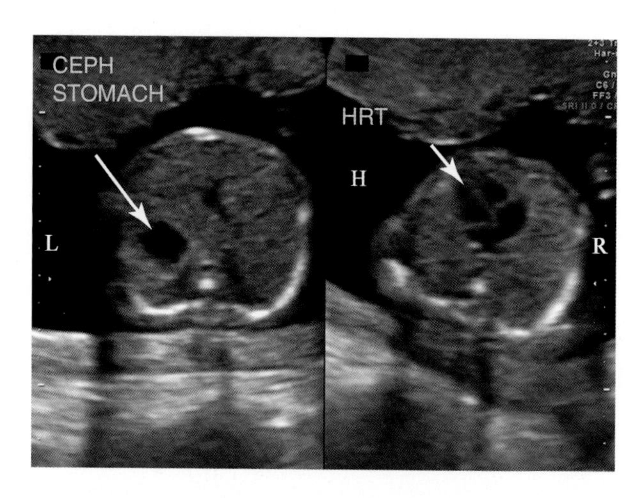

图 6-2 胃和心尖位置

头位胎儿腹部(左图)和胸部(右图)的横切面,通过将探头从腹部向胸部上方滑动获得,显示了胃(长箭)和心尖(短箭)在胎儿的左侧。图中 L 为左;R 为右。

的大小是胸腔的 1/3～1/2。两个心室大小相似，约占心脏体积的 2/3。两个心房大小相似。可见于房间隔上的卵圆孔未闭，卵圆瓣向左心房开放（图 6-3C）。右心室心尖部的软组织称为右心室节制束。左心室的内表面比右心室光滑。二尖瓣和三尖瓣彼此不同，三尖瓣比二尖瓣更偏向心尖（图 6-3D）。瓣膜在心脏循环期间分别打开和关闭。

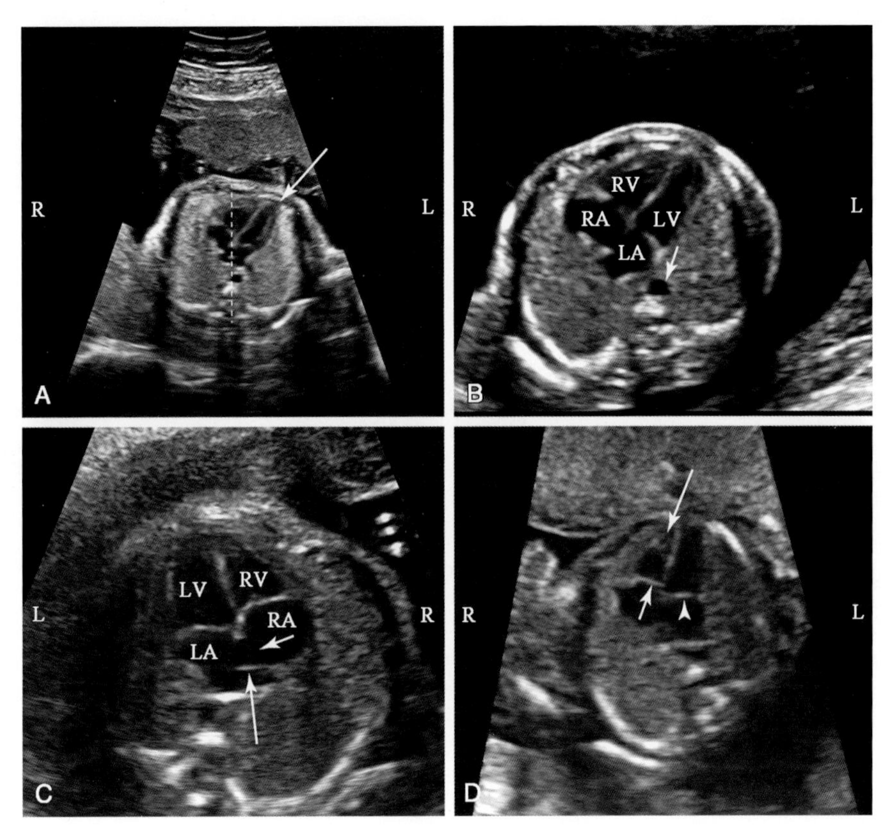

图 6-3　四腔心切面正常特征

A. 心脏位置和方向。四腔心切面显示大部分心脏位于胸部左侧，心尖（箭）指向胎儿的左侧，距中线（虚线）约 45°。B. 心腔位置和大小。右心室（RV）是最前面的心腔，大小与左心室相似。左心房（LA）是最后面的心腔，其大小与右心房（RA）相似。LA 在降主动脉的前面（箭）。注意心室约占整个心脏大小的 2/3。C. 未闭的卵圆孔为房间隔上的缺损（短箭）。卵圆瓣（长箭）开口于 LA。D. 房室瓣。三尖瓣（短箭）比二尖瓣（箭头）更靠近心尖。右室心尖的软组织被称为节制束，有助于区分右室和左室。图中 L 为左；LV 为左心室；R 为右。

（二）左室流出道切面

LVOT 切面是左心室的长轴切面，显示了从心脏中心左心室流出的左心室流出道。该切面是通过将探头在四腔心切面向胎儿右肩倾斜和旋转获得的。在四腔心切面中，最前面的腔是右心室，最后面的腔是左心房（图 6-4）。室间隔和升主动脉前壁是连续的。

（三）右室流出道切面

右室流出道切面是将探头从左心室流出道切面进一步转向胎儿右肩所获得。该纵切面中 RVOT 与肺动脉相连续（图 6-5）。

二、附加评估

（一）大血管短轴切面

除了标准产科超声检查所需的切面外，大血管的短轴切面对于筛查心脏结构异常非常有帮助。大血管的短轴切面是通过将探头从四腔心切面移向胎儿左肩而获得的（图 6-6）。这个切面描绘了肺动脉和主动脉起始点相互之间的方位，也

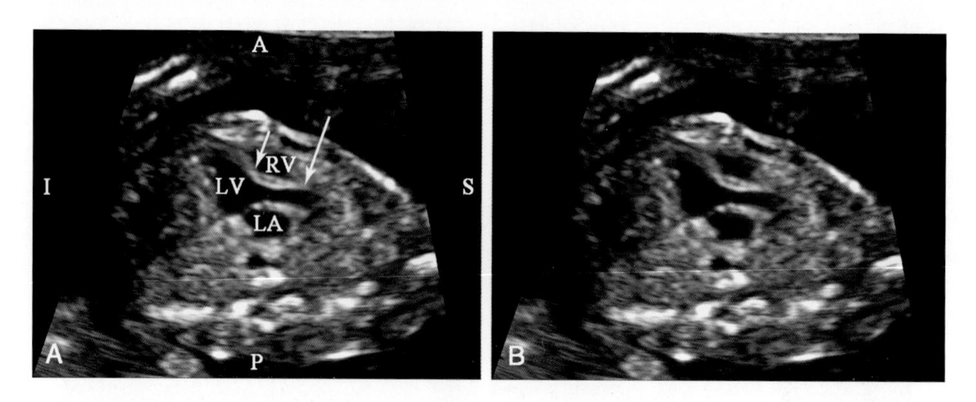

图 6-4　左室流出道(LVOT)

带注释(图像 A)和不带注释(图像 B)的左室纵切面显示 LVOT 起源于心脏中心的左心室。室间隔(短箭)和升主动脉前壁(长箭)彼此连续。图中 A 为前;I 为下;LA 为左心房;LV 为左心室;P 为后;RV 为右心室;S 为上。

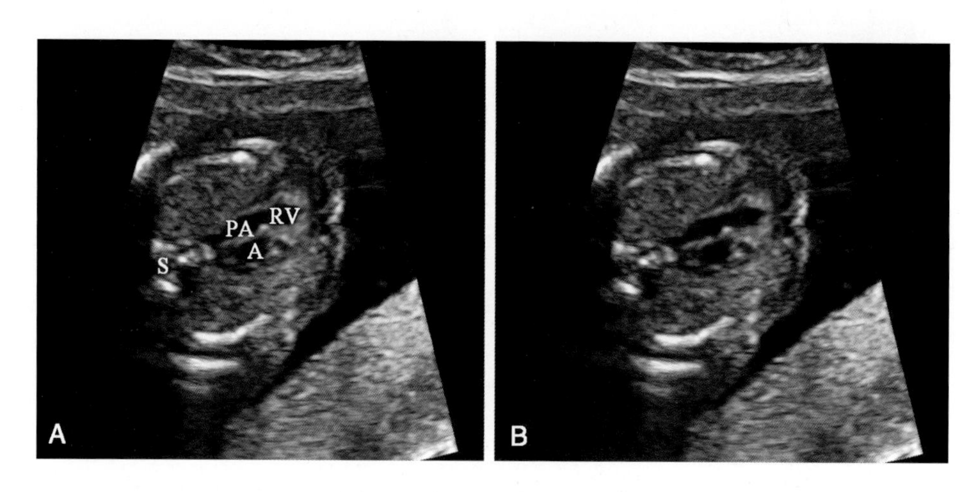

图 6-5　右室流出道(RVOT)

带注释(图像 A)和不带注释(图像 B)的右室流出道纵切面显示右心室(RV)与肺动脉(PA)连续。图中 A 为主动脉;S 为脊柱。

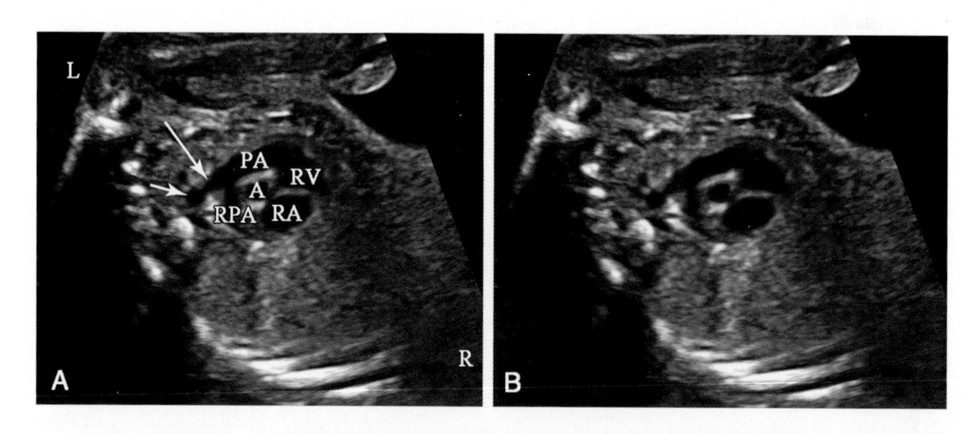

图 6-6　带注释(图像 A)和不带注释(图像 B)的大血管短轴切面

肺动脉(PA)被呈长轴状起源于右心室(RV),绕升主动脉(A)。升主动脉在横向切面显示。肺动脉和主动脉的直径相似。也可以看到右肺动脉(RPA)和从主肺动脉延伸至降主动脉(短箭)的动脉导管(长箭)。图中 L 为左;R 为右;RA 为右心房。

显示了右室流出道。主动脉根部在心脏中心的横切面上可见，肺动脉起始于右室流出道，在心脏左侧绕主动脉。右肺动脉和从主肺动脉向后延伸到降主动脉的未闭的动脉导管，在这个切面也可以看到。

(二)附加切面用来进一步评估

虽然不是标准的产科超声检查所需的部分，但附加切面、彩色多普勒、频谱多普勒和 M 型成像可用于评估胎儿心脏。所使用的附加切面包括进入右心房的下腔静脉和上腔静脉纵切面(图 6-7)和主动脉弓及导管弓的纵切面(图 6-8)。主动脉弓与导管弓区别在于其弯曲的形状(甘蔗状)和起源于主动脉弓上表面的分支(无名动脉、左颈总动脉和左锁骨下动脉)。导管弓由肺动脉和动脉导管组成，呈扁平状(曲棍球棒状)，上表面无分支。

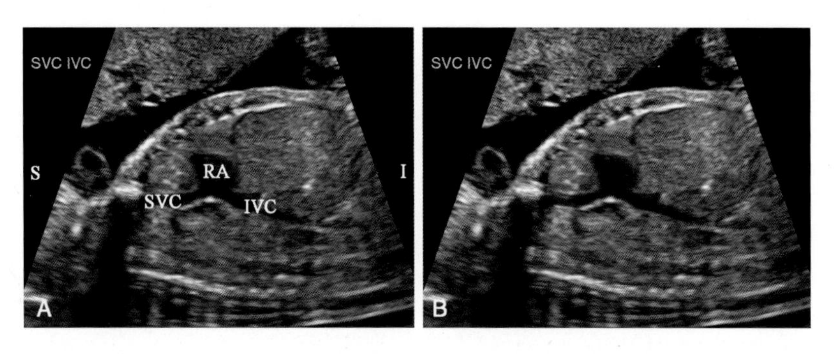

图 6-7　下腔静脉(IVC)/上腔静脉(SVC)切面

带注释(图像 A)和不带注释(图像 B)的胸部纵切面显示 IVC 和 SVC 进入右心房(RA)。图中 I 为下；S 为上。

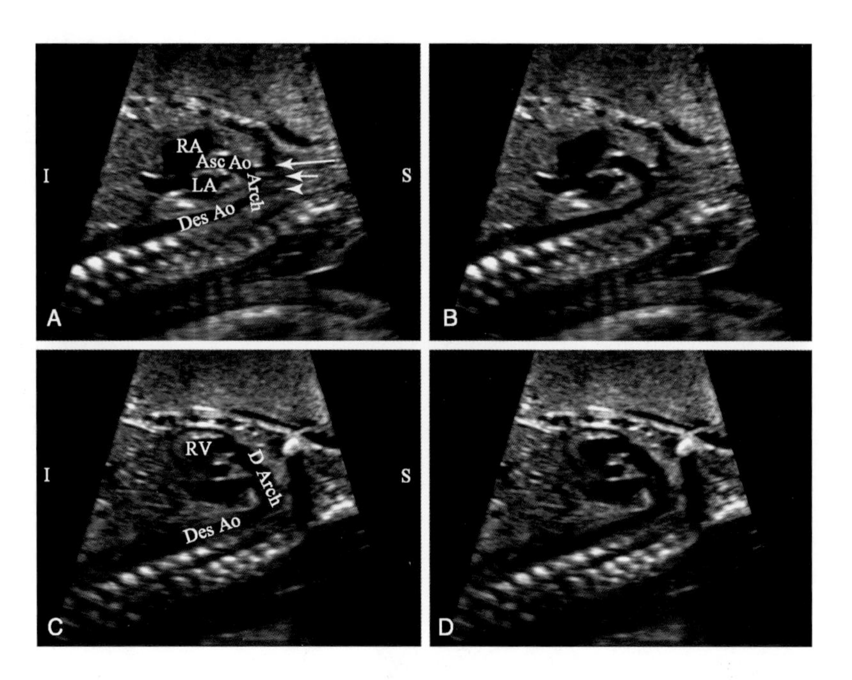

图 6-8　主动脉弓和导管弓

A、B. 主动脉弓。带注释(图像 A)和不带注释(图像 B)的主动脉弓的纵切面描绘了升主动脉(Asc Ao)从心脏中部开始与主动脉弓(Arch)相连，呈弯曲的甘蔗状结构。分支包括无名动脉(长箭)、左颈总动脉(短箭)和左锁骨下动脉(箭头)均起源于主动脉弓上方。C、D. 导管弓。带注释(图像 C)和不带注释(图像 D)的导管弓纵切面显示导管弓(D 弓)起源于心脏的前部，后与降主动脉相连。导管弓呈扁平曲棍球棒状，而不是主动脉弓的弯曲形态。注意导管弓上表面没有分支。图中 Des Ao 为降主动脉；I 为下；LA 为左心房；RA 为右心房；RV 为右心室；S 为上。

三、结构异常

(一)间隔缺损

四腔心切面有助于识别室间隔缺损(图 6-9A)和房室(AV)间隔缺损。多普勒在确认疑似室间隔缺损(VSD)时很有用,因为它可以显示通过该缺损的血流情况(图 6-9B)。四腔心切面可以通过超声束平行于室间隔获得,也可以通过垂直于室间隔的肋下获得。在心尖切面上,室间隔缺损的出现可能是由于声衰减而导致的(图 6-10A 和 B)。这可以通过调整扫描平面、使用多普勒评估血流或获得肋下切面(图 6-10C、图 6-10D)来解决。大多数单纯的房间隔缺损在产前超声检查中不能被发现,因为卵圆孔未闭导致房间隔存在正常缺陷。

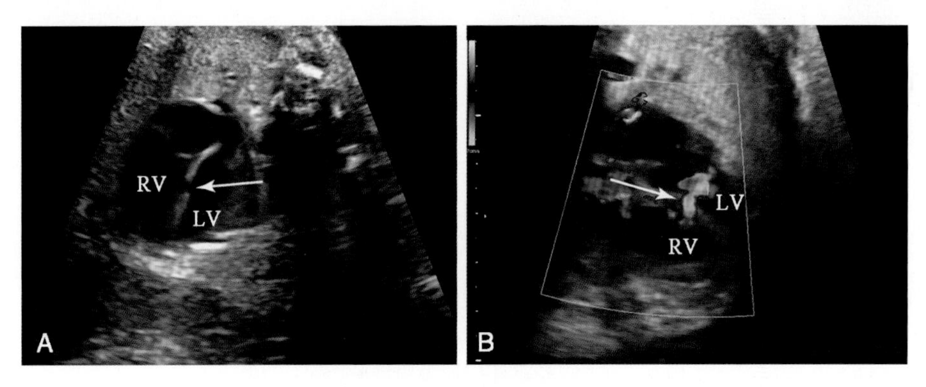

图 6-9 室间隔缺损(VSD)

A. 心脏灰阶图像显示室间隔缺损(箭)。B. 不同扫描平面的彩色多普勒图像显示室间隔缺损处的血流(箭),证实 VSD 是存在的,而不是由人为的声衰减造成的。图中 RV 为右心室;LV 为左心室。

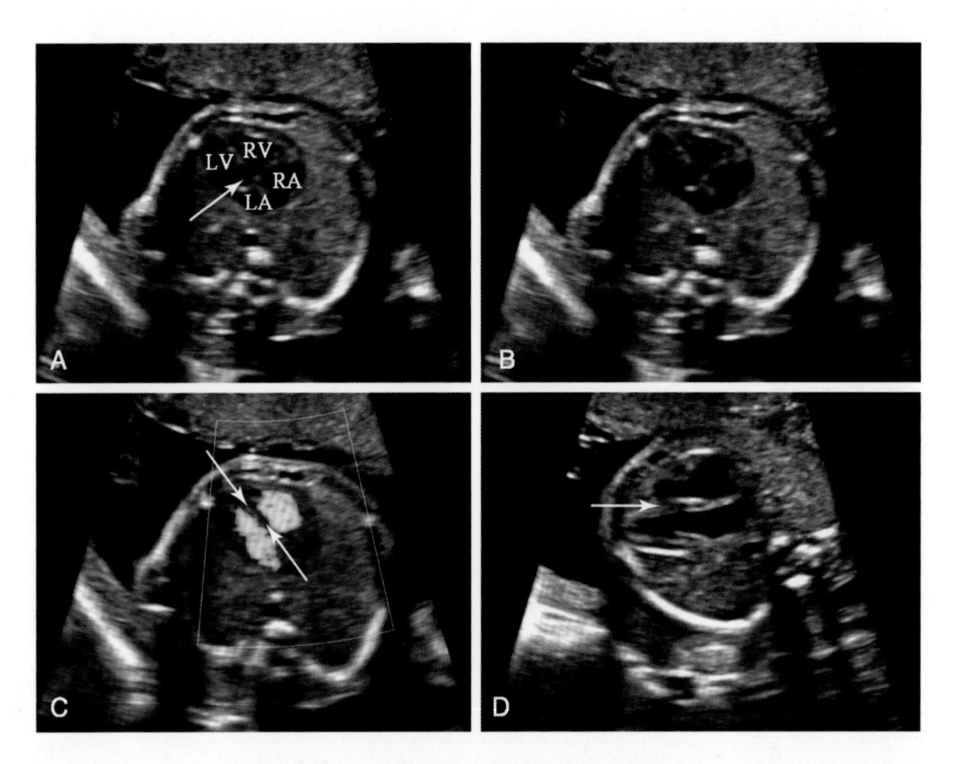

图 6-10 由扫描平面引起的明显室间隔缺损

A、B. 带注释(图像 A)和不带注释(图像 B)的心尖四腔心切面显示室间隔有明显缺损(箭)。C. 与图像 A 相似的彩色多普勒四腔心切面,显示两个心室充满血流,没有血流穿过室间隔的迹象(箭)。D. 同一胎儿的肋下四腔心切面有助于在图像 A 的垂直扫描平面上显示室间隔(箭),进一步确认室间隔完整。图中 LA 为左心房;LV 为左心室;RA 为右心房;RV 为右心室。

房室间隔缺损(又称房室管或心内膜垫缺损)的特征是心脏中心有一个很大的缺损,累及房间隔和室间隔,并伴有三尖瓣和二尖瓣畸形。最严重的房室间隔缺损是一种完全性的缺损,有一个共同的房室瓣。四腔心切面显示心动周期中二尖瓣和三尖瓣没有正常分开的开闭。三尖瓣和二尖瓣没有表现出三尖瓣比二尖瓣更接近心尖的正常关系。相反,瓣膜位于同一水平面(图 6-11)。房室间隔缺损与非整倍体(尤其是 21-三体)和其他心脏缺陷的高发生率有关。

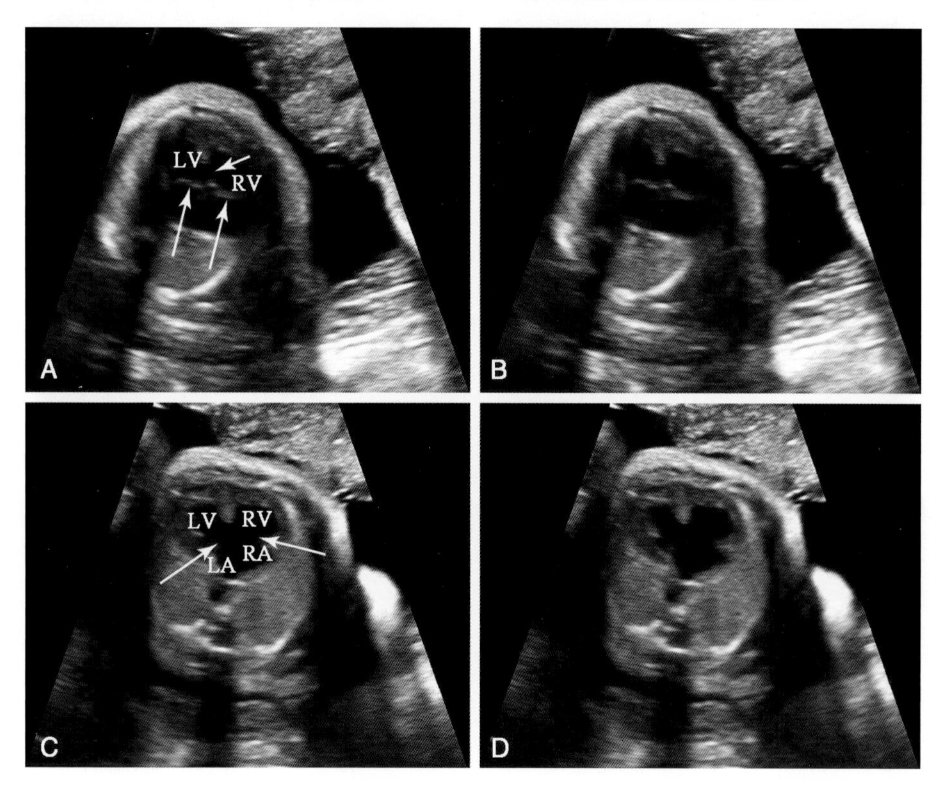

图 6-11 房室间隔缺损

A、B. 带注释(图像 A)和不带注释(图像 B)的四腔心切面显示三尖瓣和二尖瓣处于同一水平(长箭),而不是三尖瓣比二尖瓣更接近心尖的正常关系(与图 16-3D 中的正常瓣膜偏移比较)。也可见一部分室间隔缺损(短箭)。C、D. 与图 A 所示同一胎儿心脏,在房室瓣打开时图像,带注释(图像 C)和不带注释(图像 D),显示心脏中心有一个大缺损(箭所示),原因是房间隔和室间隔都有缺损。图中 LA 为左心房;LV 为左心室;RA 为右心房;RV 为右心室。

(二)Ebstein 畸形

当右心房较大时,四腔心切面可看到 Ebstein 畸形。畸形的特征是三尖瓣顶端移位,异常插入后叶和间隔叶的较低位置(图 6-12)。功能性右心室很小,因为大部分心室与心房一起工作。由于三尖瓣发育异常,心脏增大、增厚。多普勒显示三尖瓣反流。

(三)左心发育不良综合征

左心发育不良综合征是胎儿最常见的心脏畸形之一。左心发育不良的胎儿超声显示左心室很小,通常有一个狭长的腔(图 6-13)。左心房和主动脉弓也很小。右心腔和肺动脉可能很大。左心发育不良综合征是由一系列左心异常引起的,如二尖瓣闭锁、主动脉闭锁和主动脉狭窄,常见的是主动脉狭窄。心内和心外缺陷会增加非整倍体的风险。

(四)大血管/流出道异常

左、右流出道切面和大血管短轴切面的评估有助于识别许多在四腔心切面不能发现的异常。流出道通常彼此交叉垂直(图 6-14)。大血管的短轴切面中,肺动脉和主动脉的起始端在图像上的相互交叉,也证明了这种关系(见图 6-6)。心脏中心的横切面可见主动脉根部,纵切面可见起源于 RVOT 并且在心脏左侧环绕主动脉的肺动脉。

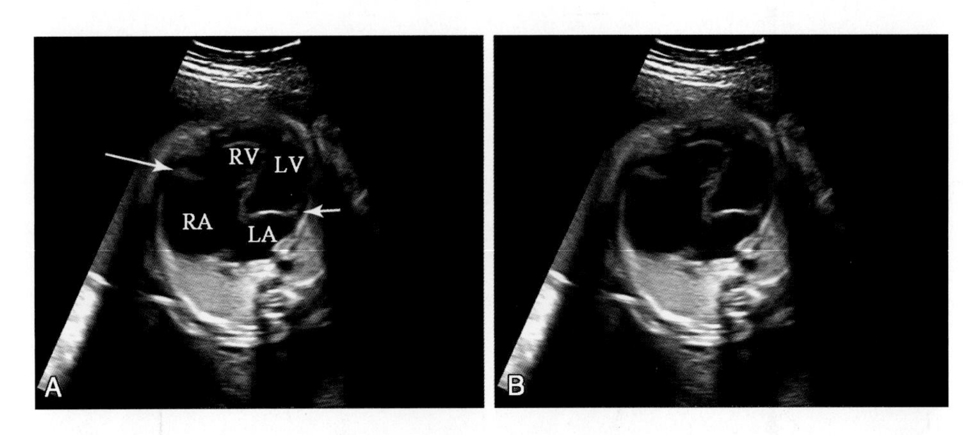

图 6-12　Ebstein 畸形

A、B. 带注释(图像 A)和不带注释(图像 B)的四腔心切面显示心脏增大,最突出的是右心房,三尖瓣顶部移位(长箭),但二尖瓣不移位(短箭)。图中 LA 为左心房;LV 为左心室;RA 为右心房;RV 为右心室。

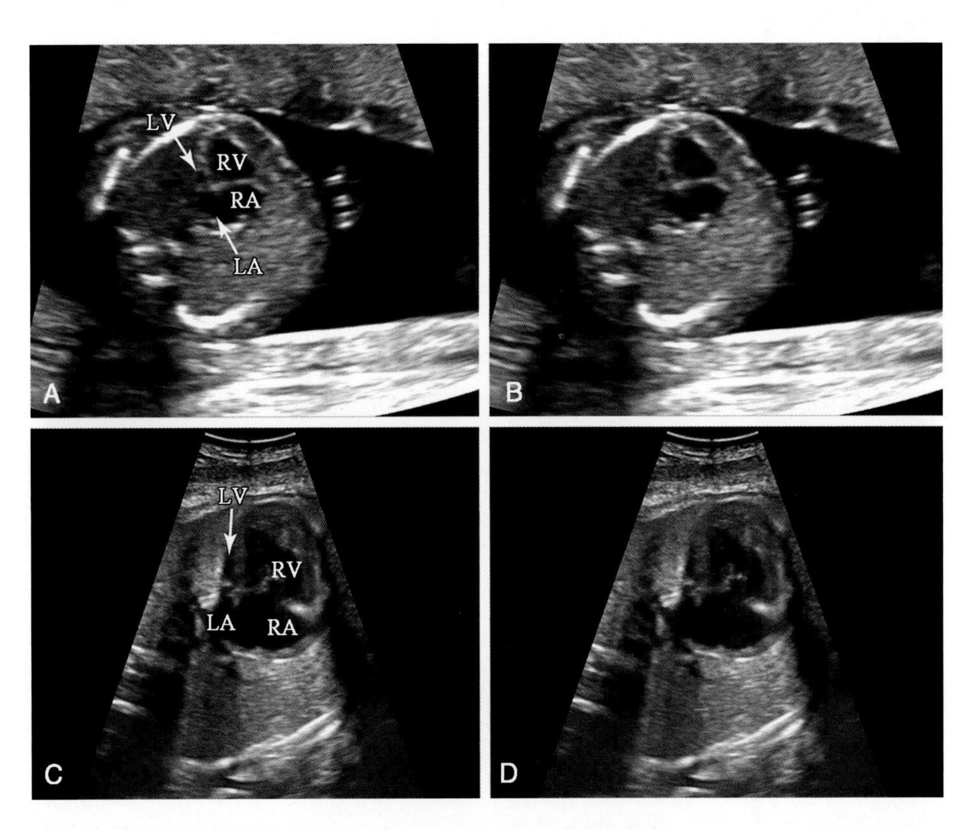

图 6-13　两个不同胎儿左心发育不良

A、B. 带注释(图像 A)和不带注释(图像 B)的妊娠中期四腔心切面显示左心室和左心房非常小。C、D. 不同胎儿心脏带注释(图像 C)和不带注释(图像 D)的四腔心切面显示左心室呈狭长状的小心腔。图中 LA 为左心房;LV 为左心室;RA 为右心房;RV 为右心室。

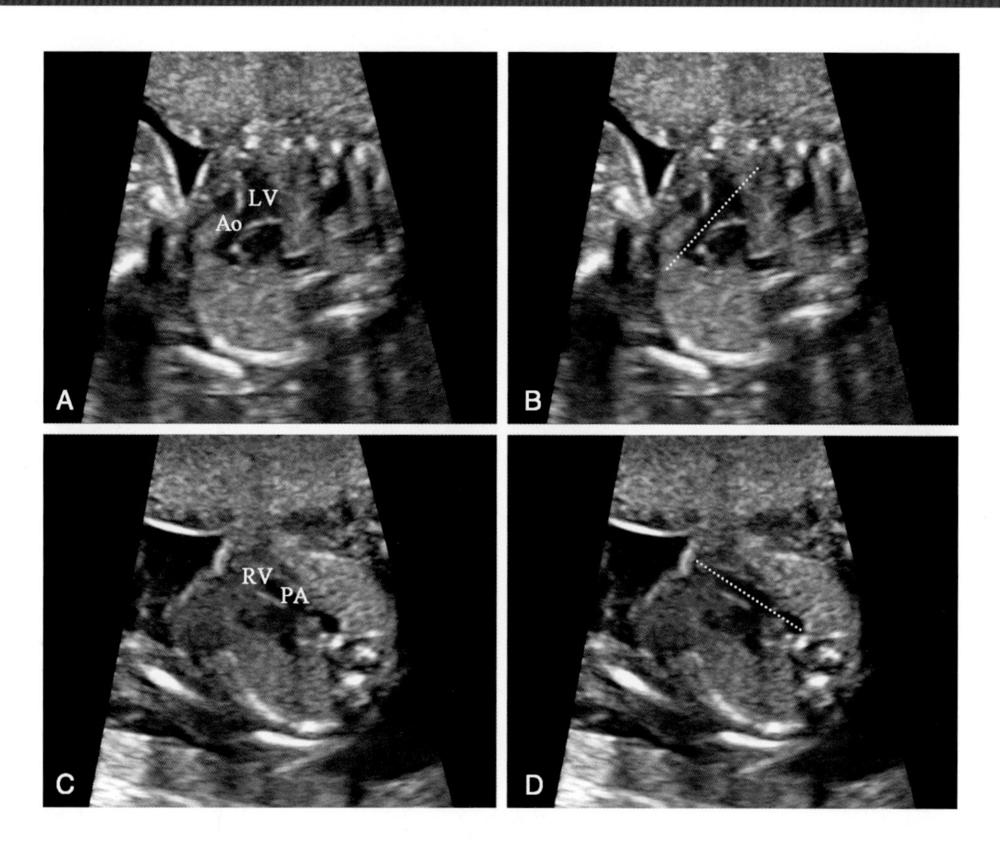

图 6-14　流出道的横切面

A、B. 带注释（图像 A）和不带注释（图像 B）的左心室流出道（LVOT）切面显示了 LVOT（虚线，图像 B）的长轴切面。C、D. 与 A、B 图像相同胎儿，带有注释（图像 C）和不带注释（图像 D）的右心室流出道（RVOT）切面显示了 RVOT 长轴的切面（虚线，图像 D）。图像 B 和图像 D 表明，在横切面中，LVOT 和 RVOT（虚线）方向大致彼此垂直。图中 Ao 为升主动脉；LV 为左心室；PA 为肺动脉；RV 为右心室。

主动脉和肺动脉的平行走行（而不是正常的交叉模式）表明有异常，是大动脉转位的典型表现，即主动脉和肺动脉在位置上交换。最常见的转位方式是右位旋转，特点是右心室发出主动脉和左心室发出肺动脉（图 6-15，与图 6-6 中大动脉的正常形态相比）。另一种较不常见的转位方式是动脉和心室（而不是心房）同时转换，称为左位旋转或矫正型大动脉转位，这种双重转换可以防止新生儿发绀。

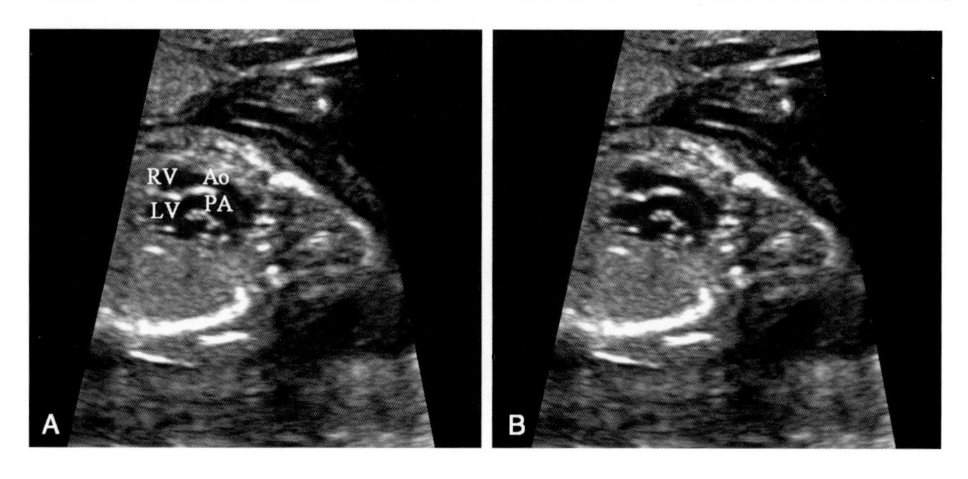

图 6-15　大动脉转位

A、B. 带注释（图像 A）和不带注释（图像 B）的左、右流出道纵切面显示起源于右心室（RV）的升主动脉（Ao）和起源于左心室（LV）的肺动脉（PA）。注意流出道相互平行走行，这是大动脉转位的特征性异常。

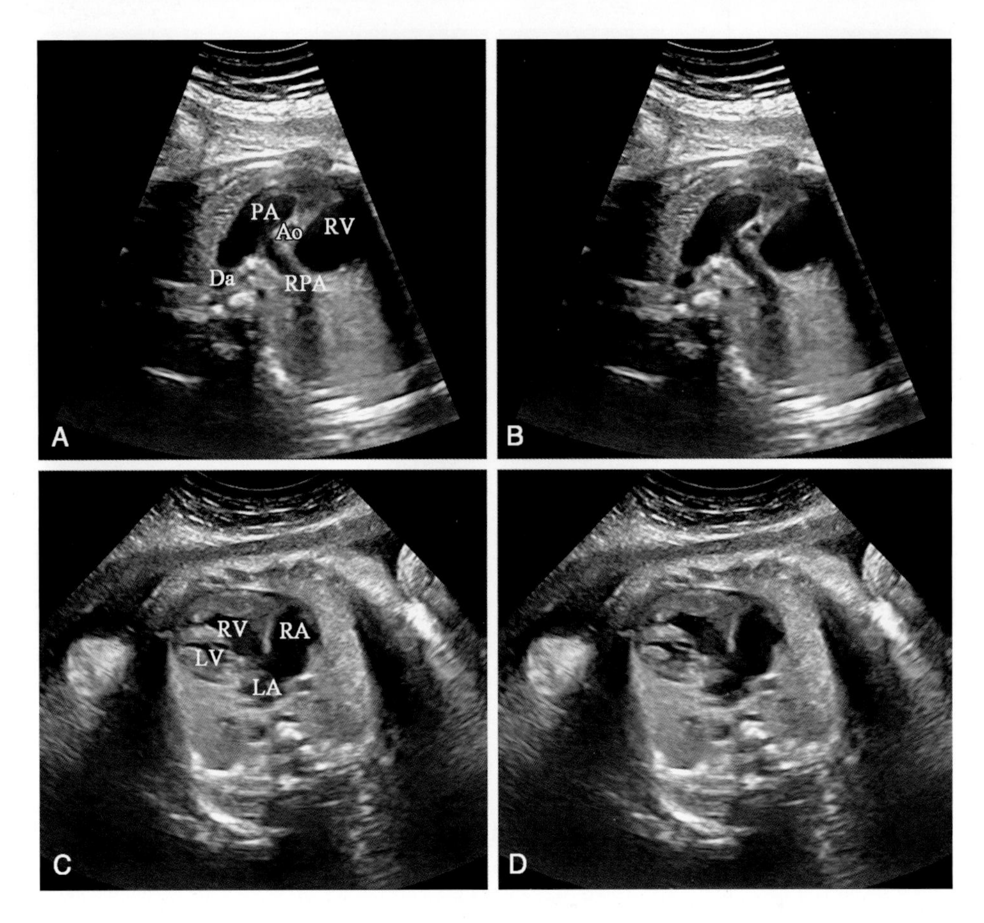

图 6-16 流出道大小不成比例

A、B. 左心发育不良综合征胎儿的大血管切面,有注释(图像 A)和无注释(图像 B)的短轴切面显示肺动脉(PA)和小升主动脉(Ao)大小有显著差异。与图 16-6A 比较,大血管的正常短轴切面描述了主动脉和 PA 大小相似。C、D. 和图 A 和 B 显示同一胎儿的心脏四腔心切面,有注释(图像 C)和无注释(图像 D)图像显示左心室(LV)和左心房(LA)较小,与左心发育不良综合征一致。图中 Da. 降主动脉;RA. 右心房;RPA. 右肺动脉;RV. 右心室。

通常主动脉和肺流出道的大小相似,若大小不相似是不正常的,可见于一系列疾病,如主动脉狭窄、肺动脉闭锁、左心发育不良、右心发育不良、Ebstein 畸形和法洛四联症(图 6-16)。在流出道切面上发现的另一个结构异常是主动脉骑跨,其中主动脉似乎是从右心室和左心室发出的,因为它直接位于室间隔缺损上。主动脉骑跨是法洛四联症的典型特征(图 6-17)。法洛四联症的其他特征包括肺动脉狭窄和右心室肥厚。当主动脉和肺动脉均来自右心室时,为右心室双出口(图 6-18)。动脉干的特点是一个单一的动脉血管起源于心脏的底部(图 6-19)。流出道切面也可以显示由于扫描平面的不同而在四腔心切面上看不到的间隔缺损。

(五)心脏异位

心脏异位是指心脏位于胸腔外,最常见的原因是胸骨缺损。产前诊断中有少数病例发生在 Cantrell 五联症的情况下,其特征是多发性胸腹畸形,包括心脏异位、胸骨或心包缺损、腹壁缺损(通常为脐膨出)、膈肌缺损和心内畸形(图 6-20)。

(六)心脏肿瘤

胎儿最常见的心脏肿瘤是横纹肌瘤,其次是畸胎瘤和纤维瘤。横纹肌瘤是一种良性错构瘤,有时是多发性的,常与结节性硬化症有关。超声显示横纹肌瘤为圆形或卵圆形、实性回声肿块。

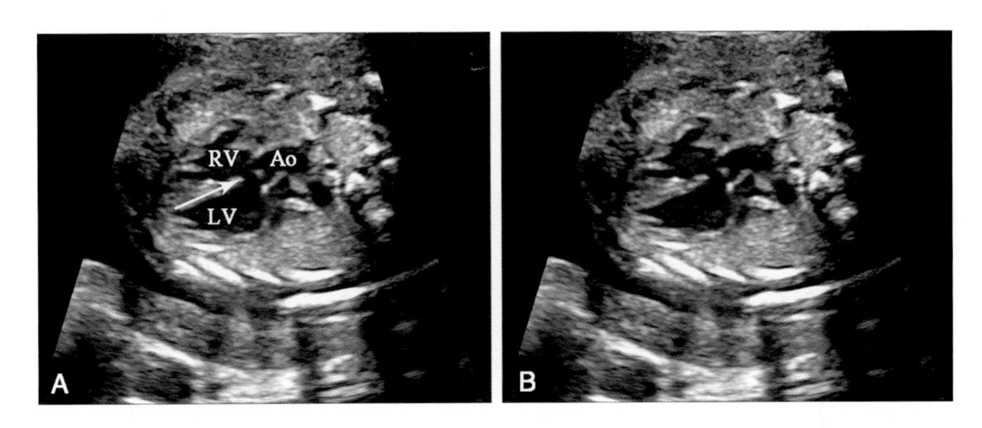

图 6-17　法洛四联症

A、B. 有注释(图像 A)和无注释(图像 B)的心室和升主动脉(Ao)的超声图像显示主动脉骑跨,其中主动脉似乎来自左心室和右心室,因为它位于室间隔缺损的正上方(箭)。图中 LV 为左心室;RV 为右心室。

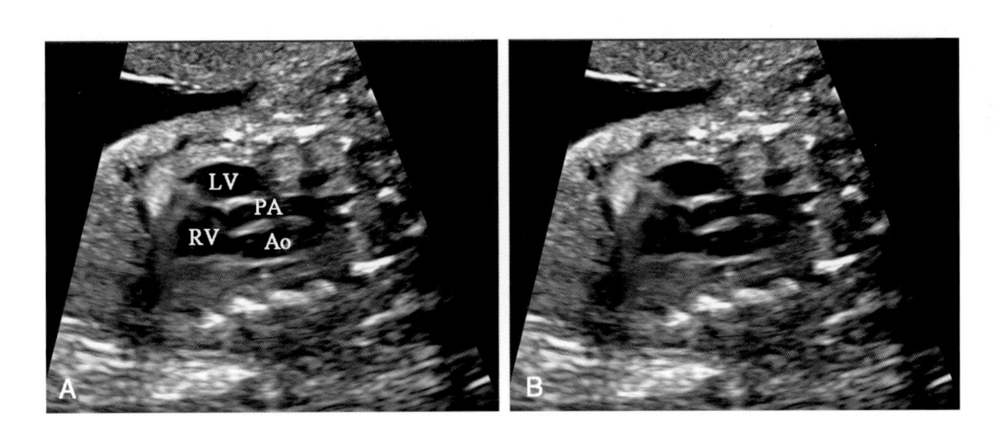

图 6-18　右心室双出口(RV)

A、B. 有注释(图像 A)和无注释(图像 B)右心室(RV)、升主动脉(Ao)和肺动脉(PA)切面显示了 Ao 和 PA 均起自右心室。图中 LV 为左心室。

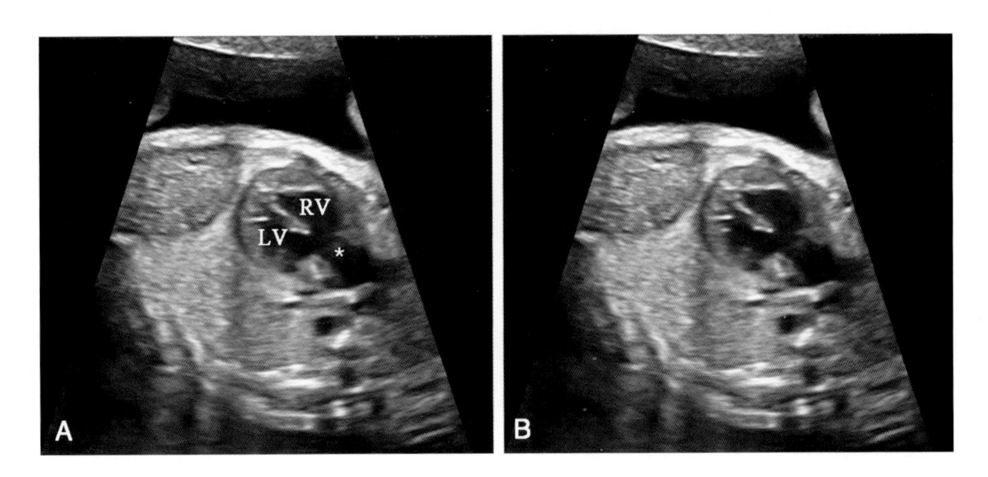

图 6-19　动脉干

A、B. 有注释(图像 A)和无注释(图像 B)的心脏纵切面显示从心脏底部起的一条动脉(星号),连接左心室和右心室。图中 LV 为左心室;RV 为右心室。

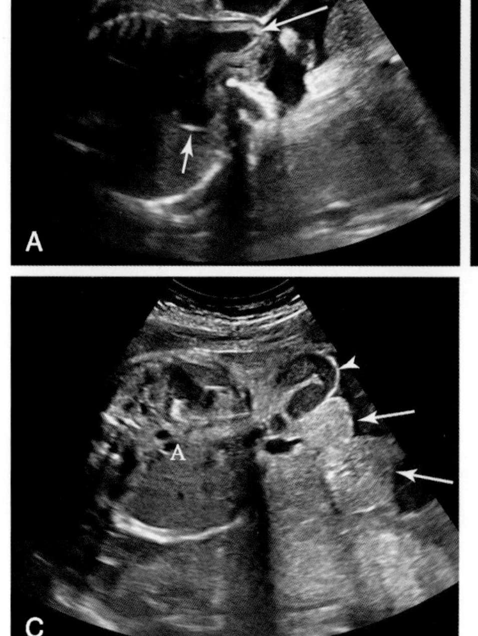

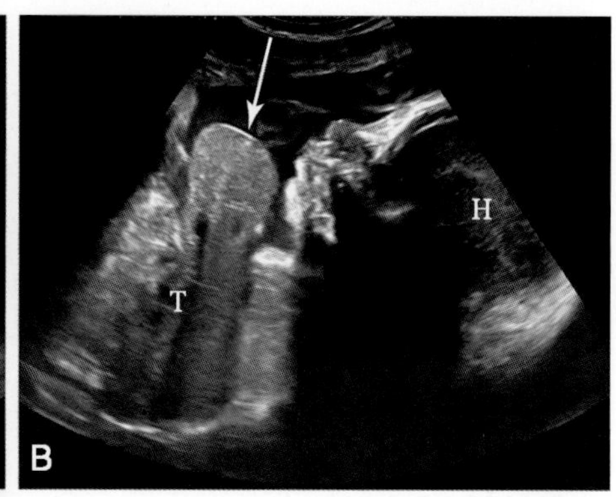

图 6-20 Cantrell 五联症

A. 心脏异位。胸部的横切面显示心脏的顶端部分(长箭)通过胸骨缺损疝出。心脏的其余部分在胸腔内(短箭)。胃(S)也出现在胎儿体外。B. 头部(H)和胸部(T)的矢状面图像显示一部分肝(箭所示)由于腹部胸部大缺损和膈肌缺损的结合而通过胸腹缺损突出。C. 腹部(A)的横切面显示侧腹壁巨大缺损,外凸包块内容物包括肝(箭)和扩张的充液肠襻(箭头)。

肿块通常来自室间隔(图 6-21A、图 6-21B)。大型横纹肌瘤可阻塞流出道或房室瓣,并可导致心力衰竭和水肿。

心室内点状回声灶,称为心内局灶性回声(EIF),不应误认为是肿瘤。EIF 的特点是其小尺寸、点状结构和高回声(图 6-21C)。EIF 是非整倍体的一个软指标,在第 12 章中将进一步讨论。

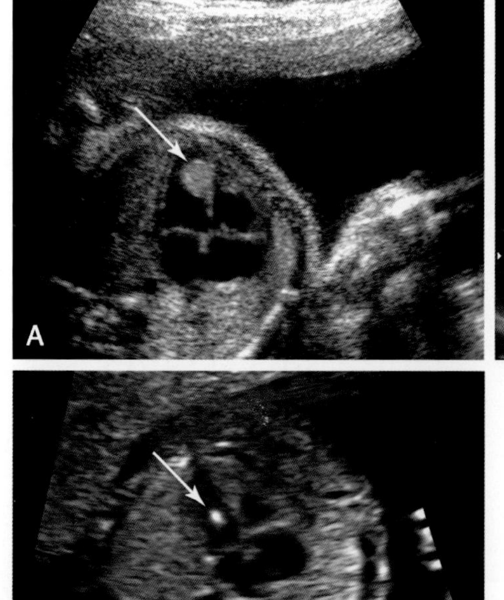

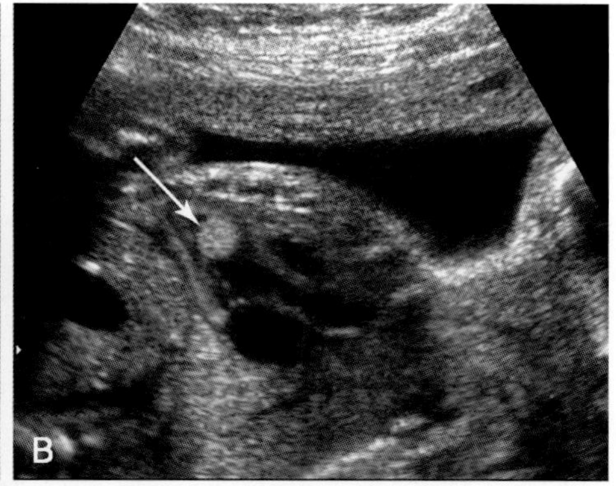

图 6-21 横纹肌瘤

A、B. 四腔心(A)和左室流出道(B)切面显示左心室有圆形软组织肿块(箭)。C. 心内局灶性回声(EIF)。不同胎儿的四腔心切面显示左心室有一个 EIF(箭)。EIF 不应该被误认为是心脏肿瘤。它与心脏肿瘤的区别在于体积小、点状结构和高回声。

（七）心率和心律

正常胎儿心率在妊娠过程中是变化的。当最初在妊娠早期（妊娠 5－6 周）观察到心脏活动时，心率比妊娠后期慢，通常为 100～120 次/分钟。心率在 9－10 周增加至 140～170 次/分钟。

9－10 周后，心率平稳，在 20 周时平均约 140 次/分钟，并在短期内减慢至约 130 次/分钟。妊娠早期，大约 6 周之前低于 90 次/分钟，随后低于 110 次/分钟，这样异常低的心率胚胎死亡风险会增加。在妊娠中期和晚期，正常心率在 110～160 次/分钟。可通过 M 型超声来检验心率或节律异常。

心房和心室壁的 M 型超声有助于分析心房和心室收缩之间的关系。最常见的胎儿心律失常是房性期前收缩（PAC），也称为异位房性搏动。PACs 的特征是心房壁过早运动，M 型超声表现为期前收缩和前一次搏动之间的间隔短于预期（图 6-22A）。下一次心房搏动通常由于代偿性暂停而延迟。一些房性期前收缩后有心室收缩（称为传导），而另一些则没有（称为阻滞）。房性期前收缩在大多数胎儿中是一种良性疾病，但偶尔会发展为室上性心动过速，这是一种更严重的疾病。短暂的心动过缓或心搏暂停几秒钟是正常的。这可能是由于过大的探头压力或胎儿压在脐带上的反应，通常会在探头压力降低或母体位置改变时消失（图 6-22B、图 6-22C）。

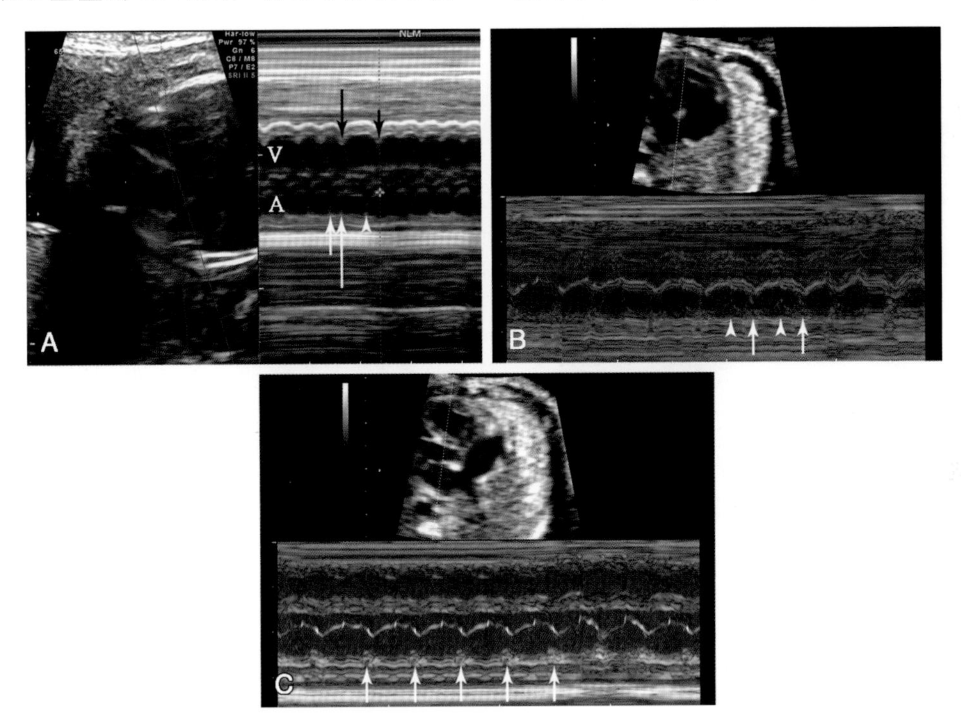

图 6-22　房性期前收缩（PAC）

A. 有代偿间歇的 PAC。超声图像（左侧）及相应的近场心室（V）和远场心房（A）的 M 型追踪。在正常心房收缩（短白箭）后立即发现 PAC（长白箭）。在下一次心房收缩之前有一个代偿性间歇（白色箭头）。在正常心房收缩的情况下可看到单个心室收缩（黑色长箭），但在 PAC 后没有立即看到心室收缩，因为 PAC 没有传导到心室。由于代偿间歇，在下一次心室收缩（黑色短箭）之前有一个延迟。B、C. PACs 随着母体位置的改变而改变。B. 母体仰卧位时，M 型超声追踪不同胎儿的心脏，显示两组心房收缩（箭头）和 PAC（箭）。C. 孕妇左侧卧位后，M 型超声记录的 B 图胎儿图像，两图中显示心房收缩（箭）之间具有正常间距（箭）。

M 型超声可识别多种胎儿心律失常，如房室传导阻滞、心房扑动和心房颤动。完全性房室传导阻滞是最严重的心脏传导阻滞形式，M 型超声显示其心房和心室的收缩和节率是相互独立的（图 6-23）。心房扑动是指快速的心房收缩，胎儿的频率为 250～600 次/分钟，并且常常与房室传导阻滞导致的心室率较慢有关。心房扑动时心脏的运动被比作蜂鸟翅膀的扑动。心房扑动和其他心律失常的发现是很重要的,因为它们是非免疫性水肿的常见病因(图 6-24)。此外,一些胎儿心律失常可以通过服用抗心律失常药物(如地高辛、索他洛尔)得到有效治疗。

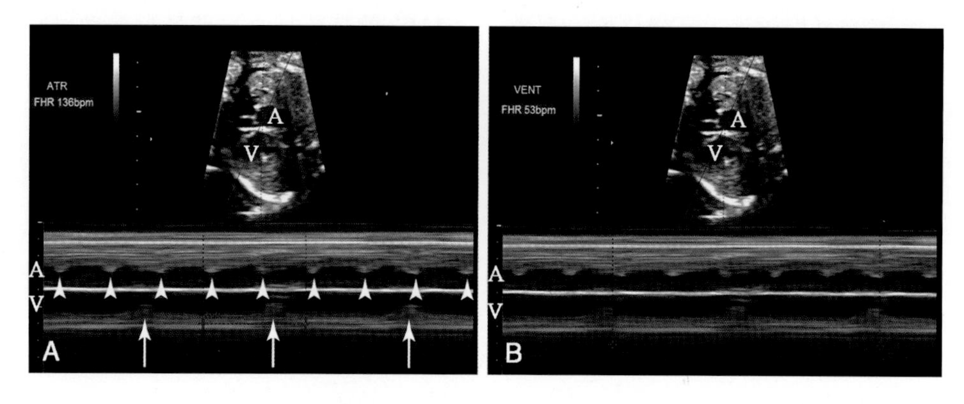

图 6-23 完全性心脏传导阻滞

A、B. 通过心房(A)和心室(V)的带注释(图像 A)和不带注释(图像 B)的 M 型图像,显示心室收缩(长箭)独立于心房收缩(箭头)。心房收缩率为 136 次/分(图像 A)比心室收缩率 53 次/分(图像 B)快得多。

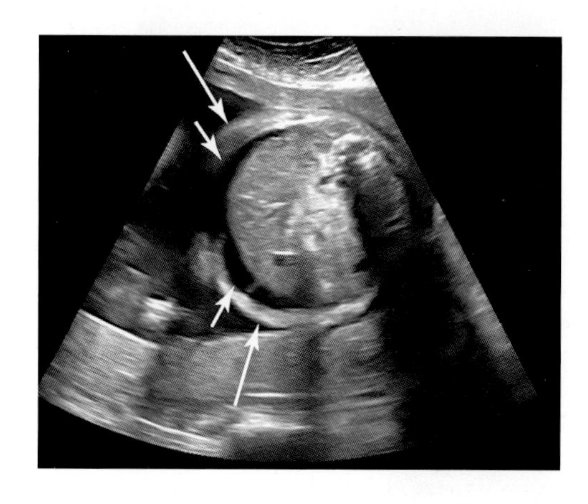

图 6-24 心房扑动引起水肿

心房扑动的胎儿腹部的横切面图显示水肿后出现腹水(短箭)和软组织增厚(长箭)。

四、心外胸廓异常

(一)一般概念与鉴别诊断

当胸廓发现纵隔移位或异常结构时,常首先发现心外胸部异常。胸部心外病变最常见的病因是先天性膈疝(CDH)、先天性肺气道畸形(CPAM)和支气管肺隔离症,所有这些都可能导致纵隔移位(框图 6-2)。胃、肠襻、肝、胆囊或肝血管在胸部;左上腹没有胃泡回声;小的腹部和矛盾运动的膈肌有利于 CDH 的诊断。周围存在异常肺组织回声的肺囊肿有利于 CPAM 的诊断。一个实性的楔形回声肿块,其供血血管起源于主动脉,有利于支气管肺隔离症的诊断。胸部占位性病变较少见的病因包括支气管囊肿、消化道重复囊肿、先天性肺气肿和先天性高呼吸道阻塞综合征(CHAOS)。心脏移位引起对胸部异常的关注,并与心脏异常的发病率增加有关。

框图 6-2 CDH、CPAM 和支气管肺隔离症:超声特征

左 CDH
胸腔内见胃和肠
无法在 LUQ 中识别胃
腹部小
纵隔右移
膈肌的矛盾运动

右 CDH
胸腔内见肝、胆
胸腔内见肝血管
腹部小
纵隔左移
膈肌的矛盾运动

CPAM
有回声组织围绕的肺囊肿
CPAM 可能会随着时间的推移而减小
不从主动脉供血

支气管肺隔离症
实性,楔形回声肿块
囊肿少见
从主动脉供血

注:CDH. 先天性膈疝;CPAM. 先天性肺气道畸形;LUQ. 左上象限。

当妊娠期远端气道、肺细胞和肺泡发育受阻时，就会发生肺发育不全。在阻碍肺发育和导致肺发育不全的实体中，有压缩肺的占位病变（如CDH、胸腔积液和CPAM）。胸廓小，见于致命的骨骼发育不良，也会压迫肺来阻碍肺的发育。羊水是肺正常发育所必需的，因此肺发育不全的一个常见原因是严重的羊水过少，这可能是由于早期胎膜破裂、严重的胎儿生长受限及双侧肾功能不全或缺如引起的。肺发育不全与围产期结局不良有关，包括死产、产后呼吸窘迫和新生儿发病率及死亡率的增加。

（二）先天性膈疝

超声显示正常膈肌是在胸部和腹部之间呈低回声的曲线结构（图 6-25）。最常见的胎儿胸内心外异常是CDH，其特征是膈肌缺损，腹部结构疝入胸腔。膈肌缺损通常位于左侧，通过先天性膈肌后外侧孔。少数情况下会出现右侧缺陷。胸骨后疝（Morgagni）和膈膨升，即膈肌发育不全或再生障碍伴膈升高，但没有真正的疝，在尚未出生的胎儿中是不常见的。

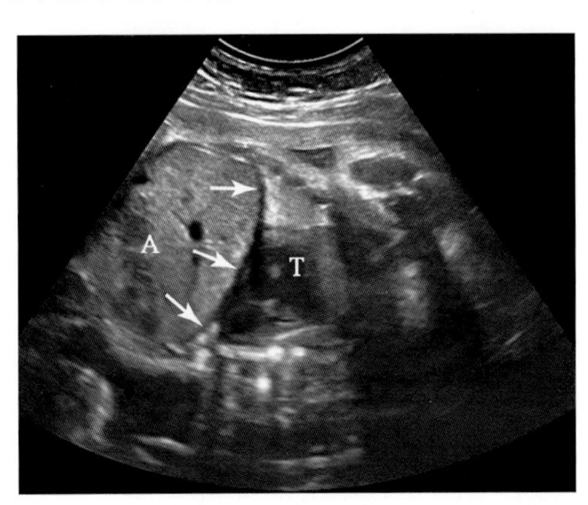

图 6-25 膈肌

妊娠晚期胎儿的纵切面图像显示正常横膈肌（箭）在胸部（T）和腹部（A）之间的曲线状低回声结构。

左侧CDH的超声通常将胃描绘为胸部左侧的细长或弯曲的囊性结构（图 6-26）。未能在左上腹正常位置看到胃进一步支持其胸内位置。疝出的腹部内容物将心脏移向右侧。偶尔会发现胸腔内有其他充满液体的肠管和肠管蠕动（图 6-27）。在胎儿呼吸期间，受影响侧的半膈肌与健侧的半膈肌在相反方向上移动，称为膈肌矛盾运动，它有助于确诊CDH（图 6-27D）。左侧CDH也可能偶尔包含脾脏和肝左叶。

CDH的其他发现包括由于腹内容物疝出而导致的腹围变小。腹部在矢状切面上可能呈现舟状骨形态。膈肌缺损本身可能很小，很难看到，因

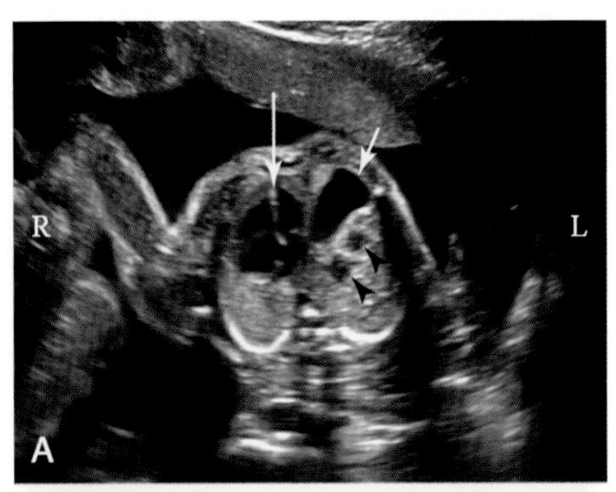

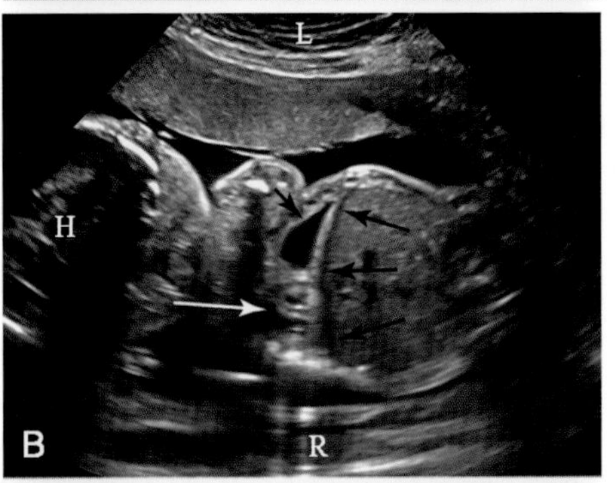

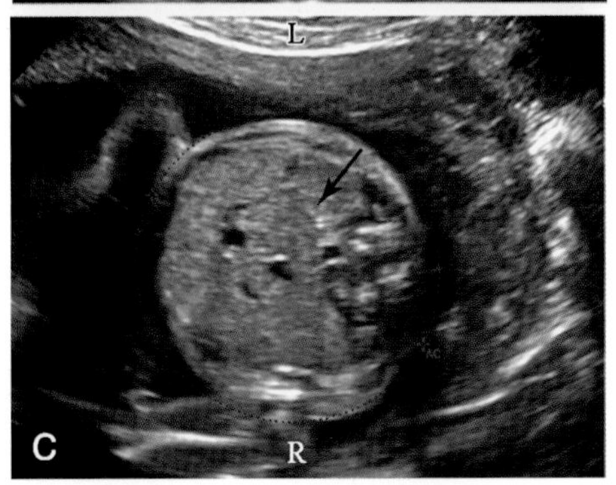

图 6-26 左侧先天性膈疝（CDH）

A. 在四腔心水平的胸部横切面显示纵隔移位，由于左侧CDH右侧半胸腔内有心脏（长箭）。注意左侧半胸腔的胃（短箭）和肠襻（黑色箭头）。B. 胎儿头部（H）和身体的冠状图像证实了胃（黑色短箭）在胸部的位置。心脏（白色长箭）靠近胃。注意，在这个切面中，尽管存在CDH，膈肌（黑色长箭）看起来仍然完整。C. 腹部横切面未显示胃在左上腹（黑箭）的预期位置，进一步证实了胃在胸腔内的位置。图中L为左；R为右。

此对看到正常出现的膈肌并不排除CDH的诊断(图16-26B)。在CDH中,结构异常、染色体异常和羊水过多的发生率很高。胎儿超声心动图通常是推荐的,因为心脏异常的发生率很高。

右侧CDH由于疝出物主要由肝构成,与肺的回声相似,因此很难发现。尽管胸腔内没有胃,但根据心脏和纵隔的异常位置(左移)在出生前通常可以发现出较大的右侧CDH(图6-28)。发现肝血管,如肝静脉、门静脉、胆囊或胸腔内充满液体的肠襻,也有助于做出诊断。

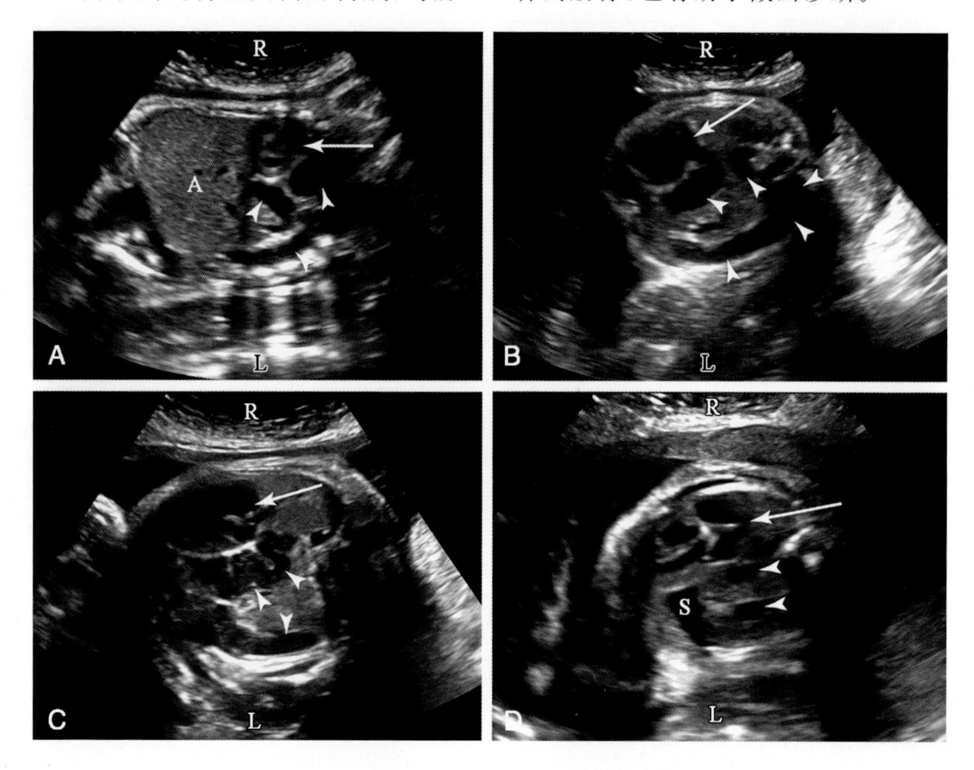

图6-27 先天性膈疝(CDH):蠕动和膈肌矛盾运动

A至C. 胸腔内的肠管。胎儿胸部和腹部的冠状面图像(图像A)和胎儿胸部的横切面图像(图像B、图像C)显示胸腔内有多个肠管(箭头)。在动态评估时,胸腔内肠管显示蠕动。还注意到纵隔移位,由于左侧CDH,心脏在右半胸腔(箭)。D. 膈肌矛盾运动。胎儿左侧CDH的胸部影像表现为纵隔移位,心脏(长箭)在右半胸腔内,胃(S)和肠(箭头)在左半胸腔内。在动态评估时可以看到膈肌的矛盾运动。图中L为左;R为右。

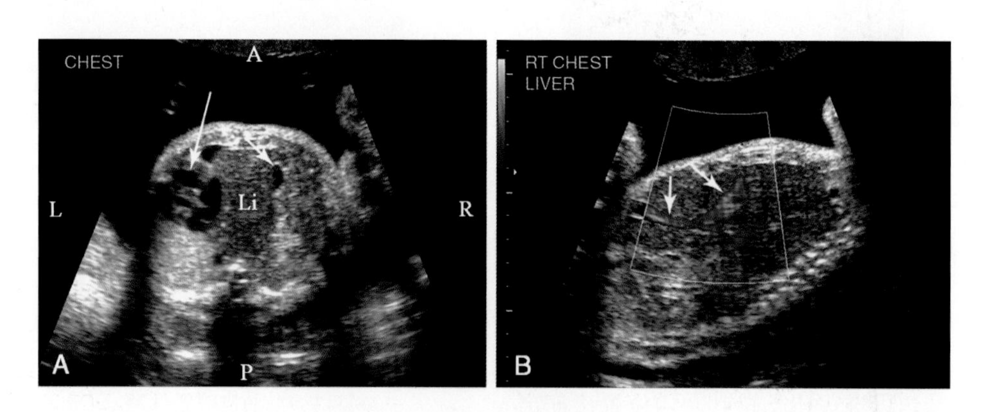

图6-28 右侧先天性膈疝(CDH)

A. 胎儿胸部的横切面图像显示心脏(长箭)在左半胸腔,被胸腔内的肝(Li)向左侧移位,肝通过右CDH疝入胸腔。胎儿胆囊(短箭)也在胸腔内。虽然胃和肠管不在胸部,但纵隔移位有助于CDH的检测。B. 胎体的能量多普勒纵切面图像显示肝血管(箭)从腹部延伸到胸腔,证实有肝在胸腔内的右侧CDH的存在。图中A为前;L为左;P为后;R为右。

肺发育不良在 CDH 胎儿中很常见，并且可能是致命的。虽然很难确切预测肺发育不全的程度和出生后的结局，但已有几种定量方法试图预测预后。其中最简单的是计算肺面积与头围的比值，即膈疝对侧胸腔肺的面积除以头围。肺面积是通过胸腔的横切面扫查追踪肺的周长或测量两个垂直直径相乘来确定（图 6-29）。比值为 1 或更小有可能与预后不良相关。

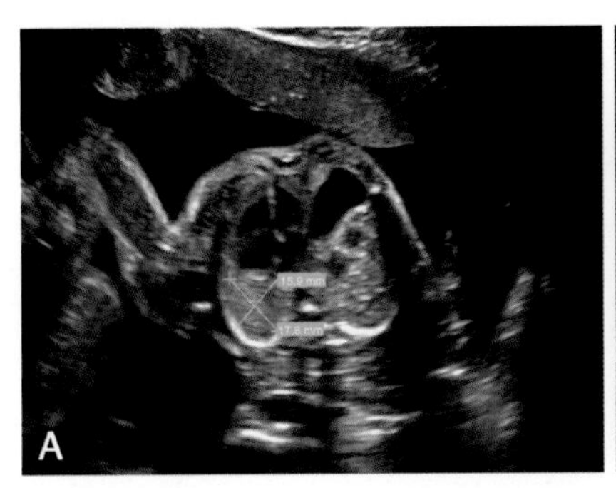

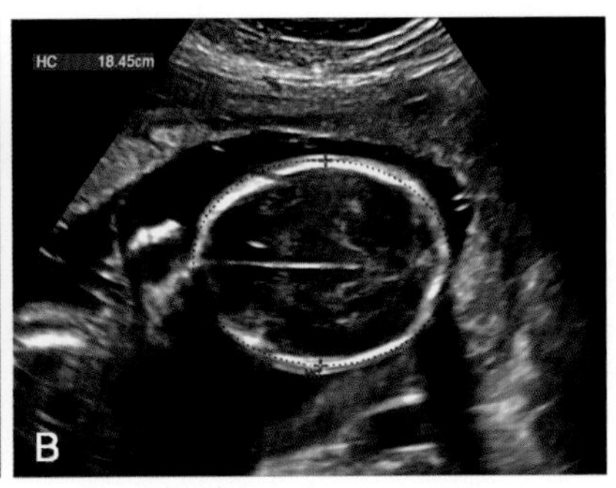

图 6-29　先天性膈疝：肺面积与头围（HC）比值预测肺发育不全

A. 与图 6-26 中相同胎儿的胸部的横切面图像显示出使用两个垂直肺直径（绿色线）测量肺面积。将 15.9mm 和 17.8mm 的测量直径相乘，得到 283mm² 的肺面积。注意，应该测量健侧的肺。B. HC。胎儿头部的横切面图像显示 HC 测量为 184.5mm，所以肺面积和 HC 比为 1.53。这是一个有利的值：肺面积与 HC 之比小于或等于 1 更可能与预后不良相关。

（三）先天性肺气道畸形（CPAM）

CPAM 是一种由支气管发育异常、终末细支气管囊性扩张、肺受累部位肺泡数量缺失或减少引起的肺发育异常。CPAM 通常累及一个肺叶或一段肺，但偶尔累及整个肺，但是很少累及双侧肺。直到最近，这种异常才被称为先天性肺囊腺瘤样畸形（CCAM）。在文献中，CPAM 和 CCAM 是同义词，但 CPAM 现在是首选术语。CPAM 按几个分类方法进行了细分。一种常用的分类方法将 CPAM 分为三类：Ⅰ型，大囊型，有一个或多个大囊肿；Ⅱ型，小囊型，通常有多个囊肿；Ⅲ型，微囊型病变因为太小而超声不能识别为囊肿，由于囊肿之间的多个界面反射导致呈高回声肿块（图 6-30）。不同类型 CPAM 的超声表现有重叠。对 CPAM 进行了更详细的分类，分为四类或五类。除了Ⅰ型和Ⅱ型 CPAM 中的囊肿外，超声经常显示出高回声成分。

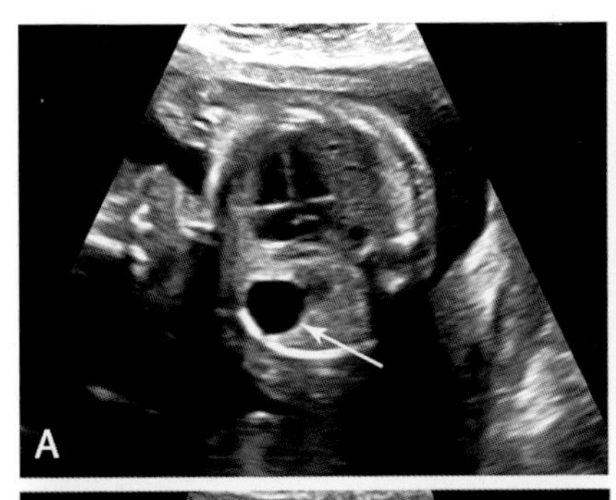

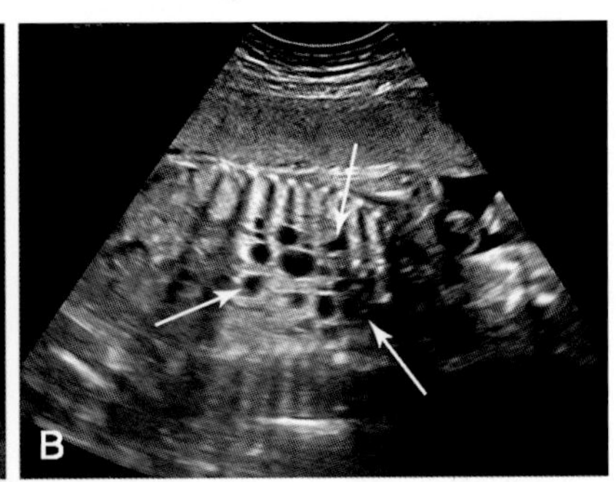

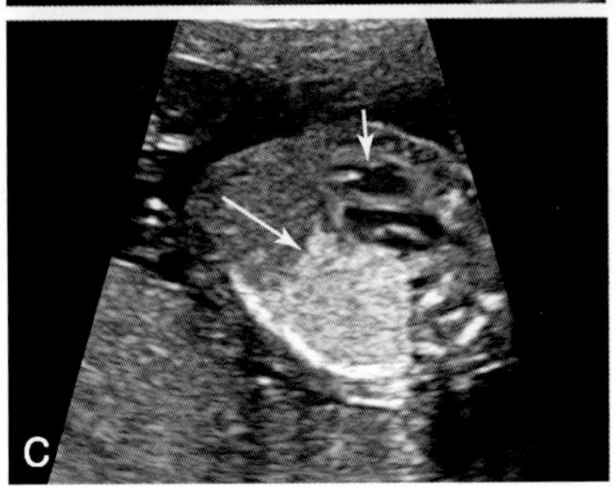

图 6-30　先天性肺气道畸形（CPAM）：类型

三个不同胎儿的胸部图像显示 CPAM 类型如下：A. Ⅰ型，大囊型，有一个或多个大囊肿（箭）。B. Ⅱ型，小囊型，通常为多发（箭）。C. Ⅲ型，高回声肿块（长箭），由于微囊病变之间的多个界面太小而不能被认为是囊肿。心脏（短箭）显示。

较大的CPAM可导致纵隔移位而压迫心脏、食管和下腔静脉,导致静脉回流受阻、羊水过多和水肿(图6-31)。水肿与预后不良有关。患有CPAM和水肿的胎儿出生前治疗的方法已经有研究。一个称为CPAM体积比(CVR)的比率已经开始使用,试图用来预测水肿的可能性。用CPAM体积[长×宽×高(cm)×0.52]除以头围(cm),计算CVR。>1.6的比率或伴有大的显性囊肿更有可能与随后的水肿有关。通常,随着妊娠的进展,CPAM会退化,甚至消失。尽管存在明确的解决方案,但CPAM通常是不能完全解决的。产后计算机断层扫描或磁共振成像往往会显示一个残余的肿块。由于会增加感染和恶性转化的风险,通常推荐产后切除。

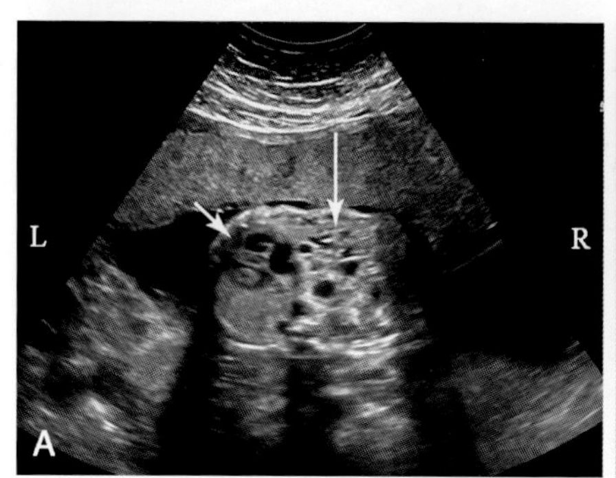

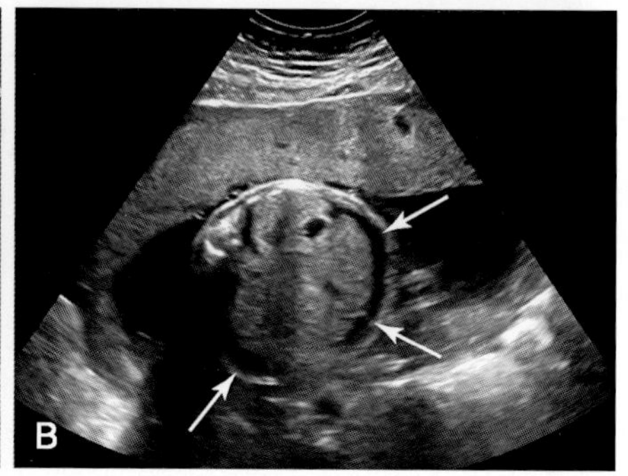

图6-31 先天性肺气道畸形(CPAM)引起水肿

A. 胸部的横切面图像显示右肺有一个大的CPAM(长箭),导致纵隔移位。左侧半胸腔心脏(短箭)向外侧移位。B. 胎儿腹部的横切面图像显示水肿导致的腹水(箭)。图中L为左;R为右。

(四)支气管肺隔离症

支气管肺隔离症的特征是肺组织无功能与气管支气管树不相连,动脉供血通常来自体循环不是肺动脉供应。支气管肺隔离症根据胸膜覆盖情况分为两种类型。叶内型隔离肺:与正常肺共享胸膜。叶外型隔离肺:有自己独立的胸膜覆盖。叶内型在成人中更常见,但在胎儿和新生儿中很少被诊断出来。支气管肺隔离症常见于下叶,特别是在后基底节。它们常见于左侧,有时是多发的,双侧的,或位于膈下。

超声显示支气管肺隔离症是一种高回声的实性肿块,常位于肺底部附近(图6-32A)。囊性成分不常见。外缘经常表现为三角形、楔形结构。与CPAM相似,支气管肺隔离症可能导致胎儿水肿或胸腔积液。彩色多普勒分析可明确诊断,因为其动脉供应来自体循环,通常来自降主动脉或腹主动脉(图6-32B)。鉴别从主动脉到高回声性肺肿块的供血有助于诊断支气管肺隔离症。

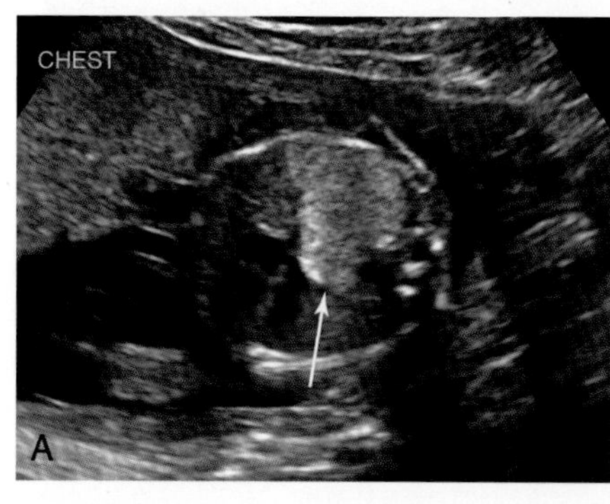

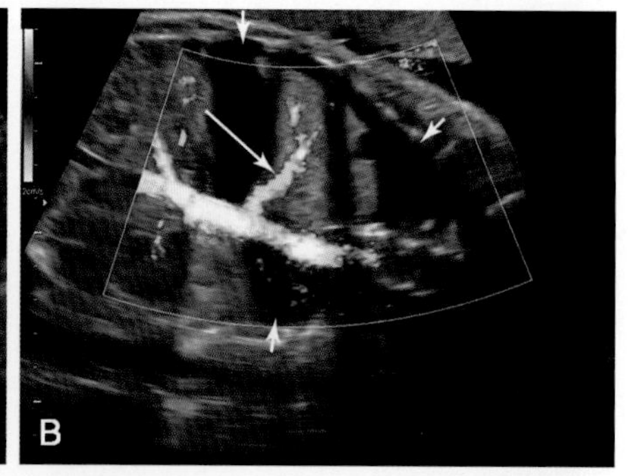

图6-32 两个不同胎儿的支气管肺隔离症

A. 胸部的横切面图像显示一个被隔离的楔形肺肿块回声(箭)。注意与图16-30C中的Ⅲ型先天性肺气道畸形相似。B. 不同胎儿的纵切面图像显示一条从主动脉开始向隔离区提供血的动脉(长箭)。还要注意胸腔积液(短箭)。

支气管肺隔离症的表现可能类似于胎儿实性CPAM。在没有供血动脉的情况下,可能无法区分实性CPAM和支气管肺隔离症。也会出现包含支气管肺隔离症和CPAM成分的混合病变。这解释了为什么一些胎儿肺部病变同时表现出两种病变的超声特征(如典型的CPAM囊性成分,但是有来自主动脉的供血血管)。

(五)支气管囊肿

支气管囊肿是气管支气管树的一个局灶性囊性物,由黏液分泌上皮构成。支气管囊肿发生在纵隔和肺部。超声显示一个有简单的外观及内部回声或分层的圆形囊性病变。尽管囊肿周围的肺组织中存在相关的回声有利于鉴别CPAM,但是肺中的支气管囊肿可能与单一囊肿的CPAM难以区分。严重的支气管囊肿可引起纵隔移位和羊水过多。

(六)先天性高位呼吸道梗阻综合征(CHAOS)

CHAOS是指胎儿上部气道,喉部或气管被阻塞而引起的相关异常。喉闭锁是CHAOS最常见的病因,但涉及气管或喉部(如囊肿、狭窄、网状物、发育不全和血管外压迫)或肿瘤(如颈部畸胎瘤)的其他病变也可能导致异常。由于气道高度阻塞,肺部分泌物无法排出,导致气管内压力增加,气管扩张,肺的大小和回声增加。

CHAOS中的特征性超声表现包括:双侧肺回声增强;肺增大导致膈肌变平或倒置;扩张的充满液体的气管;支气管中央部分扩张;心脏位置异常,心脏位置比平时更靠近中央和前部;和(或)由于明显的肺增大而造成的心脏压迫(图6-33)。

胎儿水肿在CHAOS中很常见,并且其他结构异常,染色体异常和综合征也有较高的发生率。围产儿发病率和死亡率都很高。在三级护理中心

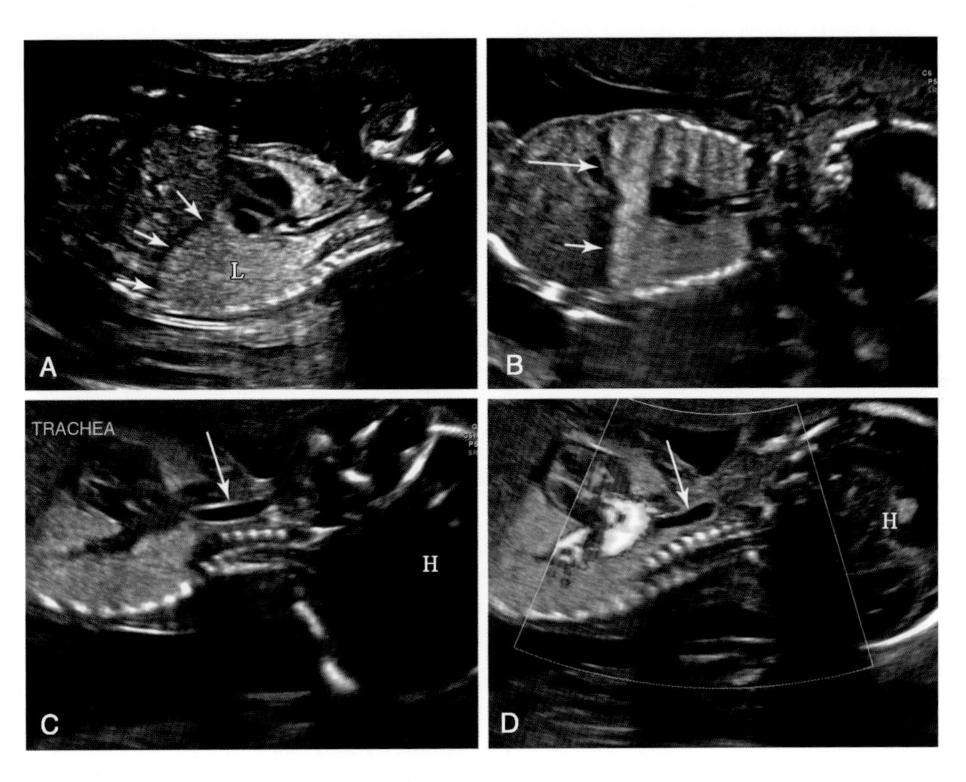

图6-33 先天性高位呼吸道梗阻综合征

A. 胎儿胸部和腹部的纵切面图像显示一个巨大的肺回声(L)和一个倒置的膈肌(箭)。B. 胸腹部冠状图显示双侧肺回声增强,一半膈肌(短箭)扁平,另一个半膈肌(长箭)轻度倒置。还要注意心脏位于中心位置。C、D. 胎儿头部(H)和胸部的矢状位灰阶(图像C)和彩色多普勒(图像D)显示了一个充满液体的管状结构(箭),对应于颈部和上胸部扩张的气管。彩色多普勒显示结构中没有血流,证实其不是血管。

分娩时进行产时治疗(EXIT)程序,可提高存活率。在产时治疗过程中,首先进行剖宫产,先分娩胎头,在胎盘分娩前在气道阻塞水平以下插入气管造口管建立气道。

(七)胸腔积液和心包积液

胸腔积液表现为胸膜腔内的无回声或低回声集合,很容易与邻近的高回声肺组织区分开来。小的胸腔积液通常呈曲线状,而大的胸腔积液则环绕肺组织(图 6-34)。

胸腔积液通常是双侧的,是胎儿水肿的一个组成部分。单侧胸腔积液常由乳糜胸引起。乳糜胸继发于淋巴管发育异常,可能是双侧的,并可能增加非整倍体风险。胸腔积液还与感染、综合征和结构畸形(如 CPAM 和支气管肺隔离症)有关。在一些胎儿中,胸腔积液是即将发生水肿的最早表现。双侧巨大胸腔积液可对胎儿肺有危害,导致肺发育不良。有大量胸腔积液的胎儿可用胸羊水分流术来治疗(图 6-35)。

厚度<2mm 的少量心包积液被认为是正常的(图 6-36A)。在心脏周围有大量液体可被诊断为心包积液(图 6-36B)。大量心包积液可压迫心脏,损害心脏功能,并可能导致心包填塞。心包积液常被视为水肿的一个组成部分。其他有关联的包括非整倍体(最常见的是 21-三体)、心律失常、结构性心脏缺陷、心脏肿瘤、非心脏异常、感染和母体疾病(如系统性红斑狼疮)。有些病例是特发性的。单纯心包积液可能是正常的。

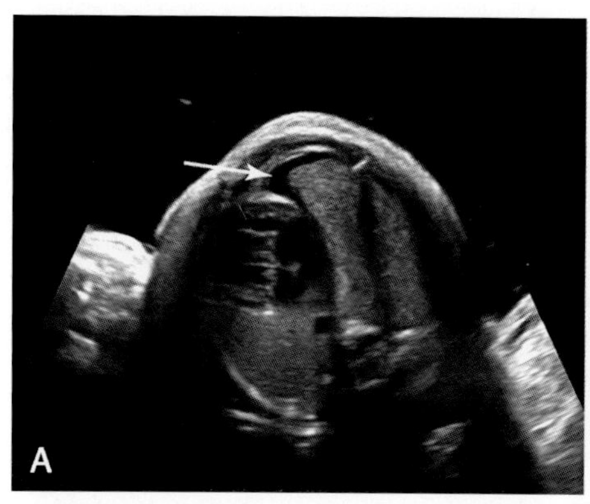

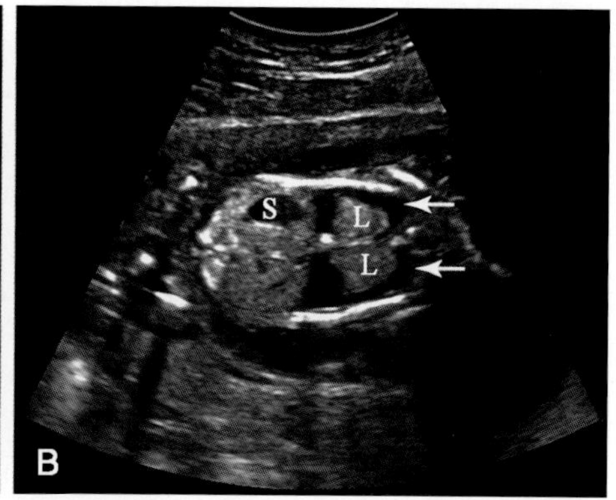

图 6-34 胸腔积液

A. 少量单侧。胸部的横切面图像在四腔心切面水平显示一个少量胸腔积液(箭)。B. 大量双侧。不同胎儿胸部和腹部的冠状面图像显示双侧肺部(L)周围有大量胸腔积液(箭)。图中 S 为胃。

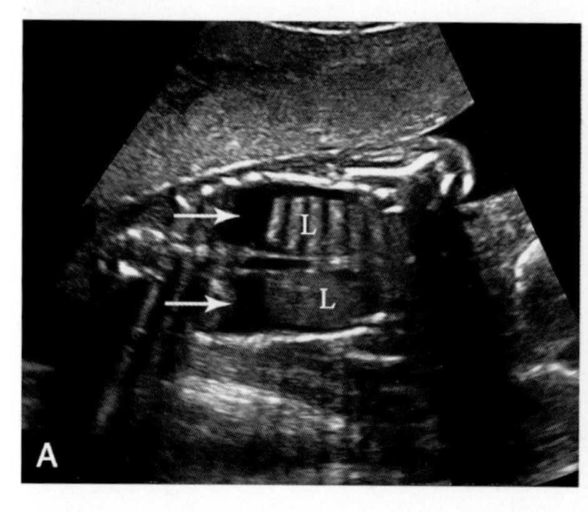

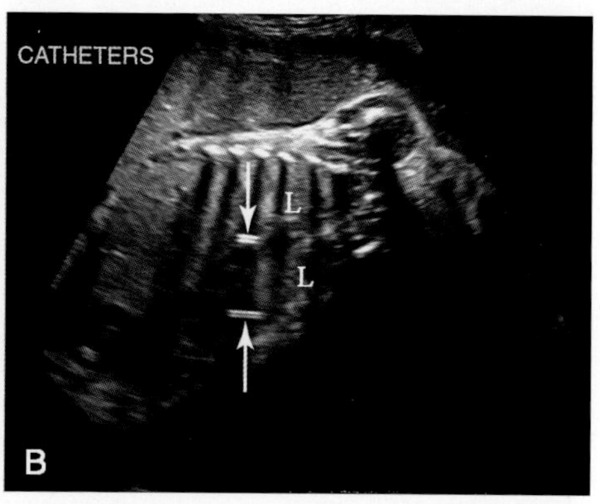

图 6-35 胸腔积液:胸腔羊膜腔分流

A. 胎儿胸部和腹部的冠状面图像显示大量的双侧胸腔积液(箭)。B. 在抽吸液体和放置双侧胸羊水分流导管(箭)后胎儿胸腹部的冠状面图像显示胸腔积液明显缩小。胸腔积液是由双侧乳糜胸引起的。图中 L 为肺。

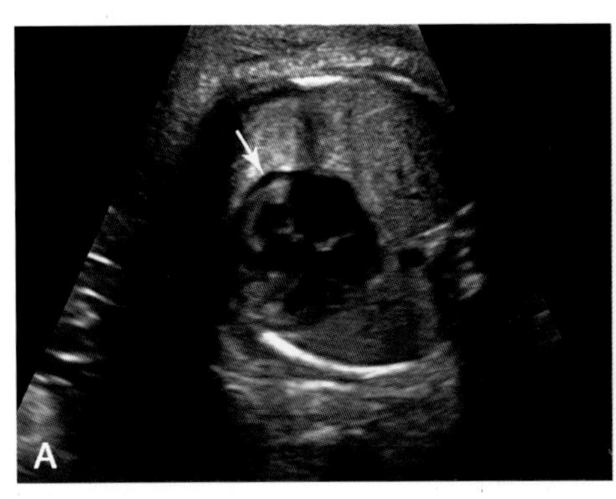

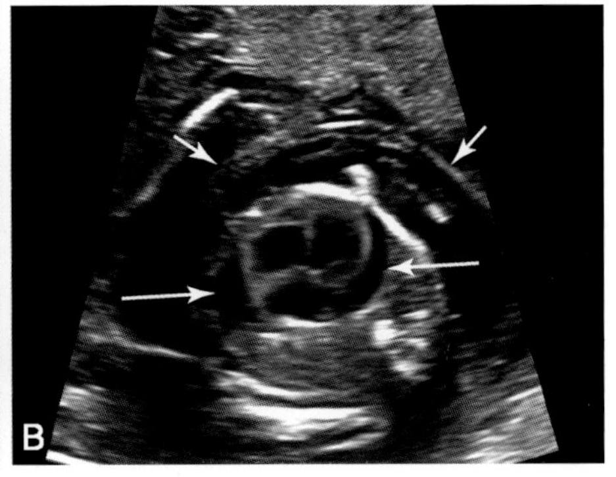

图 6-36

A. 心包积液，正常。四腔心切面显示正常的少量心包积液（箭）。测得的液体厚度<2mm。B. 心包积液。胎儿因细小病毒感染而出现水肿，四腔心切面显示心脏周围有大量心包积液（长箭）。水肿引起皮肤增厚（短箭）。

关键特征

- 胎儿心脏评估是 ACR-ACOG-AIUM-SRU 产科超声检查实践指南中的标准组成部分。所需视图包括四腔心、LVOT 和 RVOT 切面。
- 在评估心脏轴向和位置是否正常时，确定胎儿的左右侧是很重要的。
- 检查者不应该假定胎儿的胃在左边。相反，胎儿的左右侧应该通过胎儿头部和脊柱的位置来确定，结合胎儿的位置一起确定解剖的左右侧。
- 在正常的四腔心切面图中，大部分心脏位于左半胸腔，心尖指向与胎儿正中线成 45°的左侧。右心室是最前面的心腔。
- 二尖瓣和三尖瓣在四腔心切面上的位置通常有轻微的偏移。三尖瓣的位置比二尖瓣更靠近心尖。
- 左心流出道切面是左心室的长轴切面，描述了左心流出道/升主动脉起源于心脏中心。
- RVOT 切面是 RVOT 和肺动脉的纵切面。
- 大血管的短轴切面也描绘右心室的流出。它有助于鉴别流出道异常，因为它显示肺动脉起源于右心室流出道，并且绕升主动脉。升主动脉在横切面中显示。
- 主动脉弓与导管弓的区别在于其弯曲的形状（被称为甘蔗形）和分支。相比之下，导管弓是扁平的结构（称为曲棍球棒形状），没有分支。
- 由于声衰减，室间隔在心尖四腔心切面图上可能出现一个假性 VSD。多普勒对于确定是否是 VSD 是有用的，因为它描绘了通过缺损的血流情况。在确定是否有 VSD 时，肋下四腔心切面也很有帮助。
- AV 间隔缺损的特征是心脏中心有一个巨大的缺损，累及房间隔和室间隔。最严重的情况是，有一个共同的房室瓣在中央打开，而不是分开的三尖瓣和二尖瓣。
- Ebstein 畸形的特征是三尖瓣顶端移位，继发于后叶和隔叶的异常性低位插入。超声显示右心房增大，心肌肥厚。
- 左心发育不良综合征的超声显示左心室很小，通常有一个很小的狭长的腔。左心房和主动脉弓通常也很小。
- RVOT 和 LVOT 通常相互交叉垂直。升主动脉和肺动脉的大小应该相似。
- 流出道切面有助于识别广泛的结构异常，如法洛四联症、大动脉转位、右心室双出口和动脉干。

- 最常见胎儿心脏肿瘤的是横纹肌瘤，表现为圆形或卵圆形的实性回声肿块。EIF不应该被误认为是心脏肿瘤。与肿瘤相比，EIF体积小，形态呈点状，回声强。
- 妊娠早期心率异常低可增加胚胎死亡的风险。
- 可疑的心率和节律异常可以通过超声M型成像显示出来，并进一步确诊。
- 最常见的胎儿心律失常是房性期前收缩(PAC)。PAC被描述为动态评估时心搏的短暂暂停。PACs通常是良性的，尽管有时会发展为一种更严重的室上性心动过速。
- 肺发育不良与围生儿结局不良有关。它发生在胸部占位性病变或因小胸腔而引起的肺受压迫。严重羊水过少时也会出现肺发育不全，因为羊水是正常肺发育所必需的。
- 心外胸腔病变最常见的病因是CDH、CPAM和支气管肺隔离症，所有这些都能引起纵隔移位。
- 因为左侧CDH时胃通常会位于胸部，所以比右侧CDH更容易确诊。
- 尽管胸腔内没有胃，但根据心脏的异常位置和胸腔内肝血管(如肝静脉和门静脉)的识别，出生前通常会识别出较大的右侧CDH。
- 胸腔发现胃、肠襻、肝、胆囊或肝血管，而在左上腹没有胃，腹部小和膈肌矛盾运动能确诊是CDH而不是其他病因的心外胸腔占位。
- 由异常回声的肺组织包围的肺囊肿更倾向诊断为CPAM。
- 一个实性的楔形回声肿块，其血供源于主动脉，更倾向诊断为支气管肺隔离症。
- 在没有供血动脉的情况下，可能无法区分CPAM和支气管肺隔离症。同时可出现含有隔离症和CPAM成分的混合性病变，这给评估带来了困难。
- 胸腔积液通常是双侧的，是胎儿水肿的一个组成部分。双侧巨大胸腔积液可危及胎儿的肺，导致肺发育不良。
- 单侧胸腔积液常由乳糜胸引起。胸腔积液的其他病因包括感染、综合征、非整倍体和结构畸形，如CPAM和肺隔离症。
- ＜2mm的少量心包积液被认为是正常现象。

参考文献

Allen LD: A practical approach to fetal heart scanning, Semin Perinatol 24:324- 330, 2000.

American Institute of Ultrasound in Medicine: AIUM practice guideline for the performance of fetal echocardiography, J Ultrasound Med 32:1067-1082, 2013.

Barboza JM, Dajani NK, Glenn LG, et al: Prenatal diagnosis of the fetal heart: normal variants and pitfalls, RadiοGraphics 22 (5):1125-1137, 2002.

Beydon N, Larroquet M, Coulomb A, et al: Comparison between US and MRI in the prenatal assessment of lung malformations, Pediatr Radiol 43:685-696, 2013.

Biyyam DR, Chapman T, Ferguson MR, et al: Congenital lung abnormalities: embryologic features, prenatal diagnosis, and postnatal radiologic-pathologic correlation, RadioGraphics 30:1721-1738, 2010.

Bromley B, Parad R, Estroff JA et al: Fetal lung masses: prenatal course and outcome, J Ultrasound Med 14:927-936, 1995.

Brown DL, DiSalvo DN, Frates MC, et al: Sonography of the fetal heart: normal variants and pitfalls, AJR 160: 1251-1255, 1993.

Brown DL, DiSalvo DN, Frates MC, et al: Clinical significance of isolated fetal pericardial effusion, J Ultrasound Med 13:291-295, 1994.

Bush A: Congenital lung disease: a plea for clear thinking and clear nomenclature, Pediatr Pulmonol 32: 328-337, 2001.

Bush A, Hogg J, Chitty LS: Cystic lung lesions—prenatal diagnosis and management, Prenat Diagn 28: 604-611, 2008.

Cartier MS, Davidoff A, Warneke LA, et al: The normal diameter of the fetal aorta and pulmonary artery: echocardiographic evaluation in utero, AJR 149: 1003-1007, 1987.

Cavoretto P, Molina F, Poggi S, et al: Prenatal diagnosis

and outcome of echogenic fetal lung lesions, Ultrasound Obstet Gynecol 32:769-783,2008.

Epelman M, Kreiger PA, Servaes S, et al: Current imaging of prenatally diagnosed congenital lung lesions, Semin Ultrasound CT MR 31:141-157,2010.

Goldstein RB: A practical approach to fetal chest masses, Ultrasound Q 22:177-194,2006.

Gonçalves LF, Bronsteen R, Lee W: Fetal heart: a 4-chamber view is not enough, Clin Obstet Gynecol 55:266-280,2012.

Graham G, Devine PC: Antenatal diagnosis of congenital diaphragmatic hernia, Semin Perinatol 29:69-76,2005.

Hedrick HL: Management of prenatally diagnosed congenital diaphragmatic hernia, Semin Pediatr Surg 22:37-43, 2013.

International Society of Ultrasound in Obstetrics and Gynecology: Cardiac screening examination of the fetus: guidelines for performing the "basic" and "extended basic" cardiac scan, Ultrasound Obstet Gynecol 27:107-113, 2006.

Jone PN, Schowengerdt KO Jr: Prenatal diagnosis of congenital heart disease, Pediatr Clin North Am 56:709-715,2009.

Maeno Y, Hirose A, Kanbe T, et al: Fetal arrhythmia: prenatal diagnosis and perinatal management, J Obstet Gynaecol Res 35:623-629,2009.

Mong A, Johnson AM, Kramer SS, et al: Congenital high airway obstruction syndrome: MR/US findings, effect on management, and outcome, Pediatr Radiol 38:1171-1179,2008.

Naderi S, McGahan JP: A primer for fetal cardiac imaging: a stepwise approach for 2-dimensional imaging, Ultrasound Q 24:195-206,2008.

Pruksanusak N, Suntharasaj T, Suwanrath C, et al: Fetal cardiac rhabdomyoma with hydrops fetalis: report of 2 cases and literature review, J Ultrasound Med 31:1821-1824,2012.

Rajiah P, Mak C, Dubinksy TJ, et al: Ultrasound of fetal cardiac anomalies, AJR 197:W747-W760,2011. Ultrasound Obstet Gynecol 18:248-252, 2001.

Shue EH, Miniati D, Lee H: Advances in prenatal diagnosis and treatment of congenital diaphragmatic hernia, Clin Perinatol 39:289-300,2012.

Sklansky MS, Berman DP, Pruetz JD, et al: Prenatal screening for major congenital heart disease: superiority of outflow tracts over the 4-chamber view, J Ultrasound Med 28:889-899,2009.

Yinon Y, Kelly E, Ryan G: Fetal pleural effusions, Best Pract Res Clin Obstet Gynaecol 22:77-96,2008.

Yoo SJ, Min JY, Lee YH: Normal pericardial fluid in the fetus: color and spectral Doppler analysis, Ultrasound Obstet Gynecol 18:248-252,2001.

第7章

胎儿消化道

7

ACR-ACOG-AIUM-SRU产科超声实践参数总结了胎儿消化系统的标准产科超声检查，包括胃（是否缺如、大小和位置）和胎儿脐带腹壁插入点位置。腹围或平均腹部直径应在脐静脉、门静脉交界处水平，同时显示胎儿胃的横切面的皮肤线处测量。当怀疑有异常时，应酌情进行更详细的检查。

一、胃和食管

胎胃是一个充满液体的结构（图7-1），通常在13－14周或更早出现在左上腹（图7-2）。胃的大小随着孕周的增加而增加，并且是主观评估的。在检查过程中，由于胃形状多变，胃的大小很难准确测定，但是已公布的相应孕周胃大小的图表还是很有参考价值的。胎儿吞咽的羊水是胎儿胃液的主要来源。胃的大小由胎儿吞咽及排空羊水量的多少决定（图7-3）。当胃不显示或偏小时，应在检查过程中重复多次评估，因为这一发现可能是正常的，可归因于在生理胃排空期间的成像。如果胃仍不显示或大小仍然存在问题，可以在几天后尝试对胃进行观察。胃偏大可见于正常胎儿或继发于胃肠道远端梗阻（图7-4）。很难在胎儿期诊断胃幽门狭窄。

胃大小持续异常时，发生胎儿畸形的风险增高。胃持续不显示，尤其合并羊水过多时，应考虑食管闭锁（图7-5A、图7-5B）。胃偏小或胃不显

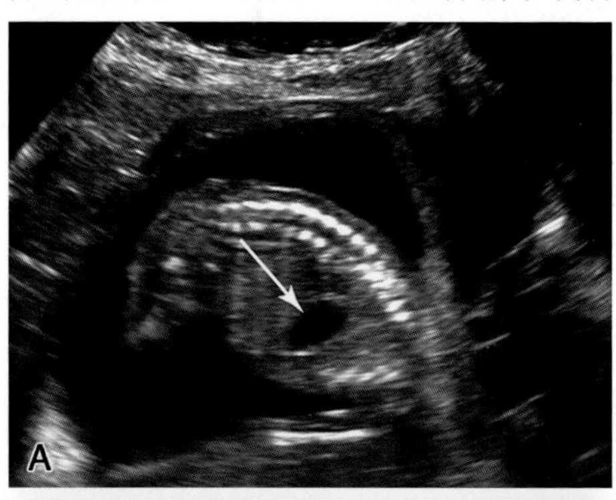

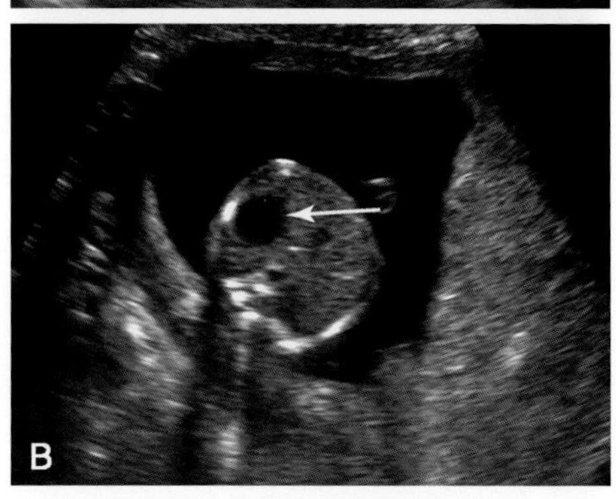

图17-1 正常胃：妊娠中期

妊娠中期胎儿上腹部纵向图像（图像A）和腹部横向图像（图像B）显示上腹部胎儿胃（箭）外观正常。

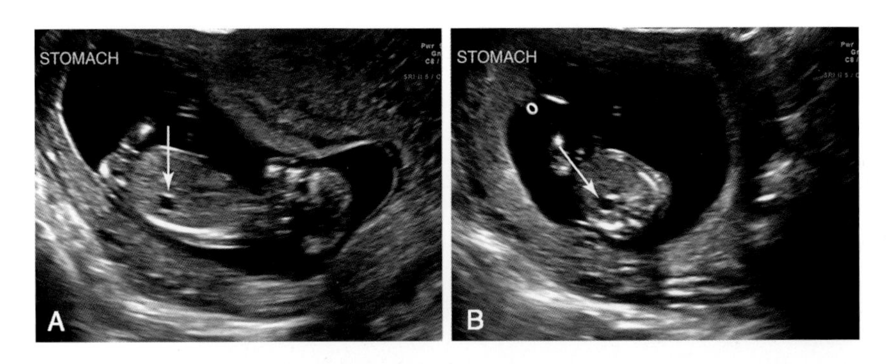

图 7-2　**正常胃:妊娠早期**

妊娠 11 周 6 天的胚胎上腹部纵向图像(图像 A)和上腹部横向图像(图像 B)显示上腹部胎儿胃(箭)外观正常。

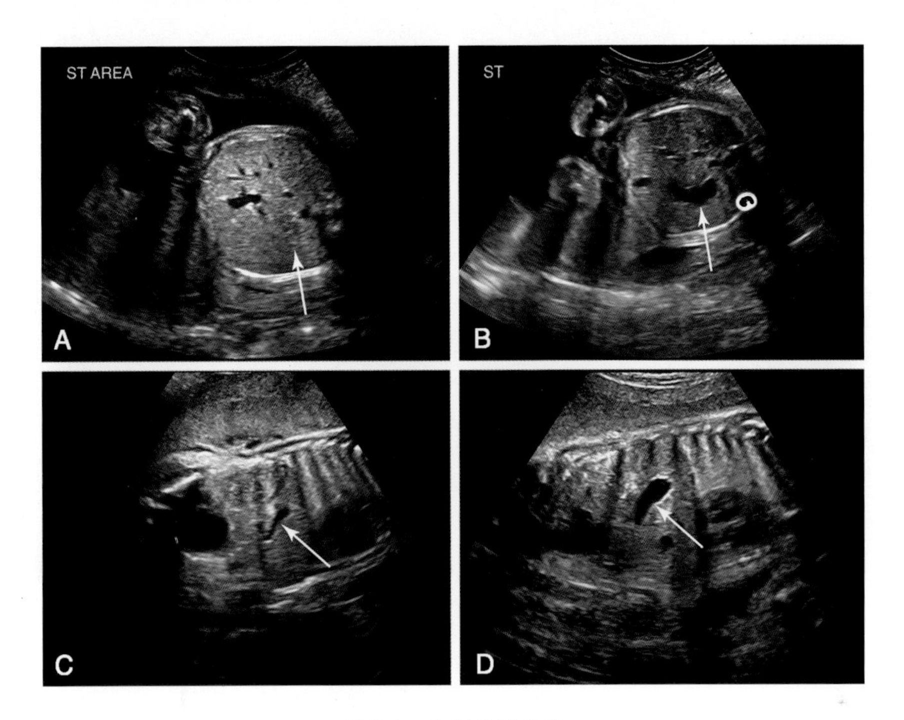

图 7-3　**生理性胃排空**

A. 妊娠 26 周,于上腹部胃正常位置未显示胃影像(箭)。B. 20 分钟后同一切面可见由于胎儿吞咽羊水后胃正常显示(箭)。C. 孕晚期,胎儿上腹部纵向图像显示胃小于预期值(箭)。D. 25 分钟后同一切面可见胃大小正常(箭)。

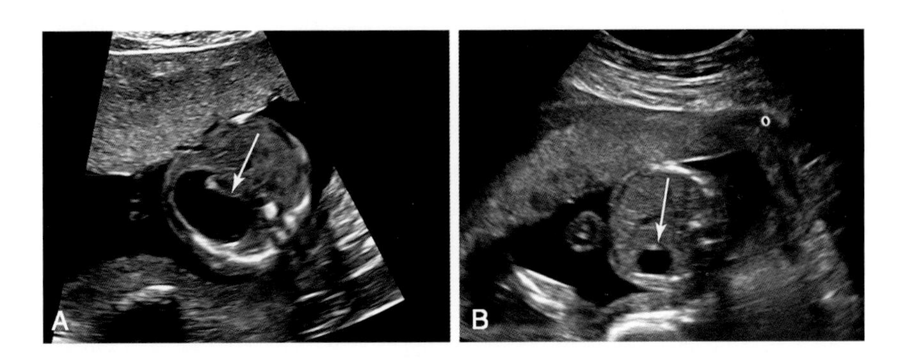

图 7-4　**正常胎儿出现胃偏大**

A. 妊娠 18 周 1 天胎儿上腹部的横向图像显示胃偏大(箭)。胃偏大时,发生胃肠道梗阻的风险会增加,但是亦可发生于正常胎儿。B. 2 周后检查,于同一切面显示胃大小正常(箭)。随访也正常。

示合并羊水过多时与食管闭锁相关。食管囊是位于胎儿颈部或胸部的充满液体的扩张的近端食管,它的显示增加了产前超声诊断食管闭锁的特异性,但相对少见。产前超声诊断食管闭锁的敏感性较低,部分原因是食管闭锁胎儿多伴有气管食管瘘,液体通过瘘道进入远端的食管和胃,有助于胃的显示。即便如此,食管闭锁胎儿的胃的大小通常偏小(图 7-5C、图 7-5D)。当未合并气管食管瘘时,由于胃固有分泌作用,胃亦可显示,较少发生胃泡不显示。

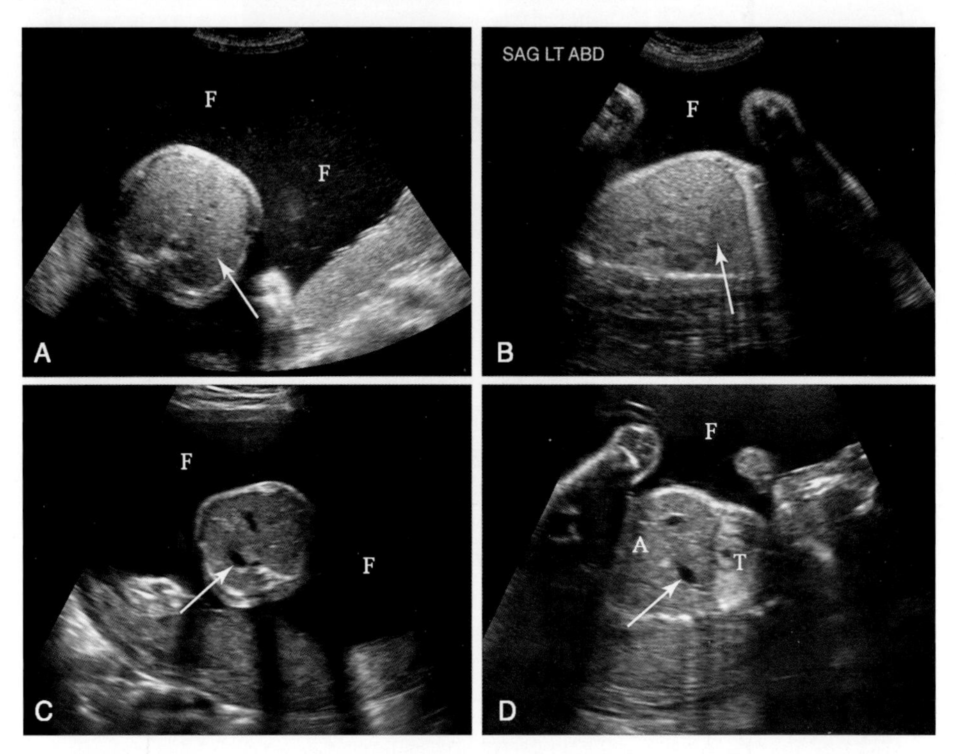

图 7-5 食管闭锁

A、B. 胃未显示。由于食管闭锁,胎儿腹部的轴位(图像 A)和左旁矢状位(图像 B),于左上腹胃未显示(箭),并合并羊水过多(F)。C、D. 食管闭锁伴气管食管瘘。胎儿腹部横向(图像 C)和胸部(T)斜冠状面和腹部(A)斜冠状面图(图像 D)显示,液体通过气管食管瘘,胃部分被充盈,于左上腹出现一个比预期值小的胃(箭),亦合并羊水(F)过多。

胎儿食管闭锁的超声检查在中孕早期通常是正常的,直到妊娠晚期才会出现食管闭锁的征象。50%~70%食管闭锁胎儿常常合并其他畸形,包括一系列非整倍体异常综合征,如 VACTERL 综合征,主要包括椎体、肛门、心脏、气管、食管、肾和四肢等的异常。

胃偏小或胃不显示并不是食管闭锁所特有征象(图 7-6)。胃不显示可在多种情况下发生,包括异常位置的胃(如先天性膈疝或位置异常)、由甲状腺肿或纵隔肿瘤等肿块引起的食管阻塞、非整倍体及胎儿面部畸形或神经肌肉紊乱引起的胎儿无法正常吞咽。另外,羊水过少时,可供胎儿吞咽的羊水量减少,也是胃不显示的一个常见原因。

胎儿胃内经常出现异常回声,与吞咽的物质(如羊水中脱落的皮肤细胞)有关。胃内的异常回声偶尔会聚集成团,类似于肿块,称胃假性肿瘤(图 7-7)。当胎儿的胃肠蠕动减慢(如肠梗阻)和胎儿存在血性羊水(如胎儿皮下血肿、胎盘早剥或羊水穿刺后),胃假性肿瘤或胃内异常回声的发生率会增加(图 7-8)。胃假性肿瘤和胃内碎片经常在超声检查中出现。单独出现时,通常是正常的。

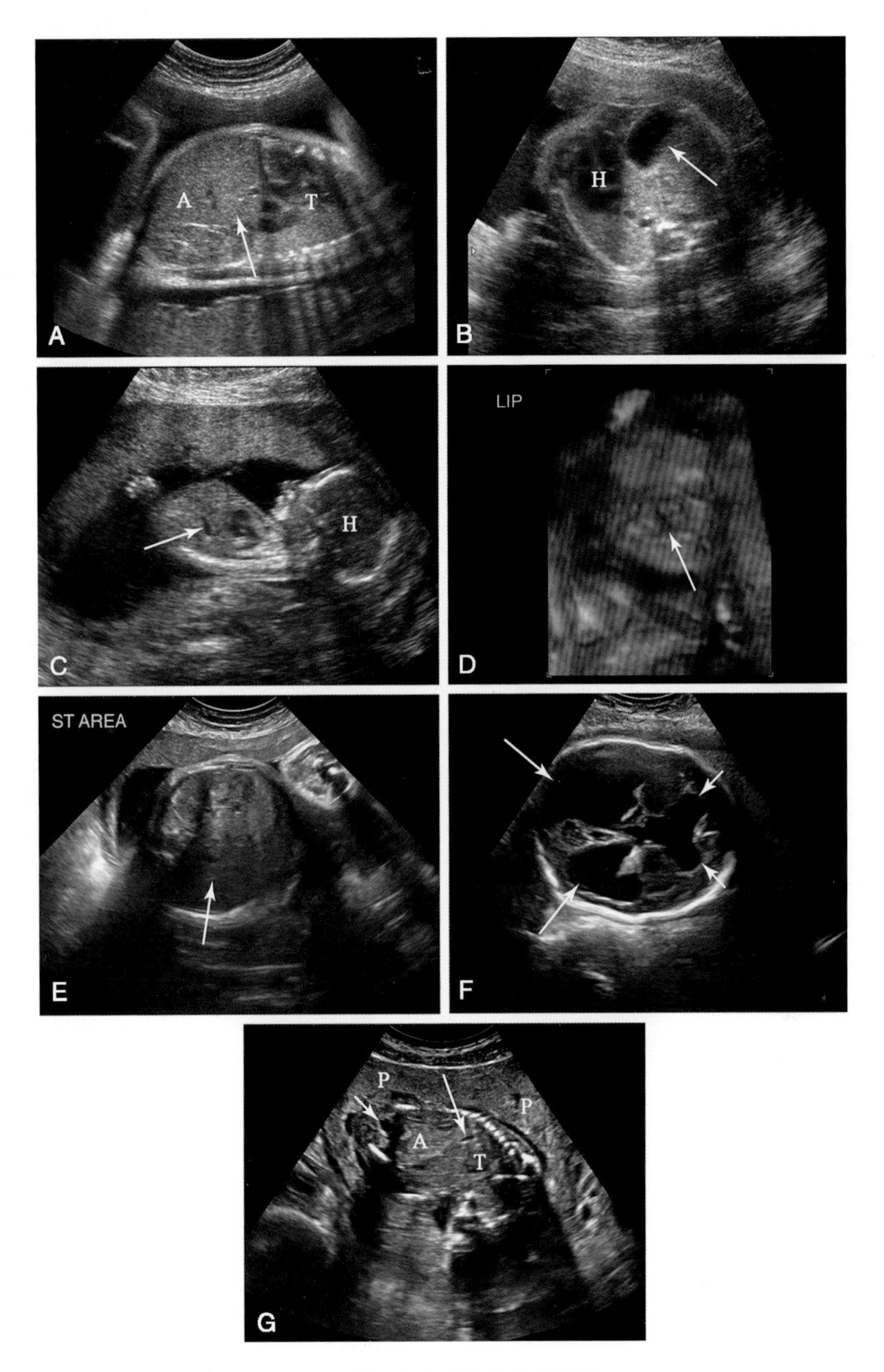

图 7-6　胃不显示或偏小的其他原因

A、B. 先天性膈疝。胎儿胸部和腹部的左旁矢状面图像(图像 A)显示左上腹胃不显示(箭)。心脏(H)水平的胸部轴向图像(图像 B)显示由于先天性膈疝,位于左上腹的胃移位至左半胸腔(箭)。腹部内容物挤压心脏移位至右半胸腔。C、D. 胃偏小:胎儿面部畸形。C. 胎儿左旁矢状面图像显示左上腹一偏小的胃(箭)。D. 三维表面成像显示胎儿面部出现一巨大缺损(箭),主要涉及唇、腭和鼻,影响了胎儿的正常吞咽,导致胃偏小。E、F. 胃偏小:神经异常。上腹部的轴向图像(图像 E)显示于左上腹(箭)胃不显示。F. 同一胎儿头部的轴向图像显示重度脑积水,由于导水管狭窄,侧脑室前角(短箭)和后角(长箭)扩张。脑积水引起胎儿神经系统功能受损,胎儿吞咽功能障碍,导致胃不显示。G. 羊水过少引起的胃偏小。妊娠 18 周子宫斜位图像显示由于胎膜早破导致羊水过少,可供胎儿吞咽的羊水量减少,胃(长箭)偏小。图 G 中的短箭为膀胱;图中 A 为腹部;P 为胎盘;T 为胸部。

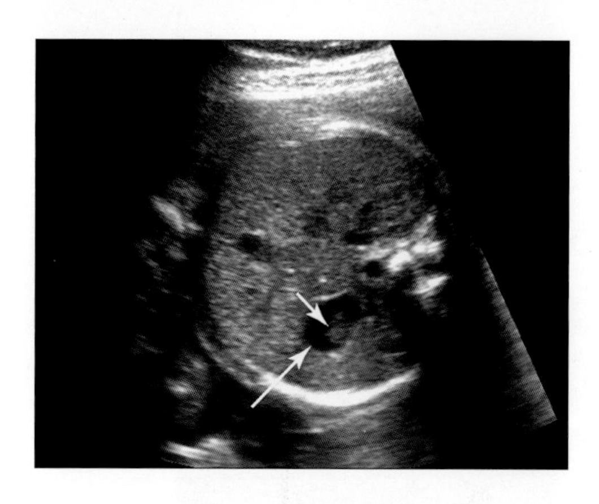

图 7-7 **胃假性肿瘤**

妊娠26周胎儿上腹部轴向图像显示胎儿胃内(长箭)吞咽物质(短箭)形成圆形回声聚集灶。胃内的回声类似于肿块,因此称为胃假性肿瘤。

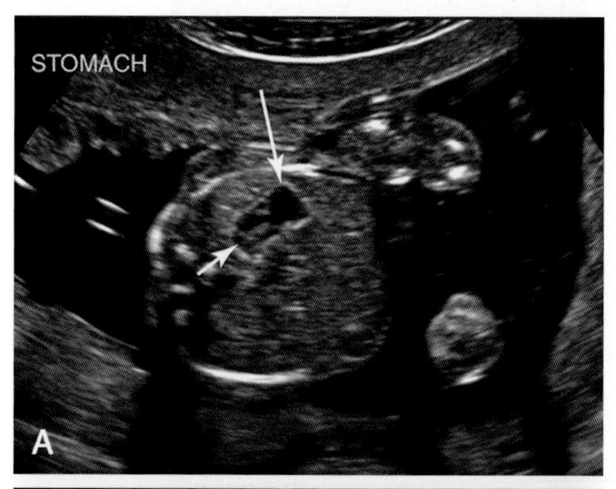

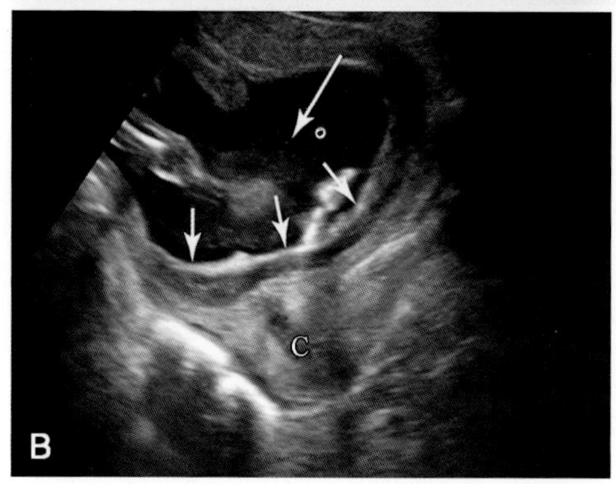

图 17-8 **胃吞咽了血液**

A. 胎儿上腹部轴向图像显示胃(长箭)吞咽的血液而含有回声物质(短箭)。B. 同时于子宫矢状图像显示绒毛膜下血肿,绒毛膜羊膜抬高(短箭)延伸至宫颈(C)。羊水中存在异常回声(长箭),这是由于绒毛膜下血肿,血液流入羊膜腔,造成胎儿胃内吞入血液而形成的。

二、小肠

(一)十二指肠

充满液体的十二指肠在正常胎儿中并不常见。十二指肠扩张最常见的原因是十二指肠闭锁,其他少见原因包括十二指肠狭窄、膜状物和环状胰腺造成的外源性梗阻、旋转不良。胎儿十二指肠梗阻在超声上出现双泡征,包括上腹部两个充满液体的结构,左上腹部的胃和右中腹部的扩张的近端十二指肠(图 7-9)。十二指肠梗阻的胎儿常出现羊水过多。十二指肠梗阻的检出率很低,特别是在妊娠早期或妊娠中期,此时十二指肠

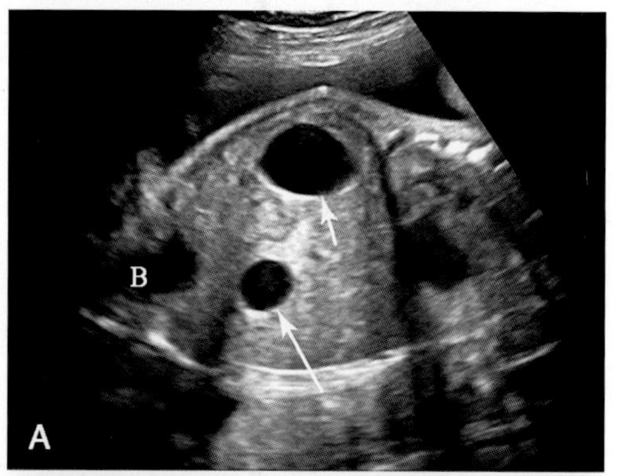

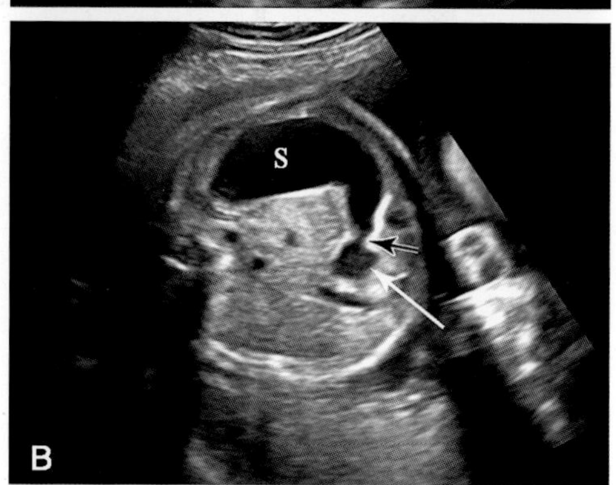

图 7-9 **十二指肠闭锁**

A. 胎儿长轴冠状面图像显示双泡征,左上腹扩张的胃(短箭),中线右侧扩张的十二指肠球部(长箭)。膀胱(B)显示。B. 胎儿腹部的轴向图像显示胎儿胃(S)横跨幽门(短黑箭)与十二指肠球部(长白色箭)连接形成的弯曲结构,证实是扩张的胃和十二指肠球部。

扩张和羊水过多通常很轻微或尚未出现(图 7-10A、图 7-10B)。诊断十二指肠闭锁重要的是要证明这两个囊性结构相连,以确定它们是胃和十二指肠球部(图 7-10C、图 7-10D)。许多引起胎儿腹部囊肿的原因,如肠重复囊肿、胆总管囊肿、肝囊肿、卵巢囊肿和脾脏囊肿(图 7-11),均不与胃相连。此外,胃底和胃窦的假双泡不应被误认为是扩张的十二指肠和胃(图 7-12)。这两个充满液体的结构都属于胃的结构,通常位于中线的左侧,而扩张的十二指肠球部更常见于右侧。调整扫查平面显示典型的弯曲胃的结构,而不是通过更窄的幽门连接到十二指肠球部。约 1/3 的十二指肠闭锁胎儿合并 21 三体,因此在怀疑十二指肠梗阻时应进行仔细扫查。

在很少的情况下,食管闭锁和十二指肠闭锁同时发生在同一胎儿中。在腹部和胸部形成一个闭合的充满液体扩张的 C 形环,包括闭锁食管段远端的食管、胃和十二指肠近端(图 7-13)。

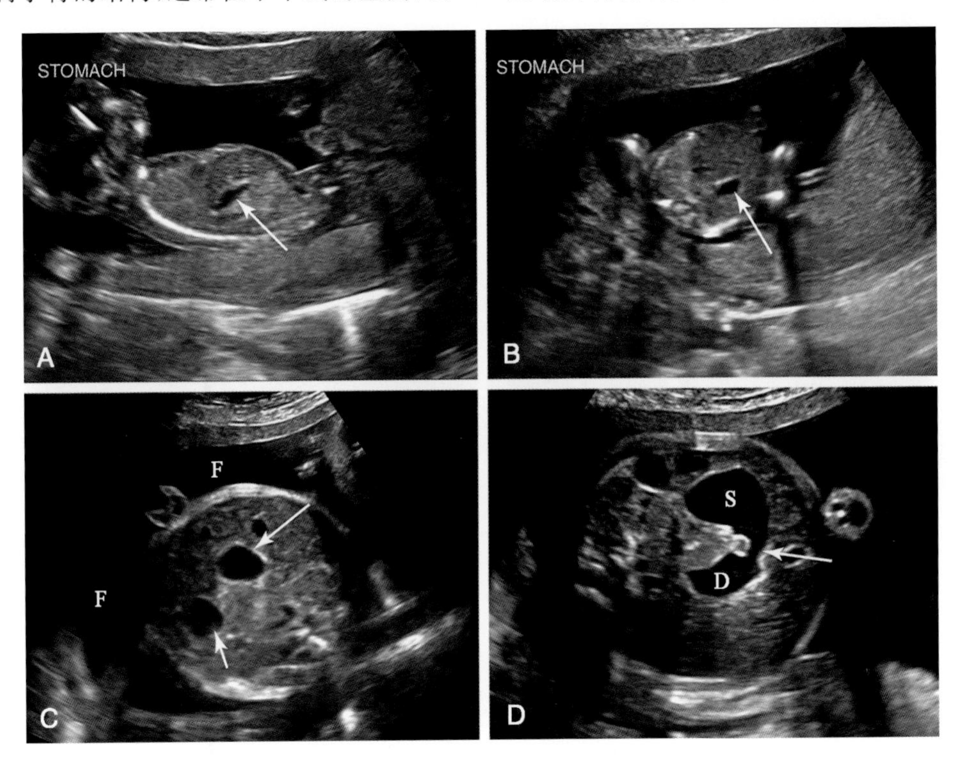

图 7-10　十二指肠闭锁:妊娠 16 周时不明显

A、B. 胎儿纵向(图像 A)和上腹部横向(图像 B)图像显示左上腹胃未见扩张(箭),十二指肠球部未见扩张。C、D. 妊娠晚期发现十二指肠闭锁。C. 与图像 A 和图像 B 为同一患者,妊娠 29 周时胎儿腹部轴向图像显示双泡征,即左上腹扩张的胃(短箭)和中线右侧扩张的十二指肠球部(长箭),并合并羊水(F)过多。D. 同一患者的轴向图像,为评估双泡征即扩张的胃(S)和扩张的十二指肠球部(D)是否连通,调整扫查平面,证实了二者相连接(箭)。十二指肠闭锁的超声征象在中孕早期并不常见。

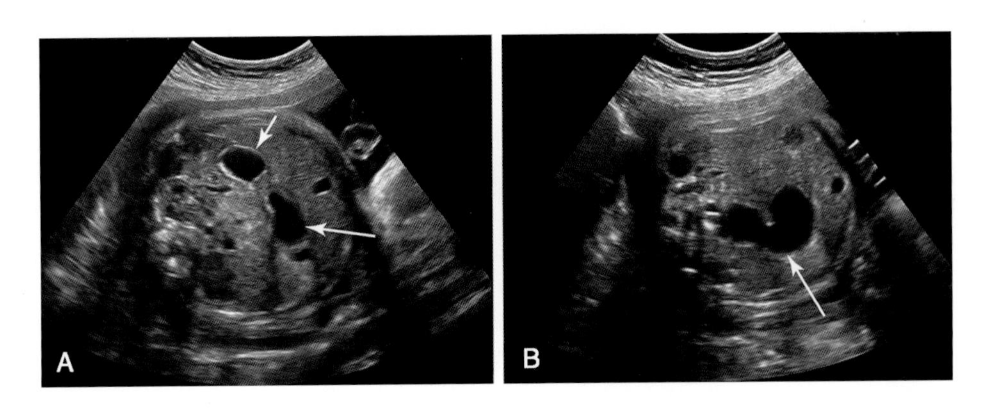

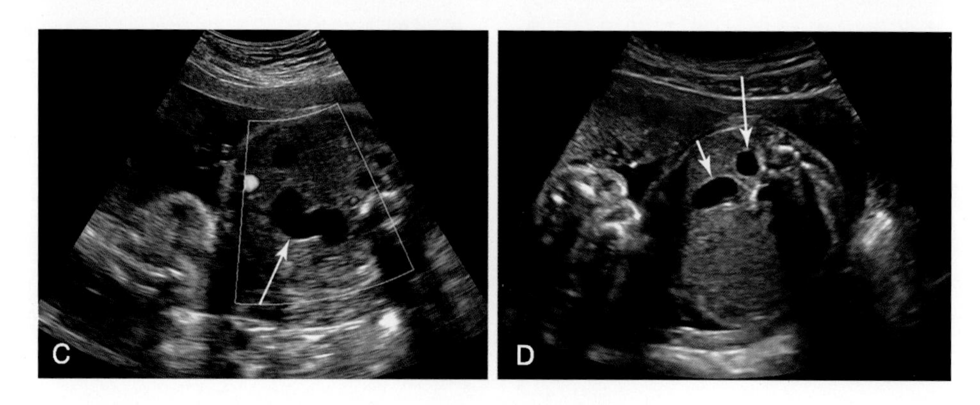

图 7-11 胎儿腹部其他囊肿

A 至 C. 肠重复囊肿。A. 胎儿腹部的轴向图像显示上腹部两个囊性结构,包括左上腹的胃(短箭)和中腹部类似于十二指肠球部的泪滴状囊性结构(长箭)。B. 与图 A 稍有不同的切面,中线囊性结构显示一个弯曲的形态(箭),但此结构并与胃未连。C. 腹部轴向能量多普勒图像显示此囊性肿块(箭)内未见血流信号,从而排除血管。出生后手术,结果为肠重复囊肿。D. 脾囊肿。另一个胎儿的腹部轴向图像显示左上腹见两个囊性结构,即正常位置的胃(短箭)和胃后的脾囊肿(长箭)。

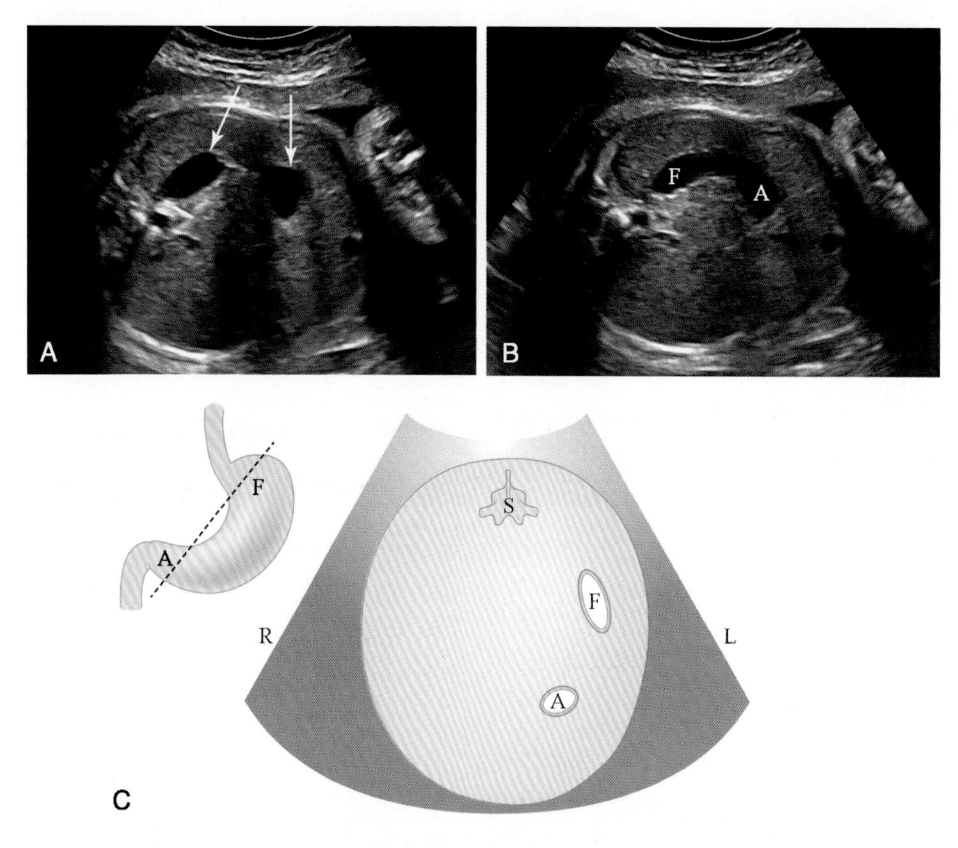

图 7-12 假双泡征

A. 胎儿腹部斜切面显示两个囊性结构(箭),提示双泡征。B. 与 A 稍有不同的切面,斜位图像显示的两个囊性结构连接成 C 形,与胃底(F)和胃窦(A)一致。与十二指肠闭锁的双泡征比较(见图 17-9B、图 17-10D),胃通过幽门与扩张的十二指肠球部相连。图像 A 中的双泡征可能是正常的胃而不是十二指肠闭锁所致,主要原因是两个囊性结构都位于中线的左侧,而扩张的十二指肠球部通常位于中线的右侧。C. 假双泡征的示意图显示,由于胃形态弯曲,扫查平面穿过胃底和胃窦(虚线,左图)。对应的腹部横切面图像(右图)与图 17-12A 中的图像相似,只是前者脊柱位于图像的顶部,后者位于超声图像的左侧,所以后者图像上左腹部的两个囊性结构仅仅是胃底和胃窦。这是由于胃的正常弯曲,而不是十二指肠球部扩张,所以并不符合双泡征。图中 L 为左;R 为右;S 为脊柱。

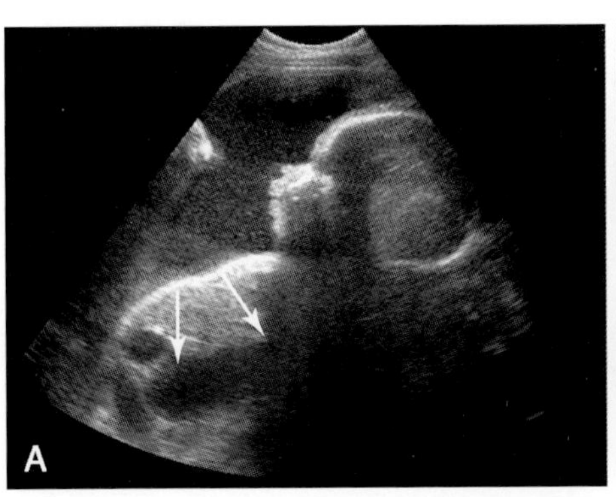

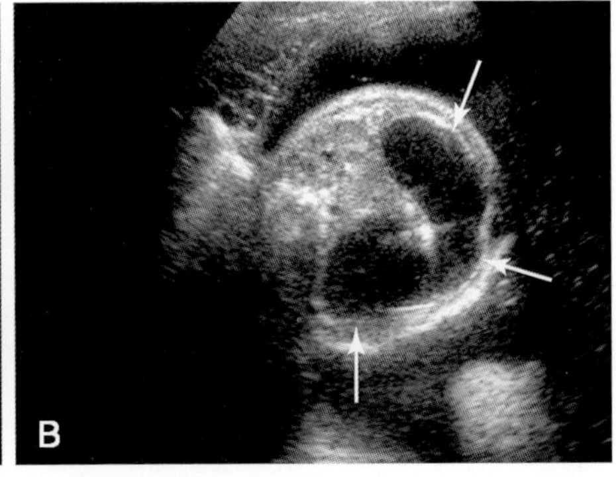

图 7-13　食管闭锁和十二指肠闭锁同时存在

A. 胎儿的左矢状切面图像显示于胸腔延伸至上腹部的一个重度扩张的囊性结构（箭），相当于远端的食管闭锁和近段的十二指肠闭锁所致部分扩张的食管和胃。B. 腹部斜切面图像显示一个大的、闭合的 C 形环状扩张的囊性结构（箭），即食管闭锁所致的扩张的远段食管和十二指肠段闭锁所致的扩张胃和十二指肠。

（二）空肠和回肠

正常胎儿的中腹部常可见含有少量液体的小肠蠕动。正常小肠的直径通常＜7mm，扩张的长度通常＜15mm（图 7-14）。小肠扩张最常见的原因是空肠或回肠闭锁，二者均继发于血管异常。肠旋转不良、肠扭转和胎粪性肠梗阻均会引起肠梗阻。空肠和回肠梗阻的超声表现包括肠扩张，有时伴有肠蠕动增加（图 7-15）。偶尔仅在阻塞部位附近看见一个扩张肠襻，但是最常见的是多个扩张肠襻。并非所有的小肠闭锁胎儿均合并羊水过多，梗阻程度越高，出现羊水过多的可能性越大。胃可见扩张或大小正常。空肠或回肠梗阻的超声表现通常在妊娠中期或妊娠晚期才出现。空肠闭锁比回肠闭锁更常见，更易出现多个闭锁部位，且通常与胃肠道外的异常相关。回肠比空肠顺应性差，因此空肠闭锁更易出现明显扩张的肠襻，回肠闭锁更易导致肠穿孔。

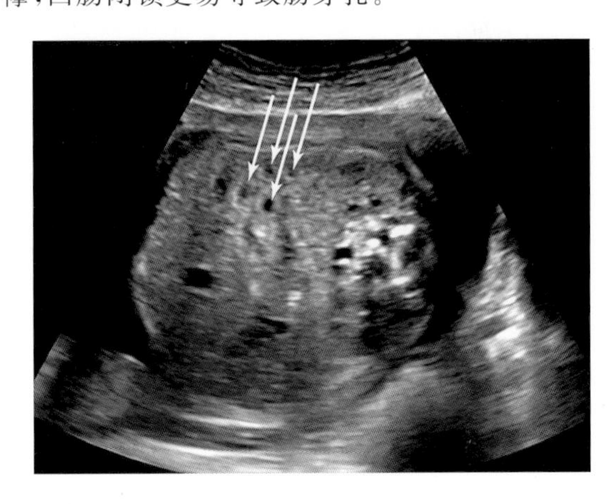

图 7-14　妊娠 27 周胎儿腹部轴位图像显示含有少量液体的正常的小肠（箭）

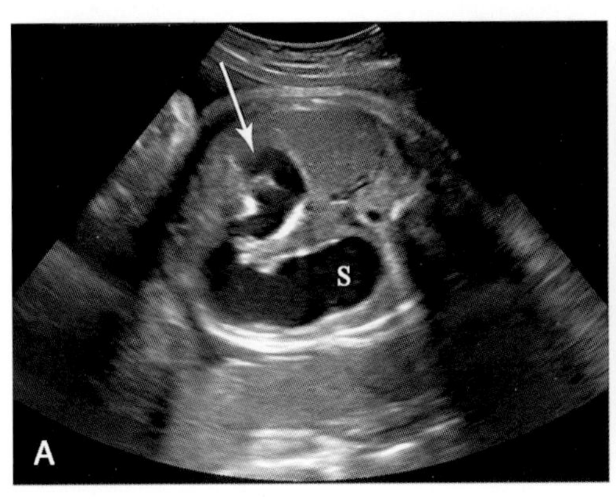

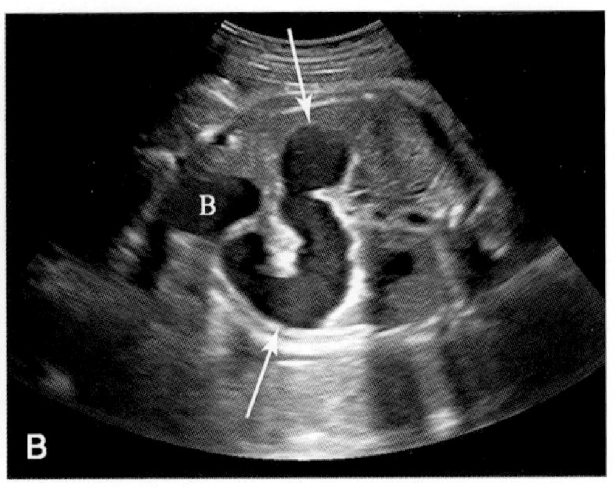

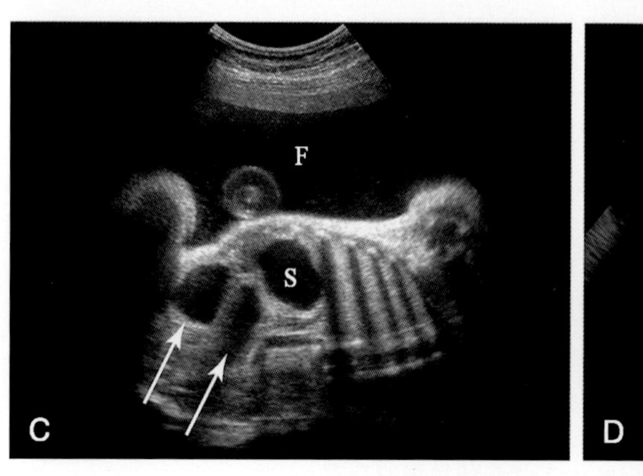

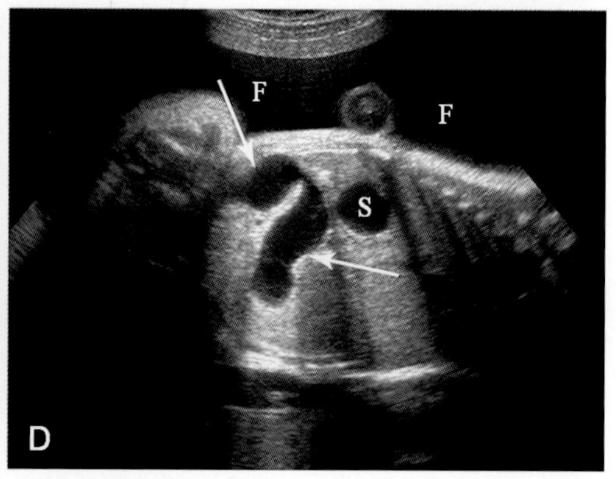

图 7-15 2例空肠闭锁

A、B. 空肠闭锁胎儿腹部轴位(图像 A)和冠状位(图像 B)显示扩张的胃和空肠(箭),羊水量正常。C、D. 另一例空肠闭锁胎儿腹部左矢状面(图像 C)和冠状切面(图像 D)显示重度扩张的胃和近段空肠(箭),合并羊水(F)过多。图中 B 为膀胱。

三、结肠和肛门

正常胎儿结肠呈管状,可通过其位置识别,偶尔也可通过所特有的结肠袋识别。结肠内充满胎粪,并且随着孕周的增加而增多,于妊娠晚期可能显著增多,其最大直径可达 2cm(图 7-16)。结肠内容物通常与周围组织相似或回声较低,但是在正常胎儿中偶尔可为高回声。结肠畸形(如先天性巨结肠症)很少在胎儿期被诊断出来。

超声诊断胎儿肛门闭锁并不敏感。由于许多肛门闭锁胎儿未出现肠扩张,以致大多数病例在出生前未被诊断出。当下腹部出现 V 形或 U 形液性回声、扩张肠襻或结肠内出现钙化灶时可被发现(图 7-17)。结肠内钙化灶的病因主要是由于尿道和胃肠道存在连接,如直肠尿道瘘时胎粪和尿液混合引起的。在妊娠早期(妊娠 12－16 周)发现肠襻的扩张,出生后证实为肛门闭锁。

大多数肛门闭锁的胎儿存在其他异常。除了胃肠道外,泌尿生殖道也经常受累,相关异常包括泄殖腔畸形(女性的泌尿、生殖和胃肠道汇合,汇入一个共同的流出道)、核型异常和一系列综合征。

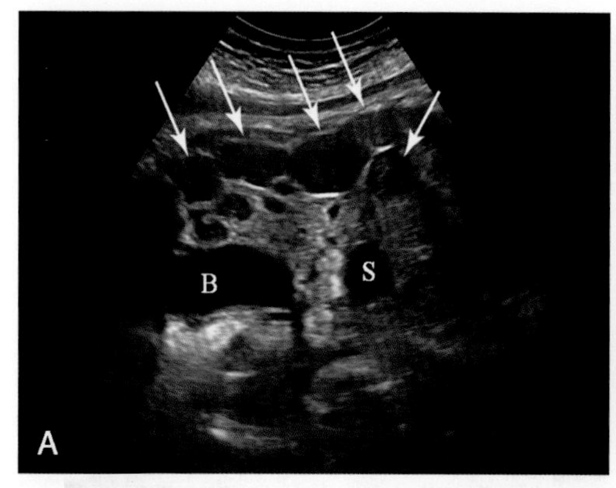

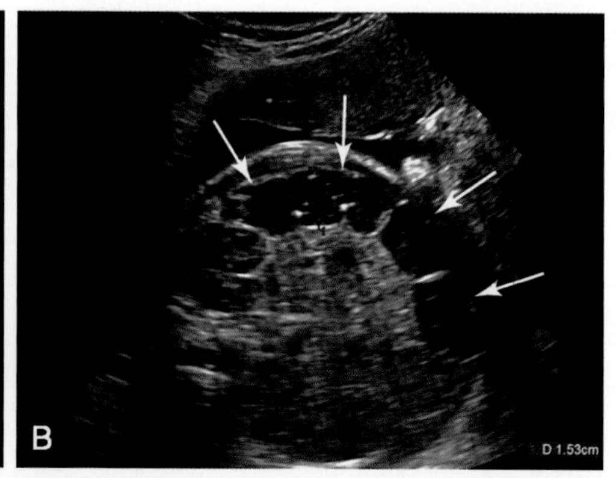

图 7-16 2例正常结肠

A. 正常胎儿腹部冠状面图像显示与正常结肠相对应的扩张肠襻(箭)。结肠内低回声为胎粪。B. 正常结肠直径,另一例胎儿腹部轴向图像显示腹部周边见正常结肠(箭),直径 1.5cm(红色光标)(临界值约为 2cm)。图中 B 为膀胱;S 为胃。

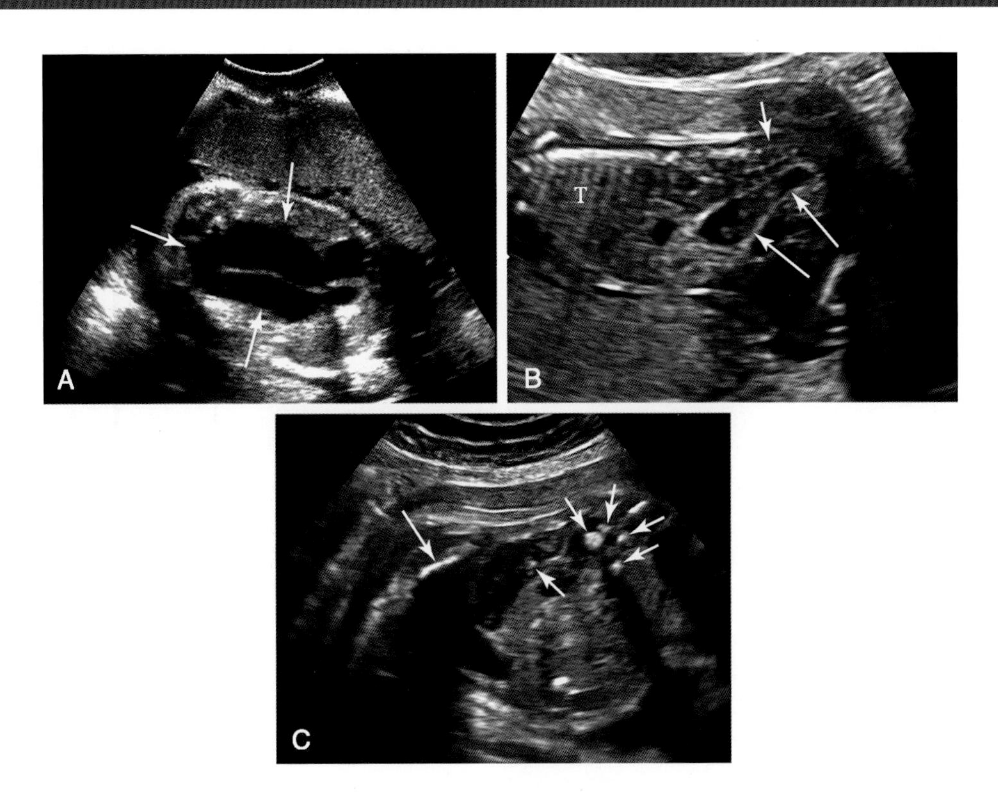

图 7-17 3 例肛门闭锁

A. 下腹部和盆腔的斜切面图像显示与扩张的肠道相对应的大 U 形液体回声(箭)。B. 胎儿长轴纵切面图像显示胎儿下腹部和盆腔见一个扩张的充满液体的肠襻(长箭)。图中短箭为骶骨,T 为胸部。C. 腹部斜切面图像显示,结肠内钙化灶(短箭)。结肠内钙化灶可能是尿道和胃肠道之间存在瘘管,胎粪和尿液混合而成。图中长箭为髂骨。

四、胎粪性肠梗阻、胎粪性腹膜炎和假性囊肿

胎粪性肠梗阻是指由于胎粪异常黏稠而造成的肠梗阻,几乎总是在囊性纤维化的情况下发生。梗阻通常发生在回肠末端,偶尔累及结肠。胎粪性肠梗阻也可导致肠扭转、肠穿孔和胎粪性腹膜炎。胎粪性肠梗阻的超声表现包括梗阻近端肠管扩张和回声增强(图 7-18)。与其他肠梗阻一样,超声异常声像通常在妊娠晚期才被发现。

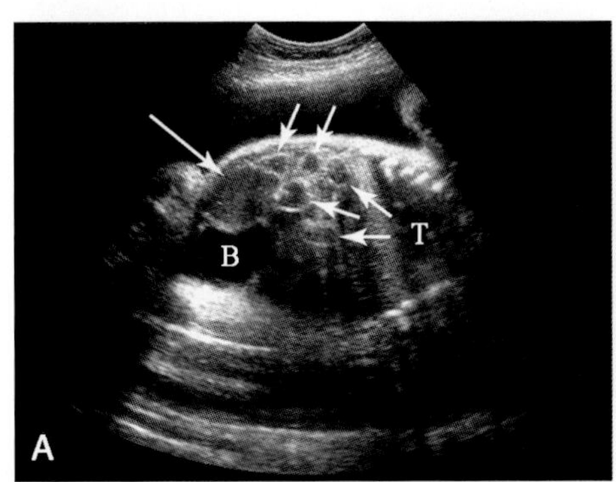

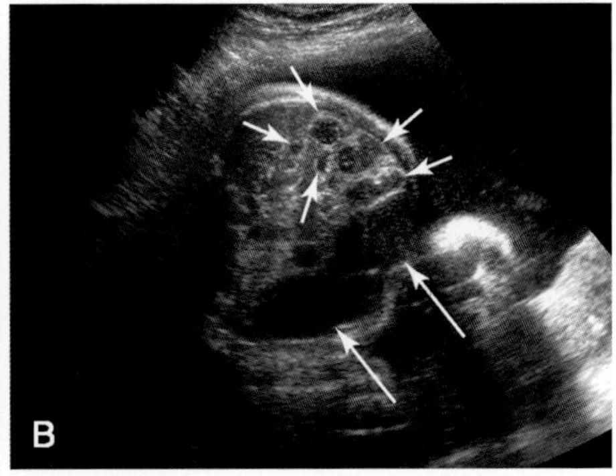

图 7-18 胎粪性肠梗阻

胎粪性肠梗阻胎儿的冠状面(图像 A)和腹部轴向(图像 B)显示有内壁和内部回声的多个轻度扩张肠襻(短箭)及一些明显扩张的肠襻(长箭)。出生后的外科手术发现回肠内充满大量浓缩的胎粪颗粒(可能与超声显示的轻度扩张的肠襻相对应),远端空肠明显扩张并有大量分泌物(可与超声显示的明显扩张的肠襻相对应)。结肠很小。患儿确诊为囊性纤维化。图中 B 为膀胱;T 为胸腔。

胎粪性腹膜炎是由肠管破裂后胃肠内容物漏入腹腔引起一种无菌的化学性炎症。肠穿孔的常见病因包括小肠闭锁、肠扭转和胎粪性肠梗阻,但是有些病例是自发性的。胎粪性腹膜炎的典型超声表现是腹腔钙化。可有点状钙化、粗大钙化、线状钙化或簇状钙化,有时后方伴声影(图 7-19)。胎粪性腹膜炎胎儿的其他超声表现包括单纯性腹水、具有内部回声或占位效应的多房性腹水或复杂腹水、羊水过多、潜在梗阻引起的肠管扩张和胎粪假性囊肿(图 7-20)。

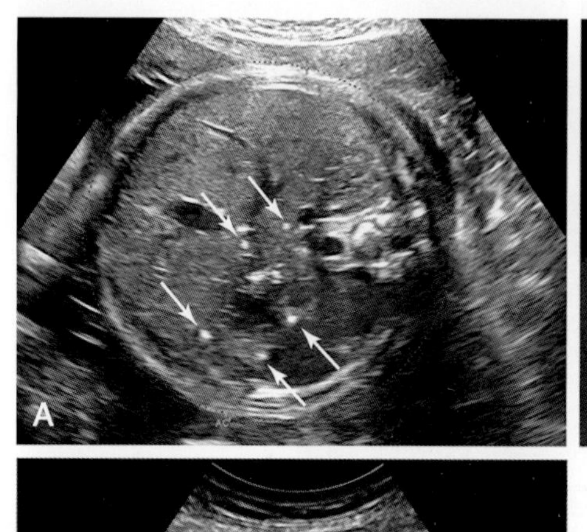

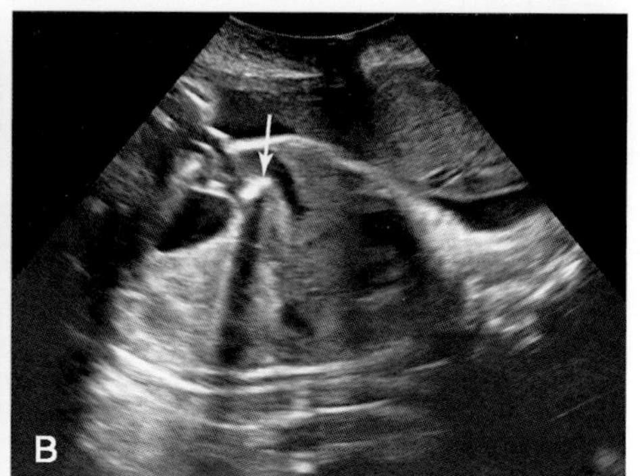

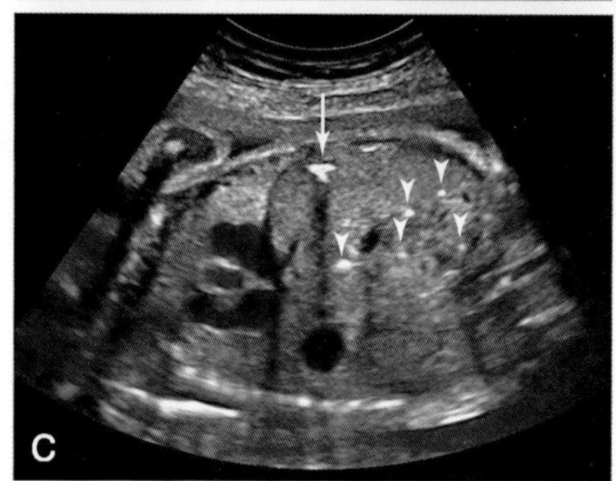

图 7-19　胎粪性腹膜炎:钙化

3 例胎粪性腹膜炎胎儿腹部的轴位图像显示各种钙化,包括后方未伴声影的多个点状钙化,(箭,图像 A),后伴声影的粗大钙化(箭,图像 B),以及伴声(箭)和不伴声(箭头)钙化的组合(图像 C)。

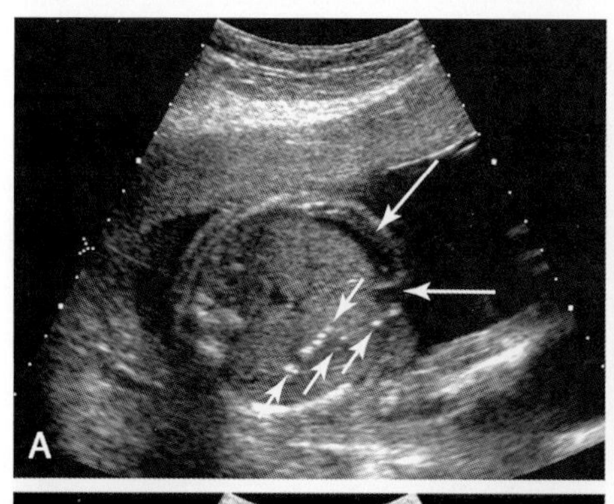

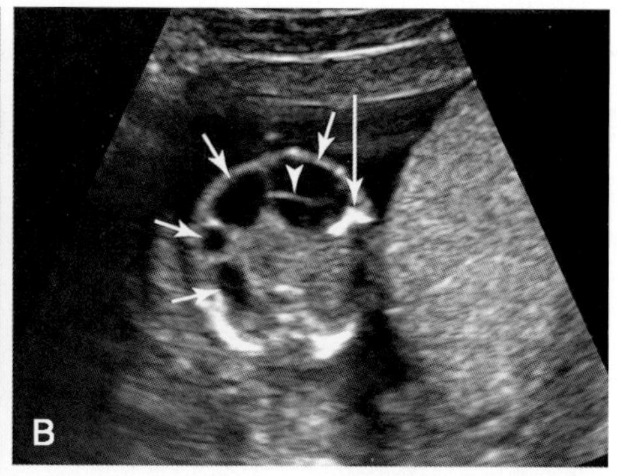

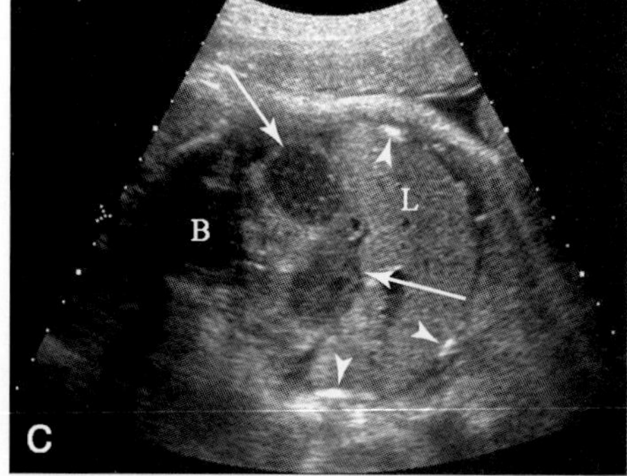

图 7-20　3 例胎粪性腹膜炎胎儿的其他异常超声表现

A. 腹水。除腹部钙化(短箭),腹部的轴向图像显示腹水(长箭)。B. 多房性腹水。腹部轴向图像显示腹水呈多房性(短箭)。最大的囊腔对邻近的腹腔内容物产生占位效应,并包含一个间隔(箭头)。多房性腹水旁伴粗大钙化(长箭)。C. 肠扩张。腹部冠状位图像显示肠襻扩张(长箭)和点状钙化(箭头)。图中 L 为肝;B 为膀胱。

胎粪假性囊肿是一种多房性的囊状的胎粪集合，由成团的肠道和胎粪不断地漏入腹腔形成的纤维组织构成。有时胎粪假性囊肿非常大，并含有间隔、内部回声或钙化（图 7-21）。在没有相关腹膜钙化的情况下，很难区分胎粪假性囊肿和其他腹部肿块，如肠重复囊肿（见图 7-11）、淋巴管瘤、阴道积液（见图 8-31）或囊性卵巢肿块（见图 8-33）。

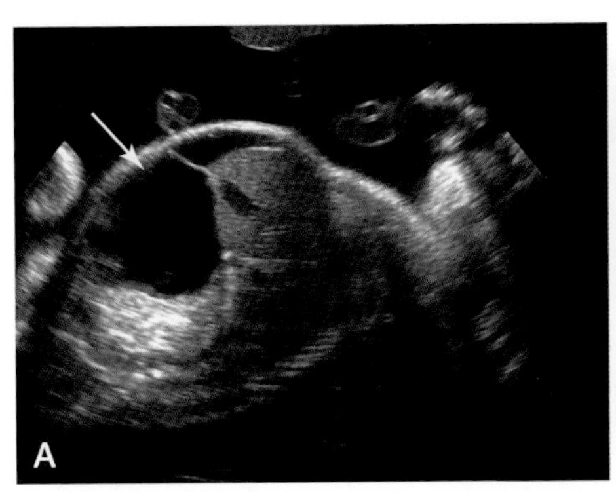

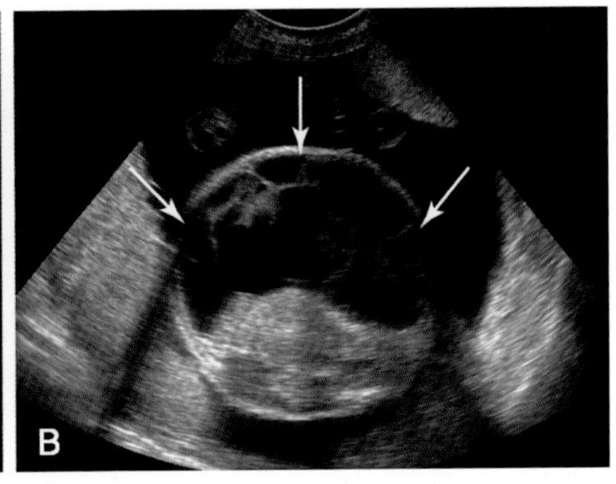

图 7-21　胎粪假性囊肿

胎儿腹部的纵向（图像 A）和横向（图像 B）显示一个大的、边界清晰的以囊性为主的肿块（箭），腹部膨大，包含内部间隔和实性成分。

腹部钙化的鉴别诊断包括胎粪性腹膜炎、肝和脾钙化［最常见的是特发性或巨细胞病毒（CMV）和其他宫内感染］、胆结石、肛门闭锁和畸胎瘤（框图 7-1）。胎粪性腹膜炎的钙化可通过其腹腔分布特征与胎儿腹腔其他钙化区分（图 7-22）。腹膜的钙化包括膈下表面钙化和肝边缘钙化，但不包括肝实质钙化。此外，在男性胎儿中，由于胎粪性腹膜炎通过腹膜鞘进入阴囊，因此阴囊可能出现钙化。相应的，宫内感染（如巨细胞病毒和弓形虫感染）可引起肝和脾的实质钙化。肛门闭锁与结肠腔内钙化有关（见图 7-17C），畸胎瘤常为局灶性肿块钙化。

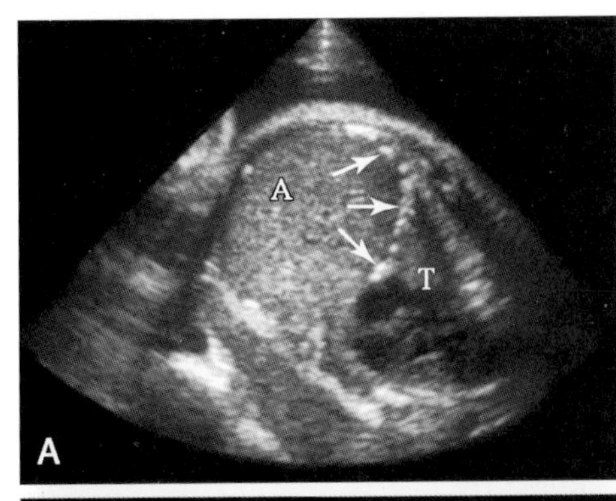

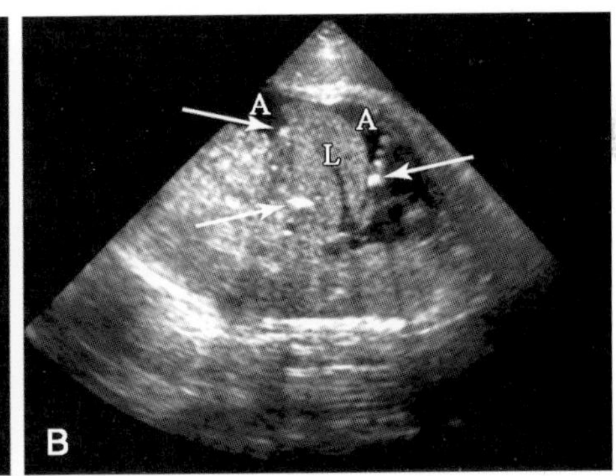

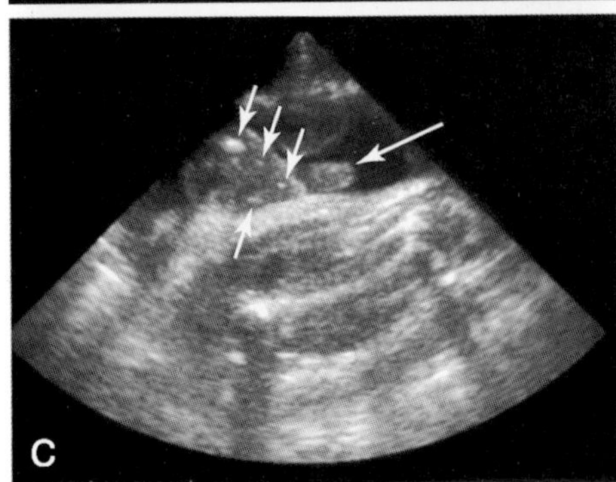

图 7-22　胎粪性腹膜炎：支持腹膜内钙化分布的特征

A. 膈下表面钙化。胎儿腹部（A）和胸部（T）的斜位图像显示沿膈下表面呈曲线分布的多处钙化（箭）。B. 肝边缘钙化。纵向图像显示少量腹水（A）勾勒出肝（L），有助于肝边缘钙化的显示（箭）。C. 阴囊钙化。阴囊和阴茎（长箭），可见由于胎粪性腹膜炎在阴囊中出现多处钙化（短箭）。

框图 7-1　胎儿腹部钙化的鉴别诊断

胎粪性腹膜炎
肝和脾(特发性或宫内感染,如巨细胞病毒最常见)
胆石症
肛门闭锁(在结肠腔中)
畸胎瘤

腹水应与假性腹水区别开,假性腹水是由于腹壁前壁低回声肌肉组织所致的正常现象。与腹水不同的是,假性腹水不会包绕腹部器官,不深入腹腔至肋骨,也不会勾勒出脐静脉腹段的管壁回声(图 7-23)。

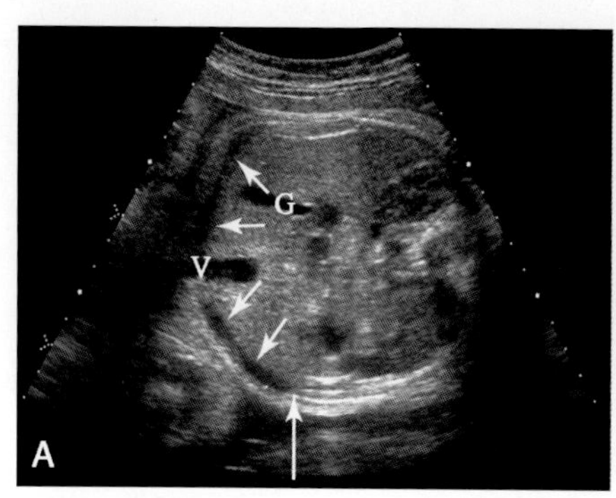

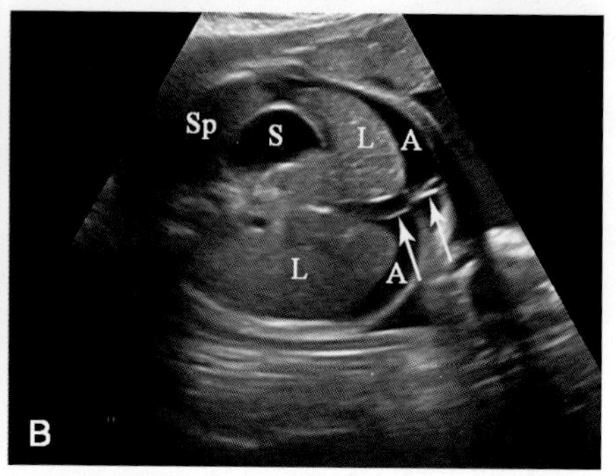

图 7-23　假性腹水与腹水

A. 假性腹水。胎儿腹部的轴向图像显示沿腹壁皮下的低回声带(短箭)。注意,低回声带不超出肋骨(长箭),也不包绕腹部器官。此外,仅可见脐静脉腹段管腔(V),未见管壁回声。B. 胎儿真正腹水的腹部轴向图像显示腹水(A)包绕肝(L),并显示脐静脉腹段管壁回声(箭)。图中 G 为胆囊;S 为胃;Sp 为脾。

五、肠管回声增强

当肠管回声强度和骨骼一样时,称为肠道回声增强。肠道回声增强可能与肠壁或肠内容物有关,或同时受两者影响,其可表现为下腹部和盆腔回声团块(图 7-24)。回声是主观发现,受扫描参数的影响。增加整体的图像对比度,如应用高频扫描(>5MHz)和谐波,可导致肠管回声增强的假象(图 7-25)。当多切面扫查肠管回声强度均与骨骼回声相同,并且消除了图像对比度因素(如谐波和高频)的影响时,才能诊断为肠管回声增强。

肠管回声增强的鉴别诊断有很多(框图 7-2)。大多数正常胎儿存在孤立性肠管回声增强。在这些胎儿中,有些胎儿的肠管回声增强于妊娠晚期消失。肠管回声增强也被视为胎儿在羊水中吞咽血液制品后出现的一种短暂现象(如继绒毛膜下出血、胎盘早剥或绒毛取样和羊膜穿刺术之后)。肠管回声增强也与囊性纤维化、宫内感染(最常见的是 CMV)、染色体异常(最常见的是 21 三体,少见的其他三体、三倍体和 Turner 综合征)、肠梗阻(如肠道闭锁、地中海贫血),以及胎儿宫内生长受限或胎死宫内有关。除了详细的扫查外,还应对这些可能异常进行检测,并进行后续的超声检查以评估生长情况。

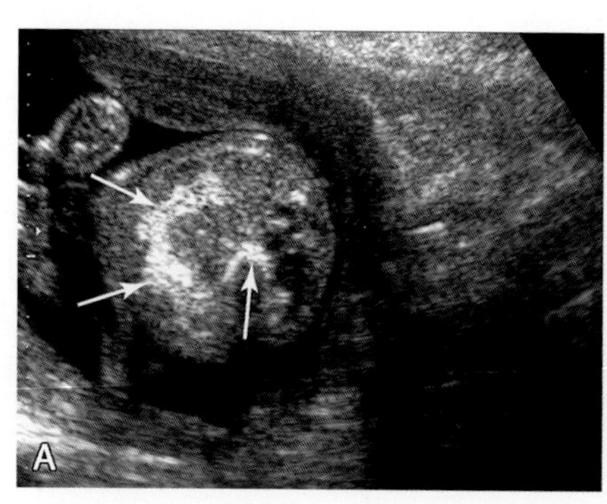

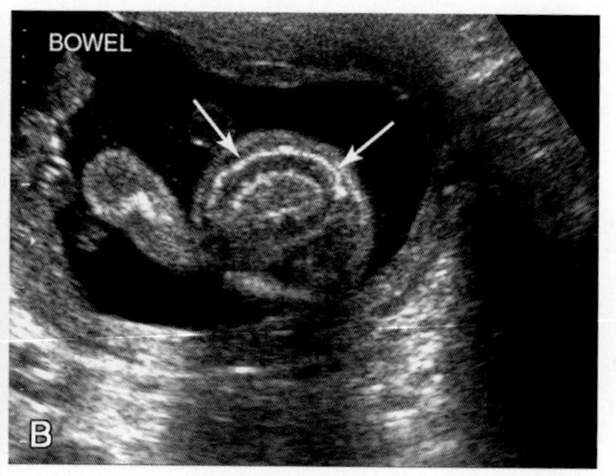

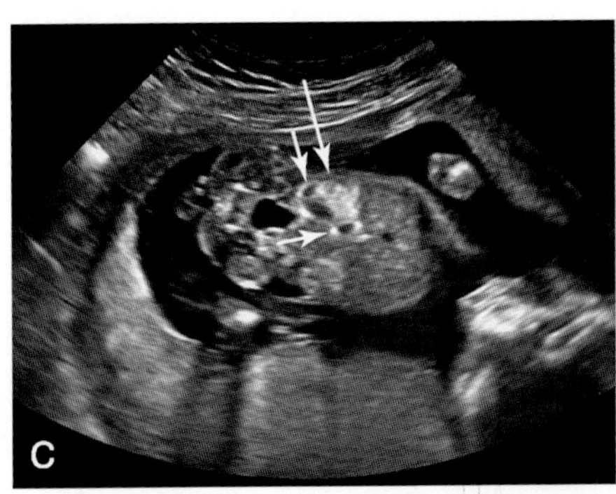

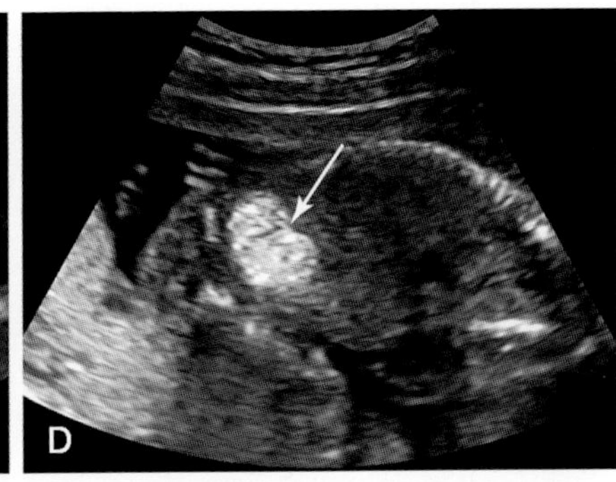

图 7-24 肠管回声增强:回声增强的种类

四个不同胎儿的腹部图像显示了不同的肠回声类型,包括肠腔内容物回声(箭,图像 A)、肠壁回声(箭,图像 B)、肠壁回声(短箭,图像 C)和肠腔内容物回声(长箭,图像 C)的共同作用及回声增强的盆腔包块(箭,图像 D)。

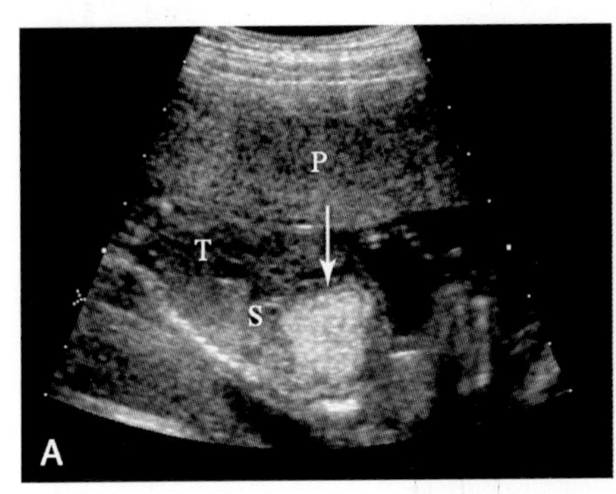

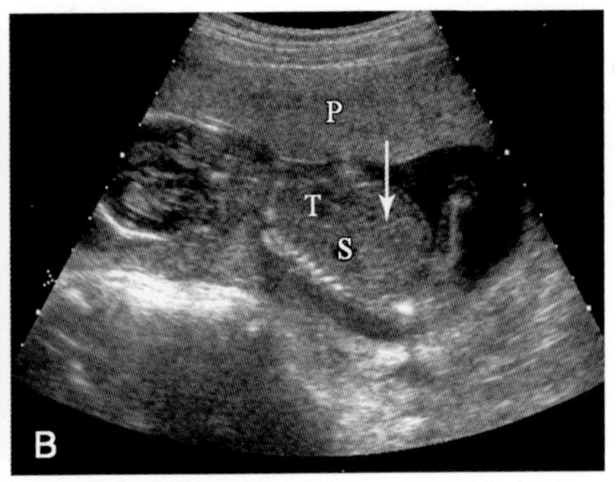

图 7-25 正常胎儿因高频扫描引起的肠管回声增强

A. 利用 7.0MHz 超声探头对胎儿长轴的纵向图像显示,胎儿盆腔和下腹部出现肠管回声增强(箭)。B. 同一胎儿应用 3.5MHz 超声探头图像显示肠管回声正常(箭)。图中 P 为胎盘;S 为胃;T 为胸腔。

框图 7-2 肠道回声增强的鉴别诊断
正常
吞咽血液
囊性纤维化
巨细胞病毒或其他宫内感染
核型异常(最常见的是 21 三体)
肠梗阻
地中海贫血
胎儿生长受限(随诊发育情况)

六、肝和胆囊

肝在胎儿期占胎儿上腹部的大部分。测量腹围时可见肝内的门静脉右支和门静脉左支(图 7-26)。肝大小的评估通常是主观的。由于肝形状

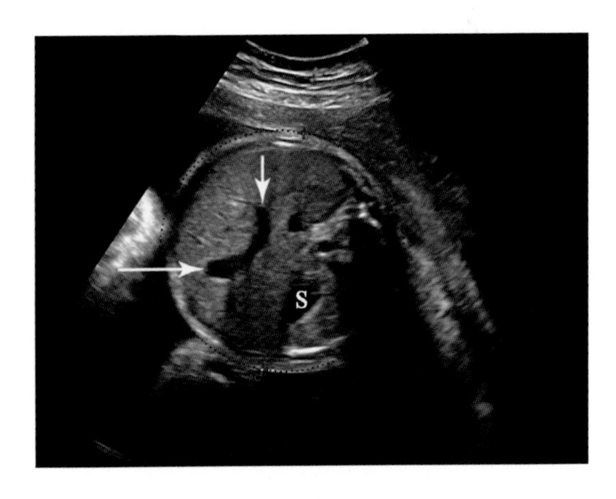

图 7-26 妊娠 30 周的腹部轴位图像显示测量腹围(红色光标)的标准切面

腹部呈圆形,门静脉左支(长箭)和门静脉右支(短箭)在门静脉窦处汇合呈弧形结构。图中 S 为胃。

不规则,并且肝边缘与周围腹部内容物融合在一起,因此肝的测量具有挑战性。如果需要客观测量,可以参照公布的肝大小径线图。胎儿肝增大的常见原因包括水肿和宫内感染(图 7-27A 和 B)。肝小最常见的原因是胎儿宫内生长受限。

在产前超声检查中偶尔发现肝钙化(图 7-27C、图 7-27D)。肝钙化应与胎儿胆石症和胎粪性腹膜炎的钙化相鉴别。当肝钙化是孤立性和特发性的,通常预后良好。

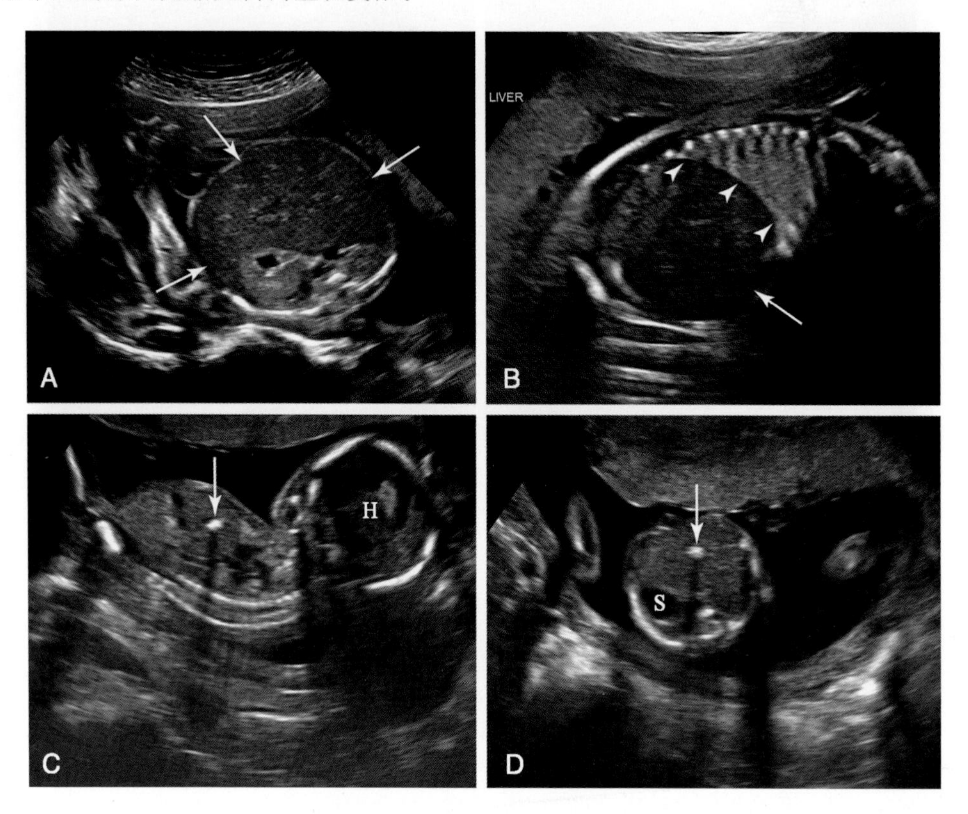

图 7-27 肝异常:大小和钙化

A、B. 肝大。CMV 感染胎儿腹部横向(图像 A)和纵向(图像 B)显示肝明显增大(长箭)。肝增大时,腹围增大,对肺部造成占位效应(箭头,图像 B)。C、D. 特发性肝钙化。胎儿腹部纵向(图像 C)和轴向(图像 D)显示肝单一钙化灶(箭)。其余超声检查正常,钙化病因不明。图中 H 为头;S 为胃。

肝钙化还与非整倍体、胎儿畸形和宫内感染(如 CMV 或弓形虫感染)有关,在这种情况下,可以合并其他表现,如脑室扩张。它们也继发于与积水有关的细小病毒属病毒的感染。胎儿肝肿瘤偶尔含有钙化。钙化也可能是肝血管血栓如门静脉或下腔静脉血栓的后遗症。

在胎儿期很少见到肝肿块,偶尔会发现肝囊肿(图 7-28A)。当出现多发性肝囊肿时,应考虑多囊肾和 Caroli 病(肝内胆管囊性扩张)。其他胎儿肝良性病变包括血管瘤、血管内皮细胞瘤(血管瘤的一个亚型;图 7-28B、图 7-28C)和间充质错构瘤。血管瘤是最常见的胎儿肝良性肿瘤,彩色多普勒显示低阻力动脉血流,血管丰富。血管瘤通常会自行消退,但是会导致血小板减少、溶血性贫血或动静脉分流,导致高输出量心力衰竭、水肿和胎儿死亡。最常见的胎儿肝恶性肿瘤是肝母细胞瘤,它也可导致高输出量心力衰竭和胎儿死亡。

胎儿胆囊常出现在妊娠中晚期,但是并不是标准胎儿结构检查的项目。胆囊位于右上腹,是一个弯曲、卵形或泪滴状的结构,向前腹壁延伸,与中线大约呈 45°(图 7-29)。胆囊未显示与胆囊纤维化、胆囊闭锁、胆管闭锁、其他结构异常和非整倍体有关。如果排除囊性纤维化,仅发现胆囊不可见,通常预后良好。

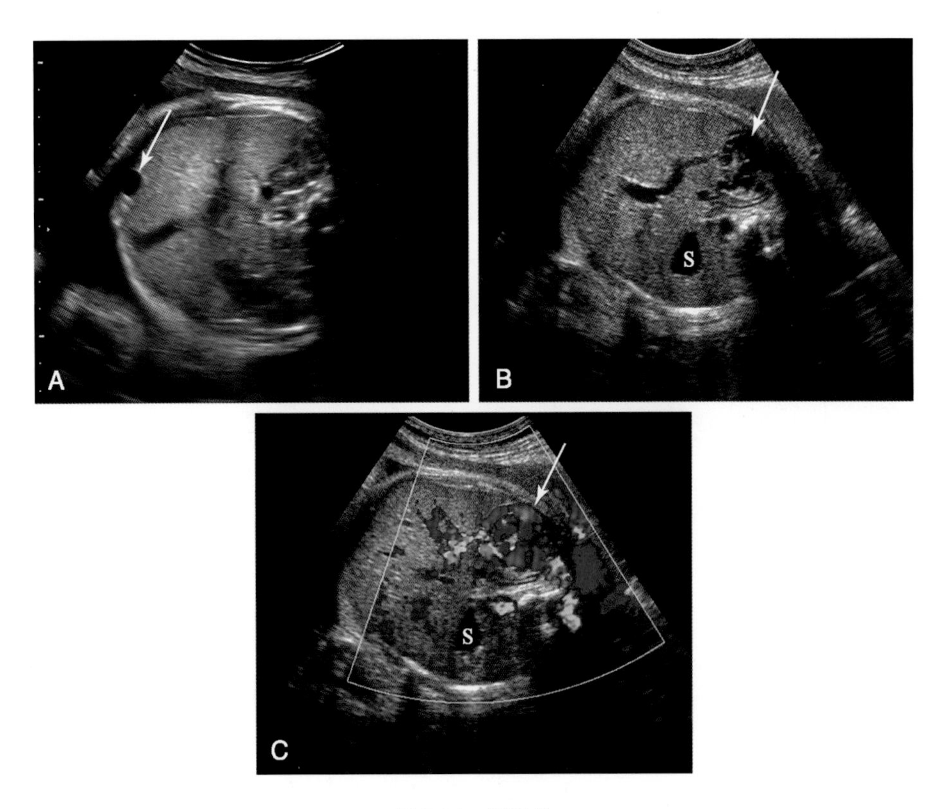

图 7-28　肝肿块

A. 囊肿。腹部轴向图像显示肝单纯小囊肿(箭)。B、C. 血管内皮细胞瘤。腹部轴向灰阶图像(图像 B)显示肝右后叶囊实性肿块(箭)。彩色多普勒(图像 C)显示肿块内血流丰富(箭)。产后评估为血管内皮细胞瘤,是血管瘤的一个亚型。图中 S 为胃。

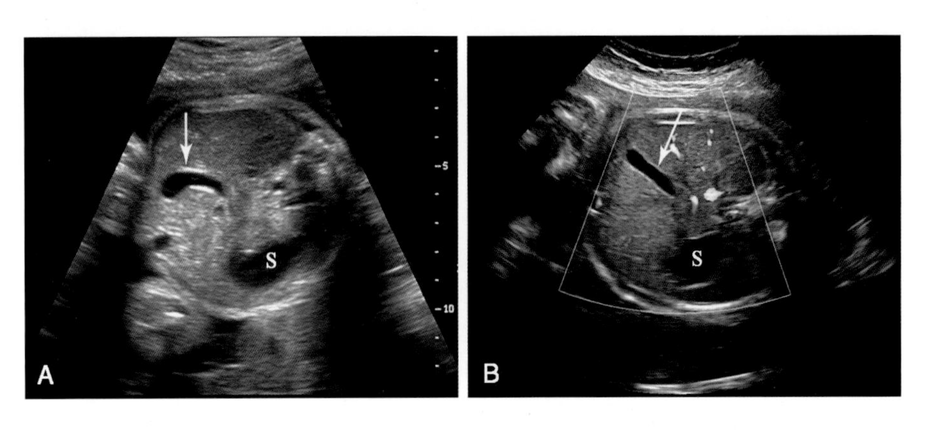

图 7-29　正常胎儿胆囊

A. 腹部轴向图像显示胎儿正常胆囊是一个位于右上腹的弯曲泪滴状含液结构(箭)。B. 另一胎儿胆囊的彩色多普勒轴向图像显示胆囊(箭)呈细长形,其延伸至前腹壁。彩色多普勒显示胆囊内无血流,证实不是血管。图中 S 为胃。

在胎儿胆囊中偶尔可见回声灶,可出现与成人胆囊相似的一系列表现,包括低回声的胆泥、高回声灶和后方伴声影的回声灶或后伴彗星尾的回声灶(图 7-30)。确定胆囊内有回声病灶能够避免被误认为肝钙化或肠管回声增强。多数胆囊回声病灶在妊娠晚期或产后消失,无不良后果。

当右上腹出现一囊性结构时,应考虑胆总管囊肿。其通常位于十二指肠闭锁时扩张的十二指肠球部的位置,但胆总管囊肿并不与胃相连,形态通常比胆囊更圆。胆管扩张有时与胆总管囊肿有关(图 7-31)。

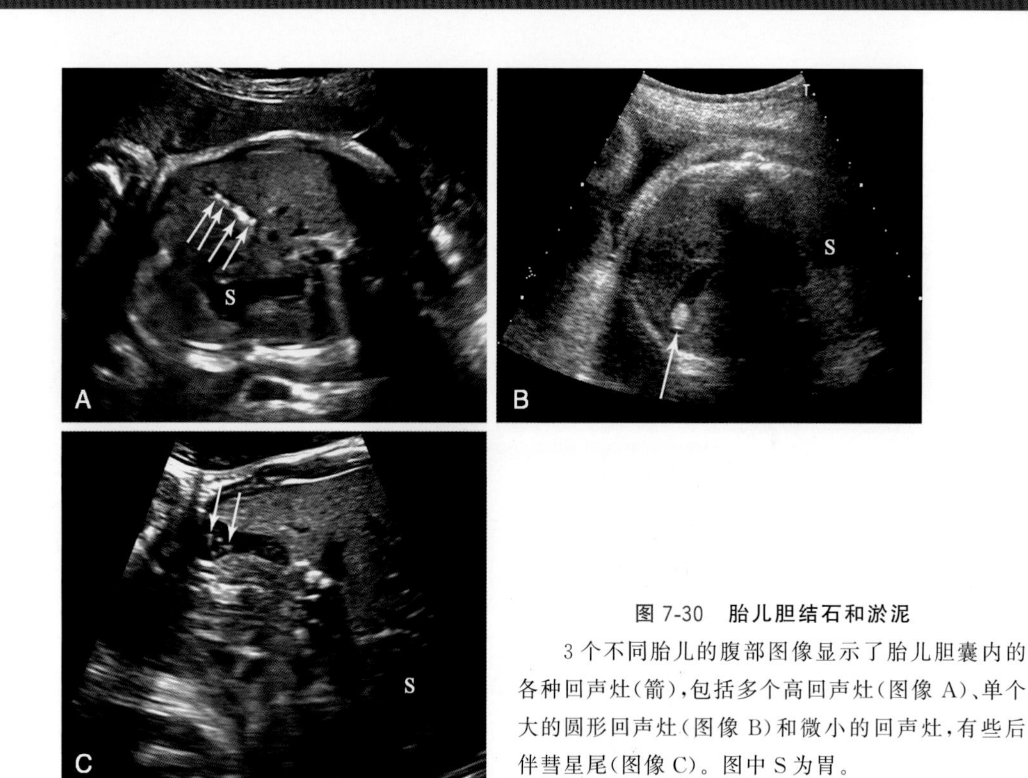

图 7-30 胎儿胆结石和淤泥

3个不同胎儿的腹部图像显示了胎儿胆囊内的各种回声灶(箭)，包括多个高回声灶(图像A)、单个大的圆形回声灶(图像B)和微小的回声灶，有些后伴彗星尾(图像C)。图中S为胃。

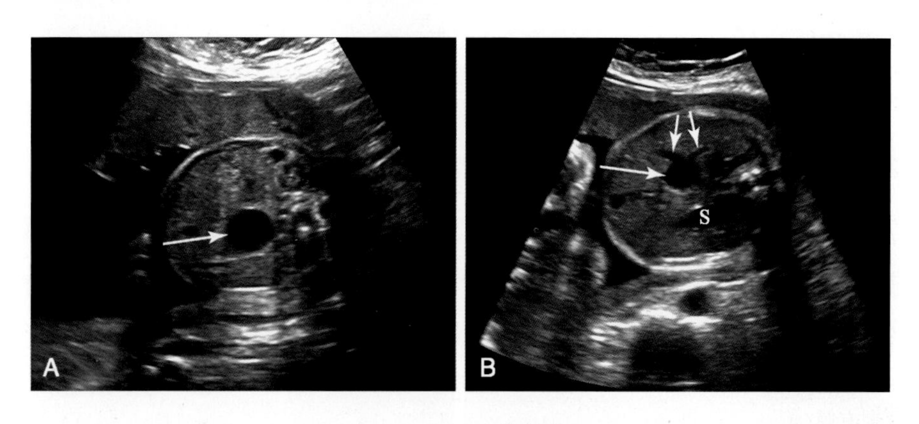

图 7-31 胆总管囊肿

A. 妊娠28周时胎儿腹部的轴位图像显示在腹部发现一个不与胃相连的圆形囊性肿块(箭)。B. 同一胎儿4周后与A图相同的切面图像显示，腹部囊性肿块仍存在(长箭)，该囊肿与扩张胆管相连(短箭)。产后手术证实为胆总管囊肿。图中S为胃。

七、腹壁缺损

脐膨出和腹裂是最常见的前腹壁缺损。腹壁缺损较少见的病因包括羊膜带综合征、肢体-体壁综合征和Cantrell五联征。

(一)脐膨出

脐膨出主要是腹部内容物通过脐部腹壁中线缺损处疝出(图7-32)。疝出物被羊膜和腹膜覆盖。超声通常能看到膜，如果膜与疝出物紧密相连，或者膜破裂(这种情况很少发生)，膜通常很难发现。脐带通常沿前部插入疝出物的囊中。如果脐膨出很大，脐带可以沿着脐膨出囊的其他位置插入，通常位于侧面。腹水可见于疝囊中，也可见于腹部。

脐膨出与染色体异常的高发病率有关，如18、13和21三体，Turner综合征和三倍体，以及

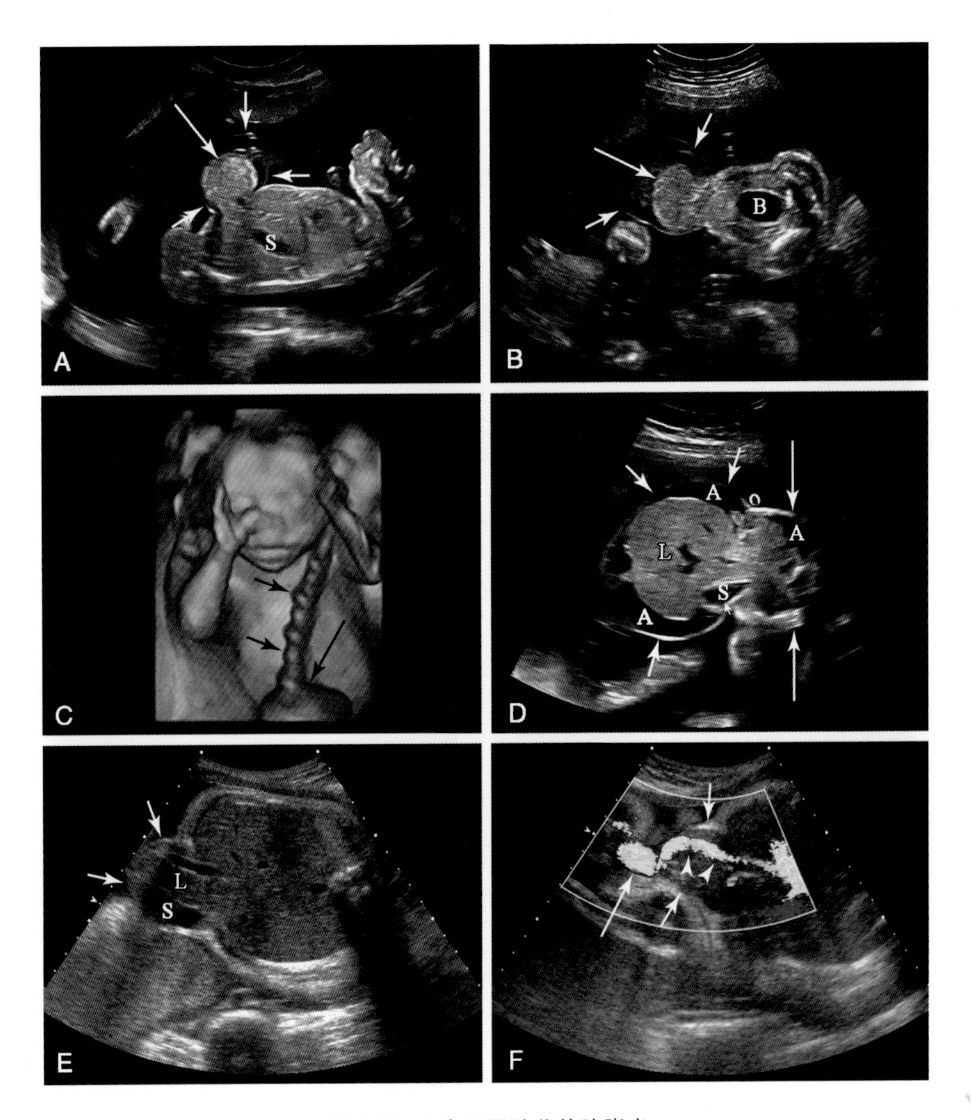

图 7-32　3 个不同胎儿的脐膨出

A 至 C. 胎儿长轴的纵向图像(图像 A)和下腹部的轴向图像(图像 B)显示胎儿于妊娠中期腹部内容物(长箭)从中线疝出,其覆盖有膜(短箭),与脐膨出一致。与图像 A 和 B 同一胎儿的三维表面成像(图像 C)显示脐带(短箭)插入脐膨出囊(长箭)。D. 妊娠 31 周胎儿轴向图像显示一个覆盖有被膜的巨大脐膨出(短箭),在腹部(长箭)和脐膨出囊内(短箭)均有腹水(A)。大部分肝和部分胃疝入囊中。E、F. 不同胎儿的腹部的轴向灰阶(图像 E)和彩色多普勒(图像 F)显示一个小的中线腹壁缺损(短箭),包含胃(S)和肝(L)。F. 彩色多普勒显示脐带(长箭)插入脐膨出(短箭)内,并有一条血管从脐带穿过脐膨出(箭头)。图中 B 为膀胱。

罕见的染色体畸变。当脐膨出包含肝时,核型异常的发生率较低,小脐膨出仅包含肠道而不包含肝时,核型异常的发生率增加。脐膨出也与其他结构异常、多系统异常和一系列综合征有关,如 Beckwith-Wiedemann 综合征,包括脐膨出(或其他腹壁缺陷,如脐疝或直肠系膜裂)、巨舌症、巨大儿、肾增大,儿童期患霍奇金淋巴瘤和肝母细胞瘤等癌症的风险增加。

如果检查者无意中用探头加压使胎儿腹部变形,或者胎儿肢体或子宫收缩推压腹部,造成前腹壁隆起,则出现暂时性脐膨出,称为假性脐膨出(图 7-33)。假性脐膨出与真性脐膨出的区别在于显示完整的腹壁,腹壁的全层覆盖了隆起的轮廓,而不是真性脐膨出时覆盖内容物的较薄的膜。一旦引起隆起的压力消失,腹部就会恢复正常形态。假性脐膨出更容易发生在妊娠晚期,此时胎儿周围羊水相对较少,增加了腹部受外压扭曲的可能性。

生理性中肠疝是超声诊断脐膨出的潜在陷阱。

其特征为肠暂时性疝入脐带底部,仅发生在妊娠早期,约 8 周开始,并在 12 周返回腹腔。超声显示脐带底部局灶性圆形实性结构(图 7-34)。正常生理性肠疝很小,直径<7mm,看起来比腹部小得多。

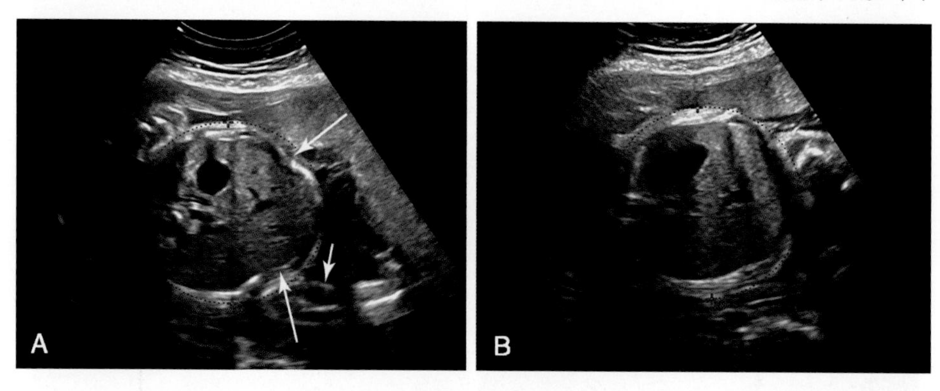

图 7-33 假性脐膨出

A. 胎儿腹部轴向图像显示假性脐膨出,在超声探头和远场胎儿腿(短箭)加压下,使胎儿腹部轮廓瞬时隆起(长箭)。B. 同一天获得与 A 相同的腹部图像,探头未加压,腿部离开腹部后,显示正常的圆形腹部轮廓,没有脐膨出的迹象。

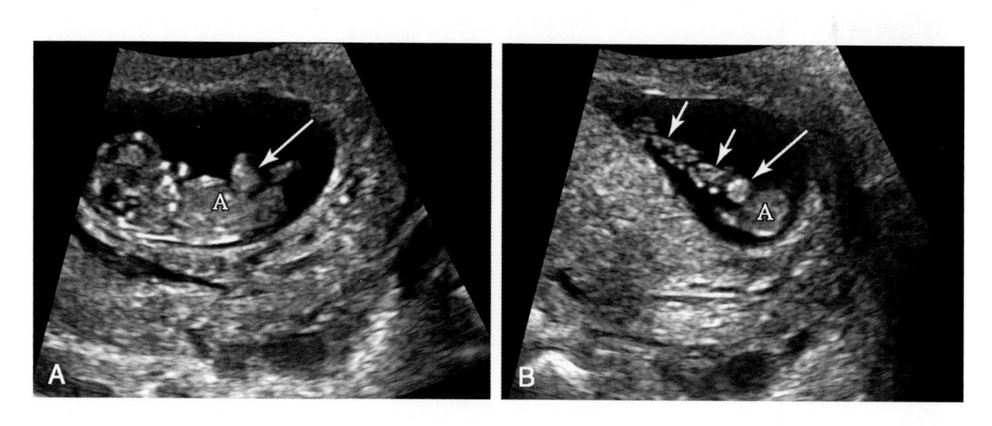

图 7-34 生理性中肠疝

A. 10 周 2 天时胎儿正中矢状面图像显示,在腹部(A)脐带插入部一个向前突出的局部圆形实性结构(箭)。B. 腹部的轴位(A)显示,位于脐带(短箭)的底部自腹部向前突出的圆形实性结构(长箭)明显小于腹部。根据胎龄和肠突出的表现,考虑生理性中肠疝。

(二)腹裂

腹裂是一种全层腹壁缺损。小肠疝环穿过缺损,在没有膜覆盖的羊水中自由漂浮。腹裂在年轻孕妇,特别是在十几岁的孕妇的胎儿中更为常见。在过去的几十年中,腹裂的发病率显著增加,可能与吸烟、药物、化学物质和营养模式等环境因素有关。

超声检查很容易发现腹裂中漂浮的肠管(图 7-35A 至图 7-35C)。当突出的肠管彼此接近时,超声显示似花菜簇。在灰阶成像上正常脐环偶尔类似于肠管,可通过灰阶图像和彩色多普勒图像显示的脐血流与肠区别开来(图 7-35D)。腹裂的疝出物通常只有小肠,如果疝出物是其他器官(如肝和胃),经常发生于脐膨出(框图 7-3)。腹裂的腹壁缺损部位于脐带插入点的侧边,通常位于右侧。此时胎儿脐带腹壁插入点位于脐中线正常位置,而不是疝环上。缺损通常很小,大部分肠管通过一个小的缺损时被挤压,易发生胎儿生长受限和肠道并发症,常见的有肠道闭锁、狭窄、肠套叠和肠扭转。胃肠道并发症的机制包括肠道通过狭窄的缺损处时收缩,由于缺乏覆盖物的保护而使肠道暴露于羊水中导致损伤,以及由于肠疝而导致的肠旋转不良。妊娠晚期经常发生肠管扩张和增厚(图 7-35E、图 7-35F)。肠管扩张被认为与预后不良有关,但最近的研究并没有明确证实这种联系。胃肠道外畸形和非整倍体异常少见。

框图 7-3 脐膨出与腹裂

脐膨出	腹裂
中线缺陷	侧面缺陷，通常在右侧
脐带插入脐膨出物	脐带插入腹部脐部
覆盖膜	无覆盖膜；肠自由漂浮
可能含有肠、肝、胃和其他器官	只有小肠疝出
非整倍体异常常见	肠道并发症常见；非整倍体和胃肠道外异常不常见

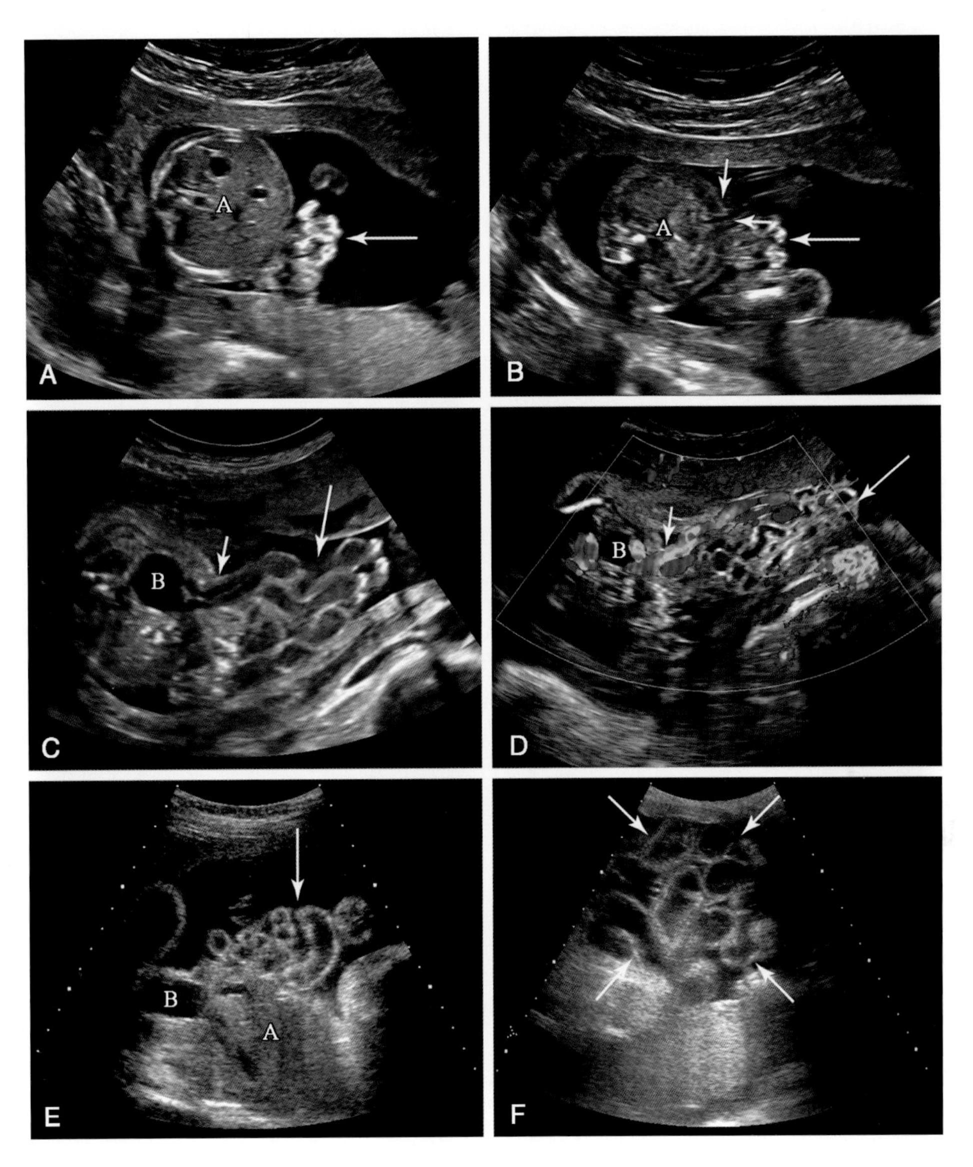

图 7-35 腹裂

A、B. 疝出的未扩张的肠管。胎儿腹部的轴向图像（图 A、图 B）显示彼此相邻的未扩张的肠管在羊水中漂浮，没有覆盖膜，外观上类似花菜簇（长箭）。图像 B 是在图像 A 的尾侧获得的，显示脐带插入点位于腹部中线上（短箭），腹裂位于脐带插入点的侧面。C、D. 脐带插入。胎儿下腹部的轴向灰阶图像（C）和彩色多普勒图像（D）显示羊膜中多个扩张的肠管（长箭），没有覆盖膜。两张图片均显示在膀胱（B）水平脐带插入胎儿腹部的正常位置（短箭）。通过彩色多普勒（图 D）记录脐带血管内的血流，可将肠管与脐带区分开来。E、F. 疝出的扩张肠管。E. 中度扩张。另一腹裂胎儿的腹部（A）纵向图像显示羊水中漂浮着中度扩张的肠管（箭）。F. 明显扩张。另一腹裂胎儿羊水中可见多个明显扩张的肠管（箭）。

(三)其他腹壁缺损

当部分羊膜破裂并缠绕胎儿时,称为羊膜带综合征,可能导致不对称的、随机分布的胎儿缺陷,其分布和严重程度差异很大,可能涉及胎儿头部、胸部、腹部、脊柱和四肢。在羊膜带综合征胎儿中发现的缺陷,是不符合脐膨出或腹裂表现的大体壁缺陷(图 7-36)。羊膜带综合征将在第 9 章进一步讨论。

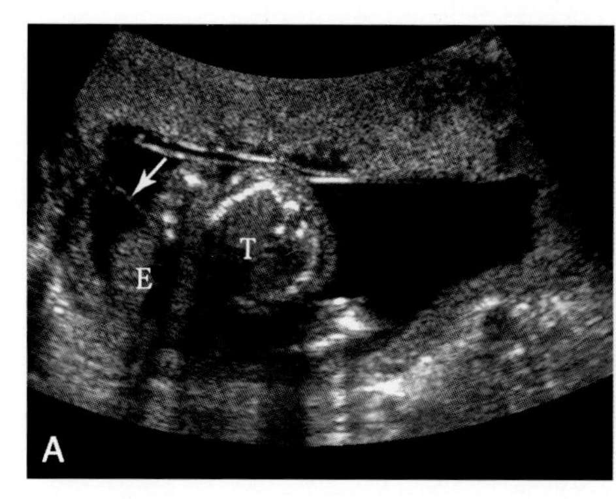

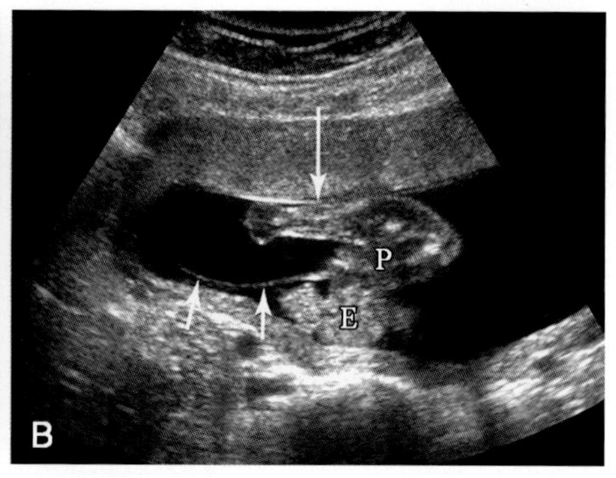

图 7-36 **羊膜带综合征引起的腹壁缺损**

胎儿胸部的轴向图像(T,图像 A)和胎儿盆腔(P,图像 B)和大腿(长箭)的斜切图像显示羊膜带(短箭)导致大的体壁缺损,不符合脐膨出或腹裂的表现。图中 E 为突出的腹部和胸部内容物。

肢体-体壁综合征是指一组严重的结构异常,包括延伸至胸部的巨大腹壁缺损、露脑等神经管畸形和严重的肢体异常。其他特征通常包括脐带过短和脊柱侧弯。肢体-体壁综合征的表现与严重的羊膜带综合征有很多重叠。

Cantrell 五联症是一种胸腹部畸形,包括以下五个主要特征:腹壁缺损、心脏异位(胸外心脏)、膈肌缺损、心内缺损、胸骨裂或心包缺损。也可以出现很多其他异常。Cantrell 五联症在第 6 章进一步讨论。

关键特征

- 胎儿胃的识别是标准产科超声检查的重要组成部分。胃通常在 13－14 周或更早可以看到。胃的显示取决于胎儿吞咽的羊水。
- 由于生理性排空有时胃未显示或胃偏小,此时是正常的。然而,如果胃大小持续异常,发生胎儿畸形风险增加。
- 当胃持续不显示,尤其是合并羊水过多时,应考虑食管闭锁。
- 因为大多数食管闭锁的胎儿都有气管食管瘘,所以液体通过瘘口进入食管远端可导致胃的显示。由于液体通过瘘口进入,通常胃很小。
- 胃的位置、大小显示的其他相关因素包括羊水过少、先天性膈疝、位置异常、由肿块(如甲状腺肿或纵隔肿瘤)引起的食管阻塞、非整倍体和面部畸形和神经肌肉紊乱引起胎儿无法正常吞咽。
- 双泡征是指上腹部两个充满液体的结构,包括扩张的胃和扩张的十二指肠球部。它发生于十二指肠梗阻,最常见的是十二指肠闭锁,多伴羊水过多。
- 当怀疑有双泡征时,重要的是证明两个囊性结构是否相通,以确认是胃和十二指肠球部。胎儿腹部其他囊肿包括肠重复囊肿、胆总管囊肿、肝囊肿、卵巢囊肿和脾囊肿。
- 约 1/3 十二指肠闭锁的胎儿是 21 三体。
- 空肠和回肠梗阻的超声表现包括肠管扩张,有时伴有羊水过多和肠蠕动亢进。

- 十二指肠、空肠和回肠梗阻的超声表现通常在妊娠中期或晚期才出现。
- 结肠随着孕周的增加而逐渐扩张，但是经常出现在妊娠晚期。
- 肛门闭锁的超声表现包括肠管扩张，妊娠早期肠襻扩张，随后消退，下腹部出现 V 形或 U 形积液，结肠内钙化。许多肛门闭锁的病例在产前超声检查中并没有发现。
- 胎粪性肠梗阻发生在囊性纤维化的胎儿中，与异常黏稠胎粪阻塞引起的肠梗阻相关。直到晚孕期才出现超声表现，包括梗阻近段肠扩张和肠管回声增强。
- 胎粪性腹膜炎是肠破裂后胃肠内容物漏入腹腔引起的。超声表现包括腹腔钙化、单纯性腹水、多房性或复杂性腹水、羊水过多、肠管扩张和胎粪假性囊肿。
- 当肠管回声强度和骨骼一样时，称为肠管回声增强。
- 肠回声增强受扫描参数的影响，增加整体图像的对比度，如高扫描频率（>5 MHz）和谐波，可出现假阳性。
- 大多数正常胎儿可出现孤立性肠管回声增强。鉴别诊断包括吞咽血液、囊性纤维化、宫内感染（最常见的是 CMV）、染色体异常（最常见的是 21 三体，较少出现其他三体、三倍体和 Turner 综合征）、肠梗阻、地中海贫血及胎儿宫内生长受限或胎死宫内。
- 胎儿胆囊常在妊娠中期和晚期的超声检查中发现，但是胎儿胆囊不是标准胎儿结构检查的必检项目。
- 脐膨出的特征是腹部内容物通过脐部中线腹壁缺损处疝出。疝出物覆盖膜，脐带插入膨出物中。
- 脐膨出与核型异常、结构畸形和综合征的高发病率有关。
- 腹裂是一种全层腹壁缺损，小肠穿过缺损，在羊水中自由漂浮，无覆盖膜。脐带插入腹部，腹壁缺损部位位于脐带插入点的侧面，通常位于右侧。
- 腹裂胎儿常见胎儿生长受限和肠道并发症，如肠道闭锁、狭窄、肠套叠和肠扭转，但胃肠道外畸形和非整倍体异常少见。

参考文献

Al-Kouatly HB, Chasen ST, Streltzoff J, et al: The clinical signifi cance of fetal echogenic bowel, Am J Obstet Gynecol 185:1035, 2001.

Brown DL, Teele RL, Doubilet PM, et al: Echogenic material in the fetal gallbladder: sonographic and clinical observations, Radiology 182:73-76, 1992.

Chan KL, Tan MH, Tse HY, et al: Meconium peritonitis: prenatal diagnosis, postnatal management and outcome, Prenat Diagn 25:676-682, 2005.

Corteville JE, Gray DL, Langer JC: Bowel abnormalities in the fetus: correlation of prenatal ultrasonographic findings with outcome, Am J Obstet Gynecol 175: 724-729, 1996.

David AL, Tan A, Curry J: Gastroschisis: sonographic diagnosis, associations, management and outcome, Prenat Diagn 28:633-644, 2008.

Durfee SM, Downard CD, Benson CB, et al: Postnatal outcome of fetuses with the prenatal diagnosis of gastroschisis, J Ultrasound Med 21:269-274, 2002.

Goetzinger KR, Cahill AG, Macones GA, et al: Echogenic bowel on secondtrimester ultrasonography: evaluating the risk of adverse pregnancy outcome, Obstet Gynecol 117:1341-1348, 2011.

Hashimoto BE, Filly FA, Callen PW: Fetal pseudoascites: further anatomic observations, J Ultrasound Med 5: 151-152, 1986.

Heij HA, Moorman-Voestermans CG, Vos A: Atresia of jejunum and ileum: is it the same disease? J Pediatr Surg 25:635-637, 1990.

Hertzberg BS: Sonography of the fetal gastrointestinal tract. Anatomic variants, diagnostic pitfalls, and abnormalities, AJR 162:1175-1182, 1998.

Iruretagoyena JI, Bankowsky H, Heiser T, et al: Outcomes for fetal echogenic bowel during the second trimester ultrasound, J Matern Fetal Neonatal Med 23: 1271-1273, 2010.

Isaacs H Jr: Fetal and neonatal hepatic tumors, J Pediat

Surg 42:1797-1803,2007.

Jeanty C,Bircher A,Turner C:Prenatal diagnosis of meconium periorchitis and review of the literature,J Ultrasound Med 1729-1734,2009.

Jo YS,Jang DG,Nam SY,et al:Antenatal sonographic features of ileal atresia,J Obstet Gynaecol Res 38:215-219,2012.

Kalache DK,Chaoui R,Mau H,et al:The upper neck pouch sign:a prenatal sonographic marker for esophageal atresia,Ultrasound Obstet Gynecol 11:138-140,1998.

Khatib N,Belossesky R,Marwan O,et al:Fetal bowel calcifi cations:a sign of anal atresia with rectourethral fistula,J Clin Ultrasound 38:332-334,2010.

Lindfors KK,McGahan JP,Walter JP:Fetal omphalocele and gastroschisis:pitfalls in sonographic diagnosis,AJR 147:797-800,1986.

Mailath-Pokorny M,Klein K,et al:Are fetuses with isolated echogenic bowel at higher risk for an adverse pregnancy outcome? Experiences from a tertiary referral center,Prenat Diagn 32:1295-1299,2012.

Makin E,Davenport M:Fetal and neonatal liver tumours,Early Hum Dev 86:637-642,2010.

Mann S,Blinman TA,Wilson RD:Prenatal and postnatal management of omphalocele,Prenat Diagn 28:626-632,2008.

McNamara A,Levine D:Intraabdominal fetal echogenic masses:a practical guide to diagnosis and management,Radiographics 25:633-645,2005.

Nyberg DA,Mack LA,Patten RM,et al:Fetal bowel:normal sonographic findings,J Ultrasound Med 6:3-6,1987.

Ochshorn Y,Rosner G,Barel D,et al:Clinical evaluation of isolated nonvisualized fetal gallbladder,Prenat Diagn 699-703,2007.

Parulekar SG:Sonography of normal fetal bowel,J Ultrasound Med 10:211-220,1991.

Paulson EK,Hertzberg BS:Hyperechoic bowel in the third trimester fetus:an uncommon normal variant,J Ultrasound Med 10:677-680,1991.

Penna L,Bower S:Hyperechogenic bowel in the second trimester fetus:a review,Prenat Diagn 20:909-913,2000.

Pohl-Schickinger A,Henrich W,Degenhardt P,et al:Echogenic foci in the dilated fetal colon may be associated with the presence of a rectourinary fi stula,Ultrasound Obstet Gynecol 28:341-344,2006.

Pretorius DH,Meier PR,Johnson ML:Tracheoesophageal fistula in utero:twenty-two cases,J Ultrasound Med 6:509-513,1987.

Regev RH,Markovich O,Arnon S,et al:Meconium periochitis:intrauterine diagnosis and neonatal outcome:case reports and review of the literature,J Perinatol 29:585-587,2009.

Rubesova E:Fetal bowel anomalies—US and MR assessment,Pediatr Radiol 42 (Suppl 1):S101-S106,2012.

Shawis R,Antao B:Prenatal bowel dilatation and the subsequent postnatal management,Early Human Devel 82:297-303,2006.

Shen O,Rabinowitz R,Yagel S,et al:Absent gallbladder on fetal ultrasound:prenatal findings and postnatal outcome,Ultrasound Obstet Gynecol 37:673-677,2011.

Stocker AM,Snijders RJ,Carlson DE,et al:Fetal echogenic bowel:parameters to be considered in differential diagnosis,Ultrasound Obstet Gynecol 16:519-523,2000.

Vincoff NS,Callen PW,Smith-Bindman R,et al:Effect of ultrasound transducer frequency on the appearance of the fetal bowel,J Ultrasound Med 18:799-803,1999.

Wax JR,Hamilton T,Cartin A,et al:Congenital jejunal and ileal atresia:natural prenatal sonographic history and association with neonatal outcome,J Ultrasound Med 25:337-342,2006.

Zalel Y,Perlitz Y,Gamzu R,et al:In-utero development of the fetal colon and rectum:sonographic evaluation,Ultrasound Obstet Gynecol 21:161-164,2003.

第8章

8

胎儿生殖泌尿道

标准的孕中晚期胎儿超声检查包括评估肾、膀胱和羊水量。双肾或膀胱明显异常可导致羊水过少。膀胱大小的周期性变化表明至少有一个肾能产生尿液。正常胎儿的输尿管通常无法观察到，但当输尿管扩张时，则容易被发现。

一、正常胎儿肾和膀胱

最好在肾的轴向和纵向切面中评估肾。超声描述胎儿肾为在轴向切面上脊柱两侧的卵圆形结构。在刚进入妊娠中期时，肾与邻近的腹部内容物回声近似或稍高，可能很难与周围组织区分开。如果能辨认出肾盂中的少量液体则有助于确认肾(图 8-1A)。在妊娠后期，因为肾的边缘是由肾包膜和肾周脂肪的分界的，所以肾很容易检查出来(图 8-1B)。皮质髓质分化在妊娠晚期变得越来越明显。我们把髓质锥体描述为散在的低回声结构，其回声比肾皮质低(图 8-1C)。髓质锥体不应被误认为是扩张的肾盏。彩色多普勒显示肾动脉从主动脉向肾延伸(图 8-1D)。

肾大小可以主观的评估。当主观评估可疑肾大小异常时，可以参考肾的正常值列表。随着妊娠期的推进，肾增大。一般情况下，正常胎儿肾的长径小于腹部的 1/3。足月时胎儿肾长度应<5.5cm。

肾在妊娠 10 周左右开始产生尿液。16 周时羊水的主要来源是胎儿尿液。膀胱可以视为盆腔中线的充满液体的结构(图 8-2A、图 8-2B)。它常出现在妊娠早期的末期，通常在妊娠 14－16 周时出现。彩色多普勒轴位成像显示脐动脉沿膀胱

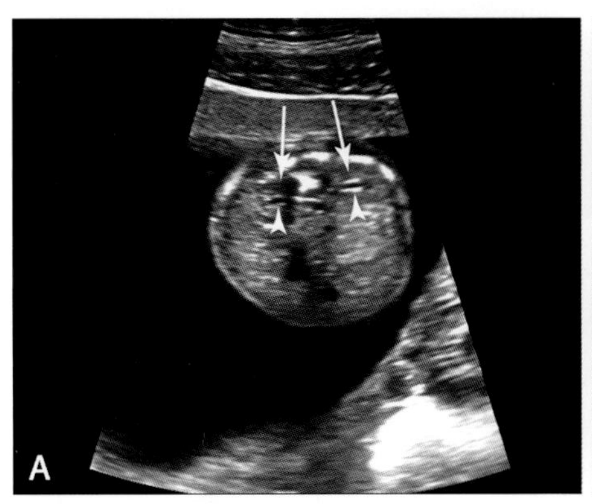

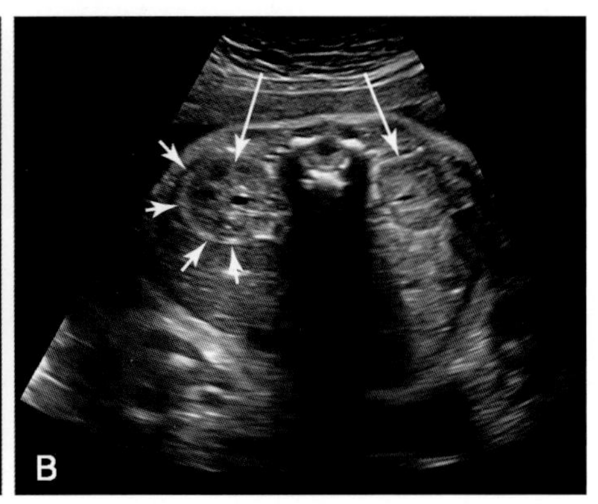

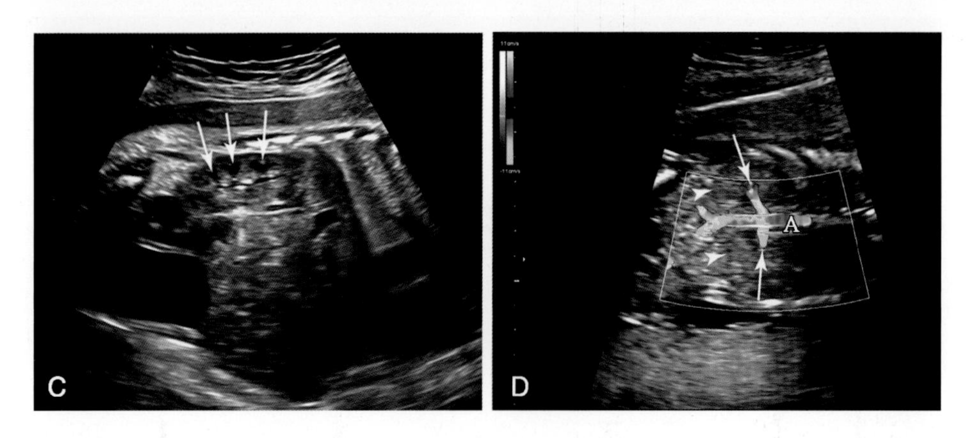

图 8-1 正常胎儿肾

A. 妊娠 16 周时胎儿腹部的轴位图显示胎儿肾(长箭)位于正常的椎体旁。双侧肾盂内少量液体(箭头)证实了肾的存在。B. 31 周胎儿腹部的轴位图像显示肾(长箭)的横断面。由于肾包膜和肾周脂肪(短箭)与外周的回声界面,使得孕晚期胎儿的肾边缘比刚进入孕中期时更容易识别。C. 与 B 图像同一胎儿的腹部和盆腔纵向图像显示肾中存在着皮质髓质的正常分化。髓质锥体(箭)为散在结构,其回声比周围肾皮质低。D. 妊娠 18 周胎儿的彩色多普勒图像冠状切面显示起自腹主动脉(A)的双侧肾动脉(长箭)供应肾(箭头)。

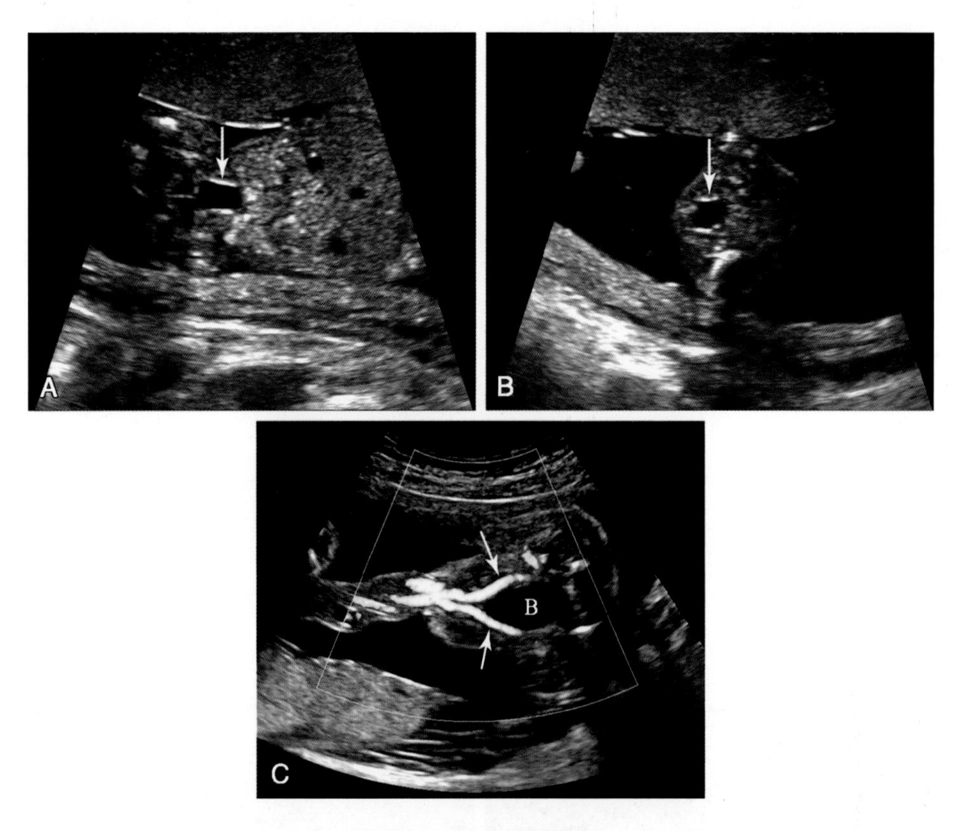

图 8-2 正常胎儿膀胱

胎儿盆腔的冠状(图像 A)和轴向(图像 B)切面显示膀胱(箭)作为中线位置充满液体的结构。C. 胎儿盆腔和脐带插入的彩色多普勒轴向图像显示脐动脉(箭)沿膀胱(B)外侧缘向腹部延伸。

外侧缘向腹腔内延伸有助于确定膀胱（图 8-2C）。膀胱以周期性的方式充盈和排空，这与肾产生的尿液引起膀胱扩张，随后胎儿排尿到羊膜腔相一致。在超声检查过程中观察膀胱大小的变化有助于将膀胱与盆腔中的其他囊性结构区分开（图 8-3）。

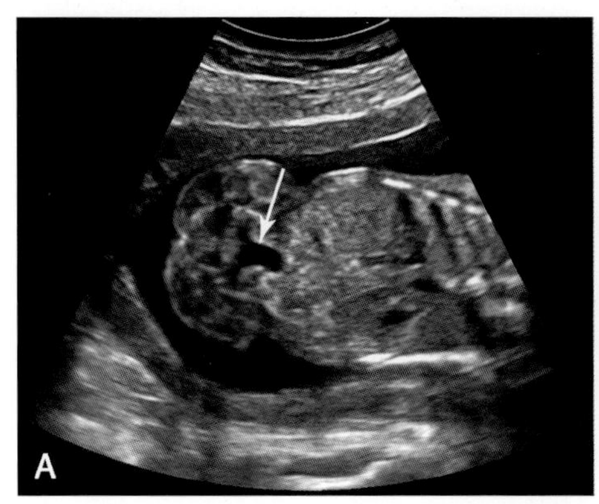

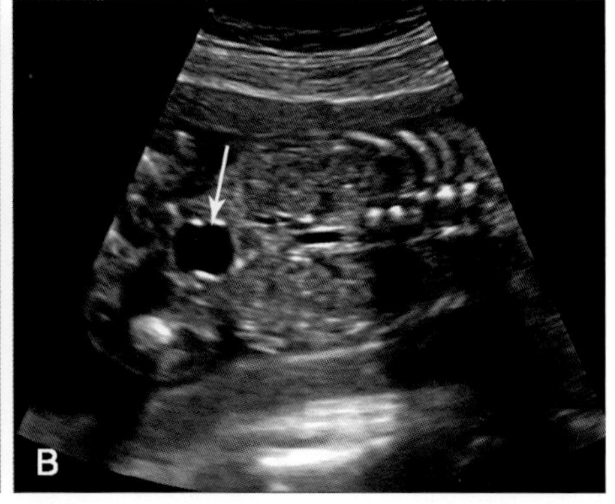

图 8-3　正常胎儿膀胱大小的周期性变化

A、B. 在超声检查过程中，胎儿腹部和盆腔的冠状面图像显示胎儿膀胱大小（箭）的正常变化。在胎儿排尿（图像 A）后不久可看到一个非常小的膀胱，在检查后期可看到一个中等大小的膀胱（图像 B）。

二、肾位置和数目的异常

当超声没有在肾窝中预期位置看到肾时，应怀疑异位肾、肾发育小或肾缺如（图 8-4A）。在肾窝中没有肾时，肾上腺通常伸入肾窝，在纵向切面上呈扁平的细长结构，称为肾上腺平卧征（图 8-4B）。平卧的肾上腺与肾的区别在于其扁平的结构，有一个线样的高回声中心和周边的低回声。平卧的肾上腺不应该被误认为是肾，因为肾在纵向切面上为卵圆形。

当肾窝中未发现肾时，盆腔和腹部应仔细扫描，是否有异位肾。盆腔异位肾是最常见的肾位置异常。盆腔肾往往很难看到，因为异位的肾一般很小，旋转不良，或与周围结构回声相似。盆腔肾常与膀胱相邻（图 8-4C）。看到髓质锥体或肾的供血血管有助于识别盆腔肾（图 8-4D 至图 8-4F）。盆腔肾容易发生梗阻。当在脊柱两侧正常肾位置没有发现肾时，胎儿盆腔内局限性积液应考虑盆腔异位肾合并肾梗阻积水（图 8-5）。其他不常见的胎儿肾结构异常包括马蹄肾和交叉融合异位肾，交叉融合异位肾是一侧肾融合到对侧肾的下极（图 8-6）。

单侧肾缺如比双侧肾缺如更常见。孤立性单侧肾缺如的超声表现为一侧肾未显示和该侧的肾上腺平卧（图 8-7A 至图 8-7C）。偶尔可见对侧肾代偿性增大。彩色多普勒显示相应的肾动脉缺失（图 8-7D）。孤立性单侧肾缺如时，由另一侧正常的肾产生尿液，膀胱和羊水量正常。此时对侧肾发生异常的可能性增加（如膀胱输尿管反流和肾盂输尿管连接部梗阻），因此要仔细评估对侧肾。

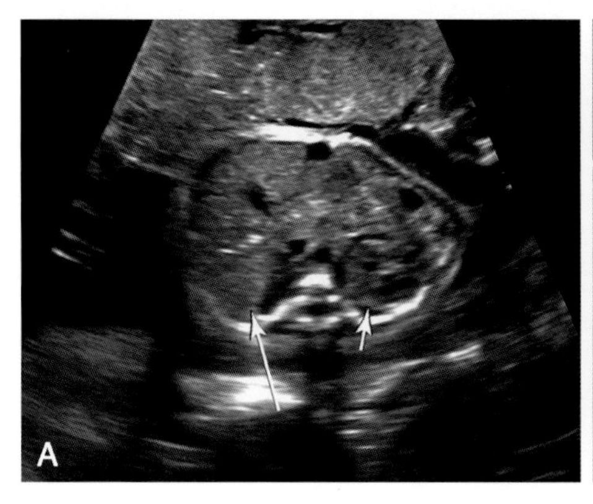

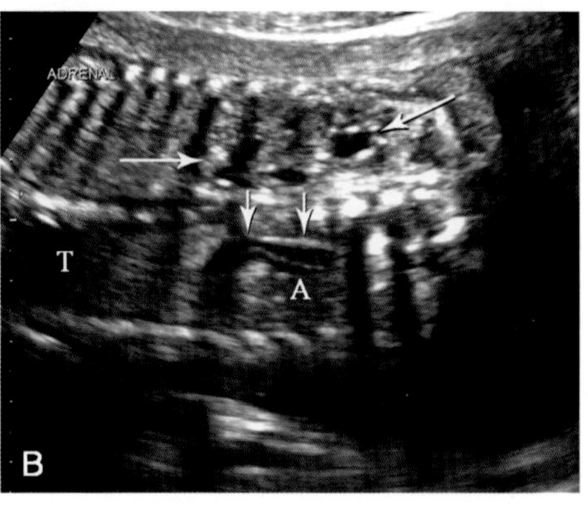

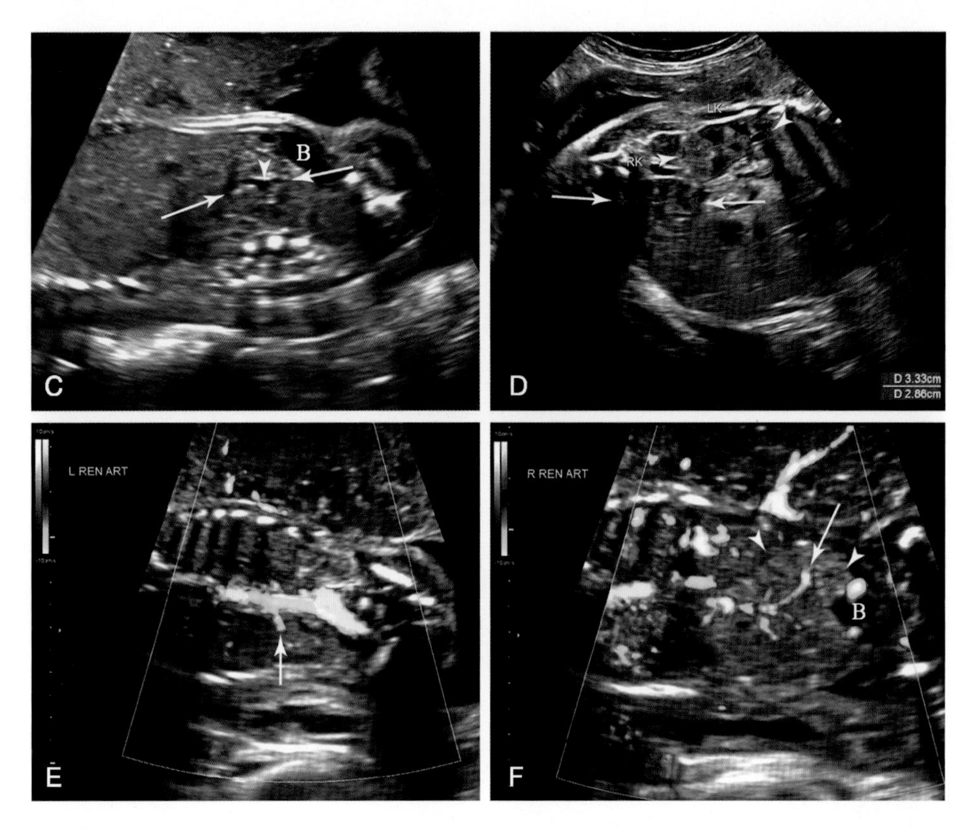

图 8-4 盆腔肾

A. 在正常右肾位置没有看到右肾。孕 26 周时胎儿腹部的轴位图像显示正常椎旁位置显示左肾(短箭)。右肾窝(长箭)未见肾。B. 肾上腺平卧征。图 A 所示的同一胎儿的胸部(T)和腹部(A)的冠状面图像显示肾窝中右侧肾上腺(短箭)扁平、细长的形态。平卧的肾上腺不可以被误认为是肾。左肾(长箭)位于正常位置。C. 盆腔异位肾。图 A 和图 B 所示的同一胎儿的腹部和盆腔的旁矢状面图像显示了与膀胱(B)相邻的盆腔异位肾(长箭)。异位肾肾盂内可见少量液体(箭头)。D. 右肾盆腔异位肾和正常左肾。6 周后获得的图像 A 到 C 同一胎儿腹部和盆腔的纵切面图像表示同时显示的右侧盆腔异位肾(长箭)和正常位置的左肾(箭头)。E. 左肾动脉。同一胎儿的冠状位彩色多普勒图像显示从主动脉流向正常左肾的左肾动脉(箭)。F. 右肾动脉。彩色多普勒胎儿冠状位图像在图像 E 靠前的扫描切面上显示右肾动脉(长箭)供应右盆腔异位肾(箭头)。膀胱(B)与盆腔肾相邻。图中 LK 为左肾;RK 为右肾。

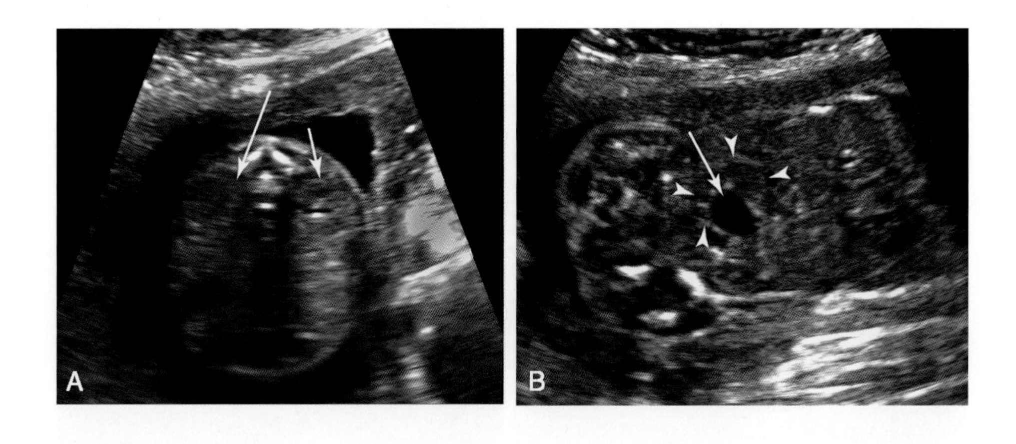

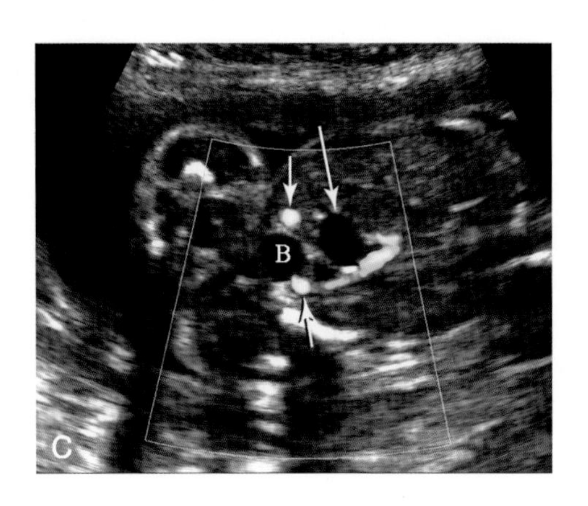

图 8-5 盆腔肾合并肾盂扩张

A. 胎儿腹部的轴向图像显示左肾(短箭)在正常位置。右肾窝(长箭)未发现肾。B. 胎儿腹部和盆腔的冠状面图像显示右盆腔异位肾(箭头)扩张的肾盂内有少量积液(长箭)。C. 探头稍倾斜，图像 A 和图像 B 所示同一胎儿彩色多普勒图像显示扩张的肾盂(长箭)内没有血流信号。膀胱(B)是与肾盂分开的。膀胱两侧的横切面(短箭)为脐动脉腹内段的延伸。

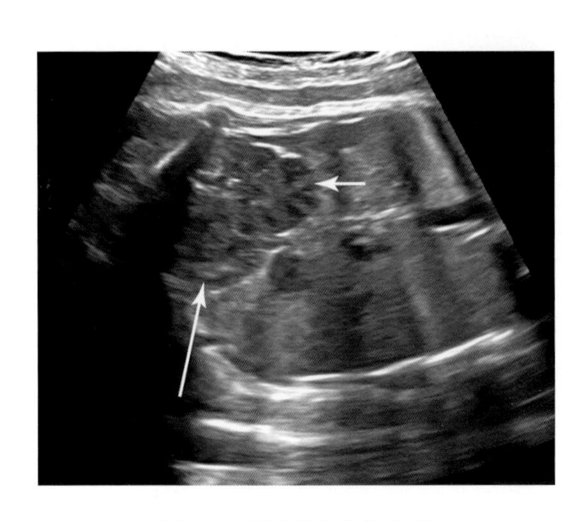

图 8-6 交叉融合性异位肾

胎儿腹部和盆腔的冠状图像显示盆腔中线位置有异位肾(长箭)，融合到对侧肾(短箭)的下极。

与预后良好的单侧肾缺如不同，双侧肾缺如是一种致死性异常。超声检查结果包括未能显示肾、彩色多普勒双侧肾动脉未显示、没有看到持续性充满液体的膀胱、肾上腺平卧及通常在妊娠早期至中期，在 14—16 周开始的无羊水(图 8-8A 至图 8-8D)。在此之前，羊水量可能是正常的，因为妊娠早期羊水主要来源于胎儿皮肤和胎盘胎膜的渗出。在双侧肾缺如的胎儿中，16 周后膀胱内极少能见到液体，极少的液体可能是由于膀胱分泌物所致。由于胎儿肺发育依赖羊水，无羊水导致严重的肺发育不全，这是双肾缺如婴儿死亡的常见原因(图 8-8E)。在双侧肾缺如的情况下，无羊水的一系列表现被称为 Potter 综合征，包括肺发育不全、位置性肢体畸形和面部异常。

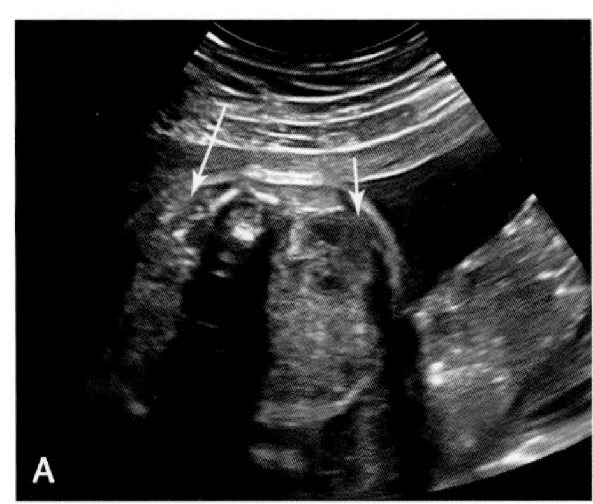

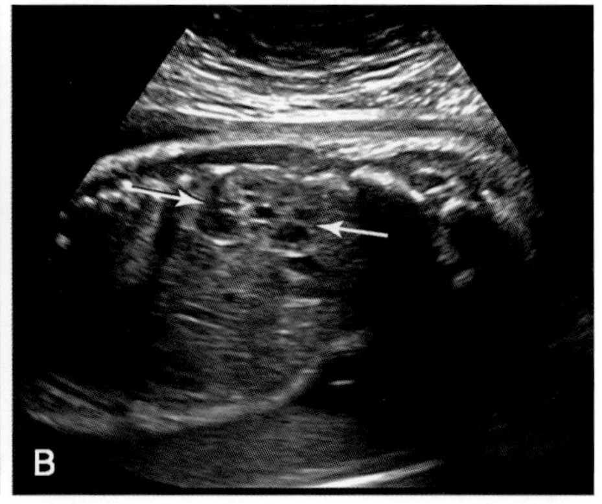

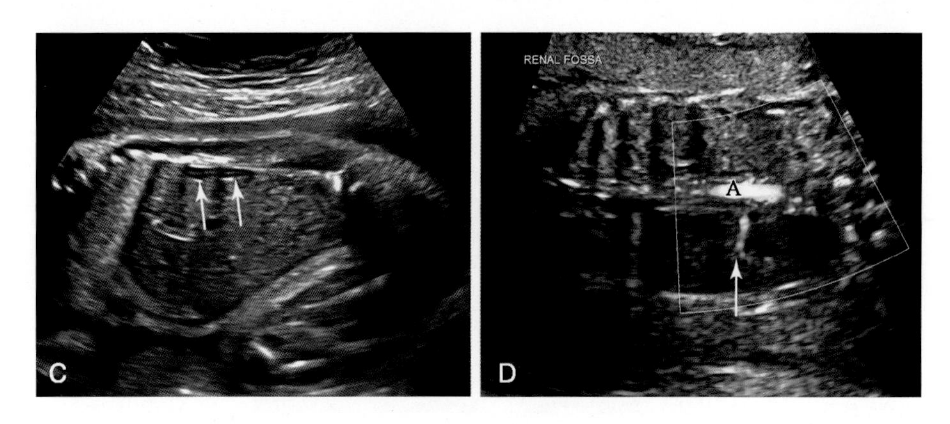

图 8-7　单侧肾缺如

A. 孕 28 周时胎儿腹部的轴位图像显示正常的右肾(短箭)。左肾窝(长箭)未发现肾。B. 胎儿腹部的右旁矢状面图像显示右肾的纵向切面图像(箭),确认其位置正常。C. 胎儿腹部的左旁矢状位图像显示由于左肾窝中没有肾,左侧肾上腺呈平卧征(箭所示)。D. 胎儿腹部冠状位彩色多普勒显示右肾动脉(箭)从主动脉(A)延伸至右肾。左肾动脉未显示。

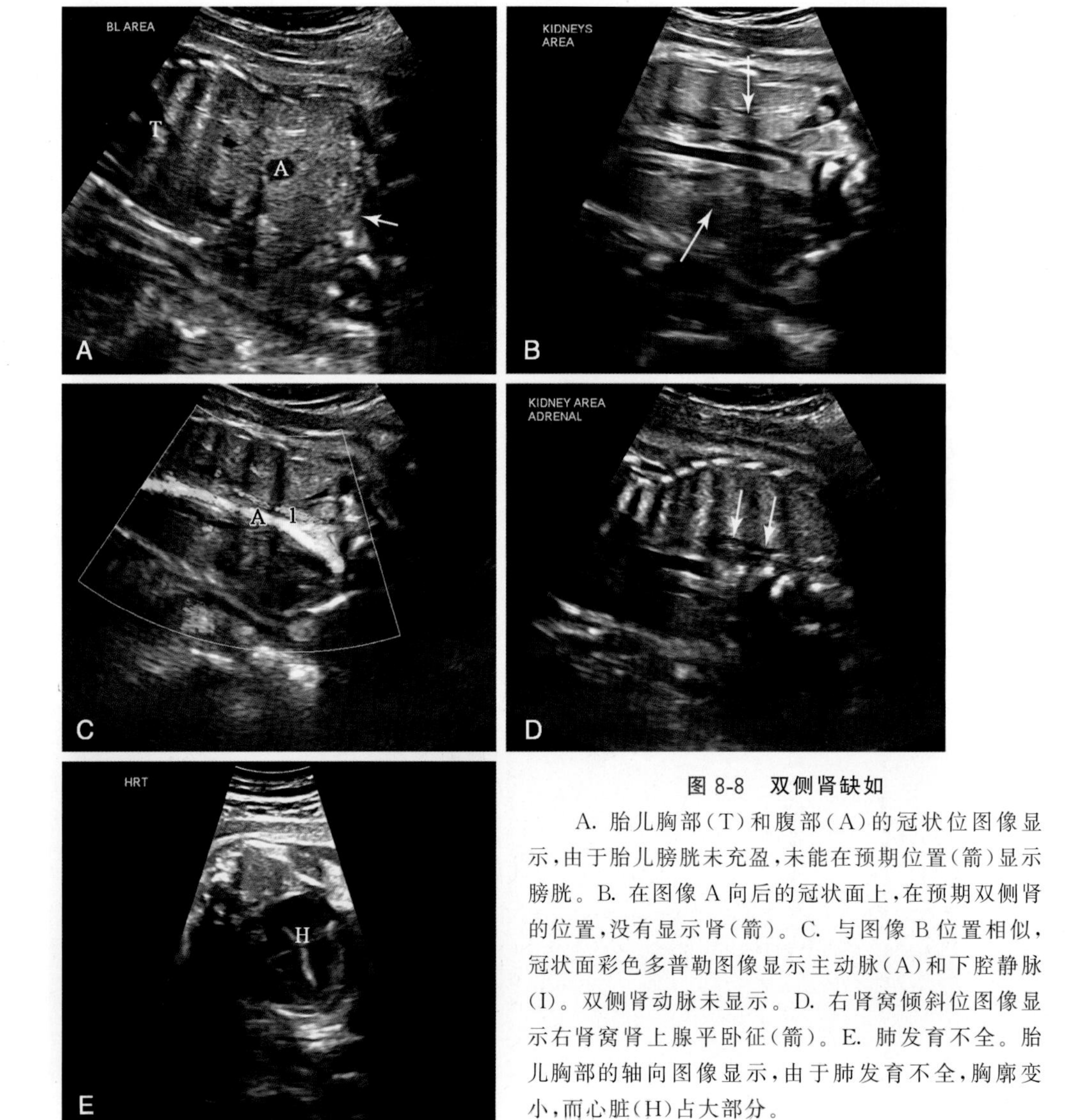

图 8-8　双侧肾缺如

A. 胎儿胸部(T)和腹部(A)的冠状位图像显示,由于胎儿膀胱未充盈,未能在预期位置(箭)显示膀胱。B. 在图像 A 向后的冠状面上,在预期双侧肾的位置,没有显示肾(箭)。C. 与图像 B 位置相似,冠状面彩色多普勒图像显示主动脉(A)和下腔静脉(I)。双侧肾动脉未显示。D. 右肾窝倾斜位图像显示右肾窝肾上腺平卧征(箭)。E. 肺发育不全。胎儿胸部的轴向图像显示,由于肺发育不全,胸廓变小,而心脏(H)占大部分。

三、尿道扩张

(一)一般概念

胎儿肾盂内少量液体是正常的,不应误认为是病理性扩张。确定肾盂内液体的量是否正常是基于在轴向扫描平面内前后(AP)径(图 8-9A)的测量。识别异常扩张程度和需要随访评估的阈值是随胎龄而变化的。许多婴儿在产前被认为有孤立性肾盂扩张,而出生后是正常的,因此目前没有明确的最佳阈值来确定肾盂扩张。一般而言,推荐随访的阈值通常从 AP 径在中孕早期的 4～5mm 到孕晚期的 7～10mm(图 8-9B)。这些算法的共同特点是,在妊娠的任何阶段＜4mm 的测量都认为是正常的,而妊娠后期建议随访的阈值增加。胎儿泌尿学学会 2010 年关于胎儿肾盂积水评估和管理的共识建议,当妊娠中期肾盂 AP 径＞4 mm,妊娠晚期肾盂 AP 径＞7 mm 时,应进行随访。

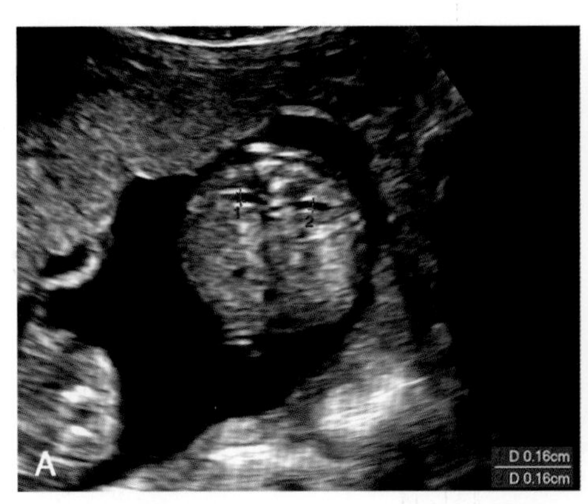

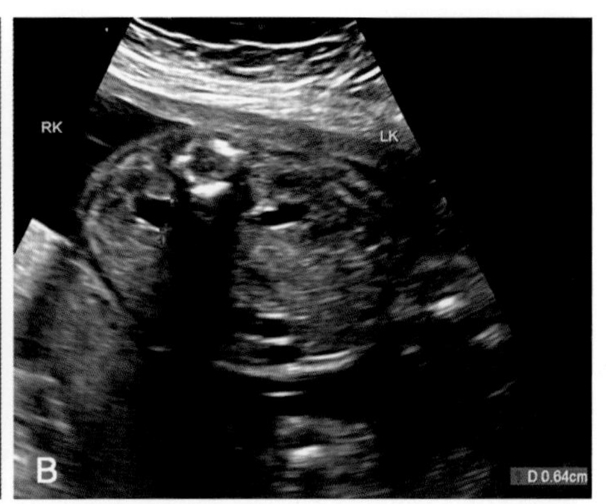

图 8-9　肾盂前后径(AP)的测量

A. 正常。在妊娠 16 周胎儿盆腔轴向图像显示双侧肾盂(红色卡钳)的测量结果。双肾 AP 测值 0.16cm 是正常。B. 孕 26 周时胎儿腹部的轴向图像显示左右肾盂内有液体。右肾盂(0.64cm)AP 测量(红卡尺)增高。左肾盂的 AP 测量值为 0.3cm,在正常范围内。图中 LK 为左肾;RK 为右肾。

术语肾盂扩张是指局限于肾盂的集合系统扩张。即使肾盂没有达到扩张的标准,肾盏或输尿管的扩张也是不正常的。虽然产期轻度肾盂扩张可能随后证实是生理性的,但产前发现的集合系统扩张往往是尿路梗阻或膀胱输尿管反流的第一个征象。妊娠中期发现的扩张应在妊娠后期进行超声随访,如果可以,也应进行产后随访。双侧肾盂扩张认为是 21-三体的软指标,也可能与其他非整倍体和综合征一起出现。

当尿路严重阻塞时,肾盏或膀胱可能破裂并漏尿,使集合系统减压,导致肾周尿性囊肿或尿腹水(图 8-10A)。严重的尿路梗阻可能导致肾发育不良的改变,包括皮质变薄、皮质回声增强和皮质囊肿(图 8-10B、图 8-10C)。没有这些发现并

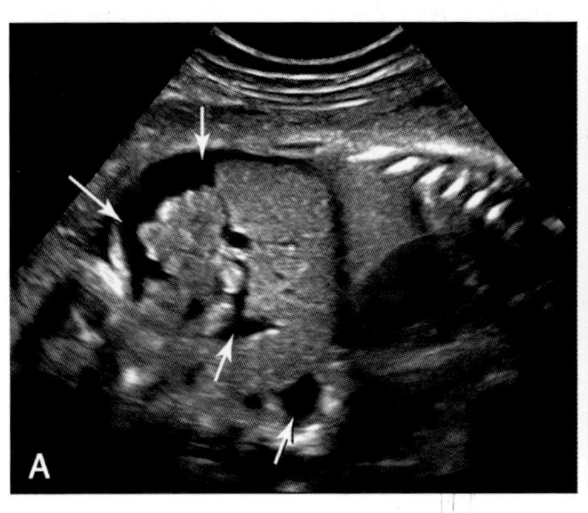

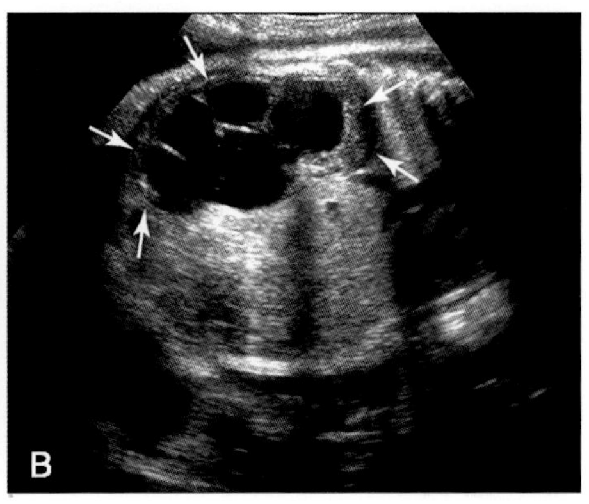

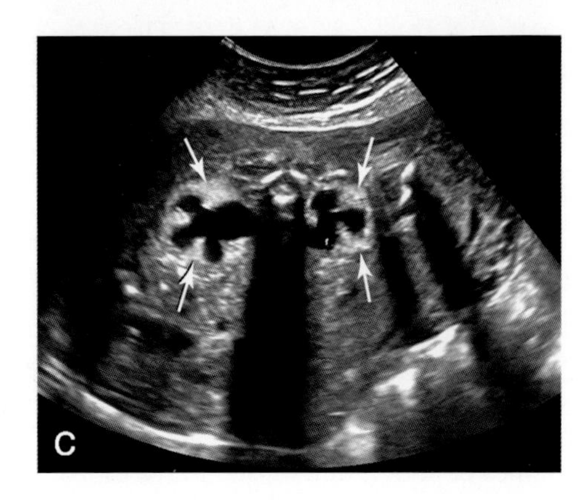

图 8-10 严重尿路梗阻的后遗症

A. 尿腹水。后尿道瓣膜的胎儿集合系统严重阻塞,肾盏破裂,在胸腹部斜位图像显示,中等量的尿腹水(箭)。B. 严重肾积水和皮质变薄。另一个有后尿道瓣膜的胎儿的左肾纵向图像显示左肾增大,伴有严重的肾积水和明显的皮质变薄(箭)。C. 另一个胎儿后尿道瓣膜导致了严重尿路梗阻,在其腹部轴向图像中显示了集合系统的中度扩张,以及由于发育不良引起双侧肾皮质(箭)回声增强。

不排除肾皮质发育不良;发育不良的肾皮质可能有正常的超声表现。超声引导下膀胱穿刺术中胎儿尿液生化分析有助于预测肾发育不良及肾功能。在肾功能不良的情况下,尿钠、氯化物、钙、总蛋白和 β_2-微球蛋白水平升高。对于双侧集合系统严重阻塞、羊水过少和胎儿尿检显示有挽救可能的肾功能的胎儿,可进行膀胱-羊膜分流以解除阻塞(图 8-11)。

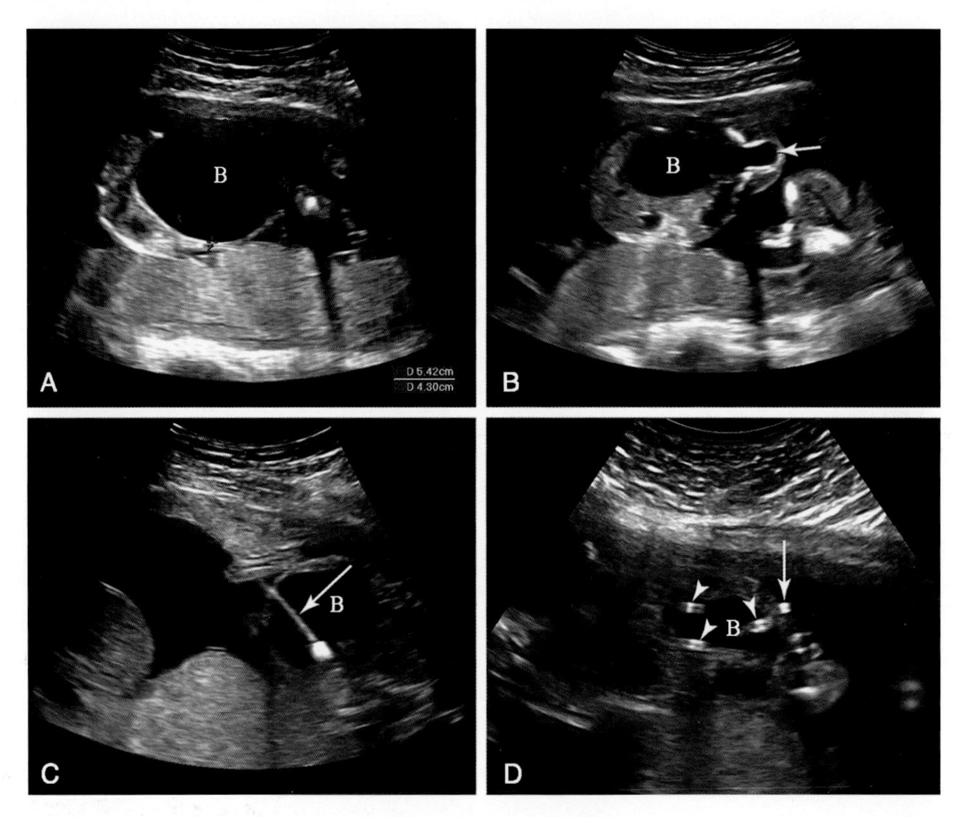

图 8-11 膀胱羊膜分流术

A. 后尿道瓣膜的胎儿下腹部的轴向图像显示膀胱分流术前膀胱(B)明显扩张。B. 图像 A 向胎儿骶尾侧扫描,在膀胱(B)的轴向图像中可见,由于后尿道扩张(箭)引起了膀胱和后尿道的锁孔征象。C. 分流器插入过程中获得的斜位图像显示了经皮放置的套针管(箭),用于胎儿膀胱(B)分流。D. 术后图像显示膀胱(B)明显缩小。膀胱羊膜分流术可以直观地显示膀胱(箭头),以及套针管通过胎儿盆腔壁延伸至羊水(长箭)。

(二)病因学

胎儿集合系统的扩张继发于阻塞性和非阻塞性病因。阻塞性扩张最常见的原因是肾盂输尿管连接部狭窄梗阻。其他常见病因包括输尿管膀胱连接部(UVJ)梗阻和膀胱出口梗阻。非梗阻性扩张最常见的原因是膀胱输尿管反流(框图 8-1)。

肾盂输尿管连接部梗阻可以是单侧的,也可以是双侧的,单侧梗阻常见。男性比女性常见。其超声表现为肾盂扩张,常伴有肾盏的扩张(图 8-12A)。因为单侧肾盂输尿管连接部梗阻时,对侧肾发生异常的概率增加(如肾缺如、多囊性发育不良肾和膀胱输尿管反流;图 8-12B),因此应仔细扫描对侧肾。单侧肾盂输尿管连接部梗阻的病例中,膀胱大小正常,没有输尿管扩张的迹象(图 8-12C)。肾通常很大,严重的病例中可能有发育不良的改变,如皮质囊肿,肾皮质变薄,皮质回声增强。严重的双侧肾盂输尿管连接部梗阻可导致羊水过少,但也可见到正常羊水量或反而羊水过多。

框图 8-1 胎儿集合系统扩张的病因分析

肾盂输尿管连接部梗阻
输尿管膀胱连接部梗阻
- 输尿管囊肿(常伴有重复肾)
- 先天性巨输尿管

膀胱出口梗阻
- 后尿道瓣膜(最常见,仅发生在男性)
- 尿道闭锁
- 梅干腹综合征
- 泄殖腔异常
- 胎儿盆腔包块(如卵巢包块、阴道积液、骶尾部畸胎瘤)
- 输尿管中央大囊肿

膀胱输尿管反流
巨膀胱-小结肠-肠蠕动过缓综合征

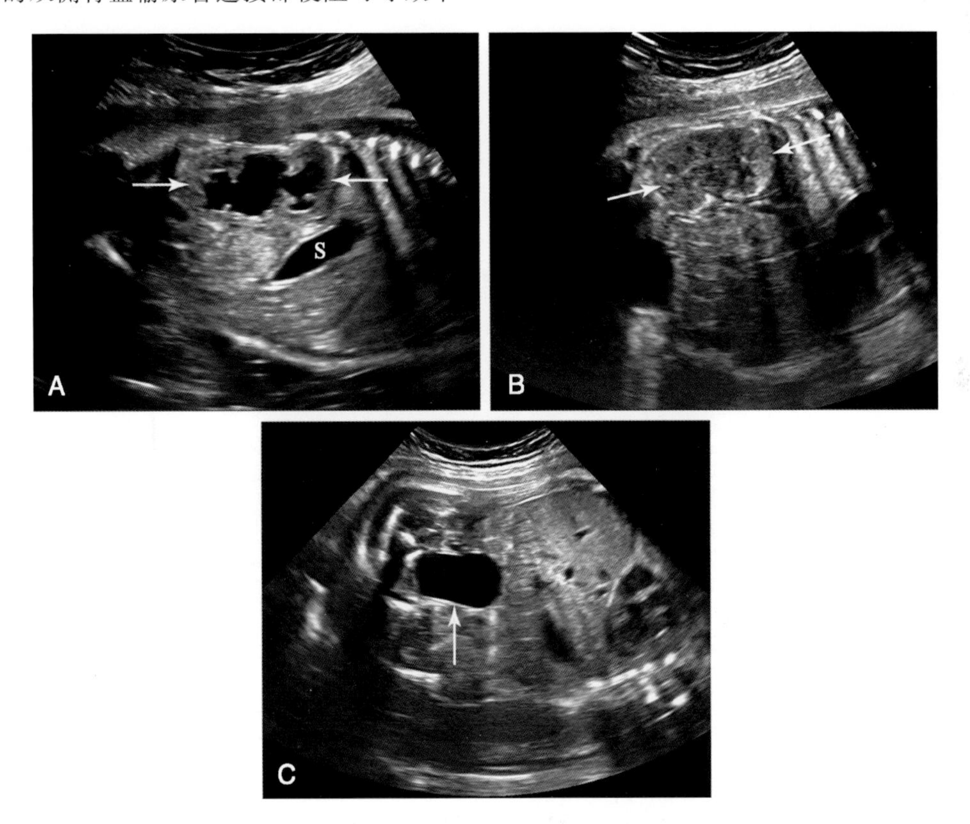

图 8-12 肾盂输尿管连接部(UPJ)梗阻

A. 妊娠 27 周的左肾纵向图像显示,由于 UPJ 梗阻,左肾肾盂和肾盏扩张(箭)。胎儿胃(S)也可见。B. 同一胎儿的右肾纵向图像(箭)显示正常,无肾异常表现。C. 胎儿腹部和盆腔的冠状面图像显示胎儿膀胱大小正常(箭),没有看到输尿管扩张,符合单侧肾盂输尿管连接部梗阻的诊断。

输尿管膀胱连接部梗阻最常见的原因是先天性巨输尿管或输尿管囊肿,常与重复肾同时发生。先天性巨输尿管是指输尿管远端的功能或结构异常导致输尿管扩张。扩张可孤立的发生在输尿管或向上延伸至肾盂和肾盏。超声显示输尿管扩张,膀胱正常充盈(图 8-13A)。在某些情况中,输尿管明显扩张、弯曲,并可见蠕动,可能被误认为是肠管或血管。彩色多普勒鉴别是扩张的输尿管还是血管,血管可以看到血流,而扩张的输尿管则没有(图 8-13B)。是否与肾盂相连可以区分扩张的输尿管与肠管。

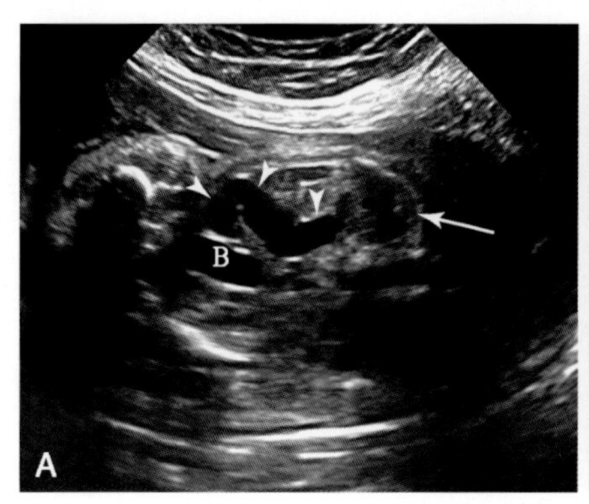

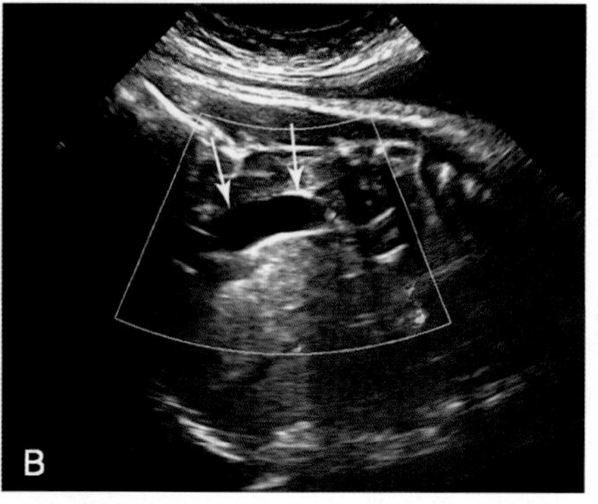

图 8-13 先天性巨输尿管

A. 28 周时胎儿腹部的斜位图像显示显著迂曲扩张的输尿管(箭头)延伸至肾(长箭)。膀胱(B)大小正常。B. 彩色多普勒斜位显像显示扩张的输尿管无血流信号(箭),与血管有明显的区别。

在重复肾的情况下,引流肾上极的输尿管可插入膀胱或异位插入尿道或阴道。当输尿管进入膀胱时,形成输尿管囊肿,这可导致输尿管膀胱连接部梗阻。超声图像中的输尿管囊肿是膀胱内的一个薄壁圆形结构,位于相应的 UVJ 水平(图 8-14A)。大的输尿管囊肿可能延伸到中线,位于膀胱底部的中心位置,占据了大部分膀胱,可能导致膀胱出口梗阻(图 8-14B)。重复肾下极部分也可能扩张,通常是由于膀胱输尿管反流(图 8-14C)。如果上极和下极的输尿管都没有扩张时,诊断重复肾难度增加。

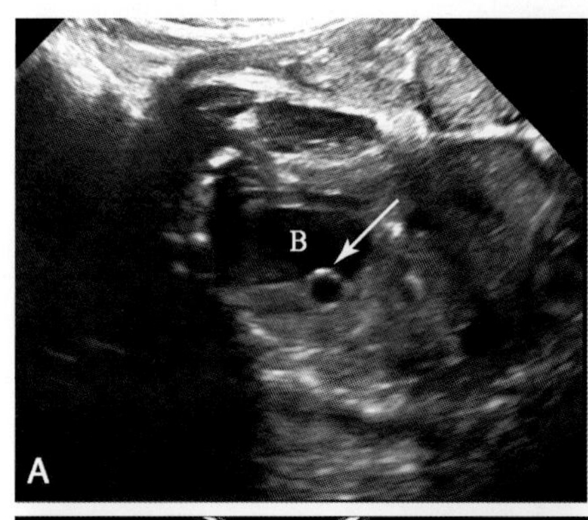

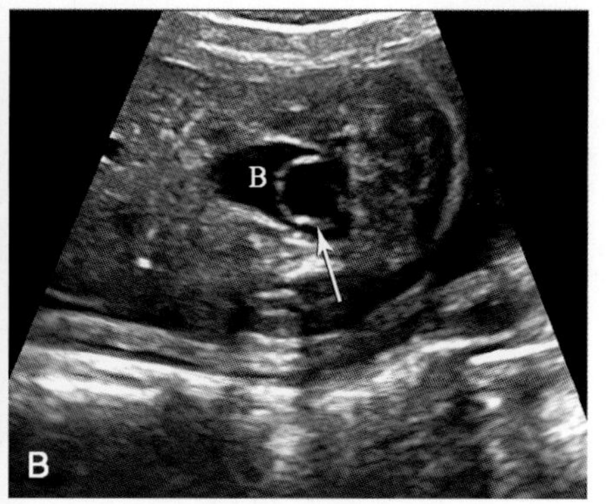

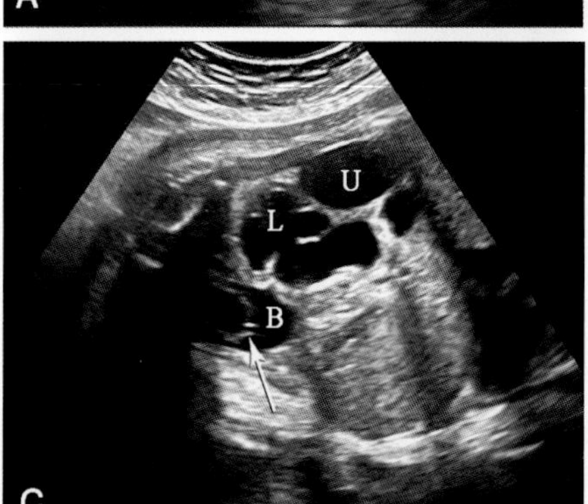

图 8-14 输尿管囊肿:大小和位置

A. 重复肾胎儿的输尿管囊肿。胎儿盆腔的斜位图像显示膀胱(B)左侧有一个薄壁的圆形结构(箭),是一个小的输尿管囊肿。B. 另外一个重复肾胎儿的斜位图像显示膀胱(B)底部中央有一个大的输尿管囊肿(箭)。较大的靠近中心位置的输尿管囊肿可导致膀胱出口梗阻。C. 图 B 所示同一胎儿的胎儿腹部和盆腔的斜位图像显示重复肾的上极(U)和下极(L)扩张。膀胱(B)内仍然可以看到输尿管囊肿。

后尿道瓣膜仅见于男性胎儿，是膀胱出口梗阻最常见的原因。后尿道瓣膜的胎儿超声图像可见膀胱扩张。膀胱扩张比较明显，往往向上延伸至胎儿腹部(图 8-15A、图 8-15B)。膀胱和扩张的后尿道之间通常有一个特征性的连接，导致膀胱下部明显变窄，称为钥匙孔征(图 8-15C)。常见膀胱壁增厚，用彩色或能量多普勒显示脐动脉沿着膀胱的侧缘走行，而此时增厚的膀胱使脐动脉侧向移位(图 8-15D、图 8-15E)。

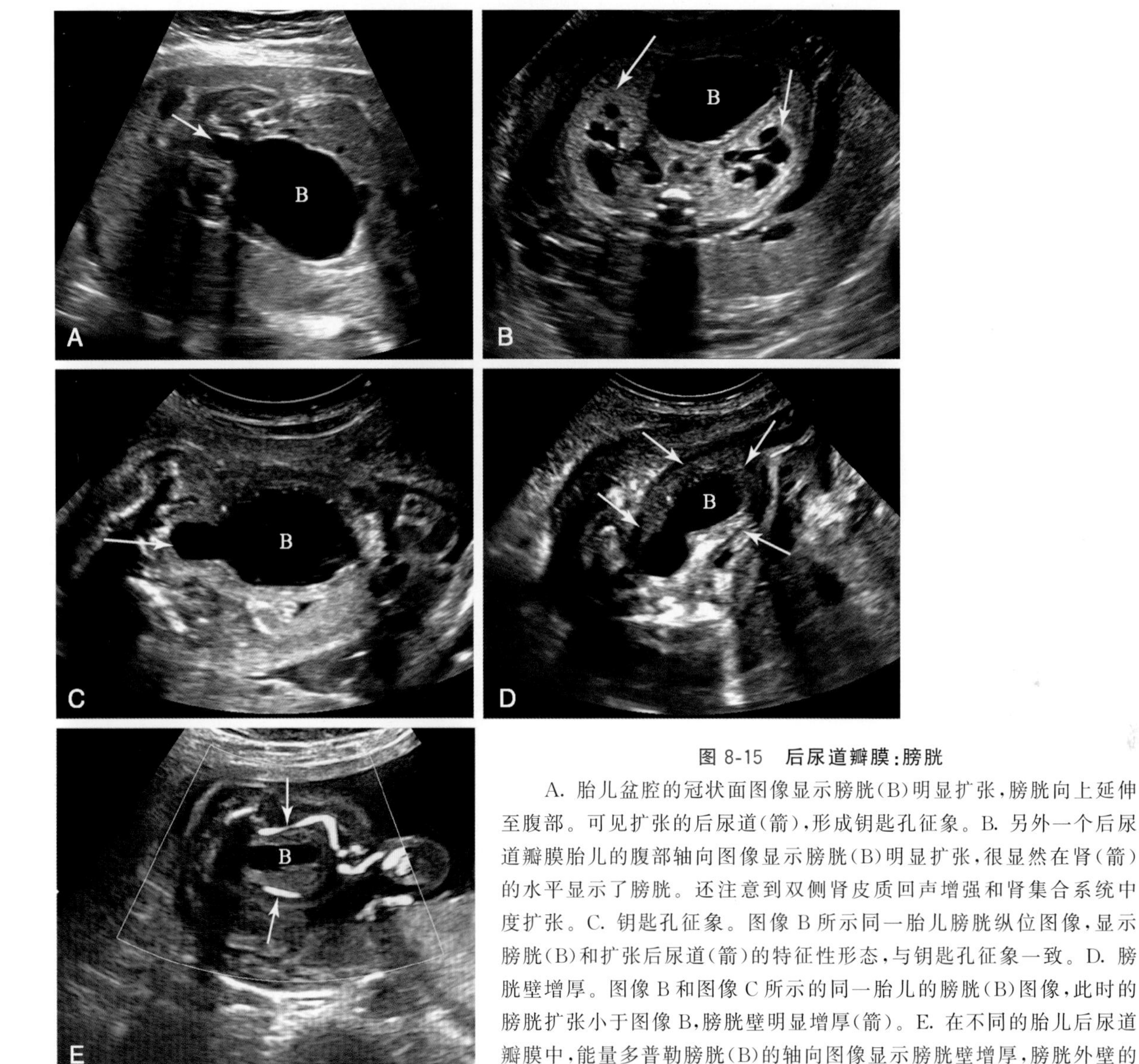

图 8-15　后尿道瓣膜：膀胱

A. 胎儿盆腔的冠状面图像显示膀胱(B)明显扩张，膀胱向上延伸至腹部。可见扩张的后尿道(箭)，形成钥匙孔征象。B. 另外一个后尿道瓣膜胎儿的腹部轴向图像显示膀胱(B)明显扩张，很显然在肾(箭)的水平显示了膀胱。还注意到双侧肾皮质回声增强和肾集合系统中度扩张。C. 钥匙孔征象。图像 B 所示同一胎儿膀胱纵位图像，显示膀胱(B)和扩张后尿道(箭)的特征性形态，与钥匙孔征象一致。D. 膀胱壁增厚。图像 B 和图像 C 所示的同一胎儿的膀胱(B)图像，此时的膀胱扩张小于图像 B，膀胱壁明显增厚(箭)。E. 在不同的胎儿后尿道瓣膜中，能量多普勒膀胱(B)的轴向图像显示膀胱壁增厚，膀胱外壁的分界是与膀胱相邻的脐动脉(箭)。

在后尿道瓣膜的胎儿中，上尿路扩张的存在及严重程度通常在整个孕期会发生变化。输尿管、肾盂和肾盏的扩张很常见，但并不总是存在(图 8-16)。在严重的情况下，由于梗阻压力增加，膀胱或肾盏破裂，导致尿性腹水或肾周的尿性囊肿，这样会减轻尿路梗阻的压力(图 8-17)。羊水过少和继发性肾发育不良改变，如皮质回声增强和皮质囊肿被认为是预后不良的征象(图 8-18)。

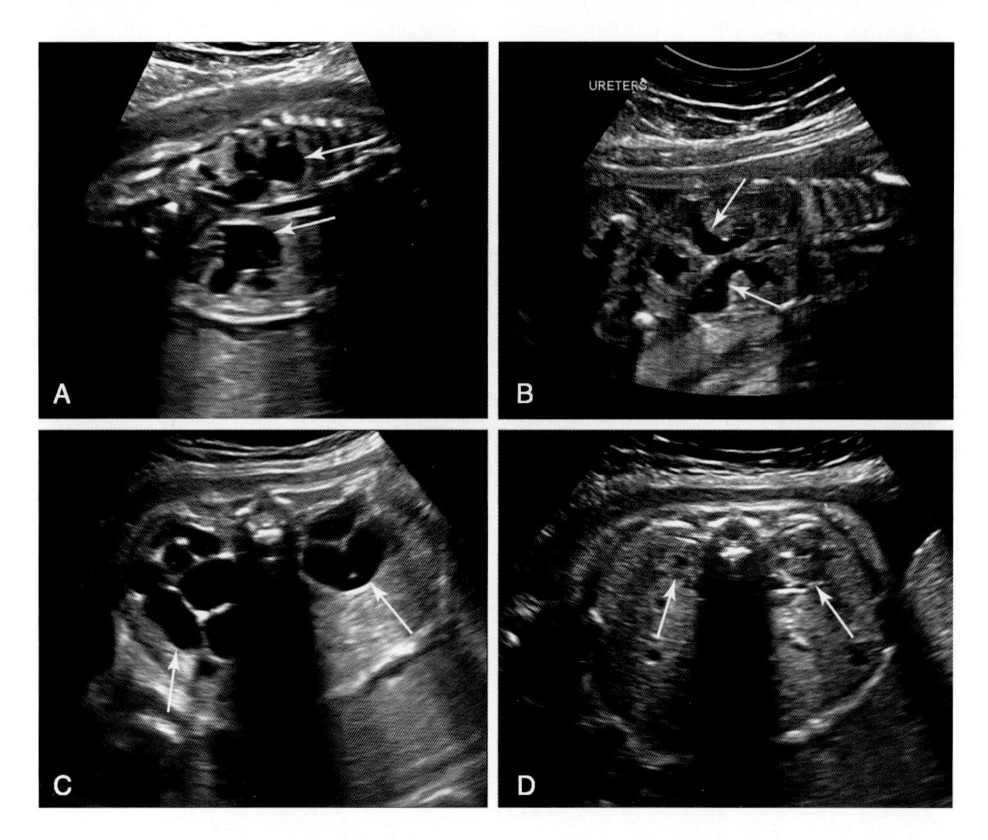

图 8-16　后尿道瓣膜:输尿管扩张和肾盂扩张的程度不一

A. 肾盂和肾盏(箭)中度扩张。B. 另一个不同胎儿的双侧输尿管中度扩张(箭)。C. 另一个不同胎儿的输尿管扩张和扭曲程度明显大于图像 A 和图像 B(箭)。D. 和图像 C 同一胎儿,肾内没有看到扩张。尽管输尿管扩张明显,胎儿肾(箭)的轴向图像没有显示肾内集合系统的扩张。

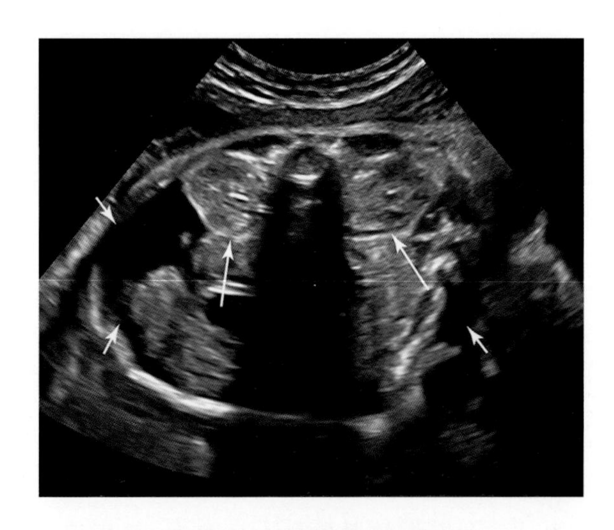

图 8-17　后尿道瓣膜:尿腹水

妊娠 34 周时,胎儿腹部在肾水平(长箭)的横向图像显示,由于膀胱破裂而出现中度尿腹水(短箭)。先前集合系统扩张,膀胱破裂时集合系统的压力减轻,目前没有发现肾内集合系统扩张。

膀胱出口梗阻比较少见的病因包括尿道闭锁、梅干腹综合征、各种泄殖腔畸形、大的中线部位输尿管囊肿和胎儿盆腔包块。梅干腹综合征的特征是没有腹壁肌肉组织,超声可见明显的腹部膨隆和腹壁变薄。其他特征包括隐睾和尿路异常,如膀胱明显扩张、尿道的前列腺部和输尿管扩张(图 8-19)。梅干腹综合征的产前超声表现与后尿道瓣膜相似,原因是梅干腹综合征也和泌尿道异常相关。

膀胱输尿管反流是指尿液从膀胱回流到输尿管。提出的病因是输尿管进入膀胱的角度异常,反流的输尿管通过膀胱壁的路径比正常输尿管要更陡,更短。反流导致集合系统的扩张。扩张可能累及输尿管、肾盂和肾盏。在超声检查过程中观察到间歇性扩张或扩张程度有巨大变化提示有反流(图 8-20)。非梗阻性集合系统扩张的一个罕见原因是巨膀胱-小结肠-肠蠕动过缓综合征,其特征是由于泌尿和胃肠道平滑肌功能异常而引起的扩张。

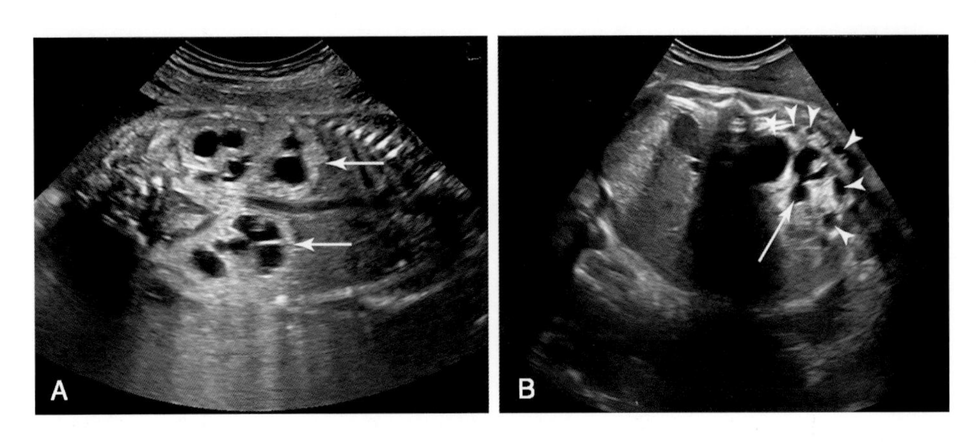

图 8-18　后尿道瓣膜：肾发育不良

A. 皮质回声增强。胎儿腹部冠状面图像显示双侧肾增大，集合系统中度扩张，皮质回声增强（箭），符合肾发育不良的改变。B. 皮质囊肿。在图像 A 10 周以后获得的同一胎儿的上腹部横切面图像，显示肾囊性改变的逐步发展（箭头）。先前观察到的皮质回声增强持续存在，集合系统轻度扩张（长箭）。

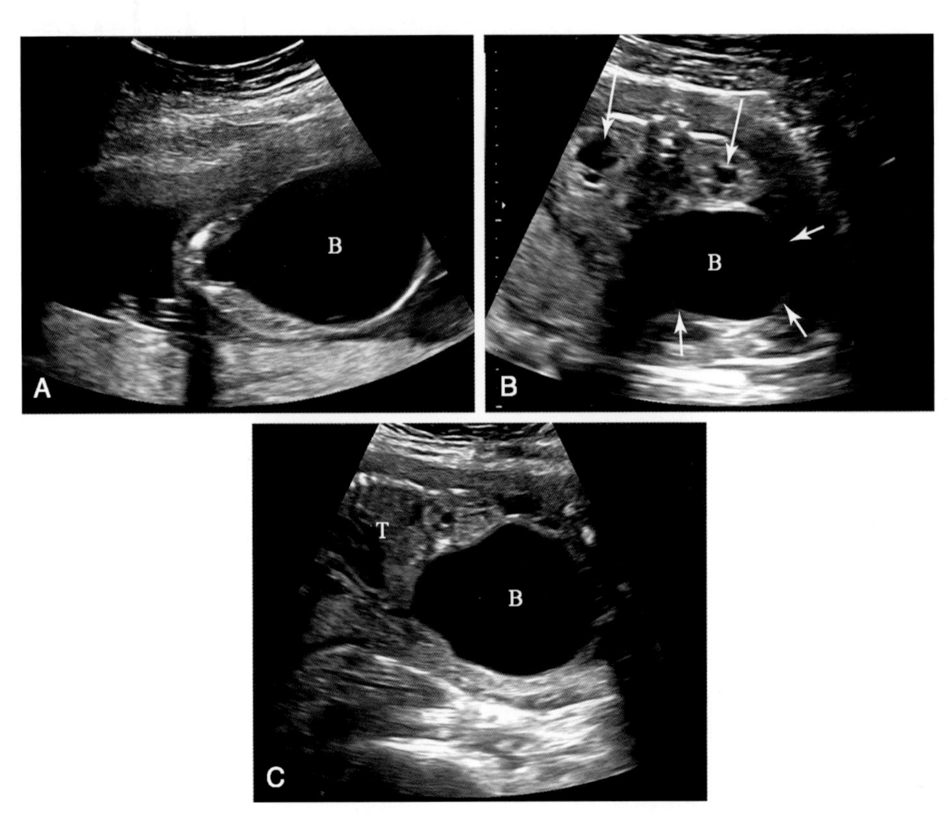

图 8-19　梅干腹综合征

A. 膀胱明显扩张。胎儿盆腔的轴向图像显示膀胱（B）明显扩张。膀胱扩张和腹壁肌肉组织缺陷导致了胎儿腹部膨隆。B. 胎儿腹部双肾水平的轴向图像显示肾内集合系统（长箭）轻度扩张。尽管图像未显示，也可知输尿管扩张。注意到由于膀胱（B）扩张和腹部肌肉组织（短箭）缺陷引起的腹壁膨隆。C. 胎儿胸部（T）和腹部的斜位图像显示，膀胱（B）扩大导致腹部明显隆起。

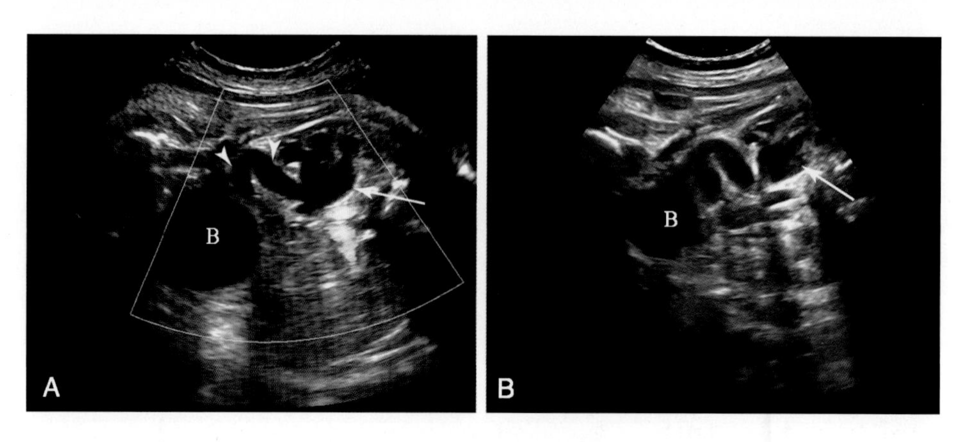

图 8-20 膀胱输尿管反流

A. 彩色多普勒左肾和输尿管斜位图像显示膀胱输尿管反流导致肾内集合系统(长箭)和输尿管(箭头)中度扩张。B. 同一胎儿在检查过程中显示肾内集合系统扩张程度降低(箭)。集合系统扩张程度的变化提示膀胱输尿管反流。图中B. 膀胱。

四、肾囊性疾病

在产前超声检查中常见的肾囊性疾病包括多囊性发育不良肾、常染色体隐性遗传性多囊肾和继发于梗阻的囊性发育不良(前面讨论过)。肾囊性疾病也与多种综合征有关,如Meckel-Gruber(多囊肾、脑膨出和多指畸形)、13三体和18三体多囊性发育不良肾是一种无功能肾,肾实质被大小不等的囊肿所取代(图8-21A至图8-21D)。肾通常较大,也有较小或大小正常。输尿管闭锁,肾盂漏斗部狭窄。超声显示在脊柱旁有多个互不连通的囊肿,不能显示同侧正常的肾。囊肿间可见实性回声,但未见正常的肾实质组织。通常肾动脉看不到。多囊性发育不良肾与肾积水的区别在于囊肿之间互不相通,与扩张的输尿管不相通,囊肿的位置和大小不确定。相比之下,肾积水的声像图显示各部分之间是相互连通的,呈分支状。当多囊性发育不良的肾非常大时,囊肿可以占据腹部大部分,类似于扩张的肠襻或弯曲扩张的输尿管(图8-21E)。确定囊肿位于脊柱旁的位置,同侧正常肾未显示,囊肿之间缺乏互通,排除肠襻和扩张的输尿管(图8-21F),可以考虑是多囊性发育不良肾。在多囊性发育不良的肾中,对侧肾异常的发生率很高,如UPJ梗阻和膀胱输尿管反流,因此对侧肾应进行严密的评估。孤立性单侧多囊性发育不良肾预后良好。双侧多囊肾发育不良被认为是致命的异常,因为双肾功能异常导致的羊水过少或无羊水会引起肺发育不全(图8-22)。

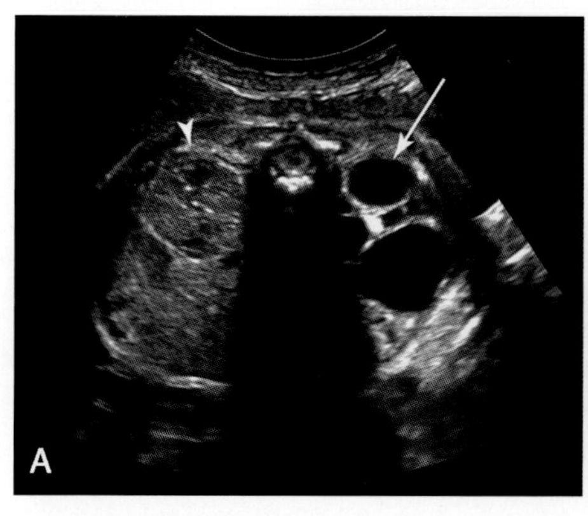

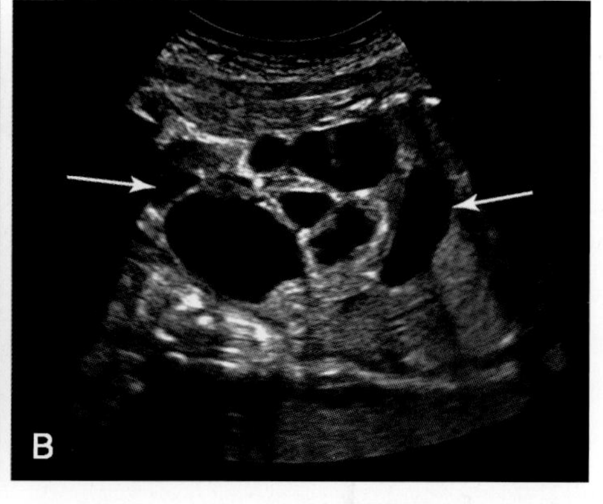

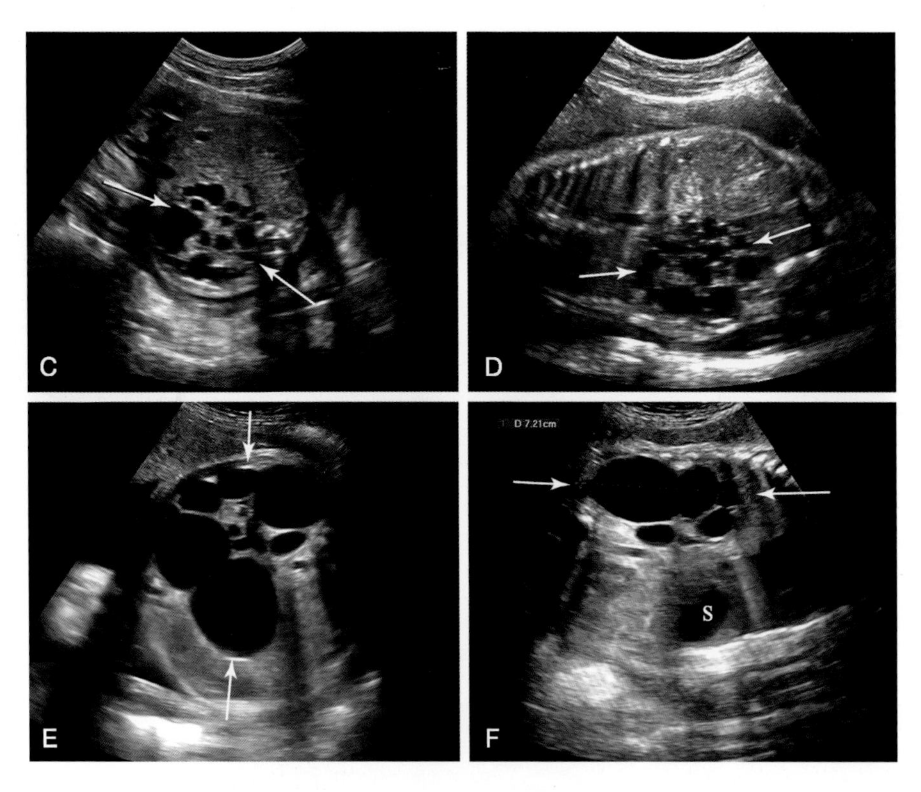

图 8-21　单侧多囊性发育不良肾

右侧多囊性发育不良肾（长箭）胎儿腹部的轴位（图像 A）和左旁矢状位（图像 B）显示无序分布大囊肿互不相通。右肾（箭头）正常。在另外一个多囊性发育不良肾胎儿肾（箭）的轴位（图像 C）和冠状（图像 D）显示肾增大，多个小囊肿。E. 多囊性发育不良肾，类似于扩张的肠襻。胎儿腹部的轴向图像显示一个非常大的多囊性发育不良的肾（箭），其中囊肿占据腹部大部分，与肠襻相似。F. 图像 E 所示同一胎儿的冠状面显示囊肿主要集中在腹部右侧（箭）。右侧未发现正常肾，但左侧可见（没有显示出来）。图中 S 为胃。

常染色体隐性遗传性多囊肾病（以前称为婴儿多囊肾病）以肾小管扩张和先天性肝纤维化为特征。肝纤维化在产前超声检查中通常不明显。扩张的肾小管很小，肉眼看不到明显的肾囊肿。相反，产前特征性超声表现为双侧增大的肾，由于扩张的肾小管的声学界面增加，肾回声增强，（图 8-23A 至图 8-23C）。肾是均匀一致的强回声，看不到分散的髓质锥体回声。根据疾病的严重程度，因为尿量少，可能有羊水过少和膀胱极小或者不显示膀胱（图 8-23D）。有时候，超声图像能够显示未受影响的皮质组织边缘的低回声（图 8-23E、图 8-23F）。肾损害的发生和超声改变不是同步的。有些受累胎儿直到妊娠晚期或产后才出现超声改变，而另一些则在妊娠中期很早的时候就出现肾增大和羊水过少。

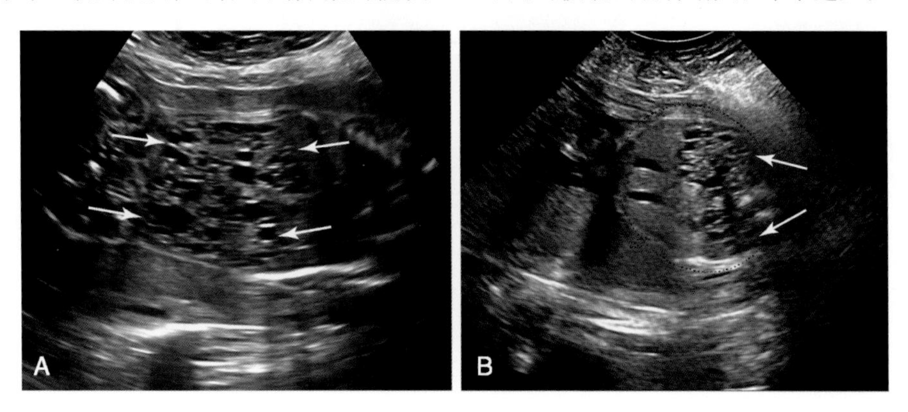

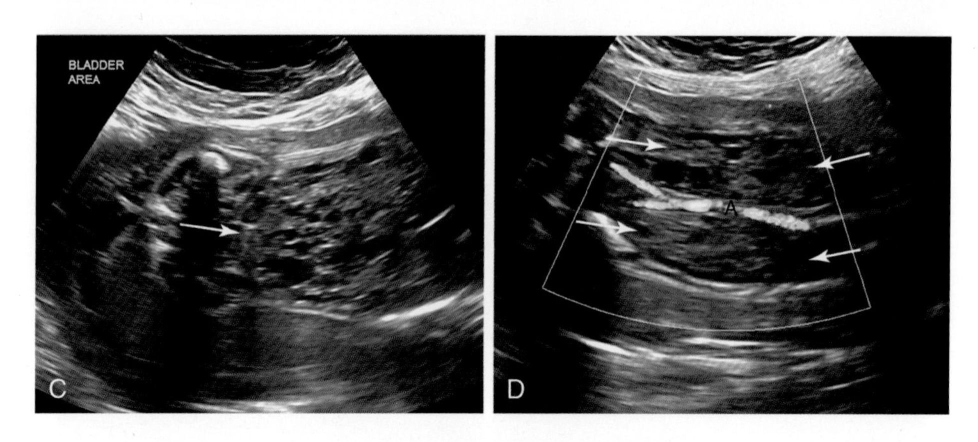

图 8-22 双侧多囊性发育不良肾

双侧多囊性发育不良的胎儿冠状位(图像 A)和轴位(图像 B)显示羊水过少,肾增大,有无数细小的囊肿(箭)。双侧多囊肾是由于肾功能受损导致羊水过少或无羊水引起肺发育不良的致死性异常。C. 同一胎儿的胎儿腹部和盆腔的冠状面图像没有显示膀胱(箭)。D. 胎儿腹部冠状位彩色多普勒图像显示腹主动脉(A),但没有显示供应双肾(箭)的肾动脉。

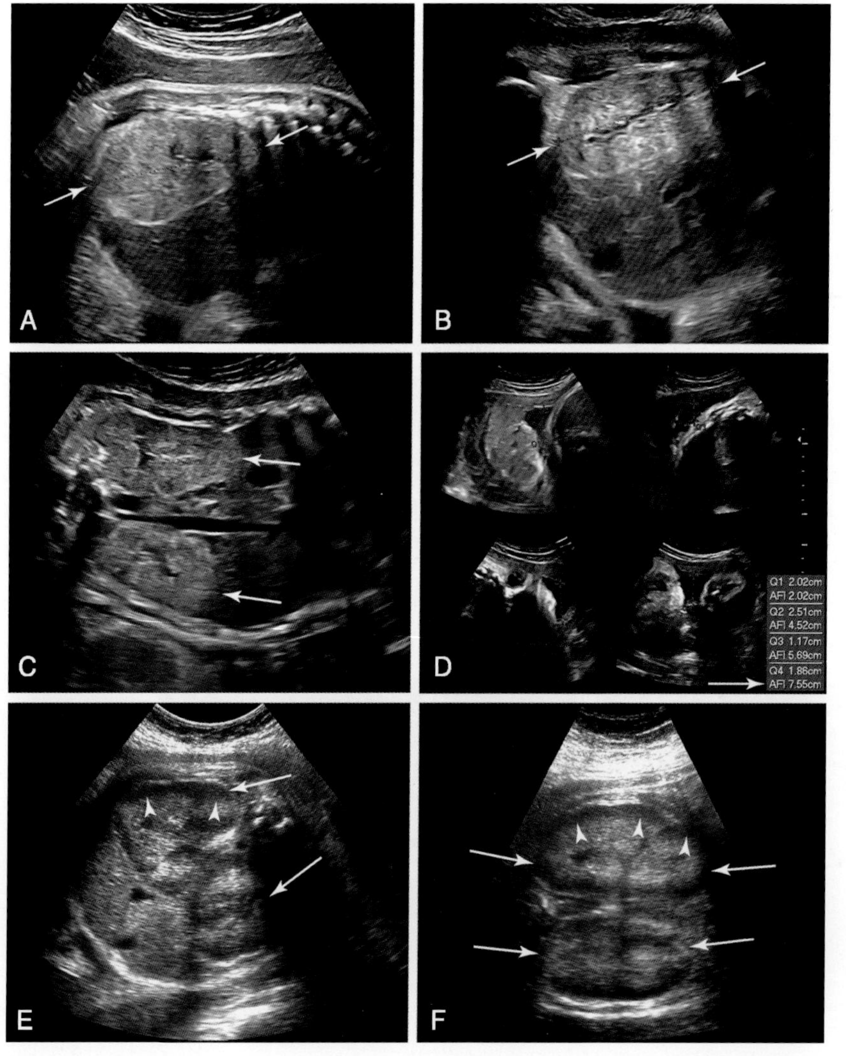

图 8-23 常染色体隐性遗传性多囊肾病

妊娠中晚期右(A)和左(B)肾的纵向图像显示明显增大的、回声增强的肾(箭)。因为扩张的肾小管太小,无法分辨,所以看不到囊肿清晰的界限。C. 胎儿腹部和盆腔的冠状图像证实了双侧增大的高回声肾(箭)。D. 羊水过少。羊水指数 7.55cm(箭)与羊水过少的主观评估相符。在另外一个常染色体隐性遗传性多囊肾病胎儿的孕晚期轴位(图像 E)和冠状(图像 F)显示双侧增大的肾(长箭),中央回声增强,周边皮质组织由于未受影响而呈低回声组织(箭头)。在常染色体隐性遗传性多囊肾病的胎儿中常可见这种回声。

常染色体显性遗传性多囊肾病通常在产前超声检查中不被发现，因为成人中的肉眼可见的囊肿很少发生在胎儿中。有时候，由于小囊肿的界面反射，产前超声显示肾增大，回声增强。即便出现肾增大，回声增强，诊断常染色体显性遗传性多囊肾要关注羊水量是否正常，正常的羊水量是区别于严重的常染色体隐性遗传多囊肾病。当羊水量也正常时，积极了解家族史有助于鉴别。鉴别诊断双侧肾增大，回声增强的其他诊断为 13 三体；综合征如 Meckel-Gruber 综合征、Beckwith-Wiedemann 综合征和先天性肾病综合征（芬兰肾病）；双侧肾静脉血栓形成；羊水量正常的病例，为正常变异（框图 8-2）。单侧肾增大可见于肾肿瘤，最常见的是中胚层肾瘤，或可由单侧肾静脉血栓形成引起（图 8-24）。

框图 8-2 双侧增大，回声增强的肾：病因

常染色体隐性遗传性多囊肾病（最常见）
常染色体显性遗传性多囊肾病
13 三体
综合征
  Beckwith-Wiedemann 综合征
  Meckel-Gruber 综合征
  先天性肾病综合征（芬兰肾病）
肾静脉血栓形成（双侧）
正常变异（轻度，羊水量正常）

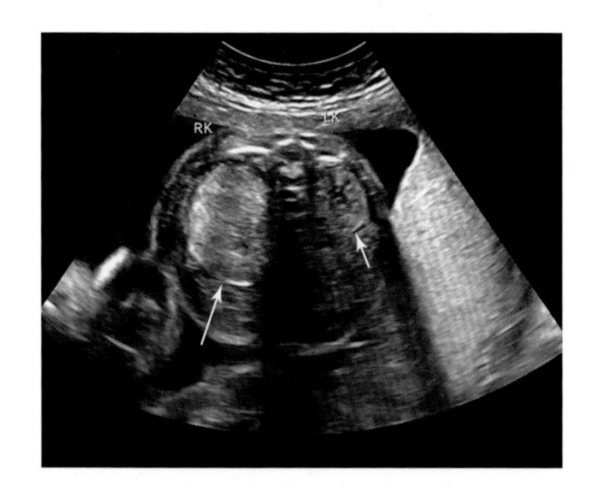

图 8-24 肾静脉血栓形成单侧肾增大，回声增强

胎儿腹部的轴向图像显示右肾增大的、回声增强（长箭）和正常大小的左肾（短箭）。出生后的评估显示，增大的右肾是右肾静脉血栓形成。图中 LK 为左肾；RK 为右肾。

五、肾上腺

正常肾上腺在轴向扫描平面显示为紧邻肾的伸长的椎旁结构。肾上腺有一个低回声的外周皮质和一个高回声中央髓质（图 8-25A）。在长轴切面中，肾上腺为肾上方的三角形、新月形或金字塔形低回声结构（图 8-25B）。当肾缺如时，肾上腺转移到肾窝，呈现肾上腺平卧的表现（见图 8-4B、图 8-7C、图 8-8D）。

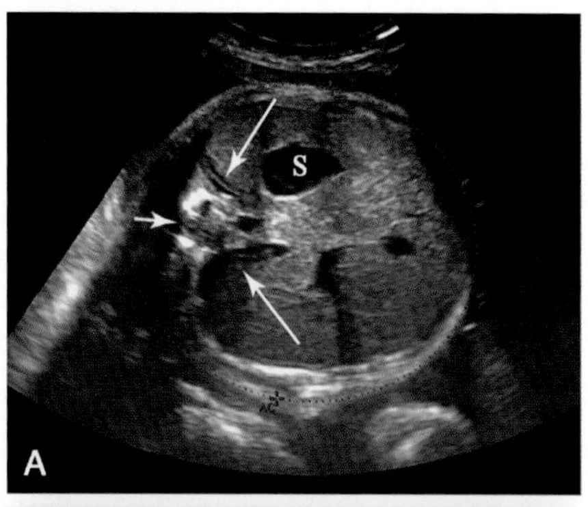

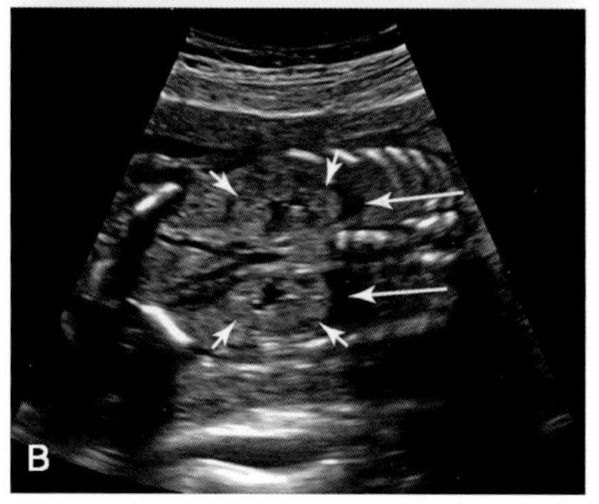

图 8-25 正常的肾上腺

A. 胎儿腹部 32 周的轴向图像显示正常肾上腺（长箭）位于脊柱（短箭）两侧。正常肾上腺的特征是周围皮质低回声和中央髓质高回声。B. 妊娠 20 周时胎儿躯干的冠状图显示，双侧肾上腺在胎儿肾（短箭）上方呈低回声新月形结构（长箭）。图中 S 为胃。

最常见的胎儿肾上腺肿瘤是神经母细胞瘤。神经母细胞瘤表现多种多样，包括囊性、实性或囊实混合性。肾上腺神经母细胞瘤可能很难与肾上腺出血区分开来，因为两者都会导致肾上腺部位的肿块（图 8-26）。随访声像图显示出血的声像图有改变，这点可能有助于区分。但是，肿瘤可能会发生坏死或出血性改变，因此产前明确的鉴别很困难。

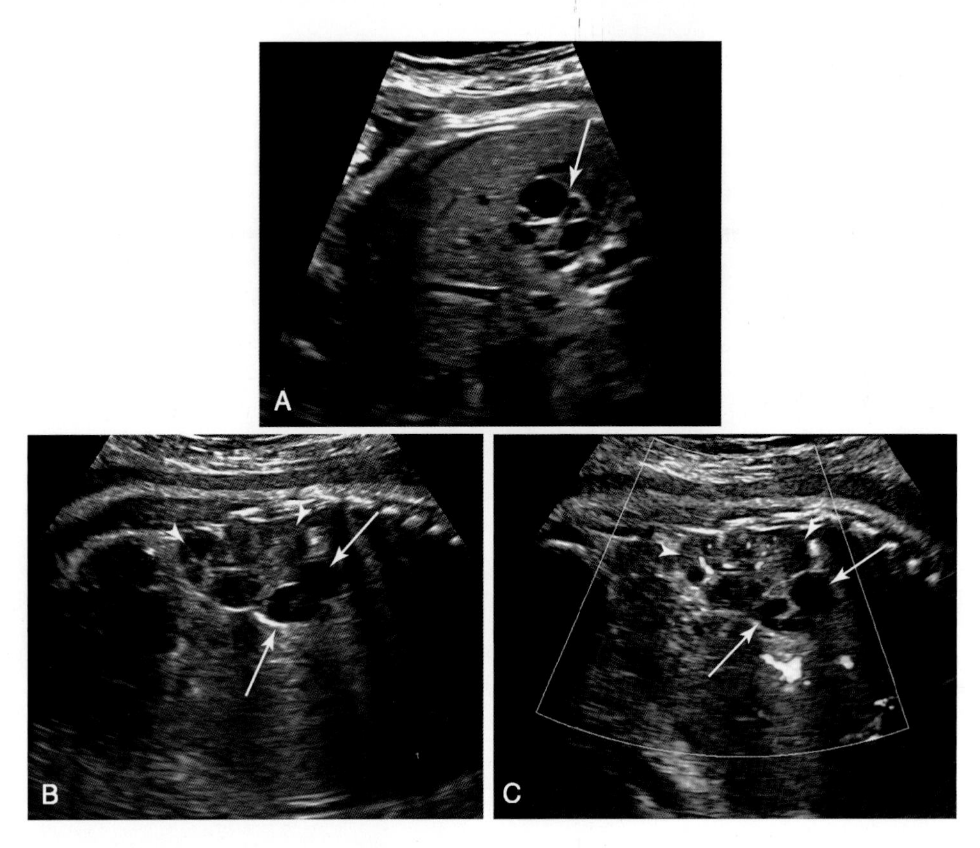

图 8-26 肾上腺出血

A. 胎儿腹部的轴向图像显示在脊柱旁的位置上有单侧囊实混合性肿块(箭)。B. 胎儿腹部冠状面图像显示,囊实混合性肿块(长箭)位于肾(箭头)的中上部相当于肾上腺的位置。C. 肾斜位彩色多普勒图像显示邻近的囊实混合肿块(长箭),与图像 B 在相近的扫描平面上显示肾(箭头)内有血流,但肿块内无血流。出生后的影像随访显示肿块符合肾上腺出血。

六、生殖器

胎儿性别的确定对于受性别影响的妊娠[例如 X 连锁疾病的家族史,多胎妊娠(有助于确定绒毛膜)]和仅发生在一个性别的可疑结构异常(如男性胎儿的后尿道瓣膜)具有重要的医学意义。胎儿性别是通过直接对外生殖器成像来确定的。阴囊或阴茎的鉴定表明胎儿是男性(图 8-27A)。睾丸下降进入阴囊,通常在 32 周内就可以直接观察到(图 8-27B)。偶尔可以看到阴囊内有一个鞘膜积液勾勒出睾丸。在妊娠晚期,孤立的少量鞘膜积液是正常的(图 8-27C)。女性胎儿的确定需要直接观察阴唇,通常在妊娠中期早期会阴水平上看到 3~4 条平行线,在妊娠后期看到更多细节(图 8-28)。未能显示男性生殖器不足以诊断女性胎儿,因为未显示可能是由于扫描平面和胎儿位置造成的。误诊生殖器常见原因是混淆了会阴附近的脐带和男性生殖器(图 8-29)。

性器官不明确是指不能根据外生殖器的超声表现来确定胎儿性别,或根据染色体组型确定的胎儿性别与超声所显示的胎儿性别不一致。性器官不明确的潜在病因包括在小阴茎、尿道下裂或阴蒂增大的情况下难以区分阴茎和阴蒂,以及由于阴唇融合或肿胀、隐睾或阴囊分叉而难以区分阴囊和阴唇(图 8-30)。先天性肾上腺增生可以导致女性胎儿男性化,因此当超声表现为男性生殖器但从遗传学角度为女性胎儿时应考虑此病。

子宫或阴道阻塞可以造成阴道和(或)子宫积液扩张。病因包括阴道闭锁、阴道纵隔、宫颈闭锁和处女膜闭锁。阴道积水一词是指阴道扩张,其内充满液体。子宫阴道积水是指阴道和子宫都扩

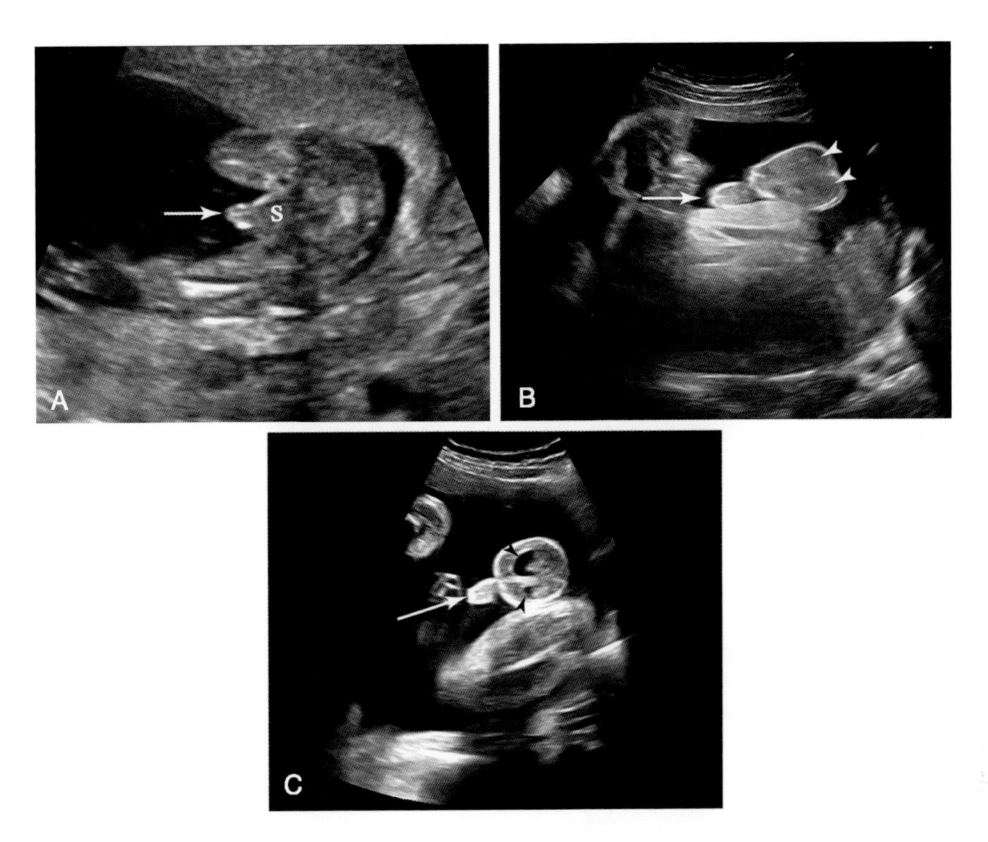

图 8-27　男性生殖器

A. 胎儿 17 周在盆腔的轴向图像显示男性生殖器包括阴茎(箭)和阴囊(S)。B. 另外一个胎儿 35 周的生殖器图像显示了阴茎(箭)和阴囊中的睾丸(箭头)。C. 鞘膜积液。另一个 34 周男性胎儿生殖器轴向图像显示阴茎(长箭)和双侧少量鞘膜积液(黑色箭头)。在妊娠晚期,孤立的少量鞘膜积液是正常的。

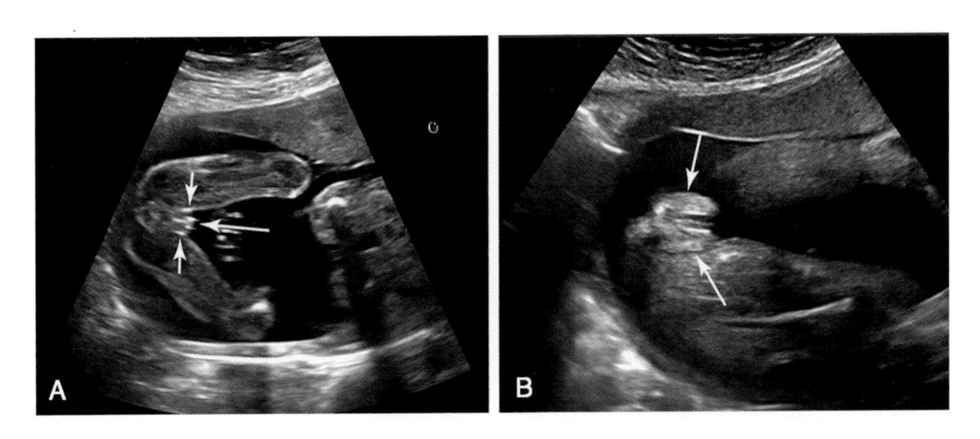

图 8-28　女性生殖器

A. 女性胎儿盆腔的轴向图像在中孕期显示阴唇为平行的、短的回声线(短箭)。阴蒂(长箭)也可见。B. 31 周时胎儿生殖器的轴向图像显示大阴唇(箭)的软组织。

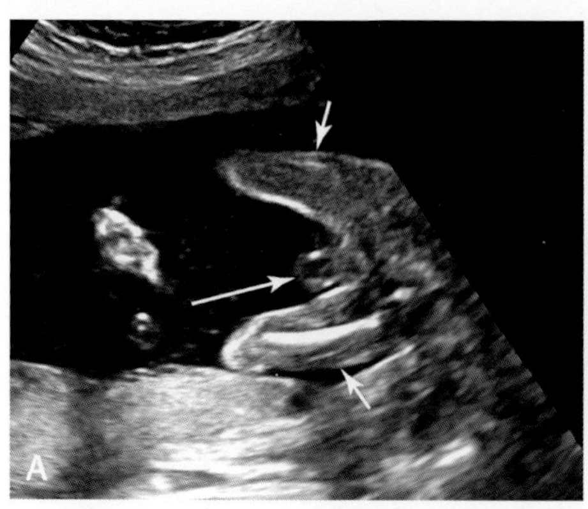

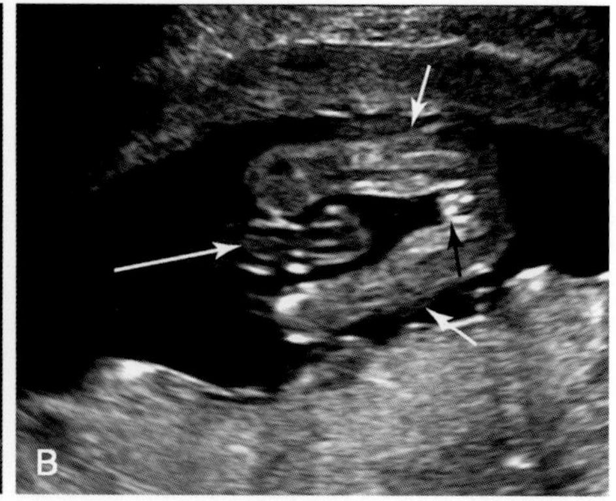

图 8-29 两条腿之间的脐带:评估胎儿性别的潜在陷阱

A. 胎儿盆腔的轴向图像显示在腿部(短箭)之间的一小段脐带(长箭),可能类似于男性生殖器。B. 随后获得的图像显示,两条腿之间的脐带(白色长箭)与阴唇(黑色箭)分开,表明此胎儿是女性。

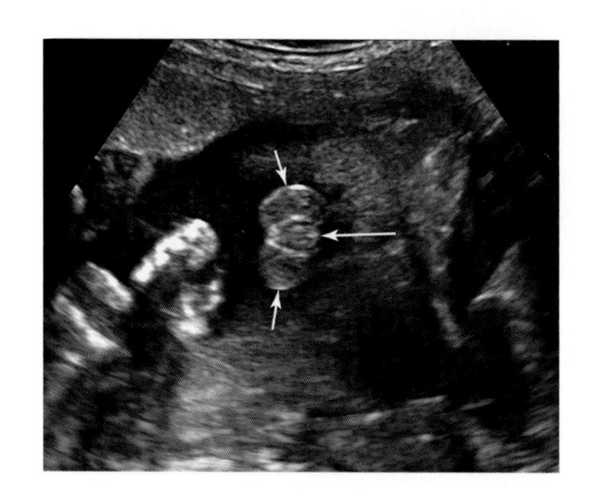

图 8-30 性器官不明确

最初认为胎儿生殖器的轴向图像显示的是阴唇,但后来胎儿的染色体核型为 46 XY 证明男性。超声显示阴囊分裂(短箭)和小阴茎(长箭)。

张积液。超声显示胎儿盆腔中有一个拉长的卵圆形囊性中线肿块,通常比较大,向上延伸达胎儿腹部(图 8-31)。子宫阴道积水类似于梗阻的乙状结肠,鉴别点在于,前者缺乏肠管结构及盲端有明显的边界,因此可能将两者区分开。

卵巢囊肿是胎儿腹部或盆腔肿块的常见原因。大多数胎儿卵巢病变由于受母体或胎盘激素的刺激,形成功能性单纯囊肿(图 8-32)。有时卵巢囊肿会在产前发生扭转、破裂或出血,导致超声表现多样(图 8-33)。卵巢囊性病变的鉴别诊断取决于其位置和超声表现,主要和肠重复囊肿、阴道积液、肾囊肿、网膜或肠系膜囊肿、胎粪假性囊肿等相鉴别。

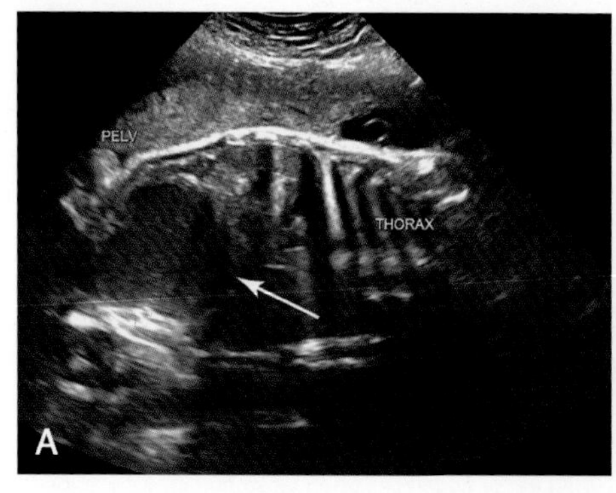

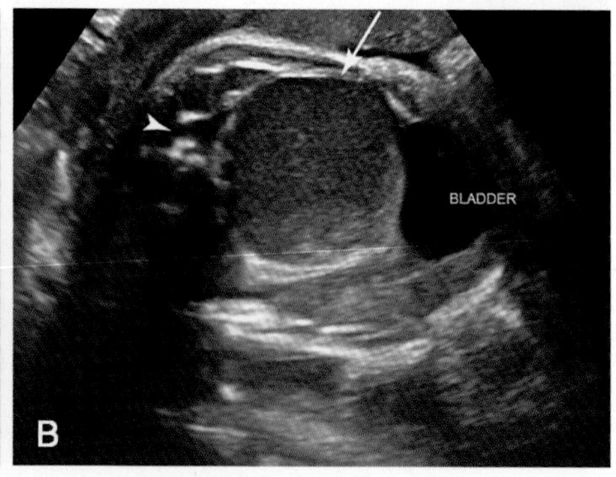

图 8-31 处女膜闭锁引起的阴道积液

A. 妊娠 37 周时胎儿躯干的纵向图像显示一个巨大的圆形肿块(箭),内部回声从盆腔延伸到腹部。B. 在盆腔靠上些的轴向图像显示肿块(长箭)位于脊柱(箭头)前面和胎儿膀胱后方。产后随访显示该胎儿处女膜闭锁、阴道下段梗阻、扩张的阴道伸入盆腔及腹部。

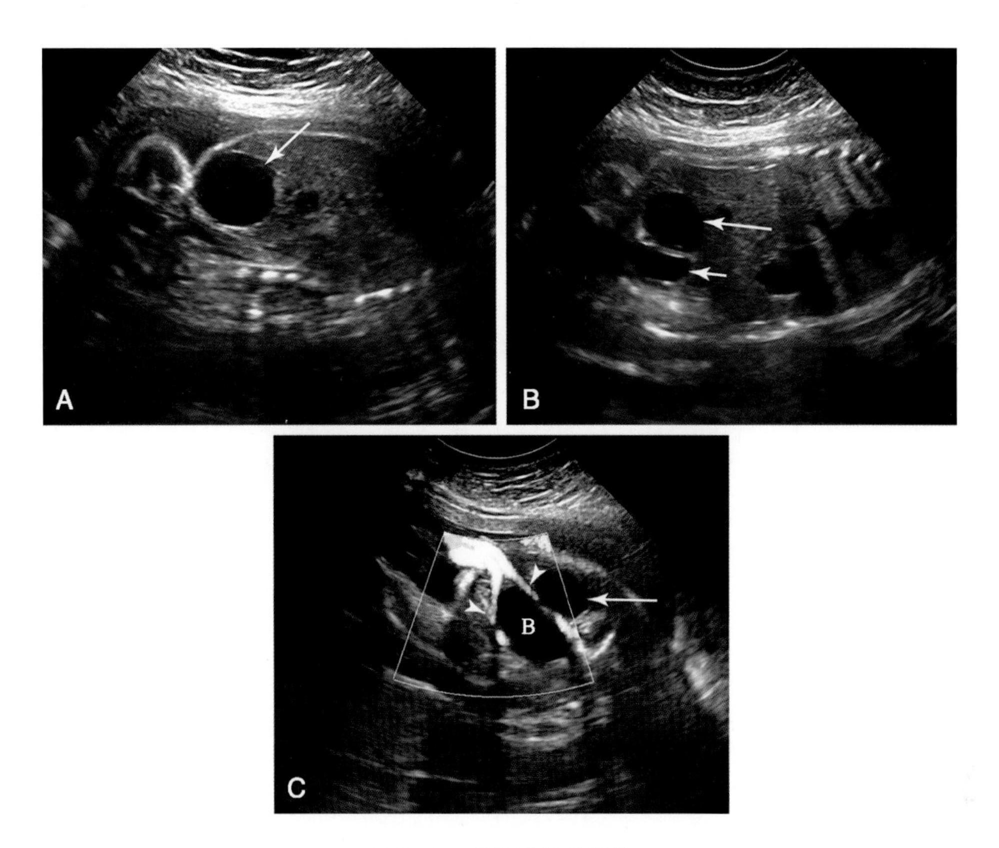

图 8-32　单纯性卵巢囊肿

A. 妊娠 30 周的女性胎儿腹部斜位图像显示盆腔内有一个单纯的圆形囊性肿块(箭)。B. 同一胎儿的冠状面图像显示囊性肿块(长箭)与胎儿膀胱(短箭)分离。C. 彩色多普勒超声对胎儿盆腔的轴向图像证实了膀胱(B)的位置,膀胱的外侧边缘显示脐动脉(箭头)。卵巢囊肿(长箭)再次被证实位于膀胱附近。产后超声证实囊肿为卵巢囊肿,并在几周内消失。

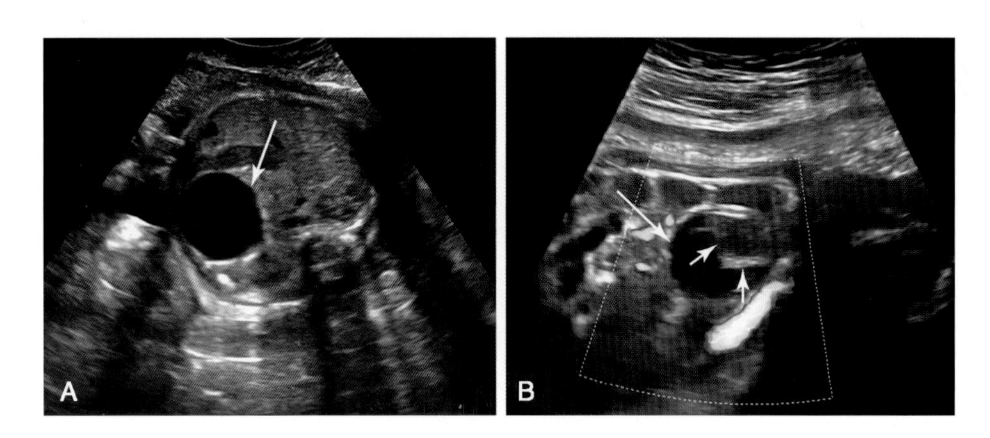

图 8-33　胎儿卵巢囊肿出血

A. 妊娠 32 周的下腹部轴向图像显示左侧出现一个单纯囊肿(箭)。B. 随访 37 周,彩色多普勒超声显示,间断的出血导致囊肿内(长箭)出现局灶性固体物质(短箭)。彩色多普勒显示该物质内无血流信号。生后囊肿消失。

关键特征

- 鉴别肾盂中的少量液体有助于确认肾,尤其在刚进入孕中期时,肾与邻近腹部内容物的回声相似。
- 彩色多普勒超声图像在轴向扫描平面脐动脉沿膀胱的外侧缘向腹腔延伸,有助于确认膀胱及鉴别膀胱与其他盆腔结构。
- 评估胎儿肾应包括轴向和纵向扫描平面的图像。
- 当肾不在肾窝位置时,纵向图像显示肾上腺伸入肾窝,呈扁平的细长状,这种现象被称为肾上腺平卧征。
- 最常见的肾位置异常盆腔异位肾。盆腔异位肾常与膀胱相邻。低回声髓质锥体或肾的供血血管的显示有助于鉴别盆腔异位肾。
- 单侧肾缺如的超声表现包括肾未显示、肾上腺平卧征、彩色多普勒没有显示相应的肾动脉、偶有对侧肾代偿性增大。在单侧肾缺如的情况下,膀胱大小和羊水量是正常的。
- 双肾缺如的超声表现包括:双肾未显示,彩色多普勒双肾动脉未显示,膀胱充盈不佳,双肾上腺卧位征,中孕早期至中期出现羊水过少。
- 双侧肾缺如是致命的异常,因为继发羊水过少导致严重的肺发育不全。
- 超声显示胎儿肾盂内少量液体是正常的,不应被误认为是病理性扩张。人们往往用各种阈值对胎儿期肾盂内液体进行随访,一般而言,推荐随访的阈值通常从AP在中孕早期的4～5mm到孕晚期的7～10mm(见图8-9B)。大多数这些算法的共同特点是,在妊娠的任何阶段＜4mm的测量都认为是正常的。
- 术语肾盂扩张用于描述局限于肾盂的扩张。肾盂肾盏扩张是指肾盂和肾盏的同时扩张。即使肾盂的AP没有达到扩张的标准,肾盏或输尿管的扩张也被认为是不正常的。
- 双侧肾盂扩张是21三体的软指标,也可与其他非整倍体和综合征一起出现。
- 妊娠中期发现肾盂扩张或肾盂肾盏扩张是妊娠后期需要超声随访的一个指标。如果异常持续存在,应进行产后随访。
- 严重的肾梗阻可导致肾发育异常(如皮质变薄、皮质回声增强和肾皮质囊肿)。肾盏或膀胱的破裂可导致尿性腹水或肾周的尿性囊肿。
- 集合系统阻塞性扩张最常见的原因是UPJ阻塞。其他常见病因包括UVJ梗阻和膀胱出口梗阻,如后尿道瓣膜。非梗阻性扩张最常见的原因是膀胱输尿管反流。
- 单侧孤立性UPJ梗阻的超声表现为肾盂扩张,常伴有肾盏扩张。此外,膀胱大小正常,羊水量正常,没有输尿管扩张的迹象。
- 单侧肾UPJ梗阻,对侧肾异常(如肾缺如、多囊性发育不良肾和膀胱输尿管反流)的发生率会随之增加。
- UVJ梗阻常由原发性巨输尿管或输尿管囊肿引起,常与重复肾有关。
- 膀胱出口梗阻最常见的原因是后尿道瓣膜,仅发生在男性胎儿。典型的超声表现包括膀胱的扩张,由于扩张的后尿道与膀胱相连,通常表现为钥匙孔征。常伴有膀胱壁增厚。
- 有后尿道瓣膜的胎儿上尿路扩张的存在和严重程度各不相同。常见羊水过少和发育不良的肾改变。
- 在产前超声检查中常见的囊性肾病有多囊性发育不良肾、常染色体隐性遗传性多囊性肾和继发于尿路梗阻的囊性发育不良。
- 多囊性发育不良肾的特点是肾功能不全,肾实质被大小不等的囊肿所取代。所累及的肾通常是扩大的。脊柱旁可见多个不连通的囊肿。

- 多囊性肾发育不良与肾盂积水的区别在于囊肿之间缺乏连通，不与扩张的输尿管连通，囊肿的大小和位置在肾内呈随机分布。
- 单侧多囊性发育不良肾的胎儿中，对侧肾异常，如 UPJ 梗阻和膀胱输尿管反流的发生率很高。
- 双侧多囊性发育不良肾是一种致死性异常。肾组织无功能，导致严重的羊水过少或无羊水及肺发育不全。
- 常染色体隐性遗传性多囊肾以肾小管扩张和先天性肝纤维化为特征。肉眼可见的肾囊肿并不常见，因为扩张的肾小管太小，无法显示。相反，超声显示双肾增大，回声增强。在严重的情况下，由于尿量减少，可能有羊水过少和膀胱极小或者不显示。肝纤维化在产前超声检查中通常不明显。
- 在多胎妊娠和受性别影响的妊娠中，如 X 连锁疾病的家族史，胎儿性别的确定在医学上是很重要的。胎儿性别是直接通过外生殖器成像来确定的。
- 妊娠晚期出现小的孤立性鞘膜积液认为是正常现象。
- 性器官不明确是指无法根据外生殖器的超声图像来确定胎儿性别，或染色体核型确定的胎儿性别和超声表现出来的胎儿性别不一致。
- 卵巢囊肿是胎儿腹部或盆腔包块的常见原因。大多数胎儿卵巢囊肿是由母体或胎盘激素刺激引起的功能性囊肿。有时胎儿卵巢囊肿合并扭转、破裂或出血，导致超声表现多样。

参考文献

Batukan C, Yuksel A: Prenatal diagnosis and postnatal outcome of pelvic kidneys, Prenat Diagn 31: 356-359, 2011.

Becker AM: Postnatal evaluation of infants with an abnormal antenatal renal sonogram, Curr Opin Pediatr 21: 207-213, 2009.

Bernardes LS, Aksnes G, Saada J, et al: Keyhole sign: how specific is it for the diagnosis of posterior urethral valves? Ultrasound Obstet Gynecol 34: 419- 423, 2009.

Brun M, Maugey-Laulom B, Eurin D, et al: Prenatal sonographic patterns in autosomal dominant polycystic kidney disease: a multicenter study, Ultrasound Obstet Gynecol 24: 55-61, 2004.

Chitty LS, Altman DG: Charts of fetal size: kidney and renal pelvis measurements, Prenat Diagn 23: 891-897, 2003.

Cohen HL, Cooper J, Eisenberg P, et al: Normal length of fetal kidneys: sonographic study in 397 obstetric patients, AJR 157: 545-547, 1991.

Cohen HL, Sansgiri R, Smothers C, et al: Topics in perinatal genitourinary system ultrasound evaluation, Ultrasound Q 27: 229-254, 2011.

Corteville J, Gray DL, Crane JP: Congenital hydronephrosis: correlation of fetal ultrasonographic findings with infant outcome, Am J Obstet Gynecol 165: 384-388, 1991.

Damen-Elias HAM, Stigter RH, De Jong TPVM, et al: Variability in dilatation of the fetal renal pelvis during a bladder filling cycle, Ultrasound Obstet Gynecol 24: 750-755, 2004.

De Bruyn R, Marks SD: Postnatal investigation of fetal renal disease, Semin Fetal Neonat Med 13: 133-141, 2008.

Deshpande C, Hennekam RCM: Genetic syndromes and prenatally detected renal anomalies, Semin Fetal Neonat Med 13: 171-180, 2008.

Dicke JM, Blanco VM, Yan Y, et al: The type and frequency of fetal renal disorders and management of renal pelvis dilatation, J Ultrasound Med 25: 973 - 977, 2006.

Dighe M, Moshiri M, Phillips G, et al: Fetal genitourinary anomalies-a pictorial review with postnatal correlation, Ultrasound Q 27: 7-21, 2011.

Grijseels EW, van-Hornstra PT, Govaerts LC, et al: Outcome of pregnancies complicated by oligohydramnios or anhydramnios of renal origin, Prenat Diagn 31: 1039-1045, 2011.

Hershkovitz R, Amichay K, Stein GY, et al: The echogenicity of the normal fetal kidneys during different stages of pregnancy determined objectively, Arch Gynecol Obstet 284: 807-811, 2011.

Hodges SJ, Patel B, McLorie G, et al: Posterior urethral valves, Scientific World Journal 9: 1119-1126, 2009.

Hoffman CK, Filly RA, Callen PW: The "lying down" adrenal sign: a sonographic indicator of renal agenesis or ectopia in fetuses and neonates, J Ultrasound Med 11: 533-536, 1992.

Lissauer D, Morris RK, Kilby MD: Fetal lower urinary tract obstruction, Semin Fetal Neonat Med 12:464-470, 2007.

Mann S, Johnson MP, Wilson RD: Fetal thoracic and bladder shunts, Semin Fetal Neonat Med 15:28-33, 2010.

Mashiach R, Davidovits M, Eisenstein B, et al: Fetal hyperechogenic kidney with normal amniotic fluid volume: a diagnostic dilemma, Prenat Diag 25: 553-558, 2005.

Moshiri M, Chapman T, Fechner PY, et al: Evaluation and management of disorders of sex development: multidisciplinary approach to a complex diagnosis, Radiographics 32:1599-1618, 2012.

Mure PY, Mouriquand P: Upper urinary tract dilatation: prenatal diagnosis, management and outcome, Semin Fetal Neonat Med 13:152-163, 2008.

Nguyen HT, Herndon A, Cooper C, et al: The Society for Fetal Urology consensus statement on the evaluation and management of antenatal hydronephrosis, J Pediat Urol 6:212-231, 2010.

Odibo AO, Marchiano D, Quinones JN, et al: Mild pyelectasis: evaluating the relationship between gestational age and renal pelvic anterior-posterior diameter, Prenat Diagn 23:824-827, 2003.

Odibo AO, Raab E, Elovitz M, et al: Prenatal mild pyelectasis-evaluating the thresholds of renal pelvic diameter associated with normal postnatal renal function, J Ultrasound Med 23:513-517, 2004.

Osborne NG, Bonilla-Musoles F, Machado LE, et al: Fetal megacystis- differential diagnosis, J Ultrasound Med 30:833-841, 2011.

Pates JA, Dashe JS: Prenatal diagnosis and management of hydronephrosis, Early Hum Dev 82:3-8, 2006.

Shamshirsaz AA, Ravangard SF, Egan JF, et al: Fetal hydronephrosis as a predictor of neonatal urologic outcomes, J Ultrasound Med 31:947-954, 2012.

Smorgick N, Herman A, Wiener Y, et al: Prenatal thrombosis of the inferior vena cava and the renal veins, Prenat Diagn 27:603-607, 2007.

Thornburg LL, Pressman EK, Chelamkuri S, et al: Third trimester ultrasound of fetal pyelectasis: predictor for postnatal surgery, J Pediat Urol 4:51-54, 2008.

Van Vuuren SH, Damen-Elias HA, Stigter RH, et al: Size and volume charts of fetal kidney, renal pelvis and adrenal gland, Ultrasound Obstet Gynecol 40: 659-664, 2012.

Whitten SM, McHoney M, Wilcox DT, et al: Accuracy of antenatal fetal ultrasound in the diagnosis of duplex kidneys, Ultrasound Obstet Gynecol 21:342 - 346, 2003.

Wiener JS, O'Hara SM: Optimal timing of initial postnatal ultrasonography in newborns with prenatal hydronephrosis, J Urol 168:1826-1829, 2002.

Winyard P, Chitty LS: Dysplastic kidneys, Semin Fetal Neonat Med 13:142-151, 2008.

Yiee J, Wilcox D: Abnormalities of the fetal bladder, Semin Fetal Neonat Med 13:164-170, 2008.

Yoshizaki CT, Francisco RP, de Pinho JC, et al: Renal volumes measured by 3-dimensional sonography in healthy fetuses from 20-40 weeks, J Ultrasound Med 32: 421-427, 2013.

第9章

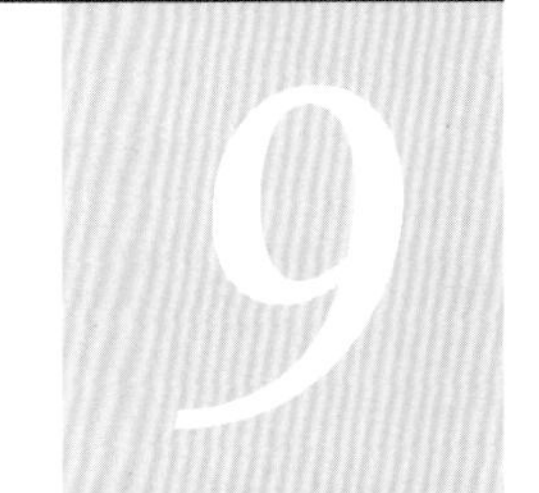

胎儿肌肉骨骼系统

在ACR-ACOG-AIUM-SRU超声检查实践指南中标准的产科超声检查包括胎儿肌肉骨骼系统扫查，其中包括股骨长度（FL）；测量双顶径和头围切面的颅骨形态；脊椎、下肢和上肢的形态。当怀疑骨骼异常时，将进行更详细的观察和测量（视情况而定）。

一、肌肉骨骼畸形

（一）头部和脊柱

超声检查可发现胎儿颅骨骨化程度异常。正常胎儿颅骨由于骨化而具有高回声，导致近探头侧产生混响伪像。这个伪影干扰了近侧颅内结构的显示（图9-1A）。而颅骨骨化不全时探头侧颅内结构显示清楚（图9-1B）。由于颅骨软化，轻压探头会导致颅骨轮廓的瞬时变形。

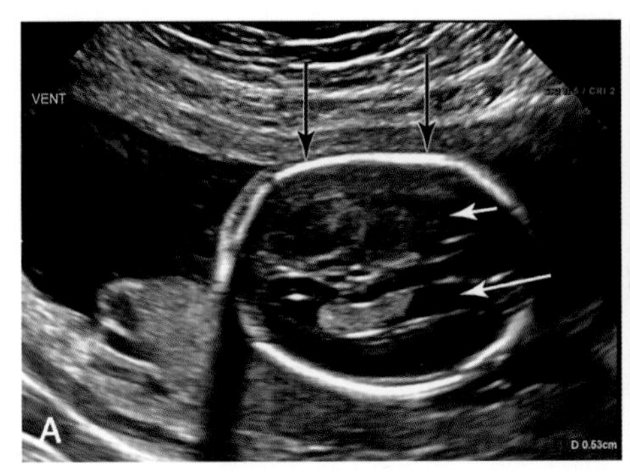

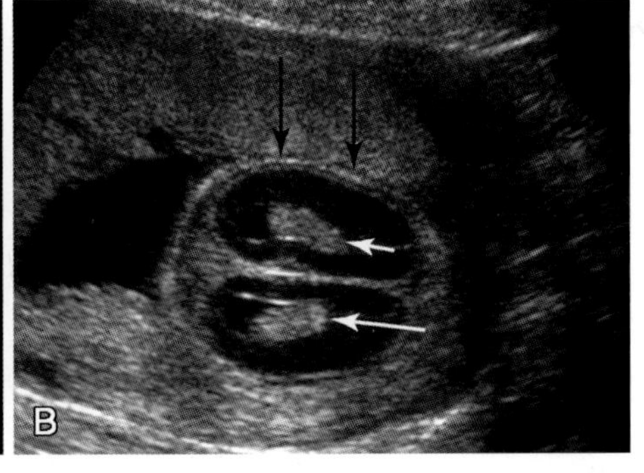

图9-1　颅骨骨化

A. 正常。在胎儿头部侧脑室水平横切面显示与正常颅骨骨化一致的高度回声的颅骨（黑箭）。来自颅骨的混响伪影阻碍了近场侧脑室的显示（短白箭），而远场侧脑室显示清晰（长白箭）。B. 颅骨骨化不全。由于先天性成骨不全导致颅骨骨化程度明显降低（黑色箭），而使胎儿侧脑室水平横切面近场侧脑室显示较好。近场（短白色箭）和远场（长白色箭）侧脑室均可见。

产前超声可检测出各种异常的颅骨形态。三叶草形头是由于所有颅缝早闭引起的畸形(图 9-2A)。它见于致死性侏儒Ⅱ型的胎儿,其他骨骼发育不良和综合征,以及一种孤立的异常形态。柠檬形头是一种常见的形态,由于额骨扁平或凹陷,在 ChiariⅡ畸形胎儿和一些正常胎儿中可见(图 9-2B)。草莓形头是指枕部的扁平和额骨的扁平或变尖,可见于 18-三体胎儿(图 9-2C)。额头隆起是指异常突出的前额,头部的矢状面观察最佳(图 9-2D)。额头隆起可发生在骨骼发育不全,如软骨发育不良、非整倍体、综合征和脑积水,以及继发于人字缝过早闭合。短头畸形指的是头部过宽。短头畸形可能是一种正常的变异,但也见于冠状缝早闭、综合征和骨骼发育不良,如软骨不发育,以及 21-三体患儿(图 9-2E)。长头畸形是一个不成比例的长头,可以是一种正常的变异,但也可以在矢状缝早闭,臀位和羊水过少的情况下出现(图 9-2F、图 9-2G)。

超声可显示多种胎儿脊柱畸形。脑脊膜膨出或脊髓脊膜膨出伴 ChiariⅡ型畸形的脊柱裂是一种常见的胎儿脊柱畸形(见图 5-46 至图 5-49)。由于胚胎发育过程中椎体分割异常引起的脊柱侧凸、脊柱后凸和其他脊柱畸形也可以在超声检查中发现(图 9-3)。脊柱异常可以孤立出现,也可以伴发骨骼发育不良和 VACTERL(椎体、肛门、心脏、气管、食管、肾和肢体异常)等综合征。骨骼发育不良的脊柱异常包括骨化不全,其中一个或多个骨化中心未骨化,以椎体扁平为特点的扁平椎。其他脊柱异常如骶尾部畸胎瘤和尾椎退化综合征在第 5 章进一步讨论。

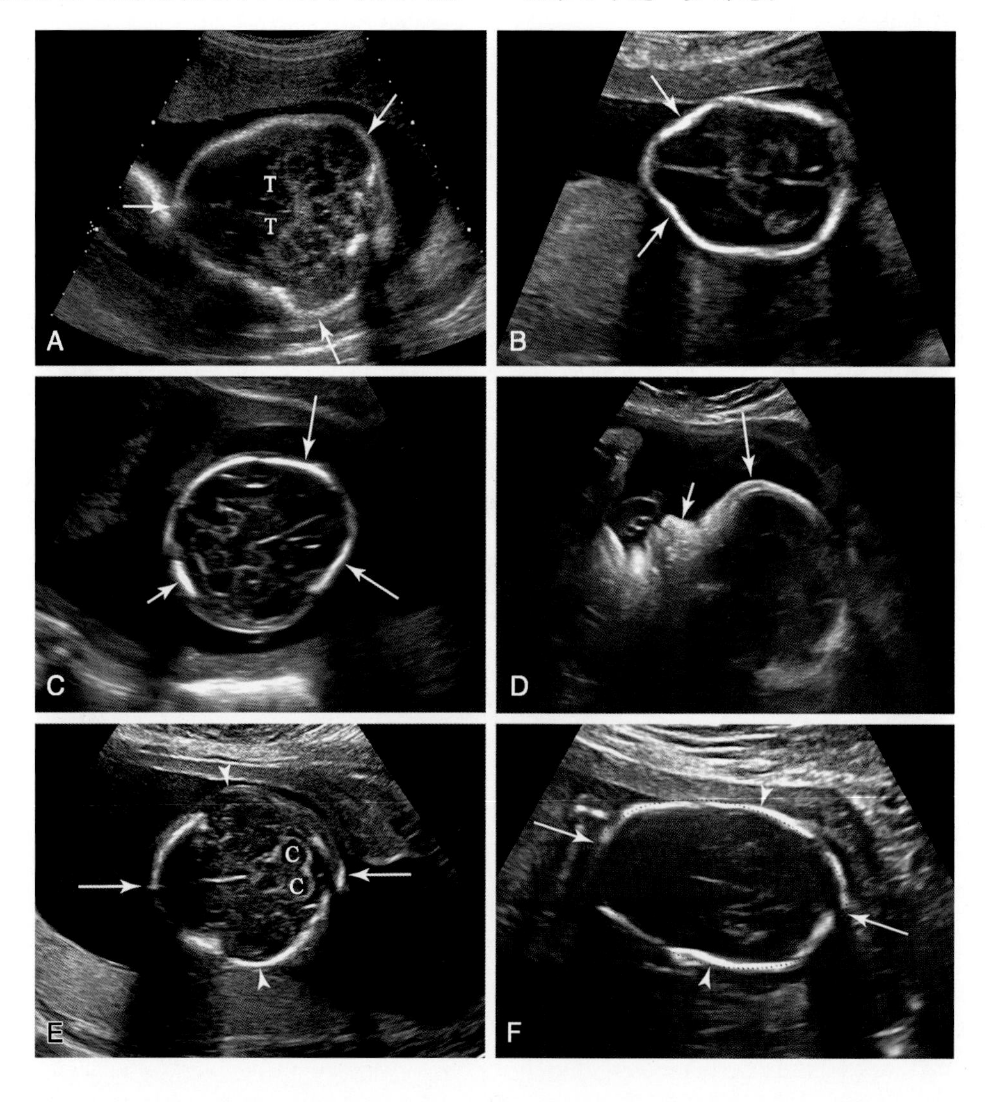

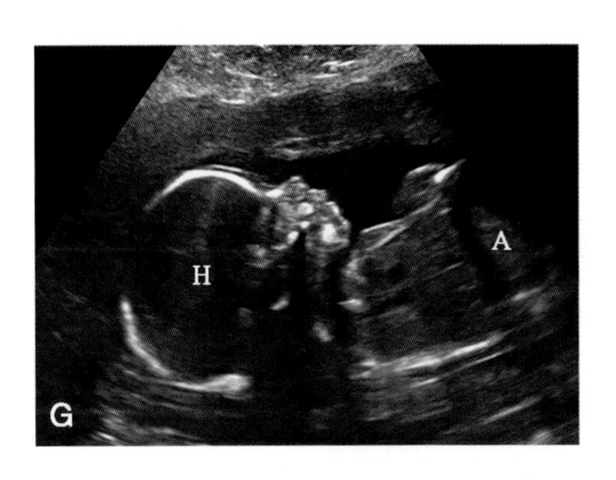

图 9-2　颅骨形状

A. 三叶草形头。胎儿头部丘脑(T)水平横切面显示致死性侏儒Ⅱ型胎儿的颅骨(箭)呈三叶草形。B. 柠檬形头。Chiari Ⅱ畸形胎儿头部横切面显示额骨平坦且轻度凹陷(箭所示),导致头颅呈柠檬状。C. 草莓形头。妊娠中期 18-三体胎儿的头颅横切面显示后枕骨扁平(短箭),额骨变平(长箭),导致颅骨呈草莓形。D. 前额隆起。胎儿中线矢状切面显示,前额(长箭)异常突出,与前额隆起一致(短箭,鼻)。E. 短头畸形。胎儿头部在小脑(C)水平横切面显示与前后径(长箭)不相称的宽径(箭头),导致短而圆的颅骨轮廓,这与胎儿短头畸形一致。F. 长头畸形。妊娠中期胎儿头部横切面显示头部相对于宽(箭头)有一个不成比例的长(AP)径(长箭),这与胎儿长头畸形一致。G. 臀位与长头畸形相关。与 F 图同一胎儿头部和腹部的中线纵向图像所示为臀位胎儿。图中 A 为胎儿腹部;H 为胎儿头部。

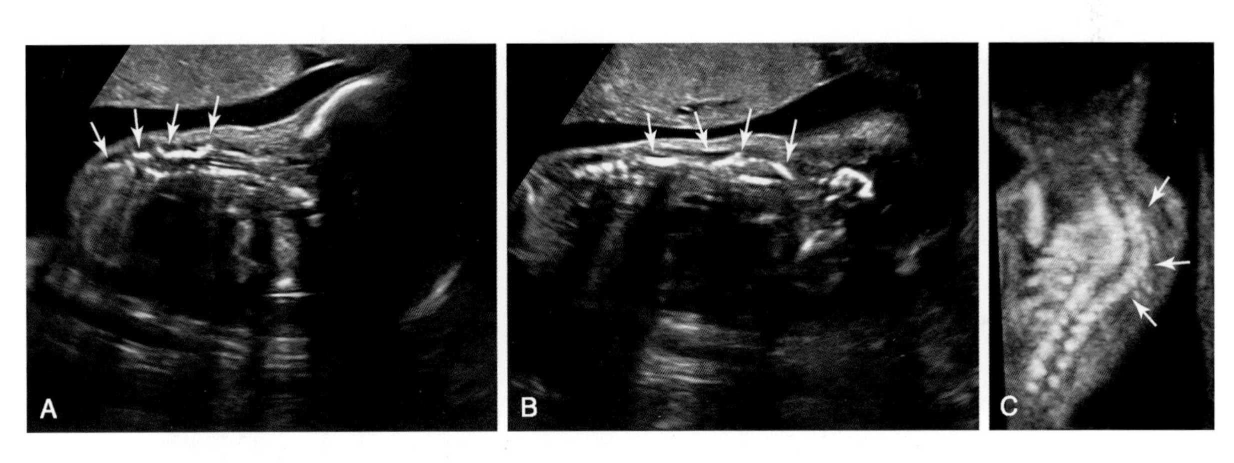

图 9-3　脊柱畸形:由于椎体分割异常引起的脊柱侧弯

妊娠中期胎儿颈胸段(图像 A)和胸腰段(图像 B)脊柱的矢状位图像显示多个层面的脊柱异常(箭)。图 15-43A、图 15-43B 显示胎儿脊柱在矢状面上的正常图像。C. 图像 A 和图像 B 中相同胎儿脊柱的三维冠状重建显示与脊柱凸向一侧的侧弯(箭)。

(二)手和足

产前超声可检查出多种手足畸形。这些包括孤立的异常及与其他疾病相关的异常。正常胎儿手足活动自如。手的伸展有助于观察手骨结构,包括掌骨、跖骨和指骨(图 9-4)。最佳观察切面为手掌张开并在同一切面显示所有伸出的手指,尽管拇指通常是单独被发现的,或者在稍有不同的扫描平面中与其他一个或多个手指一起被看到。

多指畸形是指超过 5 个手指或脚趾的畸形,可以是一个孤立的发现,也可以是家族性的,以及与综合征、骨骼发育不良和非整倍体有关,特别是 13-三体(图 9-5)。手掌尺侧与小指相邻的多指,比手掌桡侧多指更为常见。多出的手指可能包括一个完整的手指的软组织和骨骼,或者只有软组织,这种可能很难在产前超声检查中发现。

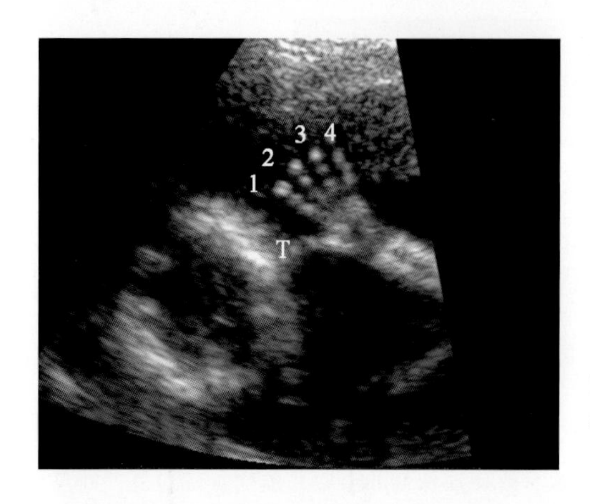

图 9-4 正常伸展的手

在妊娠中期,手的伸展可以显示所有五个手指(图中 T. 拇指;1、2、3、4. 其他手指)。

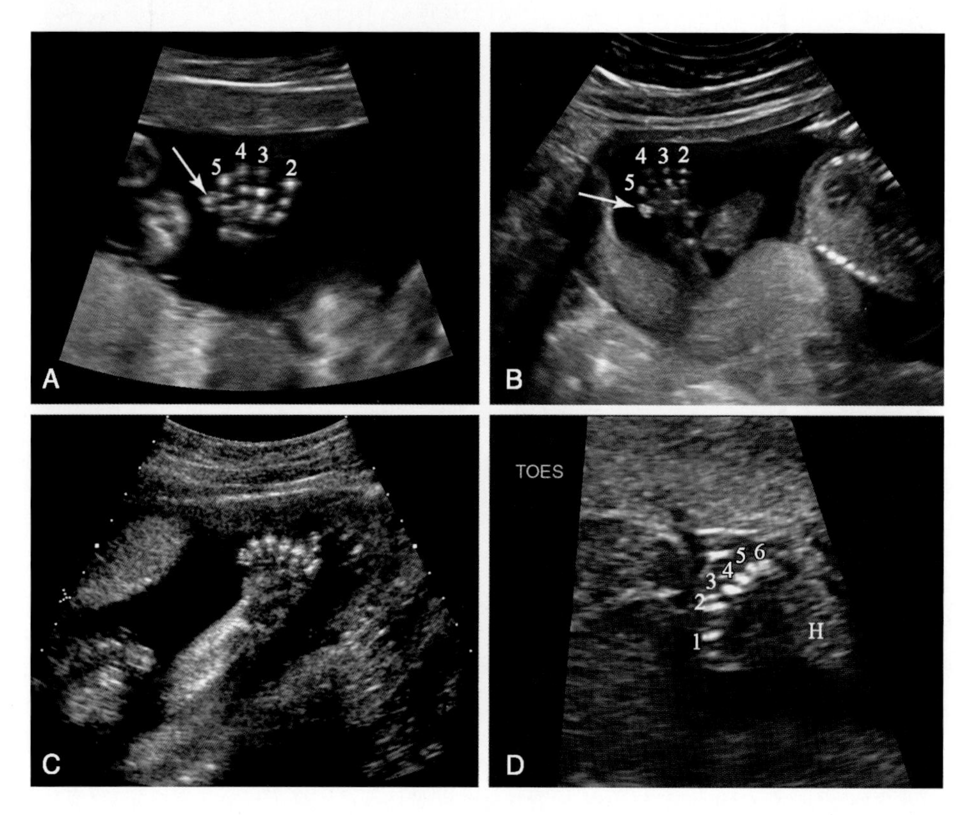

图 9-5 多指畸形

A、B. 孤立多指畸形。在两个孤立多指畸形胎儿中,胎儿手张开时,显示一个额外的手指(箭)沿着手的尺侧,靠近小指(5)。拇指在这两幅图像中都没有清晰显示,但在稍有不同的扫描平面中可以看到(2、3、4、5. 正常手指)。C. 非整倍体的多指畸形。这个 13-三体胎儿有七个手指。D. 多趾畸形:足部冠状图像显示短肋多指畸形胎儿的足跟(H)和 6 个脚趾,标记为 1~6。胎儿还有多余的手指。

产前可发现多种手和足异常。斜指是指手指持续向内弯曲(图 9-6A),通常是由于中指骨发育不全,这一发现与 21-三体有关,同时第 5 指受累也与 21-三体有关。在其他非整倍体和正常胎儿中也发现了先天性指侧弯。缺指(趾)畸形(也被称为裂手/足)是指手或脚中一个或多个手指缺失,拇指或大脚趾与其余手指分开。由此形成的外形被称为龙虾爪畸形,可见于孤立性发现和综合征(图 9-6B、图 9-6D)。并指畸形的特征是邻近手指的软组织或骨融合,同样可以是孤立性的或在综合征中发现。第 3、4 指并指与三倍体有关。三叉戟手的特征是第 3 和第 4 指之间有间隙,与软骨不发育有关。三叉戟手的手指短且长度相似（图 9-6E）。在 X 染色体异常相关的中脑导水管狭窄的胎儿中可以看到拇指内收弯曲。经常紧握的手，通常有重叠的手指，是 18-三体的特征性发现，也发生在三倍体中（图 9-6F）。

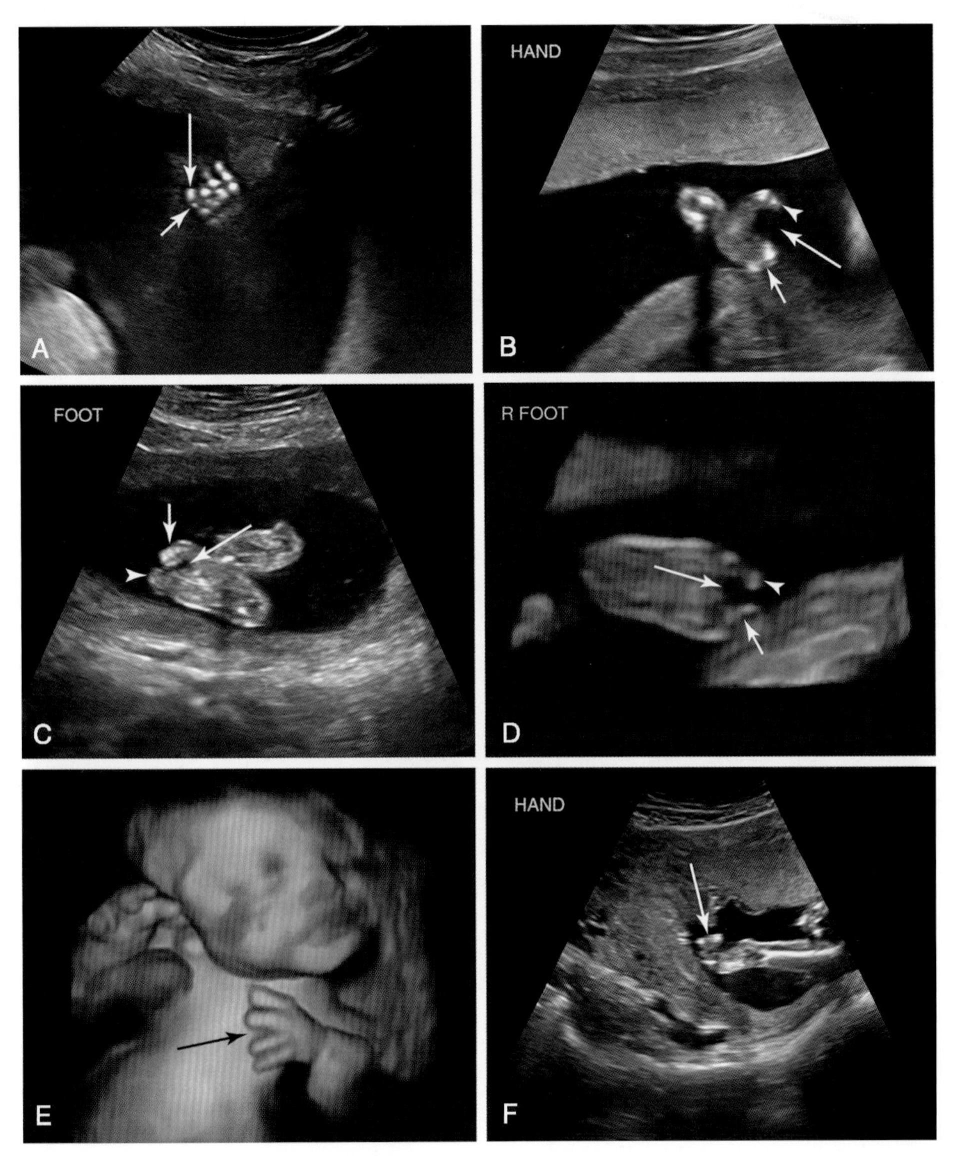

图 9-6　手部异常

A. 先天性指侧弯。手掌张开显示由于中指骨发育不全（短箭）导致第五指（长箭）向内侧弯。尽管指弯曲是在这个胎儿中的一个孤立性的发现，但它也发生在 21-三体和其他非整倍体中。B 至 D. 缺指（趾）畸形，手掌（图像 B）和脚（图像 C 和图像 D）。手的侧面图（图像 B）显示缺少中指（长箭），拇指（箭头）与其余指（短箭）分离，导致龙虾爪畸形。同一患者的足部（图像 C）和不同患者的足部三维（3D）表面成像（图像 D）也显示缺趾畸形，其特征是缺少中心脚趾（长箭），导致大脚趾（箭头）与其余脚趾（短箭）分离。缺指畸形也被称为分裂手和分裂足。E. 三叉戟手。骨骼发育不良胎儿的三维表面成像显示第三和第四指之间有一个缺口（箭）。手指短，长度相似。三叉戟手与软骨发育不全有关。F. 紧握的手。18-三体胎儿手的图像显示呈握拳状态（箭）。在整个检查过程中，手指始终保持这个姿势，从未张开，这是 18-三体的常见发现。在 18-三体中，重叠的手指也是一种典型的手部畸形。

马蹄内翻足的特征是足在踝处的足底内旋转。因此,足跟可以与胫骨和腓骨的长轴在同一平面显示(图 9-7)。马蹄内翻足的诊断是很困难的,因为正常胎儿的足部可能会暂时处于类似马蹄内翻足的姿势,特别是当它靠近子宫壁或羊水过少时。重要的是要确认马蹄内翻是固定的,而不是由于短暂的足的位置造成的。马蹄内翻足可以是单侧或双侧的,孤立性的,家族性的,或与骨骼发育不良,综合征,非整倍体,肌肉骨骼系统和神经系统疾病有关,如关节挛缩和脊柱裂有关。长期严重羊水过少可导致胎儿运动不足和四肢固定而导致挛缩和马蹄内翻足。与单侧马蹄内翻足相比,双侧马蹄内翻足更有可能伴有其他异常。在产前超声检查中常见的其他足部畸形包括摇椅足(图 9-8),即足底表面是凸起的(最常见于 18-三体,但也见于 13-三体),以及草鞋足,其特征是蹞趾和第二脚趾之间有固定的间隙,见于 21-三体和正常胎儿(图 9-9)。

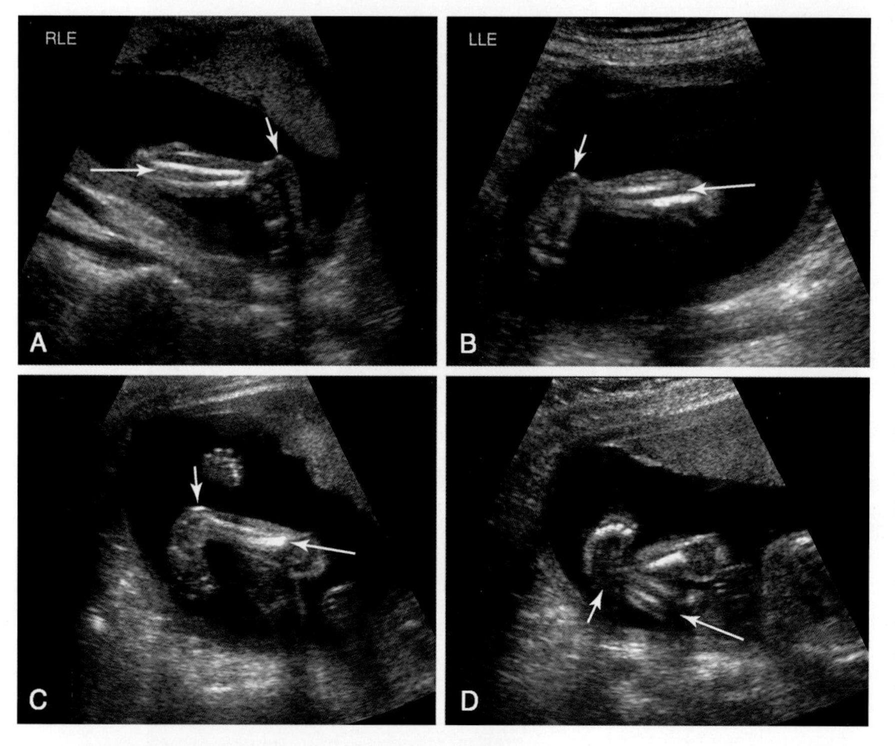

图 9-7 马蹄内翻足

A、B. 单侧马蹄内翻足。妊娠中期胎儿右小腿和右足(图像 A)显示右足(短箭)相对于胫骨和腓骨的正常方向(长箭)。在同一胎儿中的左小腿(图像 B)显示踝部由于马蹄内翻足引起异常角度,在冠状面扫描中显示整个足跟(短箭),在胫骨和腓骨(长箭)在长轴切面中可见。C、D. 双侧马蹄内翻足。在 Chiari Ⅱ 型畸形和脊柱裂的胎儿中,双足的图像显示由于双侧马蹄内翻足导致的双足(短箭)和小腿(长箭)之间的角度异常。在整个检查过程中,双足始终保持这个姿势。

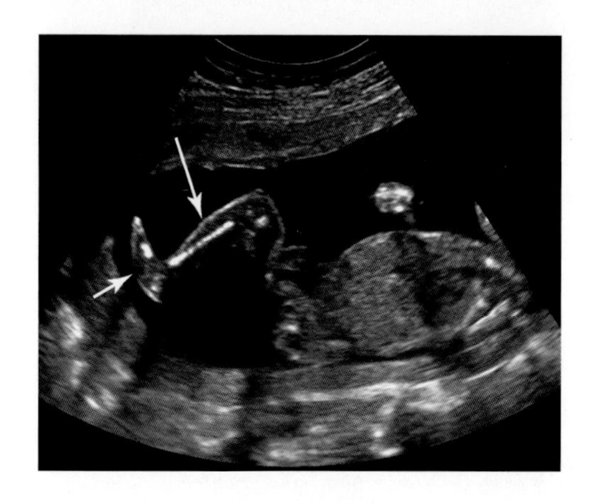

图 9-8 摇椅足

妊娠中期 18-三体胎儿小腿(长箭)和足部的纵向图像显示足底凸面(短箭)与摇椅足一致,这一形态通常与 18-三体相关,但偶尔也见于 13-三体。

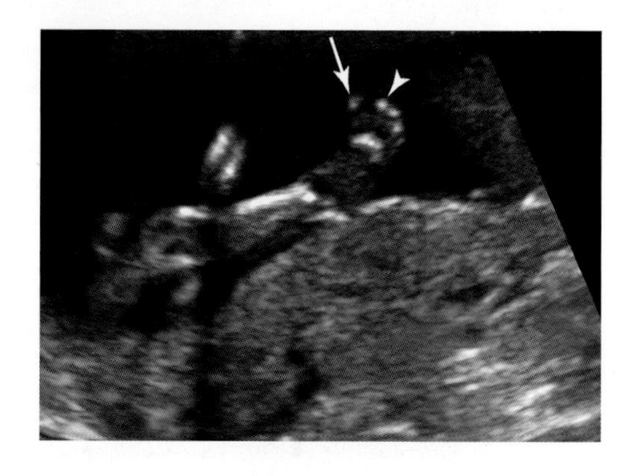

图 9-9 草鞋足

妊娠中期 21-三体胎儿足部斜冠状位图像显示,脚蹞趾(长箭)和第二脚趾(箭头)之间有明显的间隙。这种结构在 21-三体和正常胎儿中都可以看到。

二、股骨长度

股骨长度（FL）测量是评估股骨干的长度。股骨远端点为高回声线性直线结构，是沿股骨远端骨骺的外侧面从骨干下缘向下延伸一小段的反射面（图 9-10A）。该线不应包含在 FL 测量中，因为它可能导致假长值（图 9-10B、图 9-10C）。股骨远端点与股骨干的区别在于其位置和形态。近端和远端骨骺也不应包括在 FL 的测量中（图 9-10D）。股骨的内侧面通常是弯曲的（图 9-11）。弯曲的内侧缘不应被错误地认为异常，如在某些骨骼发育不良中看到的弯曲长骨。

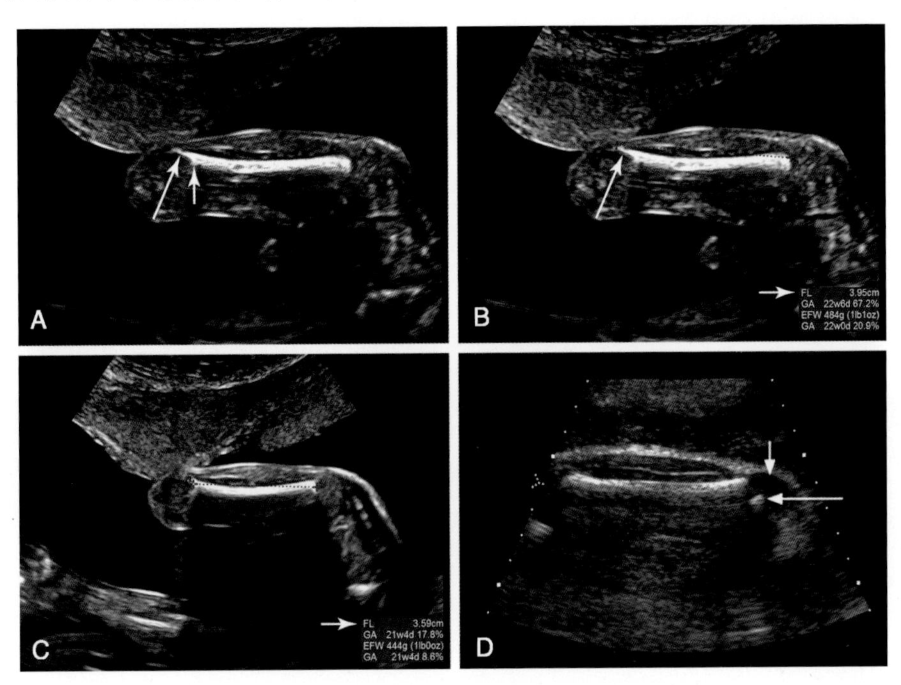

图 9-10　股骨远端点

A. 股骨冠状面图像显示一个高回声的线性反射面（长箭），从股骨干下缘（短箭）延伸很短的距离。此线称为股骨远端点，不应包括在股骨长度测量中。B. 股骨长度（红色卡尺）包含股骨远端点（长箭）获得的测量结果假长为 3. 95cm（短箭），相当于 22 周 6 天。C. 与图像 B 中相同胎儿的股骨长度（红色卡尺），在不包括股骨远端点的情况下，正确结果测量为 3. 59cm（短箭），仅相当于 21 周 4 天。D. 股骨远端骨骺。37 周胎儿股骨纵向图像显示股骨远端（短箭）骨骺有一个骨化回声灶（长箭）。股骨远端骨骺不应包括在股骨长度内。

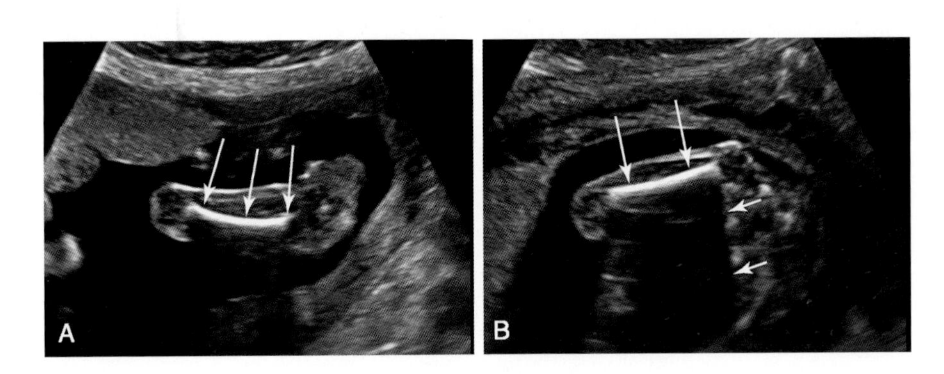

图 9-11　股骨内侧表面的正常弯曲

A. 远场股骨冠状面图像显示股骨内侧缘轻度弯曲（长箭），这是一个正常的发现，不应被错误地解释为异常弯曲。B. 同一胎儿股骨近场冠状面图像显示股骨侧面正常的直缘（长箭）。由于阴影（短箭），无法显示股骨弯曲的内侧表面。

股骨短的鉴别诊断包括先天性短但正常的胎儿(通常是矮个父母的后代)、骨骼发育不良、胎儿生长受限和非整倍体(框图 9-1)。先天性短的正常胎儿通常只有轻微的股骨缩短,适当的间隔生长,没有结构异常(图 9-12A、图 9-12B)。由于生长受限而股骨短的胎儿与骨骼发育不良的胎儿通常可以通过相对轻微的 FL 缩短、较小的腹围(AC)和没有其他骨骼发育异常(图 9-12C、图 9-12D)相鉴别。在罕见的生长受限的情况下,股骨明显短,生长受限和骨骼发育不良常难以区别,可能需要后续观察,才能做出正确的诊断。羊水过少和软组织厚度减少在生长受限的胎儿中更容易发生,而骨骼发育不良的胎儿羊水过多和皮肤软组织过厚的情况更为常见,因为即使骨骼生长受到限制,皮肤和软组织的生长在骨骼发育不良中通常不受影响(图 9-12E、图 9-12F)。骨骼发育不良的胎儿通常还有其他的骨骼异常和非常短的股骨,通常比平均值低 4 个标准差。一个重要的例外是杂合子软骨发育不良,这是一种骨骼发育不良,在妊娠早期中期可以看到正常长度的股骨,然而随着妊娠进展,胎龄的 FL 百分位数下降。短股骨和短肱骨也发生在 21-三体的胎儿(图 9-12G、图 9-12H)。这将在第 12 章中进一步讨论。

框图 9-1 股骨短的鉴别诊断
先天矮小的正常胎儿(父母通常矮)
骨骼发育畸形
胎儿生长受限
非整倍体

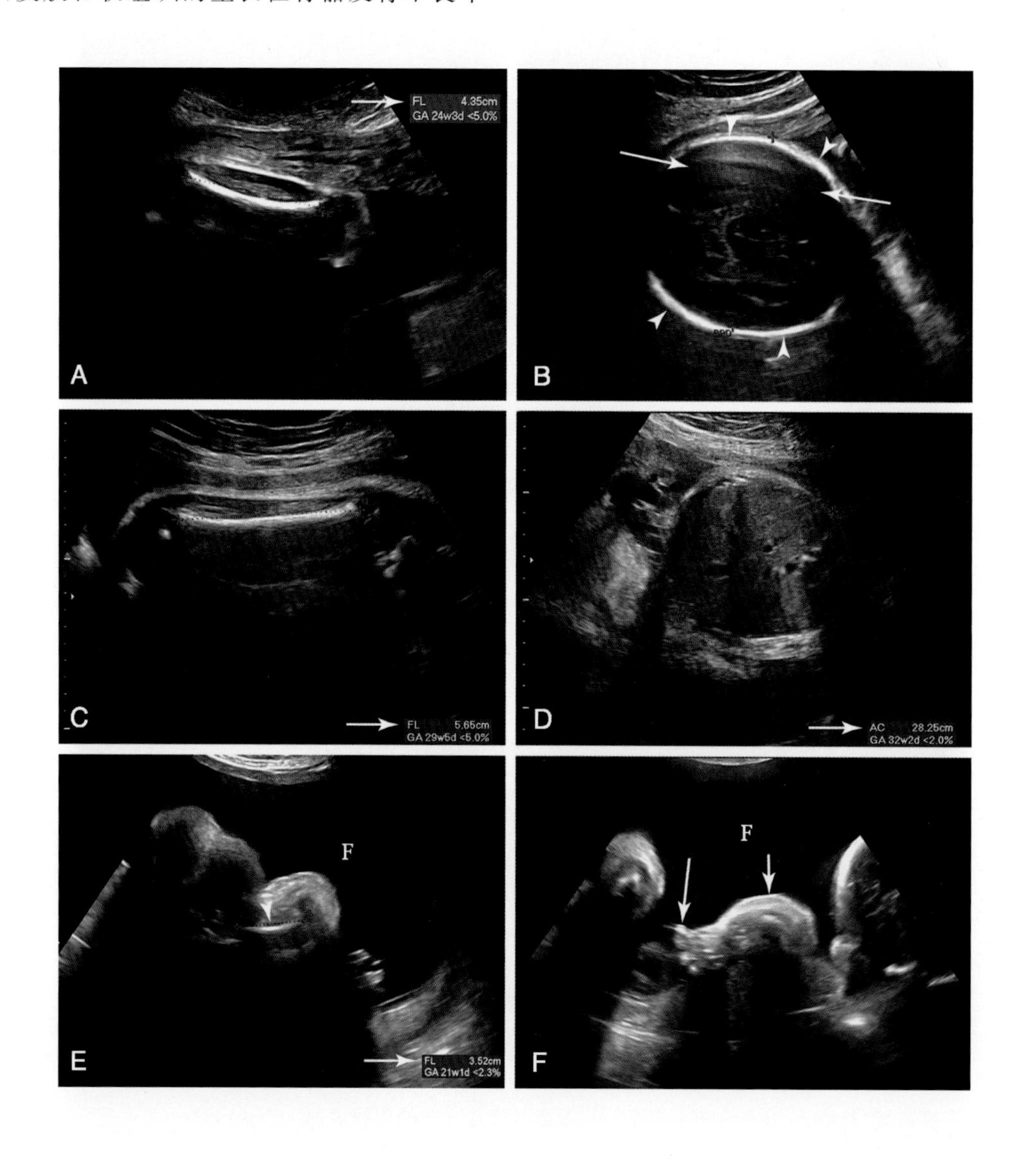

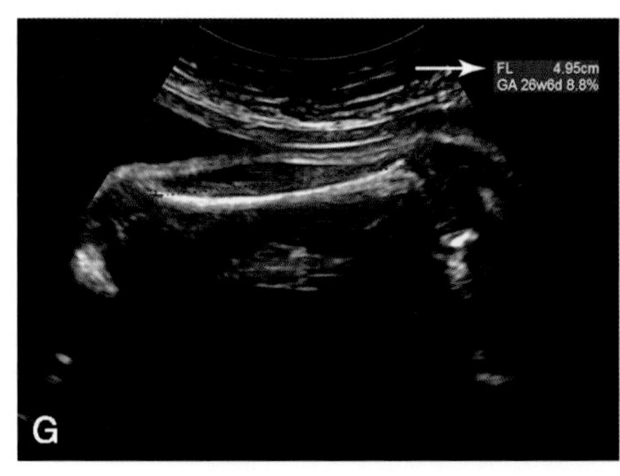

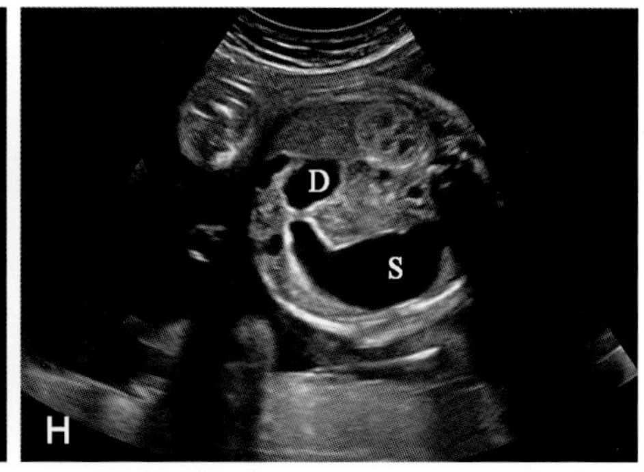

图 9-12 股骨短鉴别诊断

A、B. 先天股骨短。A. 4.35cm 的股骨长度低于同胎龄的第五个百分位数(长箭)。胎儿体重、头部和腹围的测量在孕龄正常范围内,未发现其他胎儿异常。B. 图 A 所示的同一胎儿中测量双顶径切面显示骨化正常的颅骨(箭头)。正常的颅骨骨化导致混响伪影,干扰了近探头侧颅内结构的超声显示(长箭)。胎儿的母亲和父亲都身材矮小。出生时的发现与先天性体质矮小的正常胎儿一致。C、D. 短股骨:胎儿生长受限。C. 股骨长度 5.65cm,低于胎龄的第五个百分位数(长箭)。D. 与图像 C 中相同胎儿的腹围(长箭)小于胎龄的第二个百分位数。同样,估计胎儿体重也低于第三个百分位数,并且有严重的羊水过少。除与生长受限相一致的短肢外,未发现其他骨骼畸形。E、F. 短股骨:骨骼发育不良。E. 股骨明显较短(箭头),小于胎龄的 2.3 百分位(长箭)。此外,还有羊水过多(图中 F)。F. 与图 E 相同的胎儿图像证实存在羊水过多(图中 F),并显示由于致死的骨骼发育不良,前臂明显异常,手指短粗(长箭),软组织增厚(短箭)。相反,当短股骨继发于生长受限(如图像 C 和图像 D 所示)时,羊水过少更容易发生。G、H. 短股骨:21-三体。G. 股骨长度稍短,孕龄计算为 8.8%(长箭)。肱骨长度也同样短。H. 与图像 G 同一胎儿的腹部横切面图像显示:扩张的胃泡和十二指肠球部(D)继发于十二指肠闭锁。胎儿核型为 21-三体。股骨短和肱骨短是 21-三体的常见表现。

三、骨骼发育不良

(一)一般概念

骨骼发育不良包括各种各样的疾病,描述了数百种命名为发育不良的疾病。尽管描述了大量的骨骼发育不良,但总体上是不常见的。大多数骨骼发育不良涉及长骨,并呈现身材矮小。很多人被诊断出该病是由于有来自父母或兄弟姐妹的家族史。另一些是在超声检查中偶然发现的。由于很多命名为骨骼发育不良的疾病产前超声检查存在重叠性,因此产前超声不能对所有特定类型的骨骼发育不良做出最终诊断。

除了在标准产科超声检查中获得的 FL 测量值外,所有长骨,包括对侧股骨、远段腿(胫骨和腓骨)、上臂(肱骨)和双侧前臂(桡骨和尺骨)在疑似骨骼发育不良的情况下都应该进行评估。公布的表格提供了正常和异常值,以及评估每个长骨测量值的阈值。除了测量长骨外,还应详细检查胎儿,并评估其他骨骼特征,如骨化程度、骨折和弯曲。三维超声有助于确定和描述骨骼异常。

根据肢体的节段将肢体缩短分为几大类(图 9-13)。近段是指肱骨和股骨,中间段是指桡骨、尺骨和胫骨、腓骨,远段是指手和足。短肢被定义为整个肢体的缩短。根端缩短主要影响肢体的近段。中间段受累仅为中段缩短。肢端受累仅是远段的缩短。

产前超声有助于评估骨骼发育不良是否是致死性的。诊断致死性的重要特征包括早期严重长骨缩短、FL/AC 比值<0.16 和小胸腔(图 9-14)。严重短肢畸形是致死性骨骼发育不良的典型特征。小胸腔在评估骨骼发育不良是否致死方面很重要,因为明显小的胸腔可以预测肺发育不良。小胸腔的特征是短的、水平方向的肋骨不环绕胸部,在纵向图上显示钟形的胸部轮廓(图 9-15A、图 9-15B)。通过计算胸围与腹围的比值,可以对小胸腔进行定量评价。>0.6 表明存在致死性骨骼发育不良,但并非所有具有致死性骨骼

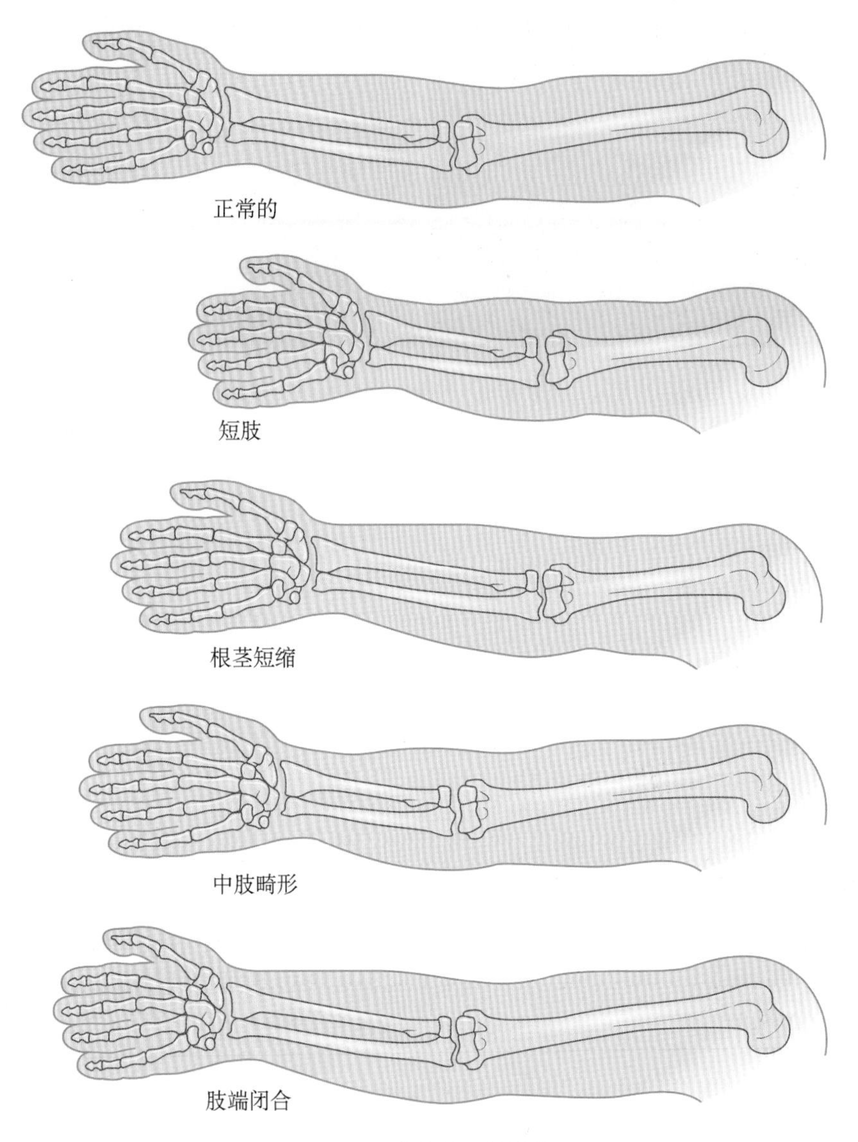

图 9-13　肢体缩短的模式

上肢示意图显示了肢体缩短的模式。这些定义也适用于腿的相应部分。将每个图与比例正常的上肢骨骼图进行比较(上图)。短肢,四肢所有长骨缩短;根端短缩,近段(肱骨)缩短;中段缩短(桡骨和尺骨缩短);远段缩短(手缩短)。这些定义也适用于下肢的相应部分。

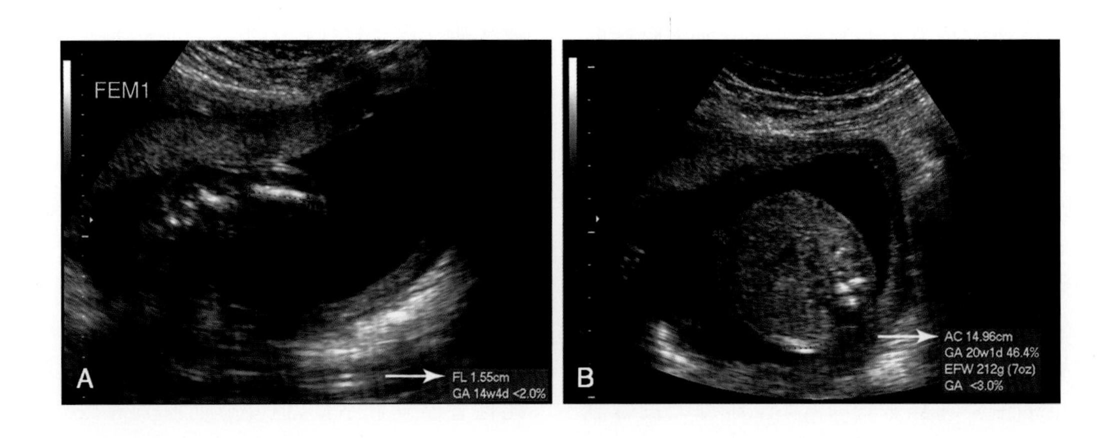

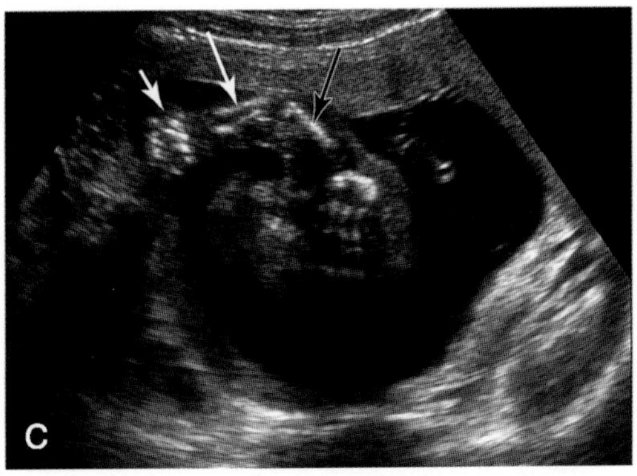

图 9-14　致死性骨骼发育不良：长骨缩短

A. 股骨长度与腹围(FL/AC)之比：致死性骨发育不良的胎儿的超声图像显示股骨长度为 1.55cm(长箭)。B. 腹围为 14.96cm(长箭)，FL/AC 之比为 0.104，与致死性骨骼发育不良一致。FL/AC 比值<0.16 有利于致死性骨骼发育不良的诊断。C. 严重短肢畸形。与 A 和 B 同一胎儿的上肢图像显示严重的短肢畸形，肱骨(黑色箭)、桡骨和尺骨(白色长箭)和手(白色短箭)明显缩短。严重的短肢畸形是致死性骨骼发育不良的典型表现。

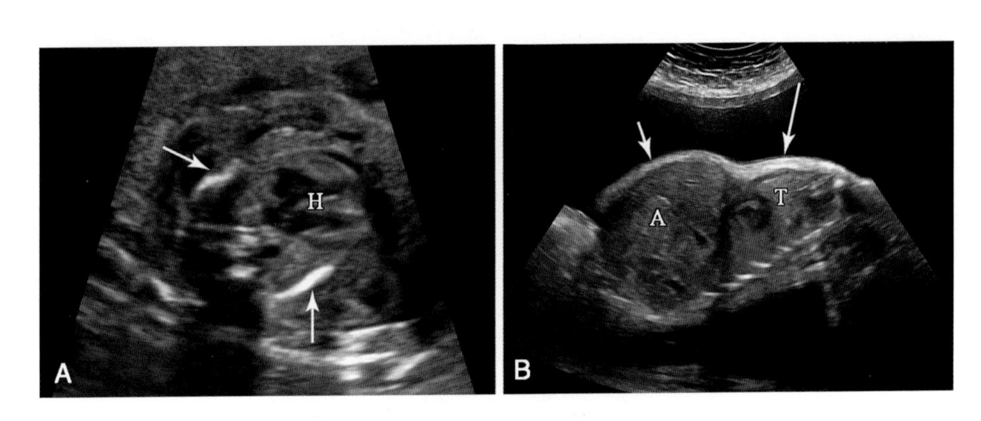

图 9-15　致死性骨骼发育不良：小胸腔

A. 心脏的四腔切面(H)的胸部横切面示，与心脏大小相比，胸廓小的不成比例，而水平方向的肋骨短而不环绕胸部(箭)。B. 不同胎儿的胸部(T)和腹部(A)的纵向图像显示一个钟形的胸部(长箭)和一个隆起的腹部(短箭)。伴有羊水过多。

发育不良的胎儿的比值都这么低。产前超声对致死率的评估并非完美无缺；有时超声检查结果提示有致死性骨骼发育不良(如小胸腔)的胎儿在围产期不会死亡，或者死亡的胎儿不符合致死性骨骼发育不良的标准。

大多数骨骼发育不良至少表现出以下三种表现中的一种：非常短的四肢、骨骼畸形[骨折和(或)弯曲]和骨化程度降低(骨化不全)。骨折表现为突然成角，或骨折愈合导致短、不规则增厚和弯曲的骨骼(图 9-16A、图 9-16B)。骨骼弯曲是指骨骼的异常弯曲，可能是由于骨折的愈合或先天性弯曲(图 9-16C)。骨化程度有点难以评估，因为它是基于亮度，而亮度是一个受扫描参数影响的主观指标。当正常骨骼回声不显示或回声低于典型的骨骼回声时，或者未看到后方声影(图 9-16D)，则认为骨化程度异常。骨骼发育不良胎儿的皮肤和软组织通常较厚，因为尽管骨骼结构生长缓慢，但皮肤和软组织通常生长正常(图 9-16E)。

常见的骨骼发育不良包括致死性侏儒、软骨不发育、成骨不全(OI)和杂合子软骨发育不良。致死性侏儒，软骨不发育和 2 型 OI 是致死性骨发育不良。杂合子软骨发育不良和其余类型的成骨不全被认为是非致死的骨发育不良。每一种骨骼发育不良都将在下面的章节中讨论。

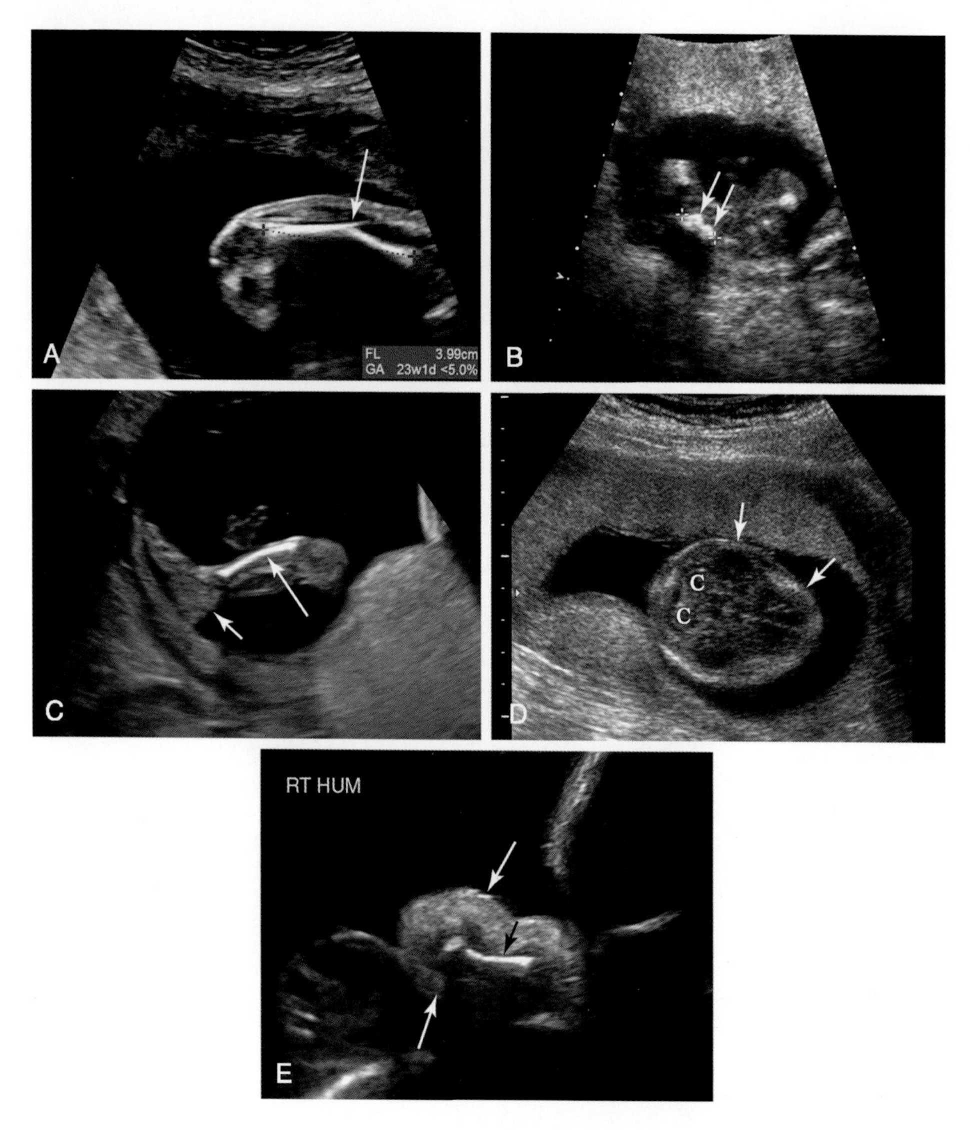

图 9-16 骨骼发育不良的特征

A. 骨折:急性成角。成骨不全胎儿股骨纵向图像显示骨折导致突然成角(箭)。B. 骨折:骨不规则增厚。不同胎儿股骨的纵向图像显示,由于骨折愈合(箭),股骨明显缩短和不规则增厚。C. 骨骼弯曲。小腿和足部的纵向图像(短箭)显示非致死性的成骨不全胎儿胫骨(长箭)弯曲。D. 骨化低。成骨不全胎儿头部小脑水平横切面显示颅骨骨化程度低(短箭)。E. 软组织增厚。胎儿右肱骨(黑色箭)的纵向图像显示,致死性骨骼发育不良的胎儿肱骨周围的软组织(白色箭)明显增厚。这一发现是因为骨骼发育不良的胎儿尽管骨骼生长缓慢,但皮肤和软组织往往生长正常。

(二)致死性侏儒

致死性骨侏儒是最常见的致死性骨骼发育异常。它通常是一种偶发的非遗传性疾病,继发于成纤维细胞生长受体 3 基因的自行突变。典型的超声特征包括严重肢体短小,有时伴有近段成分(图 9-17)。长骨可以弯曲或笔直,这取决于致死性侏儒的类型,并可看到额部隆起。胸部很小,肋骨短,腹部隆起,但躯干的长度通常正常。皮肤和软组织增厚。骨化是正常的,在致死性侏儒中不应出现骨折。羊水过多是常见的,通常是由于狭窄的胸部吞咽液体受阻引起的。死亡继发于小胸部的肺发育不良。

有两种类型的致死性侏儒:Ⅰ型,以弯曲的股骨和扁平椎(即扁平的椎骨)为特征;Ⅱ型,以直的股骨和三叶形头为特征。三叶形是由于所有颅缝早闭造成的。

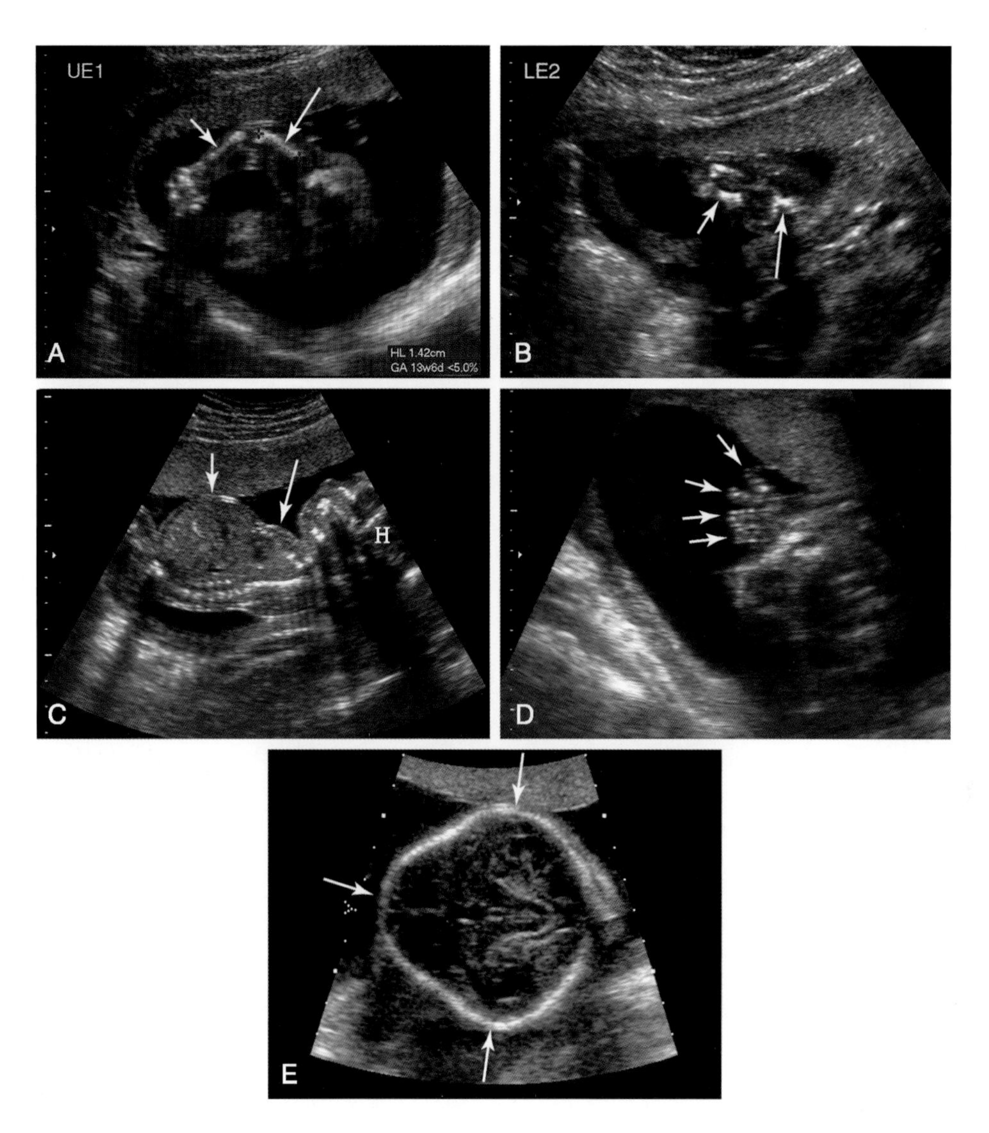

图 9-17　致死性侏儒的超声特征

A. 严重的肢体短小。手臂纵向图像显示肱骨(长箭)和桡骨(短箭)明显缩短。B. 同一胎儿下肢图像显示股骨(长箭)和胫腓骨(短箭)明显缩短。C. 小胸腔。同一胎儿的矢状面图像显示与腹部(短箭)比较一个非常小的胸部(长箭)。D. 无多指畸形。同一胎儿手张开可显示四个手指(箭)。拇指在略微不同的扫描平面上可见。没有多指畸形有助于鉴别致死性侏儒和短肋骨多指畸形。E. 头部横切面:另一种类型的致死性侏儒胎儿显示三叶草形头(箭)。图中 H. 头。

手指和脚趾的数量是正常的,没有多指(趾)畸形,这一特征有助于区分致死性侏儒和短肋骨多指畸形。短肋骨多指畸形是一种骨骼异型增生,其特征是多指畸形,其他特征与致死性侏儒相似。致死性侏儒的产前超声表现也与纯合子软骨发育不全的产前超声表现重叠,但这两种疾病很容易由家族史区分开来,因为纯合子软骨发育不全只有当父母双方都有杂合子软骨发育不全时才会发生。

(三)软骨不发育

软骨不发育是一种常染色体隐性遗传的致死性骨骼发育不良,是由于软骨化骨形成异常造成的。受累胎儿四肢严重短小,胸部狭窄,肋骨短,躯干短,头部过大,腹部膨大(图 9-18)。长骨骨化正常,但容易变形。脊柱骨化程度减低是软骨不发育的一个组成部分,优先累及椎体不累及后骨化中心,导致超声显示椎体缺乏骨化。骨化不

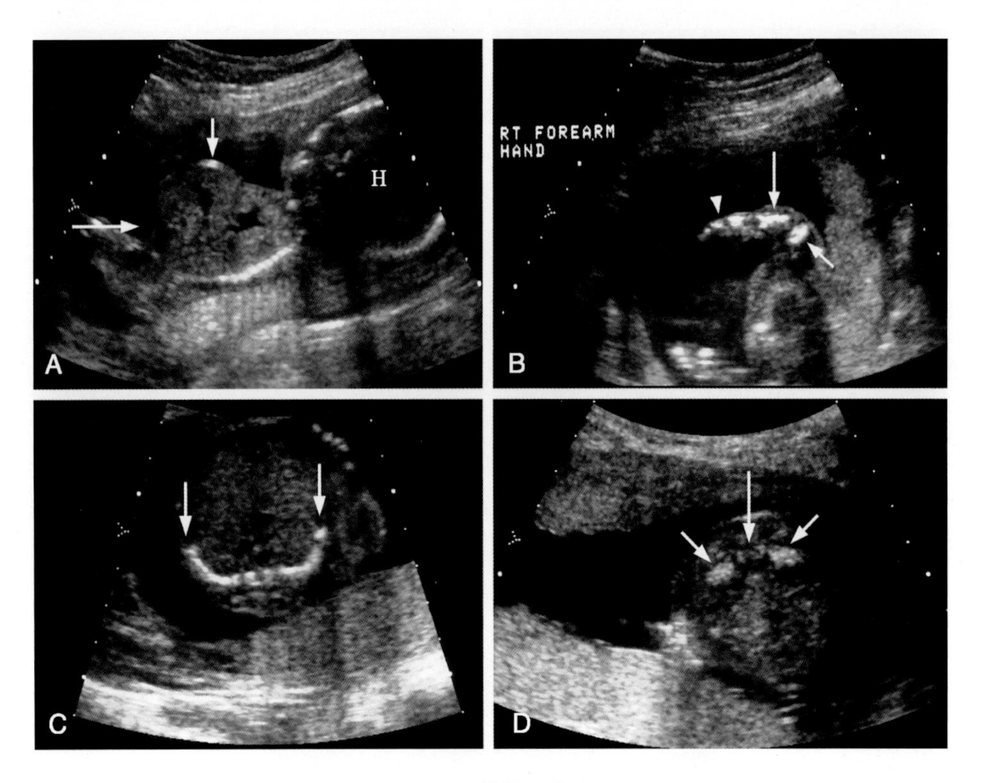

图 9-18　软骨不发育

A. 纵向图像显示短躯干(长箭),隆起的腹部(短箭),和不成比例的大头部(H)。B. 右上肢图像显示长骨明显缩短,骨化正常。短箭. 肱骨。长箭. 桡骨。箭头为手。C. 胸部的横切面显示有明显的肋骨缩短(箭)。D. 腰椎的纵向视图(长箭)显示脊柱骨化明显减少,没有明显的椎体骨化。短箭为髂骨。

良也可能影响骨盆,偶尔可见骨折。在致死性侏儒中,羊水过多和皮肤增厚是常见的。短躯干和椎体骨化不良有助于鉴别软骨不发育和致死性侏儒。

(四)成骨不全

成骨不全(OI)分为四种主要类型,其严重程度从轻度(Ⅰ型,最常见的形式)到致命(Ⅱ型)不等。Ⅲ型和Ⅳ型称为严重畸形,严重程度中等。最近又描述了其他罕见的 OI 形式,导致了更多的分类,超过了这里描述的四种主要类型。大多数 OI 病例为常染色体显性遗传。

致死性成骨不全胎儿的超声表现为因骨折引起的严重的短肢畸形(图 9-19A)。骨折会导致长骨成角和弯曲(图 9-19B 至图 9-19D)。骨折愈合导致局部骨板增厚,多处骨折的骨头可能因为骨折愈合而局部变粗(图 9-19E)。椎体骨折导致椎体扁平(图9-19F)。胸部小而变形,有时

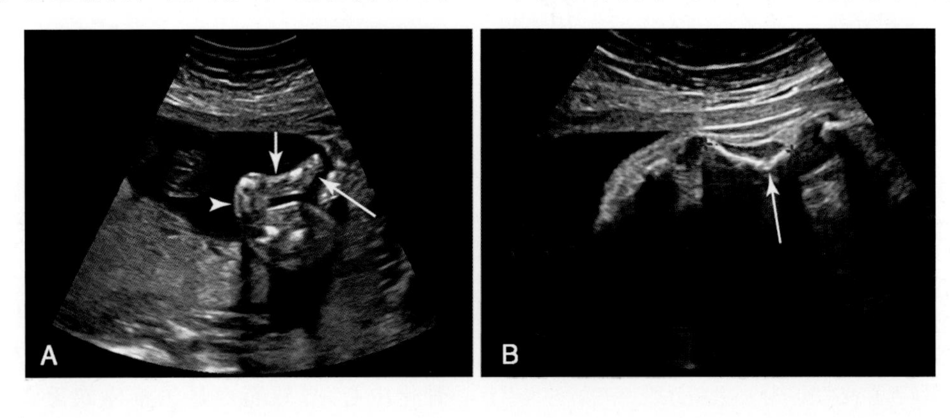

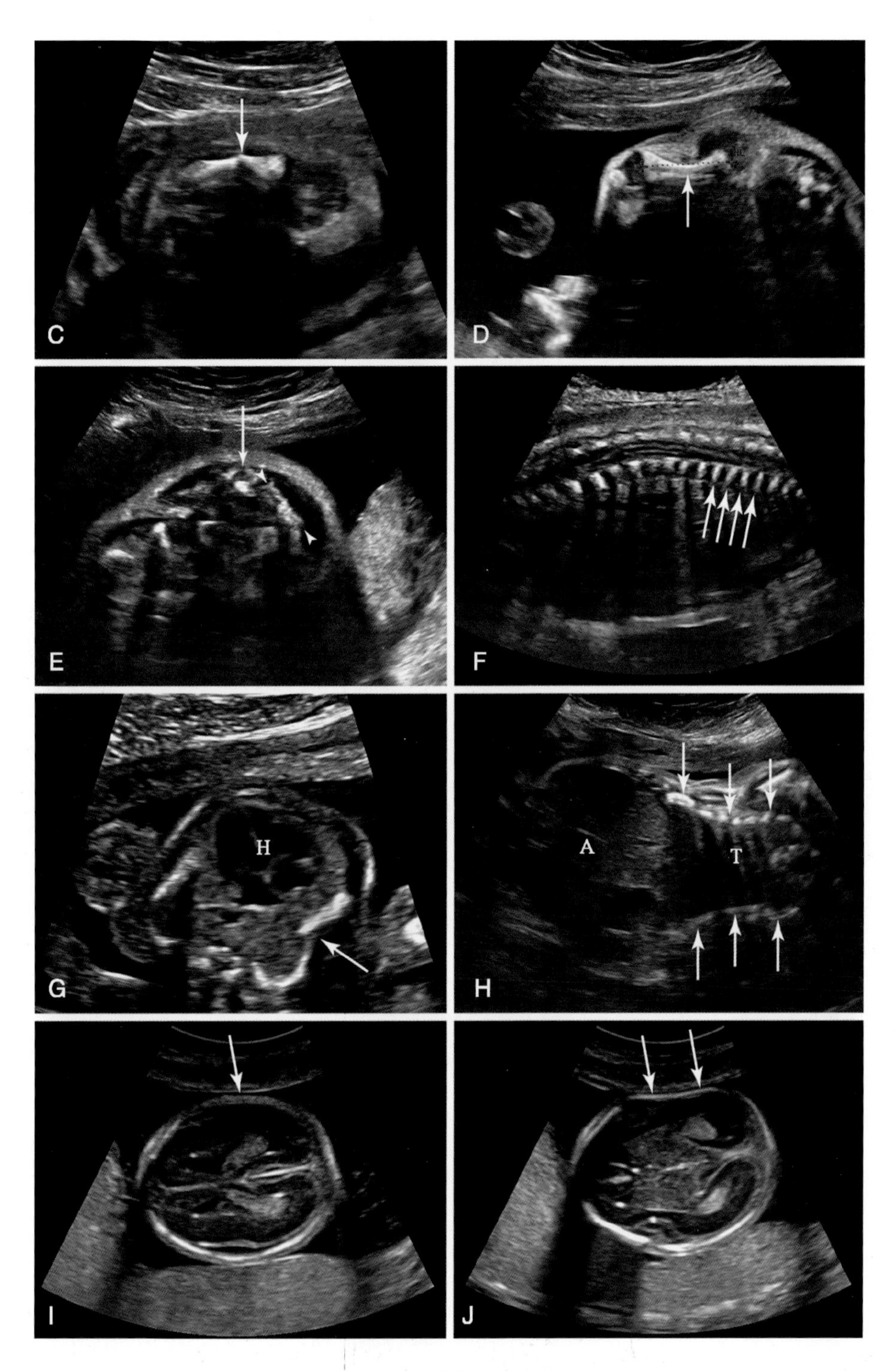

图 9-19　成骨不全(OI)

A. 致死性成骨不全的胎儿的下肢图像显示严重的短肢，大腿(箭头)、小腿(短箭)和脚(长箭)严重缩短。B、C. 骨折引起的骨骼急性成角。肱骨(图像 B)和股骨(图像 C)的纵向显示，由于局部骨折(箭)，骨骼突然成角。D. 肱骨纵向图像显示骨折愈合后出现弓形(箭)。E. 局部变粗。腰椎(长箭)和髂骨(箭头)的轴向图像显示髂骨局部变粗，由于骨折愈合所致。F. 扁平椎。胎儿脊柱的矢状面图像显示椎体变平(箭)。G. 肋骨骨折。胸部的横切面显示肋骨短，骨折后呈锐角(箭)。H. 小的钟形胸腔。胸部(T)和腹部(A)的冠状图像显示一个钟形的小胸部(箭)。I、J. 另一个患有成骨不全的胎儿颅骨骨化低。I. 头部的横切面显示颅骨的回声减弱，颅内结构显示更清晰。注意当探头未施加压力时，颅骨的正常弯曲形态(箭)。J. 获得与 I 中相同胎儿的图像，对头部施加轻度压力，显示颅骨变平(箭)，由于骨化度低，颅骨变软。图中 H 为心脏。

呈钟形,肋骨短,可能因肋骨骨折而增厚或成角(图 9-19G、图 9-19H)。骨化低,在超声检查颅骨时最明显。导致颅骨的亮度明显降低,颅内结构的显示好于预期,并且颅骨在超声探头的轻压下可压缩(图 9-19I、图 9-19J)。死亡通常发生在出生后的第一周,原因是肺发育不全。

产前检查中偶尔会发现中等严重程度的 OI(Ⅲ型和Ⅳ型),如肢体缩短、骨折和颅骨骨化低等。当发现这些特征时,通常不那么严重,在妊娠后期更明显。胸部的大小并没有明显减小。Ⅰ型 OI 是最轻微的一种,通常在出生前不被发现。

(五)软骨发育不良

软骨发育不良以纯合子和杂合子的形式出现。软骨发育不良的杂合子型是最常见的非致死性骨骼发育不良。大多数杂合子软骨发育不良病例是由于自行突变所致,其余病例是从杂合子软骨发育不良的父母那里作为常染色体显性遗传的。纯合子软骨发育不良比杂合子软骨发育不良要少见得多,并且突变都是从具有杂合子软骨发育不良的父母双方遗传而来。纯合子软骨发育不良的骨骼异常比杂合子软骨发育不良严重,且妊娠早期肢体就缩短明显。纯合子型被认为是一种致死性骨骼发育不良,通常 2 岁之前死亡,是由于狭窄的胸腔继发引起的呼吸问题。相比之下,杂合子软骨发育不良患者可以拥有正常的智力和寿命。

杂合子软骨发育不良胎儿通常在孕中期至晚期才有超声表现,此时进行性肢体缩短变得明显(图9-20)。妊娠早期获得的FL长度可能是正

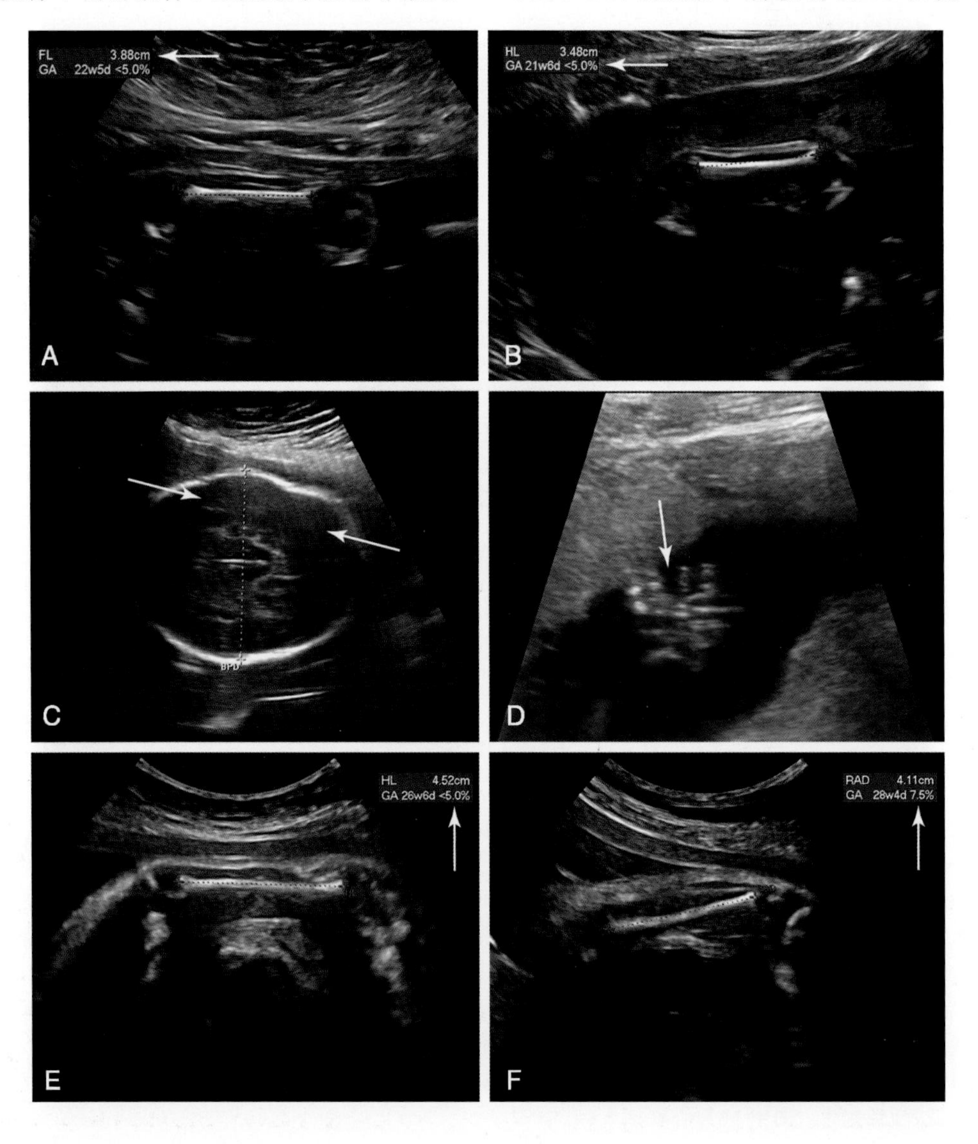

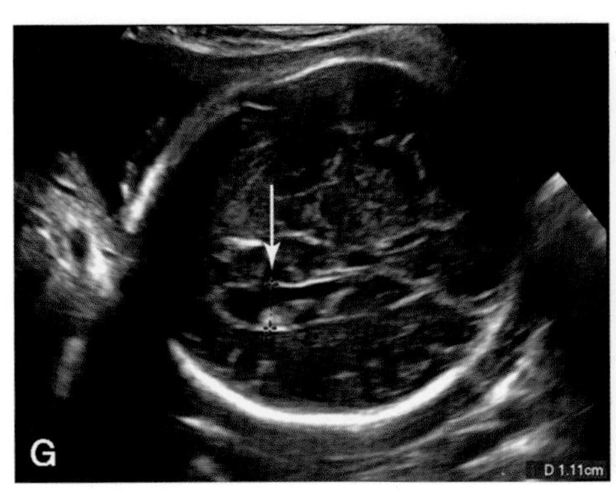

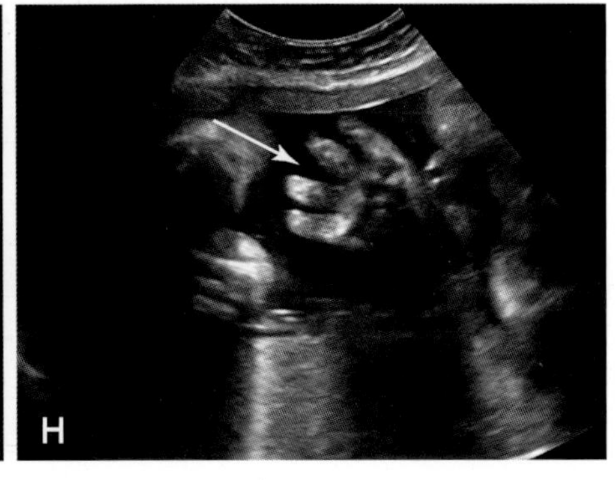

图 9-20　两个软骨发育不良的胎儿

A 至 D. 第一个胎儿。A、B. 在估计胎龄为 27 周 5 天的胎儿中，测量股骨长度（图像 A）和肱骨长度（图像 B）显示，两块骨头的测量值均低于胎龄的第 5 百分位数（箭所示）。四肢的中端、远端没有股骨和肱骨受到的影响严重，符合典型的杂合子软骨发育不良的四肢缩短的近段模式。C. 同一胎儿头部双顶径测量横切面图像显示近场下正常颅骨骨化与颅骨混响伪影降低了颅内结构显示（箭）。D. 胎儿手的冠状面显示呈三叉戟状，三指和四指之间有间隙（箭），短指长度相似。E 至 H. 第二个胎儿。在估计胎龄为 32 周 6 天胎儿的肱骨（图像 E）和桡骨（图像 F）测量显示近段肢体缩短模式；肱骨测量值小于同胎龄儿的第五个百分位（箭，图像 E），并且比位于胎龄的第 7.5 个百分位（箭，图像 F）的桡骨缩短得更严重。G. 与图像 E 和 F 相同胎儿头部侧脑室水平横切面：轻度脑室增宽（箭），侧脑室宽度为 1.1cm。H. 胎儿手的冠状图像显示第三和第四指（箭）之间的间隙，以及与三叉戟手结构一致的长度相似的短手指。

常的，因此如果在妊娠中期发现胎儿有软骨发育不良的风险，则应在妊娠后期进行随访追踪。在杂合子软骨发育不良中发现的肢体缩短呈肢根状，主要影响股骨和肱骨。骨骼骨化正常。其他超声表现包括三叉戟手（三指和四指之间有间隙、指短、手指长度相似）、羊水过多、头大且额头隆起（前额突出）和鼻梁凹陷。胸腰段脊柱后凸和轻度脊柱侧弯。

四、关节挛缩

关节挛缩是指一个由上百种不同类型的病例组成的大的群体，其特征是身体多个部位的多个关节挛缩。关节的正常发育取决于关节的运动；如果运动受到明显限制，则会出现挛缩。关节挛缩的潜在病因包括导致胎儿拥挤的外在异常，如羊水过少、子宫肿块和多胎妊娠，以及胎儿自身异常，如骨骼、神经、肌肉和结缔组织疾病、综合征、血管损伤和非整倍体疾病。在许多情况下，关节挛缩的病因并不明确。超声检查结果取决于先天的基础病和关节表现，包括关节的固定挛缩而没有正常腿部和手臂的弯曲和伸展、四肢姿势固定和胎动减少（图 9-21）。关节挛缩通常最远端严重。躯干运动可以在四肢不能正常伸展和屈曲的情况下进行。体位异常可见于躯干受累。当涉及颜面部关节时，可以发现颅面部异常，如小颌畸形（小下颌骨）。羊水过多或羊水过少也是常见的。

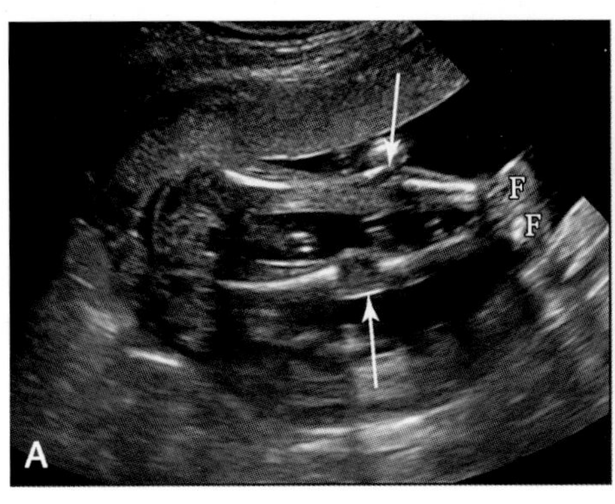

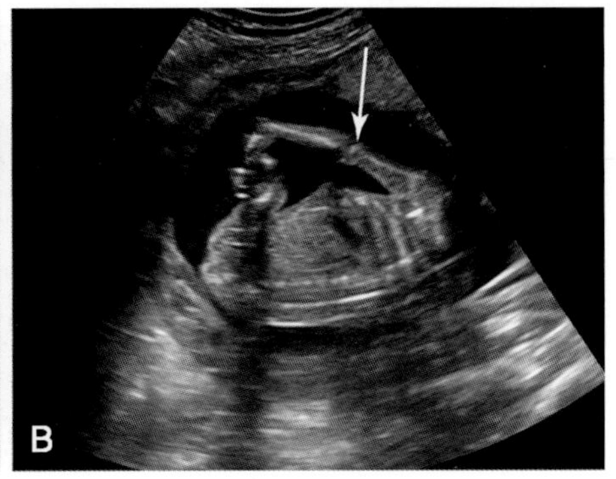

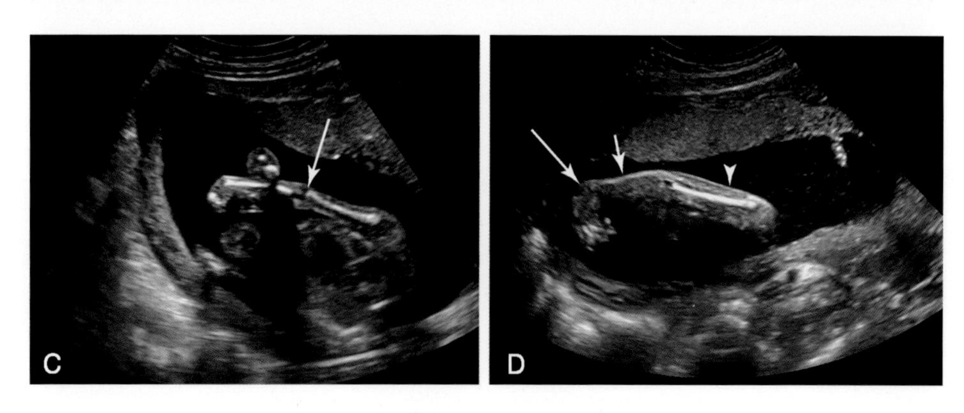

图 9-21 关节挛缩

四肢图像显示多种关节挛缩。A. 由于膝关节挛缩而持续伸直的腿(箭)。B、C. 由于肘部挛缩,双臂持续伸展(箭)。D. 手在腕关节水平的持续屈伸(长箭)。图中箭头为上臂;短箭为前臂;F 为脚。

五、羊膜带序列征

羊膜带序列征可能是由于妊娠早期羊膜破裂,使发育中的胚胎暴露在羊膜的绒毛膜侧。羊膜带可能附着或包围胎儿身体,限制胎儿运动,并导致损害。广义的羊膜带序列征包括缩窄带、裂缝、畸形和截肢。不对称性和异常的非先天性缺陷提示诊断,特别是当带状物可见时。羊膜带序列征是一种非遗传性疾病,不可能在以后的妊娠中复发。许多人使用序列这个术语来描述这种情况,因为由这些条带产生的畸形呈现出一种随机的不可预测模式,而不是骨骼发育不良、非整倍体或综合征中出现的特征性表现。

胎儿超声受羊膜带序列影响,可以表现出广泛的严重缺陷(图 9-22)。当四肢受累时,缺陷可能严重到整个肢体被截肢,也可能轻微到手指末端的一小部分缺失,或者软组织的收缩带而没有相关的骨骼畸形。羊膜带可导致腹壁和胸壁的不对称非先天性缺陷,类似无脑儿截去大部分颅骨,或导致不对称脑膨出、面部裂和脊柱畸形。羊膜带常可见,但偶尔不可见。

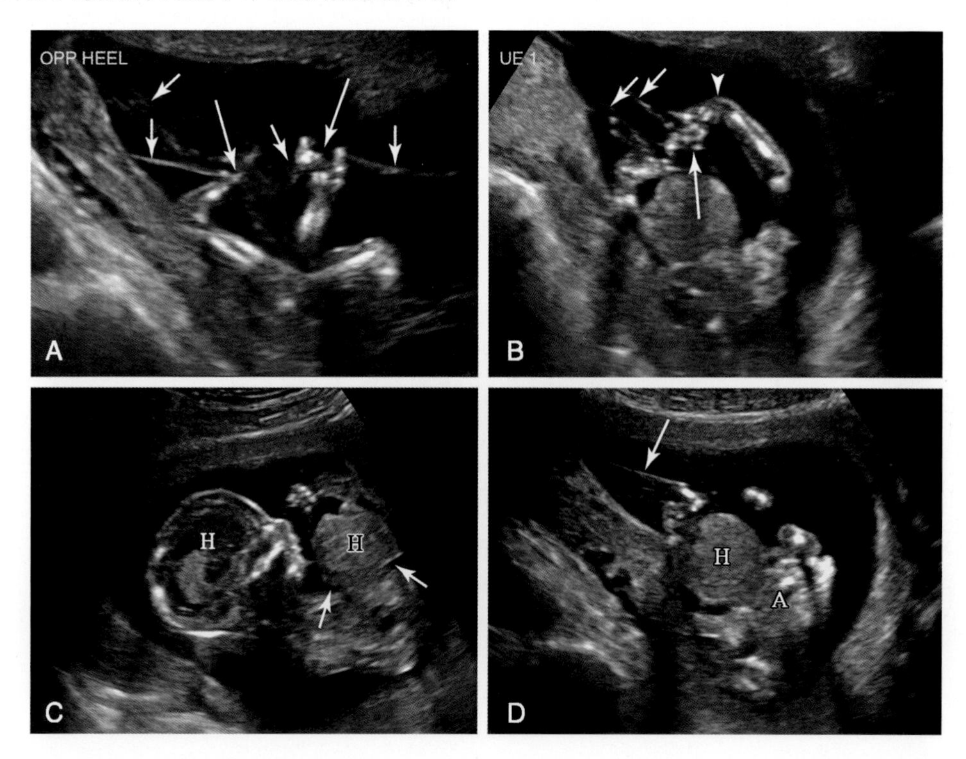

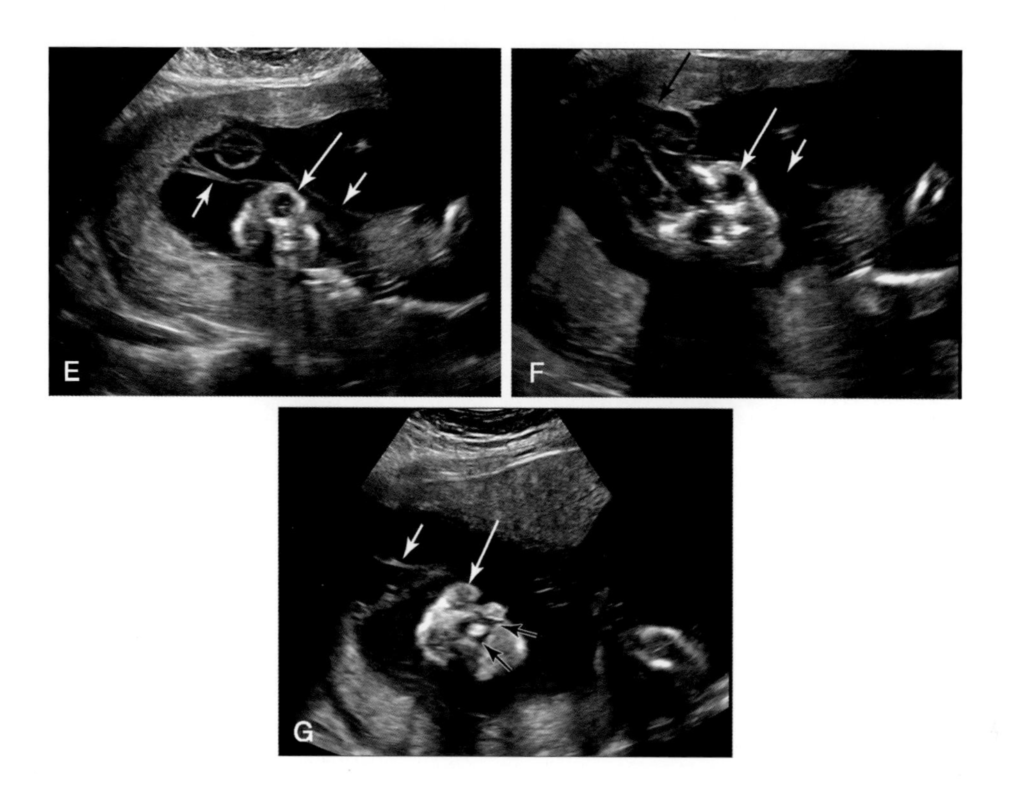

图 9-22　两个不同胎儿的羊膜带序列征

A、B. 对肢体的影响。羊膜带序列征的胎儿四肢图像显示多条羊膜带（短箭，图像 A 和图像 B）、手指和脚趾截肢（长箭，图像 A 和图像 B）和手腕处的手固定畸形（箭头，图像 B）。C、D. 对如图像 A 和图像 B 所示同一胎儿的胸部和腹部的影响，矢状面（图像 C）显示胸腹壁缺损（箭所示），有大量的腹部和胸部内容物（黑色 H）突出体外。D. 胎儿腹部（A）的横切面图像显示羊膜带（箭）中有一个大的腹壁疝（H）。E 至 G. 对不同胎儿颅面结构的影响。E. 冠状面图像显示多条羊膜带（短箭），颅骨未显示。这导致颅面外观类似于无脑（长箭）。F. 在不同的扫描平面上，眼眶水平面（白色长箭）上方可见一个巨大的脑膨出（黑色箭）。羊膜带（白色短箭）。G. 面部前部冠状面图像显示羊膜带引起的面部裂（黑色箭）。图中白色 H 为头。

术语粘连带不应与羊膜带序列混淆。粘连带是指羊膜外的粘连。粘连带与羊膜破裂无关，也不会困住或破坏胎儿。粘连带通常有一个游离缘和一个厚的基部附着在子宫上（图 9-23）。在膜的两侧可以看到胎儿。胎儿是完整的，可以从膜上自由移动，有助于区分粘连带和羊膜带序列征中发现的条带。妊娠子宫内膜状或带状回声的其他病因包括正常羊膜（孕早期和孕中期）、多次妊娠、绒毛膜下血肿、轮状胎盘和纵隔子宫（框图 9-2）。

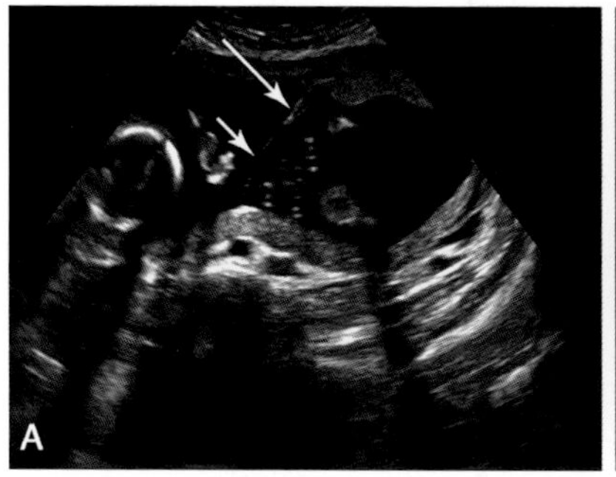

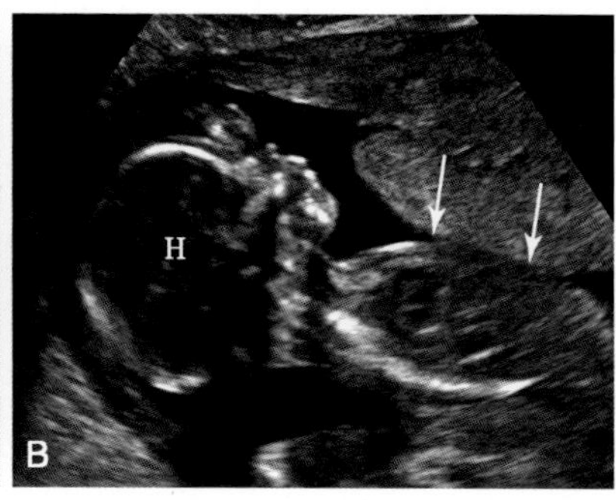

图 9-23　粘连带

A. 妊娠子宫的斜位图像显示一个膜状回声（短箭）有一个厚的基部（长箭）起源于子宫壁。在膜的两侧可见胎儿。胎儿可以自由活动，与膜分离。证实为粘连带，包括羊膜外的粘连。B. 图像 A 胎儿的矢状面显示胎儿无异常。注意完整的头部（H）和腹壁和胸壁（箭）。

框图 9-2　妊娠子宫内膜状或带状回声的鉴别诊断	
正常羊膜(妊娠早期)	纵隔子宫
多胎妊娠	羊膜带序列
绒毛膜下血肿	粘连带
轮状胎盘	

关键特征

- 标准的产科超声检查包括测量股骨长度(FL)和评估脊柱、下肢、上肢和颅骨的情况,颅内结构是在测量双顶径和头围切面上观察的。当怀疑有骨骼异常时,可适当对肌肉骨骼系统进行更详细观察和测量。
- 骨化异常的识别对骨骼异常的评估非常重要。颅骨骨化低的超声征象包括回声强度降低、近场颅内结构显示更清晰,以及轻压探头可引起的颅骨短暂变形。
- 胎儿颅骨形态异常包括三叶草头、柠檬头、草莓头、短头畸形、小头畸形和额部隆起。在正常胎儿中也看到这些结构。
- 多指(趾)是指超过 5 个手指或脚趾。额外的手指在正常胎儿中可能是一种孤立的发现,但也可能与综合征、骨骼发育不良和非整倍体相关。
- 马蹄内翻足的特征是在踝关节处的足底内旋转固定。马蹄内翻足是一种孤立的发现,也可发生在羊水过少(继发于缺乏胎动引起的挛缩)、骨骼发育不良、综合征、非整倍体、肌肉骨骼和神经系统疾病中。
- FL 测量仅评估股骨干的长度。不应包括股骨近端和远端骨骺和股骨远端点。
- 股骨的内侧表面呈弧形。这种弯曲不应被错误地解释为异常弯曲。
- 股骨短的鉴别诊断包括先天性短小的正常胎儿、生长受限、非整倍体和骨骼发育不良。
- 当怀疑骨骼发育不良时,应进行详细的解剖扫描。所有的长骨包括股骨、胫骨、腓骨、肱骨、桡骨和尺骨都应该测量。除了评估肢体缩短,还应评估骨骼是否骨化减低、骨折和弯曲。应评估手、脚、脸、颅骨和脊柱的情况。
- 大多数骨骼发育不良的主要表现为骨骼异常和非常短小的 FL。杂合子软骨发育不良是一个例外,通常在妊娠早期中期 FL 正常,并随着妊娠进展而变短。
- 肢体短缩的类型包括短肢、近段短肢畸形、中段短肢畸形和远段短肢畸形。短肢是整个肢体的缩短。近段短肢畸形主要影响肢体的近段,累及股骨和肱骨。中段短肢畸形是中段的缩短,包括桡骨、尺骨、胫骨和腓骨。远段短肢畸形是指远端的缩短,包括手和脚。
- 产前超声有助于评估骨骼发育不良是否致死。致死性骨骼发育不良表现为胸部非常小,早期严重长骨缩短,FL/AC 比值<0.16。
- 由于大量骨骼发育不良的声像图表现重叠,产前超声可能无法诊断特定类型的骨骼发育不良。
- 常见的骨骼发育不良包括致死性侏儒、软骨不发育、成骨不全和杂合子软骨发育不良。
- 致死性侏儒的特征是严重的短肢,有时伴有近段肢体缩短,胸腔小,肋骨短,腹部隆起,但骨化正常,无多指畸形。Ⅰ型以弯曲的股骨和扁平椎为特征。Ⅱ型表现为股骨直和三叶形头。
- 软骨不发育是由于软骨骨化异常引起的。研究结果包括长骨正常,脊柱骨化差,优先累及椎体,骨盆骨化减低,严重的短肢,胸腔狭窄,肋骨短,躯干短,头部过大,腹部隆起。
- 成骨不全主要有四种类型。Ⅱ型是唯一致命的类型,由于肋骨骨折、骨化差、严重的短肢、骨折、弯曲、长骨增粗和扁平椎,显示小的变形胸部。Ⅲ型和Ⅳ型严重程度中等,特征是四肢缩短、骨折和颅骨骨化低,无小胸腔。Ⅰ型是最轻的类型,通常在出生前不被识别。

- 软骨发育不良以纯合子和杂合子的形式出现。纯合子软骨发育不良是一种致死性的,突变从具有杂合子软骨发育不良父母双方遗传而来时。杂合子软骨发育不良可以不影响智力和寿命。
- 如果有软骨发育不良风险的胎儿在孕中期 FL 正常,则应在孕晚期进行后续追踪检查,因为肢体缩短可能要到孕晚期才能显现。杂合子软骨发育不全的肢体缩短呈近段缩短。其他特征包括骨化正常、三叉戟手、羊水过多、额头隆起的大头、鼻梁凹陷、胸腰椎后凸和轻度脑室扩大。
- 关节挛缩的特点是身体多个部位的多个关节挛缩。挛缩是由于运动受限引起的,由一大类潜在的病因组成。
- 羊膜带序列征的特征是羊膜破裂的条带附着在胎儿部位,限制胎儿运动,引起从轻微异常(如收缩带)到严重异常(包括面部裂、与脑膨出相关的颅骨缺损、胸腹壁缺损、肢体畸形等)的缺陷,不对称非先天性的截肢。羊膜带经常出现,但并不是总能通过产前超声检查发现。
- 妊娠子宫内膜状或带状回声的病因包括正常羊膜(妊娠早期)、多胎妊娠、绒毛膜下血肿、轮状胎盘、纵隔子宫、羊膜带序列征和粘连带。

参考文献

Avni ER,Rypens F,Zappa M,et al:Antenatal diagnosis of short-limb dwarfism:sonographic approach,Pediatr Radiol 26:171-178,1996.

Bar-On E,Mashiach R,Inbar O,et al:Prenatal ultrasound diagnosis of clubfoot:outcome and recommendations for counseling and follow-up,J Bone Joint Surg Br 87:990-993,2005.

Bromley B,Benacerraf BR:Abnormalities of the hands and feet in the fetus:sonographic findings,AJR. 165:1239-1243,1995.

Chitty LS,Khalil A,Barrett AN,et al:Safe,accurate,prenatal diagnosis of thanatophoric dysplasia using ultrasound and free fetal DNA, Prenat Diagn 33: 416-423,2013.

Dighe M,Fligner C,Cheng E,et al:Fetal skeletal dysplasia:an approach to diagnosis with illustrative cases,Radiographics 28:1061-1077,2008.

Gaffney G, Manning N, Boyd PA, et al: Prenatal sonographic diagnosis of skeletal dysplasias:a report of the diagnostic and prognostic accuracy in 35 cases, Prenat Diagn 18:357-362,1998.

Glotzbecker MP,Estroff JA,Spencer SA,et al:Prenatally diagnosed clubfeet:comparing ultrasonographic severity with objective clinical outcomes,J Pediatr Orthop 30:606-611,2010.

Goetzinger KR, Cahill AG, Macones GA, et al: Isolated short femur length on second-trimester sonography:a marker for fetal growth restriction and other adverse perinatal outcomes, J Ultrasound Med 31: 1935-1941,2012.

Goldfarb CA:Congenital hand differences,J Hand Surg [Am] 34:1351-1356,2009.

Goldstein RB, Filly RA, Simpson G: Pitfalls in femur length measurements, J Ultrasound Med 6: 203-207,1987.

Krakow D, Lachman RS, Rimoin DL: Guidelines for the prenatal diagnosis of fetal skeletal dysplasias, Genet Med 11:127-133,2009.

Lauson S,Alvarez C,Patel MS,et al:Outcome of prenatally diagnosed isolated clubfoot,Ultrasound Obstet Gynecol 35:708-714,2010.

Lemyre E,Azouz EM,Teebi AS,et al:Bone dysplasia series: achondroplasia, hypochondroplasia and thanatophoric dysplasia:review and update,Can Assoc Radiol J 50:185-197,1999.

Mammen L,Benson CB:Outcome of fetuses with clubfeet diagnosed by prenatal sonography,J Ultrasound Med 23:497-500,2004.

Morgan JA,Marcus PS:Prenatal diagnosis and management of intrauterine fracture,Obstet Gynecol Surv 65:249-259,2010.

Neuman J,Calvo-Garcia MA,Kline-Fath BM,et al:Prenatal imaging of amniotic band sequence:utility and role of fetal MRI as an adjunct to prenatal US,Pediatr Radiol 45:544-551,2012.

Parilla BV,Leeth EA,Kambich MP,et al:Antenatal detection of skeletal dysplasias,J Ultrasound Med 22:255-258,2003.

Patel MD,Filly RA:Homozygous achondroplasia:US distinction between homozygous, heterozygous, and unaffected fetuses in the second trimester, Radiology 106: 541-545,1995.

Ramus RM, Martin LB, Twickler DM: Ultrasonographic prediction of fetal outcome in suspected skeletal dysplasias with use of the femur length-toabdominal circumference ratio, Am J Obstet Gynecol 179: 1348-1352,1998.

Rink BD: Arthrogryposis: a review and approach to prenatal diagnosis, Obstet Gynecol Surv 66: 369-377, 2011.

Schild RL, Hunt GH, Moore J, et al: Antenatal sonographic diagnosis of thanatophoric dysplasia: a report of three cases and a review of the literature with special emphasis on the differential diagnosis, Ultrasound Obstet Gynecol 8: 62-67, 1996.

Shipp TD, Benacerraf BR: The significance of prenatally identified isolated clubfoot: is amniocentesis indicated?, Am J Obstet Gynecol 178: 600-602, 1998.

第10章

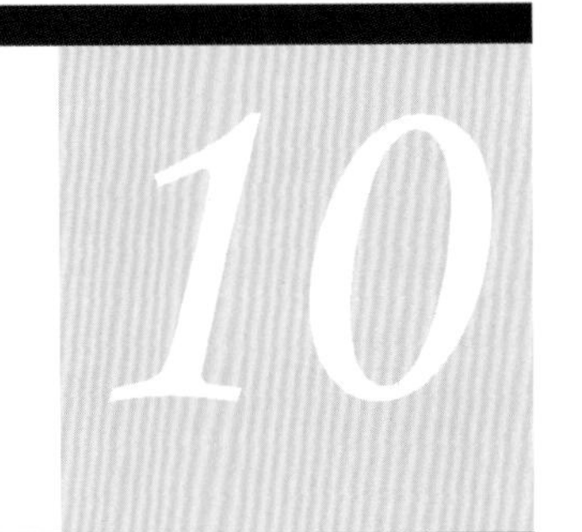

胎盘、脐带和宫颈

一、胎盘

胎盘、脐带和宫颈的评估是孕中期和孕晚期产科超声检查的重要组成部分。超声有助于评估胎盘的位置和形态、胎盘与宫颈的关系、脐带插入、脐带螺旋和脐带血管数目及宫颈长度。

(一)正常胎盘

胎盘在早孕晚期可见,此时胎盘为一层与妊娠囊相邻的回声组织(图10-1)。到中孕中期,当充分优化成像质量后,可清楚地看到由子宫肌层和子宫血管组成的低回声胎盘后层(图10-2A)。正常胎盘及其周围常可见额外的低回声区。经常能够看到与正常绒毛间隙(也称为胎盘血池或静脉湖)相对应的散在低回声区,通常很小且数量很少(图10-2B)。在实时超声检查时,经常可以看到在这些绒毛间隙中的旋涡状回声,由于血流通常太慢,无法用彩色多普勒显示(图10-2C)。有时在胎盘边缘可看到称为边缘窦的低回声区,在彩色多普勒检查时可有旋涡回声或者流动(图10-2D)。胎盘胎儿表面绒毛膜下的纤维蛋白沉积导致胎盘胎儿表面的低回声区(图10-2E)。在胎盘实质中也偶有被称为蜕膜囊肿的囊性结构。

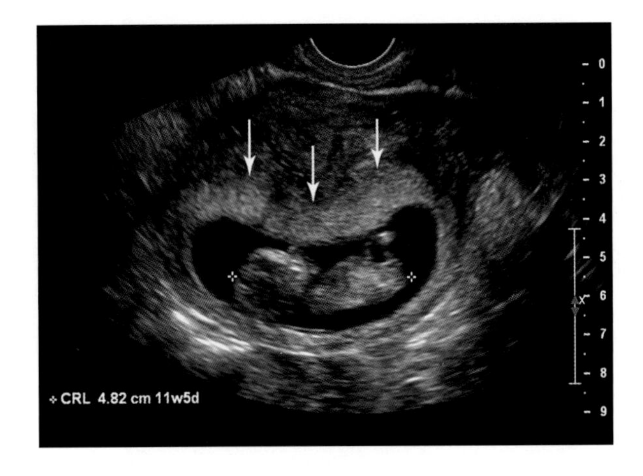

图10-1　妊娠早期胎盘

11周5天经阴道图像显示胎盘为一回声组织层(箭)紧贴妊娠囊。卡尺测量为胚胎的头臀长度。

胎盘的外观随着妊娠的推进胎盘的成熟而变化,回声变得不均匀。这种成熟过程导致一些胎盘在妊娠晚期出现超声可见的钙化(图10-3)。提早出现的或快速演变的胎盘钙化与胎儿生长受限、子痫前期、慢性高血压和吸烟有关。胎盘分级系统曾根据超声特征对胎盘成熟度进行分级,但该系统已不再广泛应用。

(二)胎盘厚度

主观评估胎盘厚度。如果胎盘主观上看起来正常,则不需要常规测量其厚度。胎盘厚度的测量是在胎盘中部,垂直于胎盘长轴方向(图10-4A)上进行的。斜测量或在子宫收缩及子宫肌瘤附近测量可能导致测量值假性升高(图10-4B)。正常的中、晚期妊娠,胎盘厚度在2～4cm是正常的。

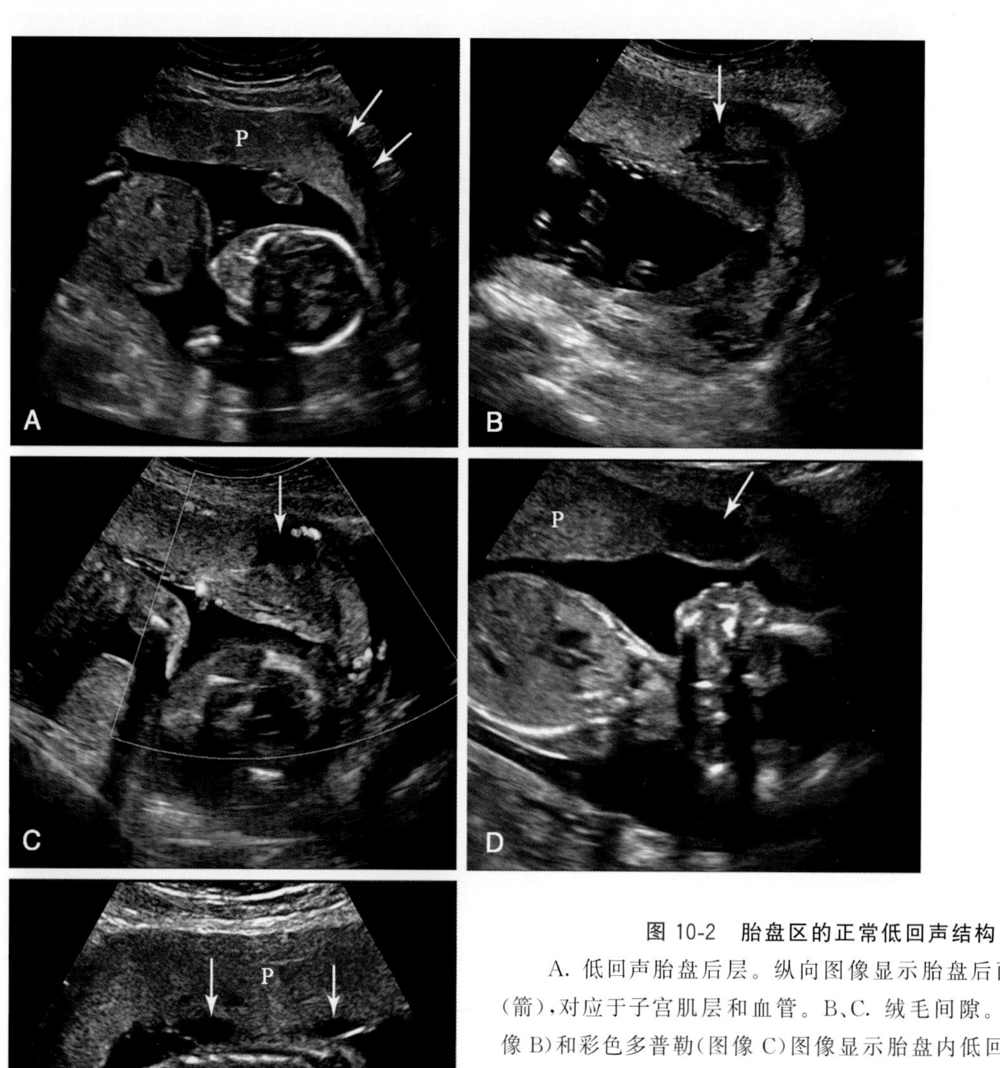

图 10-2 胎盘区的正常低回声结构

A. 低回声胎盘后层。纵向图像显示胎盘后面的低回声区(箭),对应于子宫肌层和血管。B、C. 绒毛间隙。纵向灰阶(图像 B)和彩色多普勒(图像 C)图像显示胎盘内低回声结构(箭),彩色多普勒无血流。绒毛间隙的血流速度可能太慢,以至于彩色多普勒无法显示。在实时灰阶评估中,在绒毛间隙观察到旋涡回声。D. 边缘窦。纵向图像显示胎盘边缘的低回声区(箭),称为边缘窦。E. 绒毛膜下纤维蛋白沉积。纵向图像显示一个前壁胎盘,胎盘(P)表面有低回声结构(箭)。在这些病灶中没有观察到血流,这与绒毛膜下纤维蛋白沉积一致。

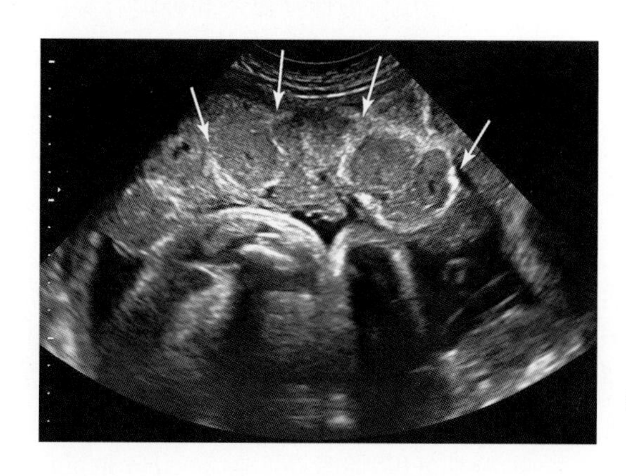

图 10-3 胎盘钙化

38 周时胎盘横切面显示钙化形成的曲线状回声灶(箭)。

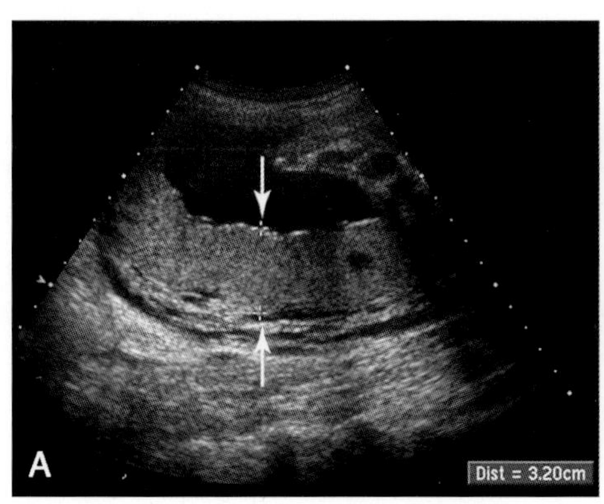

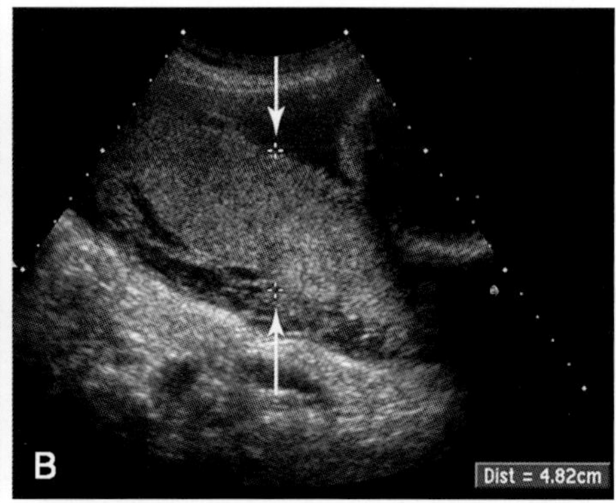

图 10-4 胎盘厚度测量

A. 测量卡尺的正确放置。29 周正常胎盘的纵向图像显示测量卡尺(箭)适当地定位在胎盘的前后缘,垂直于胎盘的长轴。胎盘厚度 3.2cm 是正常的。B. 错误的测量方法。在与 A 同一患者胎盘的测量中,测量卡尺(箭)定位在倾斜的方向上,而不是垂直于胎盘的长轴,胎盘厚度测量为 4.8cm 导致正常胎盘的厚度被异常抬高了。

厚胎盘的鉴别诊断包括妊娠糖尿病、水肿、感染、母亲贫血、胎盘内出血、胎盘肿块和胎盘植入(图 10-5A、图 10-5B;框图 10-1)。此外,在有多个囊肿的厚胎盘时,应考虑妊娠滋养细胞疾病、三倍体和 Beckwith-Wiedemann 综合征。

框图 10-1 厚胎盘的鉴别诊断
妊娠糖尿病
水肿
感染
母体贫血
胎盘内出血
胎盘肿块
胎盘植入
妊娠滋养细胞疾病
三倍体
Beckwith-Wiedemann 综合征

胎盘变薄是由于母体血管疾病,如胰岛素依赖性糖尿病和慢性高血压引起的,与胎儿生长受限的风险增加有关(框图 10-2)。胎盘变薄也见于明显的羊水过多,这是由于胎盘沿着扩大的子宫内表面拉伸和压缩所致(图 10-6)。

框图 10-2 薄胎盘的鉴别诊断
胰岛素依赖性糖尿病
慢性高血压
显著的羊水过多引起胎盘的拉伸和压缩

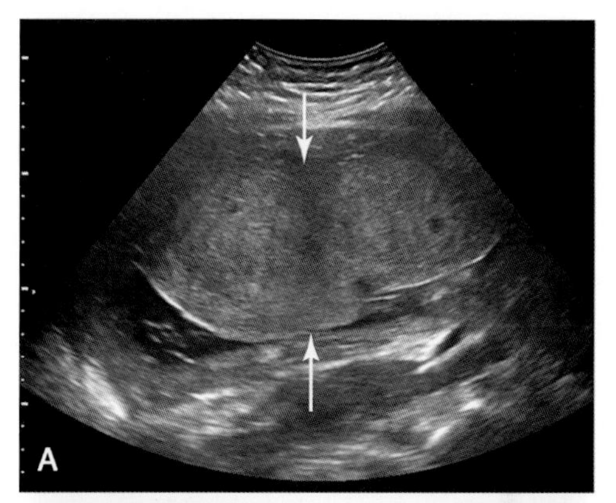

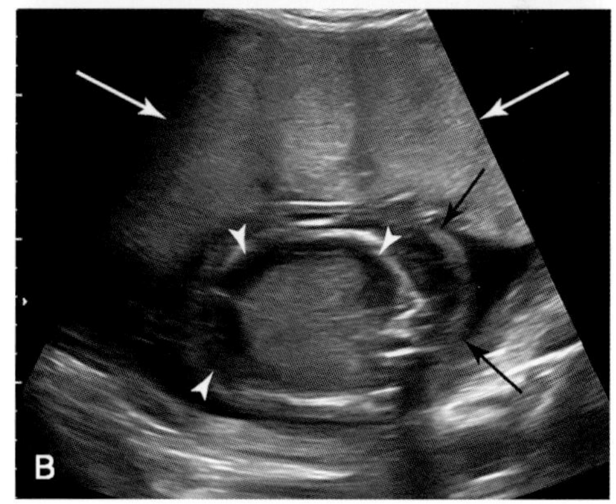

图 10-5 厚胎盘

A. 妊娠糖尿病。妊娠晚期妊娠子宫纵向图像显示妊娠糖尿病导致的厚胎盘(箭)。B. 细小病毒感染。另一位患者在中孕晚期子宫的横切面图像显示,由于细小病毒感染,胎盘较厚(白色长箭)。也有胎儿水肿的迹象,胎儿腹水(白色箭头)和皮肤增厚(黑色箭)。

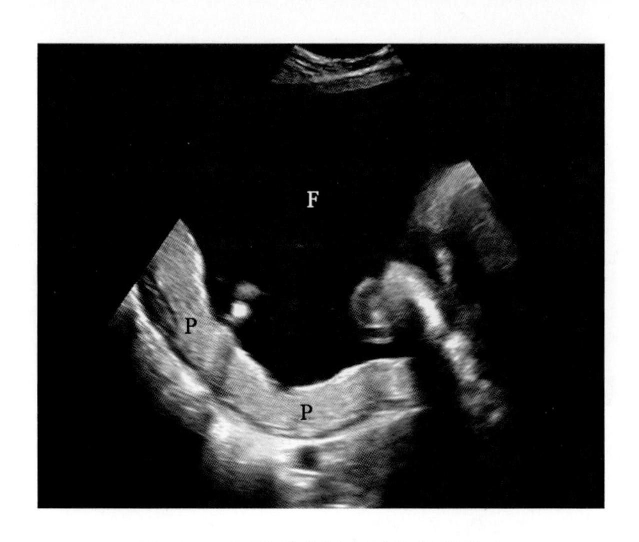

图 10-6 严重羊水过多导致的薄胎盘

妊娠晚期子宫横切面显示胎盘(P)薄和大量羊水(F)。胎盘很薄,因为它被严重的羊水过多沿着子宫内表面拉伸和压缩。薄胎盘的其他病因包括胰岛素依赖性糖尿病和慢性高血压。

(三)胎盘形状

副胎盘是一种常见的胎盘形态异常,它有两个或多个独立的胎盘叶,没有胎盘组织连接这些叶(图10-7A)。脐带插入胎盘主叶,副胎盘接受主叶的血液供应(图 10-7B、图 10-7C)。在产前超声检查中识别副胎盘是很重要的,因为不知道有一个副胎盘,在分娩时可能会在不经意间被留在宫腔里。副胎盘的出现会增加血管前置的风险(在本章的"脐带插入和血管前置"中讨论)。此外,即使胎盘主叶附着在离子宫颈有一段距离的地方,副胎盘也可以直接种植在子宫颈上,导致前置胎盘。副胎盘诊断的假阳性包括附着于子宫侧壁的正常形状胎盘的前后壁图像(图 10-8A、图 10-8B)和误把子宫收缩当成胎盘的一个叶(图 10-8C、图 10-8D)。

轮状胎盘是由于羊膜绒毛膜在胎盘上异常插入引起的。胎膜通常插入胎盘的边缘,但在轮状胎盘的情况下,它们附着在胎盘的前表面,位于胎盘边缘的中心(图 10-9)。这导致增厚的绒毛膜羊膜和胎盘组织向上卷曲被称为胎盘架,在胎盘边缘形成典型的棒状外观(图 10-10A)。在斜位扫描平面上,超声将这一层描述为一条类似子宫粘连的线性组织带(图 10-10B)。轮状胎盘可以是完全的(影响胎盘的整个边缘)或部分的。完全性轮状胎盘患者面临着更高的围产期不良结局风险,如胎儿生长受限、胎盘早剥和早产。

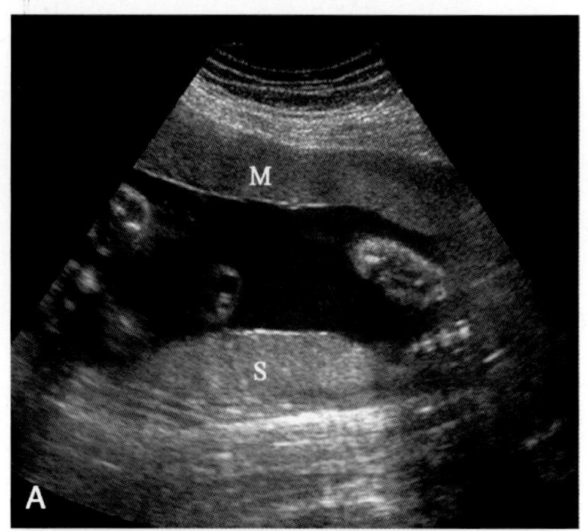

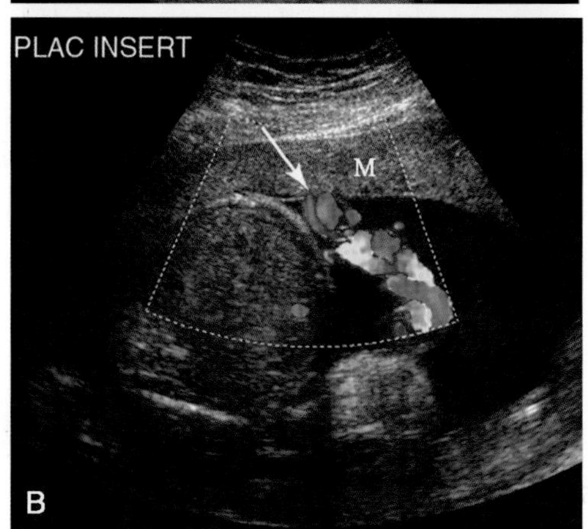

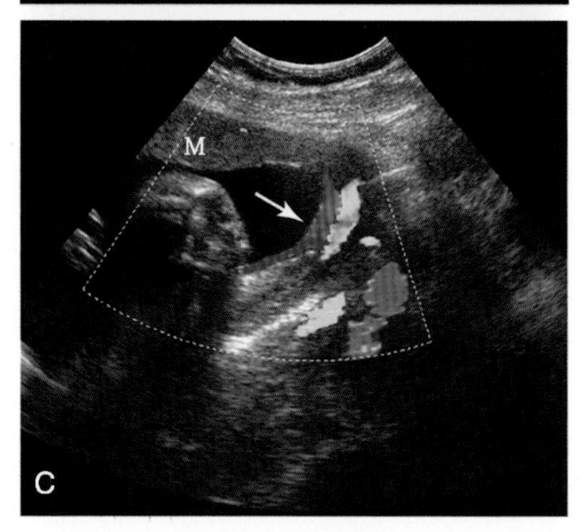

图 10-7 副胎盘

A. 子宫的纵向灰度图像显示两个独立的胎盘叶。主叶(M)位于前部,副胎盘(S)位于后部。B. 同一患者的子宫斜位彩色多普勒图像显示脐带插入(箭)进入胎盘主叶(M)。C. 彩色多普勒超声子宫左侧横切面显示,血管(箭)从胎盘主叶(M)向后走向副胎盘。

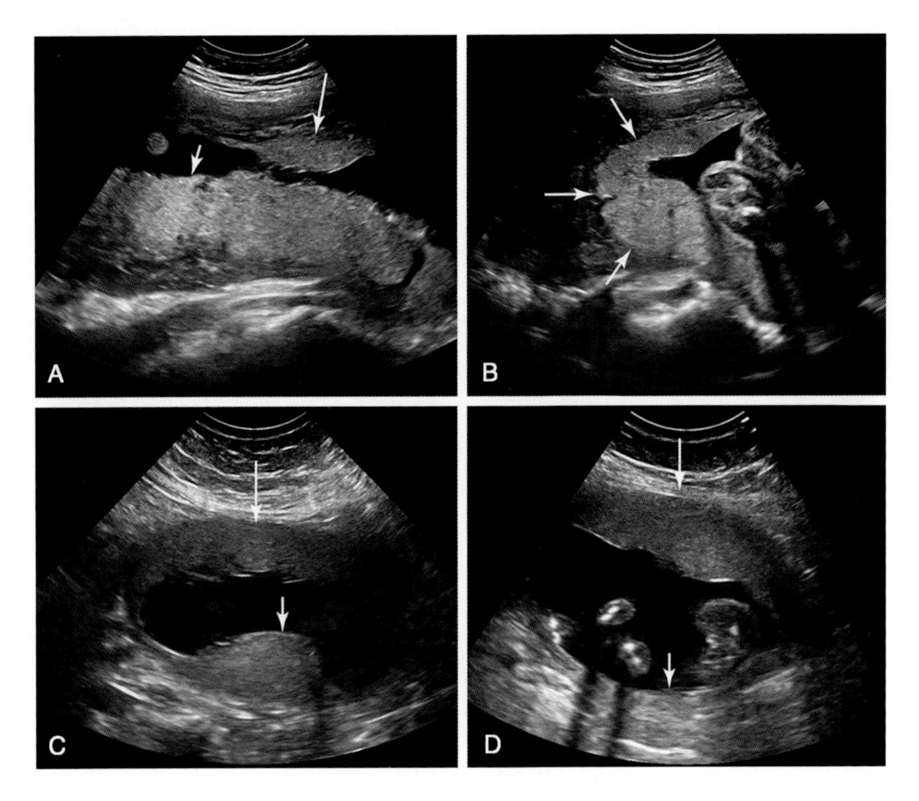

图 10-8　副胎盘鉴别的误区

A、B. 正常胎盘的前后部分。A. 妊娠中期子宫的纵向中线图像显示胎盘的小前部（长箭）和大后部（短箭）成分，类似于副胎盘的外观。B. 子宫右侧的横切面图像显示胎盘组织沿着子宫右侧壁（箭）连接图像 A 胎盘前后部分。C、D. 子宫收缩类似于副胎盘。C. 另一个患者的子宫纵向图像显示前壁的胎盘组织（长箭）和后壁出现的副胎盘（短箭）。D. 20 分钟后获得的与图像 C 中同一患者的纵向图像证实存在前壁胎盘（长箭），由于子宫收缩的消退，没有发现先前所见的疑似后壁的副胎盘（短箭）。

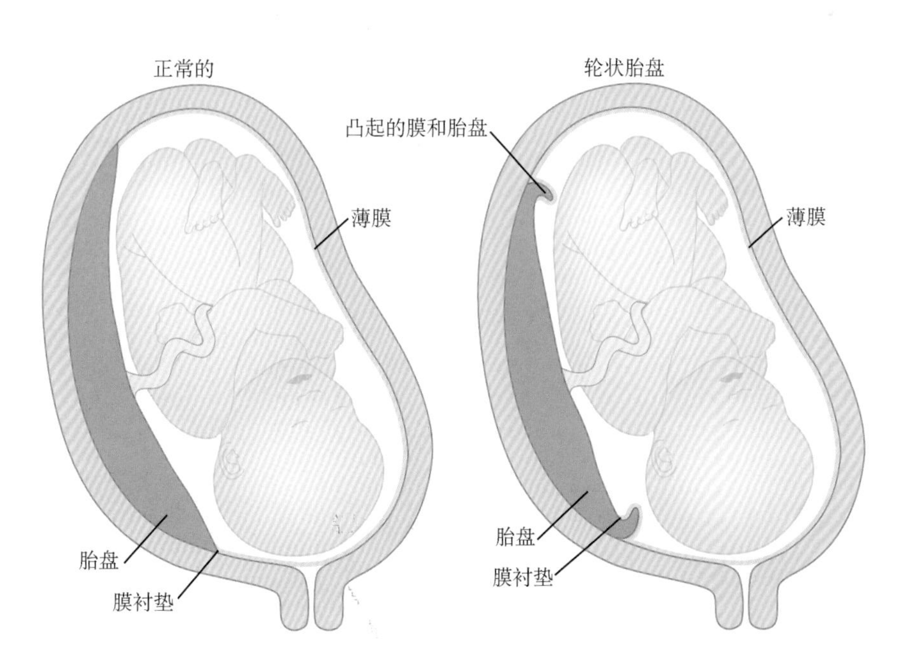

图 10-9　比较正常胎盘（左侧）和轮状胎盘（右）的示意图

胎膜在正常胎盘的边缘插入，但是如果它们插入到胎盘前表面，胎盘边缘的中心就会导致轮状胎盘，轮状胎盘有一个增厚的膜和胎盘组织的凸起的层，导致胎盘边缘的棒状外观。

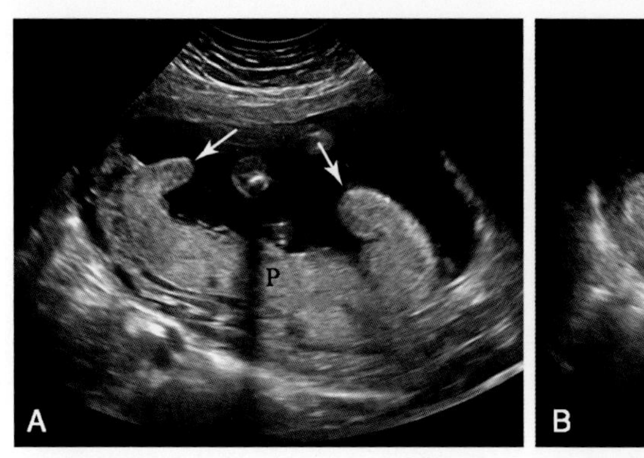

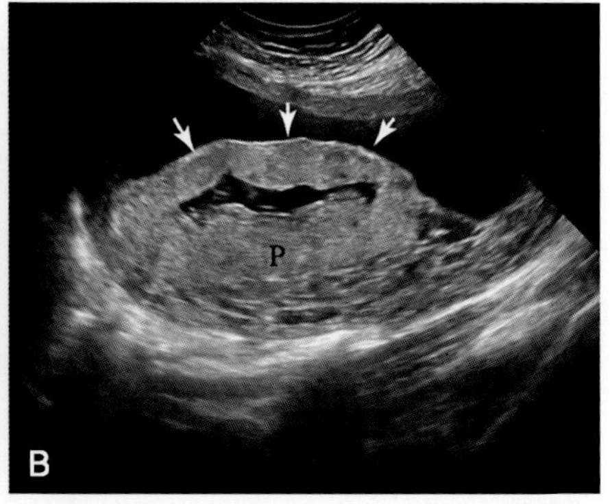

图 10-10 轮状胎盘

A. 中孕晚期子宫的纵向图像显示后壁胎盘(P),胎盘边缘卷曲而呈棒状突起(箭)。B. 与图像 A 所示同一胎盘的斜位图像(P),将胎盘的凸起边缘描绘为类似子宫粘连的线性组织带(箭)。

(四)前置胎盘

前置胎盘是指胎盘组织覆盖在子宫颈上。典型的临床表现是无痛性阴道出血,当然许多患者在超声首次显示胎盘位置异常时没有症状。前置胎盘按其严重程度分类,在实践中分类各不相同。一个有代表性的分类方案是:完全性前置胎盘,宫颈内口完全被胎盘覆盖;部分性前置胎盘,宫颈内口部分被胎盘覆盖;边缘性前置胎盘,胎盘覆盖宫颈内表面的一部分,而不覆盖宫颈内口;低置胎盘,胎盘下缘与宫颈内口之间的距离<2cm(图 10-11)。之所以采用 2cm 的低置胎盘阈值,是因

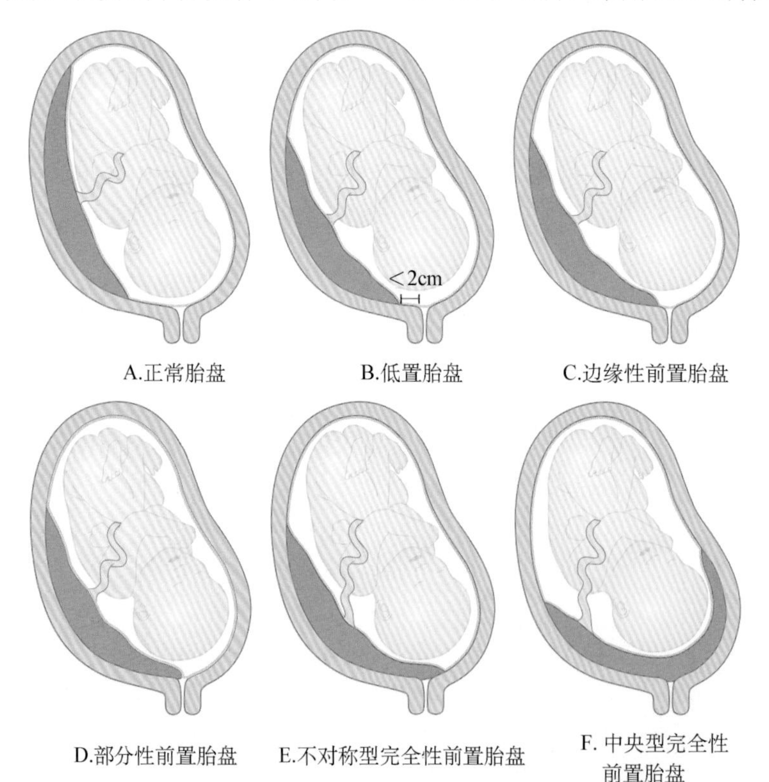

图 10-11 前置胎盘 示意图显示前置胎盘的分类

A. 正常胎盘位置。胎盘下缘距宫颈内口 2cm 以上。B. 低置胎盘。胎盘下缘与宫颈内口之间的距离<2cm。C. 边缘性前置胎盘。胎盘覆盖宫颈内表面的一部分,不覆盖宫颈内口。D. 部分性前置胎盘。宫颈内口部分被胎盘覆盖。E. 不对称型完全性前置胎盘。胎盘下缘偏心位于宫颈内口上方,完全覆盖宫颈内口。F. 中央型完全性前置胎盘。胎盘的中心部分位于子宫颈内口上方,完全覆盖宫颈内口。

为当胎盘边缘距离宫颈内口超过 2cm 时，阴道分娩可能成功（假设没有其他问题）。完全性前置胎盘又分为不对称型完全性前置胎盘和中央型完全性前置胎盘。不对称型完全性前置胎盘发生在胎盘下缘偏心位于宫颈内口上方，完全覆盖宫颈口，但不明显超出宫颈。中央型完全性前置胎盘表明胎盘的中央部分植入到宫颈内口上。该分类方案的常见变化不包括部分前置胎盘类别，因为可能无法区分前置胎盘的相邻程度（如边缘前置胎盘与部分前置胎盘）。胎盘下缘与子宫颈的关系在不同的扫描平面上可能有差异。例如，如果胎盘组织仅覆盖子宫颈的右侧，子宫颈的右侧旁矢状面将显示前置胎盘，而子宫颈的左侧旁矢状面将不会显示前置胎盘。

胎盘下缘与宫颈的关系可通过经腹、经阴道或经会阴超声（图 10-12 至图 10-14）进行评估。尽管经腹和经会阴超声通常足以诊断或排除前置胎盘，但经阴道超声通常能更好地显示。经会阴超声也被称为经唇超声，因为它是通过把探头置于会阴大阴唇之间来完成的。经会阴超声检查时，子宫颈的下缘可能被直肠中的气体遮挡（图 10-14）。经会阴超声通常用于经腹图像无法诊断且不能进行经阴道超声检查的情况（如在膜破裂或宫颈完全扩张的情况下）。

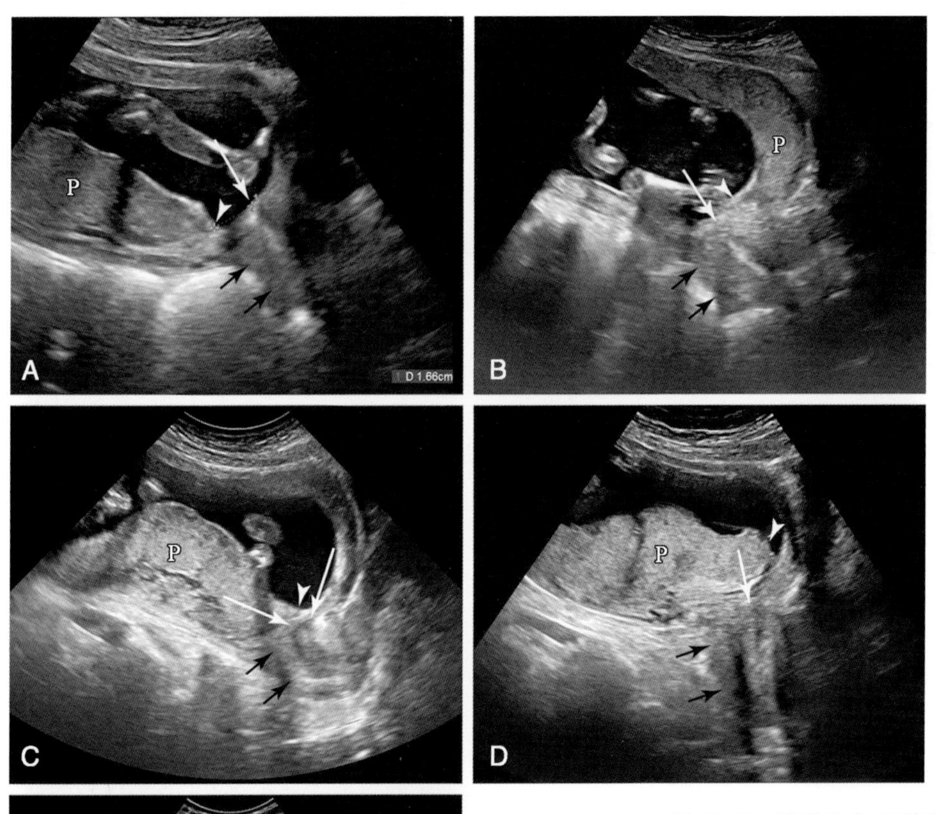

图 10-12　前置胎盘：经腹超声检查

A. 低置胎盘。子宫下段和子宫颈的中线纵向图像显示，胎盘下缘（白色箭头）距宫颈内口 1.66cm（白色长箭）。B. 边缘性前置胎盘。子宫下段和子宫颈的中线纵向图像显示前壁胎盘，胎盘边缘（白色箭头）覆盖在子宫颈前部，但不累及宫颈内口（白色长箭）。C. 部分性前置胎盘。子宫下段和子宫颈的中线纵向图像显示后壁胎盘，胎盘下缘（白色箭头）部分覆盖宫颈内口（白色长箭）。D. 不对称型完全性前置胎盘。子宫和子宫颈的中线纵向图像显示大部分胎盘位于后壁，胎盘下缘（白色箭头）偏心地覆盖整个宫颈内口（白色长箭），但没有明显超出宫颈。E. 中央型完全性前置胎盘。子宫下段和子宫颈的中线纵向图像显示胎盘中心植入宫颈内口上方，完全覆盖宫颈内口（白色箭）。黑色箭为宫颈后缘；P 为胎盘。

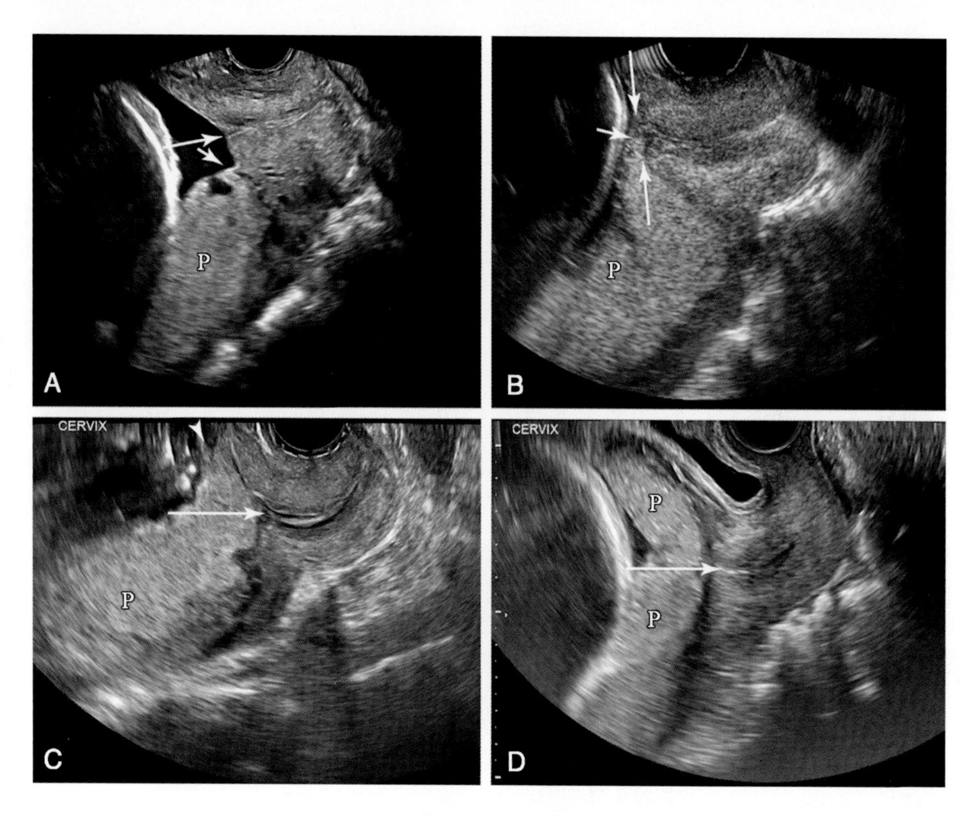

图 10-13　前置胎盘:经阴道超声检查

A. 边缘性前置胎盘。子宫颈的中线纵向图像显示后壁胎盘,胎盘下缘(短箭)部分覆盖子宫颈边缘,但不累及宫颈内口(长箭)。B. 部分性前置胎盘。子宫颈的中线纵向图像显示后壁胎盘的下缘(短箭)部分覆盖子宫颈内口(长箭)。C. 不对称型完全性前置胎盘。子宫颈的中线纵向图像显示后壁胎盘完全覆盖子宫颈内口(长箭),胎盘下缘(箭头)明显超出宫颈。D. 中央型完全性前置胎盘。子宫颈中线纵向图像显示胎盘(P)组织中心植入宫颈内口上(长箭)。

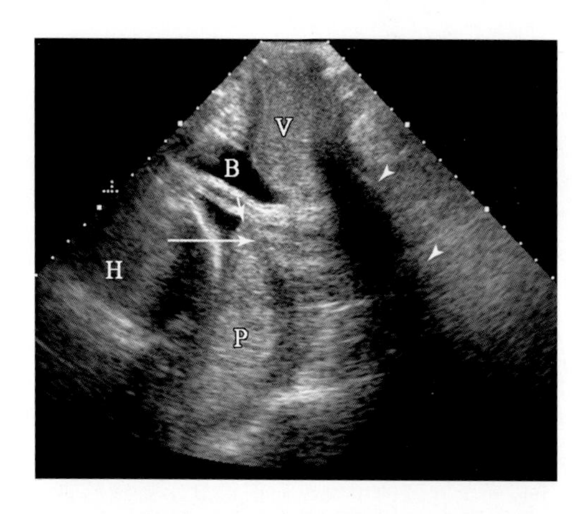

图 10-14　不对称型完全性前置胎盘:经会阴超声检查

经会阴超声检查的子宫颈中线纵向图像显示胎盘下缘(短箭)偏心地覆盖在宫颈内口(长箭),但未超出宫颈。注意直肠气体的阴影(箭头)遮住了子宫颈的下缘。图中 B 为膀胱;H 为胎头;P 为胎盘;V 为阴道。

在评估前置胎盘时,直接成像胎盘下缘和宫颈是很重要的。前置胎盘假阴性的一个潜在来源是当胎盘下缘显示高于子宫颈的预期位置,但子宫颈没有显示。如果不直接观察到子宫颈,就不可能排除覆盖在子宫颈上的副胎盘。

在妊娠中期超声检查发现的大多数潜在的前置胎盘在分娩前已经消失(图 10-15)。这种现象以前被称为胎盘迁移,但由于前置胎盘的消退不太可能归因于实际的胎盘迁移,因此"迁移"一词可能会引起误解。一个主要的假设是,子宫下段的不均衡生长会导致前置胎盘消失,从而增加胎盘组织和子宫颈之间的距离。另一种理论认为,胎盘组织在灌注不良的区域退化,在血管化较好的区域优先生长,这种现象被称为向营养现象。发现越晚,前置胎盘越严重,越有可能持续到足月。当超声显示妊娠中期有潜在前置胎盘时,应在妊娠后期进行随访检查。

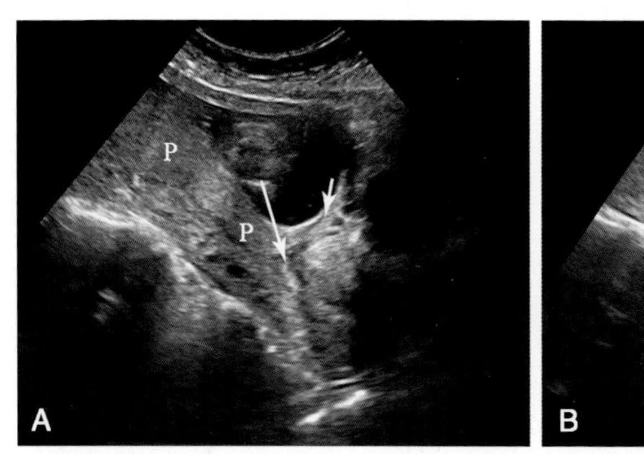

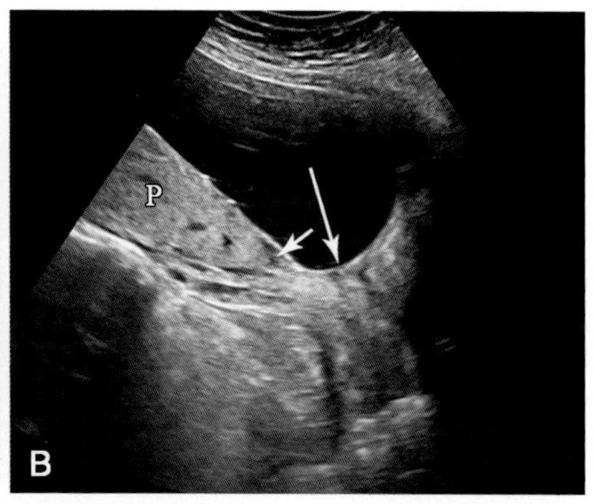

图 10-15　前置胎盘的间隔消失

A. 妊娠 16 周时子宫下段和子宫颈的中线经腹纵向图像显示明显不对称的完全性前置胎盘覆盖宫颈内口（长箭）；短箭为胎盘的下缘。B. 同一患者在怀孕 26 周时的子宫颈下段和子宫颈的中线经腹纵向图像，显示先前确定的前置胎盘已经消失。胎盘（P）下缘（短箭）不再覆盖宫颈内口（长箭）。

前置胎盘假阳性诊断的其他病因包括母亲膀胱扩张、子宫下段收缩和子宫颈上的绒毛膜下血肿（框图 10-3）。孕中期和孕晚期产科超声检查不应常规要求膀胱充盈，因为排空膀胱可以看到宫颈。过度扩张的孕妇膀胱压迫子宫颈和子宫下段，给人一种狭长的子宫颈的印象，可能会影响检查。位于子宫下部的正常位置的胎盘憋尿后会覆盖子宫颈（图 10-16A）。如果膀胱充盈时出现前置胎盘，应在排空膀胱后重复检查（图 10-16B）。然而，排空膀胱常常导致低位子宫收缩，进一步混淆了对前置胎盘的评估。

框图 10-3　前置胎盘假阳性的病因分析
母体膀胱扩张
子宫下段收缩
覆盖子宫颈的绒毛膜下血肿
孕早期或中期超声检查

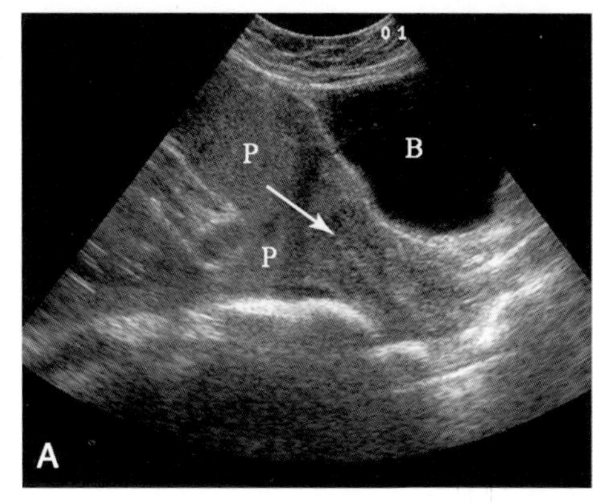

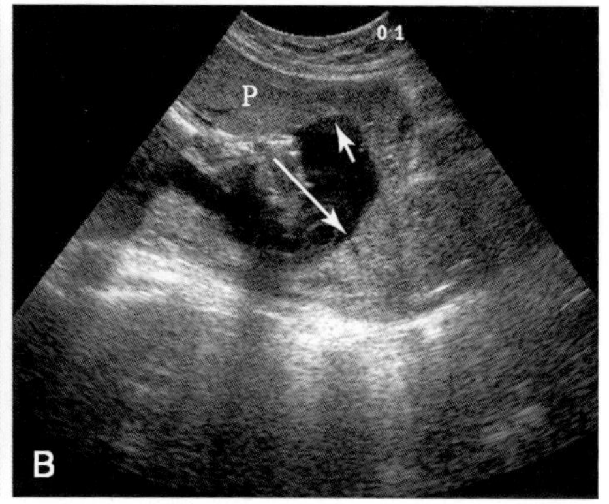

图 10-16　膀胱充盈导致前置胎盘假阳性

A. 在母体膀胱（B）充盈的情况下获得的子宫下段和子宫颈的中线经腹纵向图像显示胎盘组织似乎覆盖了宫颈内口（箭）。B. 患者排空膀胱后获得的相应图像显示胎盘的下缘（短箭）与宫颈和宫颈内口分离（长箭）。图中 P 为胎盘。

在正常妊娠中，无症状子宫收缩常被超声所描述。子宫下段的收缩通常表现为环状结构，缩小子宫下腔并将胎盘组织拉入子宫下段。当环向收缩的对侧彼此接触时，可以看到类似于宫颈管的线性区域，形成被胎盘覆盖的宫颈的外观（图 10-17A）。当宫颈出现扭曲和拉长，上缘隆起时，应怀疑有这种假象，当宫颈和邻近的收缩同时成像时，就会出现这种情况。相反，在没有收缩的情况下,正常宫颈呈圆柱形,上表面相对平坦。一旦收缩消失,延迟成像显示宫颈上方胎盘的下缘,证实之前的前置胎盘是由子宫收缩引起的(图 10-17B)。

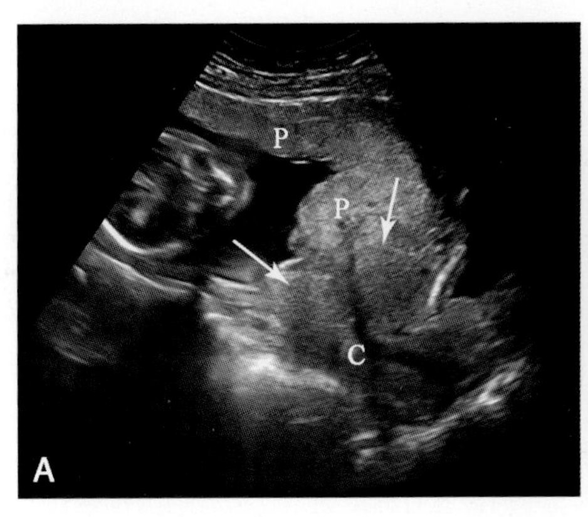

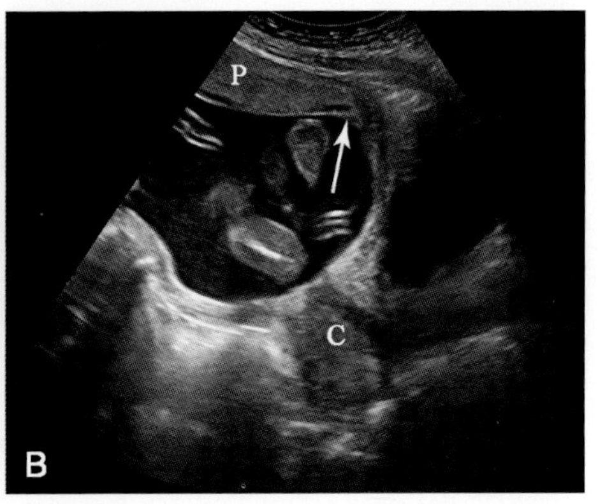

图 10-17　子宫下段收缩导致前置胎盘假阳性

A. 下段子宫和宫颈的经腹纵向图像显示胎盘延伸到子宫颈的明显区域。注意因子宫下段的环向收缩(箭)而外观扭曲。B. 39 分钟后下段子宫和宫颈图像显示了图像 A 中子宫收缩的间隔期。胎盘的下缘(箭)现在位于远离宫颈的位置。图中 C 为宫颈;P 为胎盘。

绒毛膜下血肿是一种罕见的假性前置胎盘的原因。当血肿覆盖宫颈并在急性期成像出现回声类似于延伸至宫颈的胎盘组织的回声结构时,就会出现这种异常(图 10-18A)。彩色多普勒有助于区分胎盘组织和绒毛膜下血肿,当显示胎盘内的血管时则不是血肿。随诊超声显示血肿回声结构随着时间演变为较低回声,但胎盘组织的外观变化不大(图 10-18B)。

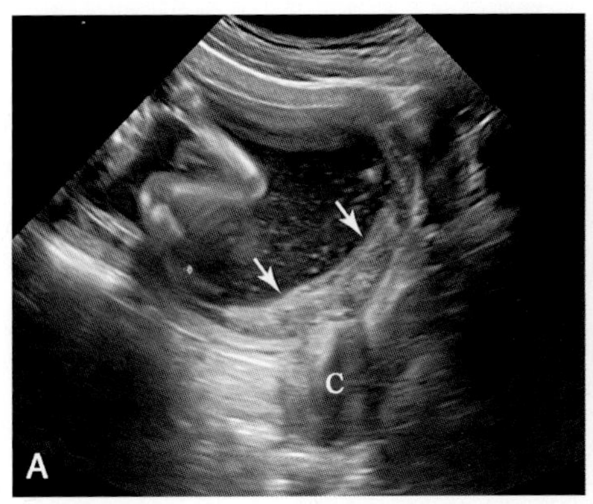

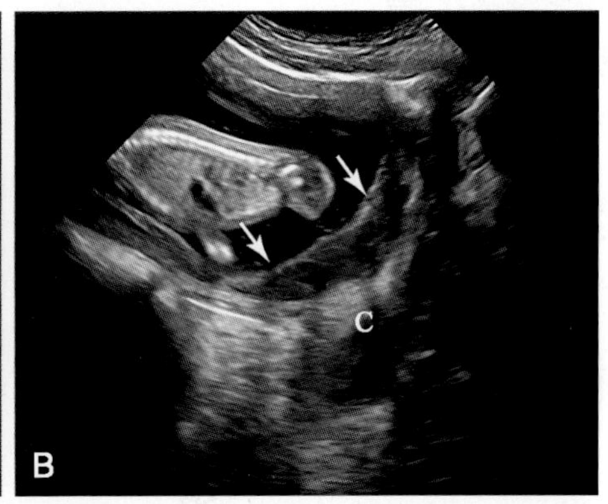

图 10-18　绒毛膜下血肿类似于前置胎盘的外观

A. 子宫下段和宫颈(C)的中线经腹纵向图像显示宫颈上有一个高回声的绒毛膜下血肿(短箭),类似于前置胎盘。还要注意由于羊水腔出血,羊水中有内部回声显示。B. 在图像 A11 天后子宫下段和宫颈中线纵向经腹图像显示了绒毛膜下血肿的随时间演变,回声减弱,不再像胎盘组织。由于血肿本身的回声降低,现在可以清楚地看到升高的羊膜(短箭)划出血肿边缘。

(五)胎盘植入

胎盘植入的特征是胎盘与子宫的异常粘连,继发于胎盘深部的异常附着。按植入程度分为以下三类:胎盘粘连、胎盘植入和胎盘穿透。胎盘粘连一词有两种用法,既描述了胎盘异常附着的整个过程,又描述了胎盘以最温和的形式附着于蜕膜而不侵犯肌层的特殊情况。胎盘植入的特征是胎盘侵入子宫肌层,而不累及浆膜层。胎盘穿透是最严重的形式,是指胎盘组织穿透子宫肌层进入浆膜。胎盘穿透可侵犯邻近器官，最常见的是膀胱。

胎盘植入的危险因素包括子宫手术、器械和前置胎盘。剖宫产是一个特别重要的危险因素。胎盘植入的可能性随着剖宫产的增加呈增长趋势。前置胎盘覆盖剖宫产瘢痕处尤其值得关注。在高危患者中评估胎盘植入是很重要的，因为胎盘在分娩时不能与子宫正常分离可能导致严重的危及生命的出血，需要紧急子宫切除。在了解胎盘植入的情况下，可以制订分娩策略以降低围产期的发病率和死亡率。

胎盘植入的超声表现包括胎盘腔隙增大、胎盘内和胎盘后血管增多、胎盘向膀胱增厚和隆起、胎盘下肌层消失或厚度变薄、子宫浆膜膀胱界面破坏或丢失，胎盘组织不规则地向膀胱内突出失去正常的低回声胎盘后间隙（框图 10-4，图 10-19）。完整膀胱有助于评估胎盘植入的侵袭程度。胎盘腔隙对应于胎盘内有湍流的不规则形状的血管间隙，据报道是最能预测胎盘植入的超声表现。它们经常在彩色多普勒或灰阶动态观察中显示流动。胎盘腔隙与正常胎盘的绒毛间隙的区别在于其大小和数量较大，形态不规则，有时会导致胎盘呈瑞士干酪样改变。随着妊娠的进展，腔隙往往变得更加突出。胎盘植入不应仅仅根据正常低回声的胎盘后间隙消失来诊断，特别是在低风险患者中，因为这种间隙的显示依赖于扫描平面，并不总是在正常胎盘后面看到。在适当的临床环境中结合胎盘植入的其他提示性超声发现时，低回声的胎盘后间隙的消失是最好支持特征。

框图 10-4　胎盘植入的超声表现

胎盘腔隙
胎盘内和胎盘后血管增多
胎盘向膀胱的增厚和隆起
胎盘后方肌层的消失或厚度变薄
子宫浆膜膀胱界面回声的破坏或丢失
胎盘组织向膀胱内突起
正常低回声胎盘后间隙消失（支持特征取决于扫描平面）

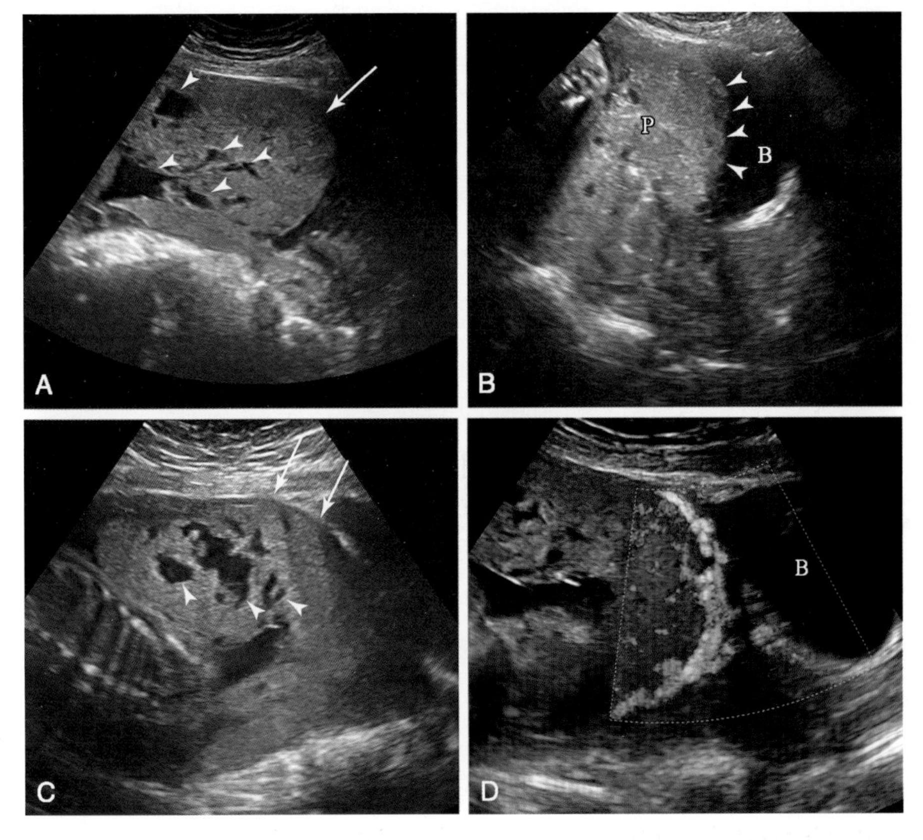

图 10-19　胎盘植入：不同患者的超声表现

A. 子宫下段和宫颈经腹纵向图像显示下段子宫胎盘增厚和前凸（长箭），并伴有胎盘植入引起的胎盘内腔隙（箭头）。B. 另一例胎盘植入患者的子宫下段和宫颈纵向图像显示胎盘（P）增厚和前凸，软组织（箭头）因胎盘组织侵犯而不规则地凸出进入膀胱（B）。C. 妊娠晚期子宫下段经腹纵向图像显示胎盘内有多个腔隙（箭头）。异常胎盘附着区子宫壁变薄（长箭）。D. 彩色多普勒经腹纵向显像显示胎盘植入患者的子宫下段有明显的胎盘后和胎盘内血管分布。

(六)胎盘早剥与胎盘周围血肿

胎盘早剥是指胎盘从子宫壁过早分离。危险因素包括孕妇吸烟、高血压、药物滥用、外伤、高龄、胎膜早破和胎盘早剥病史。超声在评估胎盘早剥中的主要作用是通过描绘作为胎盘早剥后遗症的血肿来提供胎盘早剥的确凿证据。不幸的是,超声检测胎盘早剥的敏感性较低。超声表现令人失望的部分原因是难以识别出有回声的急性血肿,因为它们可以与胎盘或子宫壁融合。此外的原因为出血可能主要是显性的。

胎盘周围出血引起的血肿可见于多种部位。绒毛膜下血肿是最常见的,其次是胎盘后血肿。超声显示的不常见出血部位包括胎盘内的和胎盘胎儿面的表面血肿。

绒毛膜下血肿被认为是继发于胎盘边缘子宫胎盘静脉破裂,延伸至绒毛膜下,使绒毛膜脱离子宫壁。血肿在出血后很短一段时间内为无回声,但随着血肿的组织迅速形成而有回声(图 10-20A)。随着时间的推移,血液的回声减弱(图 10-20B)。血肿的回声最终类似于羊水,在这种情况下,主要的超声表现是升高的羊膜,它可以呈现出与子宫内壁相似的轮廓。绒毛膜下血肿通常延伸至胎盘边缘(图 10-20C)或宫颈上方(图 10-20D)。来自绒毛膜下血肿的血液可能会进入羊水腔,导致羊水中出现回声(图 10-20E)。有时血肿会凸入到羊膜腔,形成类似子宫收缩或肌瘤的肿块状外观(图 10-20E)。绒毛膜下血肿与子宫收缩区别在于,血肿在整个检查过程中的持续存在,而子宫收缩最终会消失。绒毛膜下血肿与肌瘤的区别在于多普勒显示肌瘤内的血流,而血肿内则没有(图 10-20F)。该区域对来自探头或胎儿部分的压力的反应摇摆,支持血肿的诊断,这表明血肿软稠度类似于明胶。尽管早产和胎儿生长受限的概率增加,但在发生绒毛膜下出血后的妊娠结局是正常的。妊娠早期大出血与流产风险的增加有关。

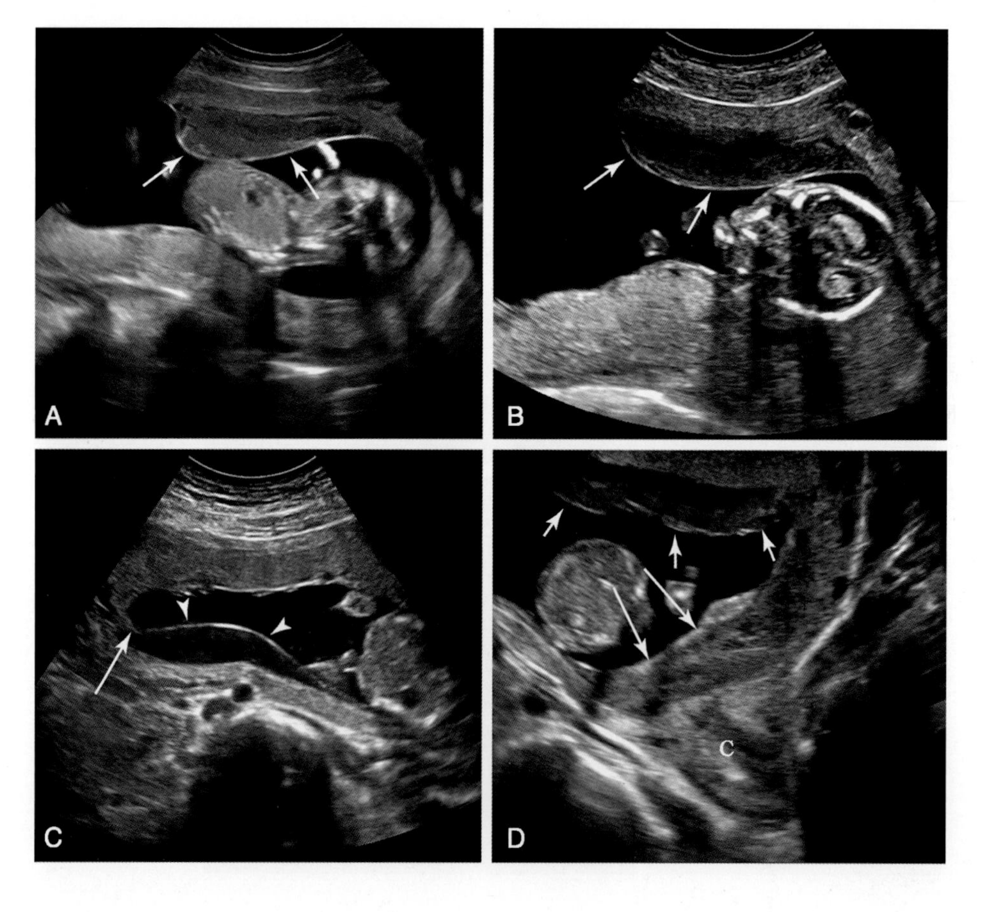

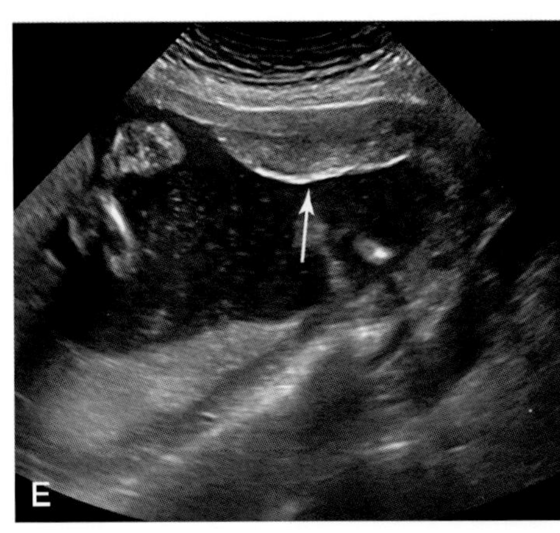

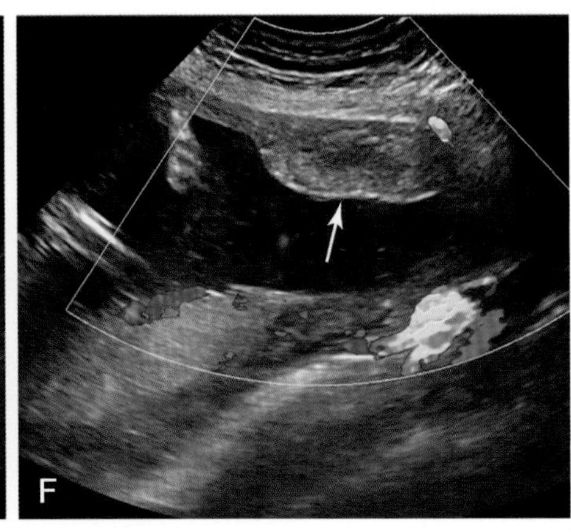

图 10-20　绒毛膜下血肿超声表现

A、B. 急性绒毛膜下血肿回声上的演变。A. 子宫纵向图像显示近期出血引起的前绒毛膜下血肿（箭）。B. 图像 A11 天后获得的子宫纵向图像显示绒毛膜下血肿的回声减弱（箭）。C. 慢性绒毛膜下血肿。不同患者子宫的纵向图像显示，由于慢性血肿，羊膜（箭头）升高，其回声与羊水相似。注意血肿延伸到胎盘的边缘（长箭）。D. 绒毛膜下血肿延伸到宫颈。不同患者子宫下段和宫颈的纵向图像显示了一个明显的绒毛膜下血肿（短箭）。绒毛膜下血肿也向下延伸（长箭）至宫颈（C）。E. 羊水中因血液而产生回声。子宫左侧的横切面图像显示，由于血液从绒毛膜下血肿进入羊水腔，羊水中出现回声。绒毛膜下血肿（箭）突出进入羊膜腔，形成类似子宫收缩或肌瘤的肿块状外观。F. 鉴别绒毛膜下血肿与子宫肌瘤或子宫收缩。与图 E 同一位患者的子宫横切面彩色多普勒图像显示，绒毛膜下血肿无血流（箭），有助于将其与肌瘤区别开来，肌瘤在多普勒评估时经常显示血流。血肿在整个检查过程中持续存在，与子宫收缩不同，子宫收缩可能会改变形态或消失。

胎盘后血肿被认为是由于蜕膜小动脉破裂，导致胎盘与子宫壁分离出血所致。有胎盘后出血的妇女，表现为阴道出血、盆腔疼痛和（或）子宫压痛。胎盘后血肿的超声表现取决于血肿的大小和出血时间。如果大部分血液通过宫颈排出，可能没有胎盘早剥的超声证据。在出血后不久的时候，血肿的回声可能与胎盘相似，导致厚胎盘的假象（图 10-21A）。由于血液的重力依赖性分层，一些血肿可见液平面（图 10-21B）。血肿回声变弱后扫描显示胎盘后低回声区域（图 10-21C）。发生在胎盘后面的子宫收缩会导致胎盘弯曲进入羊膜腔，造成胎盘后血肿的假象（图 10-22A）。胎盘后子宫收缩的短暂性将其与胎盘后血肿区分开来（图 10-22B）。出血可以复发和扩大，由于血肿在不同的发展阶段因而造成复杂的超声模式。此外，在同一患者中可以看到多个不同的出血部位（图 10-23）。

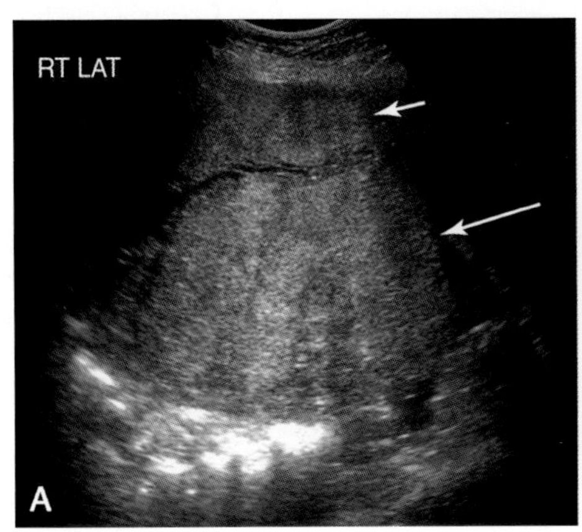

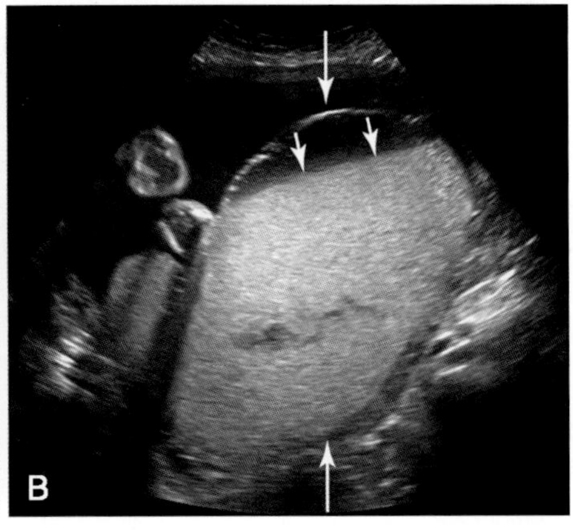

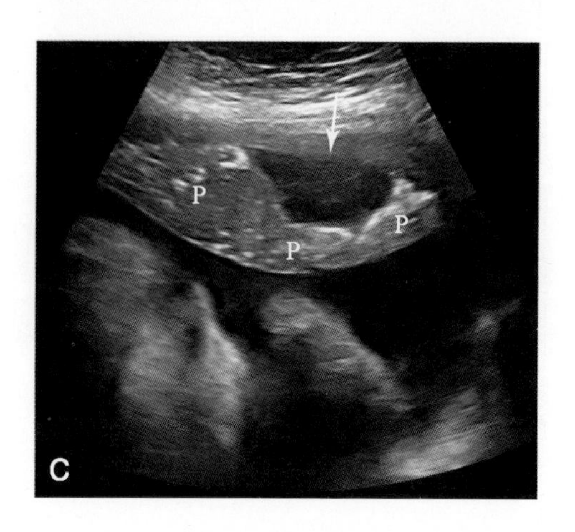

图 10-21 胎盘后血肿不同患者的超声表现

A. 厚胎盘的假外观。子宫右侧的纵向图像显示,胎盘明显增厚,其内为胎盘组织(短箭)和胎盘早剥引起的急性胎盘后大血肿(长箭)。B. 液平面。子宫横切面图像显示胎盘早剥引起的巨大回声性血肿(长箭)和液平面(短箭)。C. 慢性胎盘早剥。在胎盘后血肿形成数周后获得的子宫纵向图像显示胎盘(P)后低回声区域(箭)。

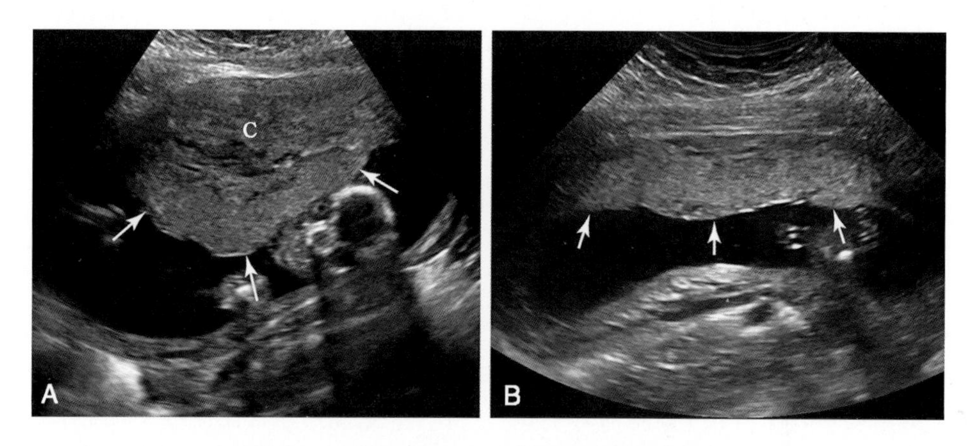

图 10-22 类似于胎盘后血肿的胎盘后子宫收缩

A. 妊娠中期子宫的纵向图像显示,由于胎盘后子宫收缩(C),前壁胎盘(箭)凸入到羊膜腔。B. 图像 A 33 分钟后获得子宫纵向图像显示,子宫收缩消失与正常形态的胎盘(箭)。

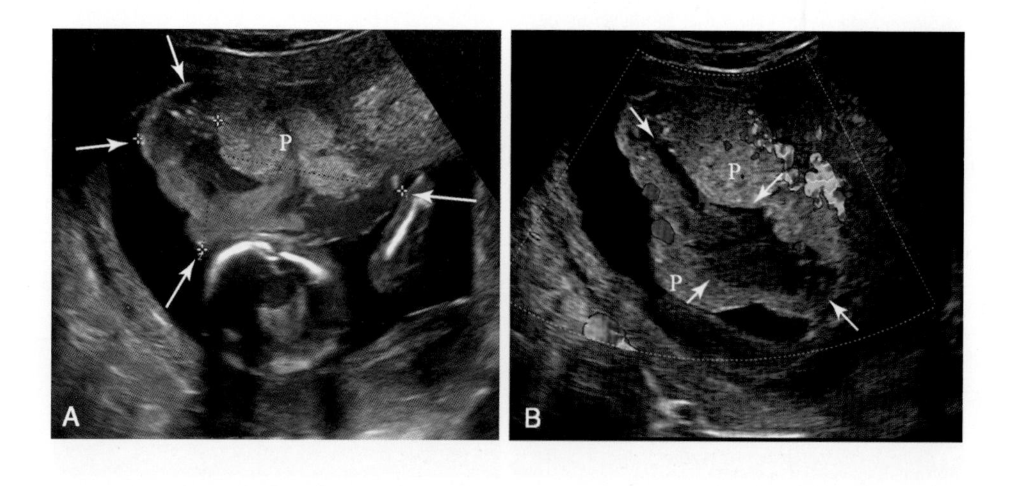

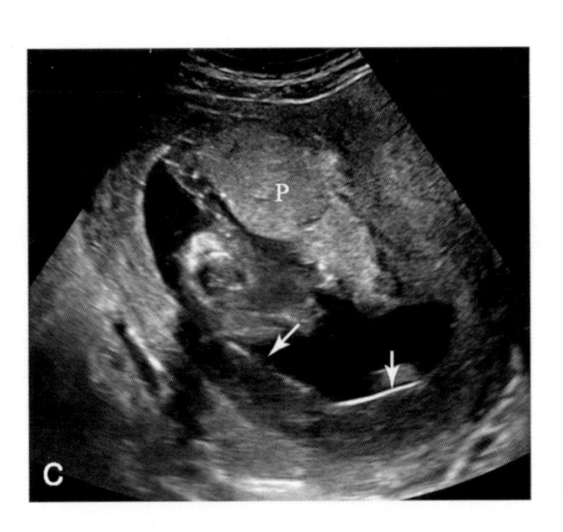

图 10-23　胎盘早剥：同一患者的多处出血部位

A. 胎盘前血肿。子宫斜位图像显示，由于胎盘胎儿表面出血，液体聚集不均匀(箭)。B. 在不同的扫描平面上，斜位彩色多普勒显示胎盘内血肿(箭)。C. 另一个扫描平面的子宫斜位图像显示低回声的后壁绒毛膜下血肿(箭)。图中 P 为胎盘。

(七)胎盘梗死

胎盘梗死可以是单独的或多发的，在妊娠期很常见。很多因太小，无法用超声观察到，也没有临床后果。当梗死面积较大或累及相当大一部分胎盘时，与围产期发病率增加有关。最常见的超声表现为胎盘中有明确的低回声区。局灶性梗死与绒毛间隙和纤维蛋白沉积的局灶性区域相似。厚的高回声边缘的识别增加了胎盘内低回声区为胎盘梗死的可能性(图 10-24)。

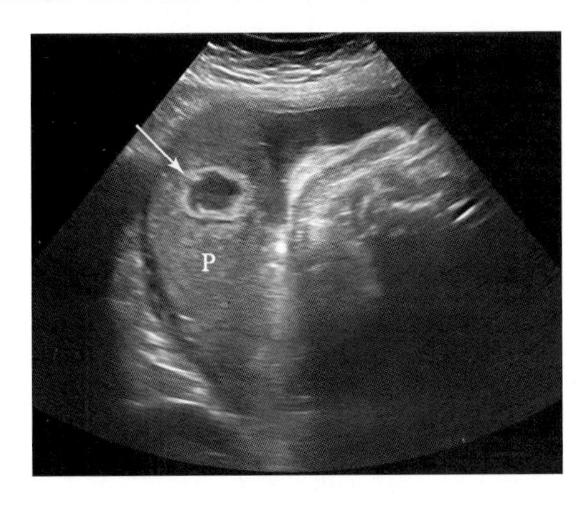

图 10-24　胎盘梗死

妊娠晚期子宫的横切面图像显示一个局灶性低回声区，有较厚的高回声边缘(箭)，对应于胎盘(P)梗死

(八)胎盘肿瘤

胎盘肿瘤主要分为两大类：妊娠滋养细胞肿瘤[如葡萄胎和绒毛膜癌(第 4 章讨论)]和非滋养细胞肿瘤。绒毛膜血管瘤是最常见的非滋养细胞性肿瘤，在产后组织病理学检查中，1%的胎盘中被发现。其他非滋养细胞肿瘤很少见，包括胎盘畸胎瘤和母体恶性肿瘤转移，最常见的是黑色素瘤。

绒毛膜血管瘤是一种由胎儿循环供应的良性血管性胎盘肿瘤。大多数绒毛膜血管瘤是小的，无症状的，超声检查不清楚。绒毛膜血管瘤的超声表现为边界清楚的圆形或卵圆形胎盘内肿块(图 10-25A)。脐带胎盘插入点通常位于绒毛膜血管瘤附近(图 10-25B)。较大的绒毛膜血管瘤回声往往是不均匀的，偶尔有内部钙化，并且经常导致胎盘的胎儿表面隆起到羊水中(图 10-25C)。彩色多普勒评估显示肿块中有丰富的血流和(或)大血管(图 10-25D、图 10-25E)。频谱多普勒显示低阻力动脉血流和湍流静脉血流(图 10-25F)。

患有大的绒毛膜血管瘤、多发性绒毛膜血管瘤或小的绒毛膜血管瘤且随后迅速增大的胎儿，由于并发症包括高输出量心力衰竭、非免疫性水肿、羊水过多、贫血和胎儿生长受限，其预后需要监测(图 10-25G、图 10-25H)。超声用来监测妊娠期绒毛膜血管瘤，以评估水肿和其他并发症的发展。绒毛膜血管瘤与胎盘的其他局部病变，如血肿、梗死、胎盘血池和胎盘囊肿，可以通过多普勒超声显示绒毛膜血管瘤内有明显的血流而区别开来。

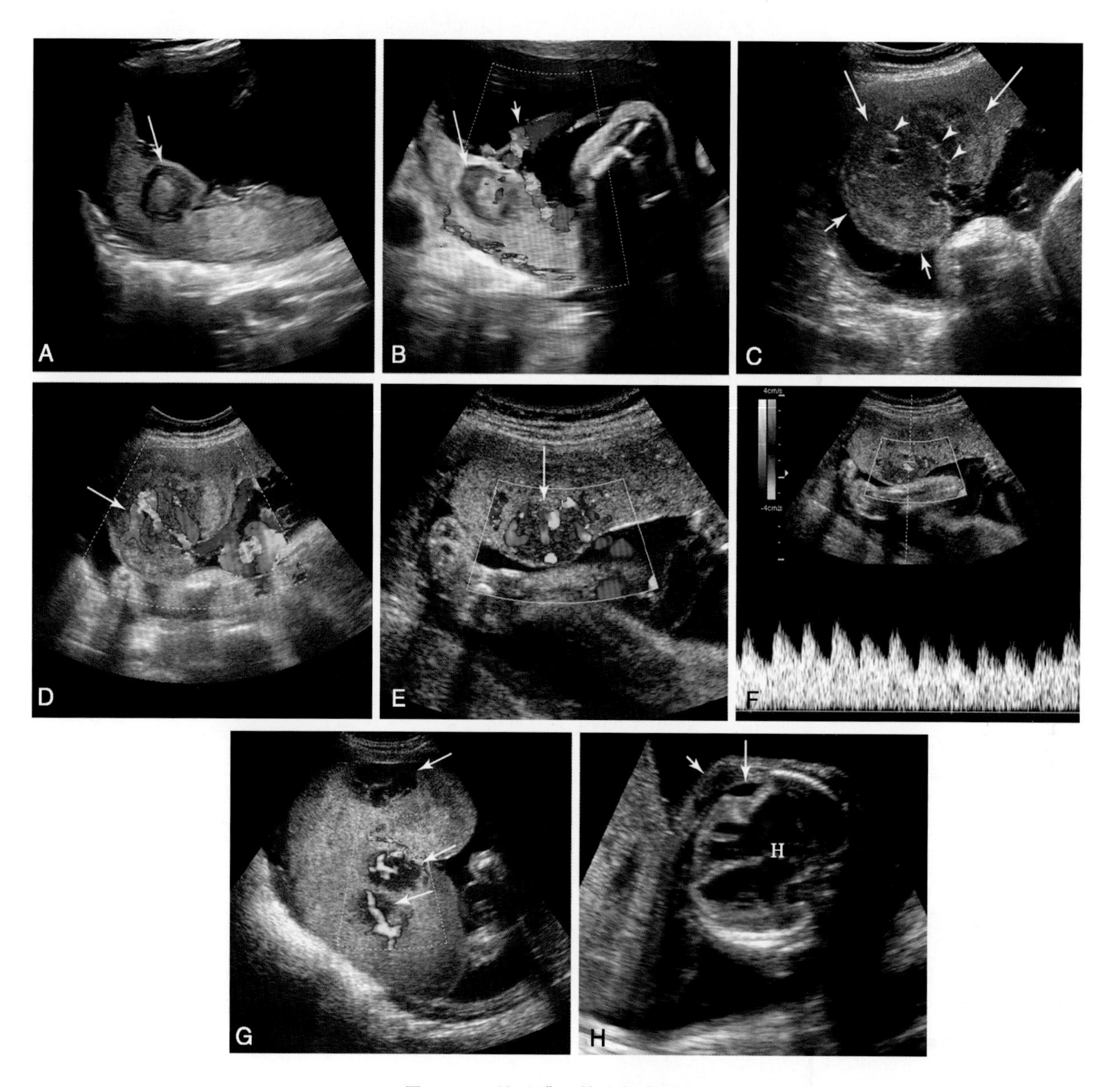

图 10-25 **绒毛膜血管瘤超声特征**

A. 妊娠子宫的斜位图像显示后壁胎盘中有一个清晰的卵圆形肿块,继发于绒毛膜血管瘤(箭)。B. 同一患者相似扫查平面上彩色多普勒图像显示,脐带(短箭)插入绒毛膜血管瘤(长箭)区域的胎盘。C. 不同患者的妊娠子宫横切面图像显示一个巨大的绒毛膜血管瘤(长箭),回声不均匀。肿块导致胎盘胎儿表面隆起(短箭),并包含钙化引起的回声病灶(箭头)。D. 与图像 C 同一患者绒毛膜血管瘤的彩色多普勒纵向图像显示肿块内有大血管(箭)。E. 不同患者的彩色多普勒纵向图像显示一个内部血流丰富的小绒毛膜血管瘤(箭)。F. 与图像 E 同一胎儿的纵向图像,彩色多普勒和频谱多普勒波形显示绒毛膜血管瘤内的湍流低阻力动脉血流。G. 不同患者子宫的横切面能量多普勒图像显示三个绒毛膜血管瘤(箭)。两个病灶的能量多普勒证实了血流的存在。H. 在与图像 G 同一患者的胎儿心脏(H)的横切面图像显示高输出性心力衰竭引起的心脏肥大,并有心包积液(长箭)和皮肤增厚(短箭)的征象。

二、脐带

(一)正常脐带

正常脐带包括两条动脉和一条静脉。血管被华通胶所包围，保护它们免受伤害。胎儿血液经髂内动脉进入脐动脉，脐动脉再将乏氧血从胎儿输送到胎盘。脐静脉将含氧血液从胎盘输送到胎儿，并流入左门静脉。脐带通常插入胎盘的实质中。

脐带血管的数目可以通过计算脐带真实横截面上的血管数量来确定。脐动脉与脐静脉的区别在于其较小的尺寸和更圆的结构(图 10-26A)。脐带血管的数目也可以通过胎儿膀胱的横切面彩色多普勒图来确定。当彩色多普勒显示脐带有三根血管时，脐动脉沿膀胱两侧外侧缘分布(图 10-26B)。

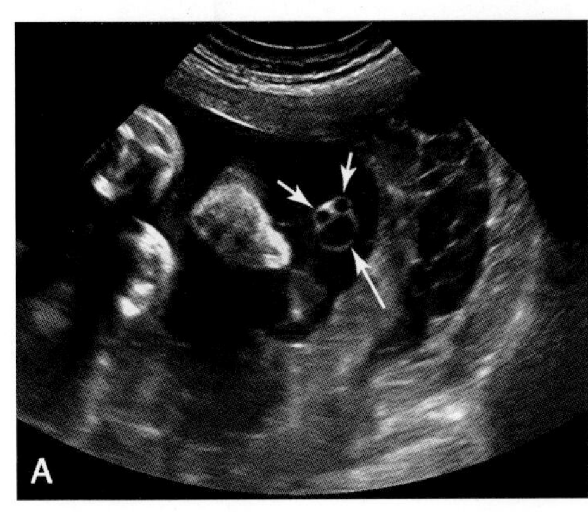

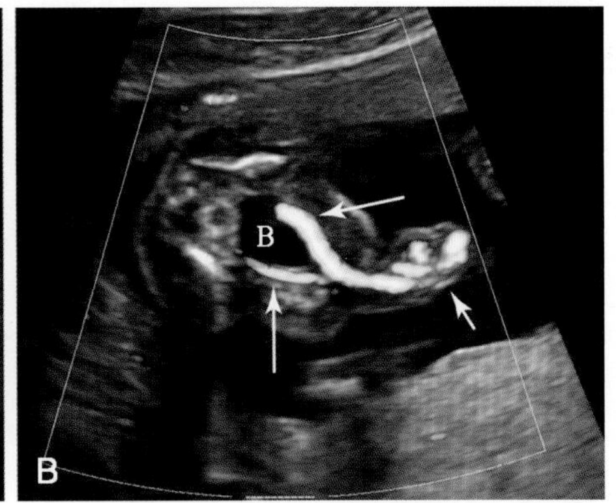

图 10-26　正常脐带

A. 脐带横切面显示两条动脉(短箭)和一条静脉(长箭)的正常形态。注意，与脐静脉相比，脐动脉的体积更小，形态更圆。B. 脐带(短箭)在膀胱横切面彩色多普勒图像上显示脐动脉(长箭)沿膀胱(B)两侧边缘走行。

(二)单脐动脉

单脐动脉是一种常见的异常，在妊娠中发生率为 0.5%～2%。当在脐带的真实横切面上只看到两条血管(一条动脉和一条静脉)时，诊断成立(图 10-27A)。单脐动脉也可在胎儿膀胱的横切面扫描中用彩色多普勒超声诊断，其显示出沿胎儿膀胱一侧外侧缘的脐动脉，但沿膀胱的对侧缘没有脐动脉(图 10-27B)。

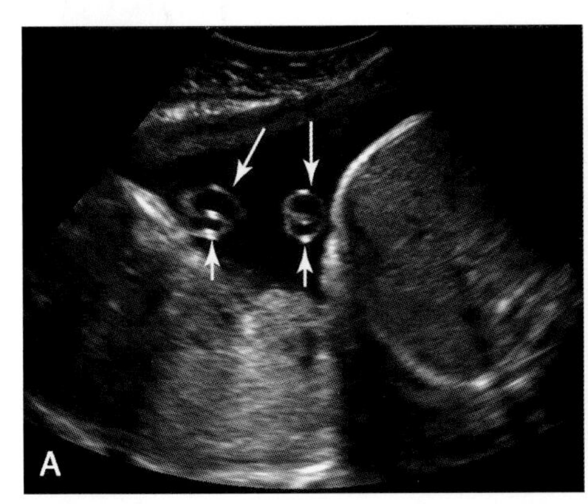

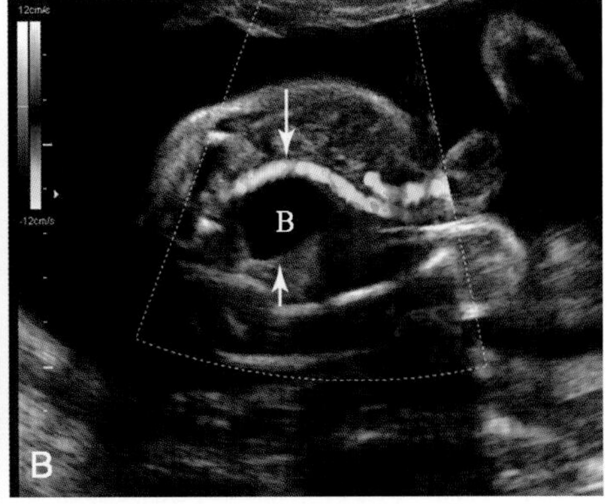

图 10-27　单脐动脉

A. 脐带横切面图像显示两个环，在脐带的每个环中显示一个动脉(短箭)和一个静脉(长箭)。B. 胎儿脐带在膀胱(B)水平的横切面图像显示一条脐动脉(长箭)沿膀胱一侧的外侧缘，但沿膀胱的对侧缘没有脐动脉(短箭)。

大多数单脐动脉胎儿是正常的。但据估计,多达 20% 的单脐动脉胎儿有其他的异常。这些异常包括一系列先天性和染色体问题,没有固定的缺陷模式。当发现单脐动脉时,应对胎儿进行详细的扫描。如果单脐动脉是一个孤立的发现,则发生重大畸形或核型异常的可能性相对较低。即使单个脐动脉孤立存在,胎儿生长受限的风险也会增加,应进行超声随访检查来评估生长情况。

(三)脐带插入与血管前置

脐带通常插入胎盘中央的实质中(图 10-28A)。偏心脐带插入是指脐带插入胎盘实质,靠近胎盘边缘(图 10-28B)。脐带插入胎盘边缘称为边缘脐带插入(图 10-28C)。对于边缘性脐带插入是否会增加围产期并发症的风险存在争议。

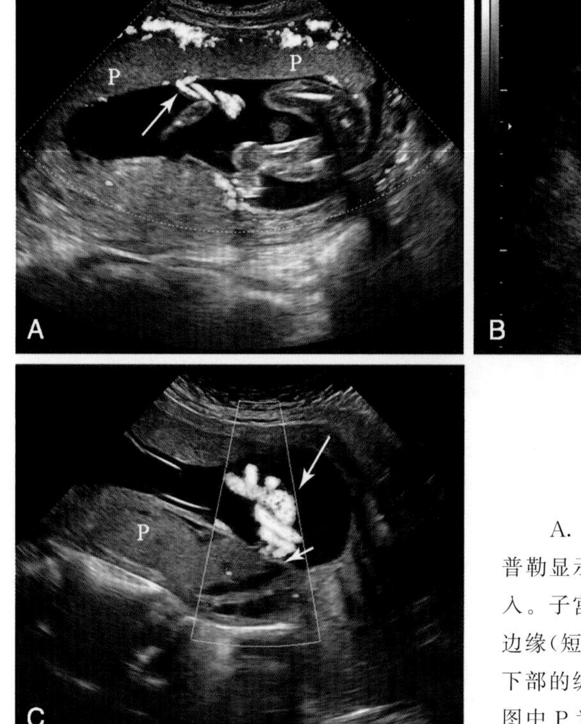

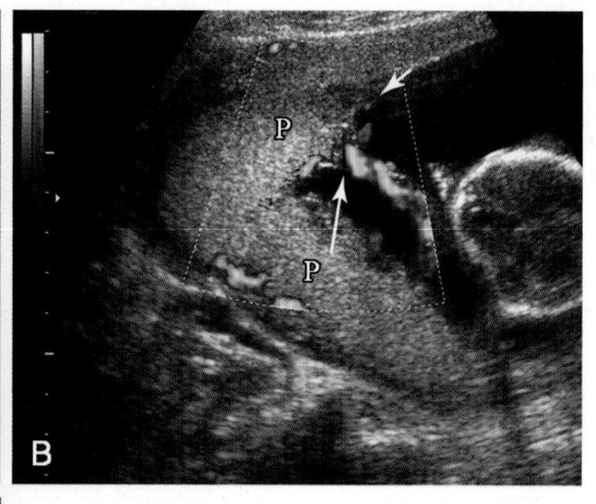

图 10-28 脐带插入胎盘:部位

A. 正常插入。前壁胎盘患者的子宫纵向图像彩色多普勒显示脐带(箭)正常插入胎盘中央部分。B. 偏心脐带插入。子宫底胎盘的纵向图像显示脐带插入(长箭)位于胎盘边缘(短箭)附近的胎盘实质。C. 边缘性脐带插入。子宫下部的纵向图像显示脐带(长箭)插入胎盘下边缘(短箭)。图中 P 为胎盘。

帆状胎盘是一种更严重的异常,脐带插入胎盘边缘以外的胎膜,而不是胎盘实质内(图 10-29)。血管穿过胎膜供应胎盘,没有脐带螺旋或华通胶的保护,容易破裂或血栓形成。帆状胎盘与生长受限、早产、出血、胎盘残留和血管前置等不良妊娠结局的风险增加有关。

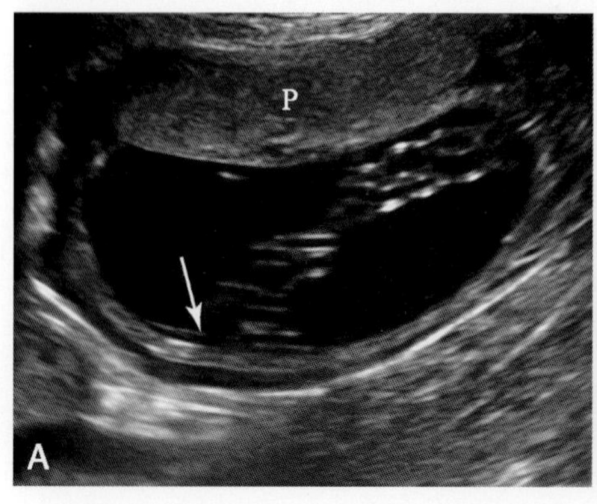

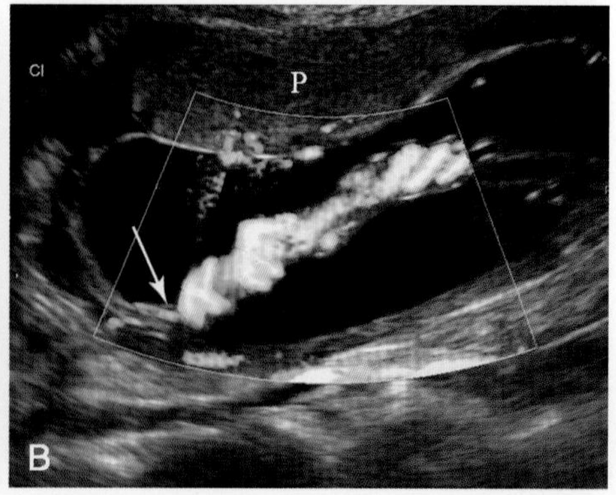

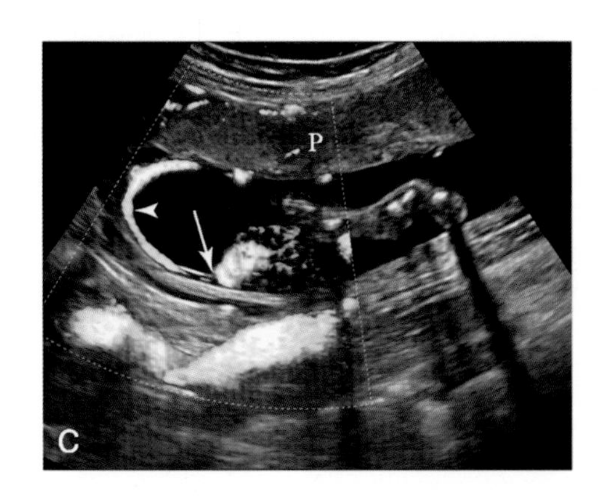

图 10-29　帆状脐带插入

A. 妊娠中期子宫横切面图像显示脐带插入子宫后壁，与前壁胎盘分离。B. 与图像 A 相对应的彩色多普勒图像证实脐带插入子宫后壁，与胎盘无关。C. 与图像 A 和图像 B 相同患者彩色多普勒斜位图像显示一条血管（箭头）从脐带插入处（长箭）沿子宫壁向胎盘供应。图中 P 为胎盘。

血管前置的特征是胎儿血管覆盖在宫颈内口，缺乏脐带螺旋。大多数病例发生在帆状胎盘插入或副胎盘。血管前置的其他危险因素包括双叶胎盘、多胎妊娠、体外受精和后期消退的妊娠中期前置胎盘（框图 10-5）。在帆状脐带插入的情况下，血管前置发生在当脐带插入处的血管穿过胎膜供应胎盘通过宫颈时。当从胎盘主叶向副胎盘供应的血管穿过宫颈时（图 10-30），会发生与副胎盘相关的血管前置。对于有血管前置危险因素的患者，用彩色或能量多普勒评估宫颈上方区域是很重要的。可以用频谱多普勒来进一步证明血管流动。与前置胎盘一样，在妊娠中期发现的血管前置可能会随着子宫的生长和妊娠的推进而消失。应进行超声和多普勒随访，以评估血管前置是否持续存在。构成血管前置的血管容易破裂，特别是在胎膜破裂时，可能导致胎儿迅速失血和死亡。超声诊断血管前置是剖宫产的绝对指征，分娩一般安排在胎膜破裂前，一般在妊娠 35 周左右。

框图 10-5　血管前置：危险因素

副胎盘
帆状胎盘
双叶胎盘
多胎妊娠
体外受精
妊娠中期前置胎盘，后来消失

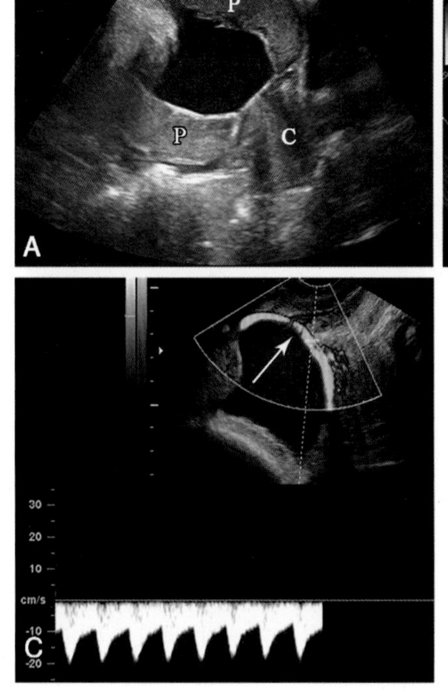

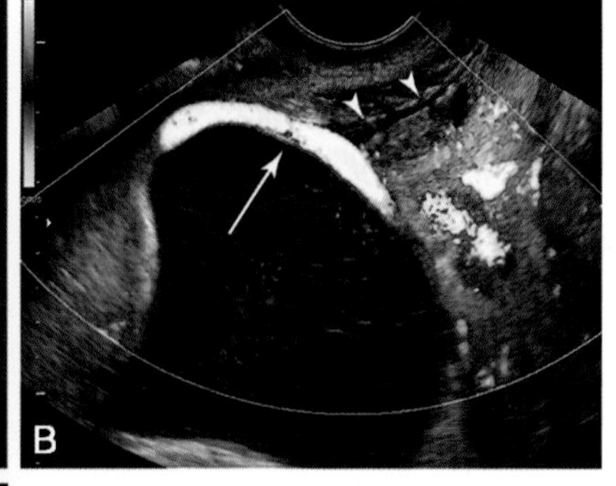

图 10-30　血管前置发生于副胎盘

A. 子宫下段和宫颈（C）的经腹纵向图像显示胎盘（P）的前叶和后叶，这是由于副胎盘的存在。B. 经阴道彩色多普勒下段子宫和宫颈纵向图像显示一条血管（长箭）在宫颈上方通过，与血管前置一致。这条血管从前方主胎盘叶延伸到后方副胎盘（箭头为宫颈管积液）。C. 经阴道下段子宫和宫颈的纵向图像，能量多普勒和频谱多普勒波形显示宫颈上方的血管（箭）内有动脉血流。

血管前置的鉴别诊断包括脐带先露(也称为脐带显示),当脐带位于胎先露部位和宫颈之间时发生(图 10-31)。有助于区分脐带先露和血管前置的表现包括脐带(而不是无保护的血管)在宫颈上的存在,以及实时观察脐带在宫颈上方的活动性。

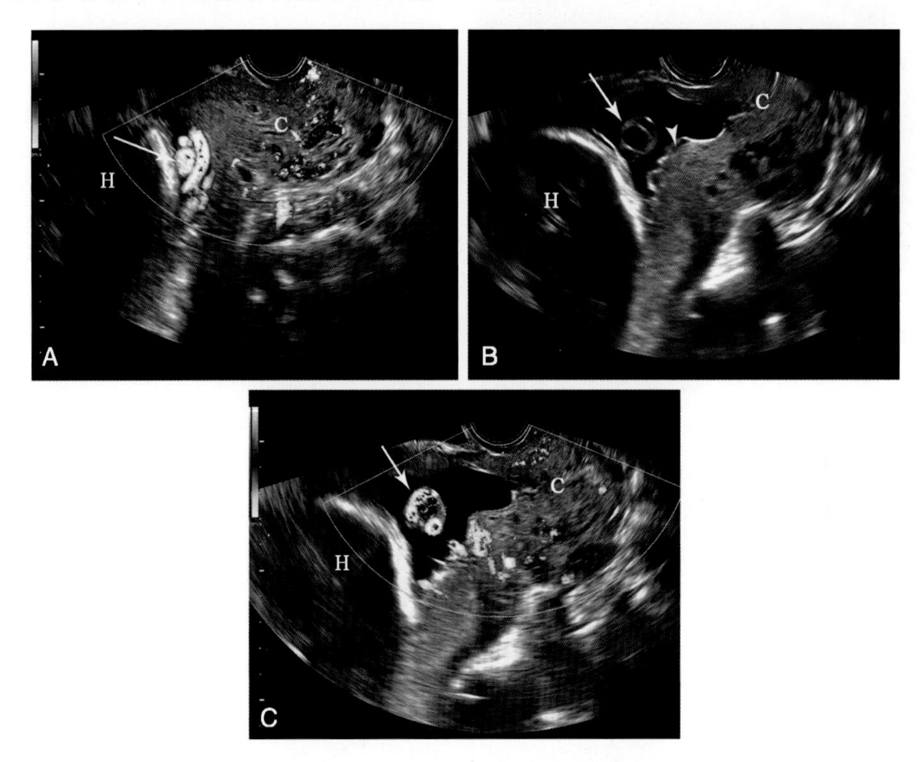

图 10-31 脐带先露类似于血管前置

A. 经阴道彩色多普勒纵向图像显示宫颈上方有血管(箭),提示有血管前置。B. 在图像 A 显示胎儿头部和宫颈之间的脐带(长箭)几分钟后获得的经阴道纵向图像与脐带先露一致。由于胎儿头部和宫颈之间的血管在脐带内,因此没有血管前置的迹象。注意,由于子宫收缩(箭头)的间隔部分消退,宫颈的结构与图像 A 不同。C. 经阴道彩色多普勒子宫下段纵向图像,在与图像 B 相似的扫描平面上,证实胎儿头部和宫颈之间有脐带血流(箭),由于没有从脐带上分离的血管流过宫颈,因此没有任何血管前置的证据。图中 C 为宫颈;H 为胎头。

(四)脐带长度及螺旋

正常脐带在妊娠过程中拉长。胎动有助于脐带长度的增长。短脐带见于羊水过少和影响胎儿运动的疾病,可导致分娩并发症。短脐带也与胎盘早剥、非整倍体和先天性综合征(如肢体-体壁综合征)有关。较长脐带易导致脐带打结、多圈脐带扭结和脐带脱垂。

正常脐带中的螺旋可防止受伤、缠绕和脐带受压(图 10-32A)。螺旋更多的是向左螺旋而不是向右螺旋。脐带螺旋指数(每厘米脐带长度的完整螺旋圈数)被描述为量化螺旋程度,尽管未螺旋的伸直脐带可以通过超声的主观评估来识别(图 10-32B)。脐带螺旋稀少与围产儿发病率和死亡率增加、非整倍体、胎儿生长受限和帆状胎盘有关。脐带螺旋密集也与不良妊娠结局有关。

(五)脐带局灶性病变

脐带囊肿是最常见的脐带局灶性病变。较不常见的病变包括血管瘤、畸胎瘤、动脉瘤、血肿、假结(一组局灶性扭曲血管)和真结。脐带囊肿病因包括尿囊管、羊膜和脐肠系膜管囊肿及华通胶局部水肿或液化引起的假囊肿。脐带囊肿可以是单个或多个,最常见于妊娠早期(图 10-33)。大多数在早孕期囊肿都会消退,并与正常妊娠结局相关,尽管与早期妊娠脐带囊肿相关的非整倍体和异常的风险略有增加。与仅在妊娠早期发现脐带囊肿相比(图 10-34),在妊娠中期或晚期发现脐带囊肿或妊娠早期持续到妊娠中期或晚期的脐带囊肿与非整倍体和先天性异常的相关性更大。

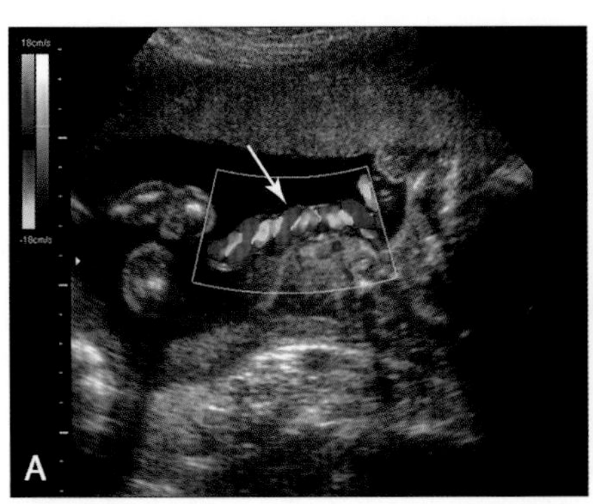

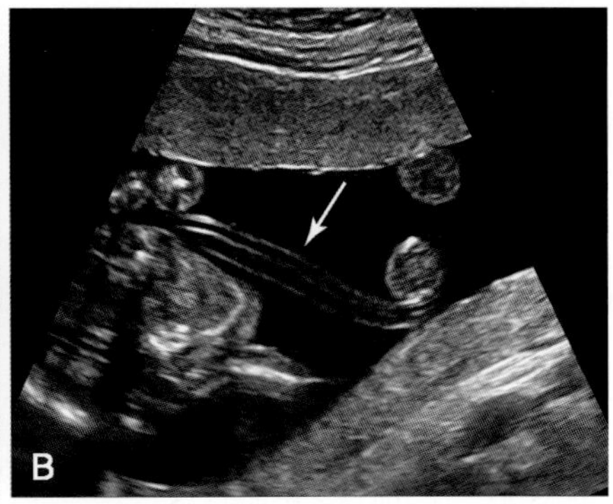

图 10-32　脐带螺旋

A. 正常螺旋的脐带。妊娠中期彩色多普勒子宫纵向图像显示脐带正常螺旋(箭)。脐带中的螺旋可防止受伤、脐带缠绕和脐带压迫。B. 脐带螺旋稀少。不同患者子宫的纵向图像显示一条直的未螺旋的脐带(箭)。

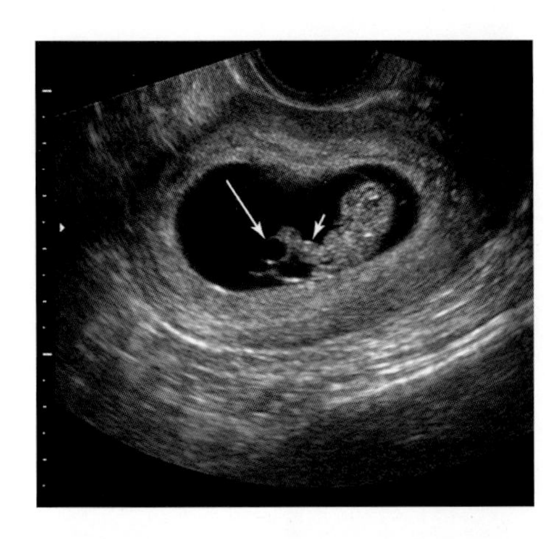

图 10-33　脐带囊肿:妊娠早期

孕 8 周 6 天时孕囊的纵向图像显示一个小囊肿(长箭)来自脐带(短箭)。大多数在妊娠早期发现的脐带囊肿与正常妊娠结局相关,尽管非整倍体和异常的风险略有增加。

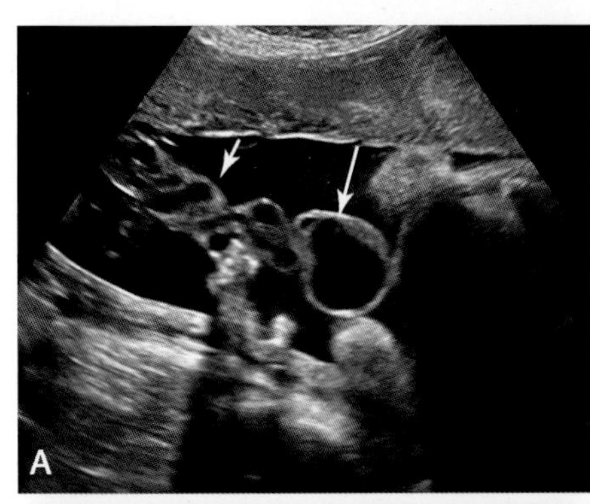

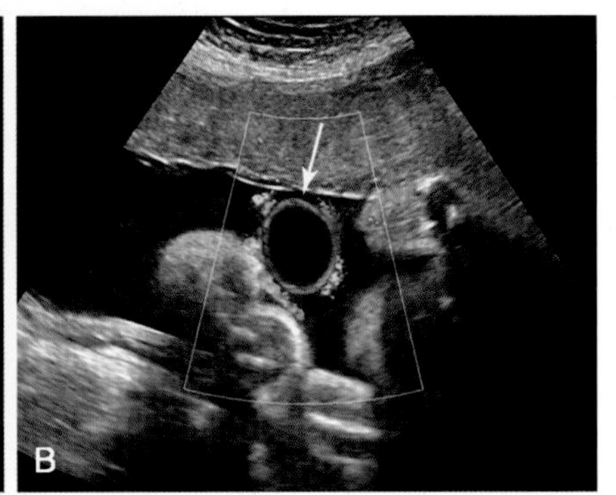

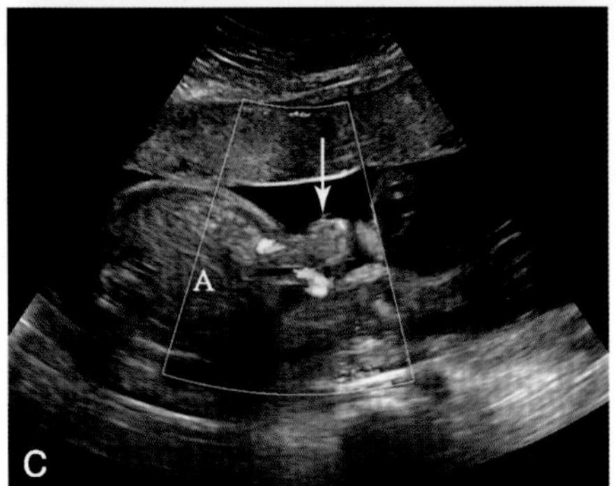

图 10-34　脐带囊肿:妊娠晚期

A. 妊娠晚期的脐带纵向图像(短箭)显示脐带有一个局灶性囊肿(长箭)。B. 图像 A 中的囊性结构的彩色多普勒图像显示囊内无血流(箭),证实该结构是囊肿而不是血管。C. 与图像 A 和图像 B 相同的胎儿腹部(A)的横切面图像显示一个小脐膨出(箭)。与仅在妊娠早期发现的脐带囊肿相比,在妊娠中期或晚期发现的脐带囊肿与非整倍体和先天性异常的风险显著增加有关。

(六)腹腔内脐静脉异常

1. 脐静脉曲张　脐静脉曲张是指脐静脉腹内部分的局灶性扩张,通常累及腹腔内肝外静脉段(图 10-35A)。用多普勒证实病变为静脉性病变(图 10-35B、图 10-35C)。定量诊断标准包括脐静脉局灶性扩张,直径＞9mm,或至少大于脐静脉未受累腹内段直径的 50%。脐静脉曲张与非整倍体、先天性异常综合征、胎儿生长受限、水肿和胎儿死亡有关。围产期死亡率的增加被认为是继发于静脉曲张或高输出量心力衰竭的血栓形成。最近的文献表明,当脐静脉曲张是一个孤立的发现,经过详细的检查,大多数胎儿有一个正常的结果。

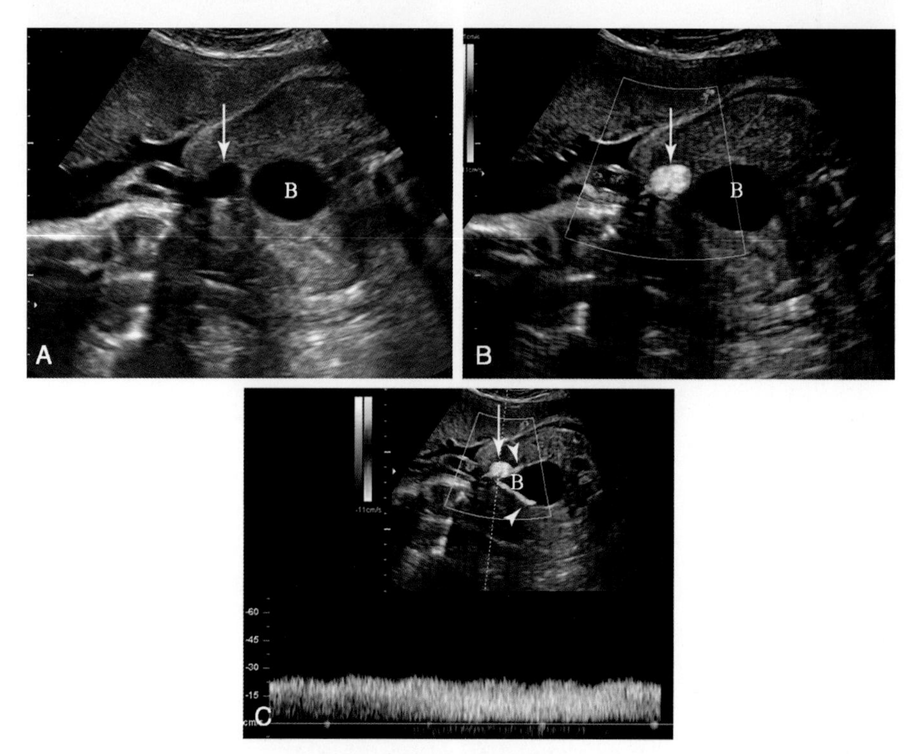

图 10-35　脐静脉曲张

A. 胎儿 33 周腹部横切面图像的显示,由于脐静脉(箭)腹内部分的局部扩张,腹壁内出现一个圆形的含液结构。B. 与图像 A 相同水平的胎儿腹部横切面彩色多普勒图像显示血流充满囊性结构(箭)。C. 与图像 A 和图像 B 相同的水平的横切面图像彩色多普勒和频谱多普勒波形证实了囊状结构(长箭)中存在血流。频谱多普勒波形显示血流是静脉频谱,符合脐静脉曲张。还要注意沿胎儿膀胱侧缘的脐动脉(箭头)中血流的存在。图中 B 为膀胱。

2. 持续性右脐静脉　超声显示脐静脉肝内成分在腹部左侧向胃方向弯曲,提示右侧脐静脉持续存在(图 10-36A)。相反,脐静脉的肝内成分通常向右弯曲(图 10-36B)。当右脐静脉在胚胎发育过程中没有萎缩时,就会出现持续性右脐静脉,在这种情况下,脐静脉最常流入右门静脉。变异包括持续的右脐静脉替换左脐静脉,共存右脐静脉和左脐静脉,以及右脐静脉绕过肝引流到下腔静脉或右心房。持续性右脐静脉可能是更复杂的先天性异常综合征的一个组成部分,特别是当静脉绕过肝时。当持续的右脐静脉是一个孤立的发现,并且没有绕过肝时,它通常与正常的结果相关。

三、宫颈

宫颈的显示对于评估前置胎盘和血管前置及预测早产风险增加方面非常重要。超声比内诊宫颈检查更能预测早产的可能性。宫颈短的病因包括宫颈功能不全(也称为子宫颈闭锁不全)、感染和子宫收缩。

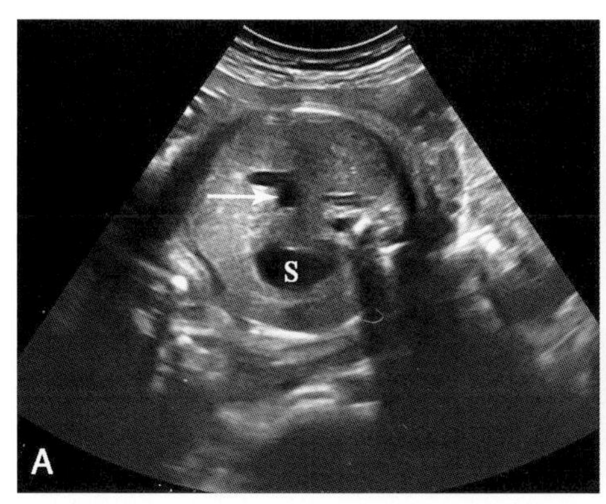

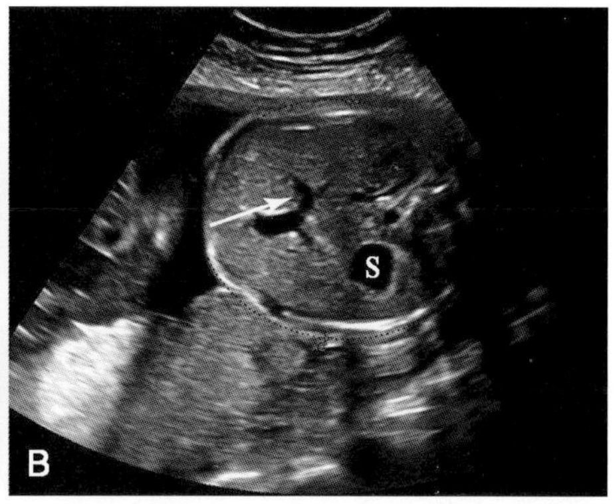

图 10-36　持续右脐静脉

A. 头位胎儿在 29 周时腹部横切面图像显示脐静脉（箭）的肝内部分向胃（左侧腹）弯曲，与持久的右脐静脉一致。B. 正常胎儿腹部比较。另一个胎儿在 29 周腹部的横切面图像，也是头先露，显示脐静脉肝内部分正常形态（箭），向右侧弯曲，远离胃部。图中 S 为胃。

宫颈可以通过经腹、经会阴（也称为经唇）或经阴道（也称为阴道内）超声检查来显示。经腹检查是在前腹壁上进行的，探头尾端朝向宫颈。宫颈通常在经腹图像上呈斜向的，经常接近垂直面（图 10-37A）。经腹检查的潜在缺点包括胎儿部位的阴影、探头与宫颈之间的距离导致图像质量不理想，以及难以描绘宫颈外口的边缘。

经会阴超声是探头在大阴唇之间的会阴上进行的。宫颈通常在经会阴图像上呈水平方向，位于图像的中下部，阴道常出现在探头和宫颈之间（图 10-37B）。经会阴检查的潜在缺点包括探头与宫颈之间的距离，以及由于直肠中的肠道气体的遮挡而难以对宫颈尾部和宫颈外口进行成像。

经阴道超声检查是最准确宫颈成像和宫颈测量。在经阴道超声图像中，由于宫颈接近阴道探头，宫颈管位于图像上部近似呈水平方向（图 10-37C）。

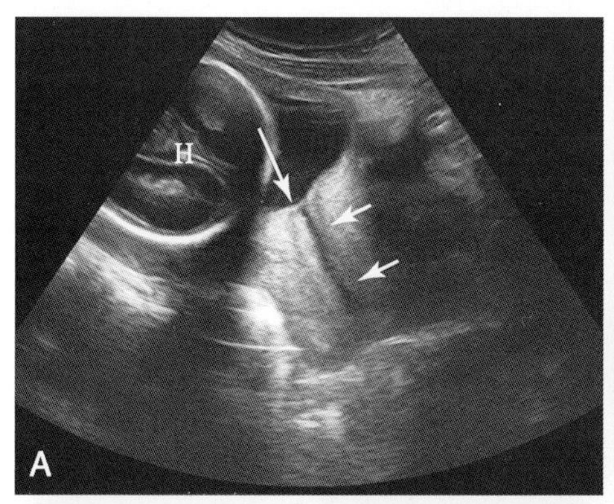

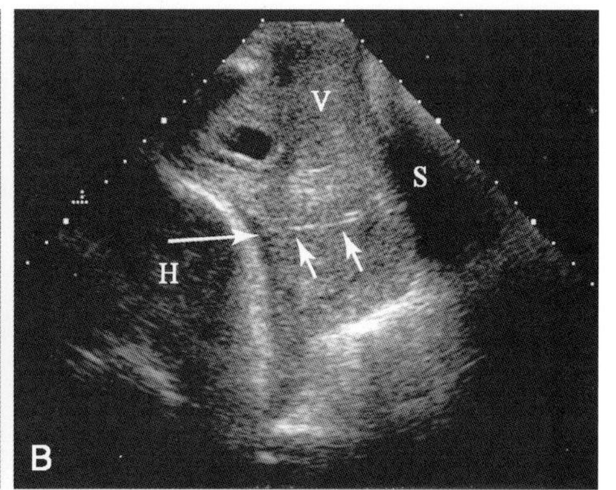

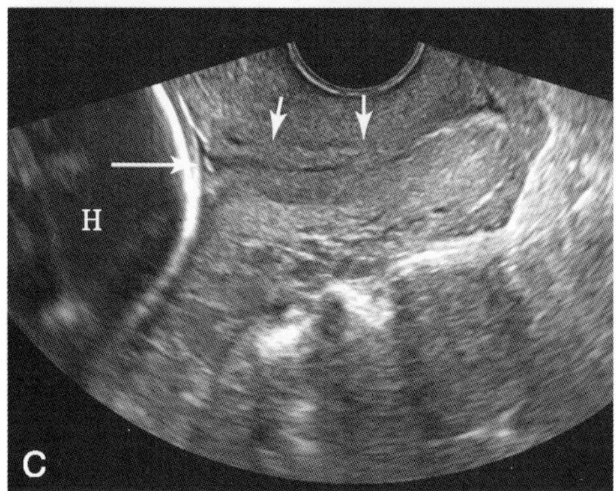

图 10-37　超声检查宫颈的方法

A. 经腹检查。25 周时经腹正中纵位图像显示膀胱排空患者宫颈的正常图像。注意子宫颈的轻微斜向，接近垂直面。B. 经会阴检查。孕中期经会阴纵向中线图像显示子宫颈至阴道（V）的正常经会阴图像。注意宫颈的水平方向和直肠内气体的遮挡。C. 经阴道检查。25 周时经阴道中线纵向图像显示宫颈正常。注意宫颈的水平方向，这是由于宫颈接近阴道探头而位于图像的上部（长箭为宫颈内口；缺箭为宫颈管）。图中 H 为胎头；S 为胃。

预测早产最重要的超声参数是宫颈长度和宫颈内口呈漏斗型。漏斗型是指宫颈管内(上部)的扩张(图 10-38A、图 10-38B)。宫颈长度测量从内口到外口(图 10-39A)。30 周前宫颈长度＜2.5cm 时,认为宫颈较短(图 10-39B)。在宫颈呈漏斗型时,报告的宫颈长度应包括完整的宫颈外口至非漏斗区(图 10-39C)。孕 16－24 周测量宫颈长度时,其测值与早产可能的相关性最好。在这段时期,宫颈的长度越短,怀孕越有可能提前分娩。虽然宫颈短会增加早产的风险,但有些宫颈短的患者在足月分娩。30 周后,宫颈长度不能可靠地预测早产。

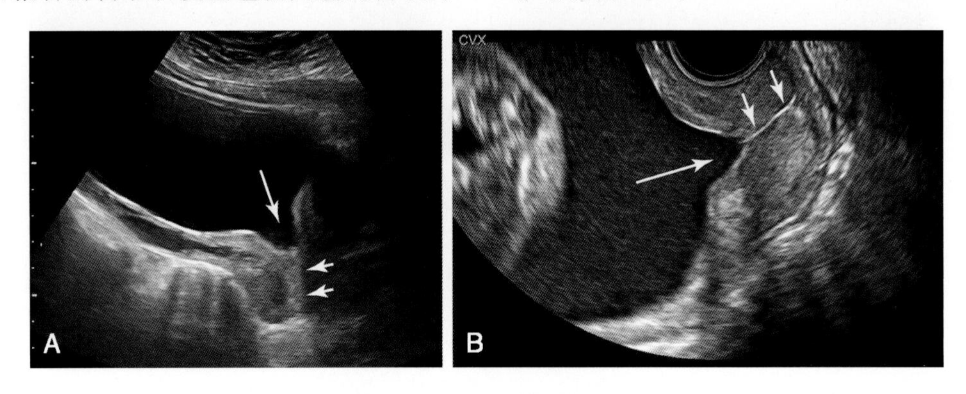

图 10-38 宫颈内口呈漏斗型

A、B. 28 周子宫颈中线经腹纵向(图像 A)和经阴道(图像 B)显示上段宫颈管呈漏斗状(长箭)。宫颈的完整部分(短箭)位于漏斗的尾部。

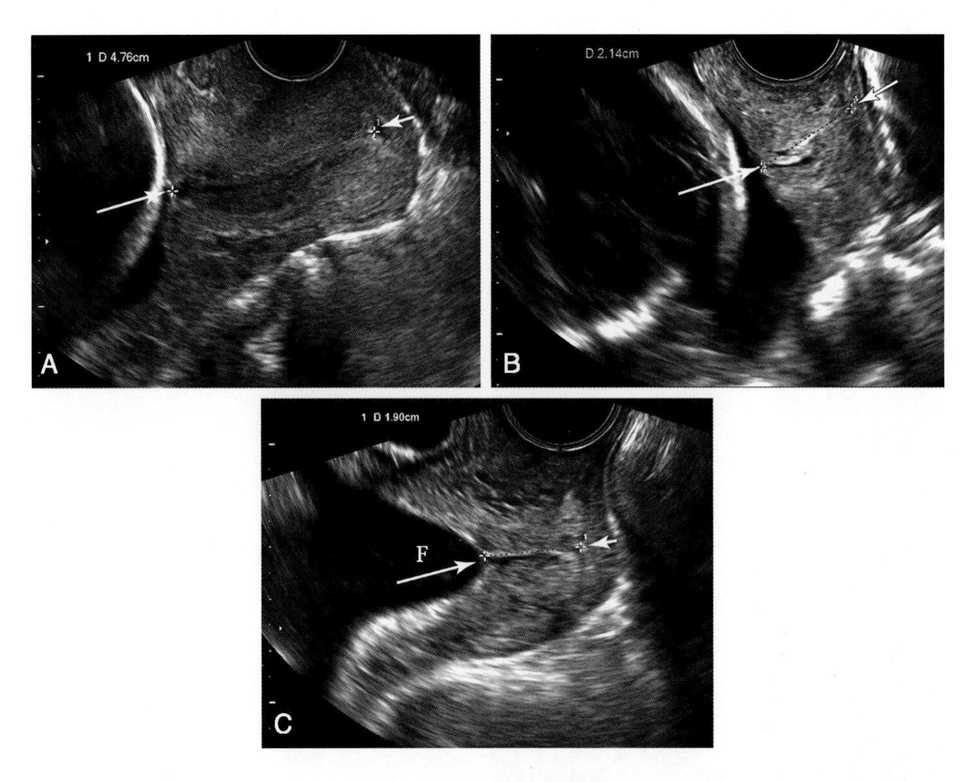

图 10-39 宫颈长度测量

A. 正常宫颈的中线纵向图像显示从内口(长箭)到外口(短箭)测量的宫颈长度,宫颈长度为 4.76cm,正常。B. 28 周宫颈中线纵向经阴道图像显示,宫颈仅 2.14cm,测量卡尺位于宫颈内口(长箭)和宫颈外口(短箭)。C. 26 周时宫颈中线经阴道纵向图像显示宫颈管上段漏斗部有羊水(F),完整宫颈长度测量为 1.9cm。在漏斗存在时,宫颈长度应从完整的非漏斗宫颈的上部(长箭)到宫颈口外部(短箭)测量。

宫颈的形态和长度可以在超声检查过程中改变。宫颈的变化是自然发生的，或是由于对子宫底的腹外压力（宫底压力）引起的（图 10-40）。这些宫颈形态的变化可能是戏剧性的；在单次超声检查过程中，宫颈可能从形态和长度正常演变为明显缩短，并伴有严重的漏斗部。获得令人满意的最短宫颈长度与早产的可能性相关性最好。

在最严重的宫颈功能不全病例中，宫颈管完全扩张。宫颈管全长打开，羊膜所含羊水通过打开的宫颈凸入阴道（图 10-41），导致子宫下部、宫颈和阴道的羊膜腔呈沙漏状。胎儿部分和脐带有时会出现在扩张的宫颈中。沙漏状的外形通常预示着即将到来的分娩。

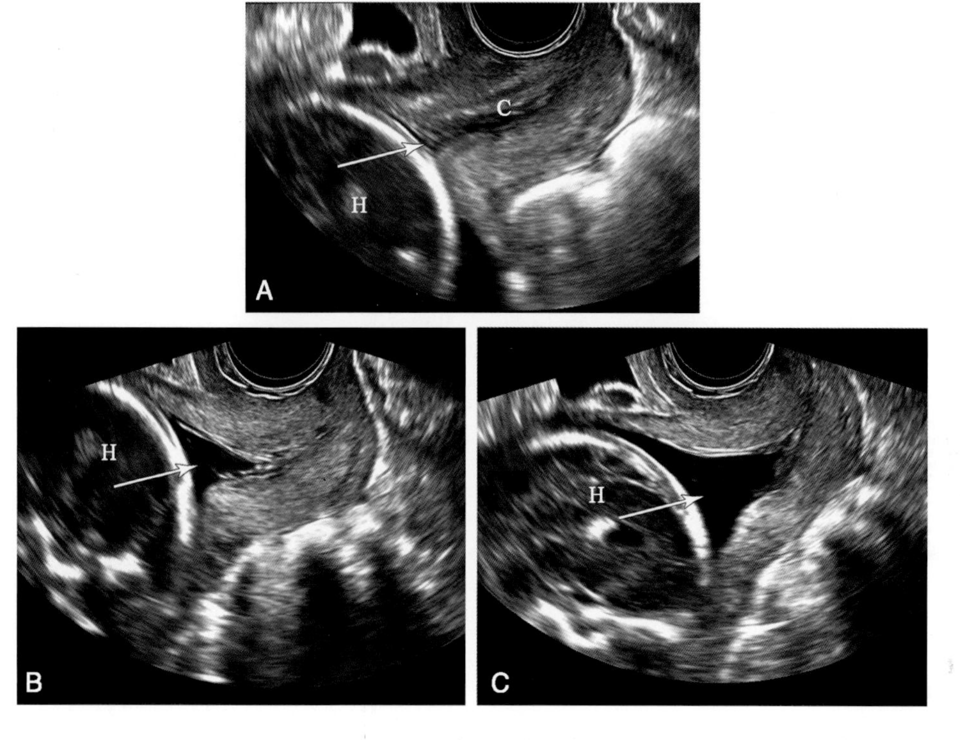

图 10-40 宫颈的自然变化

A. 宫颈的中线经阴道纵向图像显示正常的宫颈（C）形态和长度，没有宫颈内口开放（箭）。B. 在图像 A 3 分钟后获得的相应图像显示宫颈内口漏斗样变化（箭）和下方宫颈管。C. 在图像 B 后不到 1 分钟获得的图像显示，宫颈内口漏斗型（箭）变得更宽和更明显，漏斗下方完整宫颈的长度变短。图中 H 为胎头。

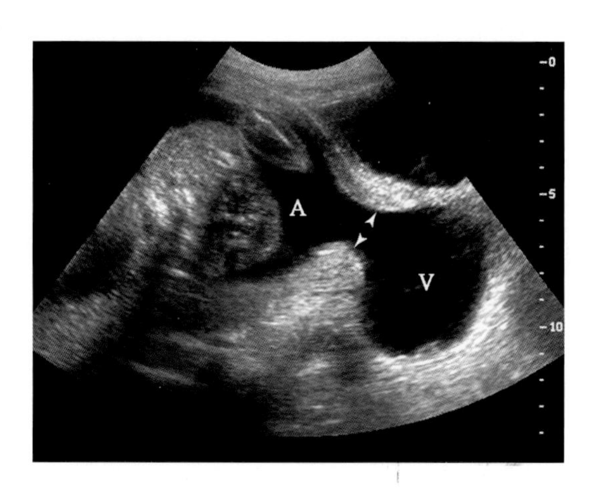

图 10-41 沙漏状

经腹纵向中线扫查下段子宫显示扩张开放的子宫颈（箭头）和充满液体的羊水腔通过宫颈脱垂进入阴道（V）。残留的宫颈组织使羊水腔变窄，形成沙漏状结构。图中 A. 一个充满液体的羊膜腔位于宫颈上方。

宫颈环扎术是指通过外科缝合以加固宫颈。该手术是在诊断有宫颈功能不全或早产的孕妇中进行。最常用的环扎方式是在阴道内尽可能高的位置缝合环绕在宫颈的外表面,形成一种束紧钱袋的方式。通常在宫颈中段可见缝合线(图10-42A)。超声用于监测环扎术后的宫颈长度,并评估宫颈漏斗与缝合线水平的关系(图10-42B)。由于早产风险增加,超声也可用于监测接受黄体酮治疗的妇女的宫颈长度。

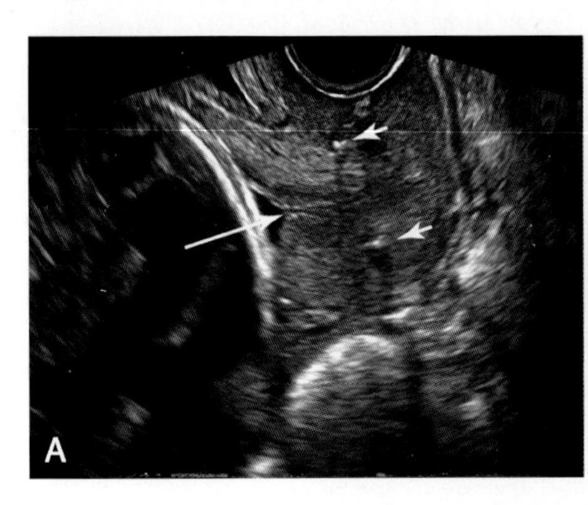

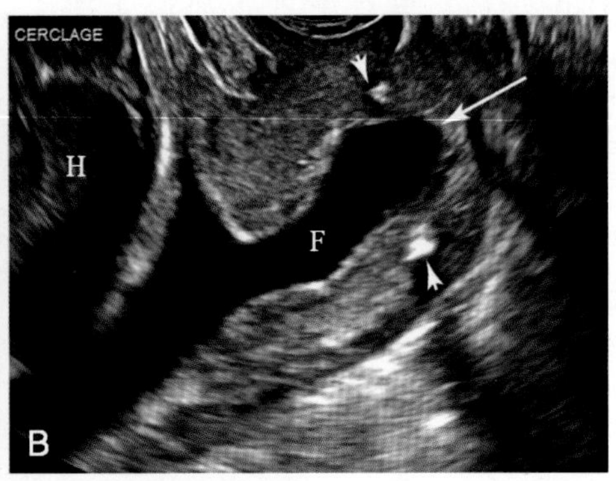

图 10-42 环扎缝合术

A. 经阴道超声宫颈纵向中线图像显示宫颈环扎线位置正常(短箭)。宫颈长度正常,为3.2cm,宫颈管在环扎线水平以上完整(长箭为内宫颈口)。B. 漏斗延伸到环扎缝合线的水平以下。不同宫颈环扎患者的经阴道纵向中线图像显示环扎缝合线(箭头)和宫颈管的长段漏斗(F)。漏斗下段(长箭)低于环扎线水平,只有一小段完整的宫颈末端至漏斗区。图中H为胎头。

关键特征

- 前置胎盘是指胎盘组织覆盖宫颈。在妊娠晚期前发现前置胎盘时,应进行后续超声随访检查,因为早期的前置胎盘通常会消失。假阳性诊断的其他病因包括子宫下段收缩、膀胱扩张和宫颈上的绒毛膜下血肿。
- 副胎盘是胎盘的副叶。脐带插入胎盘主叶,副胎盘接受胎盘主叶的血液供应。确定副胎盘是很重要的,因为潜在的并发症包括血管前置、植入宫颈的副胎盘导致的前置胎盘和分娩时意外的副胎盘残留。
- 当羊膜绒毛膜插入胎盘的前表面,位于胎盘边缘的中心时,形成轮状胎盘。超声显示胎盘边缘有特征性的隆起棒状外观。完全性轮状胎盘与不良围产期结局的风险增加相关。
- 胎盘植入的特点是胎盘附着深度异常,导致分娩时胎盘与子宫的异常粘连。最常见的危险因素是剖宫产史,胎盘植入的可能性随着剖宫产次数的增加而增长。
- 在高危患者中评估胎盘植入是很重要的,因为它可能与严重的危及生命的出血有关。预先了解胎盘植入有助于使用分娩策略降低围产期发病率和死亡率。
- 胎盘植入的超声表现包括胎盘腔隙增大、胎盘内和胎盘后血管增多、胎盘向膀胱方向增厚和隆起、胎盘下肌层不明显或厚度减小、子宫浆膜-膀胱界面破坏,胎盘组织向膀胱突出,胎盘后间隙正常低回声消失。
- 完整膀胱有助于评估胎盘植入对膀胱的侵袭情况。
- 胎盘早剥的特点是胎盘与子宫壁过早分离。超声通过描述胎盘周围出血引起的血肿提供胎盘早剥的确凿证据。
- 超声诊断胎盘早剥的敏感性较低,因为出血主要是外部性的,而且很难识别有回声且与胎盘混合的急性血肿。

- 胎盘梗死在妊娠期中很常见，而且通常很小，超声无法显示。当梗死累及大部分胎盘时，与围产期发病率增加有关。
- 胎盘梗死的典型超声表现是胎盘内一个清晰的低回声区。较厚的高回声边缘的识别增加了胎盘中低声区为梗死的可能性。
- 绒毛膜血管瘤是一种由胎儿血液循环提供的良性胎盘血管肿瘤。超声显示一个界限清楚的胎盘内肿块，通常位于脐带插入胎盘附近。多普勒显示肿块内有丰富的血流和(或)大血管，动脉血流阻力低，静脉血流紊乱。
- 许多绒毛膜血管瘤很小，没有症状。在大型绒毛膜血管瘤、多发性绒毛膜血管瘤或绒毛膜血管瘤体积迅速增大的情况下，胎儿患高输出量心力衰竭、非免疫性水肿、贫血和生长受限的风险增加。
- 正常脐带包括三条血管：两条动脉和一条静脉。脐带血管的数目可以通过计算脐带横截面中的血管数目或通过在胎儿膀胱的水平横切面彩色多普勒图像来确定。彩色多普勒显示脐带有正常三条血管时，脐动脉沿膀胱两侧外侧缘分布。
- 单脐动脉是一种常见的异常。虽然大多数单脐动脉胎儿是正常的，但高达 20% 的单脐动脉胎儿有其他的异常。
- 当发现单脐动脉时，应对胎儿进行详细的扫描。如果单脐动脉是一个孤立的发现，重大畸形或核型异常的可能性相对较低，尽管胎儿生长受限的风险增加。
- 脐带通常插入胎盘的中央部分。当脐带插入胎盘边缘以外的胎膜而不是胎盘时，就会发生帆状胎盘。血管穿过胎膜供应胎盘，没有脐带螺旋或华通胶的保护，容易破裂或血栓形成。
- 帆状胎盘与血管前置和不良妊娠结局的风险增加相关。
- “血管前置”一词是指胎儿的血管，位于宫颈上方，不受脐带保护。最常见于帆状胎盘或副胎盘。
- 对于有血管前置危险因素的患者，用彩色或能量多普勒评估宫颈上方的区域是很重要的，因为构成血管前置的血管容易破裂，可能导致胎儿快速失血和死亡。超声诊断血管前置是剖宫产术的指征之一，一般在胎膜破裂前分娩。
- 最常见的局灶性脐带病灶是脐带囊肿。尽管非整倍体和异常的风险增加很小，但大多数妊娠早期的脐带囊肿会消退，并与正常妊娠结局相关。
- 在妊娠中期或晚期发现脐带囊肿，或妊娠早期囊肿持续到妊娠中期或晚期比妊娠早期囊肿消退的非整倍体和结构异常的风险更大。
- 宫颈超声显像对评估前置胎盘和血管前置及预测早产风险增加方面具有重要意义。
- 预测早产最重要的超声参数是宫颈长度和宫颈内口呈漏斗型。宫颈在 30 周前＜2.5cm 时被认为是短的。
- 在 16—24 周测量宫颈长度时，宫颈长度与早产的可能性相关性最大。30 周后，宫颈长度不能可靠地预测早产。
- 宫颈内口呈漏斗型是指宫颈管上部的扩张。在漏斗存在时，报告的宫颈长度应仅包括完整的宫颈外口至非漏斗区。
- 在宫颈功能不全最严重的病例中，宫颈管完全扩张，羊水和羊膜通过开放的宫颈凸入进入阴道，导致子宫下部、子宫颈和阴道的羊水腔呈沙漏状。沙漏结构通常预示着即将到来的分娩。
- 宫颈环扎术是指通过外科手术缝合以加固宫颈。超声用于监测环扎术后的宫颈长度，并评估宫颈漏斗与缝合线水平的关系。

参考文献

Abramowicz JS, Sheiner E: Ultrasound of the placenta: a systematic approach. Part I: Imaging, Placenta 29 (3): 225-240, 2008.

Althuisius SD, Dekker GA, van Geijn HP: Cervical incompetence: a reappraisal of an obstetric controversy, Obstet Gynecol 57: 377, 2002.

Avila C, Devine P, Lowre C, et al: Accuracy of prenatal ultrasonography in the diagnosis of placenta accreta, increta or percreta, Am J Obstet Gynecol 185: s256, 2001.

Baughman WC, Corteville JE, Shah RR, et al: Placenta accreta: spectrum of US and MR imaging findings, Radiographics 28 (7): 1905-1916, 2008.

Baulies S, Maiz N, Muñoz A, et al: Prenatal ultrasound diagnosis of vasa praevia and analysis of risk factors, Prenat Diagn 27 (7): 595-599, 2007.

Bergelin I, Valentin L: Normal cervical changes in parous women during the second half of pregnancy-a prospective, longitudinal ultrasound study, Acta Obstet Gynecol Scand 81 (1): 31-38, 2002.

Berkley EM, Abuhamad AZ: Prenatal diagnosis of placenta accreta. Is sonography all we need? J Ultrasound Med 32: 1345-1350, 2013.

Byers BD, Goharkhay N, Mateus J, et al: Pregnancy outcome after ultrasound diagnosis of fetal intra-abdominal umbilical vein varix, Ultrasound Obstet Gynecol 33: 282-286, 2009.

Catanzarite V, Maida C, Thomas W, et al: Prenatal sonographic diagnosis of vasa previa: ultrasound findings and obstetric outcome in ten cases, Ultrasound Obstet Gynecol 18: 109, 2001.

Comstock CH: Antenatal diagnosis of placenta accreta: a review, Ultrasound Obstet Gynecol 26: 89-96, 2005.

Dagklis T, Defi gueiredo D, Staboulidou I, et al: Isolated single umbilical artery and fetal karyotype, Ultrasound Obstet Gynecol 36: 291-295, 2010.

Dashe JS, McIntire DD, Ramus RM, et al: Persistence of placenta previa according to gestational age at ultrasound detection, Obstet Gynecol 99: 692, 2002.

Elsayes KM, Trout AT, Friedkin AM, et al: Imaging of the placenta: a multimodality pictorial review, Radiographics 29: 1371-1391, 2009.

Glantz C, Purnell L: Clinical utility of sonography in the diagnosis and treatment of placental abruption, J Ultrasound Med 21: 837-840, 2002.

Hertzberg BS, et al: Diagnosis of placenta previa during the third trimester: Role of transperineal sonography, AJR Am J Roentgenol 159: 83-87, 1992.

Hertzberg BS, Kliewer MA, Farrell TA, et al: Spontaneously changing gravid cervix: clinical implications and prognostic features, Radiology 196: 721-724, 1995.

Hertzberg BS, Kliewer MA: Vasa previa: Prenatal diagnosis by transperineal sonography with Doppler evaluation, J Clin Ultrasound 26: 405-408, 1998.

Hertzberg BS, Livingston E, DeLong DM, et al: Ultrasound evaluation of the cervix: transperineal versus endovaginal imaging, J Ultrasound Med 20: 1071-1078, 2001.

Hua M, Odibo AO, Macones GA, et al: Single umbilical artery and its associated fi ndings, Obstet Gynecol 115: 930-934, 2010.

Kirkpatrick AD, Podberesky DJ, Gray AE, et al: Best cases from AFIP-placental chorioangioma, Radiographics 27: 1187-1190, 2007.

Lee AJ, Bethune M, Hiscock RJ: Placental thickness in the second trimester: a pilot study to determine the normal range, J Ultrasound Med 31: 213-218, 2012.

Liu CC, Pretorius DH, Scioscia AL, et al: Sonographic prenatal diagnosis of marginal placental cord insertion: clinical importance, J Ultrasound Med 21: 627, 2002.

Mankuta D, Nadjari M, Pomp G: Isolated fetal intra-abdominal umbilical vein varix, J Ultrasound Med 30: 273-276, 2011.

Marino T: Ultrasound abnormalities of the amniotic fluid, membranes, umbilical cord, and placenta, Obstet Gynecol Clin N Am 31: 177-200, 2004.

Mustafa SA, Brizot ML, Carvalho MH, et al: Transvaginal ultrasonography in predicting placenta previa at delivery; a longitudinal study, Ultrasound Obstet Gynecol 20: 356, 2002.

Nguyen D, Nguyen C, Yacobozzi M, et al: Imaging of the placenta with pathologic correlation, Semin Ultrasound CT MR 33 (1): 65-77, 2012.

Oyelese Y: Placenta, umbilical cord and amniotic fluid: the not-less-important accessories, Clin Obstet Gynecol 55: 307-323, 2012.

Prapas N, Liang RJ, Hunter D, et al: Color Doppler imaging of placental masses: differential diagnosis and fetal outcome, Ultrasound Obstet Gynecol 16: 559, 2000.

Predanic M, Perni SC, Chervenak FA: Antenatal umbilical

coiling index and Doppler flow characteristics, Ultrasound Obstet Gynecol 28:699-703,2006.

Rosen T:Placenta accreta and cesarean scar pregnancy:overlooked costs of the rising cesarean section rate,Clin Perinatol 35:519-529,2008.

Rozenberg P,Gillet A,Ville Y:Transvaginal sonographic examination of the cervix in asymptomatic pregnant women:review of the literature,Ultrasound Obstet Gynecol 19:302,2002.

Sepulveda W,Avioles G,Carstens E,et al:Prenatal diagnosis of solid placental masses:the value of color flow imaging,Ultrasound Obstet Gynecol 16:554-558,2000.

Sepulveda W,Wong AE,Gomez L,et al:Improving sonographic evaluation of the umbilical cord at the second-trimester anatomy scan,J Ultrasound Med 28:831-835, 2009.

Shukunami K,Tsunezawa W,Hosokawa K,et al:Placenta previa of a succenturiate lobe:a report of two cases,Eur J Obstet Gynecol Reprod Biol 99:276-277,2001.

Taori K,Patil P,Attarde V,et al:Chorioangioma of placenta:sonographic features,J Clin Ultrasound 36:113-115,2008.

Weichert J,Hartge D,Germer U,et al:Persistent right umbilical vein:a prenatal condition worth mentioning? Ultrasound Obstet Gynecol 37:543-548,2011.

Weissmann-Brenner A,Simchen MJ,Moran O,et al:Isolated fetal umbilical vein varis-prenatal sonographic diagnosis and suggested management,Prenat Diagn 29:229-233,2009.

Zalel Y,Gamzu R,Weiss Y,et al:Role of color Doppler imaging in diagnosis and managing pregnancies complicated by placental chorioangioma,J Clin Ultrasound 30:264-269,2002.

Zalel Y,Weisz B,Gamzu R,et al:Chorioangiomas of the placenta- sonographic and Doppler flow characteristics, J Ultrasound Med 21:909-913,2002.

Zanardini C,Papageorghiou A,Bhide A,et al:Giant placental chorioangioma:natural history and pregnancy outcome,Ultrasound Obstet Gynecol 35:332-336,2010.

Zangen R,Boldes R,Yaffe H,et al:Umbilical cord cysts in the second and third trimesters:signifi cance and prenatal approach, Ultrasound Obstet Gynecol 36: 296-301,2010.

第11章

多胎妊娠

超声在评估多胎妊娠中起着重要的作用。超声检查用于评估妊娠数量；描述双胎妊娠的类型；评估胎儿解剖、生长和并发症；指导诊断和治疗干预。多胎妊娠与单胎妊娠相比，多胎妊娠的并发症风险增加（如生长受限、早产、帆状胎盘和先天性畸形）。多胎妊娠有其特有的并发症，如双胎输血综合征和脐带缠绕，可以根据绒毛膜性和羊膜性进行多胎妊娠的分型。尽管本章的重点是双胎妊娠，但超声评估双胎的许多基本概念也适用于多胎妊娠。

一、多胎妊娠的类型

（一）单卵与双卵双胎妊娠

双胎妊娠分为单卵妊娠和双卵妊娠。单卵双胎是指单个卵子与精子受精，然后受精卵分裂为两个胚胎。单卵双胎被广泛称为同卵双胎，因为同卵双胎具有相同的基因组成和性别，通常在外观上相似。单卵双胞胎的绒毛膜性和羊膜性由分裂成两个胚胎的时间决定，分别为：第0—3天，双绒毛膜双羊膜性双胎；第4—8天，单绒毛膜双羊膜性双胎；第9—12天，单绒毛膜单羊膜性双胎；第13—15天，联体双胎。大多数单卵双胎是单绒毛膜双羊膜性。约1/3的单卵双胎妊娠是双绒毛膜双羊膜性。单绒毛膜单羊膜性双胎很罕见，不到单卵双胎妊娠1%。

当两个卵子分别被不同的精子受精时，就会发生双卵双胎。双卵双胎通常被称为异卵双胎。它们具有不同的基因组成，并且通常在出生后具有不同的外貌。双卵双胎常是双绒毛膜双羊膜性。双卵双胎在性别上可能相同或不相同。多种因素影响异卵双胎的发生，包括孕妇年龄、地理区域、种族和辅助生殖干预。近年来，由于辅助生殖技术的应用，大大增加了双卵双胎的发生和一定程度增加了单卵双胎妊娠的发生，这使多胎妊娠的发生率大幅度增加。

（二）绒毛膜性与羊膜性：一般概念

多胎妊娠的绒毛膜性和羊膜性会影响并发症的类型（如双胎输血综合征）及治疗方案的选择。超声在评估绒毛膜性和羊膜性方面起着关键的作用。

双绒毛膜双羊膜性双胎的特点是有两个妊娠囊，每个妊娠囊内有一个胚胎。两个妊娠囊中均可见一个羊膜囊，周围包绕绒毛膜。双绒毛膜双羊膜性双胎之间的分隔膜较厚，因为分隔膜总共由四层组成：两层绒毛膜和两层羊膜（图11-1A）。在单绒毛膜双羊膜性双胎中，被一个单独的妊娠囊所包围，且双胎之间的分隔膜只有羊膜。双胎共享一个共同的绒毛膜，围绕着两个妊娠囊。单绒毛膜双羊膜性双胎的分隔膜较双绒毛膜双羊膜性双胎的分隔膜更薄，因为羊膜比绒毛膜薄，单绒毛膜双羊膜性双胎的分隔膜仅由两层羊膜组成，没有绒毛膜（图 11-1B）。在单绒毛膜双羊膜性双胎中绒毛膜位于羊膜的外周。单绒毛膜单羊膜性双胎妊娠囊由单一的羊膜囊和绒毛膜囊组成，而没分隔膜（图 11-1C）。联体双胎是指身体不能完全分离，是单绒毛膜单羊膜性双胎中最罕见的一种。

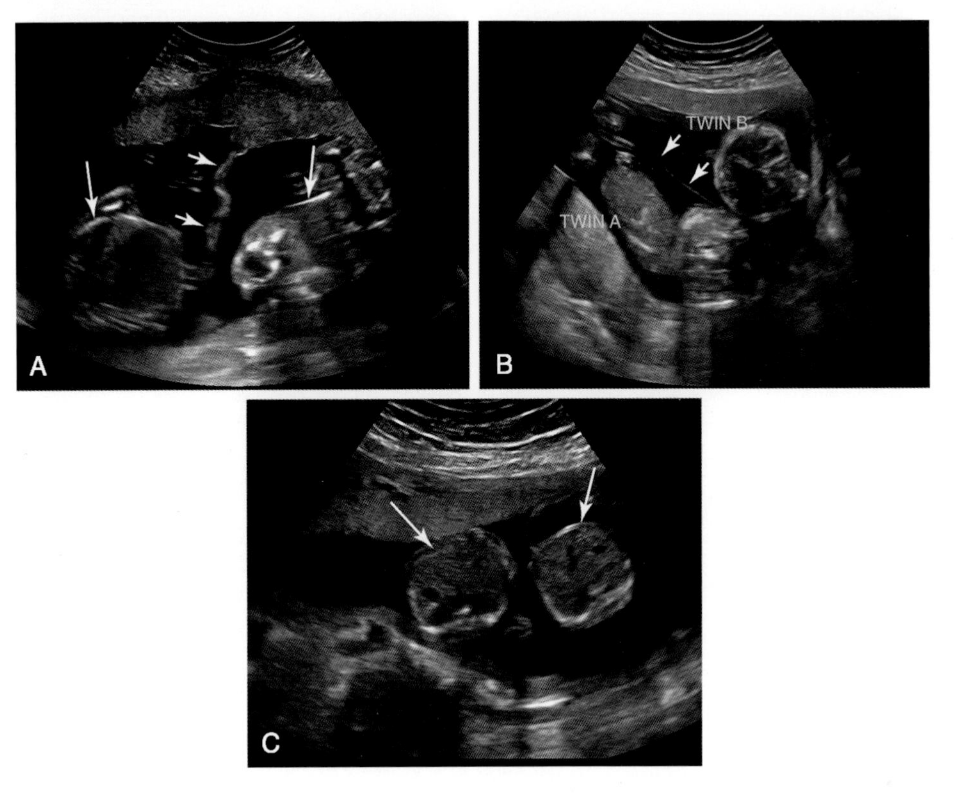

图 11-1　双胎类型

A. 双绒毛膜双羊膜性双胎。孕中期的妊娠子宫的轴向图像显示有两个妊娠囊，每个妊娠囊都有一个胎儿（长箭）。妊娠囊被一层厚膜（短箭）隔开，该分隔膜由四层组成：两层绒毛膜和两层羊膜。B. 单绒毛膜性双羊膜性双胎。妊娠中期子宫的纵向图像显示一个妊娠囊，囊中包含两个胎儿（双胎 A 和双胎 B）。妊娠囊被一层薄膜（短箭）隔开，该分隔膜由两层组成：两层羊膜。C. 单绒毛膜单羊膜性双胎。妊娠中期子宫的纵向图像显示一个妊娠囊和两个胎儿（箭），没有分隔膜。

双绒毛膜性双羊膜性双胎的并发症发生率最低。单绒毛膜性双羊膜性双胎由于胎盘血管吻合，有可能发生双胎输血综合征和无心畸形胎的风险。单绒毛膜单羊膜性双胎因为之间没有隔膜，有脐带缠绕的风险。

（三）绒毛膜性和羊膜性：妊娠早期评估

妊娠早期是采用超声检查确定绒毛膜性和羊膜性的最佳时机。超声检查结果有助于确定妊娠囊数、卵黄囊数、胎盘位置、分隔膜厚度和双胎峰征。

当看到两个妊娠囊时，可以确信地诊断为双绒毛膜性（图 11-2A）。当看到两个卵黄囊时，妊娠可能是双羊膜性。而当看到一个卵黄囊时，妊娠可能是单羊膜性（图 11-2B）。已经有文献报道，卵黄囊数目不一定等于羊膜数目。单绒毛膜双羊膜性双胎的分隔膜很薄，很难识别，这可能会产生错误的评估结果。当最初没有看到分隔膜时，可以调整扫描平面或使用经阴道超声进一步检查。记录两个卵黄囊和评估卵黄囊与胚胎的相对位置也有助于区分双羊膜性和单羊膜性（图 11-2C、图 11-2D）。单卵黄囊且未见分隔膜通常提示为单绒毛膜单羊膜性（图 11-2E、图 11-2F）。然而，在少数单绒毛膜双羊膜性妊娠中，最初只看到一个卵黄囊，在最终根据卵黄囊数和妊娠囊数诊断单绒毛膜单羊膜性双胎之前，随访超声显示第二个卵黄囊和分隔膜。

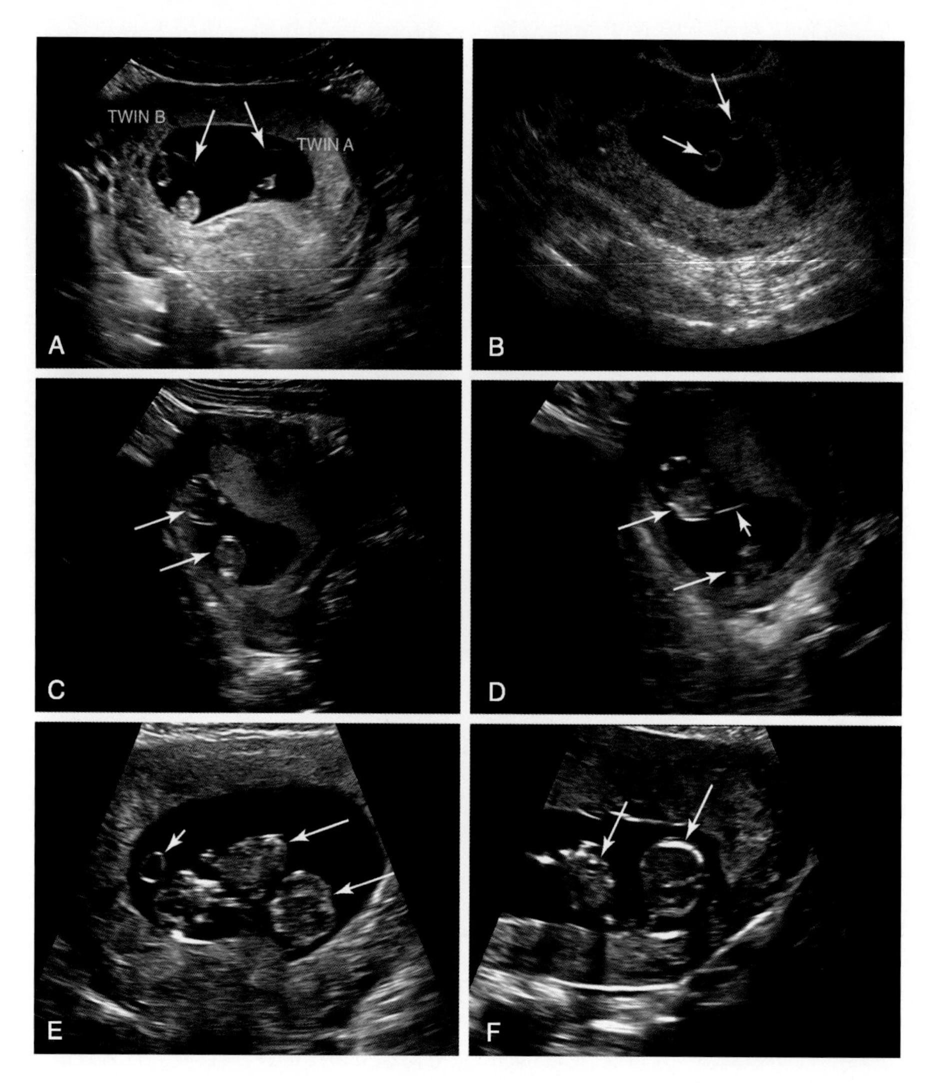

图 11-2 双羊膜性双胎和单羊膜性双胎

A 至 D. 单绒毛膜性双羊膜性双胎。A. 两个羊膜囊。妊娠子宫的轴向图像显示两个离散的羊膜囊（箭），确认双羊膜性双胎。B. 两个卵黄囊。妊娠子宫斜位图像显示两个卵黄囊（箭）。两个卵黄囊通常提示双羊膜性双胎。其他的图像显示一层薄薄的分隔膜（未显示）。C、D. 单绒毛膜双羊膜性双胎难以识别分隔膜。C. 妊娠子宫的纵向图像显示两个胚胎（箭）。虽然在这张图片上看不到分隔膜，但单绒毛膜双羊膜性双胎在妊娠早期很难识别薄分隔膜。D. 与图像 C 中相同妊娠纵向图像，在调整扫描平面后显示薄分隔膜（短箭）。两个胚胎再次出现（长箭）。E、F. 单绒毛膜单羊膜性双胎。E. 单卵黄囊。斜位图像显示 10 周妊娠时，两个胚胎（长箭）和一个卵黄囊（短箭）没有出现分隔膜，符合单绒毛膜单羊膜性双胎。F. 与图像 E 相同妊娠斜位图像，3 周后再次显示双胎儿（长箭），没有分隔膜的迹象，证实为单绒毛膜单羊膜性双胎。

绒毛膜性可以通过双胎之间厚分隔膜来诊断（图 11-3A、图 11-3B）。膜厚度评估绒毛膜性在妊娠早期比妊娠中期和晚期更可靠，因为单绒毛膜性和双绒毛膜性在妊娠后期分隔膜厚度的差异不太明显。两个独立胎盘可以鉴别诊断双绒毛膜性、单绒毛膜性，可在早孕末期出现（图 11-3C）。双胎峰是双绒毛膜性双胎的另一个征象，它是指胎盘组织的一个三角形投影，自胎盘融合处延伸到分隔膜的融合处（图 11-3D）。

确定妊娠囊数的一个隐患是把绒毛膜下血肿误认为一个妊娠囊（图 11-4A）。超声显示长形或新月形血肿（而不是妊娠囊的圆形结构）或由于积血内部透声欠佳有助于区分血肿和妊娠囊（图 11-4B）。子宫中第二个囊状结构的另一种可能性是胚亡的双胎之一，这是指最初发现两个妊娠囊，随后胚胎死亡，导致单胎妊娠（图 11-5）。

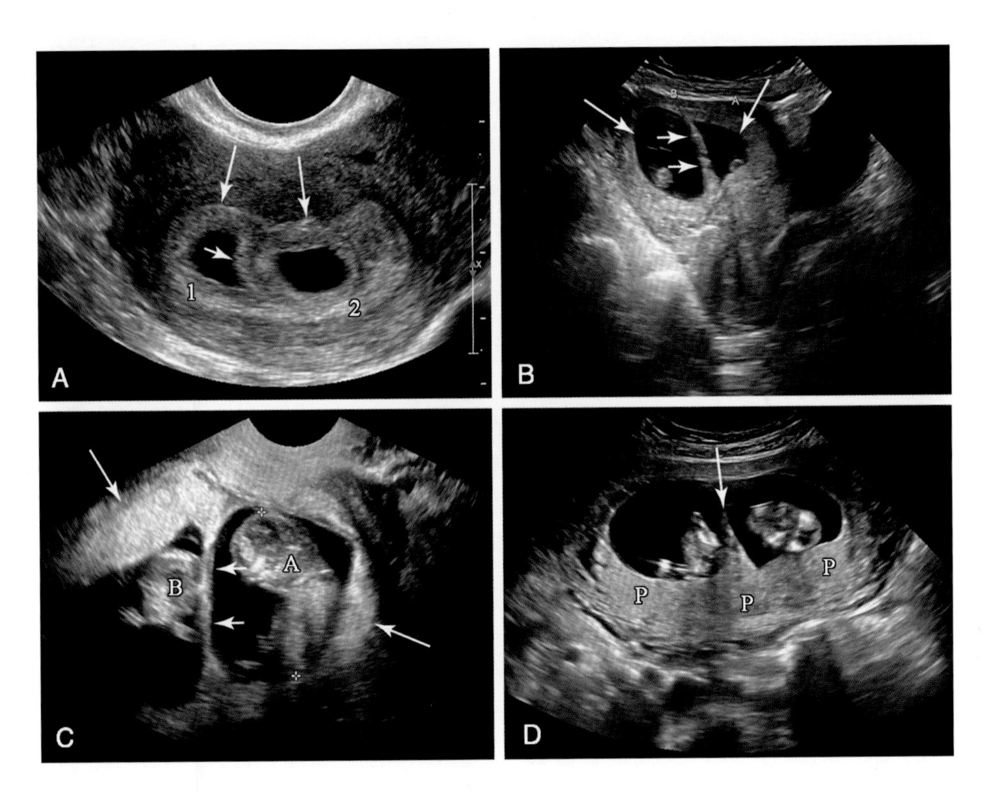

图 11-3　双绒毛膜双羊膜性双胎

A 和 B. 厚的分隔膜。两个不同双胎妊娠的横切面图像显示两个妊娠囊(长箭)被一个厚的分隔膜(短箭)隔开。C. 两个胎盘。双胎妊娠 11 周时的斜位图像描绘了两个离散的胎盘(长箭),证实为双绒毛膜双羊膜性双胎。也可见一个厚的分隔膜(短箭)。D. 双胎峰标志。双胎妊娠 11 周的轴位图像显示胎盘组织的三角形投影(箭),自胎盘融合处延伸到分隔膜的融合处,即使没有看到两个分离的胎盘(P)也确认为双绒毛膜双羊膜性双胎。

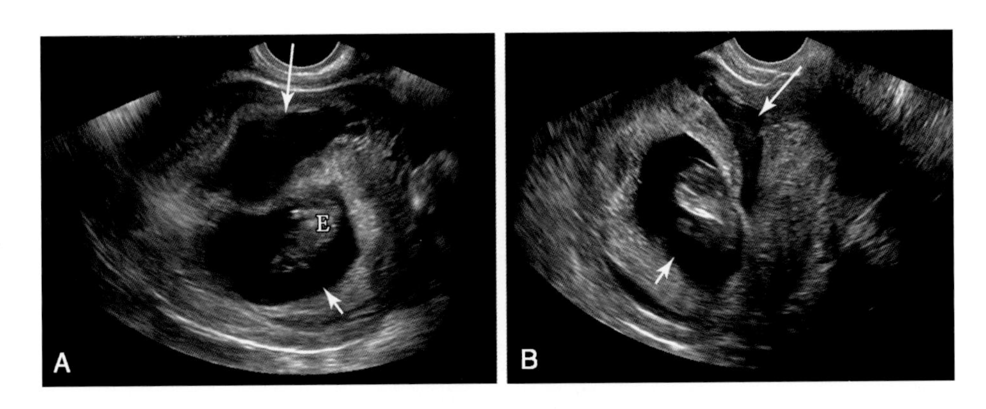

图 11-4　类似于第二个妊娠囊的绒毛膜下血肿

A. 妊娠早期子宫斜位图像显示子宫内妊娠囊(短箭)和胚胎(E)。妊娠囊的旁边见一个内部为复杂的液体回声的囊状结构(长箭),类似于第二个妊娠囊。B. 在不同的扫描平面上,同一妊娠的图像证实积液(长箭)与妊娠囊(短箭)相邻,并显示其具有新月形结构,倾向于绒毛膜下血肿,而不是第二个妊娠囊。

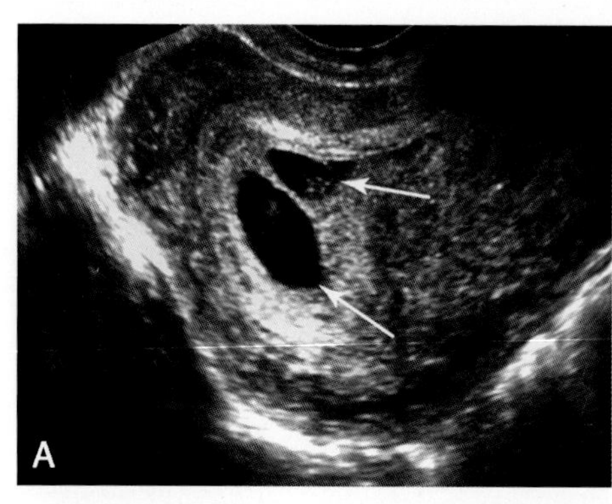

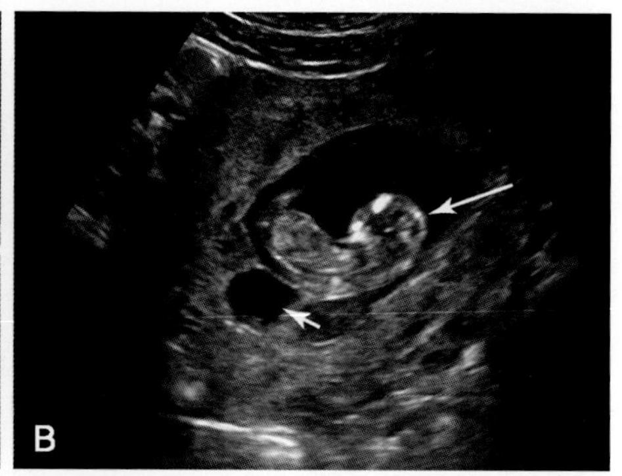

图 11-5 胚亡的双胎之一

A. 6 周妊娠子宫斜位图像显示两个妊娠囊(箭)与双胎妊娠一致。在每个胎囊中都有一个有心脏活动的胚胎。B. 在阴道出血后 6 周进行的超声检查显示,双胎之一(长箭)生长正常,在实时评估时显示心脏活动。但先前所见的第二个胚胎不可见,呈一个小的,圆形的液体集合(短箭)与活胎相邻的是残余的第二个妊娠囊。

(四)绒毛膜性和羊膜性:中期和晚期妊娠评估

有助于确定中、晚期双胎类型的特征与妊娠早期双胎类型的特征重叠,包括胎儿性别、胎盘数目、胎膜融合处(双胎峰征或 T 征)、胎膜的厚度及脐带缠绕(表 11-1、表 11-2)。

当双胞胎一个是男性而另一个是女性时,胎儿性别有助于区分绒毛膜性和羊膜性,因为不同的性别可诊断为异卵双生,因此可诊断为双绒毛膜双羊膜性双胎(图 11-6A、图 11-6B)。当胎儿性别相同时,性别对绒毛膜性和羊膜性的鉴别没有帮助(图 11-6C、图 11-6D)。

表 11-1 双绒毛膜双羊膜性双胎与单绒毛膜双羊膜性双胎的超声特征鉴别

超声特征	双绒毛膜双羊膜性双胎	单绒毛膜双羊膜性双胎	二者皆可见
胎儿性别	性别不一致	同性别(不能明确区分)	同一性别
胎盘的位置及数量	两个分开的胎盘	单胎盘(不能明确区分)	单胎盘
分隔膜厚度	厚膜	薄膜	中厚膜
胎膜融合处	双胎峰征	T 征	无明确双胎峰或 T 征
并发症	总的来说,并发症的发生率比单胎高,但没有双绒毛膜双羊膜性双胎所特有的并发症	双胎输血综合征 无心畸胎双动脉反向灌注 单卵双胎之一死亡后存活胚胎的缺血性损伤	贴壁儿(但绝大多数是单绒毛膜双羊膜性双胎;罕见于双绒毛膜双羊膜性双胎)

表 11-2 单绒毛膜双羊膜性双胎与单绒毛膜单羊膜性双胎的超声特征比较

超声特征	单绒毛膜双羊膜性双胎	单绒毛膜单羊膜性双胎
羊膜囊数	两个	一个
卵黄囊数(妊娠早期)	两个(通常)	一个(通常)
分隔膜	有,但是很薄而且很难显示	无
并发症	贴壁儿	脐带缠绕 联体双胎
胎动	运动受限于每个双胎各自的羊膜囊 如果贴壁儿,将胎儿局限于分隔膜与子宫壁的小范围内	双胎在共同的羊膜囊中自由活动

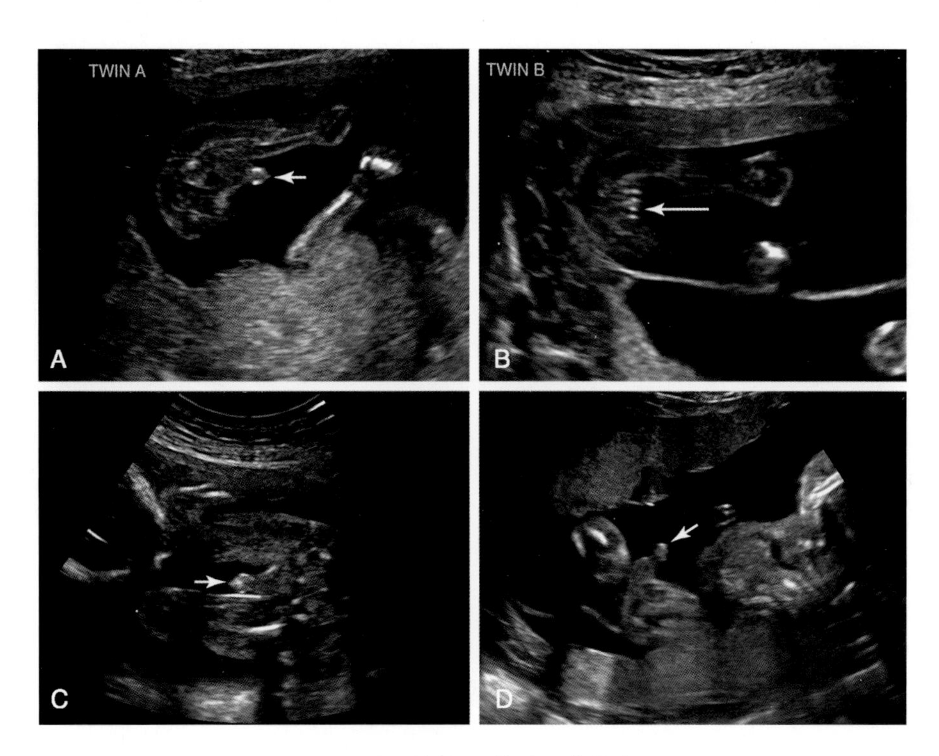

图 11-6　胎儿性别：评估绒毛膜性的作用

A、B. 不一致的性别。双胎胎儿盆腔的轴向图像显示双胎 A 的男性生殖器（图像 A，短箭）和双胎 B 的女性生殖器（图像 B，长箭）。不一致的性别可诊断为双绒毛膜双羊膜性双胎。C、D. 性别相同。另一对双胎的生殖器图像显示双胎都是男性（箭）。记录同一性别的双胎对鉴别绒毛膜性和羊膜性没有帮助。同一性别的双胎可以是双绒毛膜双羊膜性，单绒毛膜双羊膜性，或单绒毛膜单羊膜性。

双胎峰征除了有助于诊断妊娠早期的双绒毛膜双羊膜性双胎外，在妊娠后期鉴别双绒毛膜双羊膜性双胎也有价值（图 11-7A）。单绒毛膜性妊娠不应出现双胎峰征，因为单绒毛膜环绕两个羊膜囊，阻止胎盘在囊间伸展。很少有明显的双胎峰征可在单绒毛膜双羊膜性妊娠中看到，这是由于胎膜直接插入到胎盘中。双胎峰征也被称为 Λ 征，因为在绒毛膜之间延伸的胎盘组织，呈三角形类似于大写希腊字母 Λ 的形状。与此相反，T 征，由于胎膜以大约 90°直接插入到胎盘中，形成 T 形结构，在一些单绒毛膜双羊膜性妊娠中可见（图 11-7B）。

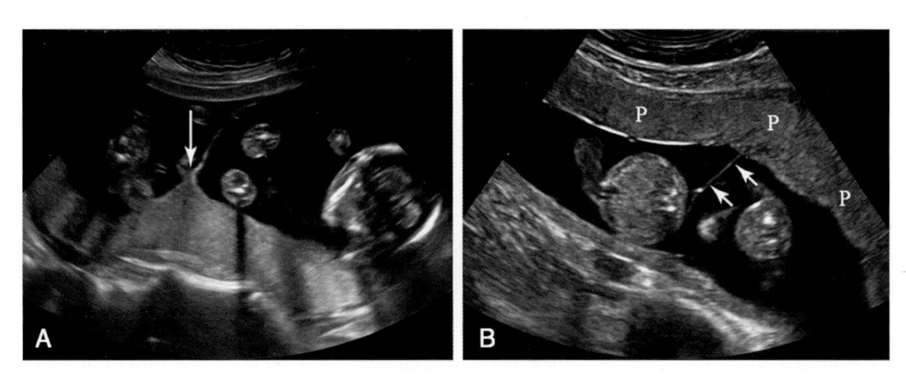

图 11-7　分隔膜附着处：评估绒毛膜性的作用

A. 双胎峰征。双胎妊娠的纵向图像显示，胎盘组织（箭）呈三角形投影，延伸入分隔膜融合处，双胎峰征符合双绒毛膜双羊膜性双胎。B. T 征。另一个双胎妊娠的纵向图像显示一个薄膜（短箭）以近乎垂直的角度插入胎盘（P）上，类似于字母 T。由于膜和胎盘之间的界面结构，这一发现被称为 T 征，与单绒毛膜双羊膜性双胎一致。无胎盘组织延伸到了分隔膜。

胎盘由绒毛膜发育而来,因此两个完全分离的胎盘用来鉴定双绒毛膜双羊膜性双胎(图 11-8A)。仅见单个胎盘不能区分双绒毛膜性双胎和单绒毛膜性双胎,因为超声显示单个胎盘,可能是单绒毛膜性妊娠的共用胎盘,也可能是相邻双绒毛膜性妊娠的两个胎盘相互融合(图 11-8B)。

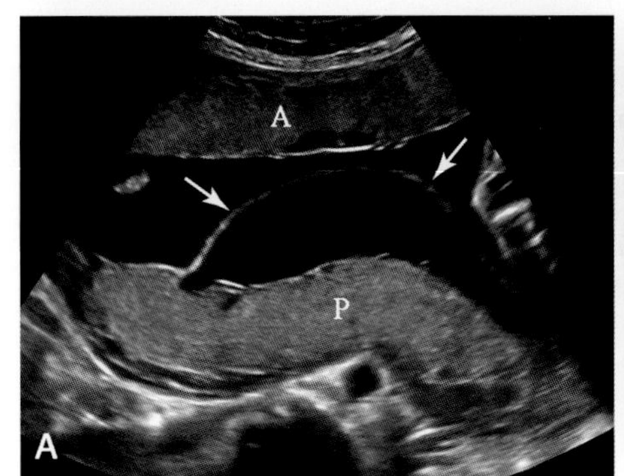

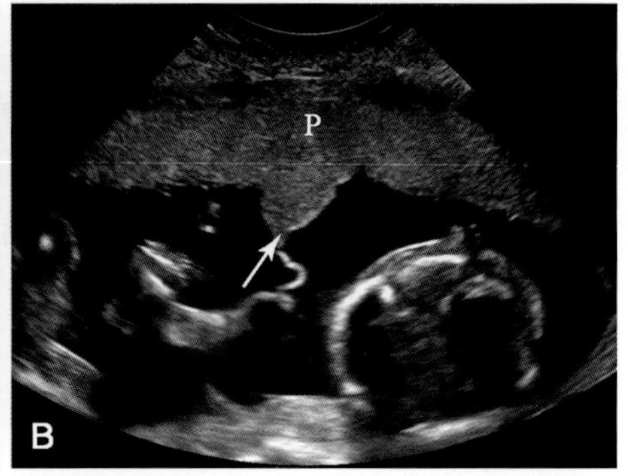

图 11-8 胎盘数目:评估绒毛膜性的作用

A. 两个胎盘。双胎妊娠的纵向图像显示分离的前(A)和后(P)胎盘,符合双绒毛膜双羊膜性双胎。一个厚的分隔膜(箭)也可以看到。B. 单个胎盘。另一个双胎妊娠的纵向图像显示单个前壁胎盘(P)。单一胎盘不能确定绒毛膜性,因为它可见于单绒毛膜性妊娠的共用胎盘,也可见于相邻双绒毛膜性妊娠的两个胎盘相互融合。在这种情况下,双峰征(箭)的存在表明妊娠是双绒毛膜。

一个明显的厚或薄的分隔膜,可用来区分双绒毛膜双羊膜性双胎妊娠和单绒毛膜双羊膜性双胎。双绒毛膜双羊膜性双胎的分隔膜由两层绒毛膜和两层羊膜构成(图 11-9A)。相比之下,单绒毛膜双羊膜性双胎的分隔膜仅由两层羊膜构成,呈现出薄而纤细的外观(图 11-9B、图 11-9C)。此外,羊膜比绒毛膜更薄。然而,中等厚度的膜并不少见(图 11-9D)。当薄膜垂直于超声束时,由于镜面反射而形成假厚或中等厚度膜。相反,当羊水拉伸分隔膜时,双绒毛膜双羊膜性双胎的分隔膜会显得很薄。

在多胎妊娠(如三胎、四胎和五胎妊娠)中,确定绒毛膜性和羊膜性的标准与双胎妊娠的标准相当,但可能的组合数量随着多胎数量的增加而迅速增加。例如,三胞胎可以是三绒毛膜三羊膜性、双绒毛膜三羊膜性、单绒毛膜三羊膜性、双绒毛膜双羊膜性或单绒毛膜双羊膜性和单绒毛膜单羊膜性(图 11-10)。

二、多胎羊水量

正常多胎妊娠羊水量较单胎妊娠增加。当有两个妊娠囊时,应评估每个妊娠囊的羊水量是否合适。可以主观或定量进行评估。与单胎妊娠相比,多胎妊娠的羊水量评估往往更具挑战性,因为很难完整地观察到分隔膜,特别是在单绒毛膜双羊膜性妊娠中。观察胎儿的相对位置和运动可能

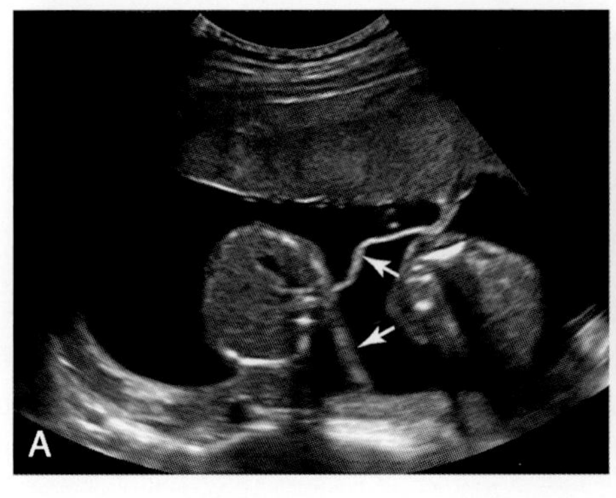

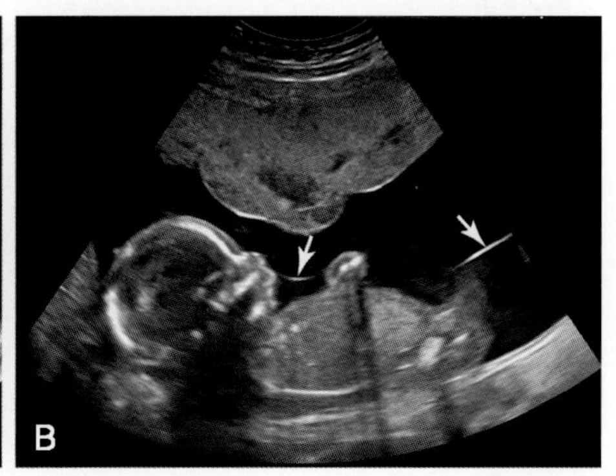

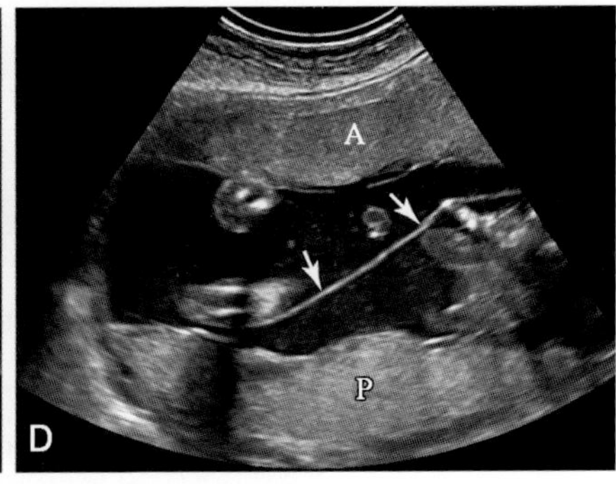

图 11-9　分隔膜厚度:评估绒毛膜性的作用

A. 厚膜。孕中期双胎子宫的轴向图像显示出符合双绒毛膜性双羊膜性双胎的厚分隔膜(箭)。B、C. 薄膜。两个不同妊娠的子宫斜位图像显示薄的分隔膜(箭)。单绒毛膜双羊膜性双胎妊娠的分隔膜很薄,因为它仅由两层羊膜组成,没有绒毛膜。D. 中等厚度膜。妊娠中期双胎妊娠的斜位图像显示中等厚度膜(箭)。由于胎膜厚度中等,因此无法根据胎膜厚度来确定本次妊娠的绒毛膜性。在这种情况下,可以看到两个独立的胎盘,前(A)和后(P)胎盘,符合双绒毛膜双羊膜性双胎。

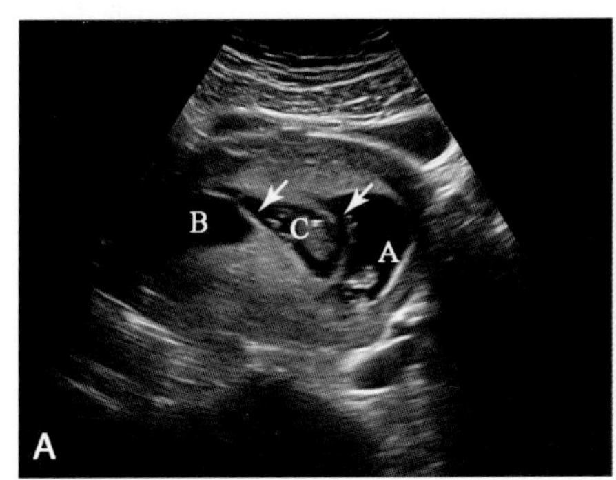

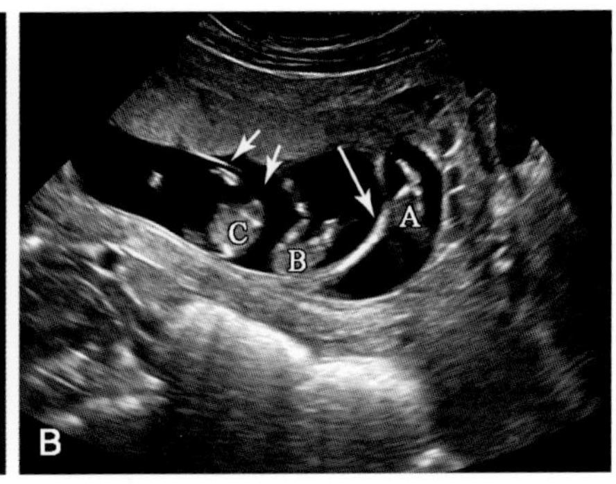

图 11-10　三胎:两个不同妊娠的绒毛膜性和羊膜性

A. 三绒毛膜三羊膜性。子宫斜位图像显示三个妊娠囊(标记为 A、B、C),A 和 C 之间及 B 和 C 之间有厚的分隔膜(箭)。B. 双绒毛膜性三羊膜性。子宫斜位图像显示三个羊膜囊,每个囊有一个胚胎(A、B、C)。A 有自己的绒毛膜腔和羊膜腔,A 和 B 之间的厚膜(长箭)就是证明。B 和 C 共用一个绒毛膜腔,但都有自己的羊膜腔,这是基于它们之间的一层薄膜(短箭)识别的。

有助于了解羊膜囊的界限。广泛应用于单胎妊娠的羊水指数(AFI)不适用于多胎妊娠,因为它需要测量子宫四个象限的羊水量。相反,在多胎妊娠中,需要测量每个妊娠囊的最大羊水深度(图 11-11)。当最大羊水深度<2 cm 时诊断为羊水过少。最大羊水深度>8cm 时诊断为羊水过多。在单绒毛膜单羊膜性妊娠中,由于只有一个羊膜囊,羊水容量可以通过主观或 AFI 来评估。

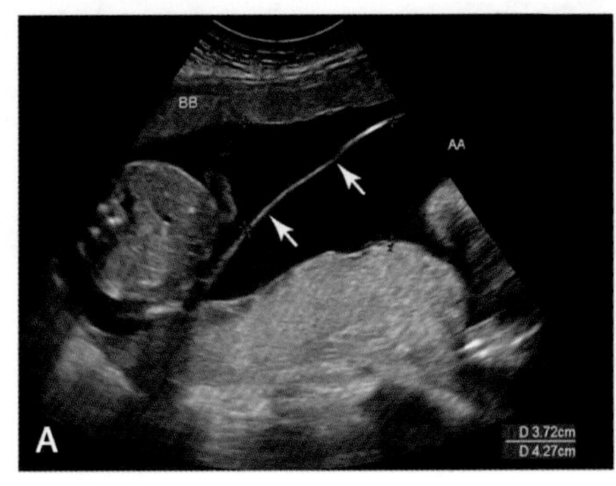

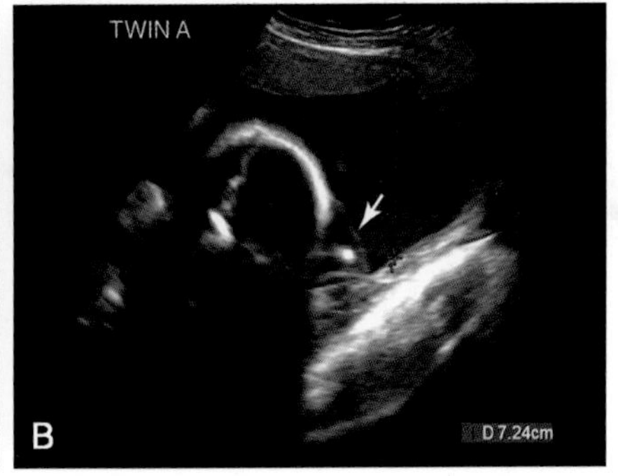

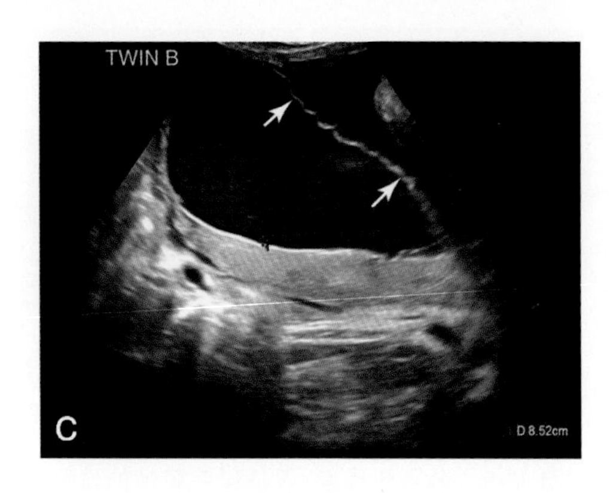

图 11-11 多胎妊娠羊水的评估:最大羊水深度(MVP)的测量

A. 双胎妊娠的斜位图像显示双胎的分隔膜(箭)和每个 MVP(红卡钳)的测量。双胎 A 4.3cm 和双胎 B 3.7cm,值是正常的(正常范围:2~8cm)。B、C. 在两张不同的图像上测量双胎的每个 MVP(红卡钳)。通常需要两张图像来测量双胎妊娠每个囊中的 MVP,因为每个囊中最大羊水深度往往位于不同的位置。双胎 A 的 MVP 为 7.2cm,正常值上限;双胎 B 的 MVP 为 8.5cm,略高于正常值。分隔膜由箭表示。

三、多胎妊娠的生长发育

多胎妊娠中每一个胎儿在整个妊娠期间都应被独立观察(如胎儿 A 和胎儿 B)。这有助于评估胎儿的生长情况、结构异常和其他异常,而不应因相互混淆,使胎儿的识别受到影响。根据胎儿的位置和分隔膜相对于宫颈的位置,预计在阴道分娩时首先分娩的胎儿。先分娩的胎儿通常被标记为 A(图 11-12)。对于单绒毛膜单羊膜性妊娠,基于胎儿的位置区分胎儿 A 是不可靠的,因为胎儿可以在共用的羊膜囊中移动,因为没有分隔膜。当超声测量用于估测双胎妊娠的胎龄时,常用的方法是将较大胎儿的胎龄作为双胎的胎龄。这种方法的优点是,它减少了根据已经表现出生长受限的胎儿的大小来估测胎龄的可能性。

双胎和多胎妊娠与单胎妊娠相比,生长受限的风险更高,因此通常对其进行监测以评估其生长情况。在单绒毛膜性双胎或帆状脐带插入的情况下,生长受限的可能性进一步增加(图 11-13)。正常双胎妊娠的胎儿生长在妊娠 30－32 周前与单胎妊娠相似。在妊娠晚期,双胎的生长速度往往比单胎慢。双胎之间体重增长不协调计算如下:(较重的胎儿估测体重－较轻的胎儿估测体重)÷较重的胎儿估测体重。生长受限可以根据胎儿体重在第 10 百分位以下来进行诊断,或胎儿体重相差 20%或以上来进行诊断。

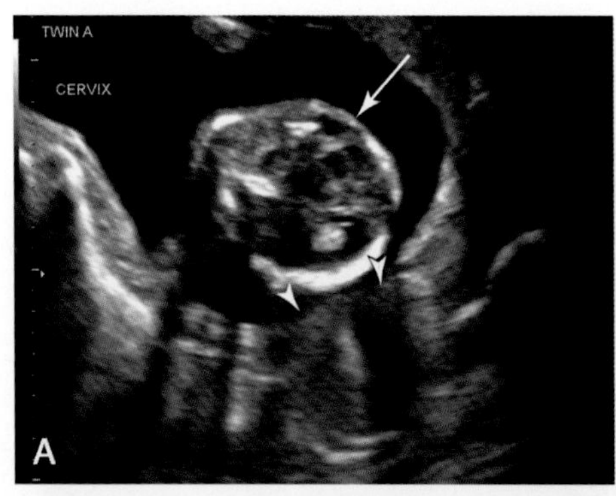

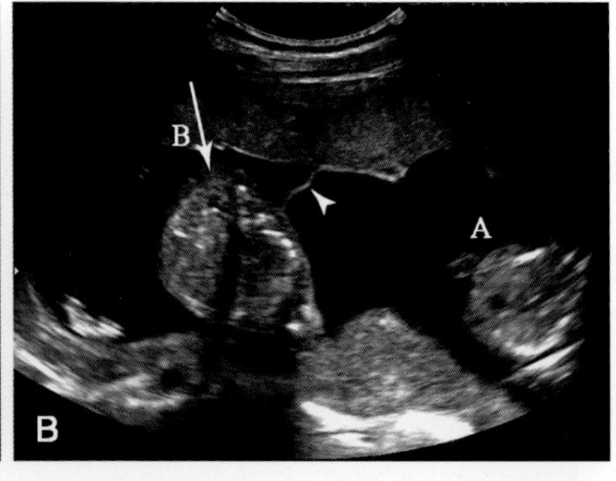

图 11-12 标记多胎妊娠的胎儿

A. 子宫下段和宫颈的中线纵向图像显示,双胎 A 的头部(长箭)就在宫颈(箭头)的正上方。按照惯例,先出现的胎儿通常被标记为 A。B. 与图像 A 中同一妊娠的纵向图像证实双胎 B(长箭)的位置高于分隔膜(箭头),并且不是先出现的胎儿。

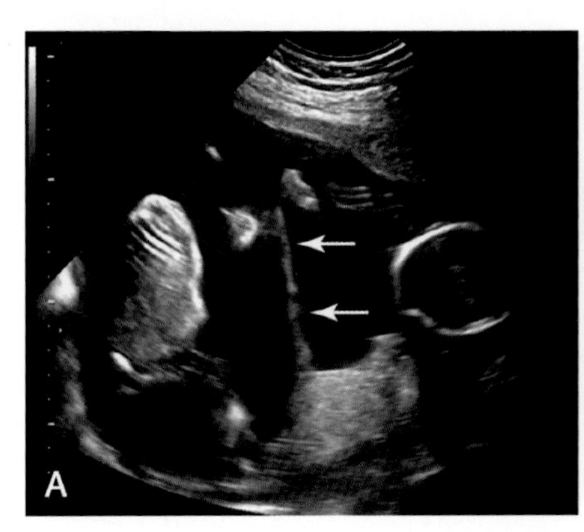

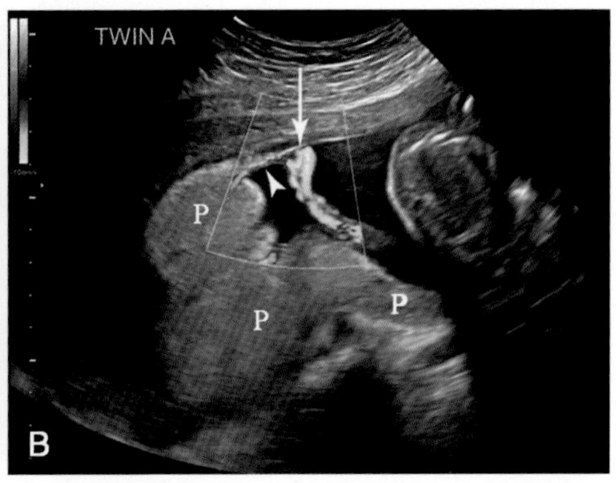

图 11-13　双胎妊娠的帆状脐带插入

A. 妊娠子宫的斜位图像显示一个双胎妊娠，有一个厚的分隔膜（箭），符合双绒毛膜双羊膜性双胎。B. 双胎 A 胎盘脐带插入的彩色多普勒斜位图像显示脐带插入（长箭）是进入胎膜，而不是进入胎盘（P）实质，符合帆状脐带插入。血管通过胎膜（箭头）进出胎盘。

四、单绒毛膜性妊娠的并发症

（一）双胎输血综合征和贴壁儿

单绒毛膜性妊娠的特点是一个共同的胎盘，胎盘间有血管吻合，包括动脉-动脉、静脉-静脉和动脉-静脉吻合。通过血管吻合进行血液输注导致双胎输血综合征（TTTS），原因是供血儿与受血儿之间的血液分流。不平衡的动静脉吻合增加了双胎输血的可能性。动脉-动脉吻合似乎有保护作用，可能是对动脉-静脉吻合中单向流动的补偿。供血儿有贫血、低血容量、生长受限和羊水过少的风险，而受血儿可能出现红细胞增多、高血容量、高输出量心力衰竭和羊水过多。两个胎儿都可能发生水肿。

早期超声发现双胎之间的差异是分隔膜折叠，一侧的胎儿羊水量过少（图 11-14）。除了羊水量异常外，TTTS 的超声发现还包括双胎大小的差异，供血儿小于受血儿（图 11-15A）。也可能存在供血儿膀胱不显示（图 11-15B）和多普勒异常，如供血儿脐动脉舒张期反向。受血儿可能有一个大膀胱（图 11-15C），并表现出心力衰竭伴心脏增大的迹象。两个胎儿患水肿的风险都增加（图 11-15D 至图 11-15F）。

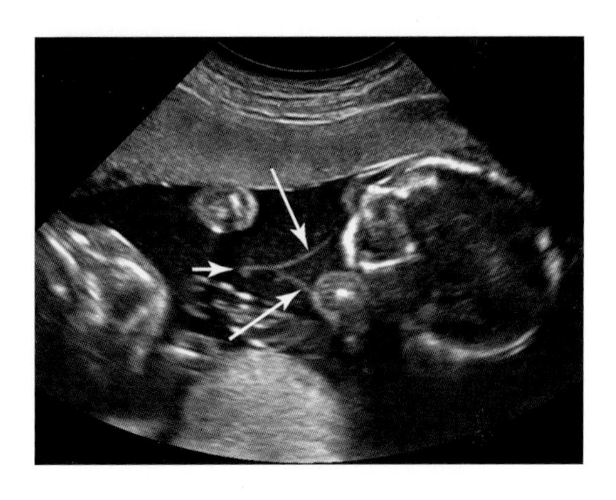

图 11-14　分隔膜的折叠结构

孕中期的双胎妊娠的轴位图像显示薄分隔膜（长箭），符合单绒毛膜双羊膜性双胎。注意膜的折叠结构（短箭），这一发现表明羊膜囊之间的羊水量不一致，这是可能发展为双胎输血的早期迹象。膜在羊水过少的双胎一侧折叠，并指向羊水过多的双胎一侧。

在单绒毛膜双羊膜性双胎妊娠中，当双胎之间的羊水明显不平衡时，会导致供血儿羊水过少，受血儿羊水过多，出现一种称为贴壁儿的现象。由于缺乏羊水，供血儿周围的膜与胎儿紧密相贴，将胎儿限制在靠近子宫壁的一小块区域内（图 11-16）。胎儿即使处于非重力依赖位置，也会保持在这个位置，因此就有了这个术语。相反，受血儿在羊膜腔中自由移动。当供血儿周围的膜因为接触到胎儿而未显示时，就会出现潜在的隐患。无法识别该膜可能与单绒毛膜单羊膜性双胎（其中不存在分隔膜）相混淆。观察胎儿的运动模式有助

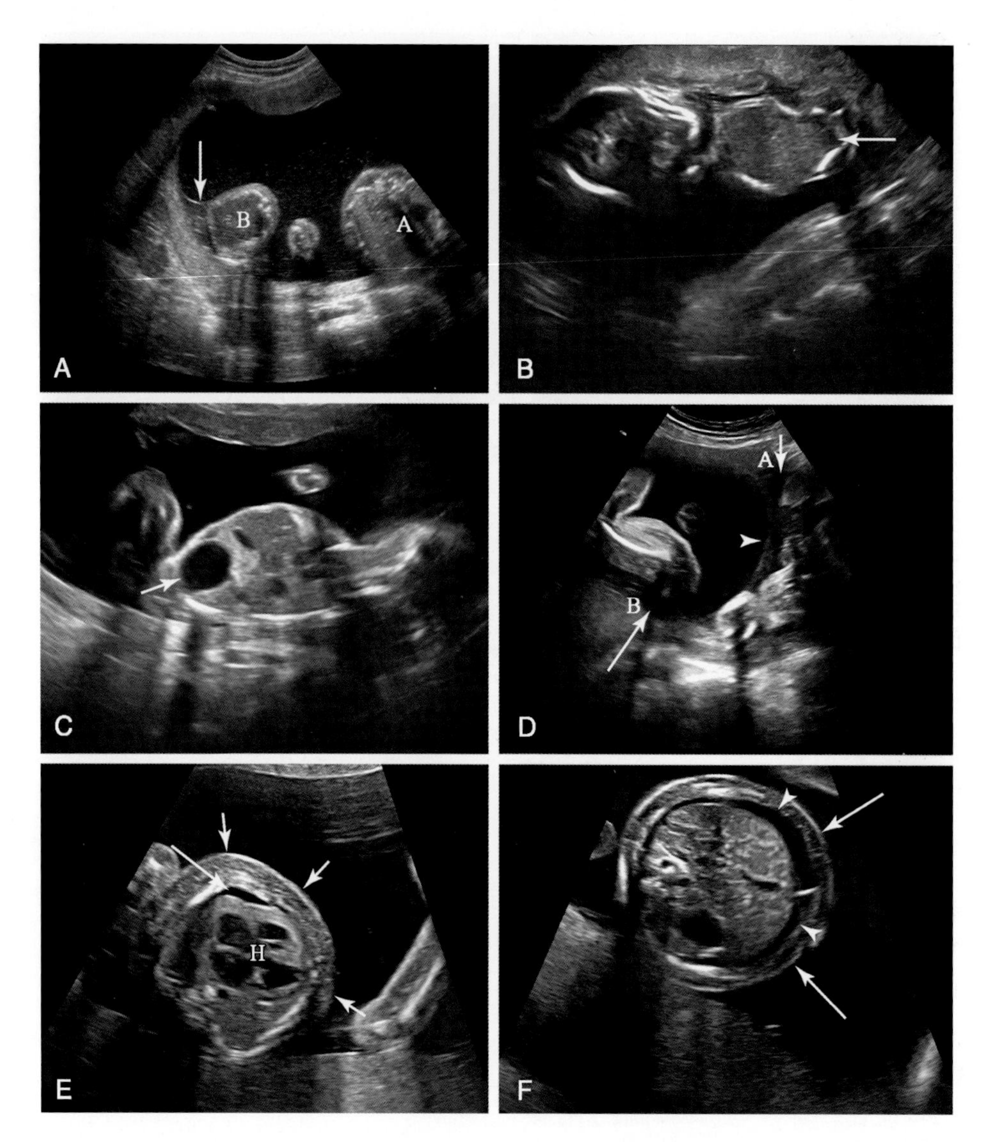

图 11-15 双胎输血综合征(TTTS)超声特征

A. 双胎儿大小和羊水量的差异。单绒毛膜双羊膜性双胎(A 和 B)的胎儿腹部的轴向图显示由于 TTTS 引起的腹部大小和羊水量的差异。受血儿(A)比供血儿(B)大得多。胎儿 A 羊水过多,胎儿 B 羊水过少,以薄的分隔膜(箭)为界。B、C. 膀胱扩张差异。B. 不同双胎妊娠的供血儿 TTTS 冠状位图像显示膀胱未显示(箭)。C. 受血儿的膀胱很大(箭)。D 至 F. 不同 TTTS 的双胎妊娠中出现胎儿水肿。D. 子宫纵向图显示供血儿(双胎 A)的羊水过少(短箭),胎儿部位拥挤,羊水中有回声。受血儿(双胎 B)的羊水过多(长箭)。注意薄分隔(箭头)的存在。E. 胎儿 B(受血儿)四腔心,显示由于高输出量心力衰竭导致的心脏肥大。还有心包积液(长箭)和软组织水肿的证据是皮肤增厚(短箭)。F. 胎儿 B 腹部的轴向图像证实水肿,显示腹水(箭头)和软组织水肿(长箭)。

于区分贴壁儿和单绒毛膜单羊膜性双胎,因为单绒毛膜单羊膜性双胎在共用胎囊,运动不受限制。其他的超声表现通常会描述贴壁儿周围膜的形状,包括胎儿颈部和四肢等有角度的表面导致膜的延伸(图 11-17)。

绝大多数的贴壁儿是由于单绒毛膜双羊膜性妊娠合并双胎输血引起的。然而,双绒毛膜双羊膜性双胎中也可能出现贴壁儿,因为任何导致一个妊娠囊中羊水过多(如食管闭锁)和另一个妊娠囊中羊水过少(如双侧肾发育不全)的疾病组合都可能导致贴壁儿。

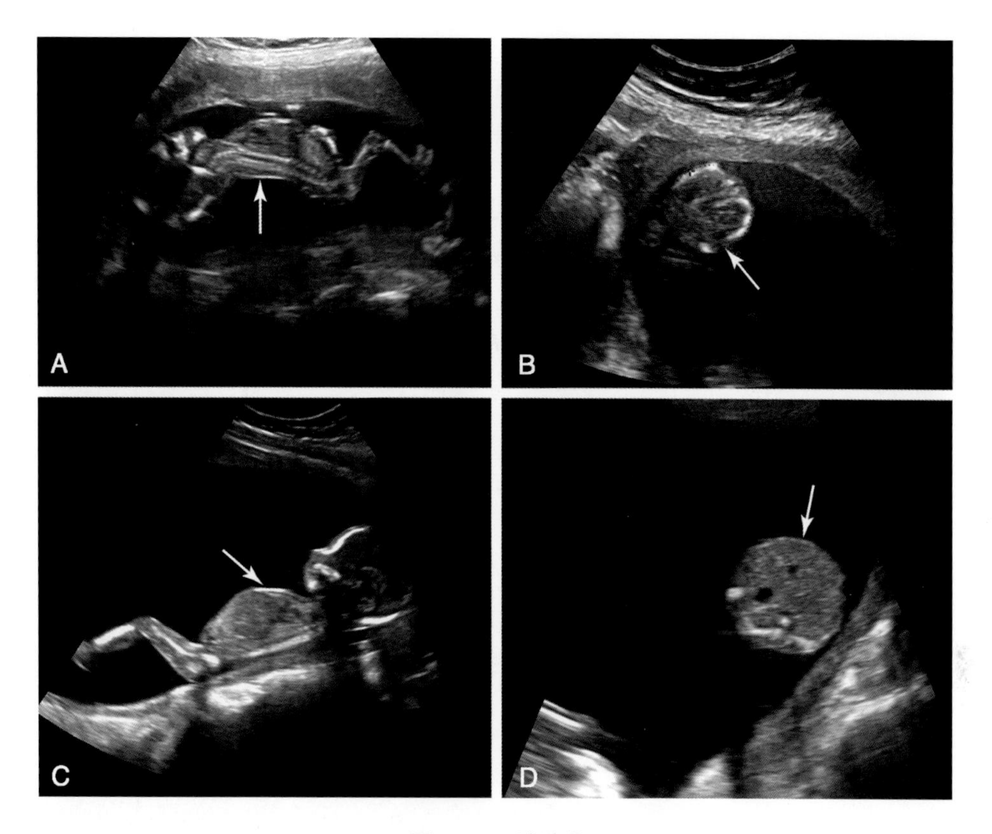

图 11-16　贴壁儿

A、B. 双胎输血综合征的供血儿的纵向（图像 A）和轴向（图像 B）显示胎儿严重的羊水过少，在沿子宫壁的固定位置（箭），符合贴壁儿。C、D. 在同一妊娠受血儿（箭）的纵向（图像 C）和轴（图像 D）显示羊水过多。实时评估显示，胎儿在扩大的羊水腔中自由活动。

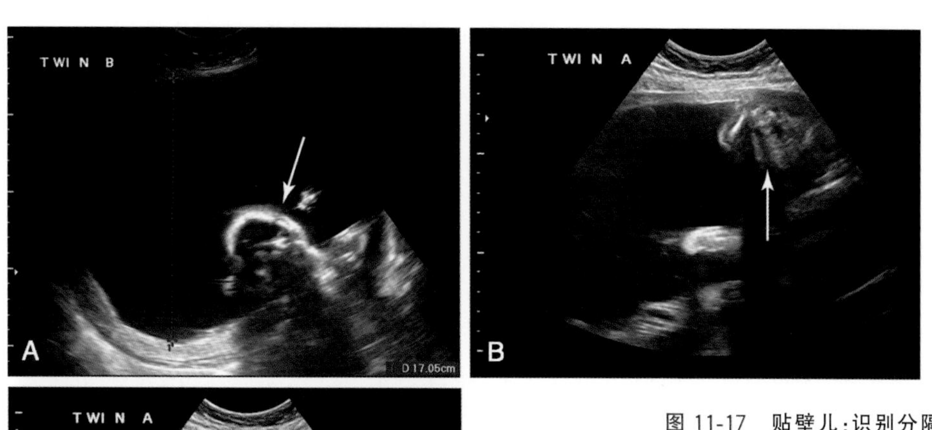

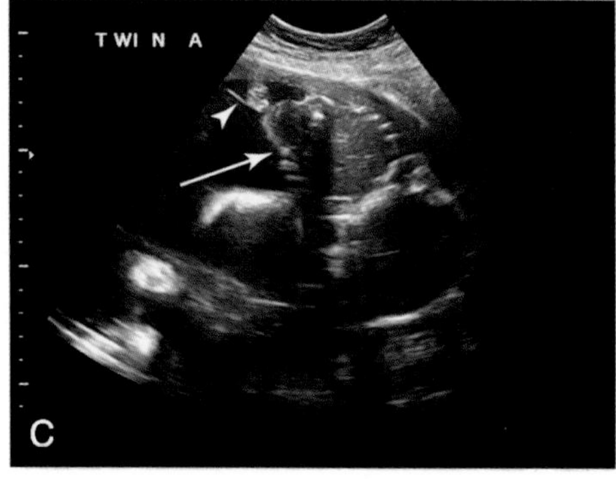

图 11-17　贴壁儿：识别分隔膜

A. 单绒毛膜双羊膜性妊娠合并双胎输血综合征和贴壁儿的图像显示，胎儿 B 受血儿（长箭）周围羊水过多。羊水过多，最大羊水深度有 17cm。胎儿 B 在羊水中自由移动。B. 同一妊娠中的供血儿胎儿 A 的图像显示胎儿位于子宫的固定位置，这表明是贴壁儿（箭）。在这个扫描平面上看不到分隔膜，因为它与胎儿非常接近。C. 胎儿 A 的上腹部斜位图像，寻找从胎儿弯曲或成角度的表面延伸出的一段膜，描绘了从胎儿腹部（长箭）延伸到子宫壁的一部分膜（箭头）。由于严重的羊水过少，这层膜阻止了胎儿 A 从子宫壁移开，这是导致贴壁儿的原因。

如果不进行治疗,严重的双胎输血综合征合并贴壁儿的情况下,预后都很差。干预治疗包括连续性羊水减少术,即在羊水过多的妊娠囊上进行羊水穿刺治疗,在妊娠囊之间进行分隔膜造瘘以允许羊水流动,利用胎儿镜激光凝固术破坏胎盘内的血管连接。

(二)双胎之一死亡:存活胎儿的并发症

当单绒毛膜性妊娠的双胎之一在妊娠中期或晚期死亡时,存活的胎儿继发于缺血性损伤的发病风险增加。这种现象以前被称为双胎栓塞综合征,因为它被认为是由于来自双胎之一死亡的栓子通过胎盘内的吻合口到达存活的胎儿循环。最近,双胎栓塞综合征这个术语被认为可能不很恰当,因为现在人们认为,缺血损伤是由于存活的同卵双胎的胎儿灌注不足和缺血所致,继发于灌注从存活胎儿到死亡胎儿的短暂转移。胎儿的缺血性损伤导致结构和神经缺陷,最常见于大脑,但也可能影响胃肠道、肾、肺和四肢。超声检查结果包括脑室内出血、脑积水、脑穿通畸形、肠闭锁和肢体畸形(图 11-18)。相比之下,这种现象在双绒毛膜双羊膜性双胎妊娠中的双胎之一死亡时不会发生,这是由于双绒毛膜双羊膜性双胎的胎盘中没有血管连接。

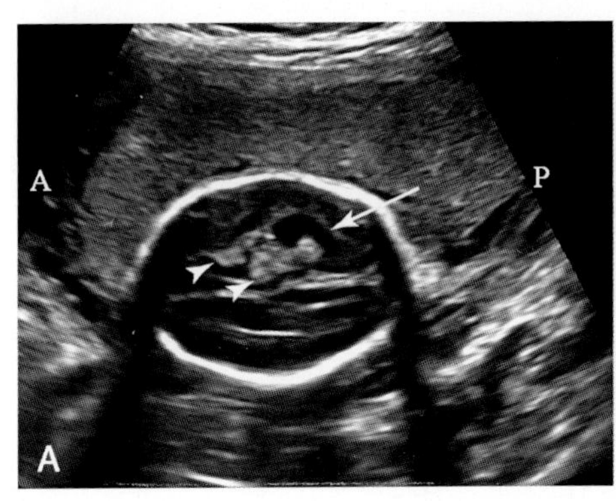

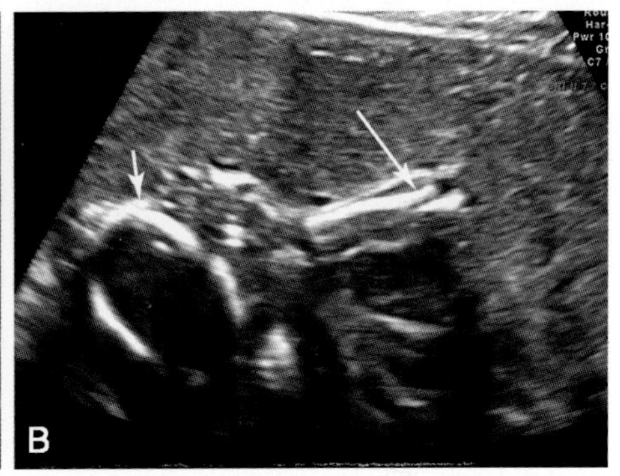

图 11-18 单绒毛膜双羊膜性双胎合并双胎之一死亡:并发症

A. 双胎之一死后存活胎儿的轴向图像显示一个扩张的侧脑室(长箭),由于脑室内出血,脉络丛(箭头)呈不规则的分叶状结构。图中 A. 朝向胎头前部;P. 朝向胎头后部。B. 双胎之一死亡后斜位图像显示无羊水,胎儿结构拥挤,包括长骨(长箭)和重叠塌陷的颅骨(短箭)。

(三)无心畸胎(双胎反向动脉灌注序列征)

无心畸胎是一种罕见的单绒毛膜性双胎并发症,在这种情况下,双胎之一尽管缺失正常功能的心脏,但仍能继续生长。无心畸胎的血流动力学被称为"双胎反向动脉灌注"序列,也称为 TRAP。无心畸胎的胎儿从结构正常的胎儿接受血液供应,后者被称为供血儿或泵血儿。无心畸胎的血液循环是由泵血儿通过胎盘内动脉与动脉的吻合供应。受血儿所接受的血液氧合不足,是通过脐动脉反向灌注给受血儿,这就是所谓的"双胎反向动脉灌注序列"。无心畸胎的血液供应优先供应受血儿的下部身体。

在超声检查中,无心畸胎出现明显畸形(图 11-19)。上半身通常比下半身受到更严重的影响,头部和手臂经常缺失。无心畸胎可能具有可识别的腿和脊柱,或者可能只是一个无定形的畸形组织团块。偶有搏动出现在无心畸胎的心脏预期区域,可能是由于泵血儿传递的搏动,或可能继发于原始的心脏活动。通常有明显的皮肤增厚和水肿。在连续的超声检查下,无心畸胎继续生长,并可能比泵血儿大得多,从而挤占子宫腔。多普勒可以检测到异常的血流模式,显示脐带中动脉向无心畸胎方向流动(与正常方向相反),当根据其他形态学特征怀疑无心畸胎时,这是一个诊断性的发现。因为泵血儿必须给自己和无心畸胎灌注,而且双胎都继续生长,所以随着妊娠的进展,泵血儿有心脏失代偿、水肿和死亡的风险(图 11-20)。

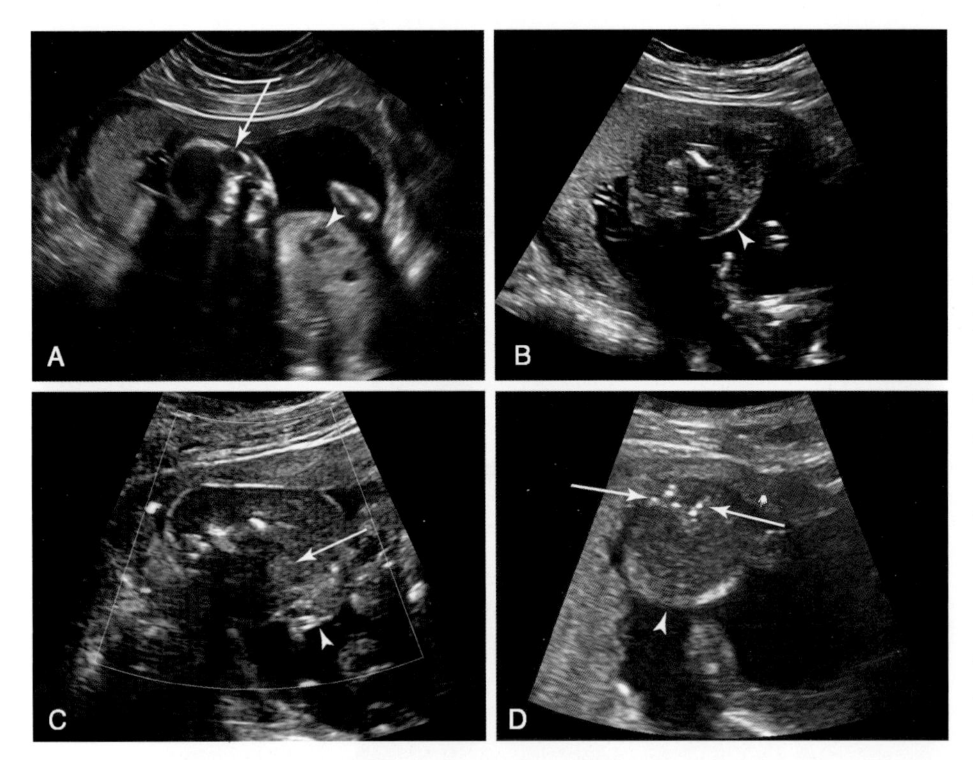

图 11-19　无心畸胎

A. 泵血儿。斜位图像显示胎儿头部（长箭）和心脏（箭头）。B 至 D. 无心畸胎。在颈部（图像 B）、胸部（图像 C）和下腹部（图像 D）的无心畸胎的轴向图像显示明显增厚的软组织（箭头）。没有看到可辨认的头部，也没有心脏位于胸部预期位置的证据（长箭，图像 C）。下腹部脊柱可见部分变形（长箭，图像 D）。

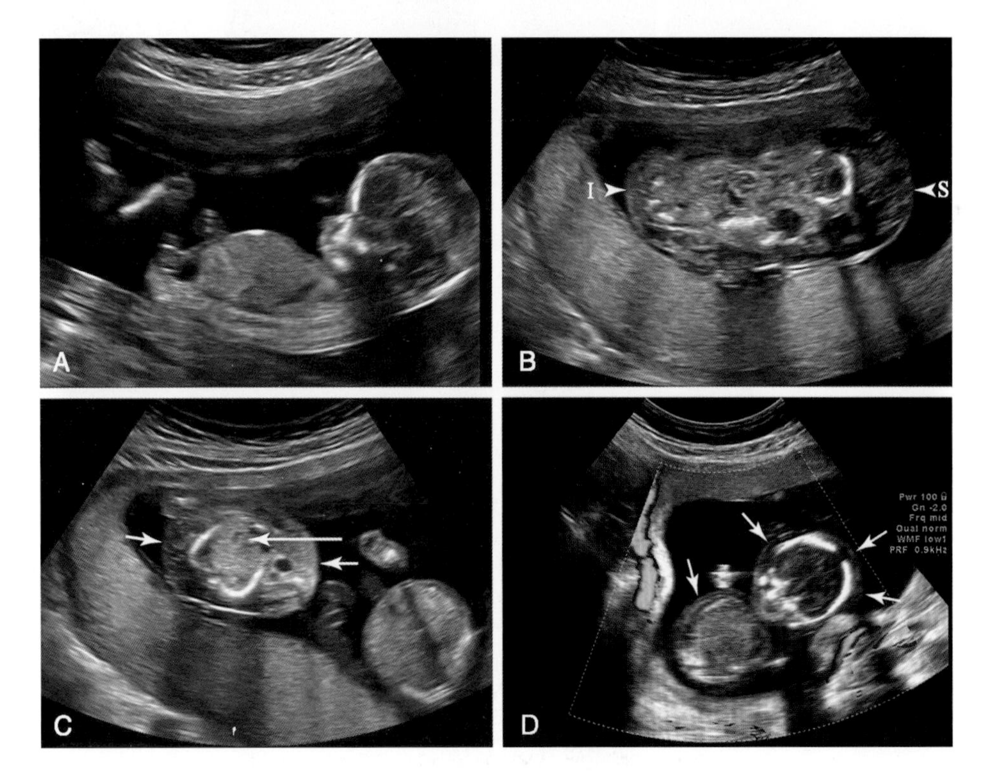

图 11-20　无心畸胎：随诊观察泵血儿死亡

A 至 C. 妊娠 15 周图像。A. 泵血儿的纵向图像显示没有水肿迹象。在检查过程中观察到正常的心脏活动。B. 无心畸胎的纵向图像显示出严重的畸形，并伴有明显的软组织水肿（箭头）。没有可辨认的头部或腿部，也没有心脏活动。图中Ⅰ. 无心畸胎下部；S. 无心畸胎上部。C. 无心畸胎胸部的轴向图像证实存在明显的软组织增厚（短箭）和心脏在预期位置（长箭）未显示。D. 随诊观察，图像 A 至图像 C 1 周后，用能量多普勒获得泵血儿纵向图像显示有软组织水肿（箭），这在先前的检查中未发现。没有心脏活动或胎动，泵血儿死亡。

(四)单羊膜性双胎

除了由共用胎盘引起的并发症外,单绒毛膜单羊膜性双胎由于脐带缠绕而有很高的死亡风险,脐带缠绕会压迫脐带血管,影响胎儿的血流。超声将脐带缠绕描述为与双胎相连的脐带部分相互缠绕在一起(图 11-21)。TTTS 在单绒毛膜单羊膜性双胎中可能发生,但比在单绒毛膜双羊膜性双胎中少见,也更难检测,因为没有分隔膜,无法识别羊水过多-羊水过少的组合,这通常是单绒毛膜双羊膜性双胎中 TTTS 的早期征象。此外,单绒毛膜单羊膜性双胎往往在胎盘有大量的动脉-动脉吻合,这些被认为有保护作用,弥补了动脉-静脉吻合中的单向流动。

联体双胎是在第 13 天或之后分裂成两个胚胎时发生(图 11-22)。联体双胎种类繁多,这取决于身体的哪些部位是相连的。超声可以识别双胎之间的联系,并显示双胎之间的相连关系,确定诊断。当怀疑是联体双胎时,在脐带内发现三条以上血管是诊断的确凿证据。

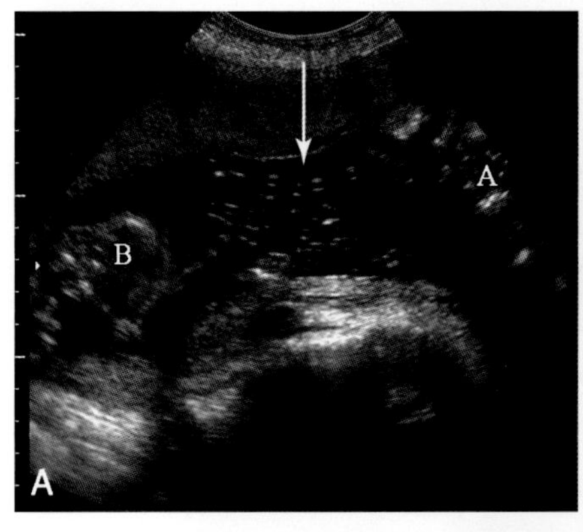

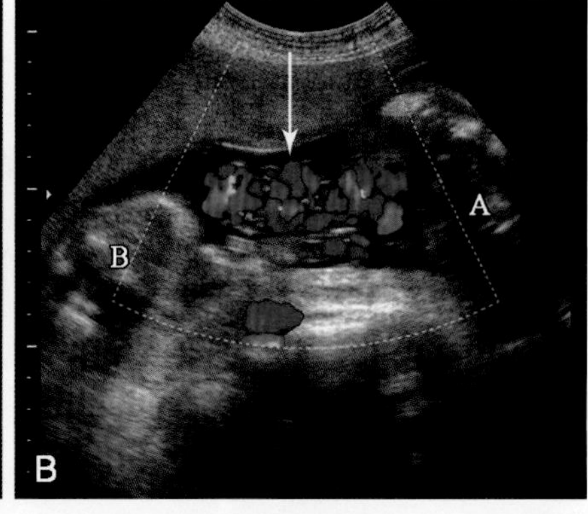

图 11-21 单绒毛膜单羊膜性双胎:脐带缠绕

A. 双胎妊娠子宫的纵向图像显示双胎(A 和 B)之间有相互缠绕的脐带(箭)。未见到分隔膜。B. 相应的彩色多普勒图像证实双胎(A 和 B)之间相互缠绕的脐带(箭)中存在血流。

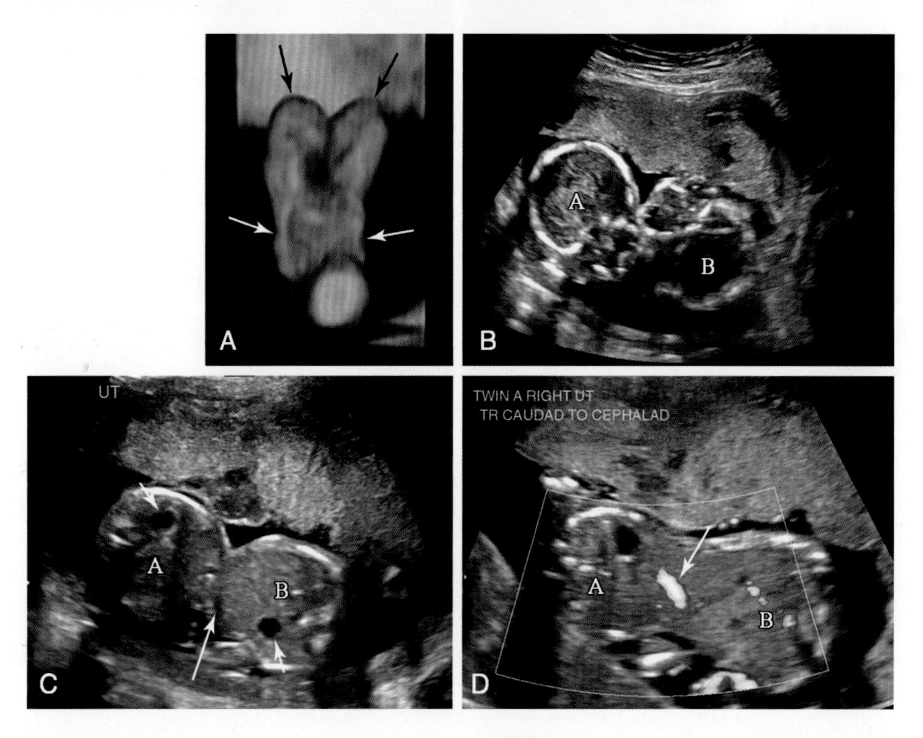

图 11-22 联体双胎

A. 妊娠早期。联体双胎的纵向三维图像显示两个独立的胎头(黑色箭)。双胎的胸部和腹部融合在一起(白色箭)。B 至 D. 联体双胎在妊娠中期。B. 子宫横切面图像显示两个胎头(A 和 B)彼此靠近,没有分隔膜。实时超声显示胎头是相互分离的。C. 胎儿腹部的横切面显示胎儿肝腹侧表面有广泛的相连(长箭)。胎儿的胃(短箭)彼此分开。D. 在与图像 B 类似的扫描平面上,用彩色多普勒对腹部进行横切面成像,证实胎儿肝融合,显示共用门静脉的血流(箭)。

关键特征

- 确定多胎妊娠的绒毛膜性和羊膜性是很重要的，因为双胎的类型影响并发症发生的风险和妊娠的管理。
- 单卵双生是指一个卵子被一个精子受精后，然后这个受精卵分裂成两个胚胎。单卵双胎的绒毛膜性和羊膜性由分裂成两个胚胎的时间决定，分别为：第 0—3 天，双绒毛膜双羊膜性；第 4—8 天，单绒毛膜双羊膜性；第 9—12 天，单绒毛膜单羊膜性；第 13—15 天，联体双胎。
- 双绒毛膜双羊膜性双胎的特点是有两个妊娠囊，每个妊娠囊内有一个胚胎，两个妊娠囊中均可见一个羊膜囊，周围包绕绒毛膜。超声诊断双绒毛膜双羊膜性双胎包括两个独立的胎盘、双胎峰征、厚的分隔膜和胎儿性别不一致。
- 单绒毛膜双羊膜性的特点是两个妊娠囊之间有一个薄隔离膜。这层膜很薄，因为它仅由两层羊膜组成，没有绒毛膜。此外，羊膜比绒毛膜薄。这对双胎有一个共同的绒毛膜，环绕着妊娠囊。
- 识别厚度中等的膜对确定绒毛膜性没有帮助。中等厚度膜可能的原因包括由于薄膜发生镜面反射而产生的假厚外观。当被羊水过多拉伸分隔膜时，双绒毛膜双羊膜性双胎的分隔膜可能看起来薄或中等厚度。
- 在早孕期，膜厚度在区分双绒毛膜双羊膜性和单绒毛膜双羊膜性最有帮助，此时薄膜和厚膜之间的差异往往最明显。
- 识别两个完全分离的胎盘是诊断双绒毛膜双羊膜性双胎的重要依据，因为胎盘由绒毛膜发育而来。然而，单个胎盘不能区分双绒毛膜性和单绒毛膜性，因为一个胎盘，可能是单绒毛膜性妊娠的共用胎盘，也可能是双绒毛膜性妊娠中相邻两个胎盘融合形成。
- 当双胞胎一个是男性另一个是女性时，胎儿性别有助于区分绒毛膜性，因为不同的性别可诊断为异卵双生，因此可诊断为双绒毛膜性双胎。当胎儿性别相同时，性别对区分绒毛膜性没有帮助。
- 单绒毛膜单羊膜性双胎妊娠的特点是没有分隔膜。最常见的是有单个卵黄囊，尽管有例外的报道，卵黄囊的数量并不能预测羊膜性。
- 未能识别分隔膜可能是由于单绒毛膜单羊膜性双胎所致，也可能是由于单绒毛膜双羊膜性双胎中薄膜不可见所致。评估双胎的相对位置和运动有助于区分这些可能性。在双胎妊娠中无法描绘出薄膜的情况也可能发生在贴壁儿身上。
- 脐带缠绕是单绒毛膜单羊膜性双胎的诊断依据。由于脐带缠绕，单绒毛膜单羊膜性双胎在子宫内死亡的风险很高。脐带缠绕可导致脐带血管受压，并影响胎儿的血流。
- 多胎妊娠中羊水的总量可以主观评估，也可以通过测量每个妊娠囊中的最大羊水深度来评估。羊水指数不适用于多胎妊娠，因为它需要测量子宫四个象限的羊水量。
- 最大羊水深度＜2 cm 为羊水过少。＞8cm 为羊水过多。
- 在单绒毛膜双羊膜性妊娠中，羊水量的评估可能是一项挑战，尤其是在很难看到分隔膜的情况下。观察胎儿的相对位置和运动，有助于了解羊膜囊的界限，获得更准确的评价。
- 多胎妊娠增加了生长受限的风险。生长受限是根据估计胎儿体重在第 10 个百分位以下或胎儿体重相差 20％或以上时诊断的。
- 双胎输血综合征（TTTS）发生在单绒毛膜双羊膜性妊娠中，是由于胎盘间有血管吻合。供血儿有贫血、低血容量、生长受限和羊水过少的风险。受血儿有红细胞增多、高血容量、高输出量心力衰竭和羊水过多的风险。两个胎儿患水肿的风险都增加了。
- 双胎输血综合征的其他超声表现包括双胎大小差异（供血儿小于受血儿）、供血儿的膀胱不显示及受血儿的大膀胱。

- 当双胎之间羊水明显失衡,供血儿羊水严重不足,受血儿羊水严重过多时,就会发生贴壁儿。由于严重的羊水过少,供血儿周围的膜与胎儿紧密相连,将胎儿限制在靠近子宫壁附近的一小块区域内(因此就有了这个术语)。即使处于非重力依赖位置,仍会保持在这个位置,而受血儿则在其妊娠囊中自由活动。
- 绝大多数贴壁儿是由于单绒毛膜双羊膜性妊娠合并双胎输血造成的。然而,双绒毛膜双羊膜性双胎中也可能出现贴壁儿。这可能发生在导致一个羊水过多和另一个羊水过少(如一个胎儿的食管闭锁和另一个胎儿的双侧肾发育不全)的疾病组合中。
- 如果不进行治疗,严重的双胎输血综合征合并贴壁儿的情况下,预后都很差。
- 当单绒毛膜性妊娠的双胎之一在妊娠中期或晚期死亡时,幸存的胎儿发病率和死亡率都会增加。由于双胎之一死亡后存活的胎儿灌注不足和缺血所致,继发于灌注从存活胎儿到死亡胎儿的短暂转移。胎儿的缺血性损伤导致结构和神经缺陷,最常见于大脑,但也可能影响胃肠道、肾、肺和四肢。
- 无心畸胎儿是一种罕见的单绒毛膜性双胎并发症,在这种情况下,双胎之一尽管缺失正常功能的心脏,但仍能继续生长。无心畸胎的血流动力学被称为双胎反向动脉灌注(TRAP)序列。无心畸胎从结构正常的胎儿(也称为泵血儿)获得血液供应。无心畸胎接受的血液氧合不足,是通过脐带动脉反向灌注给受血儿的。无心畸胎的血液供应优先供应受血儿的下部身体。
- 无心畸胎通常表现出明显的畸形。上半身通常比下半身受到更严重的影响。头部和手臂经常缺失,通常有皮肤增厚和水肿。因为泵血儿要给自身和无心畸胎进行灌注,所以有心脏失代偿、水肿和死亡的危险。

参考文献

Bebbington M: Twin-to-twin transfusion syndrome: current understanding of pathophysiology, in-utero therapy and impact for future development, Semin Fetal Neonatal Med 15:15-20, 2010.

Breathnach FM, Malone FD: Fetal growth disorders in twin gestations, Semin Perinatol 36:175-181, 2012.

Bromley B, Benacerraf B: Using the number of yolk sacs to determine amnionicity in early first trimester monochorionic twins, J Ultrasound Med 14:415-419, 1995.

Chauhan SP, Scardo JA, Hayes E, et al: Twins: prevalence, problems, and preterm births, Am J Obstet Gynecol 203:305-315, 2010.

Chalouhi GE, Stirnemann JJ, Salomon L, et al: Specific complications of monochorionic twin pregnancies: twin-twin transfusion syndrome and twin reversed arterial perfusion sequence, Semin Fetal Neonat Med 15: 349-356, 2010.

Cleary-Goldman J, D'Alton ME: Growth abnormalities and multiple gestations, Semin Perinatol 32: 206-212, 2008.

Cordero L, Franco A, Joy SD: Monochorionic monoamniotic twins: neonatal outcome, J Perinatol 26: 170-175, 2006.

DeJesus ASO, Javitt MC, Glanc P, et al: ACR appropriateness criteria ® multiple gestations, Ultrasound Q 28: 149-155, 2012.

Devoe LD: Antenatal fetal assessment: multifetal gestation—an overview, Semin Perinatol 32:281-287, 2008.

Dias T, Mahsud-Dornan S, Bhide A, et al: Cord entanglement and perinatal outcome in monoamniotic twin pregnancies, Ultrasound Obstet Gynecol 35:201-204, 2010.

Egan JFX, Borgida AF: Multiple gestations: the importance of ultrasound, Obstet Gynecol Clin North Am 31: 141-158, 2004.

Finberg HJ: The "twin peak" sign: reliable evidence of dichorionic twinning, J Ultrasound Med 11: 571-577, 1992.

Fisk NM, Duncombe GJ, Sullivan MH: The basic and clinical science of twintwin transfusion syndrome, Placenta 30:379-390, 2009.

Graham GM 3rd, Gaddipati S: Diagnosis and management of obstetrical complications unique to multiple gestations, Semin Perinatol 29:282-295, 2005.

Habli M, Lim FY, Crombleholme T: Twin-to-twin transfusion syndrome: a comprehensive update, Clin Perinatol 36:391-416, 2009.

Hack KE, Derks JB, Schaap AH, et al: Perinatal outcome of monoamniotic twin pregnancies, Obstet Gynecol 113: 353-360, 2009.

Jain V, Fisk NM: The twin-twin transfusion syndrome, Clin Obstet Gynecol 47:181-202, 2004.

Lee YM, Cleary-Goldman J, Thaker HM, et al: Antenatal sonographic prediction of twin chorionicity, Am J Obstet Gynecol 195:863-867, 2006.

Lee YM, Wylie BJ, Simpson LL, et al: Twin chorionicity and the risk of stillbirth, Obstet Gynecol 111:301-308, 2008.

Lewi L, Gucciardo L, Van Mieghem T, et al: Monochorionic diamniotic twin pregnancies: natural history and risk stratification, Fetal Diagn Ther 27:121-133, 2010.

Miller J, Chauhan SP, Abuhamad AZ: Discordant twins: diagnosis, evaluation and management, Am J Obstet Gynecol 206:10-20, 2012.

Mongeagudo A, Roman AS: Ultrasound in multiple gestations: twins and other multifetal pregnancies, Clin Perinatol 32:329-354, 2005.

Mosquera C, Miller RS, Simpson LL: Twin-twin transfusion syndrome, Semin Perinatol 36:182-189, 2012.

Ong SS, Zamora J, Khan KS, et al: Prognosis for the co-twin following single-twin death: a systematic review, BJOG 113:992-998, 2006.

Rogue H, Gillen-Goldstein J, Funai E, et al: Perinatal outcomes in monoamniotic gestations, J Matern Fetal Neonat Med 13:414-421, 2003.

Rossi AC, A' Addario V: Laser therapy and serial amnioreduction as treatment for twin-twin transfusion syndrome: a metaanalysis and review of literature, Am J Obstet Gynecol 198:147-152, 2008.

Senat MV, Deprest J, Boulvain M, et al: Endoscopic laser surgery versus serial amnioreduction for severe twin-to-twin transfusion syndrome, N Engl J Med 351:136-144, 2004.

Sherer DM, Sokolovski M, Haratz-Rubinstein N: Diagnosis of umbilical cord entanglement of monoamniotic twins by first-trimester color Doppler imaging, J Ultrasound Med 21:1307-1309, 2002.

Shetty A, Smith AP: The sonographic diagnosis of chorionicity, Prenat Diagn 25:735-739, 2005.

Simonazzi G, Segata M, Ghi T, et al: Accurate neurosonographic prediction of brain injury in the surviving fetus after the death of a monochorionic cotwin, Ultrasound Obstet Gynecol 27:517-521, 2006.

Tan TY, Sepulveda W: Acardiac twin: a systematic review of minimally invasive treatment modalities, Ultrasound Obstet Gynecol 22:409-419, 2003.

Umur A, van Gemert MJ, Nikkels PG: Monoamniotic-versus diamniotic-monochorionic twin placentas: anastomoses and twin-twin transfusion syndrome, Am J Obstet Gynecol 189:1325-1329, 2003.

Wan JJ, Schrimmer D, Taché V, et al: Current practices in determining amnionicity and chorionicity in multiple gestations, Prenat Diagn 31:125-130, 2011.

Winkler N, Kennedy A, Byrne J, et al: The imaging spectrum of conjoined twins, Ultrasound Q 24: 249-255, 2008.

Wong EA, Sepulveda W: Acardiac anomaly: current issues in prenatal assessment and treatment, Prenat Diagn 25: 796-806, 2005.

第 12 章

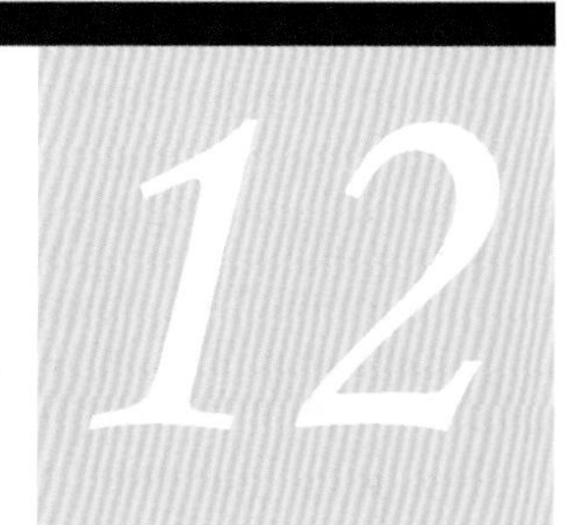

染色体异常:非整倍体的评估

非整倍体是指染色体数目的异常,它不是物种染色体的单倍体的确切倍数(人类为 23)。人类通常是二倍体核型,有两套完整的染色体组,共有 46 条染色体。大多数非整倍体胎儿额外增加一条染色体,称为三体,或丢失一条染色体,称为单体。非整倍体这一术语有时被广泛地用于任何染色体数目的异常,也包括染色体组的数目异常(如在三倍体中,有一个额外的染色体组)。本章重点评估产前超声常见的染色体数目异常,包括 21-三体、18-三体、13-三体、单倍体 X(Turner 综合征)和三倍体。

一、妊娠早期非整倍体筛查

妊娠早期非整倍体筛查可早期发现妊娠期非整倍体的发生风险,通过其他检查,如绒毛取样,有助于及时诊断。如果发现异常,患者有更多的时间来权衡他们的选择,可以在妊娠早期更安全地终止妊娠。

颈项透明层(NT)是妊娠早期筛查的主要超声指标。NT 是沿胎儿颈部后部和头部下部的一个无回声空间,相当于颈椎软组织表面和皮肤之间的含液区域,在正常胎儿中,这个空间很薄,而在一些非整倍体胎儿中,这个空间很厚(图 12-1)。NT 的测量应仔细细致,因为 1/10mm 的差异也会改变非整倍体的计算风险,延误患者的治疗。NT 检查资质认证包括培训、图像提交和正在进行的质量评估,以确保 NT 评估的准确性。

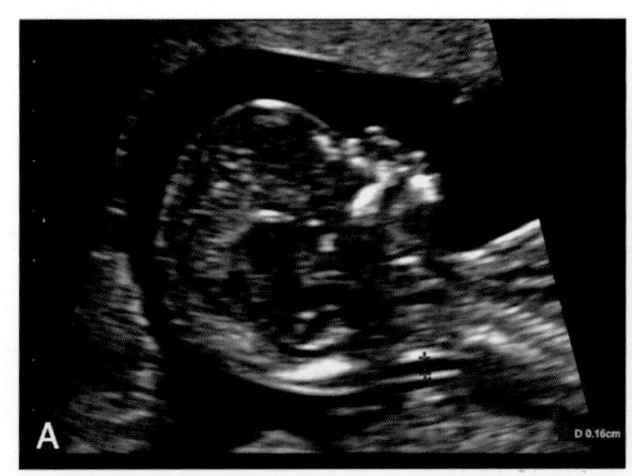

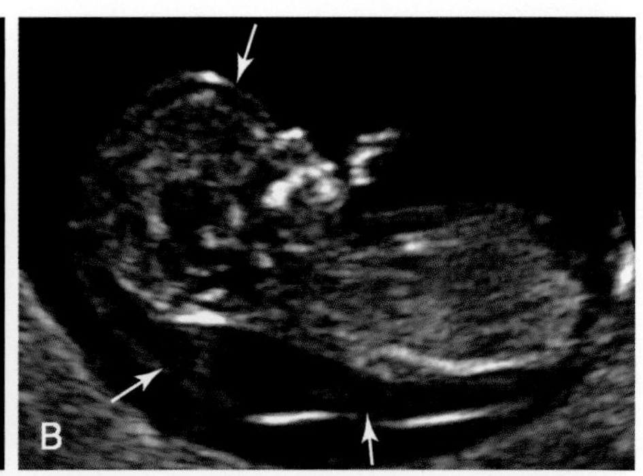

图 12-1　颈项透明层

A. 正常。头颈部的矢状位图像显示正常的颈项透明层,为胎儿颈后 1.6mm 的一个薄的无回声区(红色卡尺)。B. 异常。21-三体综合征胎儿的矢状位图像显示从胎儿头部沿长轴延伸的颈项透明层明显增厚(箭)。

NT 测量是通过使用"＋"配置（而不是其他字符，如"X"）的卡尺垂直于胎儿长轴获得的。卡尺的水平部分应放在 NT 边界线的内缘，而不能超过 NT 内边界（图 12-2A），在 NT 最宽处测量。图像应在正中矢状面上获得，其中胎儿头部、颈部和上胸部至少占据图像的 75%（图 12-2B）。应优化扫描参数以提高图像清晰度，并明确界定颈项透明层的无回声边界。胎儿颈部应处于自然姿势，不得俯屈或过度伸展。重要的是要区分羊膜与 NT 交界处的皮肤线，以避免由于将羊膜误认为胎儿皮肤而导致测量误差增大（图 12-2C）。当胚胎的头臀长在 45～84 mm 时，NT 测量才是有效的（精确的头臀长参数是有实验室特异性的，并且根据实验室的限制略有变化），相当于妊娠 11－14 周。应满足上述标准的最大测量值，而不是平均测量值。

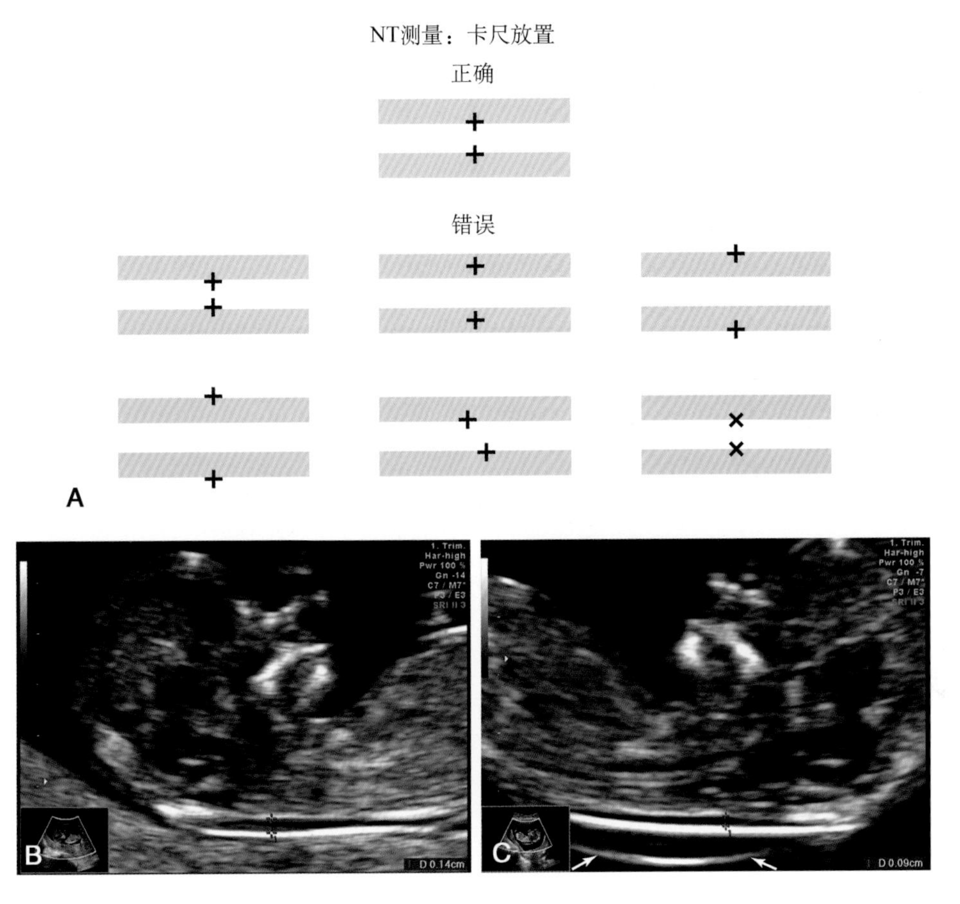

图 12-2　**颈项透明层**

A. 颈项透明层（NT）测量的正确（上图）和各种错误（中图和下图）卡尺位置的示意图。上图显示了正确的卡尺位置，说明了 NT 测量是使用具有"＋"配置的卡尺（而不是其他字符，如"X"）获得的。卡尺应定位在颈项层内缘之间，垂直于颈项透明层的长轴。卡尺的水平部分应放在颈项透明层边界的内缘，而不能超过颈项透明层内边界。B. 超声表现。颈项透明层的测量图像描绘了精确测量所需的特征，包括胎儿颈部处于正中位置，胎儿的头部、颈部和上胸部占据图像的大部分，颈项透明层周围有明显边界线，测量卡尺呈＋形，放在颈项透明层最宽部分（红色卡尺）边界线的内边界。C. 羊膜。正中矢状面图像显示羊膜（短箭）与颈项透明层（红色卡尺）分开。确定羊膜是很重要的，以确保它不被误认为是颈项透明层的外边界。

NT 本身不应用于评估非整倍体的可能性，当结合其他参数，如母亲年龄和妊娠早期母体血清生化标志物（也称为血清分析物）预测非整倍体的风险，这时 NT 预测非整倍体的准确性大大提高。目前使用的妊娠早期生化标志物是 β　人绒毛膜促性腺激素（β-hCG；游离的或结合的取决于实验室）和妊娠相关血浆蛋白 A（PAPP-A）。在非整倍体妊娠中，这些标志物的水平往往与整倍体妊娠不同。例如,21-三体的典型模式是高 β-hCG 和低 PAPP-A 水平,在 13-三体和 18-三体中,β-hCG 和 PAPP-A 水平通常均较低(表 12-1)。一些实践也提供了以各种组合(如偶然性、综合性和逐步序贯筛查)结合妊娠早期和中期发现的其他方案。

表 12-1 妊娠早期生化指标

标志物	风险增加
高 β-hCG 和低 PAPP-A	21-三体
低 β-hCG 和低 PAPP-A	13-三体和 18-三体
低 PAPP-A(低于第 5 百分位)	妊娠并发症风险增加

注:PAPP-A. 妊娠相关血浆蛋白 A;β-hCG. β-人绒毛膜促性腺激素。

当 NT 明显增厚,测量值≥3 mm 时,异常筛查结果的可能性很高,因此经常在不等待生化筛查结果的情况下进行额外检查,如绒毛取样(图 12-3)。NT 增厚的超声表现与淋巴水囊瘤相互重叠,两者都与非整倍体风险增加有关。增厚的 NT 有分隔时使用淋巴水囊瘤一词(图 12-4)。核型正常的胎儿中 NT 增厚与结构异常和综合征的发病率增加有关(图 12-5)。由于心脏异常是最常见的,正常核型合并 NT 增厚时通常需要做超声心动图。低 PAPP-A 水平(低于第 5 百分位)与妊娠并发症(如胎儿生长受限、子痫前期、早产和流产)的风险增加有关,通常被认为是生长发育的一个指标。

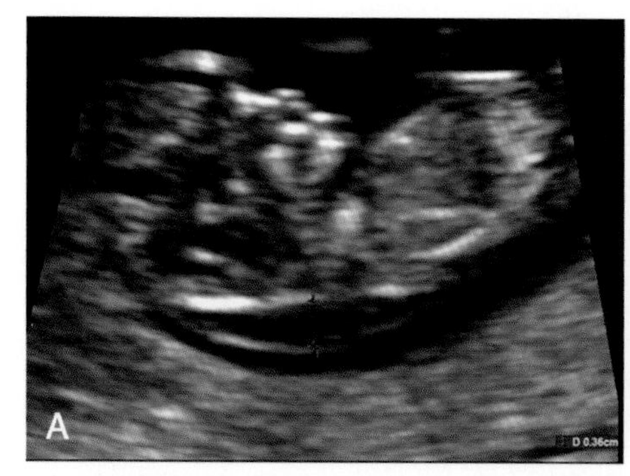

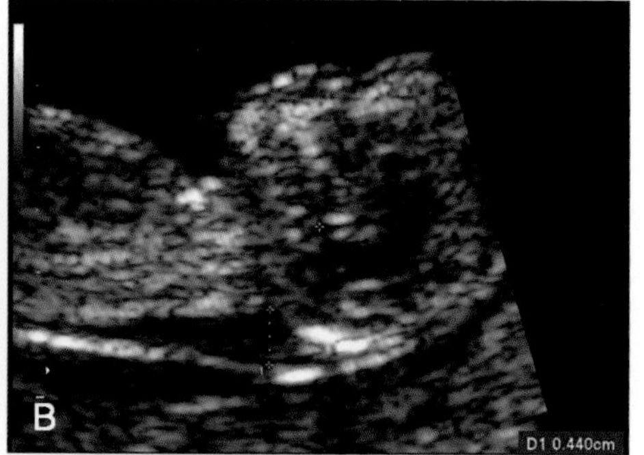

图 12-3 颈项透明层增厚

两个胎儿颈项透明层的正中矢状面图像(图像 A 为 3.6 mm,图像 B 为 4.4 mm)。绒毛取样结果为 21-三体(图像 A 中的胚胎)和 13-三体(图像 B 中的胚胎)。当颈项透明层达到或超过 3mm 时,经常需要额外的检查,而不等待生化筛查的结果。

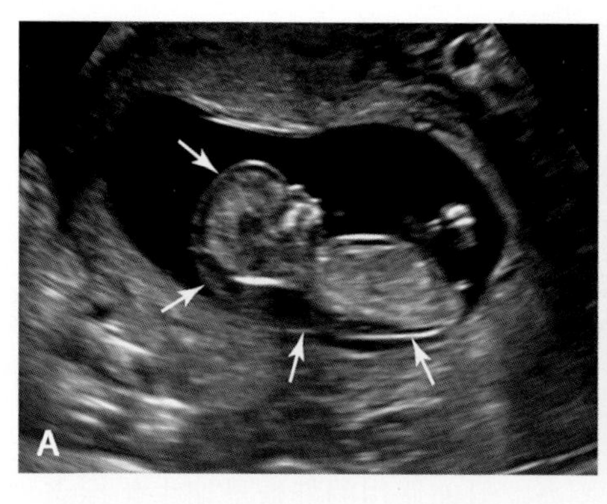

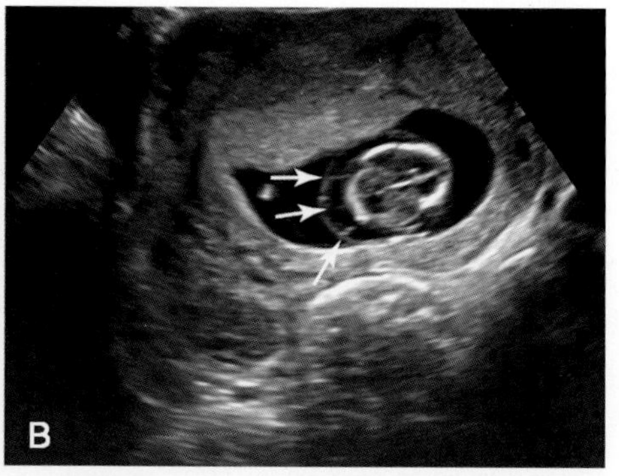

图 12-4 淋巴水囊瘤

A. 正中矢状面图像显示沿胎儿长轴延伸的非常厚的颈项透明层(箭)。B. 胎儿头部的轴向图像显示增厚的透明层内有分隔(箭),与淋巴水囊瘤一致。

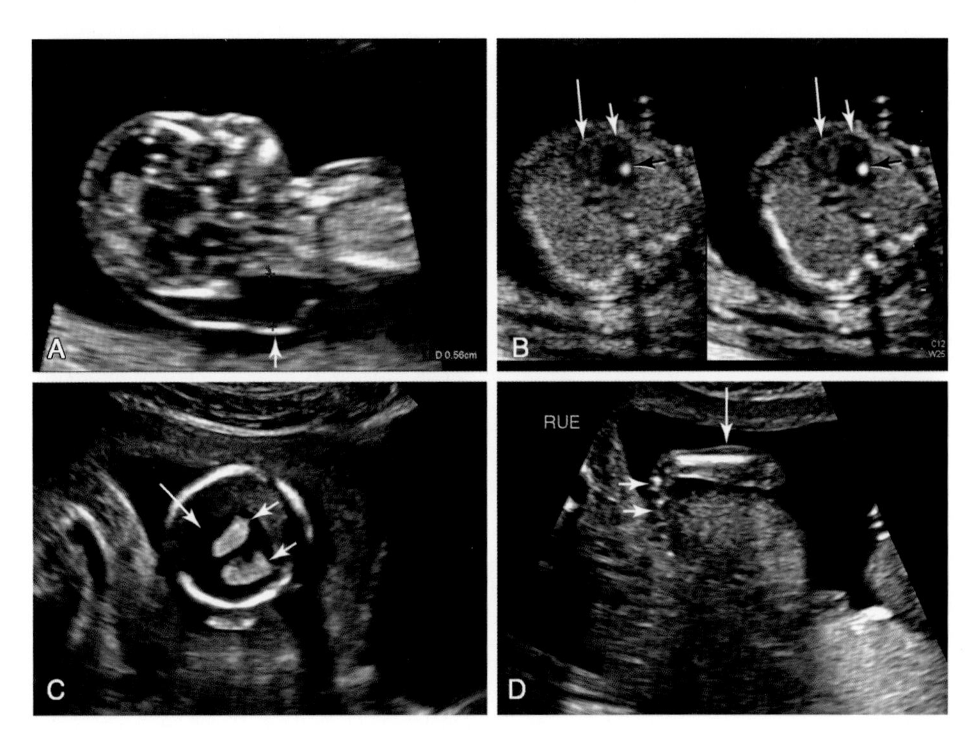

图 12-5　颈项透明层增厚

A. 正常核型。正中矢状面图像显示颈项透明层厚 5.6mm(箭)。核型正常的颈项透明层增厚与结构异常(最常见的是心脏)和综合征的发病率增加有关。B 至 D. 妊娠晚期同一胎儿的图像显示多处结构异常。B. 右心发育不全(长白箭为右心室;短白箭为左心室)。此外,心内灶状强回声(EIF,黑色箭),通过有谐波的(右图)和无谐波的(左图)得到证实。C. 前脑无裂畸形,含双侧脉络丛(短箭)的单一巨大的脑室(长箭)。D. 持续屈曲的手腕(长箭为前臂;短箭为手)。

评估是否有骨化的鼻骨可以提高早期筛查的准确性。妊娠早期的鼻骨评估依赖于操作者和经验,通常被认为是 NT 的一种辅助手段,而不是一种主要筛查方法。鼻骨应该在胚胎的中线侧面图上成像,同时显示覆盖的皮肤表面。鼻骨为一条位于皮肤深面且平行于皮肤表面的线性回声(图 12-6A)。鼻尖也经常被视为一个额外的回声灶,位于皮肤回声线的前部和尾部。鼻骨不显示与 21、18 和 13 三体风险的增加相关(图 12-6B)。

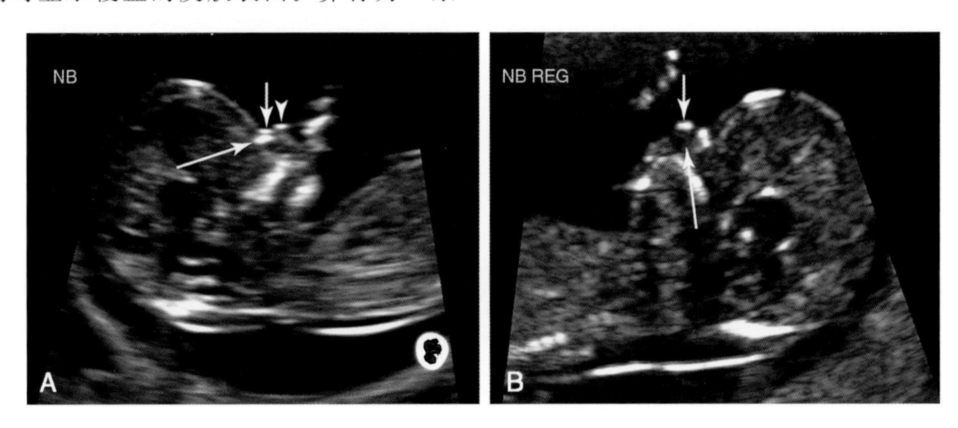

图 12-6　妊娠早期鼻骨显示

A. 鼻骨显示:正中矢状面图像显示鼻骨(长箭)为一条位于皮肤深面并平行于皮肤表面(短箭)的线性回声,鼻尖也可见(箭头)。B. 鼻骨不可见:正中矢状面图像显示皮肤表面呈线性回声(短箭),并没有在皮肤深处鼻骨的预期位置(长箭)显示第二条回声线(NB REG 为鼻骨区)。

二、妊娠中期筛查和超声非整倍体筛查指标

(一)四联筛查

妊娠中期非整倍体孕妇血清筛查与妊娠早期筛查相比,使用了不同的生化标记补体。通常在妊娠15—21周进行四联筛查(也称为四联中唐),包括甲胎蛋白(AFP)、hCG、未结合雌三醇(uE3)和抑制素A(表12-2)。在21-三体中,孕妇AFP和uE3水平往往较低,而hCG和抑制素A水平较高。18-三体中AFP、uE3和hCG水平降低,抑制素A水平无明显变化。这些筛检也有助于确定胎儿开放性神经管缺陷和体壁缺陷的风险增加,二者都与AFP水平增高有关。当结构异常无法解释AFP或hCG水平升高时,妊娠并发症的可能性增加,如生长受限、先兆子痫、早产和死产。

表12-2 妊娠中期四联筛

标志物	风险增加
低AFP和uE3,高hCG和抑制素-A	21-三体
低AFP、uE3和hCG	18-三体
高AFP	神经管缺陷,体壁缺陷
不明原因的高AFP或不明原因的高hCG	妊娠并发症风险增加

注:AFP. 甲胎蛋白;hCG. 人绒毛膜促性腺激素;uE3. 未结合雌三醇。

(二)软标志物

软标志物是超声发现的,与大多数胎儿的正常结局有关,但是非整倍体的风险增加。当除外非整倍体或其他异常的情况下,软标志物不会引起不良结局。非整倍体胎儿的主要结构异常与软标志物不同,它们通常与不良结局有关。当发现主要结构异常时,管理决策主要由结构异常而不是软标志物决定。

1. *颈后皮肤褶皱增厚* 颈后皮肤褶皱主要是胎儿头部的后方颈部上方的软组织,为头部轴向图像上从头部的后缘测量至皮肤表面的距离(图12-7A)。在妊娠15—20周测量,一般认为≥6mm时为增厚,临床上有时以5mm为临界值。尽管颈后皮肤褶皱与颈项透明层(NT)在名称上相似,颈项透明层是在妊娠早期11—14周在正中矢状面测量的,而颈后皮肤褶皱在妊娠15—20周轴向扫查平面测量的。如果测量颈后皮肤皱褶时扫查平面角度过陡,可能出现假性增厚的现象。为了防止这种情况的发生,最好在包括透明隔腔、丘脑、小脑半球、小脑延髓池和枕骨的平面上获得图像(图12-7B)。假性增厚也可能与胎儿位置有关,胎儿臀位和颈部过伸时测量值通常会增大。

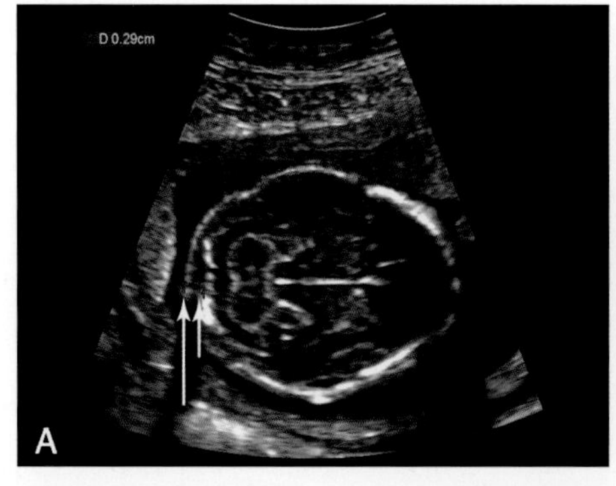

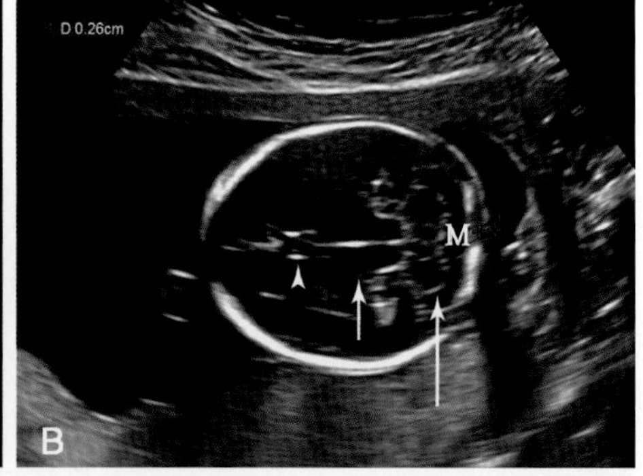

图12-7 颈后皮肤皱褶的测量:正常

A. 卡尺放置。胎儿头部的轴向图像显示测量颈后皮肤褶皱的枕骨后表面(短箭)和皮肤外表面(长箭)的红色卡尺。测量值正常,为0.29cm。颈后皮肤褶皱在妊娠15—20周测量,一般认为≥6mm时为增厚。B. 扫查平面。胎儿头部的轴向图像为颈后皮肤褶皱测量的最佳扫描平面(红色卡尺)。测量值正常,为0.26cm。值得注意的是,图像需显示透明隔腔(箭头)、丘脑(短箭)、小脑半球(长箭)、小脑延髓池(M)和枕骨。

颈后皮肤皱褶增厚与 Down 综合征的高风险相关(图 12-8)。它也发生在其他非整倍体，如 Turner 综合征，13-三体和 18-三体。颈后皮肤皱褶增厚是一个非常有说服力的指标，当单独发现时，核型分析也可能异常。目前，颈后皮肤皱褶增厚一直被认为是 Down 综合征中最敏感和最特异的妊娠中期超声指标。最近，鼻骨不可见(见下文“鼻骨不可见”一节)被证明是一个有前途的妊娠中期标志物，可能与颈后皮肤皱褶具有同样重要意义。

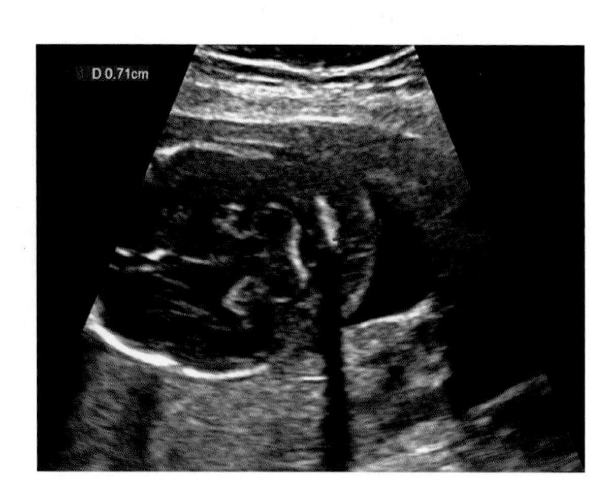

图 12-8　颈后皮肤皱褶增厚

胎儿头部的轴向图像显示颈后皮肤皱褶增厚(红色卡尺)，测量值为 0.71cm。随后胎儿被证实患有 Down 综合征。

2. *鼻骨不可见*　超声上，鼻骨是一个与鼻部皮肤表面平行且位于皮肤深面的线性回声结构(图 12-9A)。鼻梁扁平的小鼻子是 Down 综合征的一个特征。在妊娠中期，鼻骨不可见被证明是 21-三体的一个重要标志物(图 12-9B)。妊娠中期鼻骨不可见怀疑 Down 综合征比妊娠早期更有意义。大约 1% 正常胎儿和 30%～40% 21-三体胎儿妊娠中期出现鼻骨不可见。

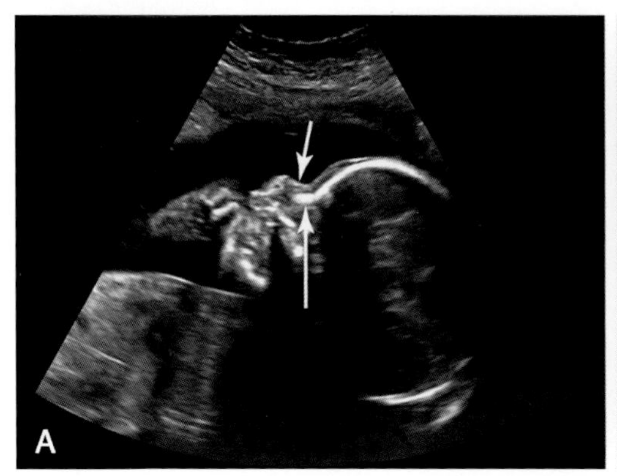

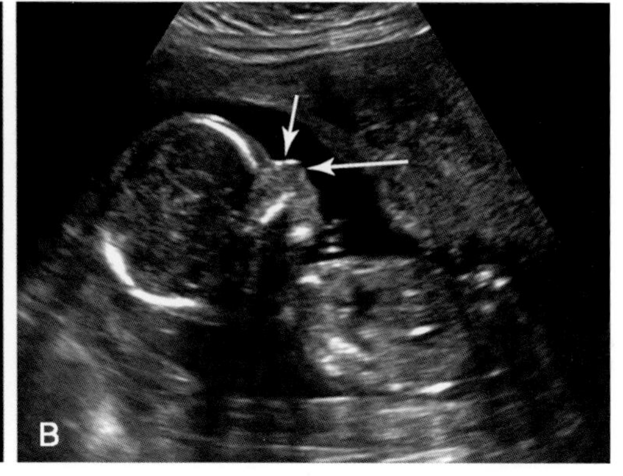

图 12-9　妊娠中期鼻骨可见

A. 鼻骨可见：妊娠中期胎儿的正中矢状面图像显示鼻骨为鼻部皮肤表面(短箭)深处的线性回声(长箭)。B. 鼻骨不可见：妊娠中期 Down 综合征胎儿的正中矢状面图像显示在鼻部皮肤表面(短箭)深处的预期位置(长箭)未见鼻骨。

3. *股骨和肱骨过短*　Down 综合征的患儿通常身材矮小，因此股骨和肱骨过短是 21-三体的软标志物并不奇怪(图 12-10)。长骨的长度随胎龄变化。有很多方法来比较测量的股骨和肱骨长度与预期长度，也可以简单地使用小于胎龄的第 5 百分位数和第 2.5 百分位数这个方法。21-三体中，肱骨长度是比股骨长度更可靠的软标志物，可能是因为正常胎儿和 21-三体胎儿之间的肱骨长度差异比股骨长度差异更显著。

4. *心内灶状强回声*　心内灶状强回声(EIF)是起源于乳头肌或腱索一个高回声灶，与钙化或矿物质沉积相对应(图 12-11A)。EIF 在心动周期内随心肌运动。由于回声灶是主观发现，只有在不使用增强对比度的扫描参数，如谐波和高扫描频率(>5 MHz)的情况下，在不同的扫描平面上均可看到与骨骼回声强度一样的回声灶时(图 12-11B 至图 12-11D)，才可以诊断 EIF。

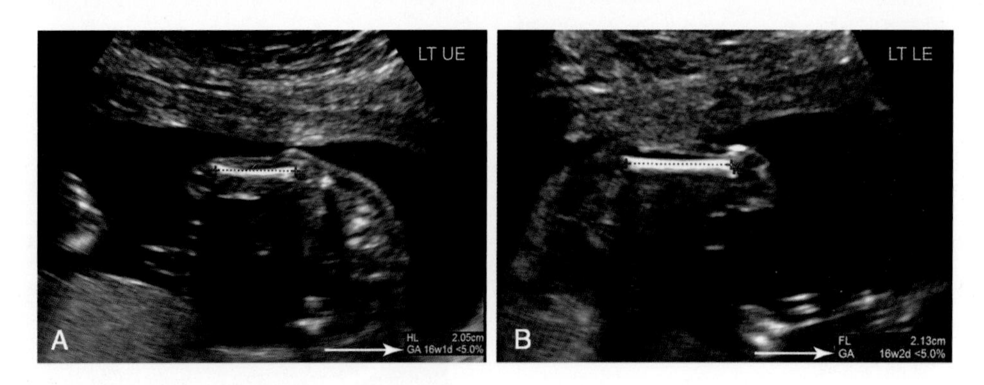

图 12-10　肱骨和股骨过短

胎儿 16 周 1 天纵向图像显示肱骨长度(A)和股骨长度(B)的测量值,二者的测量值均小于胎龄的第 5 百分位数(箭)。虽然肱骨和股骨过短均是非整倍体的软标志物,但肱骨过短的敏感性和特异性更高。其他的检查证实为 Down 综合征。

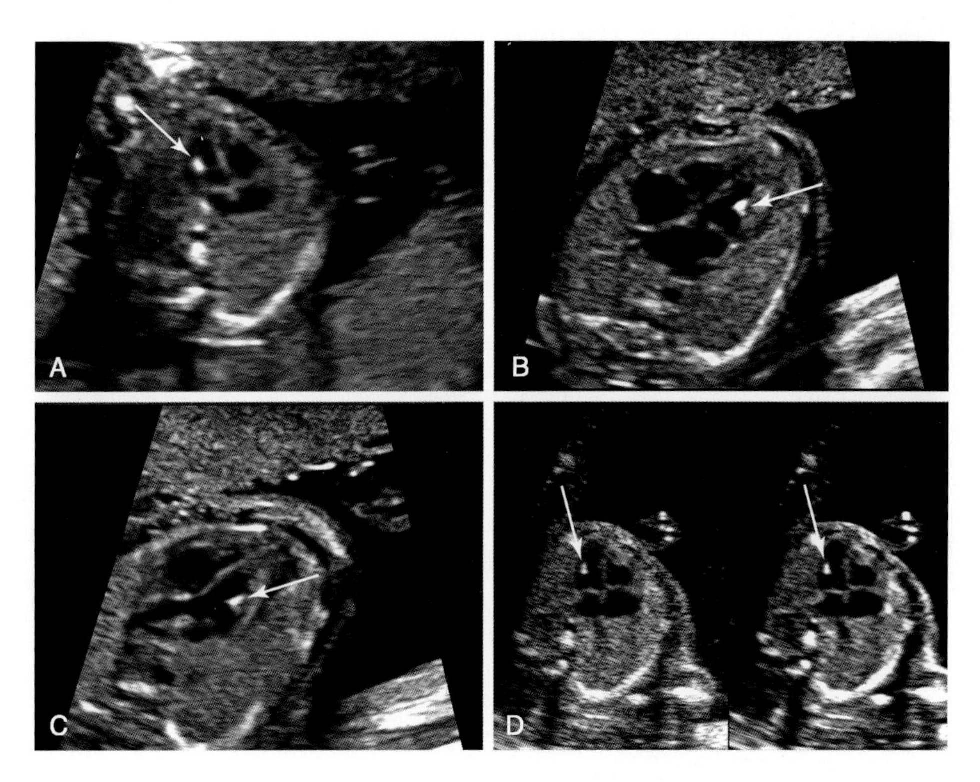

图 12-11　心内灶状强回声(EIF):超声特征

A. 回声。胎心四腔心切面显示左心室有高回声病灶(箭)。回声强度与骨骼一样,在心动周期中与心脏一起运动。B、C. 多平面扫查。胎儿心脏四腔心切面(B)和左心室流出道切面(C)均显示左心室内 EIF(箭)。D. 不同扫描参数。无谐波(左图像)和有谐波(右图像)的心脏四腔心切面显示,两种条件下,同一图像上的 EIF(箭)均与骨骼的回声强度一样。

EIF 增加了 21-三体的风险,大约是患者基线风险的两倍。这种增加可能足以使一些高危患者进行核型检查,当单独在低危患者中出现时,可能意义不大。EIF 也经常出现在其他非整倍体中,特别是 13-三体,但结构异常通常在 13-三体中也很明显。如果 EIF 单独出现,并且核型正常,则没有与 EIF 本身相关的不良结局。EIF 的唯一意义是作为非整倍体的软标志物。

EIF 也经常出现在正常胎儿中。相比于一般人群,它更普遍存在于亚洲人中,因此被认为是亚洲人群 Down 综合征的一个不可靠标志物。EIF 通常出现在左心室,也少见于右心室或两个心室均存在。一些研究表明,当 EIF 位于右心室或两个心室均存在时,非整倍体的发生率较高。

5. *双侧集合系统轻度扩张*　集合系统轻度扩张在 21-三体胎儿中比在整倍体胎儿中更常见。妊娠中期双侧集合系统前后径至少为 4 mm,被认为是非整倍体的软标志物(图 12-12)。然而,风险相对较小,当单独出现在低危孕妇中时,可能意义不大。在高危孕妇中,特别是同时存在其他标志物时,更有意义。

6. *肠管回声增强*　肠管回声增强可见于正常胎儿,但也见于多种病理疾病,包括非整倍体(最常见的是 21-三体,但也见于其他三体、三倍体和 Turner 综合征;图 12-13)。囊性纤维化和巨细胞病毒感染也可出现肠管回声增强,通常需进行核型分析和检测。由于肠管回声增强与其他疾病有关,并不符合软标志物的严格标准,但它可发生在正常胎儿和非整倍体胎儿中,所以经常与软标志物分在一起。与 EIF 一样,肠管回声增强是一个主观的发现,只有当回声强度与骨骼一样,在不同的扫描平面上均可见,并且不使用增强对比度的扫描参数如谐波和高扫描频率(>5 MHz),才应诊断。第 7 章将更深入地讨论肠管回声增强的其他病因。

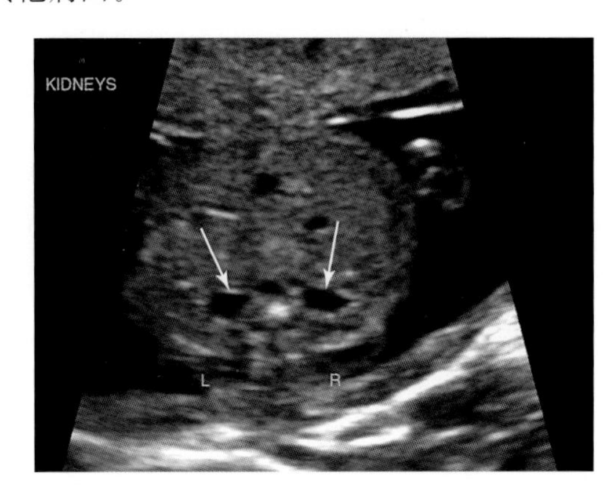

图 12-12　双侧集合系统轻度扩张

妊娠 19 周时胎儿腹部的轴位图像显示双侧集合系统轻度扩张(箭)。左侧集合系统前后径 4.4mm,右侧集合系统前后径 4.1mm。虽然双侧集合系统轻度扩张被认为是非整倍体的一个软标志物,当它在低危孕妇中单独出现时,风险很小,意义不大。图中 L. 胎儿左侧;R. 胎儿右侧。

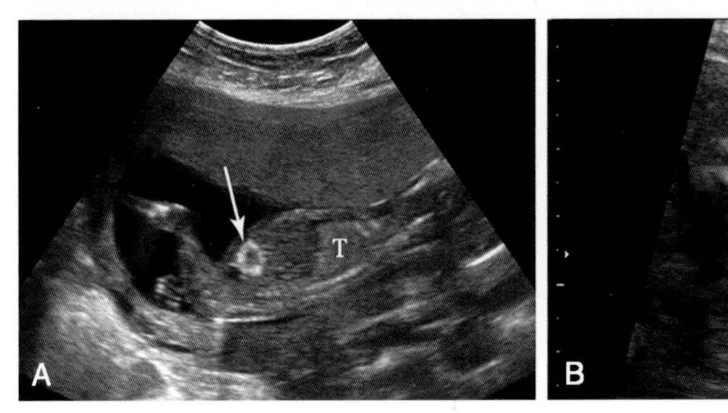

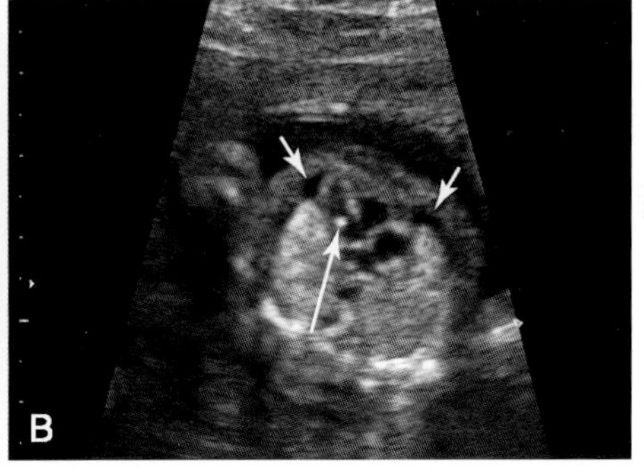

图 12-13　肠管回声增强

A. 胎儿腹部和胸部的矢状面图像(T)显示肠管回声增强(箭)。B. 同一胎儿的四腔心切面显示一个心内灶状强回声(长箭)和双侧少量胸腔积液(短箭)。进一步评估提示 Down 综合征。

7. *侧脑室扩张*　侧脑室轻度扩张(10～12mm)增加了非整倍体的风险。因为结构异常也可出现侧脑室轻度扩张,所以它不符合软标志物的严格标准,但它通常与软标志物分在一起,被认为是胎儿进行核型分析的一种提示(图 12-14)。第 15 章将进一步讨论脑室扩张。

8. *脉络丛囊肿*　脉络丛囊肿是一种常见的超声表现,可见于许多正常胎儿的妊娠中期(图 12-15)。18-三体胎儿经常出现脉络丛囊肿(图 12-16A)。脉络丛囊肿通常在妊娠晚期自行消退,但并不排除 18-三体,因为脉络丛囊肿在正常胎儿和 18-三体胎儿中均能自行消退(图 12-16B)。大多数 18-三体胎儿也存在其他异常。因此,发现脉络丛囊肿需要对胎儿进行详细扫查,以寻找 18-三体的其他常见畸形,特别是心脏缺陷、面部裂、肢体异常,尤其是手张开图像,因为在许

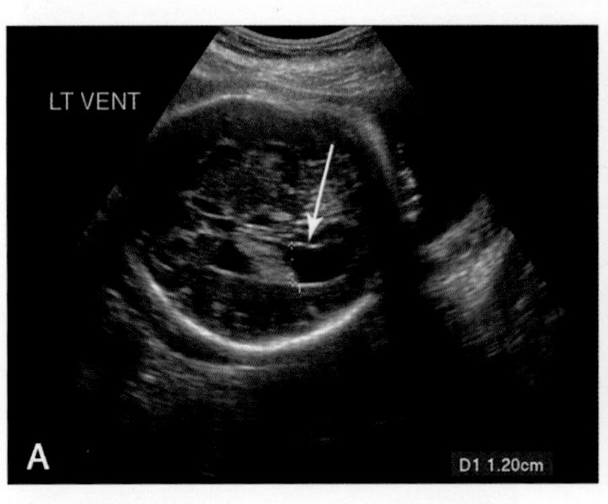

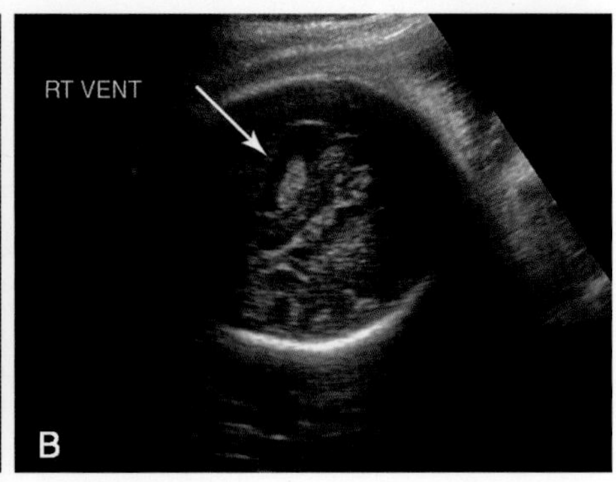

图 12-14 侧脑室轻度扩张

妊娠 30 周胎儿头部的轴位图像显示双侧侧脑室轻度扩张(箭)。左侧侧脑室(图像 A)测量值为 1.2cm。由于近场混响伪像,右侧侧脑室(图像 B)仅在斜位扫查平面上可见,且轻度扩张。未发现其他异常。产后诊断为 Down 综合征。

多 18-三体的胎儿中可以看到手呈握拳状和重叠指(图 12-16C)。如果在详细的结构扫查后仍没有发现异常,并且母体血清筛查正常,18-三体的可能性很低,通常认为不需要进行核型分析。尽管在 21-三体胎儿中也会出现脉络丛囊肿,但通常认为 21-三体和脉络丛囊肿的高发病率,可能是一个巧合。

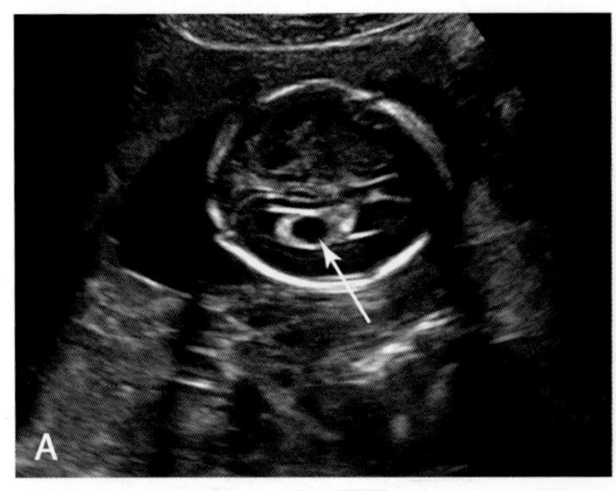

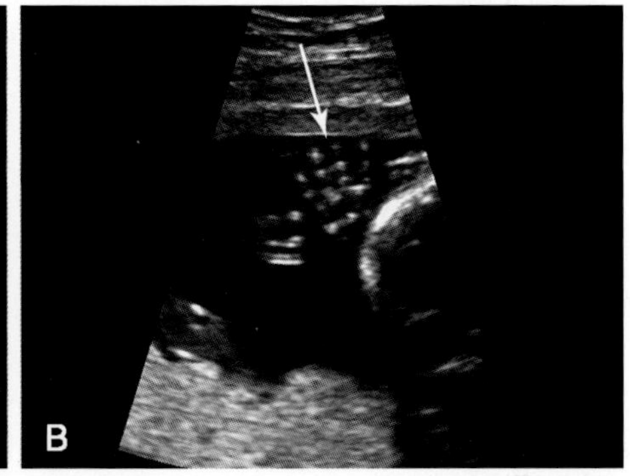

图 12-15 脉络丛囊肿:正常胎儿

A. 胎儿头部的轴向图像显示脉络丛囊肿(箭)。B. 对胎儿的详细扫查,结果均正常。注意正常手张开的图像(箭)。在 18-三体中,大多数有脉络丛囊肿的胎儿存在其他异常。如果脉络丛囊肿单独出现,经过详细的扫查结果均正常,并且母体血清筛查也是正常的,发生 18-三体的风险很低。

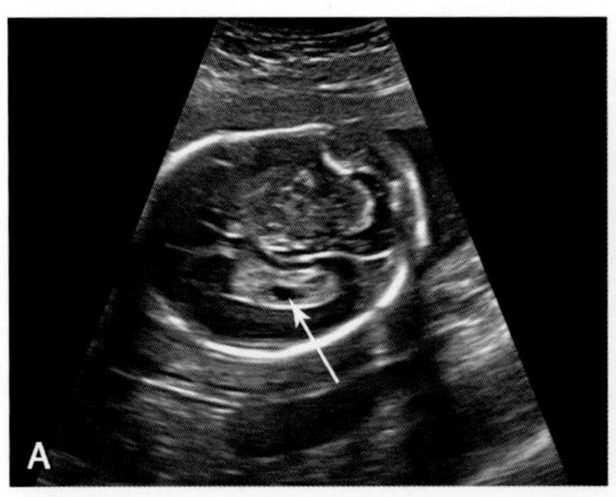

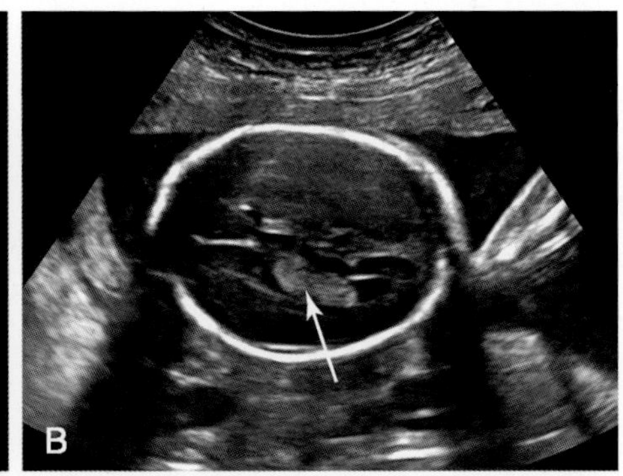

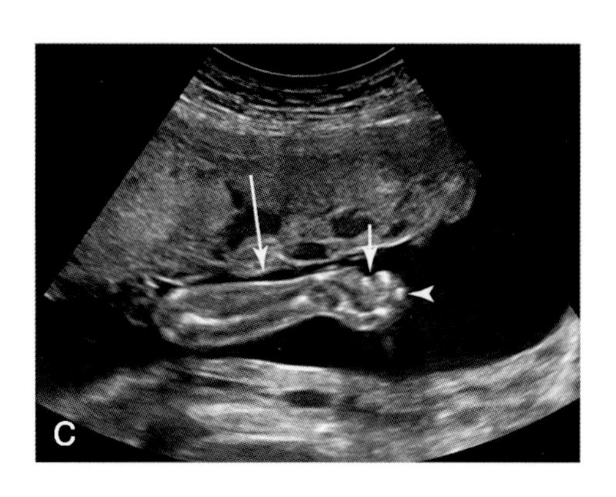

图 12-16　脉络丛囊肿:18-三体

A. 胎儿头部的轴向图像显示脉络丛囊肿(箭)。B. 4 周后,与图像 A 相同的胎儿头部的轴向显示正常的脉络丛(箭),脉络丛囊肿吸收了。C. 前臂的纵向图像(长箭)显示手呈握拳状(短箭)和重叠指(箭头),常见于 18-三体胎儿中。

脉络丛囊肿可单侧或双侧发生,大小和数目各不相同。一般来说,这些特征并没有被证明能改变 18-三体的可能性,从而影响管理。如果脉络丛囊肿是一个单独的发现,并且核型正常,则没有与它相关的不良结局。脉络丛囊肿唯一的意义是作为 18-三体的软标志物。

9. 其他标志物　21-三体胎儿中节指骨发育不全的发生率增高,受累胎儿超声显示中节指骨未骨化或骨化不全,近端和远端指骨正常骨化(图 12-17A),这可能与手指正常曲度有关,即手指向内弯曲朝向其余手指(见图 9-6A)。正常胎儿在中孕早期进行扫查时常可见小指中节指骨骨化不全,其作为非整倍体标志物的价值降低。类似地,在 Down 综合征(图 12-17B)中,草鞋足(即踇趾和第二脚趾之间的间隙增大)的发生频率增加,但在正常胎儿中也可发现,由于脚趾位置的原因,草鞋足可能是暂时的。

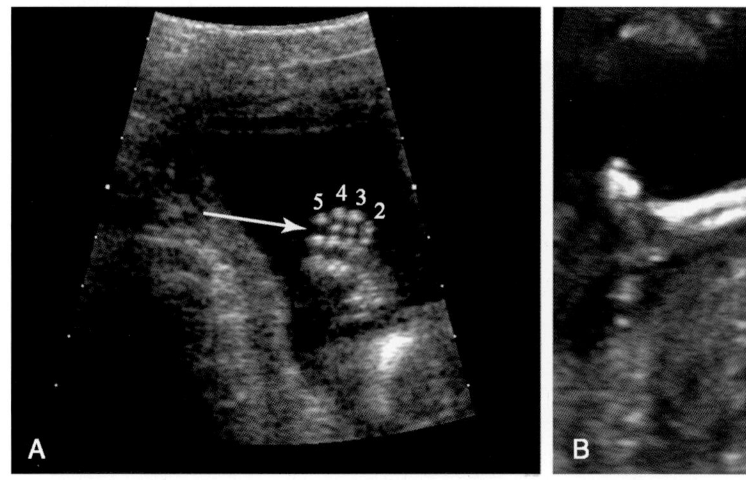

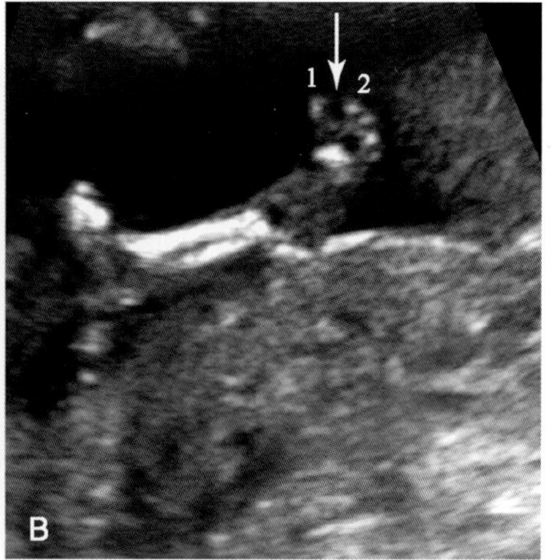

图 12-17　21-三体:其他软标志物

A. 小指中节指骨发育不全。21-三体胎儿的手张开图像显示小指(长箭)的近端和远侧指骨之间存在间隙。注意,剩余(2、3、4、5)手指指骨正常骨化。拇指在另一切面中出现,正常。B. 草鞋足。另一个 21-三体胎儿的足部斜切面图像显示踇趾(1)和第二脚趾(2)之间一个明显的间隙(箭)。

三、游离 DNA

母血中游离 DNA 的分析是产前基因诊断的一个有前途的发展，目前尚处于临床应用阶段。母亲的血液经过处理，分离出母亲血液中少量游离胎儿 DNA，以评估 21 号、18 号和 13 号染色体 DNA 数量的增加，有助于 21-三体、13-三体和 18-三体的诊断。胎儿性别可以根据 Y 染色体的存在与否来确定。X 染色体和 Y 染色体的相对数量可以用来诊断性染色体非整倍体，如 Turner 综合征和 Klinefelter 综合征。随着分析的进一步完善，可以评估的遗传性疾病的数量正在迅速增加。据报道，高危患者中 21-三体和 18-三体的检出率约为 99%，13-三体的检出率为 91%，13-三体、18-三体和 21-三体的特异性>99%。然而，游离 DNA 并不能提供其他筛查（如 AFP 和 NT）所提供的某些结构异常风险的信息（如开放性神经管缺陷，腹壁缺陷，先天性心脏缺陷或妊娠并发症，包括生长受限、先兆子痫和早产）。目前正在对妊娠 10 周后获得的母体血液样本进行游离 DNA 分析。鉴于游离 DNA 检测的高准确度和无创性，游离 DNA 很可能最终取代、补充目前某些筛查试验，或导致它们的使用大大减少。

四、常见非整倍体的超声表现

（一）21-三体综合征（Down 综合征）

21-三体是新生儿中最常见的非整倍体。21-三体综合征胎儿的超声检查可以是正常的，也可以显示软标志物（图 12-8 至图 12-14 和图 12-17）和（或）结构异常。最常见的结构异常是心脏缺陷（特别是隔膜缺损，如房室间隔缺损和室间隔缺损，法洛四联症较少见）和十二指肠闭锁（图 12-18A、图 12-18B）。70%21-三体胎儿存在 AVSD，约 1/3 的 21-三体胎儿存在十二指肠闭锁、淋巴水囊瘤、积水、孤立性胸腔积液或心包积液、食管闭锁/气管食管瘘、脐膨出和脑室扩张也很常见（图 12-18C 至图 12-18F）。

（二）18-三体综合征（Edwards 综合征）

18-三体是新生儿第二常见的常染色体非整倍体。受累胎儿大多数宫内死亡或出生后不久死亡，存活下来的胎儿存在严重的精神障碍和身体残疾。18-三体综合征胎儿宫内生长受限的发生率也很高。

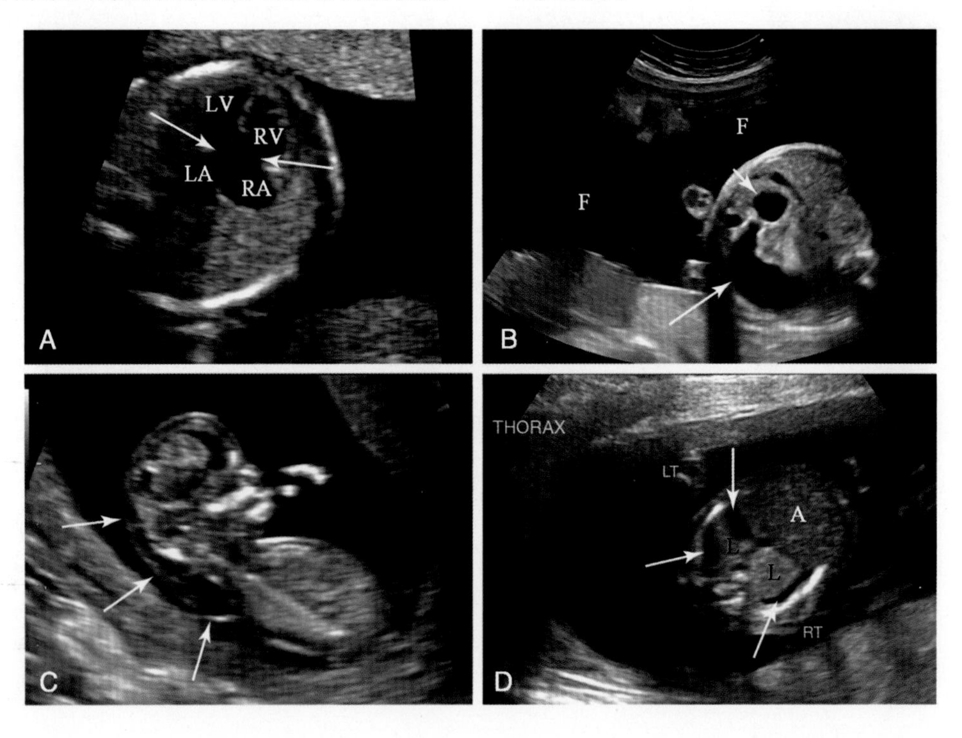

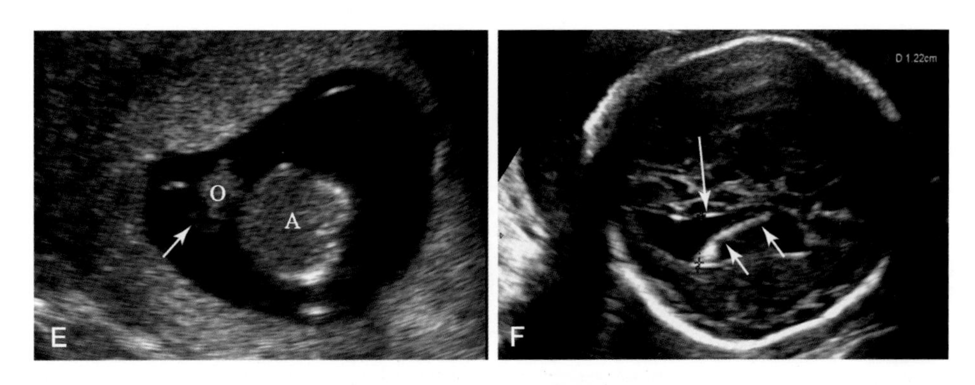

图 12-18 21-三体综合征(Down 综合征):不同胎儿的超声表现

A. 房室间隔缺损(AVSD)。心脏的四腔心切面显示由一个大的 AVSD 引起的心脏中央部分(箭)有一个大的缺损。B. 十二指肠闭锁。胎儿腹部的轴向图像显示扩张的胃(长箭)、扩张的十二指肠球部(短箭),合并羊水过多(F)。C. 淋巴水囊瘤。妊娠早期的矢状位图像显示带有间隔的淋巴水囊瘤(箭)。D. 胸腔积液。胎儿胸腹部斜位(图像 A)显示肺部(L)周围液体(箭)。E. 脐膨出。胎儿腹部(A)的轴向图像显示一个小的脐膨出(O),有被膜覆盖(箭)。F. 头部的轴向图像显示侧脑室轻度扩张(长箭),宽约 1.2cm,脉络丛呈悬挂样(短箭)。图中 LA. 左心房;LT. 胎儿左侧;LV. 左心室;RA. 右心房;RT. 胎儿右侧;RV. 右心室。

18-三体综合征与广泛的结构异常相关,其中许多结构异常可在超声下发现(图 12-19),常见的畸形包括心脏缺陷(特别是 AVSD、室间隔缺损、主动脉缩窄和左心发育不全)、中枢神经系统异常(如神经管缺陷、胼胝体发育不全、Dandy Walker 畸形)和肢体异常。手呈握拳状与重叠指是常见的 18-三体综合征的表现。其他肢体异常包括摇篮足、马蹄内翻足和桡骨发育不良。颅面部畸形,如小颌畸形(小下颌)和眼距宽是常见的,也可出现脐膨出、先天性膈疝、淋巴水囊瘤、单脐动脉、泌尿生殖道畸形和胃肠道畸形。软标志物如脉络丛囊肿(见图 12-16)、NT 增厚和肠管回声增强也可出现。一些 18-三体综合征的胎儿可出现草莓头,即枕骨变平,额骨变尖和指向前方,类似于 Chiari Ⅱ畸形中的柠檬头(见图 9-2B、图 9-2C)。

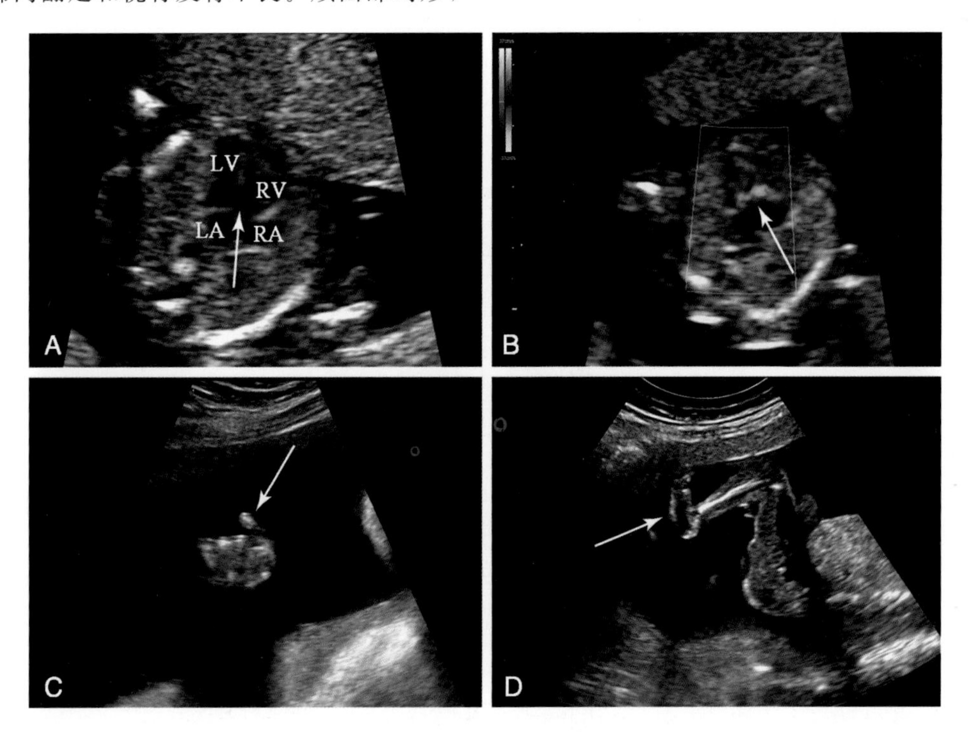

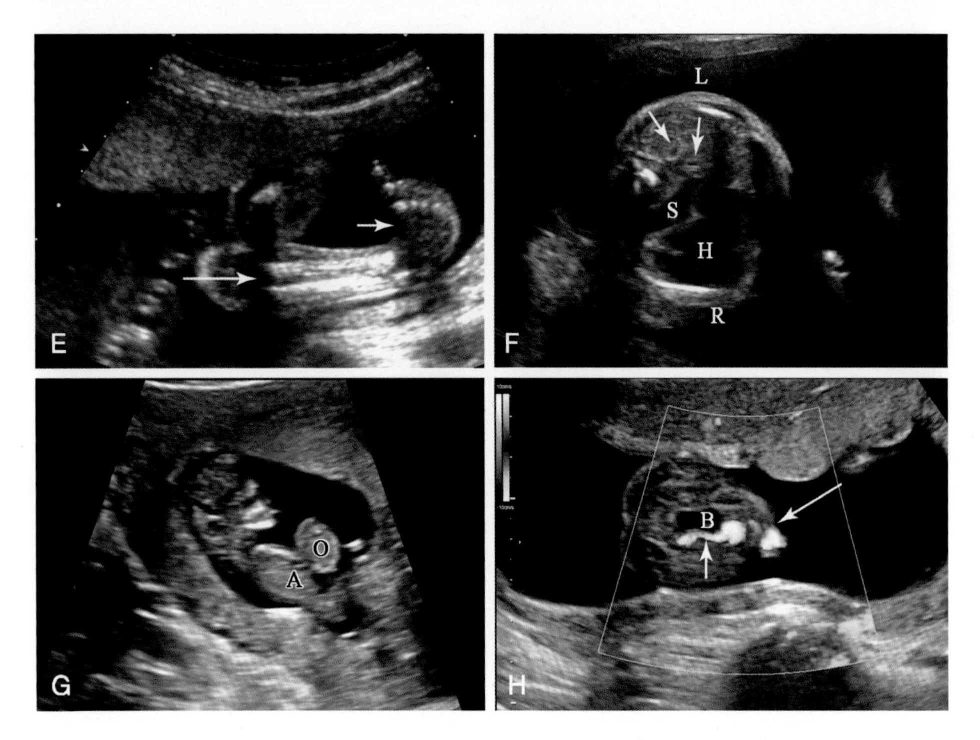

图 12-19 18-三体综合征(Edwards 综合征):不同胎儿的超声表现

A. 室间隔缺损。心脏四腔心切面显示室间隔缺损(箭)。B. 与图像 A 同一胎儿的同样切面的心脏彩色多普勒图像证实了室间隔缺损处的血流(箭)。C. 手异常。手的横截面显示手呈握拳状与重叠指(箭)。D. 摇篮足。腿的纵向图像显示脚底呈摇篮样(箭)。E. 马蹄内翻足。小腿的纵向图像显示脚和小腿之间的角度异常,长轴切面上可见到胫骨和腓骨(长箭)的大部分同时可见冠状面的脚跟(短箭)。F. 先天性膈疝。心脏水平的胸部轴位图像显示,由于大的左侧膈疝致纵隔移位,心脏(H)移至右半胸腔。注意,胸部的胃(S)和小肠(箭)。G. 脐膨出。妊娠 12 周 5 天胎儿纵向图像显示腹前部(A)的脐膨出(O)。H. 单脐动脉。胎儿盆腔膀胱(B)水平的轴向图像显示单脐动脉(长箭),即脐带沿膀胱的一侧插入(短箭)。图中 L. 胎儿左侧;LA. 左心房;LV. 左心室;R. 胎儿右侧;RA. 右心房;RV. 右心室。

(三)13-三体综合征(Patau 综合征)

13-三体综合征胎儿通常有多处结构异常和生长受限。像 18-三体综合征一样,存活者存在严重的精神障碍和身体缺陷,大多数宫内死亡或出生后不久死亡。典型的 13-三体颅面部异常包括前脑无裂畸形、小头畸形、小眼畸形、独眼症、长鼻畸形和面部裂。大多数胎儿存在心脏缺陷(如室间隔缺损、房间隔缺损、动脉导管未闭、左心室发育不全和 AVSD),也可见肾肥大、脐膨出、淋巴水囊瘤、神经管缺陷、肢体异常(如轴后多指畸形、桡骨发育不良、手指持续弯曲)和单脐动脉,亦可见软标志物,包括 EIF、NT 增厚和肠管回声增强(图 12-20)。

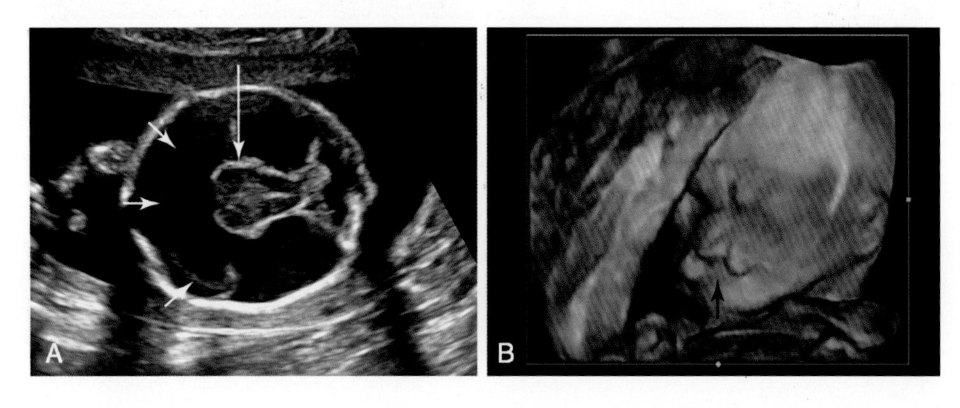

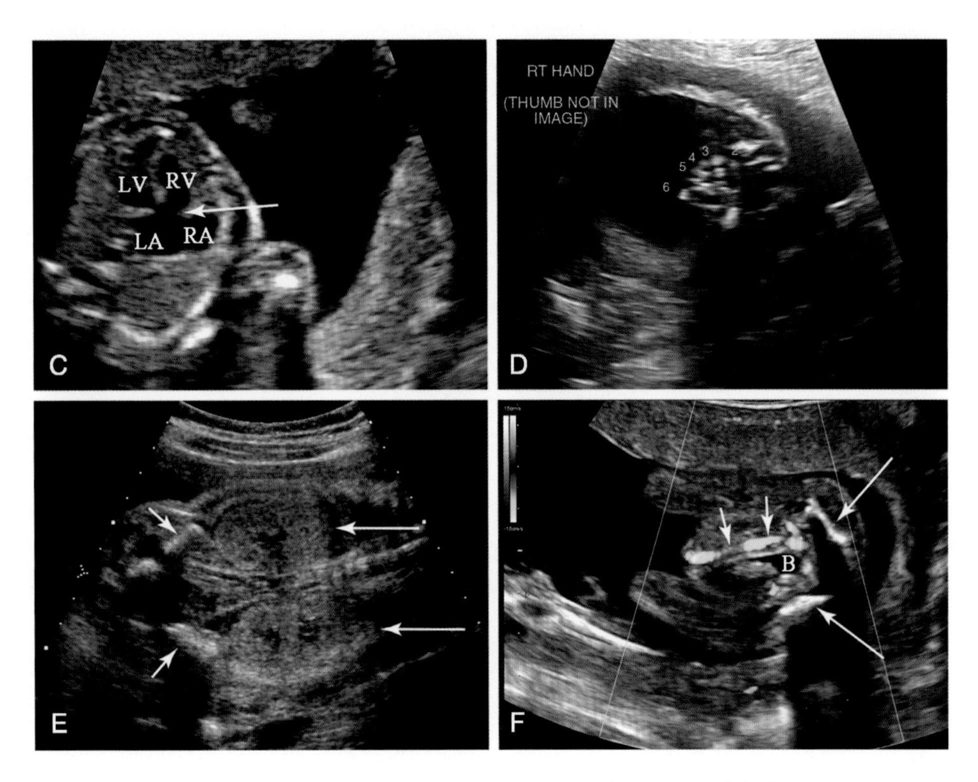

图 12-20 13-三体综合征(Patau 综合征):三个不同胎儿的超声表现

图像 A、B、C 和 F 是同一胎儿,图像 D 和 E 是另外两个胎儿的。A. 前脑无裂畸形。胎儿头部斜位图像显示融合的丘脑(长箭)和一个大的脑室(短箭)与前脑无裂一致。B. 胎儿面部的三维表面成像显示一个较大的面部中线裂(箭)。C. 房室间隔缺损(AVSD)。心脏的四腔心切面显示心脏中央部分(箭)因 AVSD 而有一大的缺损。图中 LA 为左心房;LV 为左心室;RA 为右心房;RV 为右心室。D. 多指畸形。胎儿手的图像显示除拇指外的五个手指(2、3、4、5、6),拇指在不同的扫查平面上显示。E. 肾肥大。胎儿腹部冠状位图像显示肾肥大(长箭),占据腹部大部分(短箭为髂骨)。F. 单脐动脉。胎儿盆腔在膀胱(B)和髂骨(长箭)水平的斜位图像显示一条脐动脉(短箭)沿膀胱一侧向腹腔内延伸。

(四)Turner 综合征(45,X,单体 X)

Turner 综合征是由于两条性染色体中的一条完全或部分缺失,导致 45,X 染色体组型(单体 X 染色体),因此 Turner 综合征是女性特有的。Turner 综合征可出现多种结局,大多数胚胎自然流产,幸存者可能智力正常,但是经常出现特征性表现,包括身材矮小,蹼颈,第二性征未发育。产前超声检查结果包括淋巴水囊瘤,通常为巨大且有间隔的全身性淋巴水肿,伴躯干和四肢软组织显著增厚及水肿(图 12-21)。也常见心脏缺陷,通常包括左心畸形,如主动脉缩窄和左心发育不全。肾异常,如马蹄肾、重复肾和单侧肾发育不全。

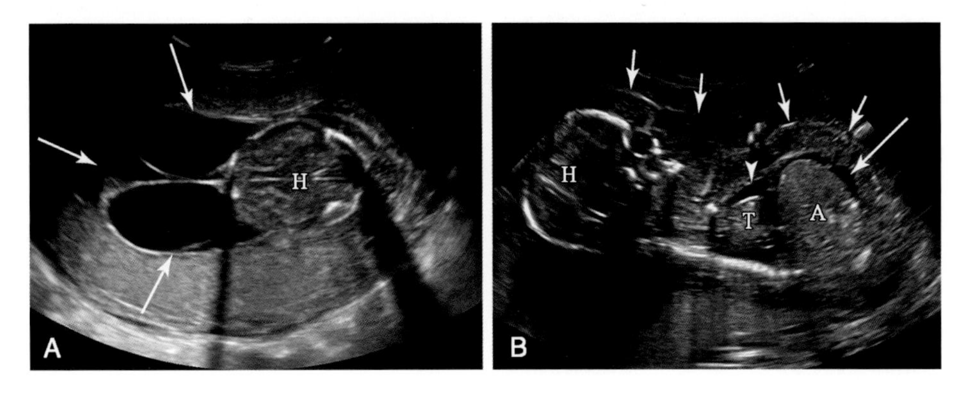

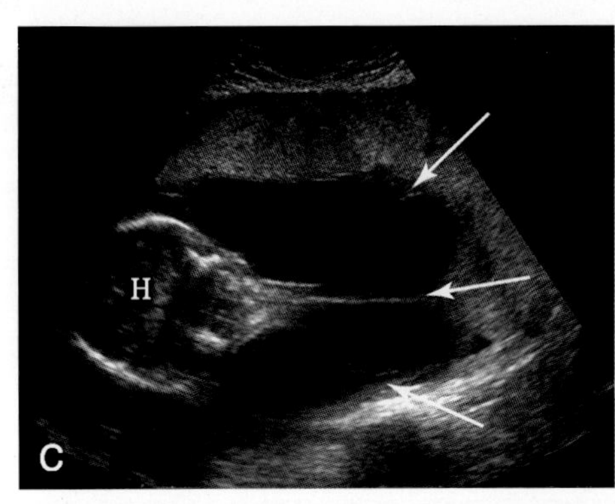

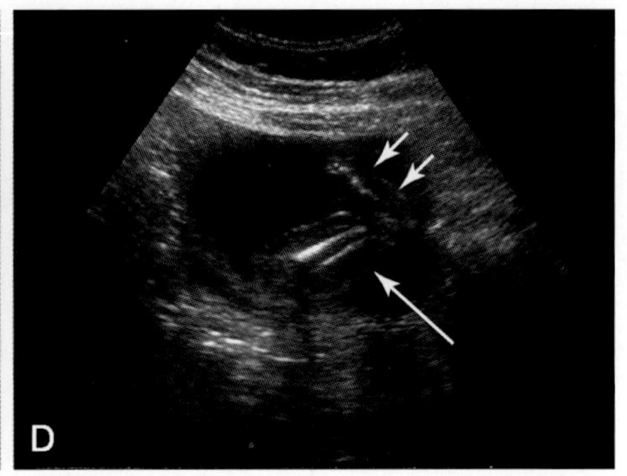

图 12-21 Turner 综合征(45,X)

A. 淋巴水囊瘤。在胎儿头部(H)水平的轴向图像显示一个大的有分隔的淋巴水囊瘤(箭)。B. 与图像A为同一胎儿的斜位纵向图像显示胸腔积液(箭头)、腹腔积液(长箭)和软组织弥散性显著增厚(短箭)。C. 不同胎儿头部水平(H)的斜位图像显示一个巨大的淋巴水囊瘤,其后外侧有间隔(箭),充满羊膜腔。D. 同一胎儿的小腿(长箭)和足部(短箭)的纵向图像显示,由于足部和腿部的淋巴水肿,软组织明显增厚。图中 A. 腹部;H. 头部;T. 胸部。

(五)三倍体

三倍体是指由于一套完整的额外染色体组而形成的69条染色体。三倍体主要有两种类型,额外的一组染色体在起源上可以是父系的,通常发生在两个精子与卵子受精,或者在起源上是母系的,继发于二倍体卵子与一个精子受精。父系三倍体妊娠通常有一个巨大的胎盘,其囊性改变导致部分葡萄胎(图 12-22A)。相比之下,母系起源的三倍体与早发严重的不对称生长受限有关,头部通常比身体大,二者不成比例,胎盘通常很小,没有囊性改变(图 12-22B)。

大多数三倍体胎儿在妊娠早期自然流产。对于三倍体胎儿来说,在妊娠早期至孕中期存活者少见。主要的结构异常很常见,而且往往很严重,最常见的是影响心脏和中枢神经系统,也包括淋巴水囊瘤、脐膨出、泌尿生殖系统和肌肉骨骼系统的异常(图 12-22C)。三倍体胎儿典型的手畸形是第3和第4指并指畸形。

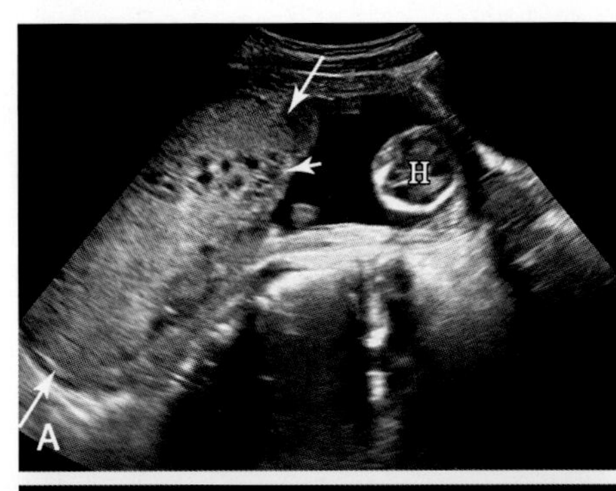

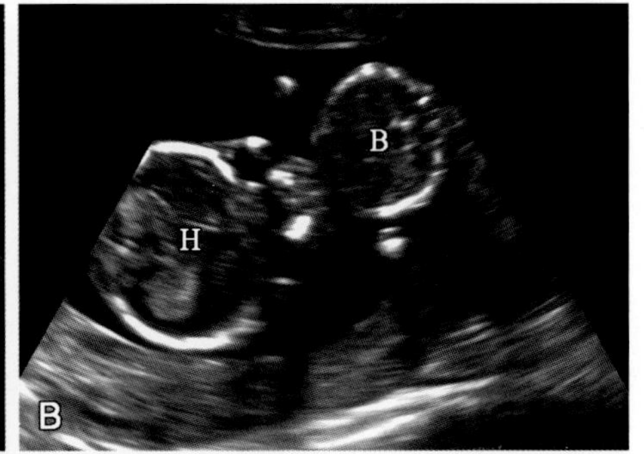

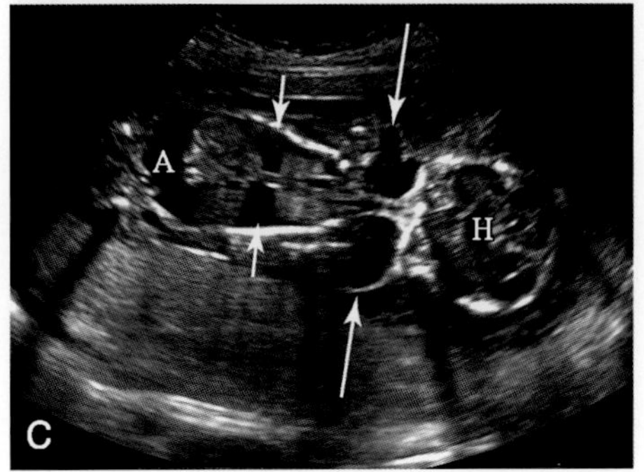

图 12-22 三倍体:三个不同胎儿的超声表现

A. 子宫的斜位图像显示一个大胎盘(长箭)和一个囊性改变的局部区域(短箭)。也可见胎儿头部(H)。B. 斜位图像显示胎儿头部(H)与身体(B)的大小存在明显差异,这是由于早期出现严重的生长受限。C. 冠状位图像显示淋巴水囊瘤(长箭)、胸腔积液(短箭)和腹腔积液(A)。

关键特征

- 颈项透明层(NT)是一个沿胎儿颈部和头部后部的小的无回声空间。正常胎儿的 NT 通常很薄,在非整倍体的情况下常增宽。
- NT 的测量应遵循公认的指导原则,因为只有 1/10mm 的差异也会显著影响非整倍体的计算风险和患者管理。
- 结合母亲年龄和妊娠早期血清生化指标等附加参数计算非整倍体的预测风险,可提高 NT 厚度预测非整倍体的准确性。不能仅凭 NT 来评估非整倍体的可能性。
- 核型正常的胎儿 NT 增厚和结构异常(最常见的是心脏)及综合征的发病率增加有关。淋巴水囊瘤一词用于有分隔的 NT 增厚。
- 妊娠中期母体血清非整倍体筛查采用四联筛查(AFP、hCG、uE3 和抑制素 A)。
- 四联筛查也有助于识别胎儿开放性神经管缺陷和基于 AFP 升高的体壁缺陷的风险。当 AFP 或 hCG 增加不是由结构异常引起时,发生妊娠并发症的可能性增加,如生长受限、先兆子痫和早产。
- 软标志物增加了非整倍体的风险。在没有非整倍体或其他异常的情况下,大多数软标志物不会对结果产生不利影响。
- 软标志物包括颈后皮肤皱襞增厚、鼻骨不可见、股骨和肱骨过短、EIF、双侧集合系统轻度扩张、肠管回声增强、小指中节指骨发育不全、摇篮足、脉络丛囊肿。
- 颈后皮肤褶皱为头部轴向图像上从头部的后缘测量至皮肤表面的距离。在孕 15－20 周测量有效。颈后皮肤皱褶如果＞6mm,则增厚。
- NT 测量不同于颈后皮肤褶皱,它是在妊娠早期 11－14 周在正中矢状面获得,而颈后皮肤皱褶是在 15－20 周在轴向扫查平面测量的。
- 颈后皮肤褶皱增厚与 Down 综合征的高风险相关,也发生在其他非整倍体,如 Turner 综合征、13-三体综合征和 18-三体综合征。
- 脉络丛囊肿在许多正常胎儿中可见,但也与 18-三体综合征有关。应该对胎儿进行详细的扫查,以寻找 18-三体综合征的常见畸形。如果没有发现异常并且母体血清筛查正常,18-三体综合征的可能性很低,通常认为不需要进行核型分析。
- 母血游离 DNA 分析是产前基因学诊断的一个有前途的进展,为非整倍体及其他遗传病的诊断提供了一种无创的方法。
- 21-三体综合征胎儿的产前超声评估可以是正常的,也可以显示软标志物和(或)结构异常。最常见的结构异常是心脏缺陷和十二指肠闭锁。
- 大多数 18-三体胎儿宫内死亡或出生后不久死亡。常见的结构畸形包括心脏缺陷;中枢神经系统异常;肢体异常,如手呈握拳状、重叠指、马蹄内翻足、摇篮足和桡骨发育不全;以及其他很多的缺陷。
- 大多数 13-三体胎儿宫内死亡或出生后不久死亡。常见生长受限和结构异常,如多指畸形、肾肥大、包括前脑和中线缺陷的中枢神经系统畸形、心脏畸形和其他异常。
- Turner 综合征是指两条性染色体中的一条完全或部分缺失,导致 45,X 染色体组型,因此仅见于女性。大多数 Turner 综合征的胚胎是自然流产的。
- Turner 综合征常见的产前超声表现包括淋巴水囊瘤、全身性淋巴水肿、软组织显著增厚和水肿、主动脉缩窄和左心发育不全等心血管缺陷及肾异常。
- 三倍体是指由于一套完整的额外染色体组而形成的 69 条染色体。额外的一组染色体在起源上可以是父系的,也可以是母系的。
- 父系起源的三倍体妊娠通常有一个巨大的胎盘,出现与部分葡萄胎一致的囊性改变。母系起源的三倍体与早发的严重不对称生长受限有关,通常头部与身体相比过大。胎盘通常很小,没有囊性改变。
- 大多数三倍体胎儿在妊娠早期自然流产;三倍体胎儿在妊娠早期到妊娠中期存活者少见。多发生重大结构异常。

参考文献

Alamillo CM, Fiddler M, Pergament E: Increased nuchal translucency in the presence of normal chromosomes: what's next?, Curr Opin Obstet Gynecol 24:102-108, 2012.

Al-Kouatly HB, Chasen ST, Streltzoff J, et al: The clinical significance of fetal echogenic bowel, Am J Obstet Gynecol 185:1035-1038, 2001.

Benacerraf BR: The history of the second-trimester sonographic markers for detecting fetal Down syndrome, and their current role in obstetric practice, Prenat Diagn 30:644-652, 2010.

Benacerraf RB: The role of the second trimester genetic sonogram in screening for fetal Down syndrome, Semin Perinatol 29:386-394, 2005.

Bethune M: Literature review and suggested protocol for managing ultrasound soft markers for Down syndrome: thickened nuchal fold, echogenic bowel, shortened femur, shortened humerus, pyelectasis and absent or hypoplastic nasal bone, Australas Radiol 51:218-225, 2007.

Bianchi DW, Parker RL, Wentworth J, et al: DNA sequencing versus standard prenatal aneuploidy screening, N Engl J Med 370:799-808, 2014.

Borrell A: Promises and pitfalls of first trimester sonographic markers in the detection of fetal aneuploidy, Prenat Diagn 29:62-68, 2009.

Bronsteen R, Lee W, Vettraino IM, et al: Second-trimester sonography and trisomy 18, J Ultrasound Med 23:233-240, 2004.

Estroff JA: Imaging clues in the prenatal diagnosis of syndromes and aneuploidy, Pediatr Radiol 42 (Suppl 1): S5-S23, 2012.

Goetzl L: Adverse pregnancy outcomes after abnormal first-trimester screening for aneuploidy, Clin Lab Med 30:613-628, 2010.

Gregg AR, Gross SJ, Best RG, et al: ACMG statement on noninvasive prenatal screening for fetal aneuploidy, Genet Med 15:395-398, 2013.

Iruretagoyena JI, Bankowsky H, Heiser T, et al: Outcomes for fetal echogenic bowel during the second trimester ultrasound, J Matern Fetal Neonatal Med 23:1271-1273, 2010.

Mailath-Pokorny M, Klein K, Klebermass-Schrehof K, et al: Are fetuses with isolated echogenic bowel at higher risk for an adverse pregnancy outcome? Experiences from a tertiary referral center, Prenat Diagn 32:1295-1299, 2012.

Nicolaides KH: Nuchal translucency and other first-trimester sonographic markers of chromosomal abnormalities, Am J Obstet Gynecol 191:45-67, 2004.

Norton ME: Follow-up of sonographically detected soft markers for fetal aneuploidy, Semin Perinatol 37:365-369, 2013.

Norwitz ER, Levy B: Noninvasive prenatal testing: the future is now, Rev Obstet Gynecol 6:48-62, 2013.

Papp C, Beke A, Mezei G, et al: Prenatal diagnosis of Turner syndrome: report on 69 cases, J Ultrasound Med 25:718-720, 2006.

Sepulveda W, Wong AE, Dezerega V: First-trimester sonographic findings in trisomy 18: a review of 53 cases, Prenat Diagn 30:256-259, 2010.

Shanks AL, Odibo AO, Gray DL: Echogenic intracardiac foci: associated with increased risk for fetal trisomy 21 or not?, J Ultrasound Med 28:1639-1643, 2009.

Sheppard C, Platt LD: Nuchal translucency and first trimester risk assessment. A systematic review, Ultrasound Q 23:107-116, 2007.

Ting YH, Lao TT, Lau TK, et al: Isolated absent or hypoplastic nasal bone in the second trimester fetus: is amniocentesis necessary?, J Matern Fetal Neonatal Med 24:555-558, 2011.

Vincoff NS, Callen PW, Smith-Bindman R, et al: Effect of ultrasound transducer frequency on the appearance of the fetal bowel, J Ultrasound Med 18:799-803, 1999.

Viora E, Errante G, Sciarrone A, et al: Fetal nasal bone and trisomy 21 in the second trimester, Prenat Diagn 25:511-515, 2005.

Viora E, Zamboni C, Mortara G, et al: Trisomy 18: fetal ultrasound findings at different gestational ages, Am J Med Genet A 142:553-557, 2007.

Walsh JM, Goldberg JD: Fetal aneuploidy detection by maternal plasma DNA sequencing: a technology assessment, Prenat Diagn 33:514-520, 2013.

Watson WJ, Miller RC, Wax JR, et al: Sonographic detection of trisomy 13 in the first and second trimesters of pregnancy, J Ultrasound Med 26:1209-1214, 2007.

Watson WJ, Miller RC, Wax JR, et al: Sonographic findings of trisomy 18 in the second trimester of pregnancy, J Ultrasound Med 27:1033-1038, 2008.

Zafar HM, Ankola A, Coleman B: Ultrasound pitfalls and artifacts related to six common fetal findings, Ultrasound Q 28:105-124, 2012.

第13章

盆腔和子宫

13

大多数情况下，超声检查是评估女性盆腔首选的影像学方法。本章着重于讲述应用超声评价盆腔，主要是子宫。第14章主要讲述卵巢和附件的超声检查。

一、经腹部和经阴道超声

经腹部（TA）和经阴道（TV）超声是最常用的盆腔超声检查方法。TA和TV扫描方法是互补的，各有其长处和不足。可以先做TA或TV超声检查。可依据患者临床症状和最初的扫查结果决定是否同时使用这两种扫查方法。因两种检查方法可互补，故常联合使用。临床工作中对从未有过性行为的患者不适合进行经阴道检查。

经腹部超声检查是将探头放置于患者盆腔的下腹部上进行扫查。经腹部超声检查充盈膀胱将充满气体的肠管排开，有助于显示盆腔结构，并为超声扫查提供一个视窗。因体态和肠道气体分布不同，有时不需要完全充盈膀胱即可显示盆腔结构。与经阴道超声检查相比，经腹部超声检查可总体显示盆腔结构，并且有助于分析阴道超声探头无法显示的结构和病变性质（图13-1）。

经阴道超声检查通常需要患者排空膀胱，其探头更接近盆腔器官，故阴道探头频率更高。因此，经阴道超声检查具有更高的分辨率，可更好地显示盆腔结构，可显示经腹部超声检查无法显示的微小病灶（图13-2）。但是，经阴道超声检查的弱点之一是腔内空间限制了探头的移动范围。此外，因阴道探头频率较高故其穿透力较腹部探头差，扫查视野较小。离探头较远的病灶经阴道超声无法显示。

经腹部超声扫查时识别膀胱是很重要的，以免将位于子宫和腹壁间中线处的卵巢囊性肿块误认为是膀胱。膀胱形状有助于进行鉴别诊断。正中矢状切面显示充盈的膀胱通常呈细长或梨形结构，且充盈的膀胱会稍压迫后方的子宫，而卵巢囊性肿块的形状更圆（图13-3A、图13-3B）。如果无法分辨盆腔内的囊性结构是否是膀胱，则可让患者排空或充盈膀胱后以助鉴别（图13-3C、图13-3D）。

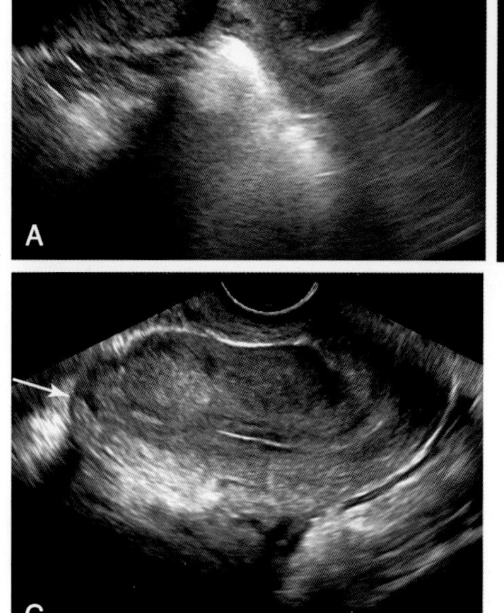

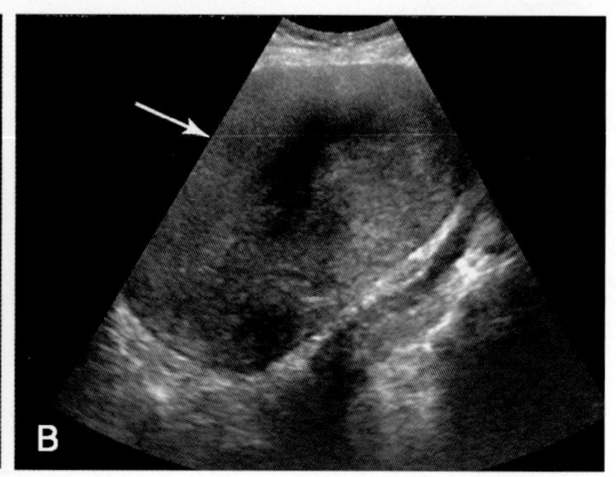

图 13-1 大的平滑肌瘤仅在经腹部(TA)超声检查可见

A、B. 经腹部超声检查显示盆腔(图像 A)和中腹部(图像 B)正中矢状切面可显示一个巨大的、实性的外生型平滑肌瘤(箭)从子宫底(箭头)延伸到腹部。C. 同一患者经阴道超声检查时子宫正中矢状切面(箭)未能显示此较大的平滑肌瘤,因为肿块大部分位于经阴道超声探头的视野之外。

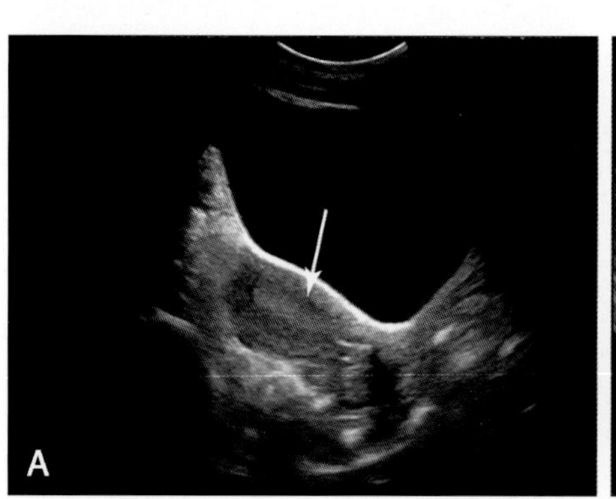

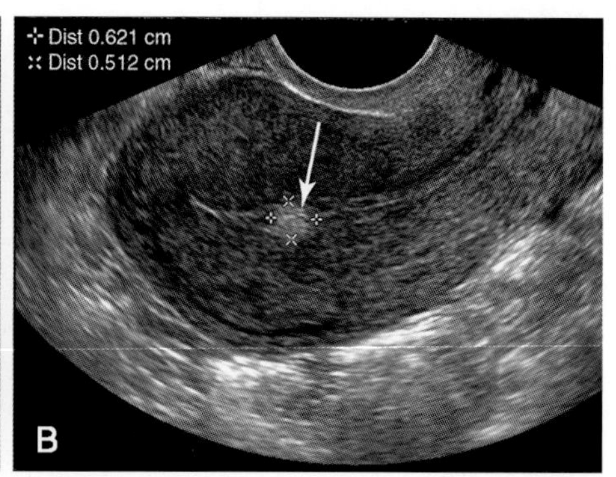

图 13-2 子宫内膜息肉仅在经阴道(TV)超声检查时可见

A. 经腹部子宫正中矢状切面图像显示子宫内膜正常(箭)。B. 经阴道子宫正中矢状切面图像显示子宫内膜息肉(箭和光标),因其病灶太小,经腹部超声检查时无法识别。

二、正常子宫和盆腔

(一)一般概念

ACR-ACOG-AIUM-SPR-SRU 关于女性盆腔超声的操作指南表明,子宫的评估应该包括子宫的大小、形状和方向,以及子宫内膜、子宫肌层和宫颈的评估。子宫分为两大部分:宫颈和子宫体。宫底是子宫体的一部分,是整个子宫的最上面部分,且位于两侧输卵管插入点之间。子宫体最中央部分是子宫内膜,子宫肌层包绕着子宫内膜,最外面是浆膜层。

经腹部超声检查阴道时呈高回声的气线,周围被低回声组织包围(图 13-4A)。超声显示阴道内卫生棉呈一个厚的、线样、高回声结构,由于其内气体衰减而产生声影(图 13-4B)。

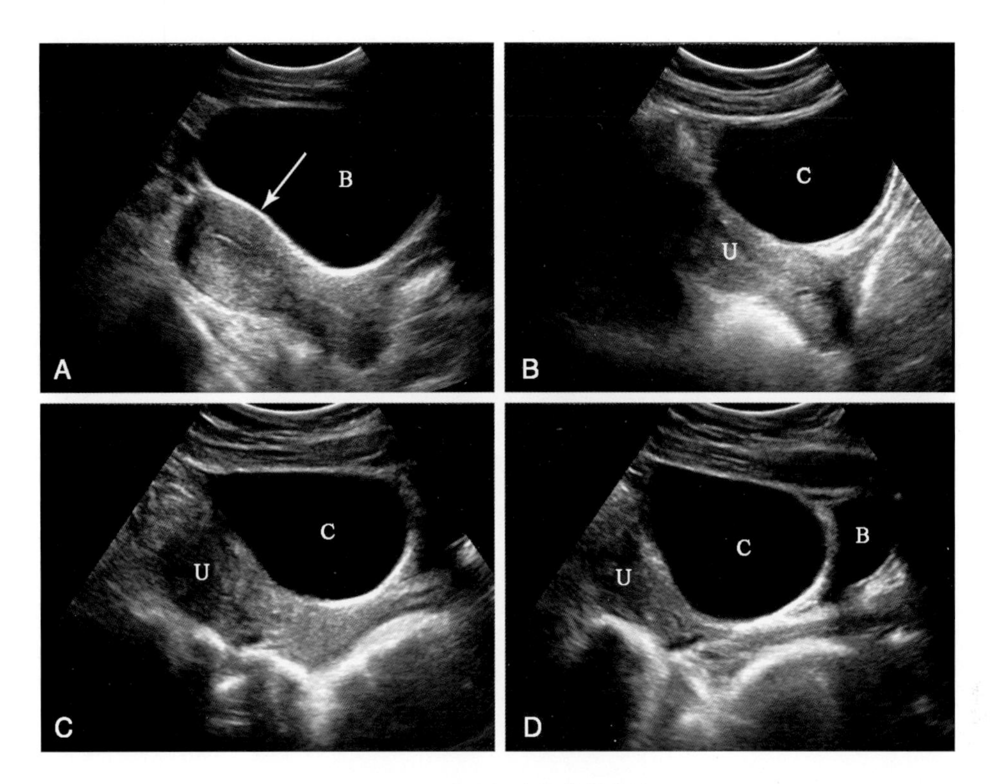

图 13-3　膀胱与囊性卵巢肿块

A. 盆腔经腹部正中矢状切面（TA）图像显示膀胱（B）呈梨形结构。充盈的膀胱会稍压迫后方的子宫（箭）。B. 盆腔的经腹部正中矢状切面显示图像显示子宫（U）前方的卵巢囊性肿块（C），与膀胱回声相似，但是与图 A 相比，卵巢囊性肿块未对后方子宫产生压迫。C、D. 可请患者充盈或排空膀胱，以助区分卵巢囊性肿块和膀胱。C. 盆腔的经腹部正中矢状切面图像显示子宫（U）前的囊性结构（C）。D. 膀胱（B）充盈后显示其内有少量尿液，可与卵巢的囊性肿块（C）分开，证实该囊性结构是肿块而非膀胱。若对盆腔中的囊性结构是否为膀胱存在疑问，则可请患者排空或充盈膀胱来确认。

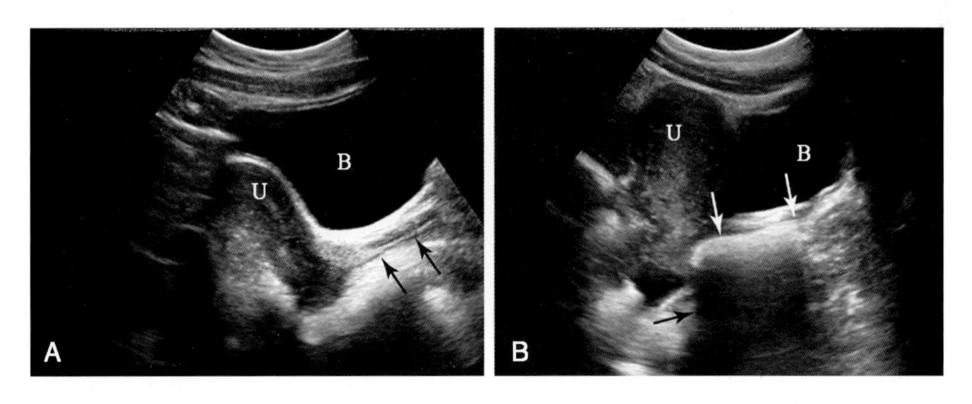

图 13-4　阴道

A. 正常外观。盆腔经腹部（TA）的矢状切面显示阴道呈一条高回声线（黑色箭），周围是低回声组织。B. 卫生棉。盆腔经腹部的矢状切面图像显示阴道内见高回声结构（白色箭），该回声为阴道内异物。因其内存在空气，致其后方（黑色箭）产生明显的声影。图中 B 为膀胱；U 为子宫。

(二)子宫大小和形状

子宫大小和形状随患者年龄、月经周期和妊娠史而变化。因母体激素作用,新生儿子宫在出生后数周内比较明显(图 13-5A)。激素作用消退后,子宫体积逐渐缩小。青春期前,子宫颈的大小与子宫体相似或更大,导致子宫呈细长形或管状结构(图 13-5B)。至生育年龄前,子宫保持体积较小的状态,从大约 8 岁开始,子宫开始慢慢增大,体部和底部体积会比宫颈更大(图 13-5C)。月经来潮若干年后子宫逐渐达到成年时的大小和形态(图 13-5D)。

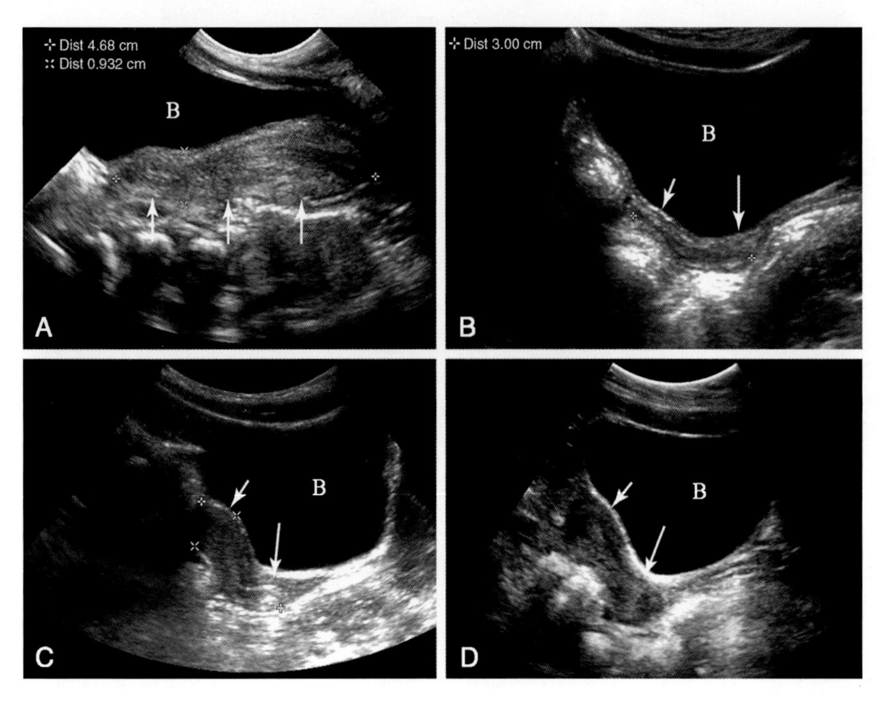

图 13-5 子宫大小及形态:新生儿至青少年。不同年龄女性患者子宫纵向经腹图像分析

A. 新生儿。由于母体激素的作用,子宫(箭)较明显。B. 青春期前。4 岁女孩子宫呈细长管状结构。子宫很小,子宫体(短箭)的大小与宫颈(长箭)相似。C. 月经初潮时子宫的变化。注意 8 岁女孩的子宫体(短箭)会比宫颈(长箭)体积更大且更为明显。D. 月经来潮数年后子宫呈成年人形态。15 岁少女的子宫体(短箭)比宫颈(长箭)明显增大。图中 B 为膀胱。

生育期时,子宫体和子宫底比宫颈大得多。子宫长径的测量方法:矢状切面测量子宫底部至宫颈底部(最好是宫颈外口)的距离。子宫前后径的测量方法(AP):测量长径的同一切面,垂直于长径进行测量(图 13-6)。子宫宽径可以在冠状切面或横切面上获得。正常的未产妇子宫长、高、宽分别可达 8cm、4cm、5cm。有妊娠史的患者子宫通常较大,第一次怀孕后增加约 1cm,多产妇其子宫比未产妇大 2cm。

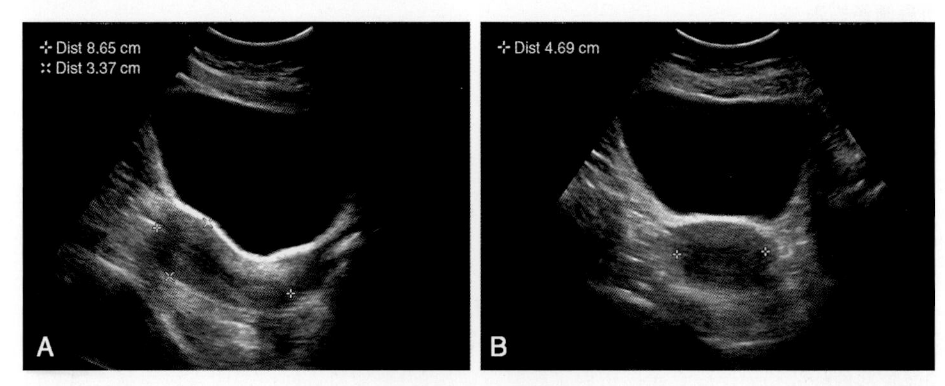

图 13-6 子宫:测量

A. 经腹部矢状切面(TA)显示子宫长径的测量方法:测量子宫底部至宫颈底部的长度。宫颈外口(+光标)。前后径的测量方法:垂直于长径测量即可(×光标)。B. 经腹部横切面图像显示子宫宽径的测量方法(+光标)。

绝经定义为月经停止后 1 年开始。绝经后子宫萎缩，体积逐渐缩小，尤其是绝经后的第一个十年。子宫体比宫颈大的这种不均衡性亦会减少（图 13-7）。

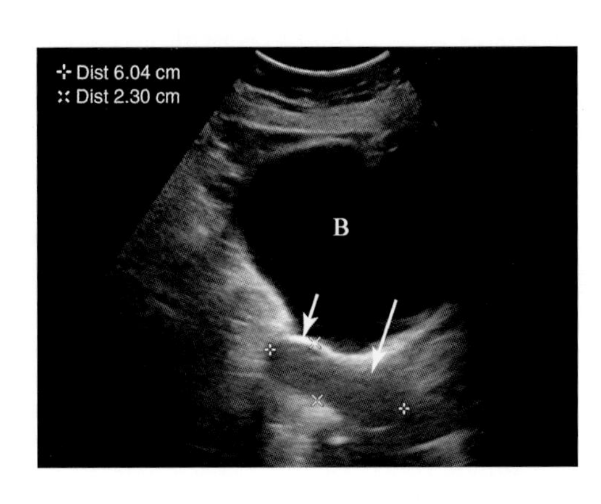

图 13-7　绝经后子宫

一位 72 岁的绝经后妇女经腹部矢状切面显示子宫较小。注意子宫体部相对较小（短箭）。长箭．宫颈；B 为膀胱。

（三）子宫方位

盆腔超声的临床操作指南指出，检查时应记录子宫的方位。在放置宫内节育器（IUD）、扩宫和刮宫等手术时，子宫的方位是很重要的。术语前倾、前屈、后倾和后屈通常用于描述子宫的方位。经腹部超声，前倾或前屈子宫的底部指向盆腔的前方（经腹部扫查时图像的上方），而后倾或后屈子宫的底部指向盆腔的后方（经腹部扫查时图像的下方）（图 13-8、图 13-9）。

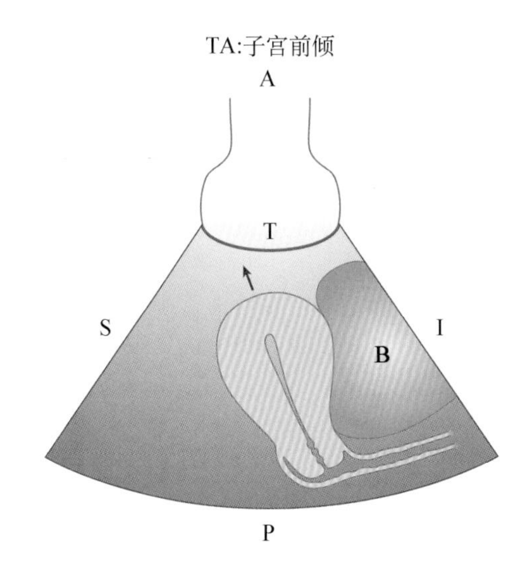

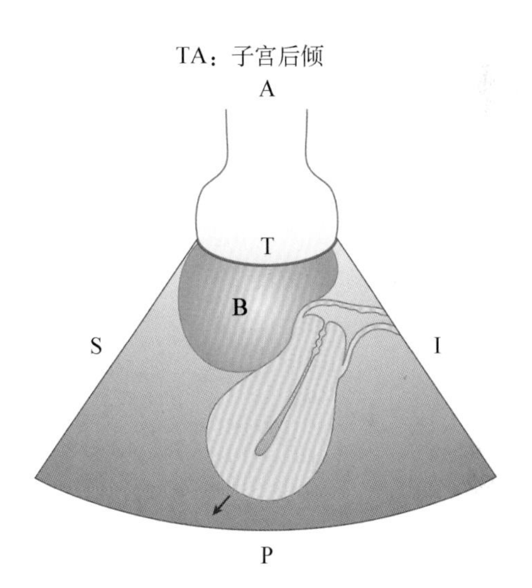

图 13-8　经腹部超声检查时（TA）子宫的方位

子宫前倾和后倾经腹部超声检查时矢状切面示意图。左图显示前倾子宫的子宫底部向前（红色箭）即朝向探头，右图显示后倾子宫的子宫底部向后（红色箭）即远离探头。图中 A 为前；B 为膀胱；I 为下；P 为后；S 为上；T 为探头。

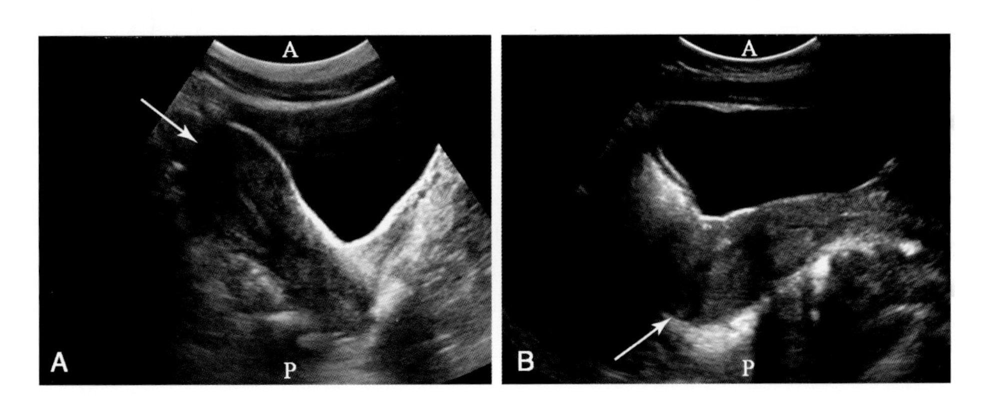

图 13-9　与图 13-8 相似，前倾（图像 A）和后倾（图像 B）子宫经腹部检查矢状切面的超声图像

图像显示子宫前倾时底部（箭）向前，图像显示子宫后倾时底部（箭）向后。图中 A 为前；P 为后。

经腹部和经阴道超声扫查时其子宫方位的描述是不同的，因为经阴道超声检查时探头放于阴道而不是腹壁表面。按照习惯，超声图像的上方显示为最靠近探头的部分，因此在经阴道超声检查时，超声显示器上观察到的图像与经从腹部的图像方向旋转大约 90°。以致，前倾或前屈子宫的底部指向图像的左侧，后倾或后屈子宫的底部指向图像的右侧（记住：经阴道超声显示后屈子宫指向右侧）（图 13-10、图 13-11）。有时候子宫底在经腹部超声图像上呈水平方向（前后指向不明显），在经阴道超声图像上呈垂直方向（左右指向不明显）。这种方位被称为中位、水平位或中间位置。

TV：子宫前倾

前
膀胱
接近90°
上
探头
下
后
患者TV检查中的子宫方位

下
膀胱
前
后
上
监视器上显示的子宫方位

TV：子宫后倾

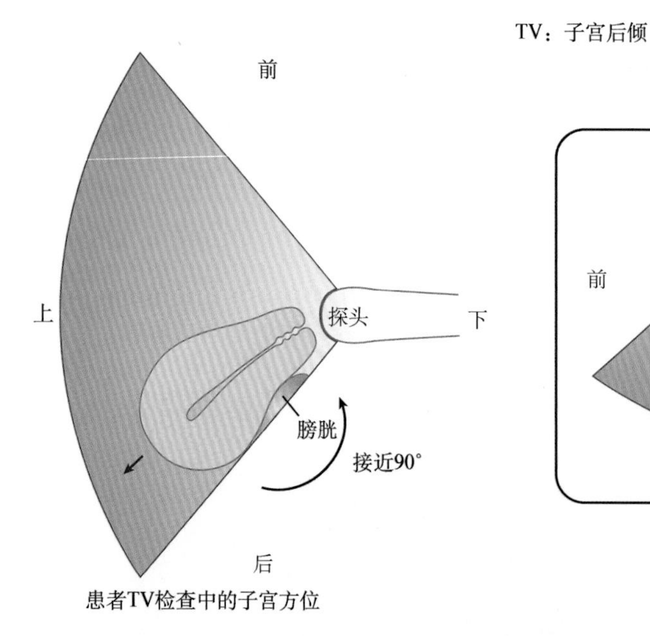

患者TV检查中的子宫方位

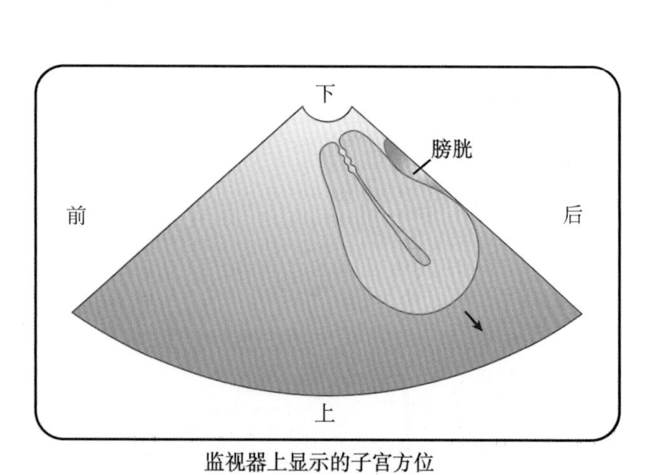

监视器上显示的子宫方位

图 13-10　经阴道超声(TV)的子宫方位

经阴道超声矢状切面子宫前倾（顶部图）和后倾（底部图）子宫的示意图。左侧示意图显示经阴道超声检查患者仰卧位时子宫和探头的方向。右侧示意图是子宫在超声仪器显示器上的图像。按照习惯最接近于探头部分的图像显示在图像的上方，因此，超声仪器显示器上的图像，是左侧的经阴道检查示意图逆时针旋转大约 90°。前倾子宫的底部朝向显示器上所显示图像的左侧（右上图像，红色箭），后倾子宫的底部朝向显示器上所显示图像的右侧（右下图像，红色箭）。

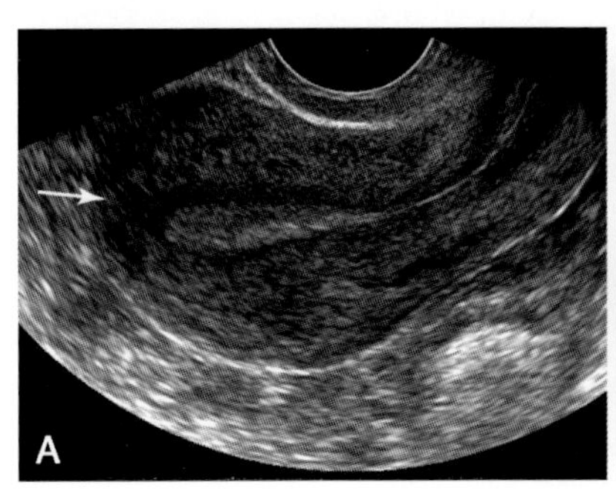

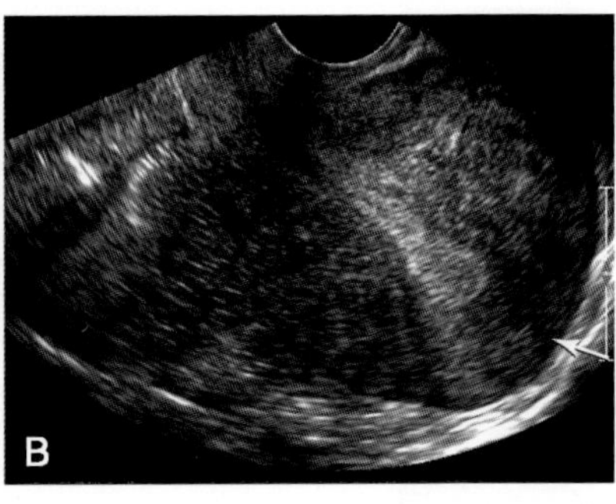

图 13-11 经阴道超声子宫矢状切面

子宫前倾(图像 A)和子宫后倾(图像 B)子宫,类似于图 13-10 右侧超声仪器显示器所显示的子宫的方向。前倾子宫底部(箭,图像 A)朝向图像左侧,后倾子宫底部(箭,图像 B)朝向图像右侧。

后倾描述了宫颈相对于阴道的方向,"屈"描述了子宫体相对于宫颈的方向(图 13-12)。一个简单的方法就是"屈"描述子宫颈和子宫体之间屈曲、弯曲或者呈曲线(图 13-12A、图 13-12C)。相反,当子宫后位时子宫向后倾斜,宫颈和子宫体之间没有屈曲、弯曲或者曲线(图 13-12B、图 13-12D)。经腹部超声最容易辨认子宫后屈或后倾,因为经腹部超声检查可显示盆腔的概貌,通常在单一视野内即可显示整个子宫,包括底部和宫颈。当子宫底部指向图像的右侧,子宫体向上折叠(弯曲)贴于子宫颈上方时,经阴道超声即可诊断子宫前屈(图 13-12C)。相反,若宫颈和子宫体之间没有显著的屈曲、弯曲或者呈曲线,则描述相子宫的方向主要是相对于阴道而非宫颈,此时应用后倾(图 13-12B、图 13-12D)。若无足够的依据区分子宫是后倾或后屈,可将子宫的方向描述为后位。多数情况下,单一术语足以描述子宫的方向,但偶尔使用术语组合可能会更好(如前倾和后屈图 13-13)。

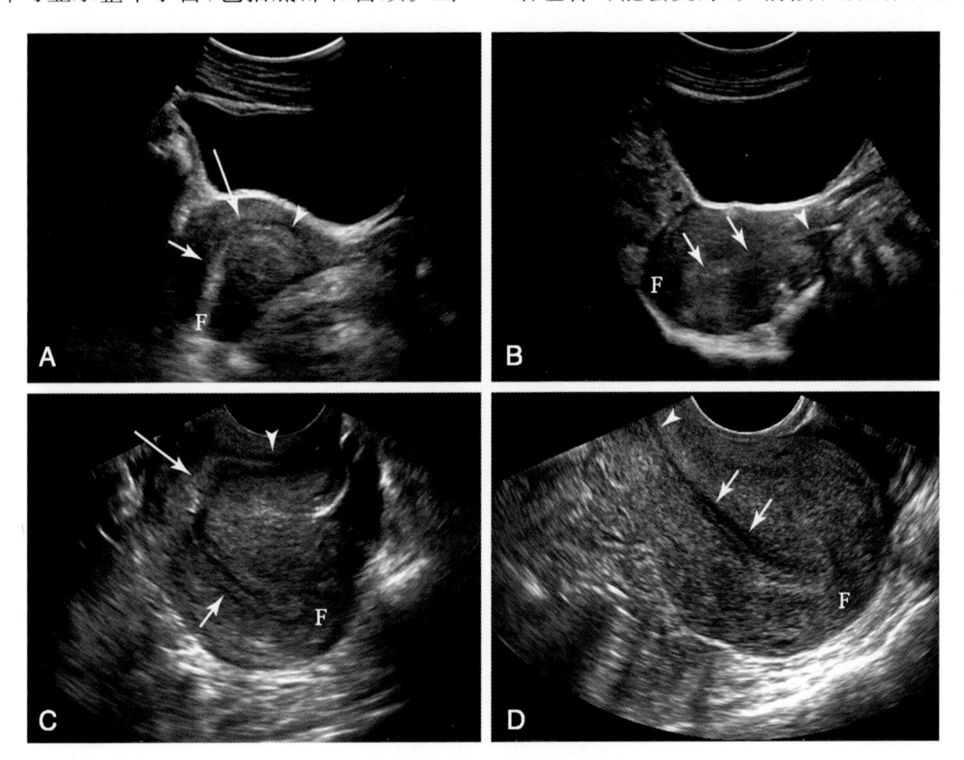

图 13-12 子宫后屈与后倾

A. 子宫后屈:经腹部(TA)超声。子宫矢状切面图像显示子宫颈(箭头)和子宫体(短箭)之间存在弯曲(长箭),子宫底部(F)向后。B. 子宫后倾:经腹部超声。子宫矢状切面图像显示子宫颈(箭头)和子宫体(箭)之间没有屈曲,此时宫底直接朝向后方(F)。C. 子宫后屈:经阴道(TV)超声检查。子宫矢状切面图像显示子宫颈(箭头)和子宫体(短箭)之间的弯曲(长箭),宫底(F)向后朝向图像右侧。子宫体折叠后与子宫颈相贴。D. 子宫后倾:经阴道超声。子宫的矢状切面图像显示子宫颈(箭头)和子宫体(箭)间若不存在弯曲,则宫底直接朝向图像的右侧(F)。

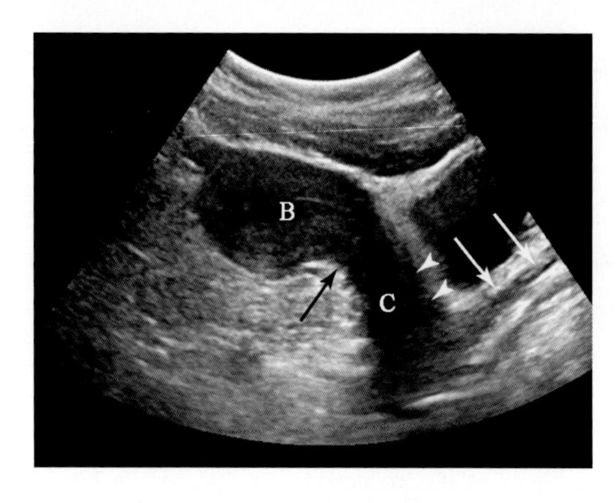

图 13-13　子宫前倾和后屈

子宫的经腹部矢状切面图像显示宫颈(C)相对于阴道(白色箭)前倾(白色箭头)。此外,子宫体相对于宫颈向后屈(B)(黑箭)。

大多数患者,经腹部和经阴道扫查子宫的方位是一致的。然而,经腹部和经阴道扫查子宫的方位有时是不同的(图 13-14)。比较少见的情况是,经阴道超声检查过程中子宫方位发生变化(图 13-15)。这些变化可能是由于膀胱充盈和探头压力对子宫方位产生了影响。

子宫后屈时经腹部超声扫查较难显示子宫内膜,因为子宫方向与超声束大致平行。子宫内膜无法显示可导致子宫体误诊为平滑肌瘤(图 13-16)。通过调整探头的方向,可更好地显示正常子宫内膜,以鉴别子宫后屈和平滑肌瘤。经阴道超声亦可以解决这个问题,更好地确认是子宫后屈而并非平滑肌瘤。

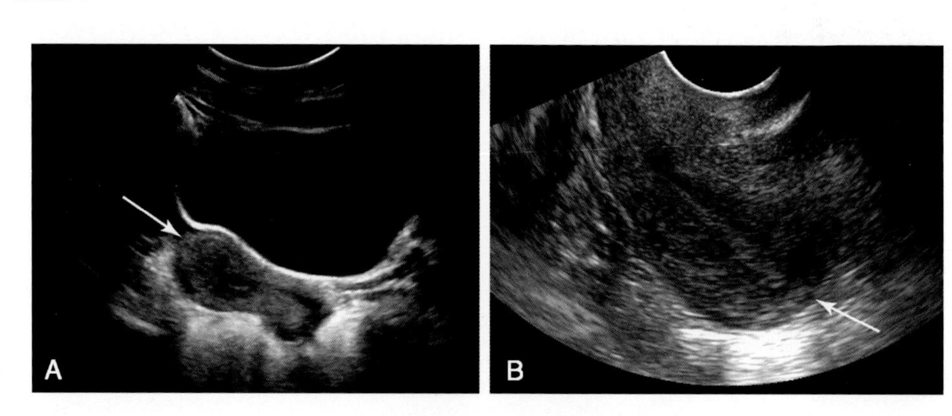

图 13-14　经腹部(TA)和经阴道(TV)超声检查子宫方位不同

在一次超声检查过程中,经腹部子宫矢状切面的图像显示,子宫前倾,宫底(箭)指向前方(图像 A),而经阴道子宫矢状切面的图像显示子宫向后倾,宫底(箭)指向图像的右侧(图像 B)。经腹部和经阴道检查过程中,由于膀胱充盈和探头压力的影响,子宫的方位有时不同。

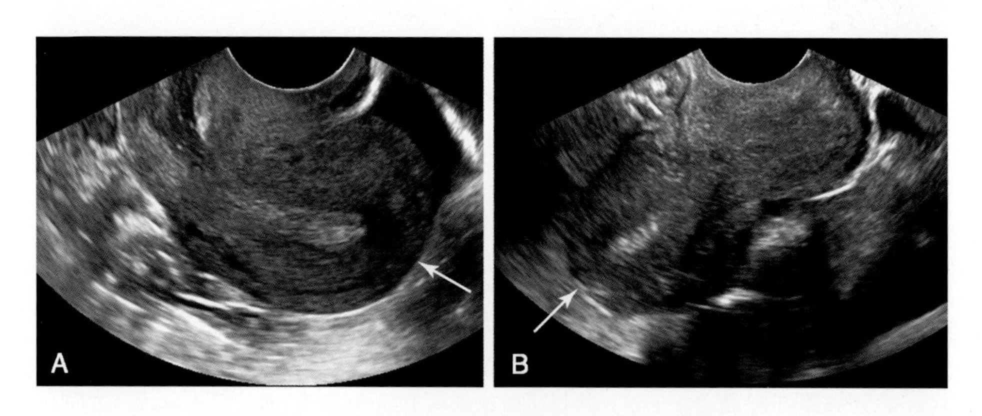

图 13-15　经阴道(TV)超声检查时子宫方位的改变

在单次经阴道超声检查中不同时间获得的子宫矢状切面图像显示子宫方位的变化,开始扫查时宫底部(箭)朝向图像右侧(图像 A),至超声检查结束时宫底部(箭)朝向图像的左侧(图像 B)。在一次经阴道超声检查过程中子宫方位发生变化是比较少见的,很可能是由于探头压力对宫颈的影响以致子宫方位发生了改变。

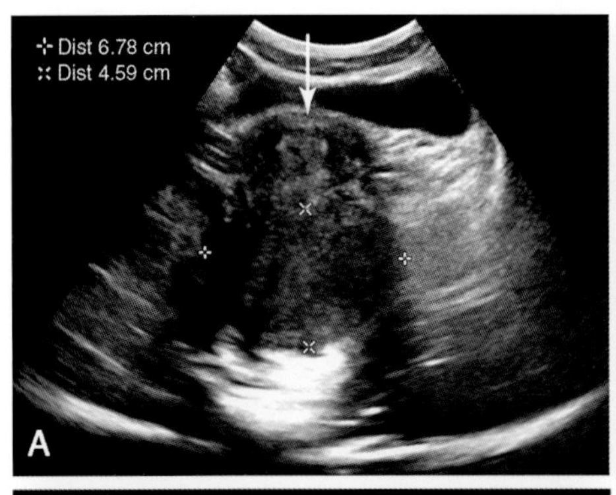

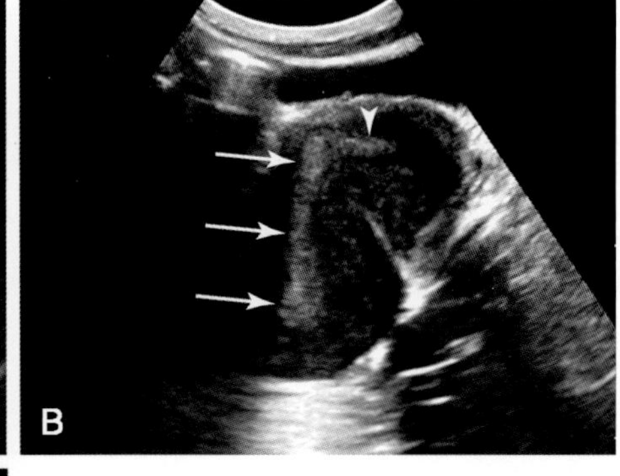

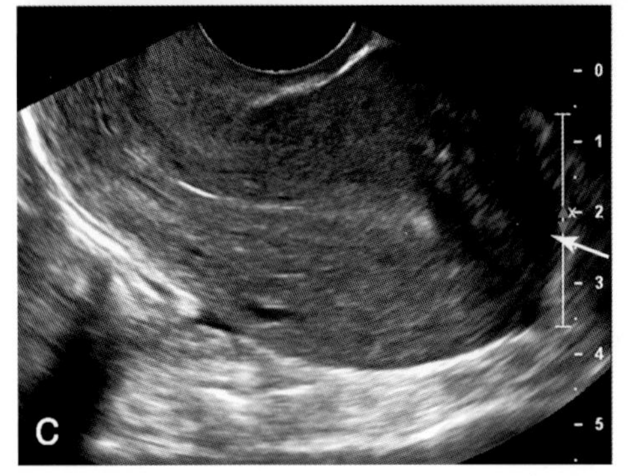

图 13-16 子宫后屈引起假性平滑肌瘤的图像

A. 子宫经腹部(TA)横切面图像显示子宫后方明显的肿块(光标;箭)。B. 与图像 A 相同患者的经腹部矢状切面图像,调整扫描角度可以更好地显示子宫内膜,并不存在平滑肌瘤。后屈子宫其子宫颈(箭头)和子宫内膜(箭)之间存在弯曲,子宫内膜向后延伸到图像 A 中被误认为是平滑肌瘤的区域。C. 同一患者的子宫经阴道矢状切面图像证实为子宫后屈,子宫底部(箭)朝向图像右侧,并无子宫平滑肌瘤。

(四)子宫内膜

子宫内膜厚度是子宫前后径的正中矢状切面上垂直于子宫内膜的长轴进行测量的(图 13-17),应测量子宫内膜最厚的部分。若同时进行经腹部和经阴道超声检查,应采用经阴道超声图像进行测量。应注意确保在测量子宫前后径的切面上测量子宫内膜厚度,因为子宫横径上测量子宫内膜会比前后径要厚得多。冠状切面或斜切面测量可能会造成子宫内膜增厚的假象(图 13-18)。需描述子宫腔的液体,但测量子宫内膜时不应该将其包括。描述的子宫内膜厚度应包括两层子宫内膜,而不包括子宫腔内的液体(图 13-19)。

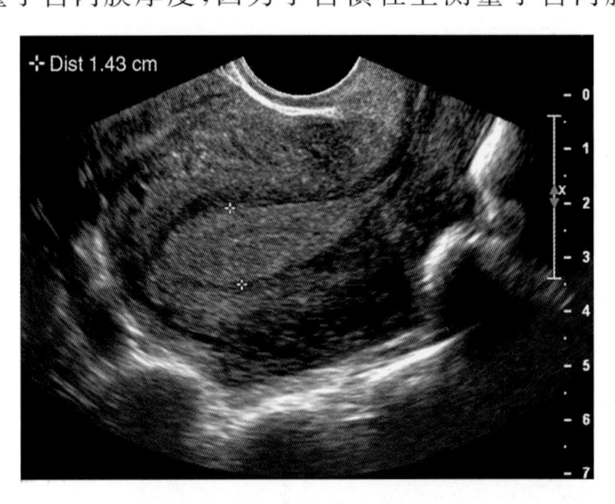

图 13-17 子宫内膜测量

经阴道超声检查子宫正中矢状切面测量子宫内膜的方法。在子宫正中矢状切面测量子宫内膜的前后径且垂直于子宫内膜的长轴(光标)。

子宫内膜是子宫的最内层,由月经时每月脱落的中央功能层和外周基底层组成。子宫内膜的超声表现和厚度随月经周期发生变化(图 13-20)。月经期子宫腔中显示少量液体是正常现象。月经即将结束时,子宫内膜呈不连续的、薄的、高回声线,厚度约 4mm。月经周期的增殖期,即月经干净后至排卵前,子宫内膜厚度逐渐变厚,其厚度约 8mm,功能层由于雌激素的作用呈低回声。在增生晚期/排卵前期,子宫内膜厚度约 11mm,并呈现多层征:中央一条高回声的线代表宫腔线,是两侧内膜的分界线,其周包绕着低回声的功能层,最外围是高回声,代表着子宫内膜基底层。排卵后即进入分泌期,由于黄体酮的作用,子宫内膜功能层进一步增厚且回声逐渐增高。这导致子宫内膜呈均匀高回声而厚度可达 15～16mm。月经开始时,子宫内膜的功能层开始脱落,子宫内膜变薄,月经周期再次开始循环。

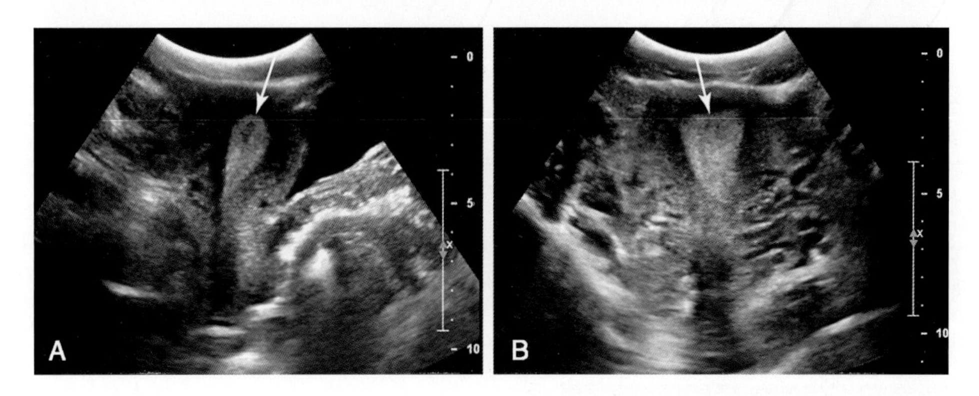

图 13-18 由于扫查切面不同造成子宫内膜增厚的假象

A. 经腹部超声扫查正中矢状切面显示子宫内膜厚度(箭)正常。B. 同一患者经腹部子宫冠状切面显示子宫内膜增厚的假象(箭),与 A 图像比较,子宫内膜厚度测量应在正中矢状切面上进行,冠状切面和斜切面上显示的子宫内膜厚度比正中矢状切面增厚。

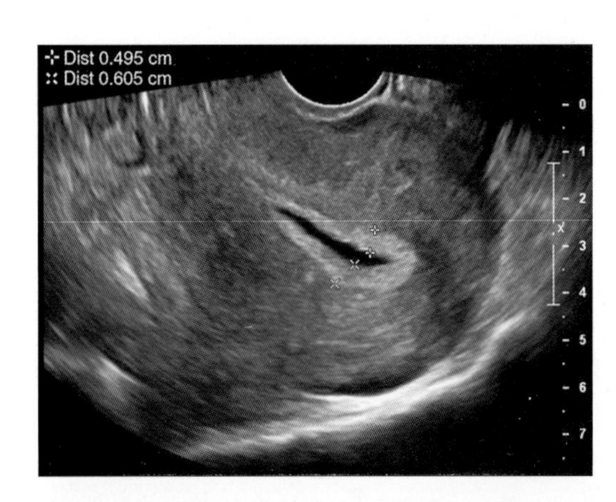

图 13-19 子宫内膜测量:伴随子宫腔积液

应描述子宫腔积液,但测量子宫内膜厚度时不应包括积液。测量时应包含两侧子宫内膜的厚度。如图所示,液体(卡尺)的两侧子宫内膜厚度分别是 0.5cm 和 0.6 cm,故子宫内膜厚度应是 1.1 cm。

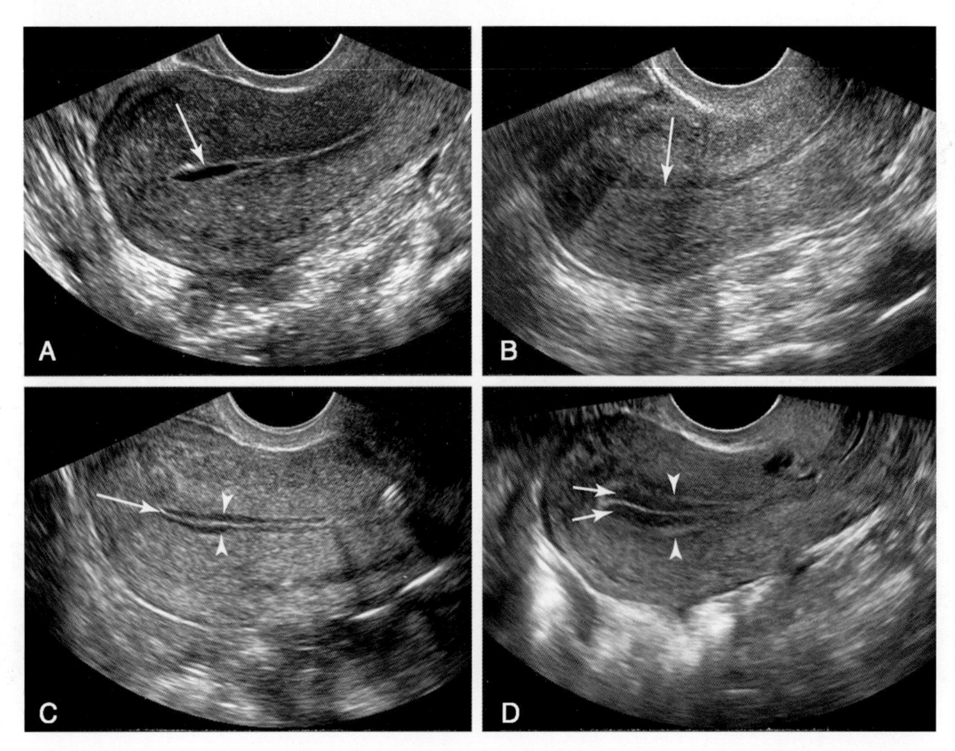

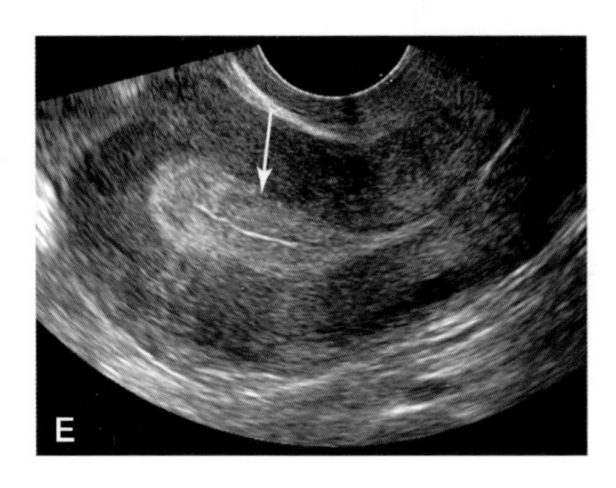

图 13-20　子宫内膜：月经周期不同阶段的表现

经阴道超声检查子宫正中矢状切面显示月经周期不同阶段患者子宫内膜的声像图。A. 月经期。月经期子宫腔（箭）中少量液体是正常现象。B. 增殖早期（即月经结束后几天）。子宫内膜呈一条薄的高回声线（箭）。C. 增殖中期。子宫内膜逐渐开始增厚。中央呈一条高回声线（箭），两侧子宫内膜呈现（箭头）薄的低回声功能层。D. 中期：增殖晚期/排卵前期。子宫内膜厚度进一步增加，呈现多层征：中央一条高回声的线代表宫腔线，是两侧内膜的分界线，其周包绕着低回声的功能层，最外围是高回声（箭头）。E. 排卵后分泌期。子宫内膜进一步增厚，之前的低回声功能层回声逐渐增高，呈均匀高回声（箭）。

（五）子宫肌层

子宫肌层由三层组成（图 13-21）。低回声的中心层围绕着子宫内膜，对应于磁共振成像（MRI）上的子宫内膜和肌层交界区。这一层在超声上是其回声是不同的，测量子宫内膜厚度时不应该将其包括。中间层位于中央交界区和周围弓状血管之间，是子宫肌层最厚的组成部分，在很大程度上决定了子宫的形状。弓状血管位于最薄的外围子宫肌层内，呈放射性分布。弓状动脉钙化常见于老年妇女和糖尿病妇女，与平滑肌瘤的鉴别主要是依靠其分布特征（图 13-22）。

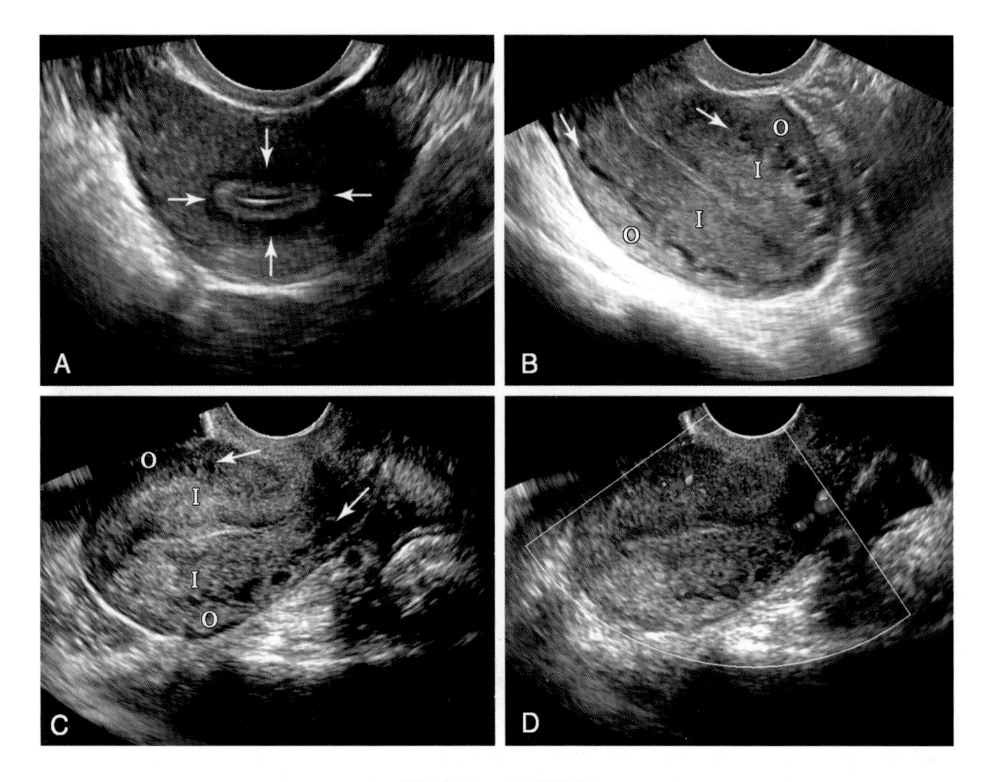

图 13-21　子宫肌层

A. 低回声的中央层。子宫经阴道矢状切面图像显示子宫内膜周围存在低回声晕（箭），对应于磁共振成像（MRI）上的子宫内膜和肌层交界区，超声不一定能显示。B、C. 中间层和外层。两个不同患者子宫经阴道矢状切面的灰阶图像显示，在子宫外围肌层内（箭）呈环状分布的弓状血管。弓状血管位于肌层的外层（O）至肌层较厚的中间层（I）。D. 与图像 C 所示相对应的切面，经阴道矢状切面彩色多普勒血流显像显示子宫肌层内的弓状血管，彩色多普勒证实其为血管。

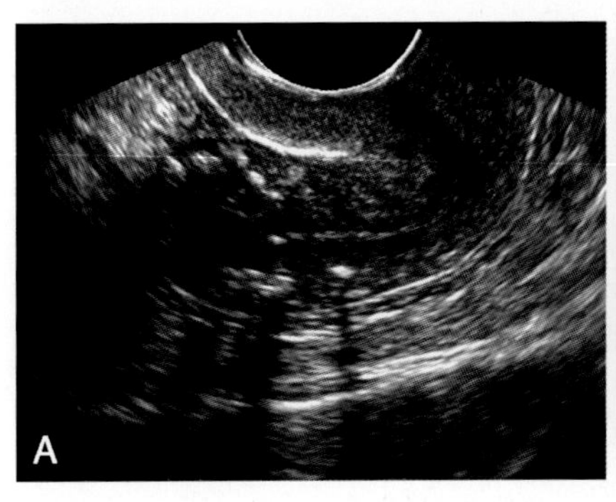

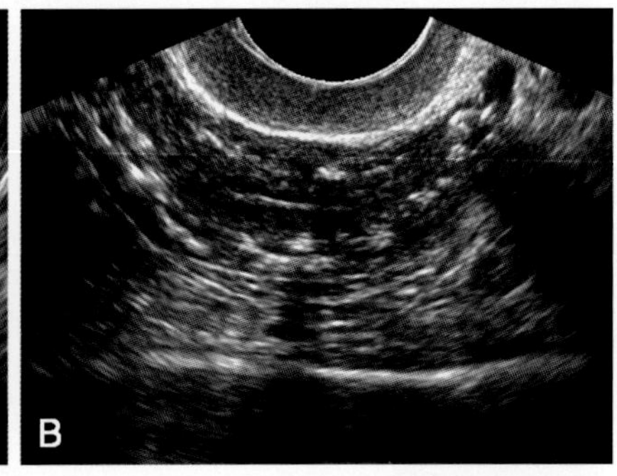

图 13-22 弓状动脉钙化

经阴道矢状切面(图像A)和横切面(图像B)显示一位79岁女性子宫周围呈环状分布的多发高回声灶,部分伴声影,提示弓状动脉钙化。

三、先天性子宫畸形

米勒管发育成子宫、宫颈、阴道上段和输卵管。子宫畸形的发生是由于米勒管融合失败、米勒管发育受阻或中隔未能吸收(图13-23至图13-27)。子宫冠状切面对评估子宫畸形是非常重要的。三维(3D)超声和盆腔MRI可显示子宫冠状切面,从而有助于区分各种子宫畸形(图13-25至图13-27)。生理盐水灌注子宫超声造影(SIS)有助于确定子宫腔的界限(图13-26)。

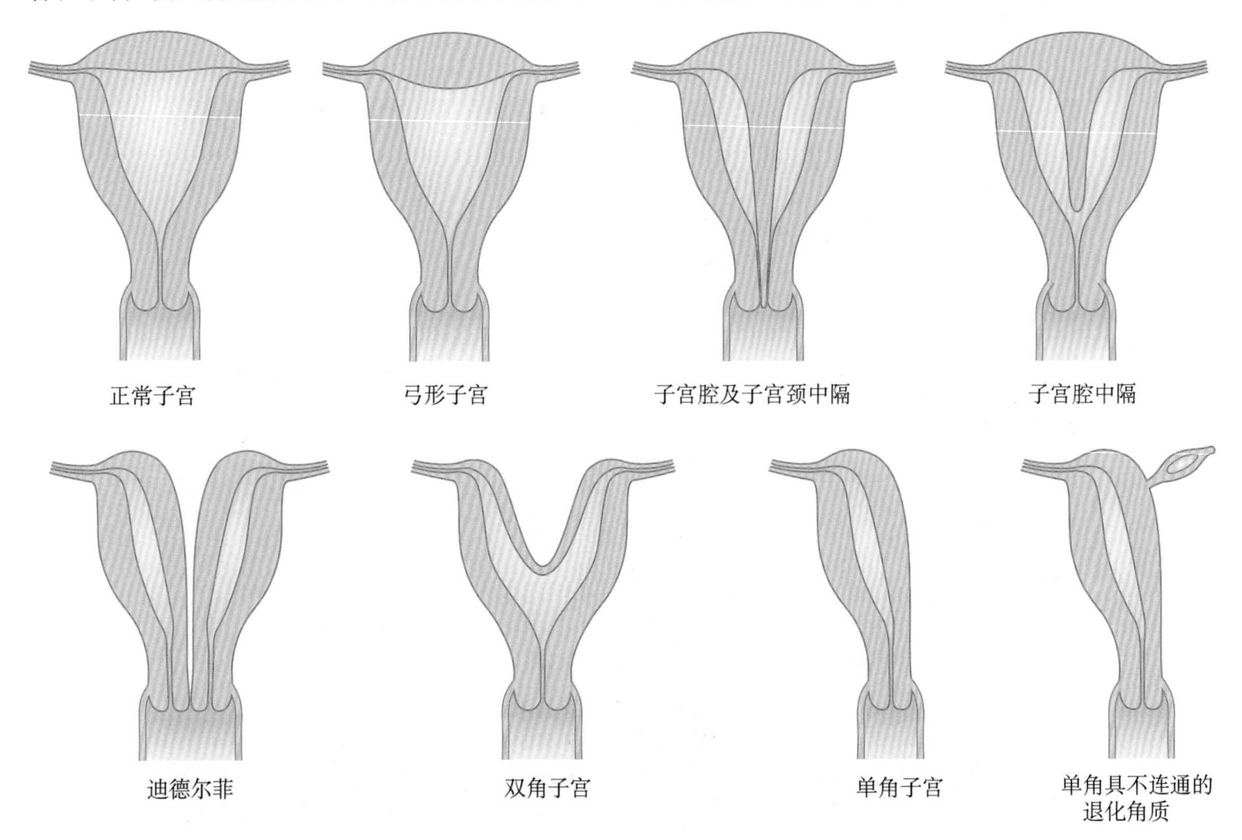

图 13-23 先天性子宫畸形和正常子宫(顶部)冠状切面示意图

弓形子宫,宫腔上段稍凹陷,宫底部轮廓无凹陷。宫腔中隔,两张示意图例说明中隔长度变异较大。中隔可仅限于宫腔上段或累及大部分宫腔或延伸至宫颈或累及宫腔、宫颈和阴道。隔膜的宽度亦是可变的。迪德尔菲,双子宫角和双宫颈结构。双角子宫,双侧子宫角相互交通。子宫底部外缘的轮廓有助于区分双角子宫(凹)和中隔子宫(凸)。单角子宫,两张示意图显示,单角子宫可合并残角。如图所示,残角可存在残腔,该腔与单角子宫不相通,但在某些情况下,残角的残腔可与单角子宫的腔相通。抑或是,残角子宫不合并残腔。

米勒管融合失败可导致双子宫或双角子宫。双子宫的特征是双侧子宫角和宫颈彼此分开(图 13-24)。双角子宫是双侧子宫角互相交通,并且伴有子宫底部外缘凹陷(图 13-25)。双角子宫可合并单宫颈(双角子宫单宫颈)或双宫颈(双角子宫双宫颈)。

中隔子宫是中隔全部或部分吸收失败而形成,表现为从底部向下延伸的中隔(图 13-26)。中隔的长度和宽度可变异较大。中隔可仅限于子宫腔上段,亦可延伸到宫颈,甚至包括阴道。中隔子宫的底部外缘向上凸或呈扁平状。弓形子宫因其隔几乎完全吸收,故其特征是子宫腔上段稍凹陷,子宫底部轮廓无凹陷(图 13-27)。弓形子宫应归为解剖变异或是子宫畸形,目前尚缺乏共识。

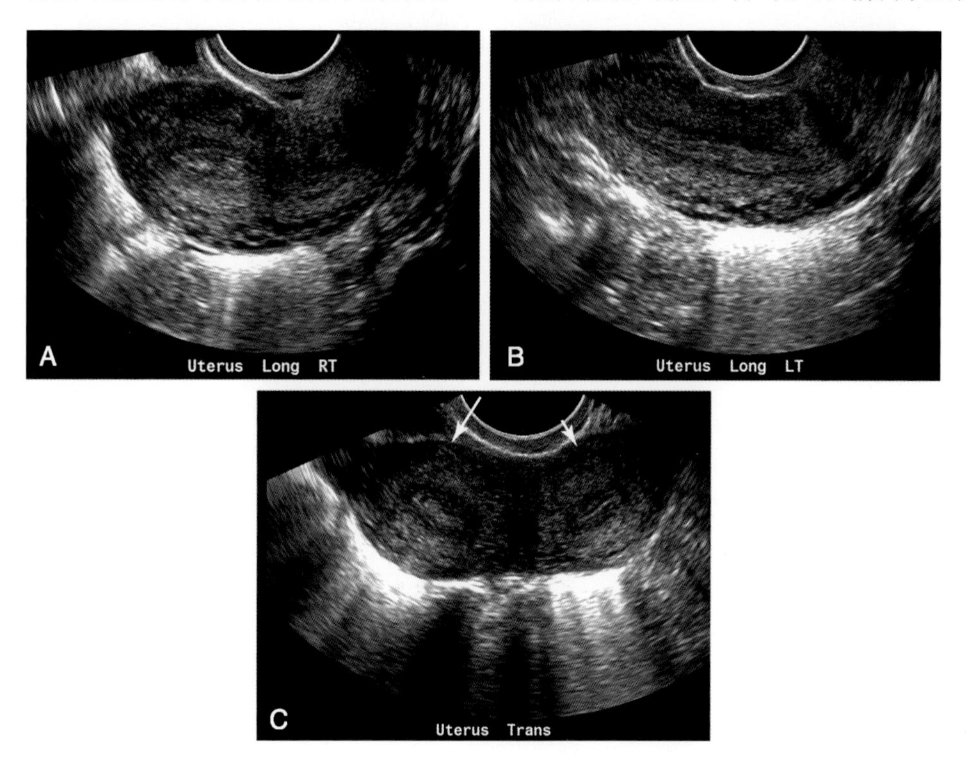

图 13-24　**子宫畸形**

A、B. 经阴道矢状切面(TV)图像显示双子宫,一个位于右侧(图像 A),另一个位于左侧(图像 B)。C. 经阴道横切面图像证实右侧(长箭)和左侧(短箭)子宫。此外,还合并双子宫颈。

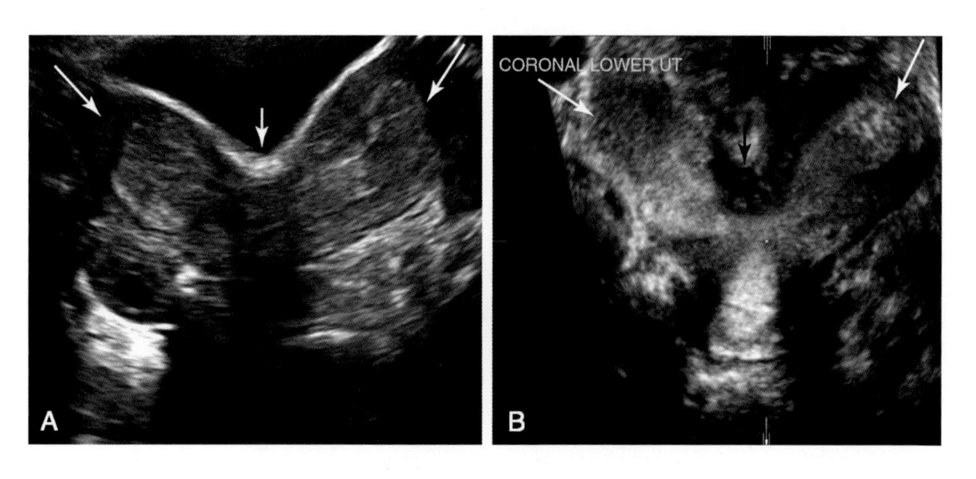

图 13-25　**双角子宫**

经腹部横切面(图像 A)和三维重建的子宫冠状切面(图像 B)显示两侧子宫角相互交通(长箭)。需注意子宫底部明显向下凹(短箭),此特征有助于区分双角子宫和中隔子宫。中隔子宫其底部向外凸出或呈扁平状。

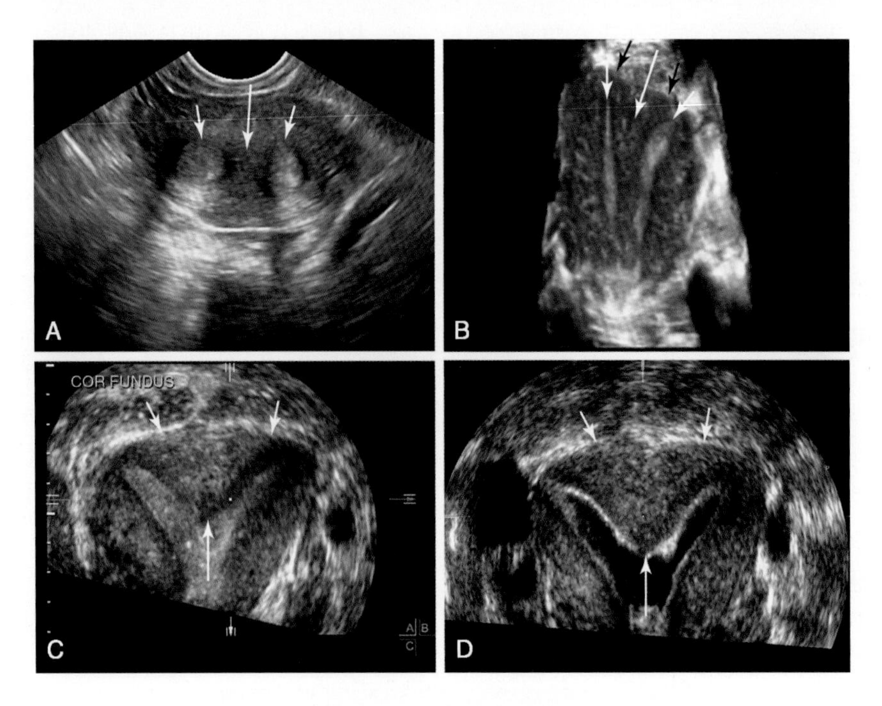

图 13-26 2 例中隔子宫

A、B. 中隔延伸至子宫腔下部。子宫(图像 A)的横切面显示右侧子宫腔上段和左侧子宫腔上段(短箭)之间无交通。同一患者子宫的三维重建冠状切面(图像 B)显示宫腔内较厚的肌性间隔(长白色箭,图像 A 和图像 B),从左侧和右侧的子宫内膜上段(短白色箭)延伸至子宫体下段。注意子宫底部上缘的轮廓呈扁平状(黑色短箭),而双角子宫的底部向下凹陷。C、D. 中隔短而宽。子宫超声造影前(图像 C)和子宫超声造影(图像 D)的三维重建冠状切面图像显示较厚的间隔(长箭)从子宫上段向下延伸至子宫体中部。子宫超声造影(图像 D)时,子宫腔内被液体充盈着,可确定子宫腔和中隔的界限。子宫底部外缘向上凸(短箭),而双角子宫的子宫底部外缘是向下凹陷。

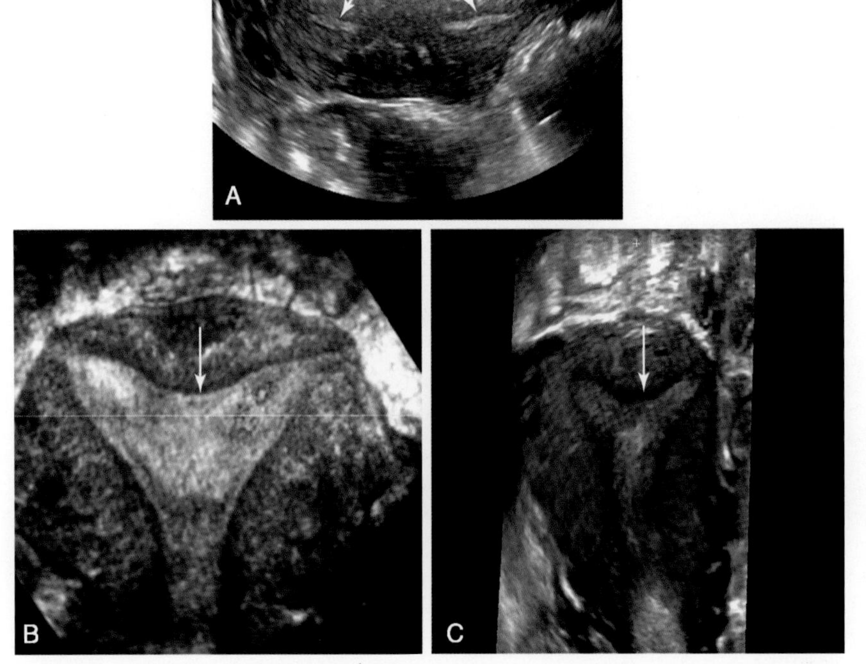

图 13-27 2 例弓形子宫

A、B. 子宫横切面的二维超声(图像 A)显示右侧(长箭)和左侧(短箭)子宫内膜上段间。三维重建的子宫冠状切面(图像 B)显示子宫内膜上缘轻度凹陷(箭),子宫底部轮廓无凹陷。C. 弓形子宫的三维重建冠状切面图像显示子宫内膜上段的凹陷(箭)比图像 B 稍明显,子宫底部无凹陷。

因中隔子宫与复发性自然流产有关，故鉴别双角子宫和中隔子宫是很重要的。中隔子宫可通过宫腔镜切除中隔进行治疗。子宫底部的轮廓对鉴别诊断是很重要的；双角子宫底部表面存在凹陷（见图 13-25），中隔子宫底部向上凸起或呈扁平状（子宫底部和输卵管插入子宫的水平面间的距离≥5mm；见图 13-26）。双角子宫内膜腔的分离更明显，而中隔子宫的分离稍紧密些，但这种差异并不是一定的。

单角子宫是一种罕见的子宫畸形，继发于米勒管发育停滞。超声诊断单角子宫较困难。单角子宫常伴有未发育的残角（见图 13-23）。残角可合并残腔和子宫内膜，或不合并残腔。残腔可与单角子宫腔相通，亦可不相通。合并肾发育异常的风险较其他子宫畸形高。

四、子宫内膜和阴道异常

评估子宫内膜异常时需要考虑的重要特征包括患者的月经周期、病变是弥散性还是局灶性，以及是否累及子宫内膜或位于子宫腔内。

（一）子宫内膜和阴道内积液

阴道内的液体或血液可呈低回声、高回声或不均匀回声导致阴道扩张（图 13-28）。术语 colpos 描述阴道内的液体，metros 或 metra 描述子宫内膜腔内的液体。如果液体单纯位于宫颈管内，可使用术语 trachelos。当其内液体是单纯性时，Hydro 优先于这些术语；当液体为血时，hemato 优先于这些术语；当液体为化脓性物质时，pyo 优先于这些术语。例如，血细胞计数描述阴道和子宫内腔内的血性液体，而子宫积脓描述子宫腔内的化脓性液体。

婴儿的阴道积液通常是病理性的，如阴道闭锁、阴道狭窄或阴道中隔。月经期开始前的阴道内积血通常是由处女膜闭锁引起的。其他病因包括阴道发育不全、阴道中隔和宫颈发育不全（图 13-29）。处女膜闭锁通常是单纯性的，不合并其他异常。而阴道闭锁和阴道中隔合并与其他异常的风险增加，最常见的是肾。

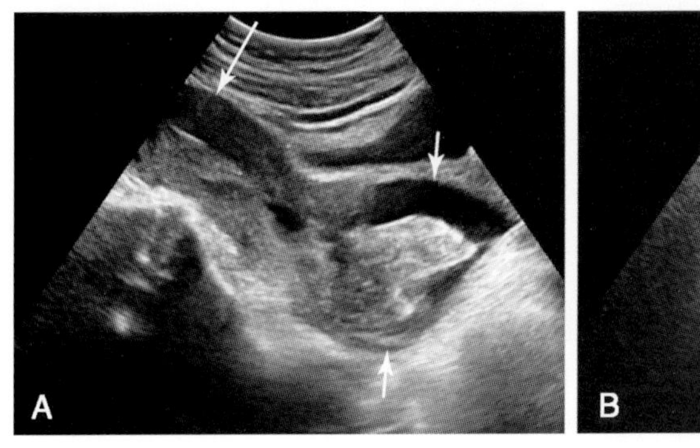

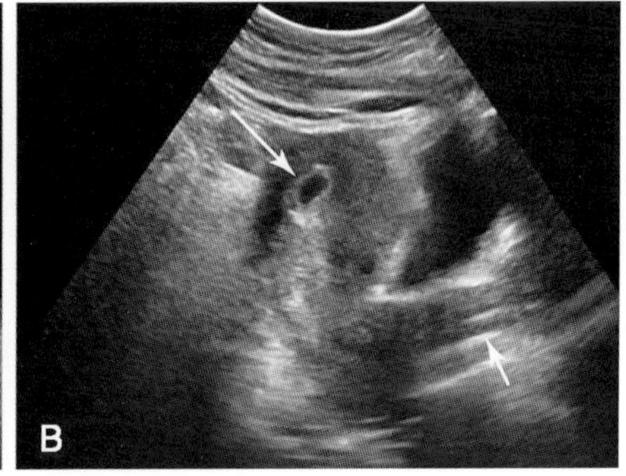

图 13-28　阴道因积血和妊娠组织物而扩张

A. 经腹部（TA）矢状切面显示流产患者子宫（长箭）和阴道的超声图像，由于积血和妊娠组织物（短箭）的影响，使阴道明显扩张。B. 患者流产前 17 天，盆腔经腹部（TA）正中矢状切面图像显示子宫腔内妊娠囊（长箭）且阴道无扩张（短箭）。

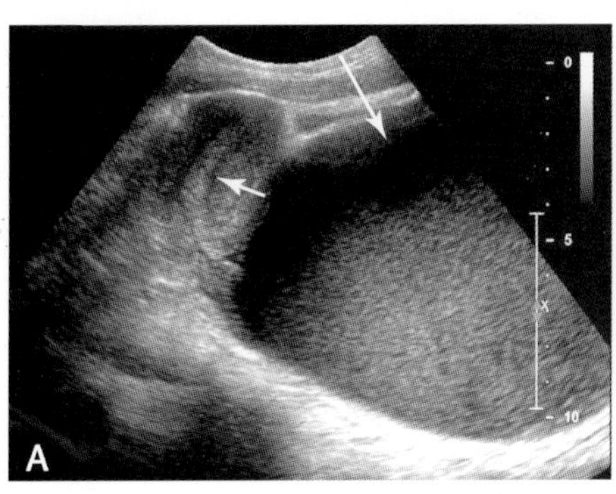

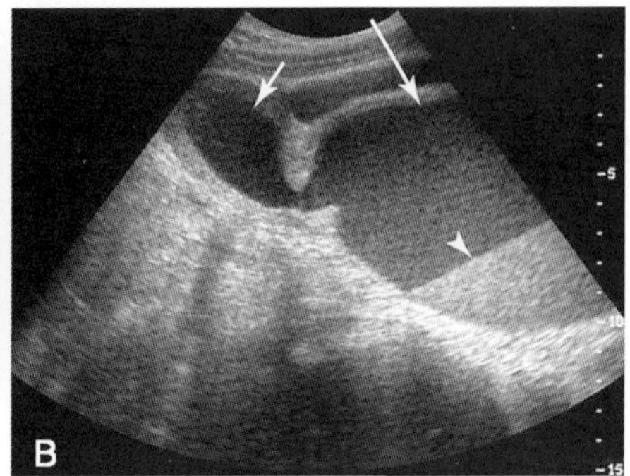

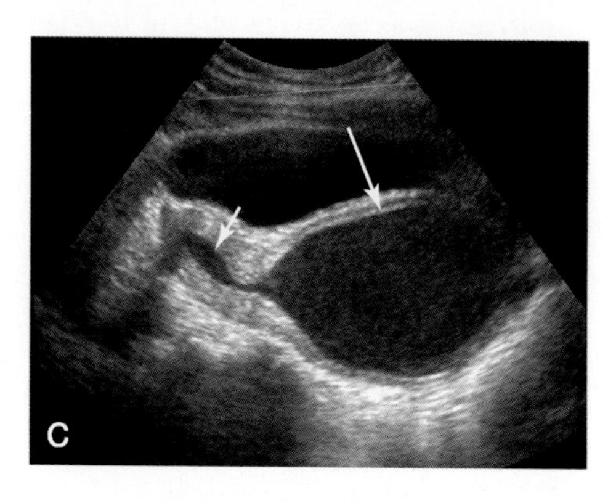

图 13-29 先天性阴道畸形

13 岁处女膜闭锁(图像 A)、11 岁先天性阴道下 1/3 缺失(图像 B),12 岁女孩伴有阴道横膈(图像 C),其经腹部盆腔矢状切面显示阴道明显扩张,由于阴道梗阻引起阴道内积血,且积血内见沉积物(长箭)。先天性阴道下 1/3 缺失(图像 B)和阴道横膈(图像 C)的女孩中,阴道内的混合回声向上延伸进入子宫腔(短箭)。与此不同的是,处女膜闭锁的女孩子宫内膜(短箭)是正常的(A)。在图像 B 中,扩张的阴道中可见积血的分层征(箭头)。

超声检查时,偶然会发现导尿管放置在阴道而不是膀胱内(图 13-30)。加特纳管囊肿是最常见的阴道囊性病变,常位于阴道侧壁或前外侧壁,回声呈单纯性,可以是单个或多个(图 13-31)。

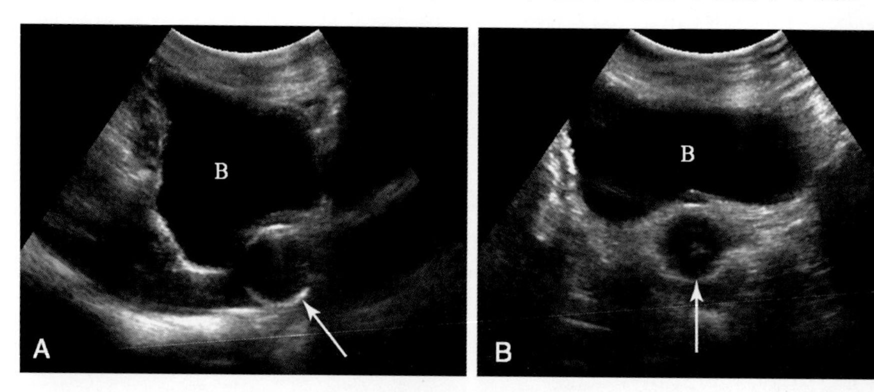

图 13-30 导尿管位置移位

由于导尿管内排尿量减少进行检查,经腹部盆腔矢状切面(图像 A)和横切面(图像 B)图像显示膀胱(B)后方阴道中部的导尿管球囊(箭)。

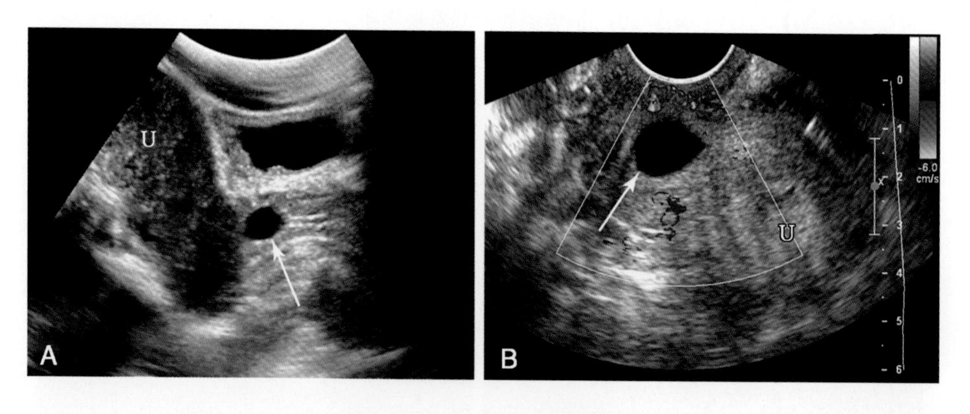

图 13-31 加特纳导管囊肿

A. 经腹部盆腔矢状切面图像显示阴道上部的单纯性囊肿(箭)。B. 同一患者经阴道斜切面彩色多普勒血流显像显示囊肿内无血流(箭),证实为非血管结构。图中 U 为子宫。

月经期子宫内腔内有少量液体是正常现象（见图 13-20A）。生育期，宫颈管内少量液体亦是正常现象（图 13-32）。子宫腔内和宫颈管中的大量积液，可能是由于积液、积血或积脓所致。生育期，可能的病因包括妊娠及其并发症、子宫内膜炎、盆腔炎、宫颈狭窄、平滑肌瘤阻塞，以及较少见的宫颈或子宫内膜肿块（图 13-33）。绝经后妇女子宫腔内单纯积液最常见的病因是宫颈狭窄；其他病因包括宫颈癌、子宫内膜癌和其他肿块引起阻塞（图 13-34A 至图 13-34C）。内液体的回声根据其内容而变化。梗阻引起的子宫内腔内积液可继发感染，导致子宫腔积脓（图 13-34D）。子宫积脓未治疗可导致败血症或子宫破裂。

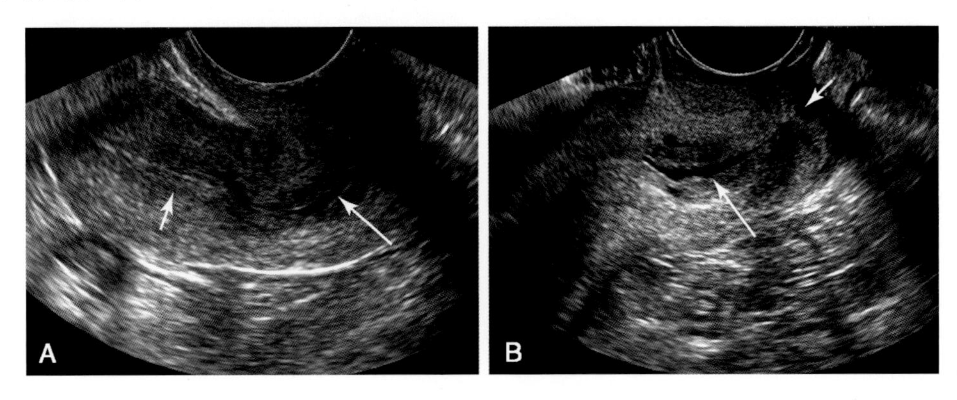

图 13-32　宫颈管内的液体

A. 经阴道子宫矢状切面（TV）图像显示宫颈管（长箭）内有少量液体，这是生育期常见的现象。子宫内膜（短箭）声像正常。B. 不同患者经阴道的矢状切面图像亦显示宫颈管内有少量液体（长箭）。宫颈外口（短箭）可见。

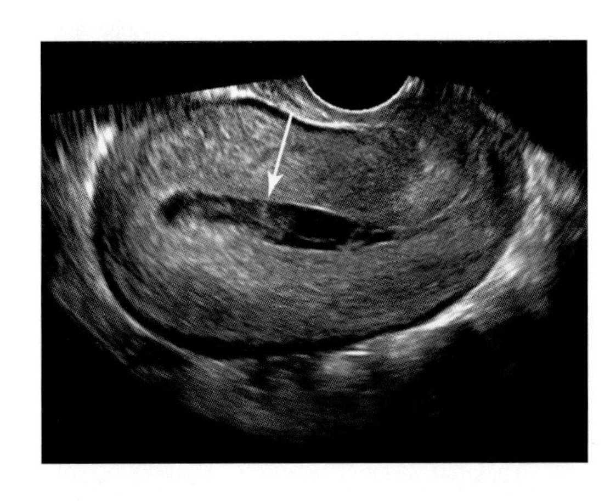

图 13-33　子宫内腔内积液：子宫内膜炎

阴道分娩 3 周后，因发热而进行阴道超声检查，经阴道子宫矢状切面图像显示，由于子宫内膜炎，子宫内膜腔（箭）内有复杂的液体。生殖期子宫内膜液异常的其他病因包括盆腔炎、宫颈狭窄、妊娠并发症、平滑肌瘤阻塞、宫颈或子宫内膜肿块。

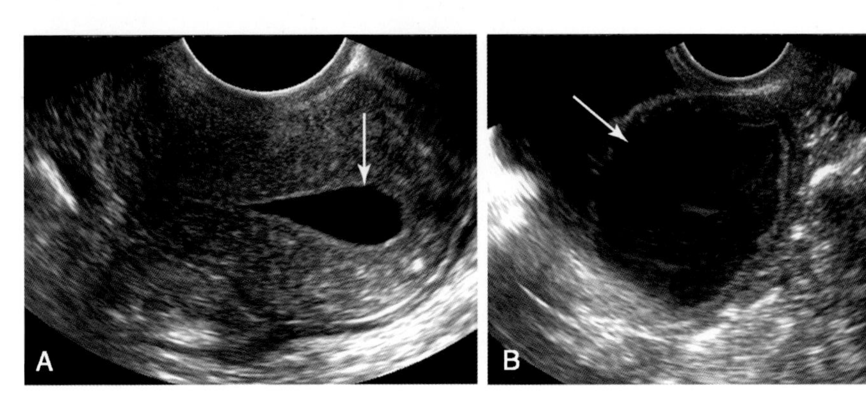

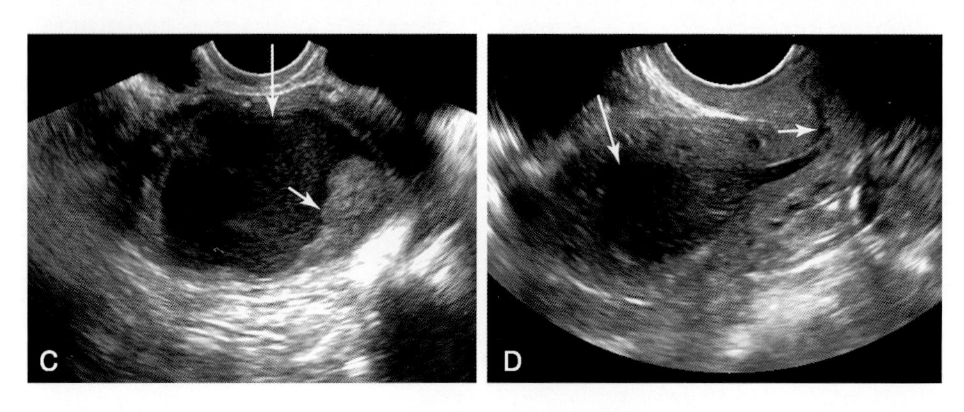

图 13-34　绝经后子宫内腔内积液

A. 宫颈狭窄。经阴道子宫矢状切面(TV)图像显示70岁女性子宫后倾,宫颈锥切术后继发(LEEP)宫颈狭窄,导致子宫腔内积液(箭)。子宫内膜本身厚度正常。B、C. 子宫内膜癌。经阴道子宫矢状切面(图像B)和横切面(图像C)图像显示子宫腔明显扩张,内伴有实性回声(长箭)。此外,横切面(图像C)显示(短箭)沿子宫腔壁生长的实性组织即子宫内膜癌病灶。D. 子宫积脓。一位发热并有长期子宫阻塞病史的妇女经阴道子宫矢状切面图像显示子宫腔扩张并伴有积脓(长箭)。宫颈管内亦有少量液体(短箭)。

(二)子宫内膜增厚与局灶性子宫内膜病变

常见的子宫内膜病变包括子宫内膜息肉、子宫内膜增生、子宫内膜癌和黏膜下平滑肌瘤,所有病变均会导致子宫内膜增厚和出血。活动性出血患者子宫腔内的积血亦会导致子宫内膜增厚,这些病变可发生于生育年龄和绝经后患者。超声检查可有助于确定筛选绝经后出血患者是否应接受进一步评估,因绝经后出血最常见的原因是子宫内膜萎缩。绝经后患者的子宫内膜通常均匀且较薄,测量厚度为4～5mm。子宫内膜萎缩时偶尔可见囊性改变(图13-35)。如果子宫内膜显示良好,外观和厚度正常,可能不需要额外的评估。如果绝经后出血的妇女子宫内膜厚度超过5mm,应进一步评估。当子宫内膜显示不清时,不应认为其厚度正常,而应报告为子宫内膜显示不清,需评估引起出血的其他病因。部分接受激素替代治疗的绝经后患者子宫内膜较厚。如果患者正在接受周期性雌激素和孕激素治疗,子宫内膜厚度在周期中会发生变化,最好在停药出血的末期成像,此时子宫内膜应该是最薄的。

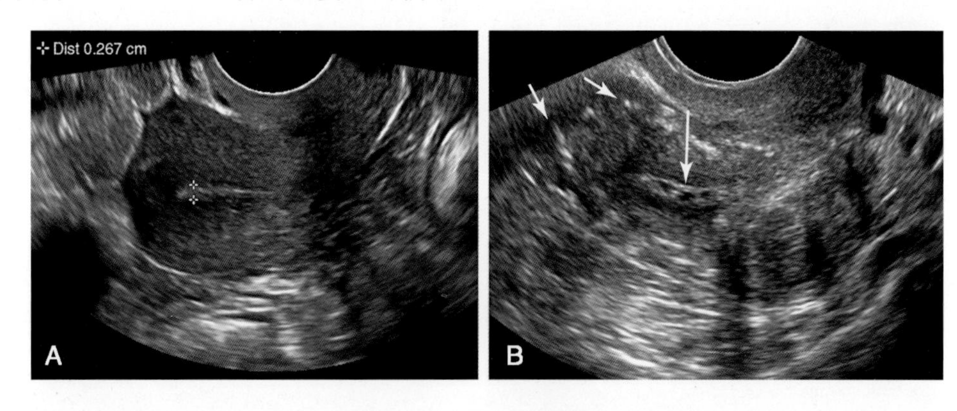

图 13-35　子宫内膜萎缩

A. 绝经后出血妇女经阴道子宫矢状切面图像显示子宫内膜厚度为0.27cm(卡尺)。子宫内膜萎缩是绝经后出血的最常见原因。B. 另一绝经后出血患者经阴道子宫矢状切面图像显示子宫内膜内有小囊肿,子宫内膜厚度正常(长箭)。病理检查显示良性囊性萎缩。子宫周围亦可见多个环状分布的高回声灶(短箭),提示弓状动脉钙化。

无阴道出血的无症状绝经后患者子宫内膜厚度上限的最佳阈值存在争议。越来越多的人认为，对于不伴出血的绝经后患者，目前用于绝经后出血患者的子宫内膜厚度阈值太低，因为无阴道出血的情况下，子宫内膜癌的发病率是很低的。绝经后妇女将子宫内膜厚度设为更高的阈值，通常为 8mm（虽然也有人建议为 11mm），因为若在无阴道出血的绝经后患者中使用相同的阈值时，筛查子宫内膜癌的假阳性很高。若患者无阴道出血而子宫内膜厚度＞5 mm 且＜8 mm 时，可根据患者的临床表现和危险因素制订相应的治疗方案。若进行内膜活检，可随访超声检查以重新评估子宫内膜。

子宫内膜息肉的典型超声表现为局灶性、高回声的、圆形或细长病变，破坏子宫内膜的正常结构（图 13-36A、图 13-36B）。依据息肉的回声特征有助于鉴别其与黏膜下平滑肌瘤，后者通常是低回声的，并且后方常伴声影。生育年龄时，在月经周期的增殖期和排卵期比分泌期更容易检出子宫内膜息肉，是因为高回声的内膜息肉与邻近的子宫内膜低回声功能层的对比度增加，子宫内膜息肉的其他超声表现包括多发性息肉引起的子宫内膜不均匀增厚和较大息肉引起的子宫内膜弥散性增厚（框图 13-1）。此外，部分息肉可伴囊性变（图 13-36C）。子宫内膜边缘内的低回声晕可以提示子宫内膜息肉的存在，有助于区分息肉和弥散性子宫内膜增厚（图 13-36D）。当怀疑息肉时，彩色多普勒血流显像可以辅助诊断，若能识别供血血管则可增加诊断息肉病变的信息（图 13-37）。子宫内膜息肉可以是无蒂或有蒂，偶尔会脱垂到宫颈或阴道内（图 13-38）。大多数子宫内膜息肉是良性的，但少数息肉是恶性的。

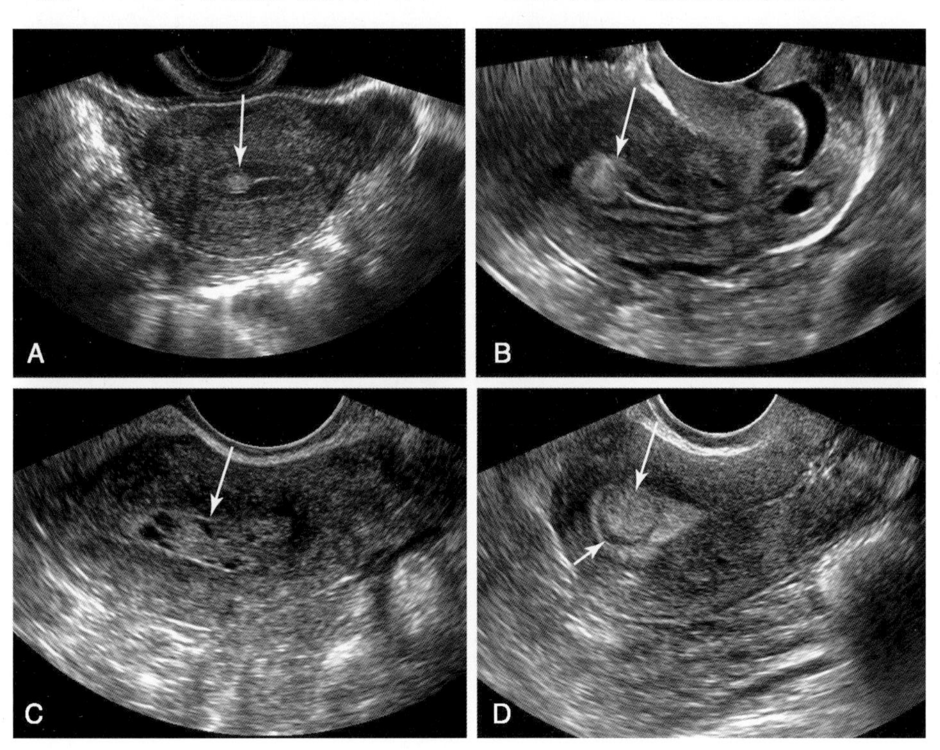

图 13-36　4 例子宫内膜息肉患者的经阴道超声检查显示其子宫不同的灰阶超声表现

A. 小的、局灶性、圆形、高回声病变（箭），破坏了子宫内膜的正常回声结构。由于高回声的息肉与低回声的子宫内膜功能层不同，此时很容易识别息肉，该扫查是在月经周期的增殖期进行的。B. 子宫内膜上段内大的、局灶性、圆形、高回声病变（箭），破坏了息肉下方子宫内膜的正常分层的回声特征。C. 一巨大的内膜息肉充满子宫内膜腔，子宫内膜呈弥散性增厚和囊性变的特征（箭）。D. 圆形息肉（长箭）与邻近的分泌性子宫内膜回声相似，但因为它被一低回声晕（短箭）环绕故依然可以识别。

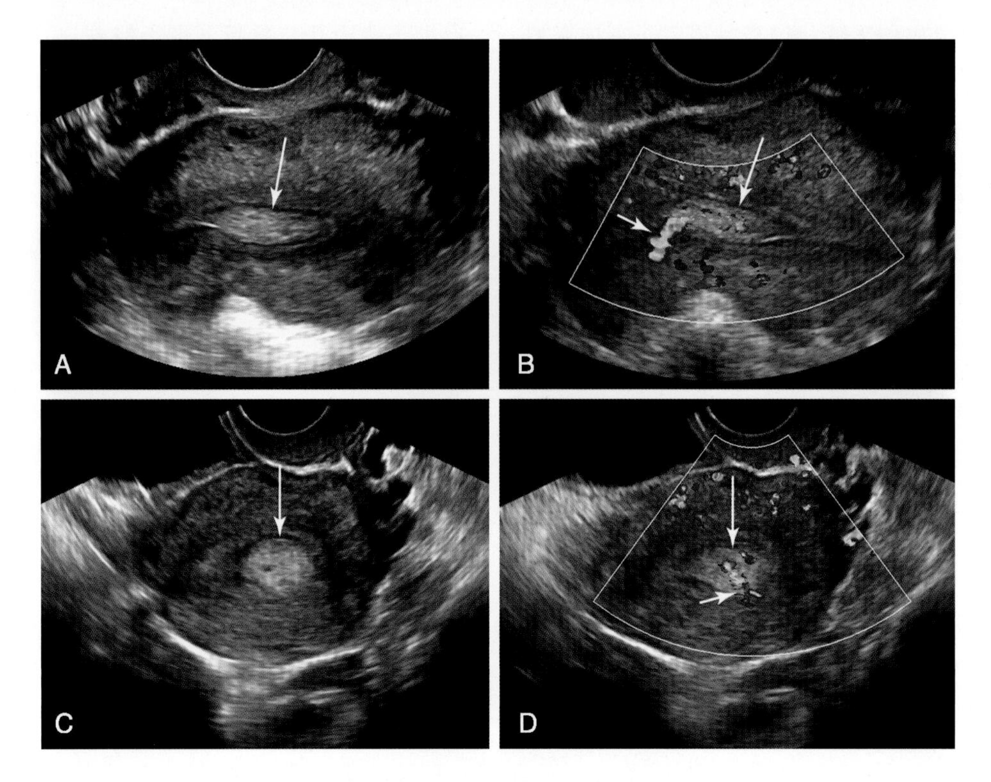

图 13-37　2 例子宫内膜息肉的供血血管

A、B. 经阴道子宫横切面(图像 A)显示子宫内膜中的卵圆形回声病灶(长箭),即内膜息肉。经阴道子宫横切面的彩色多普勒血流(图像 B)显示从子宫肌层至息肉(长箭)的条状血流信号(短箭)。C、D. 另一患者经阴道子宫横切面(图像 C)显示子宫内膜息肉呈圆形高回声灶(长箭)。经阴道子宫横切面的彩色多普勒血流(显像 D)显示从子宫肌层至内膜息肉(长箭)的条状血流信号(短箭)。

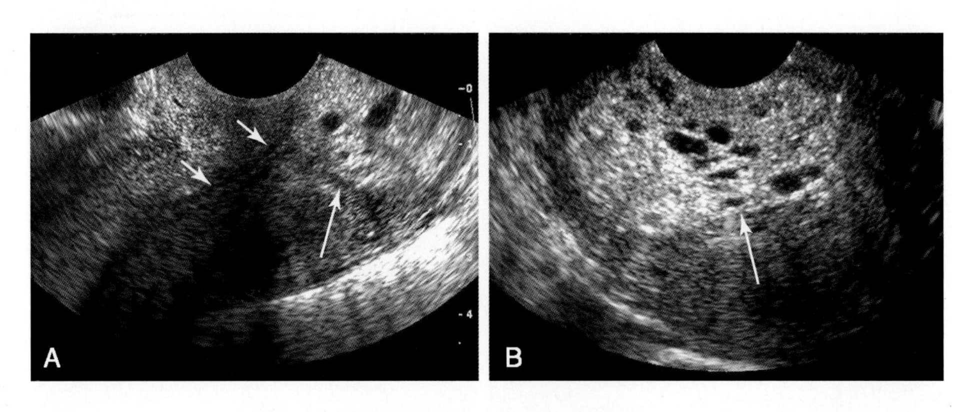

图 13-38　子宫内膜息肉脱垂

经阴道子宫颈的矢状切面(图像 A)和横切面(图像 B)显示,宫颈管下段有一个巨大的高回声性肿块,伴有囊性变(长箭),提示子宫内膜息肉脱垂至子宫颈(短箭为脱垂息肉上方的部分宫颈管结构)。

子宫内膜增生继发于无孕激素对抗的雌激素刺激,常引起子宫异常出血。子宫内膜增生可进展为癌,特别是当存在细胞异型性时。确诊子宫内膜增生需要活检,因超声仅能显示子宫内膜非特异性的增厚。子宫内膜增厚常呈弥散性,但很少是局灶性的,有时表现为囊性变(图 13-39)。但子宫内膜囊性变是非特异性的,因囊性变除可见于子宫内膜增生外,亦可见于子宫内膜息肉、囊性萎缩和子宫内膜癌。

框图 13-1 子宫内膜息肉的超声表现

圆形或卵圆形高回声灶	囊性变
子宫内膜结构破坏	低回声晕
子宫内膜不均匀增厚(多发性息肉)	供血血管
弥散性子宫内膜增厚(大息肉)	脱垂至宫颈或阴道内

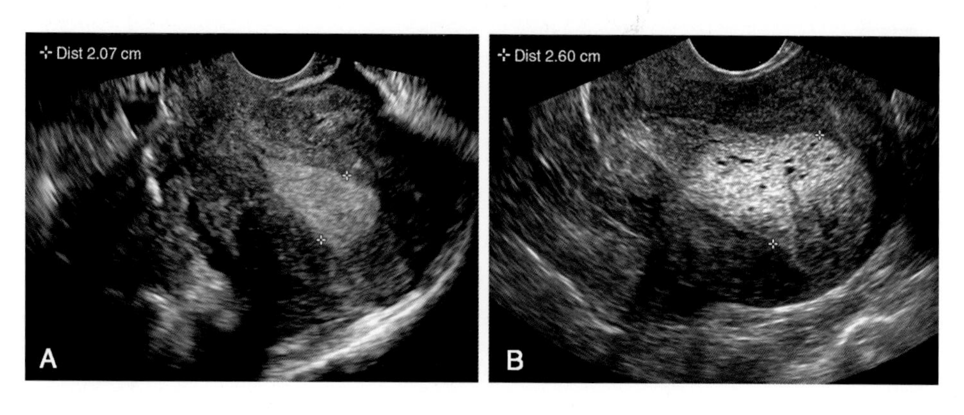

图 13-39 子宫内膜增生的两个不同患者

A、B. 一位 50 岁女性(图像 A)和一位 35 岁女性(图像 B)经阴道子宫矢状切面图像显示,子宫内膜增生导致子宫内膜增厚。此外,图像 B 中子宫内膜内可见多个小囊肿。

子宫内膜癌的超声表现为子宫内膜增厚和回声不均匀,其超声表现与子宫内膜息肉和子宫内膜增生相重叠(图 13-40)。虽然子宫内膜癌时内膜呈不规则增厚且其回声更加不均匀,但这一特征并不是特异性的。子宫内膜和子宫肌层分界不清表明子宫肌层受到侵犯。彩色多普勒血流显像时子宫内膜癌患者可显示子宫内膜血流呈低阻力频谱,但这一特征亦并非特异性的,因为该种血流频谱可见于其他肿块,如内膜息肉和平滑肌瘤。偶尔可见子宫内膜囊肿。由于癌灶引起子宫腔梗阻,可引起子宫积液或积血(见图 13-34B、图 13-34C)。

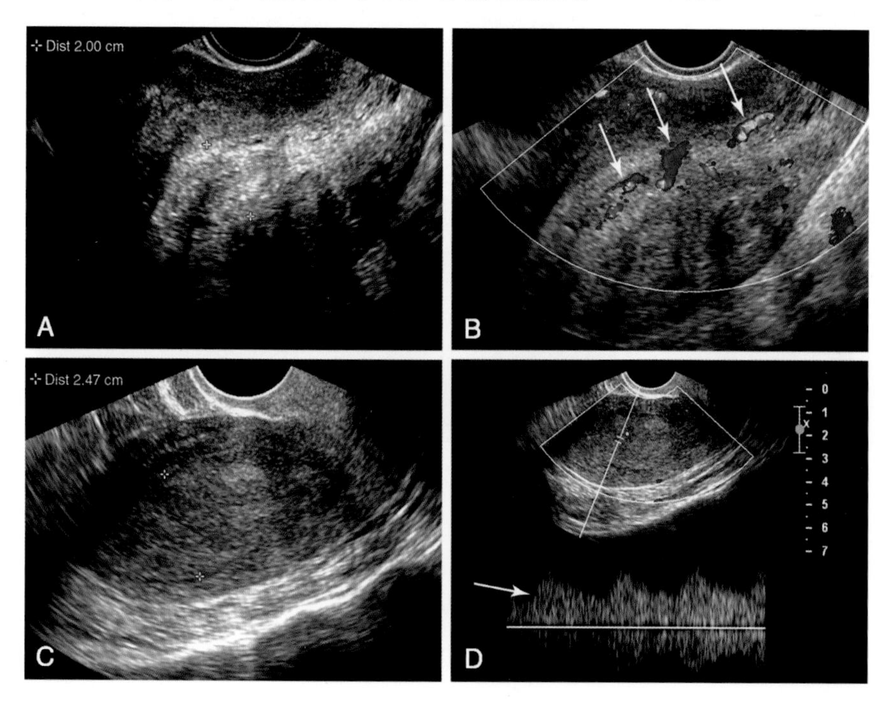

图 13-40 子宫内膜癌

A、B. 47 岁女性经阴道子宫矢状切面(图像 A)显示子宫内膜癌导致子宫内膜增厚、回声不均匀(卡尺)。B. 同一扫查切面的彩色多普勒血流显像显示子宫内膜内血流信号丰富(箭)。C、D. 63 岁女性经阴道子宫矢状切面(图像 C)显示,子宫内膜癌导致子宫内膜增厚,特征并不具有特异性的,厚度为 2.47cm(卡尺)。D. 同一扫查切面的彩色多普勒血流显像显示子宫内膜内探及低阻力血流频谱(箭)。

部分乳腺癌患者使用他莫昔芬治疗,因为该药有利于抑制复发。他莫昔芬在乳腺中具有抗雌激素作用,但对子宫内膜有雌激素作用,可导致子宫内膜增厚和子宫内膜囊性变,接受他莫昔芬治疗的患者中有较多内膜的病变会累及子宫肌层(图 13-41)。子宫内膜厚度随着他莫昔芬治疗时间的延长而增加。此外,罹患子宫内膜增生、息肉和子宫内膜癌的风险亦明显增加。对于接受他莫昔芬治疗的患者中子宫内膜的正常厚度及如何筛选需要进一步评估的患者尚缺乏共识。

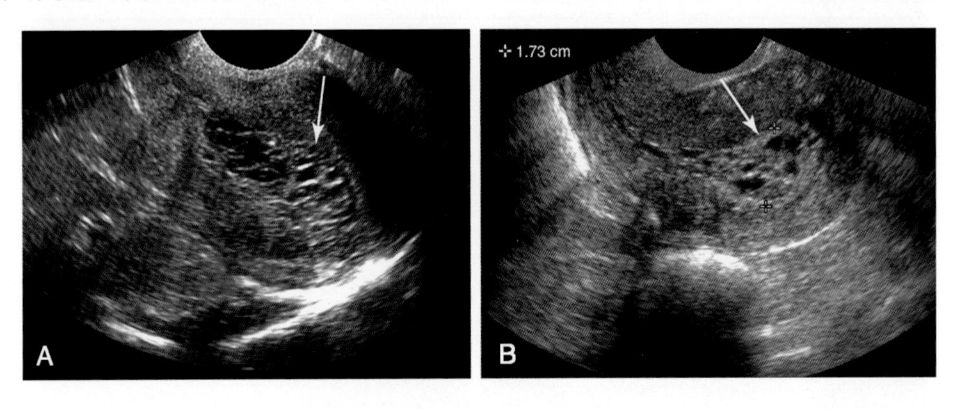

图 13-41 他莫昔芬对子宫的影响

A、B. 2 例接受他莫昔芬治疗的乳腺癌患者经阴道子宫矢状切面图像。这两幅图像显示他莫昔芬对子宫的雌激素样作用,子宫内膜增厚并伴有囊性变(箭)。2 例患者子宫均为后倾。

(三)子宫超声造影

子宫超声造影,亦可称为生理盐水灌注子宫超声造影(SIS),用于评估子宫内膜和黏膜下是否存在异常。超声引导下,导管通过宫颈管进入子宫,将无菌生理盐水注入子宫腔内,使其膨胀,即可显示出腔内病灶的界限(图 13-42)。常可借助三维超声提高显示率。SIS 有助于鉴别局灶性和弥散性的子宫内膜病变、分析子宫畸形的特征,鉴别子宫内膜息肉和黏膜下肌瘤,评估子宫内膜息肉的数量和位置,确定黏膜下平滑肌瘤腔内的腔内占位程度,并可显示宫腔粘连的程度(见图 13-26;图 13-43)。SIS 的禁忌证包括妊娠和盆腔炎。在育龄妇女中,SIS 尽量在月经干净后的一周内进行,此时子宫内膜较薄,而在月经周期后期子宫内膜正常情况下会不规则,可能将其误认为是息肉或其他病理情况。

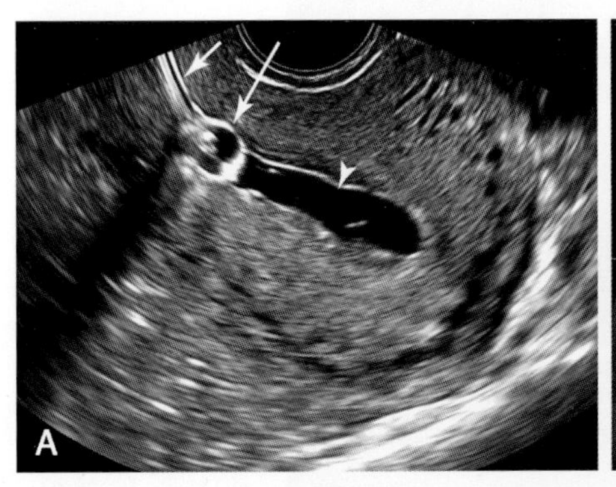

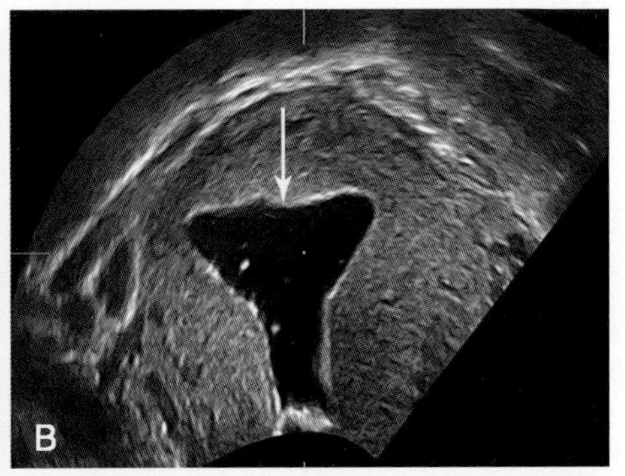

图 13-42 正常子宫超声造影(SIS)

A. SIS 时向子宫腔内注入无菌生理盐水时,子宫的经阴道矢状切面图像显示宫颈管内的导管(短箭)、子宫腔下段的导管球囊(长箭)且子宫腔内充满液体(箭头)。B. 同一患者子宫的三维重建冠状切面图像显示 SIS 时子宫腔(箭)形态正常,未发现病灶。

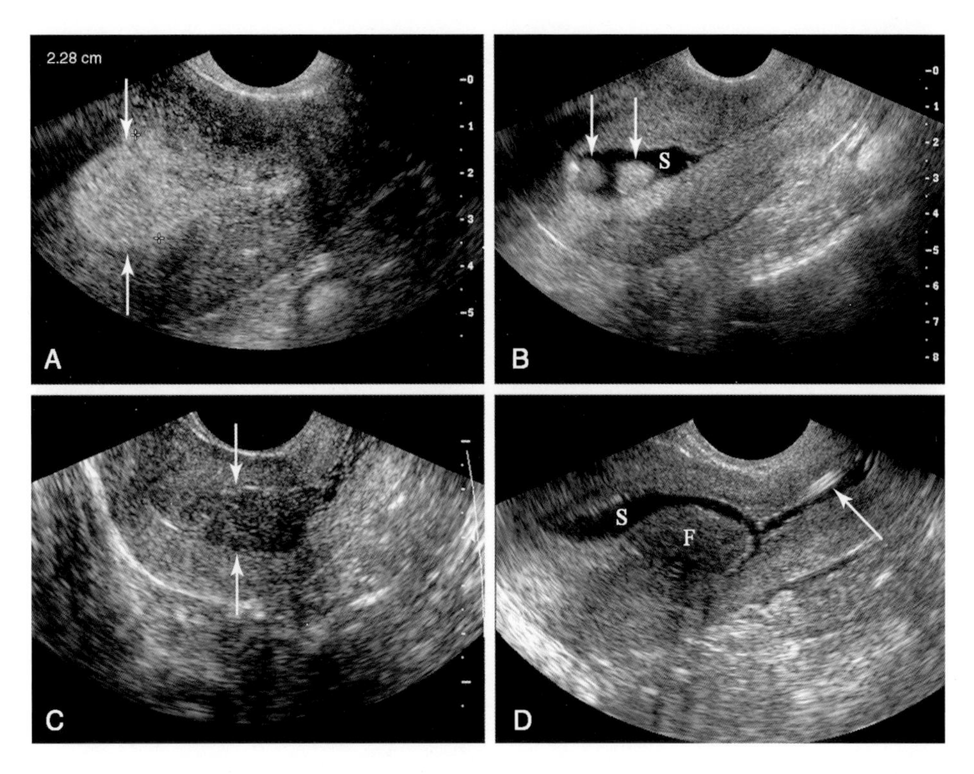

图 13-43　异常子宫超声造影(SIS)

A、B. 子宫内膜息肉。SIS(图像 A)前经阴道子宫内膜(TV)矢状切面图像显示子宫内膜增厚、内呈高回声(箭)。同一患者(图像 B)SIS 时经阴道子宫矢状切面图像显示两个子宫内膜息肉(箭)。C、D. 黏膜下平滑肌瘤。SIS(C)前经阴道子宫矢状切面图像显示子宫内膜内的低回声区(箭)。SIS(图像 D)时经阴道子宫矢状切面图像显示,图像 C 中子宫内膜增厚是由于黏膜下平滑肌瘤(F)突出宫腔所致(图像 D 的箭为宫颈管内的超声造影导管;图像 B 和图像 D 中的 S 为无菌生理盐水)。

五、子宫肌层异常

(一)平滑肌瘤

平滑肌瘤(纤维瘤)是最常见的子宫肿瘤,亦是超声检查最常发现的子宫肿瘤。平滑肌瘤是良性的且多为多发性。平滑肌瘤的生长是雌激素依赖性的;因此,可持续增长直至绝经期,绝经后,除非患者接受激素替代治疗,否则平滑肌瘤大小会较稳定或逐渐缩小。由于雌激素的作用,部分平滑肌瘤在无排卵时或妊娠期间增大,但这些变化并不常见。

平滑肌瘤超声表现变异较大(框图 13-2)。最常见的声像图呈低回声、子宫内的实性肿块,但部分肌瘤可呈高回声或不均回声。巨大的外生型平滑肌瘤可致子宫外形呈分叶状(图 13-44A、图 13-44B),巨大的壁间平滑肌瘤可致子宫呈球形。常见平滑肌瘤外围合并钙化(图 13-44C),部分平滑肌瘤内见散在粗大钙化呈爆米花图案(图 13-44D)。如果平滑肌瘤内广泛钙化,则可能引起子宫内膜和其他盆腔结构显示不清。以多个条状阴影和线性高回声区交替出现的阴影模式可增加诊断平滑肌瘤的信心(图 13-44E、图 13-44F),这种特征的原因是肿块内不同组织类型之间交替出现及肿块的边缘对肌层组织压迫而形成。由于存在交替的低回声线和高回声线,此种阴影模式被称为百叶窗帘样外观。平滑肌瘤可因血供不足而退化,部分合并出血、梗死或坏死从而导致囊性变(见图 2-19C、图 2-19D;图 13-45)。

框图 13-2 平滑肌瘤的超声特征	
子宫内的实性肿块	低回声区与线性高回声区域交替(百叶窗帘图案)
子宫外形呈分叶状或球形	囊性变
肿块周边钙化	腔内低回声肿块
散在粗钙化(爆米花型)	有蒂

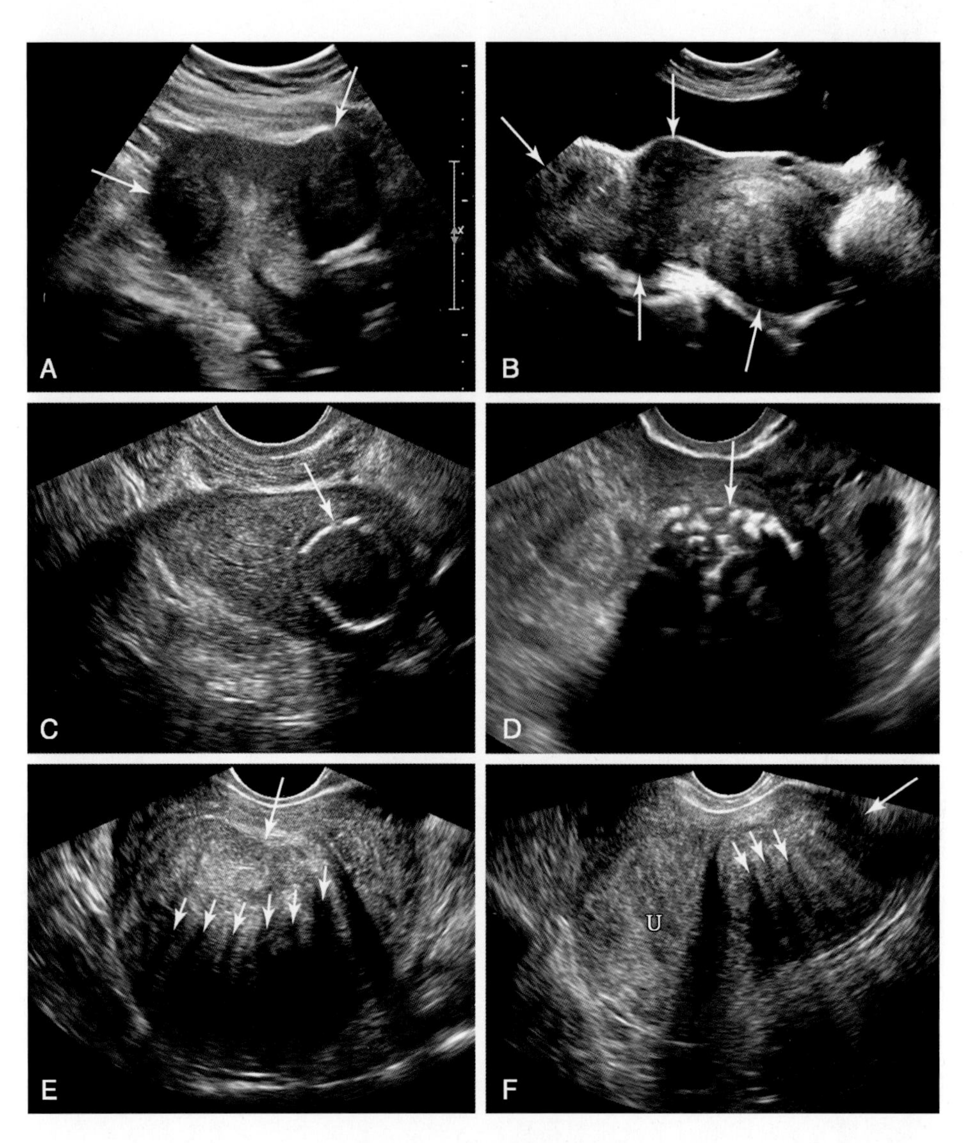

图 13-44 平滑肌瘤超声表现

A、B. 子宫增大、呈分叶状。两名患者的经腹部子宫矢状切面图像显示子宫因平滑肌瘤而增大且呈分叶状(箭)。C. 周边边缘钙化。经阴道子宫斜切面图像显示,平滑肌瘤(箭)大部分周围可见高回声圈,原因是边缘钙化。平滑肌瘤钙化是较常见的但可能被误认为是胎儿颅骨,特别是当超声检查的指征是排除流产或流产后组织物残留时。D. 爆米花型钙化。经阴道子宫横切面图像显示多发粗钙化,平滑肌瘤后方伴声影(箭),形成类似爆米花的超声特征。E、F. 百叶窗帘的阴影图案。经阴道盆腔横切面图像显示平滑肌瘤(长箭)有多条清晰的低回声阴影(短箭)与线样高回声区交替出现,形成类似于百叶窗的超声表现,这种衰减方式在平滑肌瘤是较常见的。图像 F 中的平滑肌瘤呈外生型,来源于子宫外侧壁(U)。

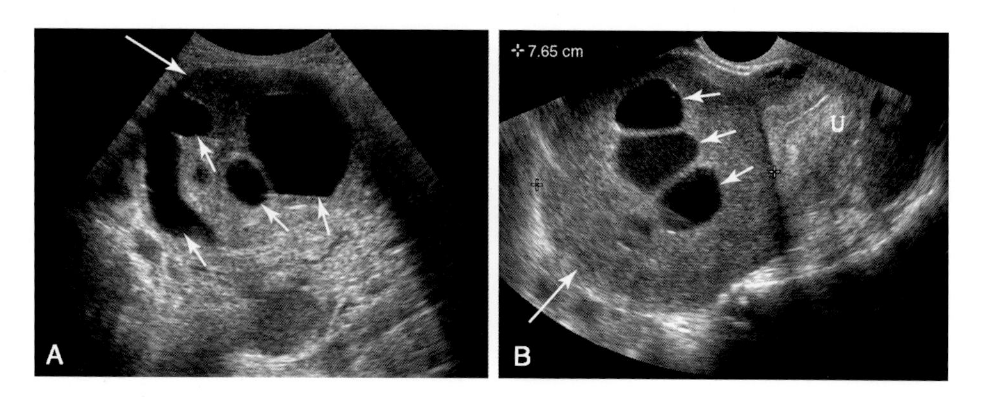

图 13-45 平滑肌瘤囊性变

经腹部横切面(A)和经阴道矢状切面(TV)(图像 B)显示一个巨大的平滑肌瘤(长箭),内有多个无回声区(短箭)。经阴道超声(图像 B)显示平滑肌瘤呈外生型,起源于子宫底部(U)。

子宫肌层完全包绕平滑肌瘤时,称为壁间平滑肌瘤。当平滑肌瘤与子宫贴近或造成子宫内膜变形时,称为黏膜下平滑肌瘤。当平滑肌瘤与子宫浆膜层相邻时,称为浆膜下平滑肌瘤(图 13-46A 至图 13-46F),黏膜下平滑肌瘤可导致子宫腔不同程度的扩张(见图 13-43C、图 13-43D;图 13-46B)。浆膜下肌瘤可位于子宫轮廓内,或向外突出且有蒂部与子宫肌层相连(图 13-46E、图 13-46F)。伴有蒂的平滑肌瘤可扭转并坏死,从而引起腹部疼痛;平滑肌瘤亦可脱垂进入子宫腔内或宫颈管内(图 13-47)。宫颈亦可发生平滑肌瘤。

由于其外观多样,平滑肌瘤是盆腔超声最常见的异常。位于子宫上方的外生型平滑肌瘤或带蒂平滑肌瘤,如果超出扫查范围,则经阴道超声扫查可能将其忽略(见图 13-1)。与此类似,外生型或带蒂平滑肌瘤可向附件延伸,声像类似于卵巢肿块(图 13-48A)。彩色多普勒可显示从子宫延伸到蒂部且供应平滑肌瘤的血流信号,从而可辅助诊断带蒂平滑肌瘤(图 13-48B)。经腹部超声检查时,因为当子宫内膜与超声束平行时很难识

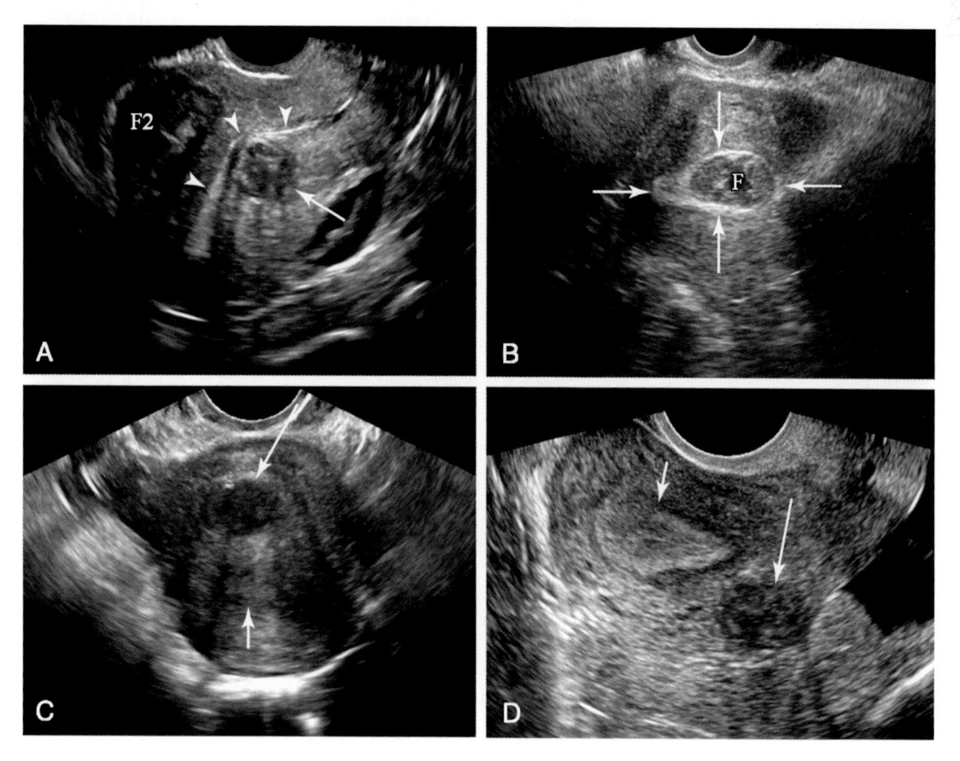

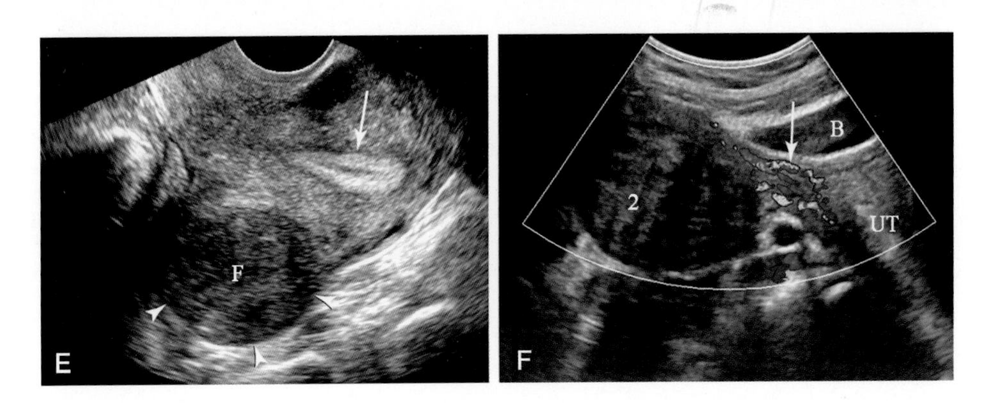

图 13-46 平滑肌瘤:不同的位置

A. 黏膜下。子宫经阴道矢状切面图像显示一小的黏膜下平滑肌瘤(箭)使后壁子宫内膜变形(箭头)。注意,前壁肌层内另一个平滑肌瘤(F2)。B. 腔内的黏膜下平滑肌瘤。经阴道子宫横切面图像显示子宫腔内一小的黏膜下平滑肌瘤(F),周围包绕着子宫内膜(箭)。C. 壁间平滑肌瘤。经阴道子宫横切面图像显示子宫肌瘤(长箭),与子宫内膜无明显关系(短箭),该平滑肌瘤完全被子宫肌层包绕。D. 浆膜下平滑肌瘤。经阴道子宫矢状切面显示平滑肌瘤(长箭)与子宫内膜(短箭)无明显关系,且该平滑肌瘤毗邻子宫浆膜层。E. 浆膜下肌瘤,外生型。经阴道子宫矢状切面显示后位子宫其内平滑肌瘤(F)与子宫内膜无关(箭),因平滑肌瘤导致子宫浆膜层(箭头)明显向外隆起。F. 带蒂浆膜下子宫肌瘤。经腹部子宫矢状切面彩色多普勒血流显像显示一巨大的带蒂浆膜下平滑肌瘤(2),由一蒂(箭)与子宫底部相连,彩色多普勒显示血流显像从子宫底部经蒂供应平滑肌瘤。图中 B 为膀胱。

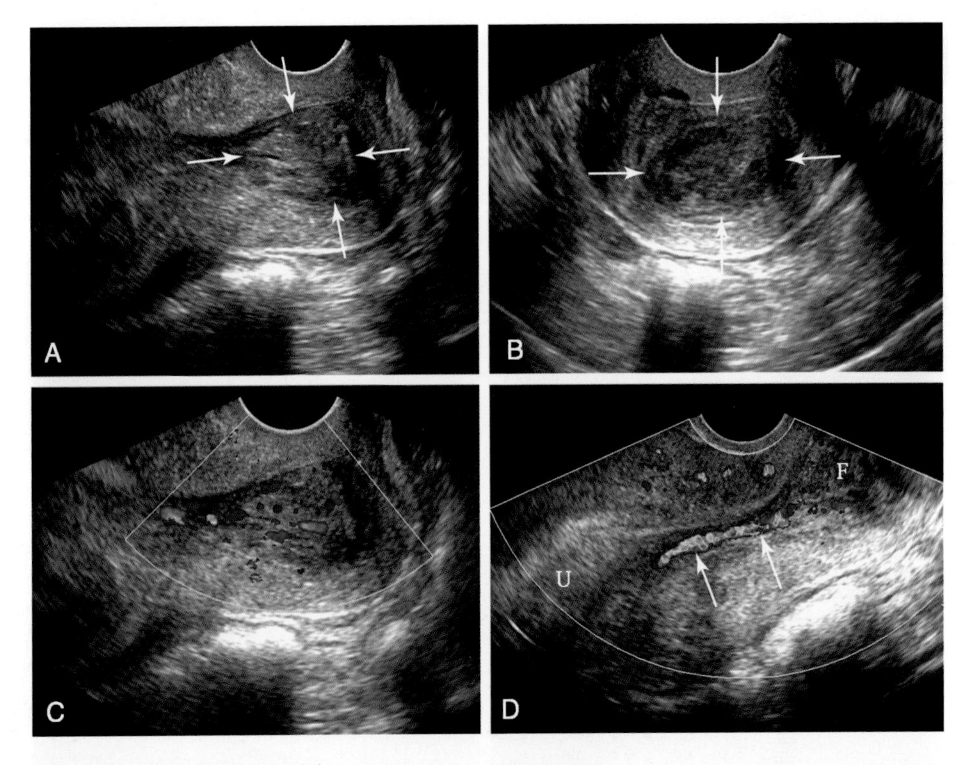

图 13-47 平滑肌瘤脱垂

经阴道子宫颈矢状切面(图像 A)和横切面(图像 B)显示一低回声肿块脱垂至宫颈管内(箭)至其扩张,提示子宫腔内的平滑肌瘤从腔内脱垂至宫颈管内。C. 与图像 A 相对应的经阴道子宫颈矢状切面彩色多普勒血流显像,显示平滑肌瘤内有血流信号。D. 经阴道子宫矢状切面彩色多普勒血流显像显示平滑肌瘤(F)蒂部的血流供应(箭)。图中 U 为子宫体。

别，故后倾或后屈子宫可形成类似于一个大的、低回声的平滑肌瘤，调整探头方向显示子宫内膜和（或）经阴道超声扫查可解决这一陷阱（见图 13-16）。囊性变的平滑肌瘤可误诊为子宫腔积液或妊娠囊（图 13-49），而边缘钙化的平滑肌瘤可能被误诊为胎儿颅骨，特别是为排除流产或流产后组织物残留而进行超声检查时（见图 13-44C）。此外，横向生长的平滑肌瘤可被误诊为先天性子宫异常，如双角子宫或双子宫（图 13-50）。

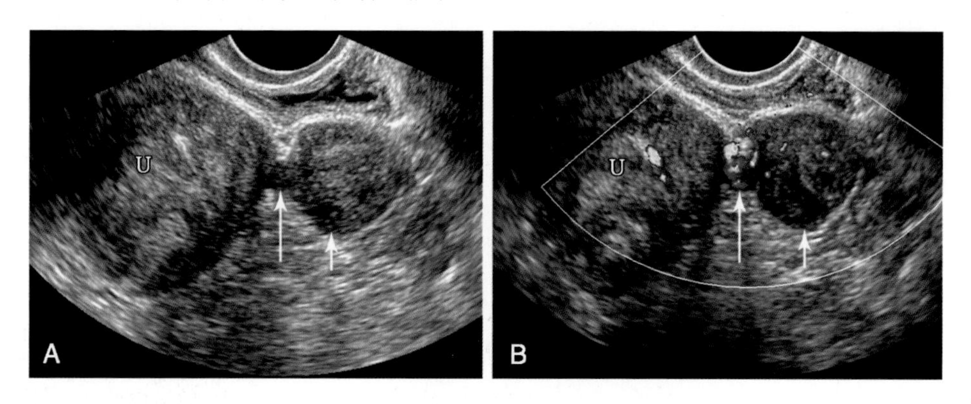

图 13-48　带蒂平滑肌瘤，类似附件肿块

A. 经阴道盆腔横切面图像显示，子宫附件区可见一实性肿块（短箭），位于子宫（U）侧面，该肿块通过蒂部（长箭）与子宫相连。B. 与图像 A 相对应的彩色多普勒血流显像显示连接实性肿块（短箭）和子宫（U）蒂部（长箭）中的血流信号，证实该肿块是带蒂浆膜下平滑肌瘤。

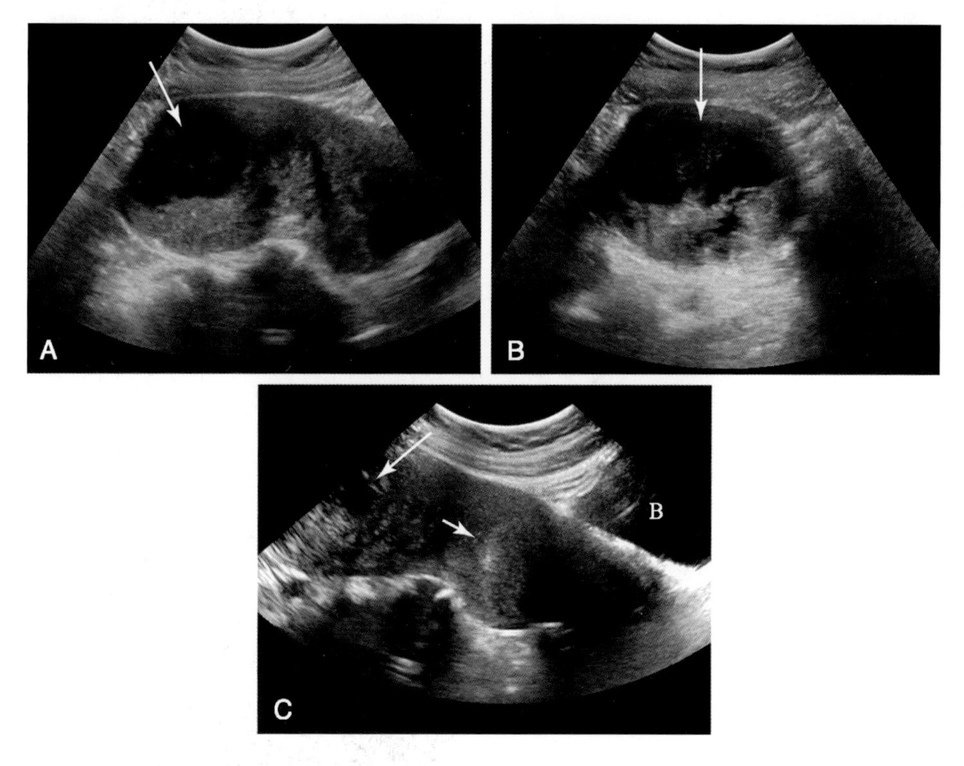

图 13-49　平滑肌瘤

A、B. 囊性变的平滑肌瘤，类似于子宫腔积液。经腹部盆腔矢状切面（图像 A）和横切面（图像 B）显示子宫内见混合回声的液体（箭），最初被认为是子宫腔积液。C. 膀胱（B）充盈后检查盆腔矢状切面图像显示，图像 A 和图像 B 子宫中的积液是由一个巨大的、外生型的、伴有囊性变的底部的平滑肌瘤（长箭）引起。注意位于平滑肌瘤下方的子宫内膜外观正常（短箭），内不含液体。

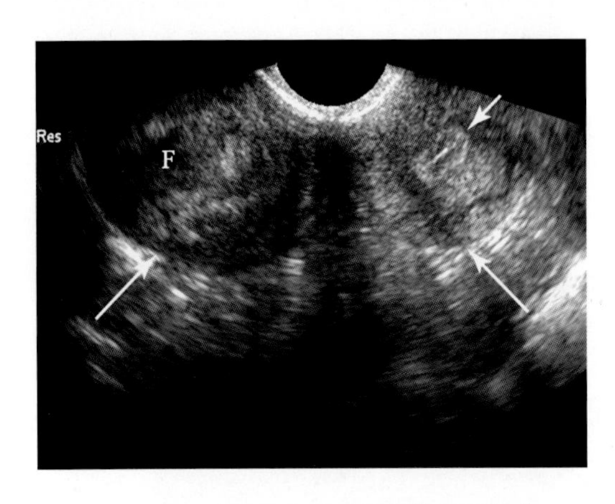

图 13-50 类似子宫畸形的有蒂平滑肌瘤

盆腔经阴道矢状切面扫查显示两个圆形、实性结构(长箭),两者回声均与子宫相似,可误诊为双角子宫或双子宫。注意图像右侧真正的子宫内可见清晰、正常的子宫内膜回声(短箭)。图像左侧的平滑肌瘤(F)内未见子宫内膜回声。

(二)子宫脂肪瘤

脂肪瘤是一种罕见的良性肿瘤,当超声显示肌层内高回声、实性肿块时,应考虑脂肪瘤(图 13-51),常伴声衰减。组织学上,这些肿块包括脂肪瘤、脂肪平滑肌瘤、肌脂肪瘤和纤维脂肪瘤。评估肿块起源于子宫还是卵巢是很重要的,因为脂肪瘤的回声可类似于皮样囊肿。脂肪瘤通常无症状,绝经后患者中更为常见。

(三)平滑肌肉瘤

平滑肌肉瘤是一种罕见的子宫恶性肿瘤,可以是新发的或之前的肌瘤恶变。超声难以准确地将罕见的平滑肌肉瘤与常见的平滑肌瘤(纤维瘤)区分开来,除非伴有邻近结构的转移或侵袭。平滑肌肉瘤比平滑肌瘤更易出现囊性变,但囊性变在平滑肌瘤中亦很常见,这些肿块的外观有相当大的重叠。有人认为,如果平滑肌瘤的大小迅速增加,特别是在未接受激素治疗的绝经后患者中,应考虑平滑肌肉瘤的诊断。尽管如此,大多数快速增长的肌层内肿块是良性平滑肌瘤。

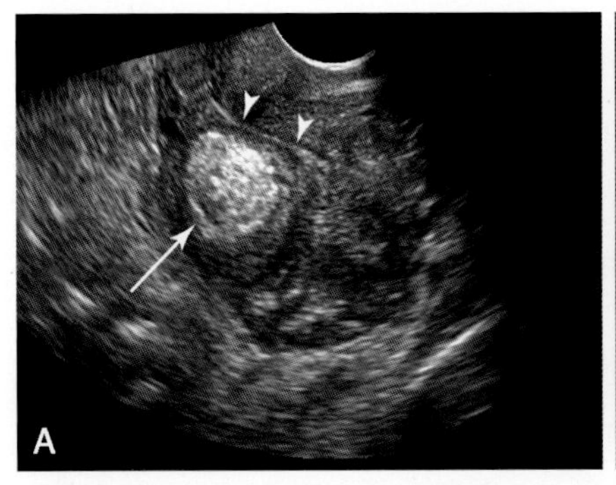

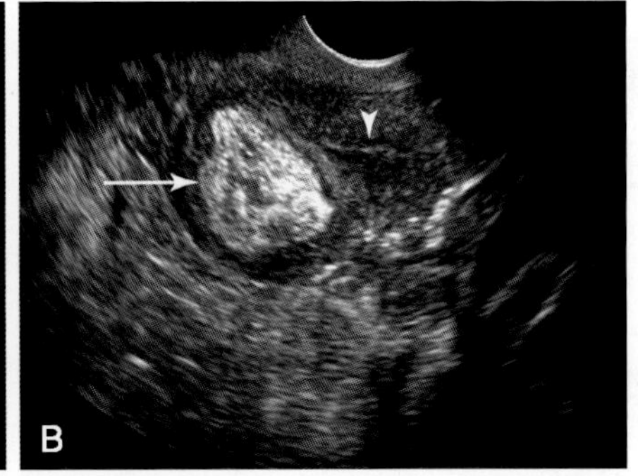

图 13-51 脂肪平滑肌瘤

经阴道显示后倾子宫的矢状切面(图像 A)和横切面(图像 B)显示一清晰、实性、高回声肿块(箭),提示脂肪平滑肌瘤,该肿块与子宫内膜(箭头)无明显关系。

(四)子宫腺肌病

子宫腺肌病是一种常见病,其特征是子宫肌层内发现子宫内膜腺体和基质,其临床表现与平滑肌瘤相重叠,包括经期严重延长、盆腔疼痛,尤其是月经前后、性交困难和子宫增大。子宫腺肌病通常呈弥散性,但有时子宫腺肌病亦可呈局灶性结节样改变。子宫腺肌病和子宫肌瘤常可同时发生。

子宫腺肌病的超声表现包括:(图 13-52;框图 13-3)。子宫增大呈球形,部分子宫后壁肌层明显

框图 13-3 子宫腺肌病的超声表现

- 子宫增大
- 子宫呈球形
- 后壁肌层增厚、不成比例
- 子宫肌层内小囊
- 肌层回声不均
- 多发线性低回声影与高回声区交替(百叶窗帘图案)
- 子宫肌层呈“虫蛀状”外观
- 子宫内膜和子宫肌层之间界限模糊
- 低回声的中央肌层区(交界区)局部隆起增多
- 局灶性子宫腺肌瘤

增厚。子宫内膜组织腺体扩张即可形成肌层内的小囊肿，常位于子宫内膜附近，但亦可散在分布于整个子宫肌层内。子宫肌层内出现囊肿可增加诊断子宫腺肌病的信心。子宫肌层回声不均匀的，内见边界不清的低回声区、高回声结节、多发线性低回声影与高回声区交替，形成百叶窗式的阴影图案，亦是平滑肌瘤的典型表现。由于子宫肌层回声不均和其内的小囊肿，子宫肌层可形成"虫蛀状"外观。子宫内膜和子宫肌层之间的分界模糊，因此很难准确测量子宫内膜厚度。MRI 成像显示子宫内膜和肌层交界区的低回声肌层中心层形成小突起，这种征象超声上偶尔可见。局灶性子宫腺肌瘤呈结节状，是子宫腺肌病的另一种形式，与平滑肌瘤较难鉴别。子宫腺肌瘤的边界不清晰，血流更集中，内可见血管穿透，而平滑肌瘤常伴周围环状血流。超声若无法确诊，可借助于 MRI 确诊子宫腺肌病和鉴别子宫腺肌病与平滑肌瘤。

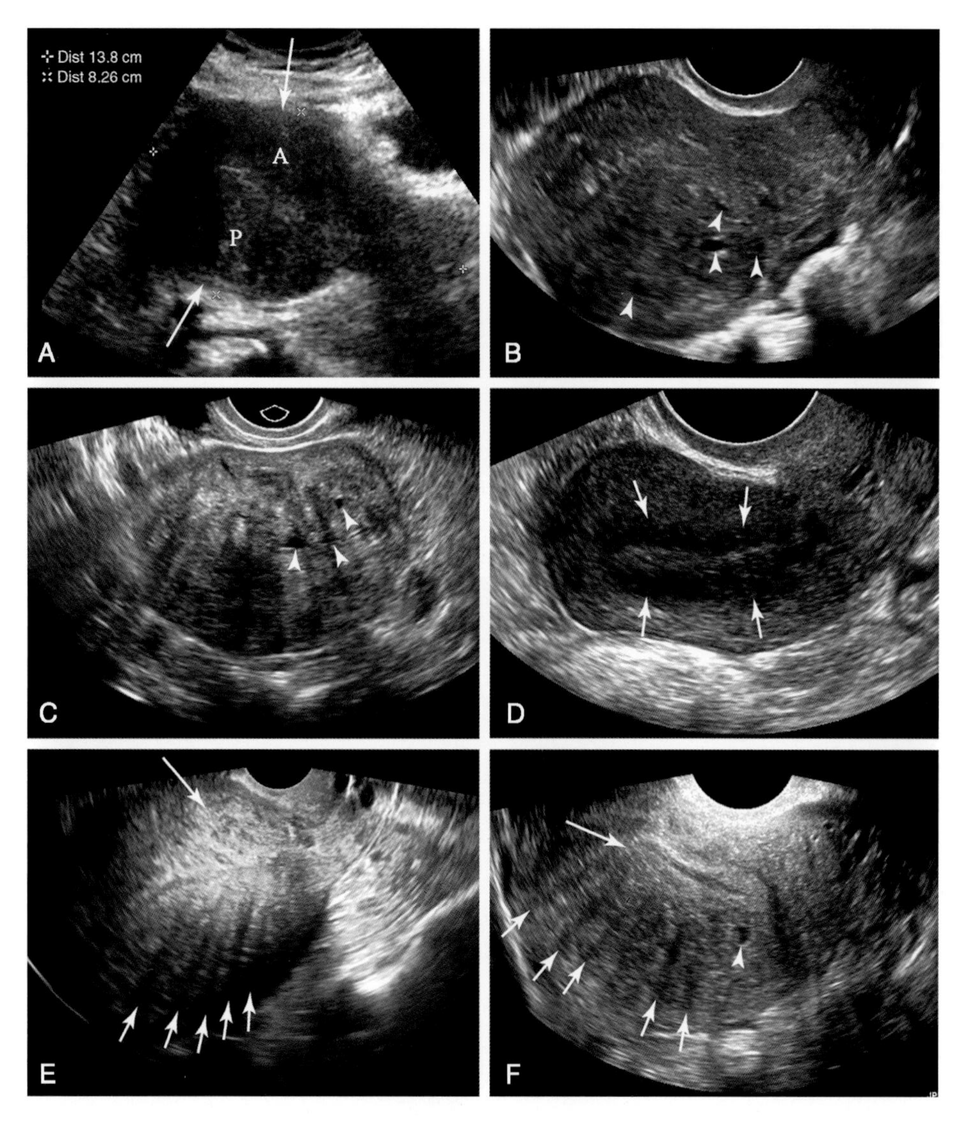

图 13-52 子宫腺肌病

不同子宫腺肌病患者经腹部(图像 A)和经阴道(图像 B 至图像 F)的子宫图像显示其超声表现。A. 子宫增大，子宫体呈球形(箭所示)，后壁子宫肌层(P)与前壁子宫肌层(A)比例失调、明显增厚。B、C. 子宫肌层回声不均，内可见小囊肿(箭头)。D. 子宫内膜周围肌层及交界区的低回声的隆起增加(箭)。E. 子宫呈球形、增大，多发线性低回声影与高回声区交替(短箭)，形成百叶窗式的阴影图案，无法识别子宫内膜边缘。此外，子宫肌层的不均质回声导致子宫体下部出现"虫蛀状"外观(长箭)。F. 子宫肌层小囊肿(箭头)和复发性低回声，线性阴影(短箭)导致百叶窗帘图案。此外，后壁子宫内膜的边界显示不清(长箭)。

六、宫颈

那勃囊肿是一种由黏液充盈的包涵体囊肿,起源于宫颈腺,通常可见于宫颈(图 13-53)。它们可以单发,但通常多发。那勃囊肿在超声上通常表现为单纯的囊肿,但有时表现为复杂性。绝大多数的那勃囊肿在临床上是无症状的,但极少见的情况是一大的或伴有感染的囊肿能引起临床症状。

非妊娠患者宫颈管内的肿块可能是宫颈息肉、宫颈平滑肌瘤、子宫内膜息肉脱垂或黏膜下平滑肌瘤从子宫体进入宫颈管所致(见图 13-38、图 13-47 和图 13-54)。宫颈狭窄是一种常见的疾病,当宫颈管内和(或)子宫腔内出现积液时,应考虑宫颈狭窄(图 13-55)。宫颈管积液的其他病因包括妊娠及其并发症、盆腔炎、平滑肌瘤、子宫内膜癌或宫颈癌阻塞宫颈管。

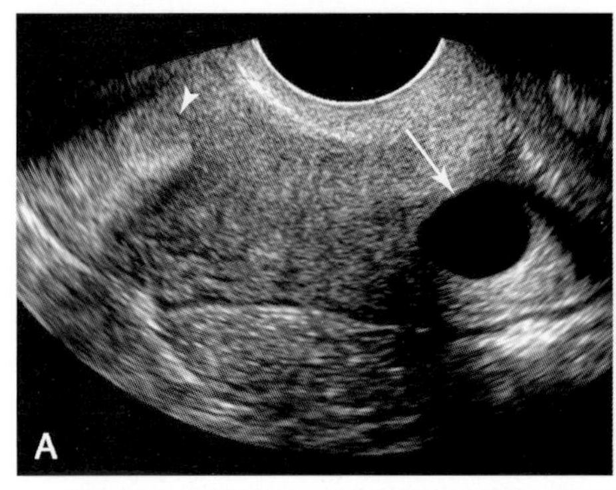

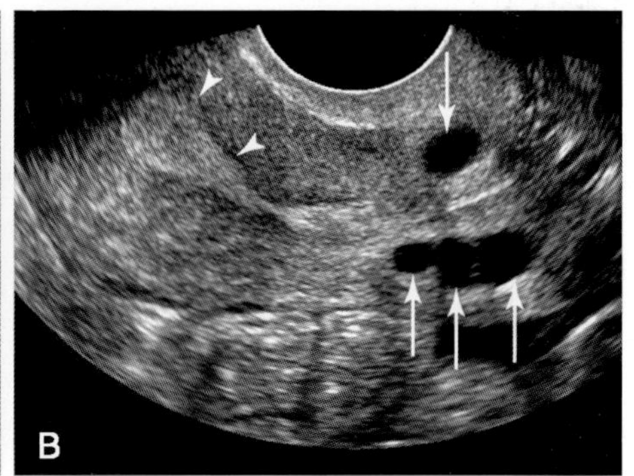

图 13-53 那勃囊肿

子宫经阴道矢状切面图像显示宫颈中的单个(图像 A)和多个(图像 B)单纯性囊肿(箭),提示那勃囊肿(箭头为子宫内膜)。

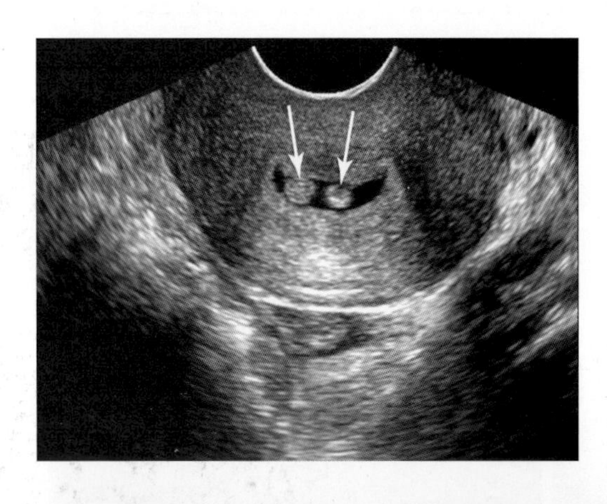

图 13-54 宫颈息肉

经阴道子宫颈横切面显示两个宫颈息肉(箭),其周包绕着宫颈管内的液体。

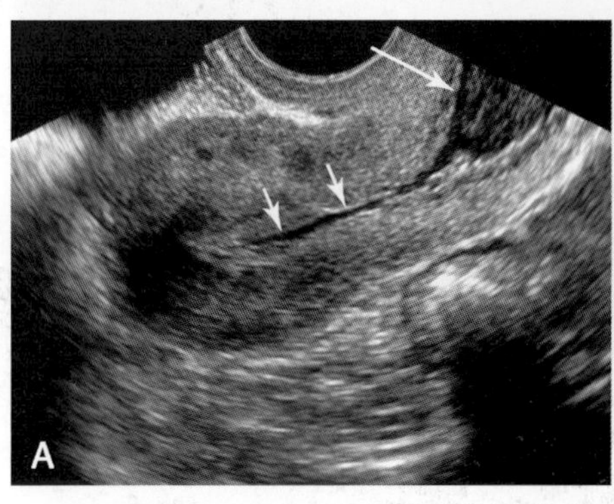

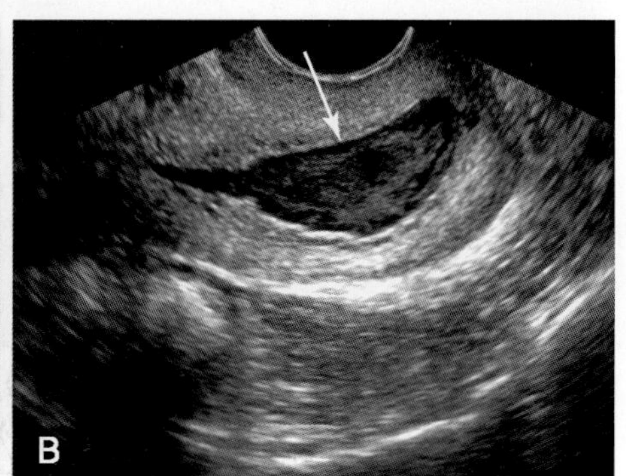

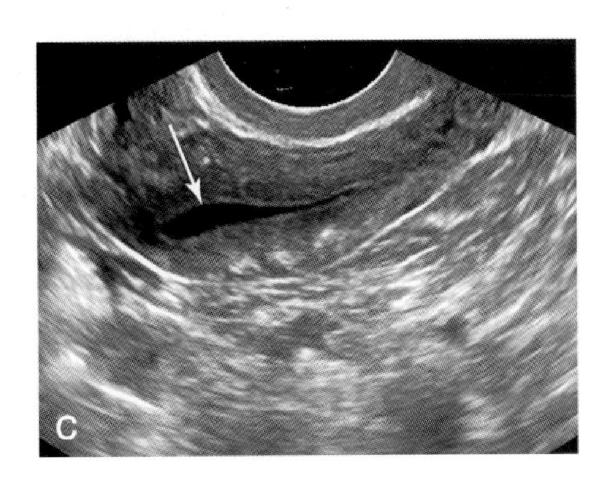

图 13-55　宫颈狭窄

A、B. 子宫(图像 A)和宫颈(图像 B)的经阴道矢状切面图像显示子宫腔内有少量积液(短箭),而宫颈管内有大量积液,由于子宫颈狭窄,宫颈管内积液使其扩张(长箭)。C. 另一宫颈狭窄患者的经阴道子宫矢状切面图像显示,子宫腔(箭)内积液而宫颈管内未见明显积液。

超声对宫颈癌的诊断和分期价值有限,因为宫颈癌通常是根据巴氏涂片结果而诊断的。MRI 用于宫颈癌分期。然而,超声偶可显示宫颈癌转移引起的盆腔淋巴结病变或肿瘤侵犯邻近器官所引起的肿块(图 13-56)。超声可诊断宫颈癌病灶引起的宫颈梗阻或放疗后宫颈狭窄继而引起的宫颈管扩张。

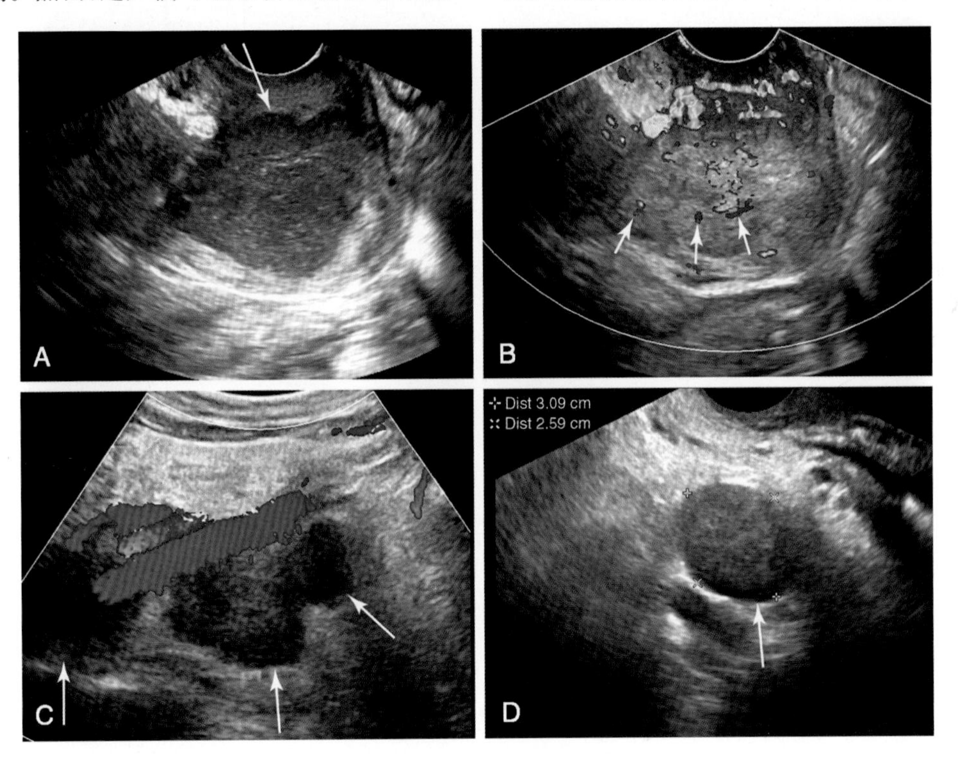

图 13-56　宫颈癌

A. 宫颈经阴道矢状切面图像显示宫颈癌病灶呈不规则形的低回声肿块(箭)。B. 在与图像 A 类似的扫查切面上,宫颈的矢状切面应用彩色多普勒血流显像显示肿块内的血流(箭)。C、D. 同一患者的右(图像 C,彩色多普勒)和左(图像 D)下腹斜切面超声图像显示淋巴结转移性肿大(箭)。

七、宫内节育器和管状微型插入物

近年来,美国 IUDs 的使用迅速增加,这主要是由于与 IUDs 的早期版本相比,目前 IUDs 改进了设计,提高了安全性和避孕效果。超声是评估 IUD 位置的主要方法,通常在不明原因的疼痛或出血或阴道内未发现 IUD 尾丝时进行。

截止撰写本文时,美国有三种 IUDs:子宫环、曼月乐和 Skyla。这三种类型的 IUDs 均是 T 形环,其应置于子宫腔内,垂直部分的上部位于子宫腔上部,下部分位于宫颈内口上方(图 13-57)。T 的水平分支应定位在子宫腔上部的子宫冠状切

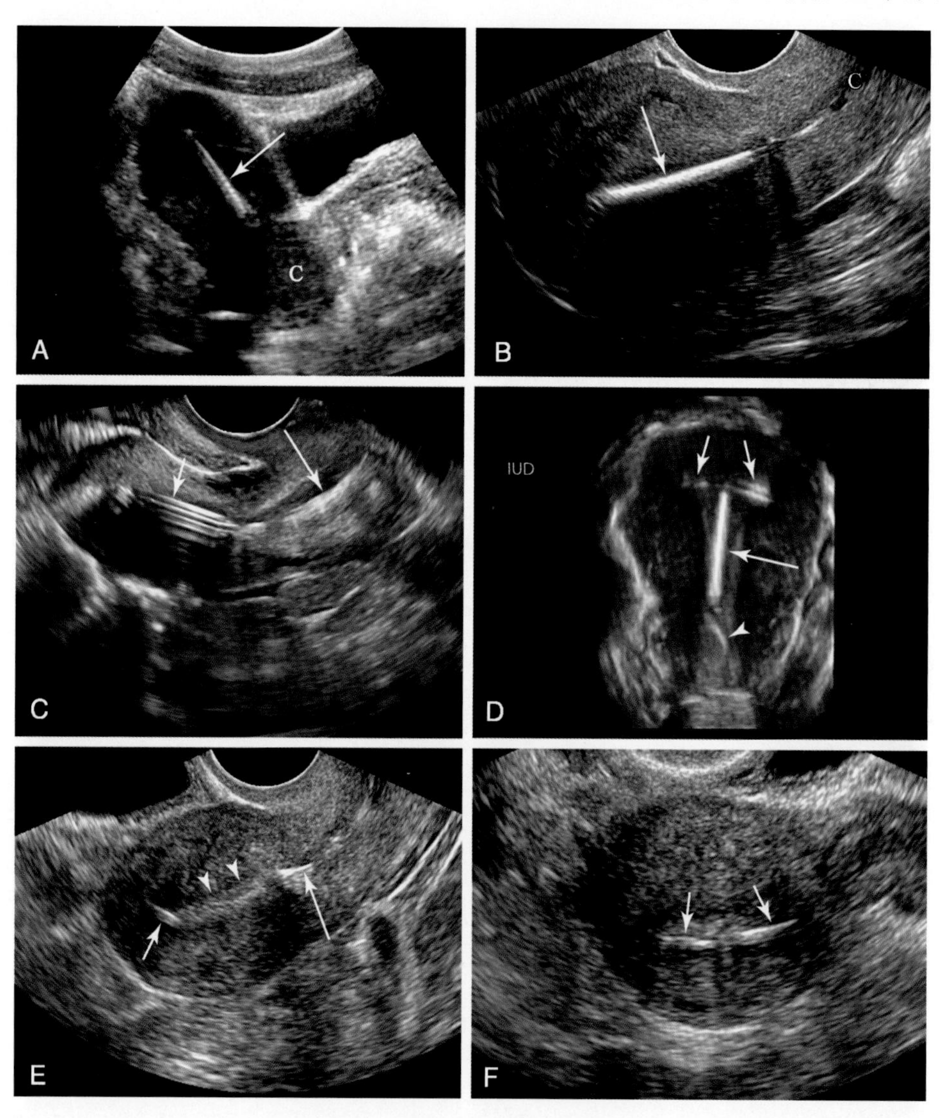

图 13-57 宫内节育器(IUDs)位置正常

A、B. 经腹部(图像 A)和经阴道(图像 B)子宫矢状切面图像显示 IUD(箭)在子宫腔内位置正常。IUD 下缘位于宫颈内口上方(图像 C),上缘位于子宫腔上部。C. IUD 串。经阴道子宫矢状切面图像显示 IUD 位置正常(短箭),子宫腔内可见混响伪像。宫颈管内可见曼月乐环尾(长箭)。D. 子宫的三维冠状重建切面图像显示 IUD 位置正常,IUD 垂直部分的上段(长箭)伸入子宫腔的上部,IUD 的两个水平臂(短箭)垂直于冠状切面上的竖直部分,亦可显示 IUD 的尾丝(箭头)。E、F. 曼月乐环潜在隐患。E. 经阴道子宫矢状切面图像显示宫腔内的曼月乐环其下段(长箭)和上段(短箭)的高回声灶。无法显示 IUD 的垂直部分(箭头)。曼月乐环其激素柱的声衰减是导致其垂直部分显示困难的原因。重要的是曼月乐环的上段可见高回声灶,识别这一点可避免错误地将位置正常的曼月乐环误认为其位置下移。F. 经子宫横切面图像显示曼月乐环的两条水平臂位置正常,即可确认曼月乐环位置正常。

面，因为子宫腔在此位置最宽。宫颈管有时可见IUD尾丝。三维超声可协助评估IUD的位置，可在冠状切面上更好地显示子宫和子宫内膜，并有助于评估IUD是否穿透子宫肌层。曼月乐环在其T的垂直部分存在一激素圆柱体，该圆柱体释放少量左炔诺孕酮（黄体酮的一种形式），有助于增强其避孕效果。激素柱的声衰减会导致曼月乐环的垂直部分无法显示，使其优势成分的识别变得复杂。结果，IUD串或IUD的下半部分可能被误认为是IUD本身，以致一位置正常的曼月乐环被误认为是节育器下移。识别曼月乐环上方的高回声灶有助于其正确定位。超声扫查过程中偶尔会遇到不同形状的IUD，包括利普斯环等。利普斯环有一独特的蛇形结构及其他国家使用的IUD，如中国常用的环形IUD（图13-58）。

IUD位置异常会引起疼痛并可降低避孕效果。矢状切面显示的正常宫腔较冠状切面显示的窄，冠状切面宫腔尾部逐渐变窄。如果IUD位置太低或朝向非冠状切面，则可导致节育器的两个水平臂无法打开，以致未穿透或超出子宫肌层。IUD发生移位的位置多变，甚至可移位到子宫外（图13-59）。

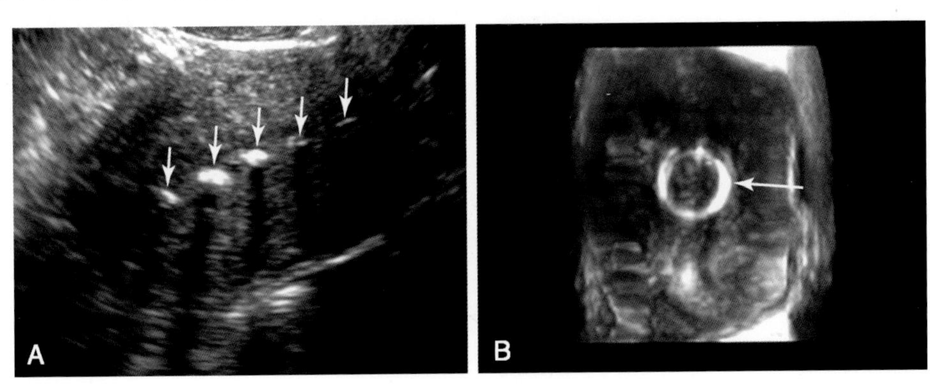

图 13-58　非T形的宫内节育器（IUDS）

A. 利普斯环。经阴道子宫矢状切面图像显示，多个高回声灶后方伴有声影（箭）。利普斯环是蛇形结构，可前后弯曲。B. 环形IUD。子宫的三维冠状切面图像显示一环形IUD（箭），其在中国非常常用。

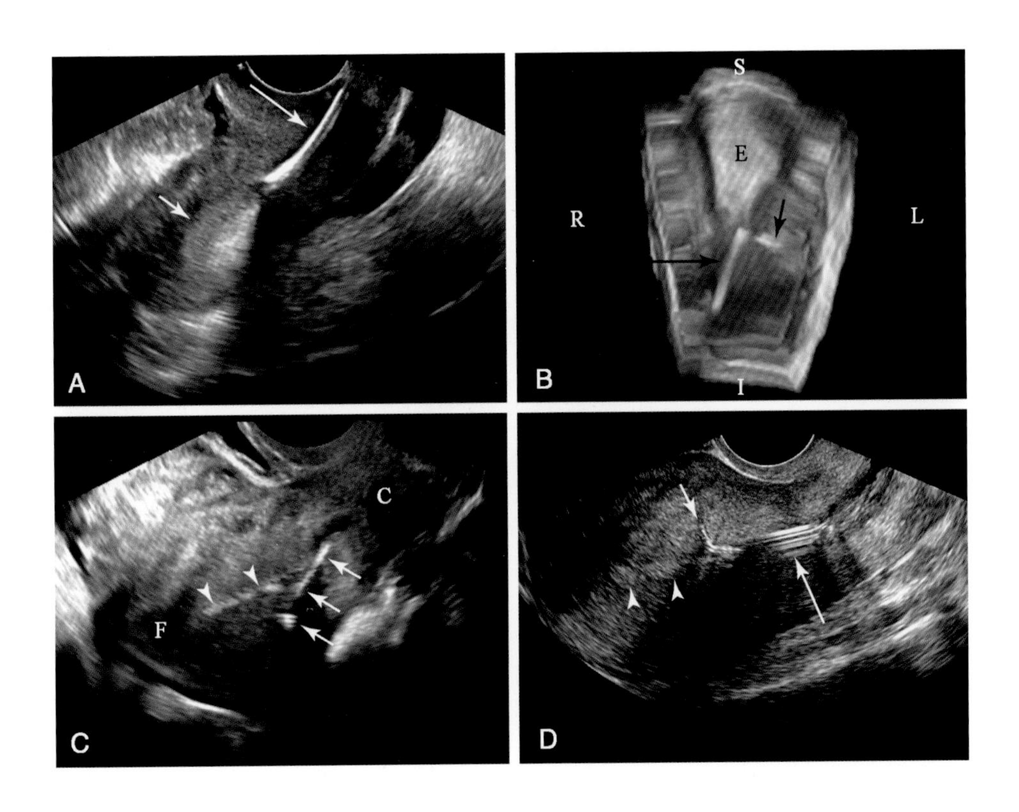

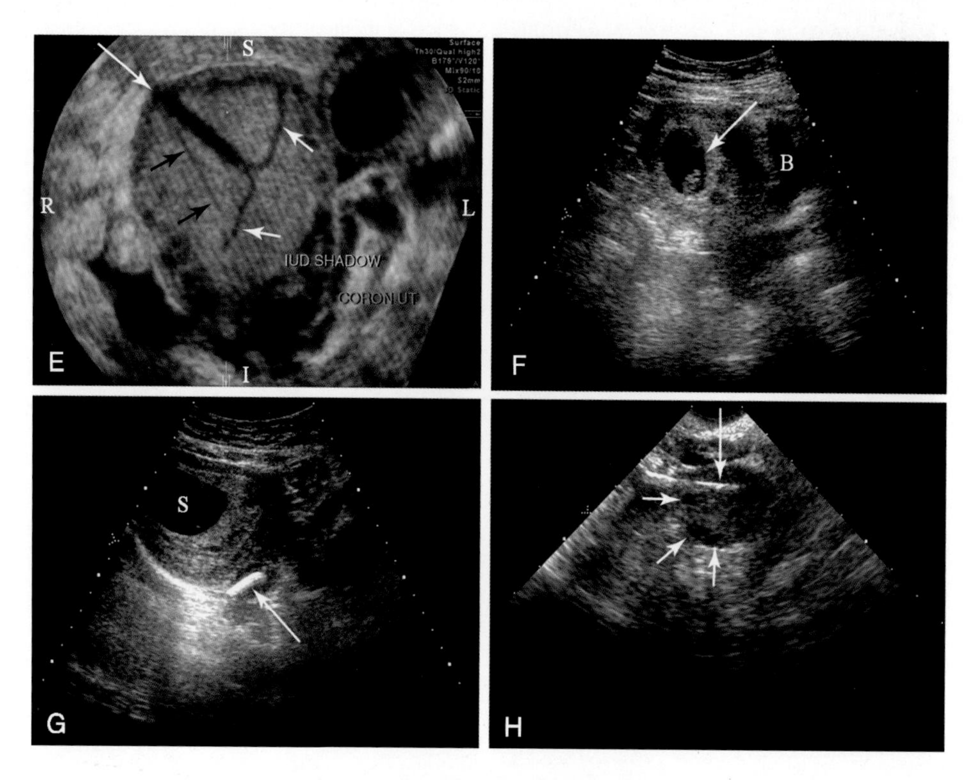

图 13-59 宫内节育器(IUDs)位置异常

A、B. 经阴道子宫矢状切面(图像 A)显示 IUD 位置过低,大部分位于宫颈管内(长箭)。子宫腔水平未见节育器声像(短箭)。B. 图像 A 的同一患者其子宫三维冠状切面图像证实 IUD 大部分位于宫颈管内。IUD 的垂直部分(长箭)向上向左移位,左侧臂移位至子宫腔外,嵌顿至子宫肌层(短箭)。C. 另一不同患者经阴道子宫矢状切面图像显示子宫下段的 IUD,向后移位且嵌顿至子宫肌层内(箭)而子宫内膜(箭头)位于 IUD 前方。D. 另一不同患者经阴道子宫矢状切面图像显示 IUD(长箭)的垂直部分位于子宫腔下段和宫颈上段而水平臂嵌顿至前壁子宫肌层,而子宫内膜(箭头)位于 IUD 上方。E. 另一不同患者子宫的三维冠状切面图像显示曼月乐环斜向穿过子宫,可显示其垂直的激素柱部分(白色长箭)、水平臂和曼月乐环尾。F 至 H. IUD 移位至附件。F. 妊娠早期 IU 经腹部子宫正中矢状切面显示宫腔内妊娠囊(箭),但无法显示 IUD。G. 向左倾斜探头显示盆腔横切面则观察到宫腔内的妊娠囊和位于左侧附件区域的节育器(箭)。H. 左侧卵巢的经阴道横切面显示节育器(长箭)位于左侧附件区域在左侧附件中的位置,累及左侧卵巢。注意观察左侧卵巢内的卵泡(短箭)。图中 B 为膀胱;C 为宫颈;E 为子宫内膜;F 为宫底;L 为左;R 为右;I 为下段;S 为上段。

超声扫查未能显示宫内节育器可能是由于节育器脱落、子宫内移位、平滑肌瘤引起的阴影或错位或移位至宫外。如果超声检查未能显示 IUD,可借助于腹部和盆腔的 X 线片或计算机断层扫描评估其在子宫外的位置。若妊娠伴有 IUD,则异位妊娠的风险会增加(见图 4-17)。若可能,建议妊娠伴有 IUD 时将 IUD 取出,因为可能会继发感染等。此时,超声检查有助于观察 IUD 与妊娠囊的关系,以评估取出 IUD 的可行性。

希望永久避孕的患者可选择宫腔镜下经宫颈在输卵管内植入微型插入物,其代替输卵管结扎手术。微插入物由一个内外线圈组成,该线圈膨胀并刺激局部炎症反应,导致输卵管阻塞。子宫输卵管造影是评估输卵管是否闭塞的主要方法,在进行超声检查时我们亦需要注意输卵管微插入物,因为它们通常在无症状的患者进行超声检查时偶然出现(图 13-60)。超声表现为平行、弯曲的线状高回声从子宫角延伸至两侧附件。超声可显示该插入物在子宫内的部分,但因肠道气体干扰,输卵管内的组成部分无法显示。

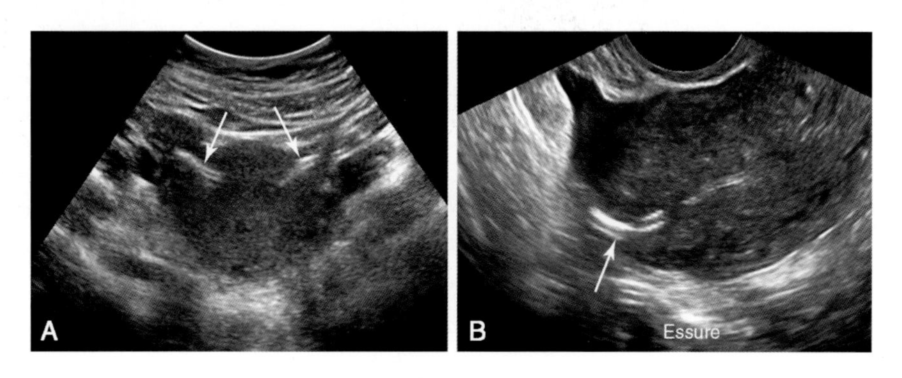

图 13-60　Essure 微型插入物

A. 经腹部子宫底部横切面图像显示双侧的高回声、弯曲的线性结构，即微型插入物在子宫内的部分(箭)。由于肠道气体干扰，子宫外即输卵管内的组成部分无法显示。B. 子宫经阴道斜横切面图像显示子宫右侧一高回声、弯曲、线性结构(箭)即 Essure 微型插入物在子宫内的部分，左侧的植入物表现与此相似。

八、分娩后子宫

子宫在分娩后不久即开始收缩，并在分娩后 8 周内持续收缩。子宫收缩速度最快是在分娩后 2 周内。正常的分娩后子宫内膜常<10mm，但偶尔亦会厚达 15mm。由于子宫肌层中央层和中间层的回声增高，导致很难确定分娩后子宫肌层和子宫内膜间的界限(图 13-61)。分娩后几天内子宫腔积液相对少见，但分娩后第 2 周内常伴发子宫腔积液，可能与分娩后蜕膜脱落有关，导致腔内出现高回声区，彩色多普勒血流显像显示蜕膜组织内无血流信号。正常分娩后早期宫腔内可见高回声灶，可能是气体或血凝块，但分娩后 3 周子宫腔内极少见气体回声。

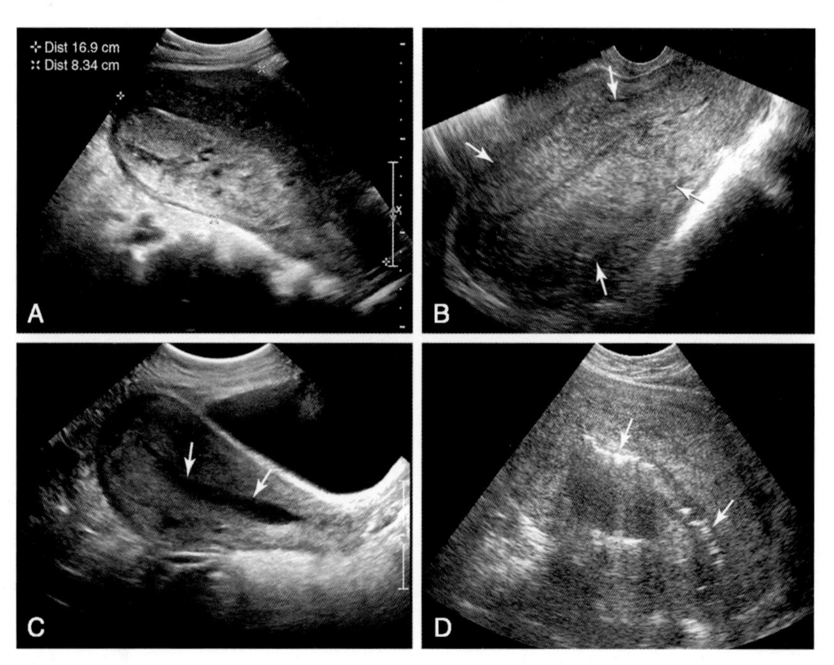

图 13-61　分娩后子宫：不同患者的正常表现

A. 分娩后经腹部子宫矢状切面图像显示子宫增大(卡尺)。B. 分娩后经阴道子宫矢状切面图像显示子宫增大，由于子宫中央层和中间层的回声稍增高，此时较难分辨子宫内膜和子宫肌层间的界限(箭)。C. 分娩 8 天后经腹部子宫矢状切面图像显示子宫腔内积液(箭)，在分娩后第 2 周这是正常现象，可能与分娩产后蜕膜正常脱落有关。D. 分娩后 1 天经腹部子宫矢状切面图像显示宫腔内的高回声病灶且子宫明显增大(箭)，内可见气体声影，这是分娩后早期的正常表现。

分娩后进行子宫的超声检查主要用于评估不明原因的发热、出血或盆腔疼痛。主要疾病包括胎盘残留和子宫内膜炎,而这些疾病的超声表现与无临床症状分娩后患者子宫的超声表现有较大范围的重叠。子宫内膜炎时,子宫的超声表现可能是正常的或出现宫腔内积液和(或)宫腔内高回声灶,子宫腔内可见气体及其声影(图 13-62)。同样,分娩后无临床症状的患者或子宫腔操作术后其子宫内亦可观察到积液和气体声像(图 13-61D)。分娩后几天内,若无宫腔操作史,宫腔内大量积气应考虑子宫内膜炎(图 13-62B)。

若超声检查子宫正常,则基本可排除胎盘残留。子宫腔内的高回声肿块可能是胎盘残留,但亦可能是积血块,彩色多普勒血流显像显示肿块内有血流信号可有助于诊断胎盘残留,但是若无血流信号并不能完全排除胎盘残留(图 13-63A 至图 13-63E)。胎盘残留可表现宫腔内不均的高回声病灶,并可伴有宫腔积液。残留的胎盘组织内偶可见钙化的高回声灶(图 13-63F)。钙化可能是胎盘正常的成熟过程、子痫前期或慢性高血压时胎盘会提前钙化,亦可能是超声检查距离分娩的时间较久。胎盘残留最常见于胎盘植入、穿透性胎盘植

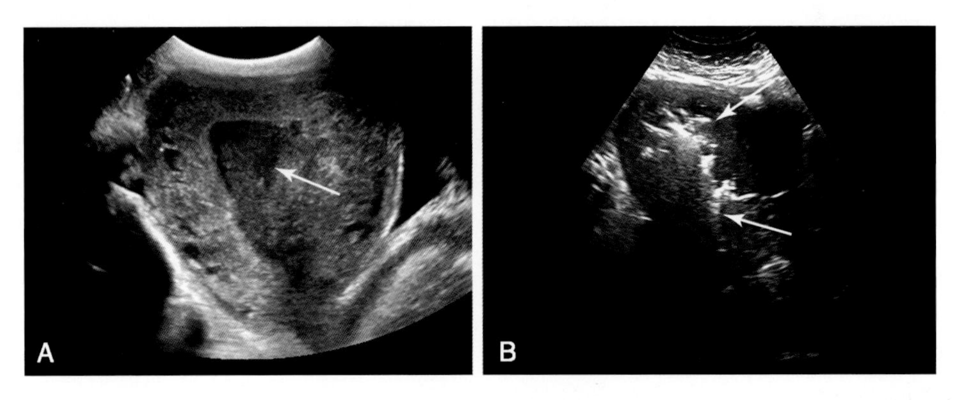

图 13-62 分娩后子宫异常

A. 产后 5 天经腹部子宫矢状切面图像显示子宫内膜炎患者其子宫腔扩张伴宫腔内积液(箭)。B. 产后 4 周脓毒症患者经腹部子宫矢状切面图像显示宫腔内多发高回声灶,且其后方伴声影,提示严重子宫内膜炎继发宫腔内积气(箭)。

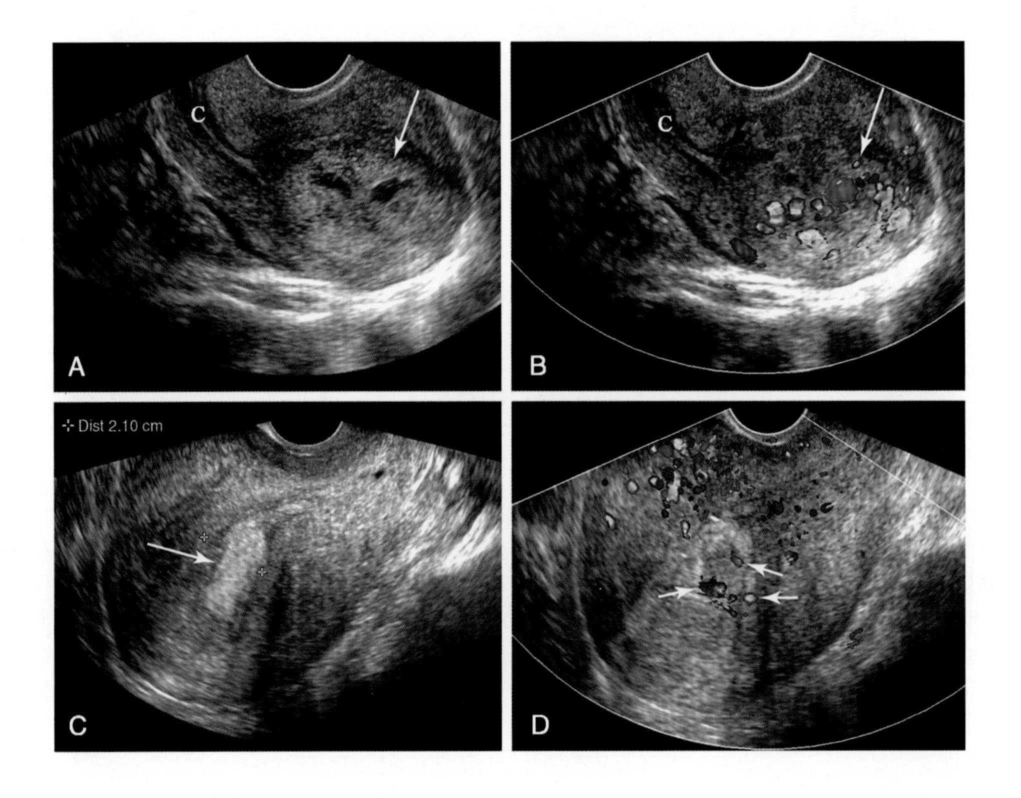

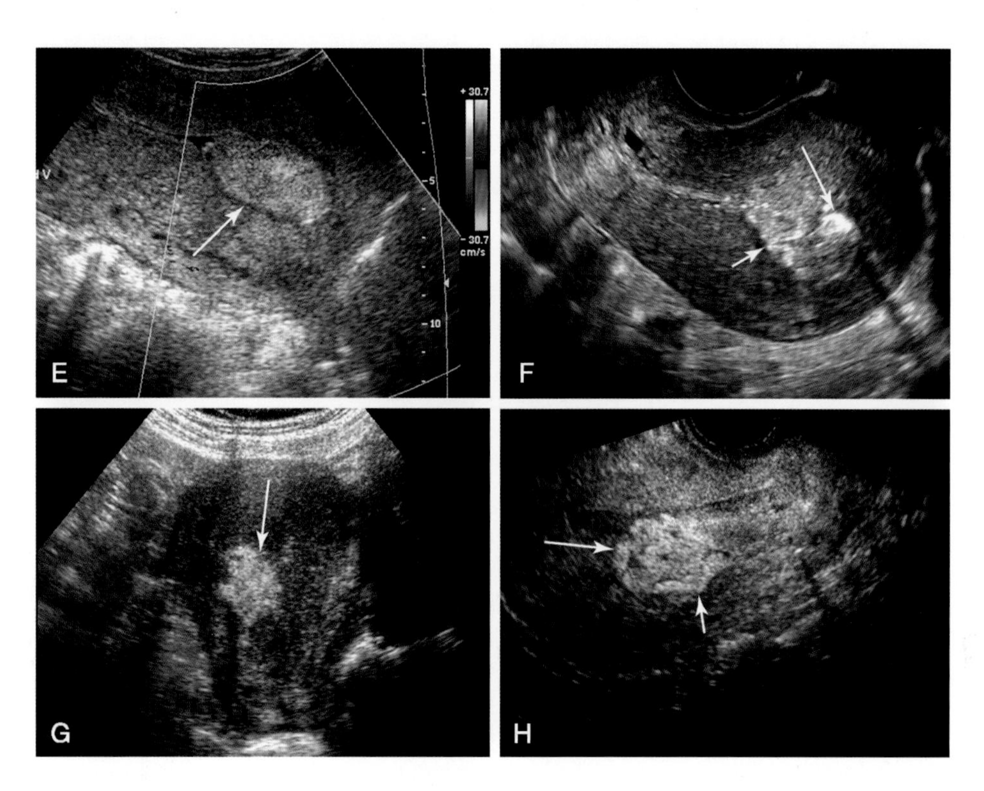

图 13-63　胎盘残留

A、B. 经阴道子宫矢状切面显示分娩后子宫呈后倾位，其灰阶(图像 A)和彩色多普勒血流(图像 B)显示，因胎盘组织残留，子宫腔内(长箭)出现高回声肿块，彩色多普勒显示其内可见血流信号。(图中 C 为宫颈)。C、D. 经阴道超声获得分娩后子宫的矢状切面矢状位 TV，灰阶图像(图像 C)显示子宫内膜增厚(卡尺)，由于胎盘残留，宫腔内见不规则的高回声组织(长箭)，彩色多普勒血流(图像 D)显示胎盘组织内可见血流信号(短箭)。E. 分娩后子宫经阴道矢状切面灰阶图像显示，由于胎盘组织残留，子宫腔(箭)内见高回声肿块，彩色多普勒显示肿块内无血流信号。虽然产后子宫腔内肿块中血流信号的识别增加诊断胎盘残留的可能性，但超声显示无明显血流信号并不能排除胎盘残留。F. 分娩后子宫经阴道矢状切面图像显示，由于残留的胎盘组织钙化，子宫腔内可见一高回声肿块其内可见强回声灶(短箭)，最大的强回声灶伴声影(长箭)，病理证实伴有钙化。G、H. 胎盘植入导致胎盘滞留。分娩后子宫经腹部矢状切面(图像 G)显示一偏心性的高回声肿块(长箭)，即为残留的胎盘组织。经阴道超声(图像 H)显示胎盘植入的肿块(长箭)由子宫腔侵犯子宫肌层(短箭)。

入，部分情况下可见胎盘组织从子宫内膜侵犯至子宫肌层(图 13-63G 和图 13-63H)。需与胎盘残留鉴别的疾病包括妊娠滋养细胞疾病、产后子宫复旧不良和子宫动静脉畸形(AVM;在下面的章节中讨论)。妊娠早期流产或不全流产后妊娠组织物残留的超声表现可与胎盘残留相似。

其他常见的产后急性并发症包括血肿、脓肿和卵巢静脉血栓形成。脓肿的超声表现可能与血肿，亦可能因其内包含强回声的气体而伴有后方声影。卵巢静脉血栓多见于右侧，常可引起疼痛和发热。通常是由于分娩后子宫内膜炎引起的感染进而播散。卵巢静脉血栓形成的超声表现为一笔直或弯曲的低回声结构，多普勒血流显示从附件区向上延伸至下腔静脉的静脉内无血流信号(见图 14-16)，血栓可向下腔静脉中心扩散。

九、剖宫产

正常剖宫产术后切口处可见曲折的线状高回声即缝合线(图 13-64A)。子宫剖宫产切口处可见少量积液或圆形低回声区(图 13-64B)。膀胱壁瓣是剖宫产术后血肿的常见部位。血肿的形成是因为术时分离了膀胱和子宫间的腹膜，其目的是为子宫切口做准备。膀胱壁瓣血肿的超声表现是膀胱和子宫下段之间的局限性积液(图 13-

65A、图 13-65B)。膀胱壁瓣血肿与正常剖宫产切口的区别在于膀胱壁瓣血肿其病灶较大,一般为 3～4cm,甚至更大,积液亦可位于腹壁和腹直肌下方。使用高分辨率线阵探头可显示腹壁和腹直肌下方的积液,并可更好地显示腹壁结构(图 13-65C、图 13-65D)。

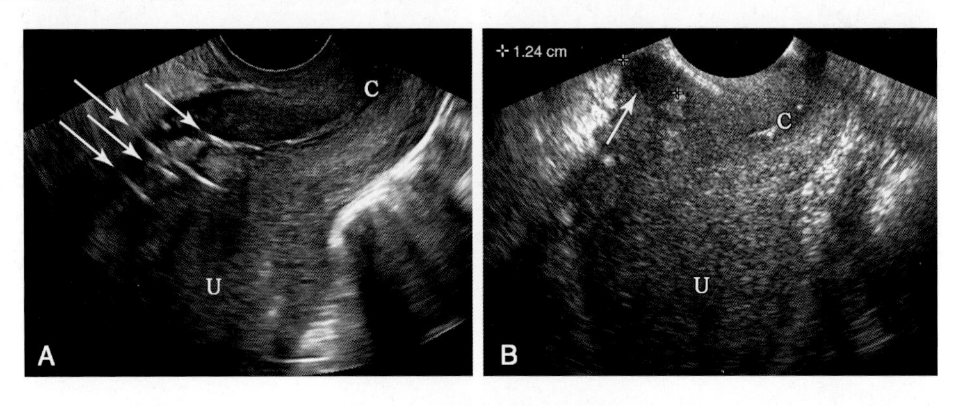

图 13-64 剖宫产术:术后正常

A. 缝合线。经阴道子宫矢状切面图像显示一新近剖宫产患者的子宫切口处可见弯曲的高回声线样结构,即缝合线(箭)。B. 子宫切口。经阴道子宫矢状切面图像显示一新近剖宫产患者的子宫切口处的 1.2cm 圆形低回声区(箭)及正常子宫的切口。图中 C 为宫颈;U 为子宫体。

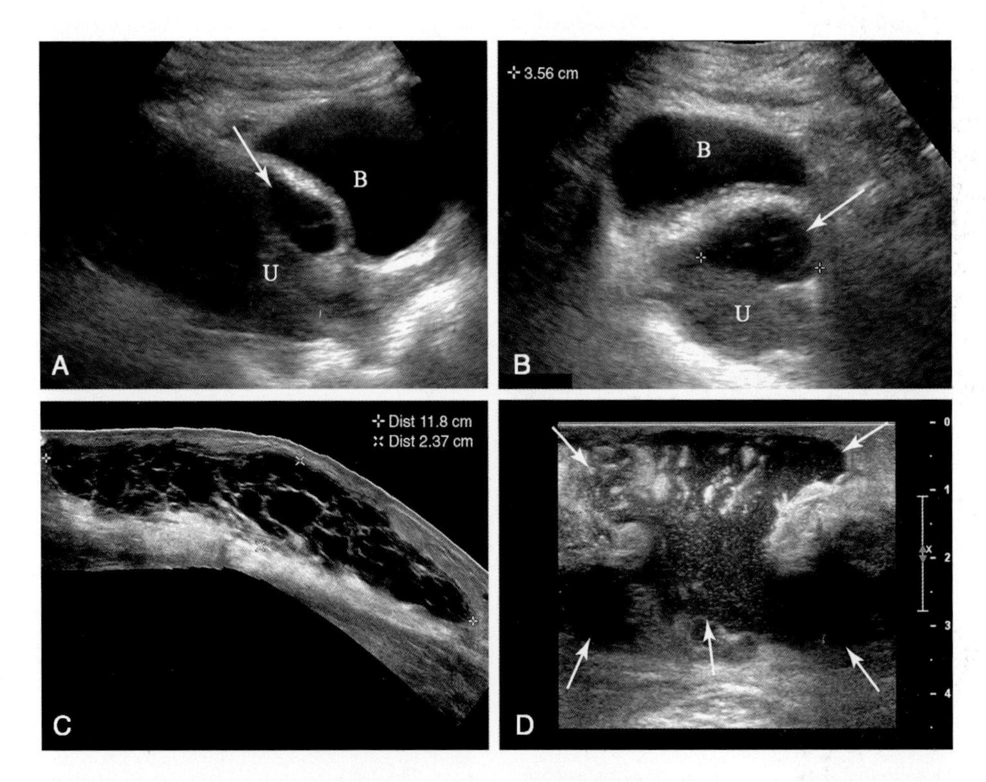

图 13-65 剖宫产术:术后积液

A、B. 膀胱壁瓣血肿。剖宫产术后数天患者子宫经腹部矢状切面(图像 A)和横切面(图像 B)显示膀胱(B)和子宫下段(U)间的积液(箭),即膀胱壁瓣血肿。C. 剖宫产切口处血肿。剖宫产术后 12 天患者其经腹部超声检查显示腹壁下方一细长的局限性积液,其内部回声和分隔提示剖宫产切口处的血肿(卡尺)。D. 腹壁感染形成的局限性积液。剖宫产术后 4 个月患者发热伴有腹痛,其腹壁横切面图像显示剖宫产切口处一混合性的、不规则形状的局限性积液(箭),内可见高回声。

剖宫产术后远期超声检查可见剖宫产瘢痕。子宫下段剖宫产的瘢痕常表现为从前壁子宫下段切口处向子宫内膜延伸的低回声线(图 13-66A),内可见局部积液或积血,即剖宫产憩室(亦称为剖宫产瘢痕缺损)。通常表现为特征性的三角形结构,从前壁子宫下段切口处向子宫内膜延伸(图 13-66B)。无症状的患者进行超声检查时偶然可发现瘢痕憩室,但发生异常子宫出血的风险明显增加,且再次妊娠时妊娠囊可植入剖宫产瘢痕处。剖宫产瘢痕妊娠在第 4 章进一步讨论。子宫内膜亦可能延伸至剖宫产瘢痕憩室处(图 13-66C)。此外,剖宫产切口处瘢痕上方的子宫肌层可呈圆形,易被误认为是平滑肌瘤(图 13-66D)。

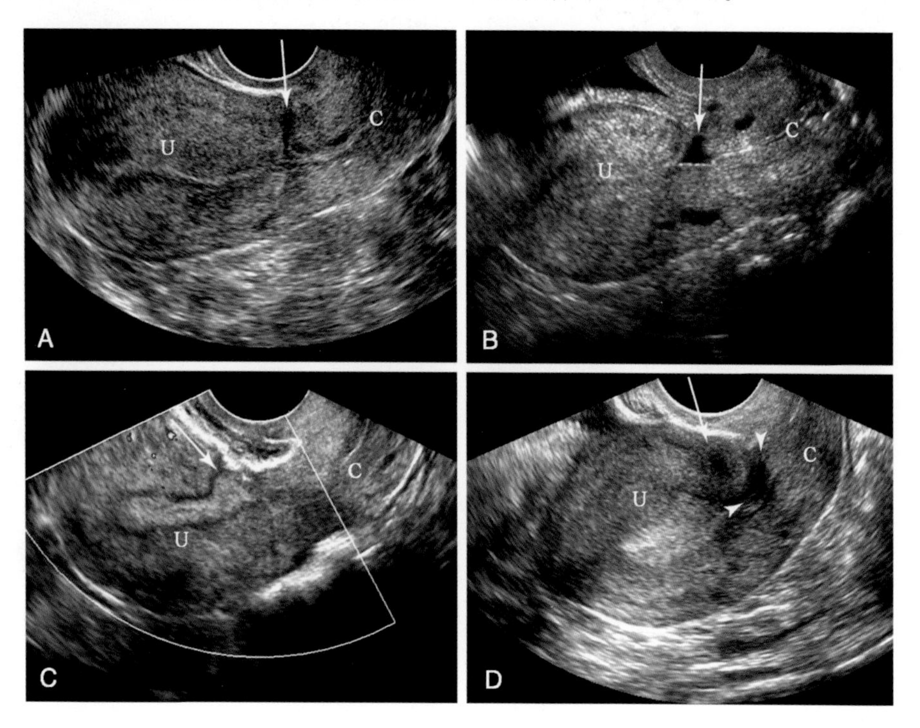

图 13-66　剖宫产术:术后远期发现

A. 正常剖宫产瘢痕。剖宫产术后数年患者经阴道子宫矢状切面图像显示,正常的剖宫产瘢痕呈一低回声的线样结构(箭),从前壁子宫下段延伸至子宫内膜。B. 剖宫产瘢痕处积液。3 次剖宫产史的患者其子宫经阴道矢状切面图像显示一小的三角形积液(箭),该积液从子宫内膜前壁延伸至子宫前壁的剖宫产切口水平。C. 剖宫产瘢痕憩室中的子宫内膜。2 次剖宫产史的患者其子宫经阴道矢状切面图像显示,子宫内膜(箭)延伸至剖宫产瘢痕处。D. 剖宫产瘢痕与平滑肌瘤相似。剖宫产术后数年的患者其子宫经阴道矢状切面图像显示,子宫前壁下段一圆形低回声区域(长箭),最初被误认为是平滑肌瘤。需注意该低回声区域的下缘对应剖宫产瘢痕(箭头)。图中 C 为宫颈;U 为子宫体。

十、子宫动静脉畸形

动静脉畸形的病变特征是动脉和静脉之间形成的异常交通,缺乏中间的毛细血管床。子宫动静脉畸形常引起子宫异常出血,常继发于宫腔操作,如妊娠、手术、刮宫或流产,不常见的病因包括感染和恶性肿瘤。先天性子宫动静脉畸形并不常见。

超声显示子宫肌层内可见局部呈管道状或弯曲的囊性结构,部分病灶可延伸至子宫内膜(图 13-67),彩色多普勒显示 AVM 内为低阻力动脉血流频谱,子宫和宫旁的血管通常较平时更明显。除 AVM 外,还需与局部呈低阻力血流频谱的疾病进行鉴别,包括妊娠滋养细胞疾病、妊娠组织物残留(见图 13-63)和子宫复旧不良等。子宫复旧不良的特点是子宫胎盘动脉的退化较正常情况延迟。若伴有症状,则动静脉畸形患者需行栓塞治疗,但分娩后或流产后诊断的 AVMs 多可自行消退。有人认为,是因为子宫逐渐复旧。若病情稳定,则非手术治疗和定期超声随访可能比栓塞术效果更好。

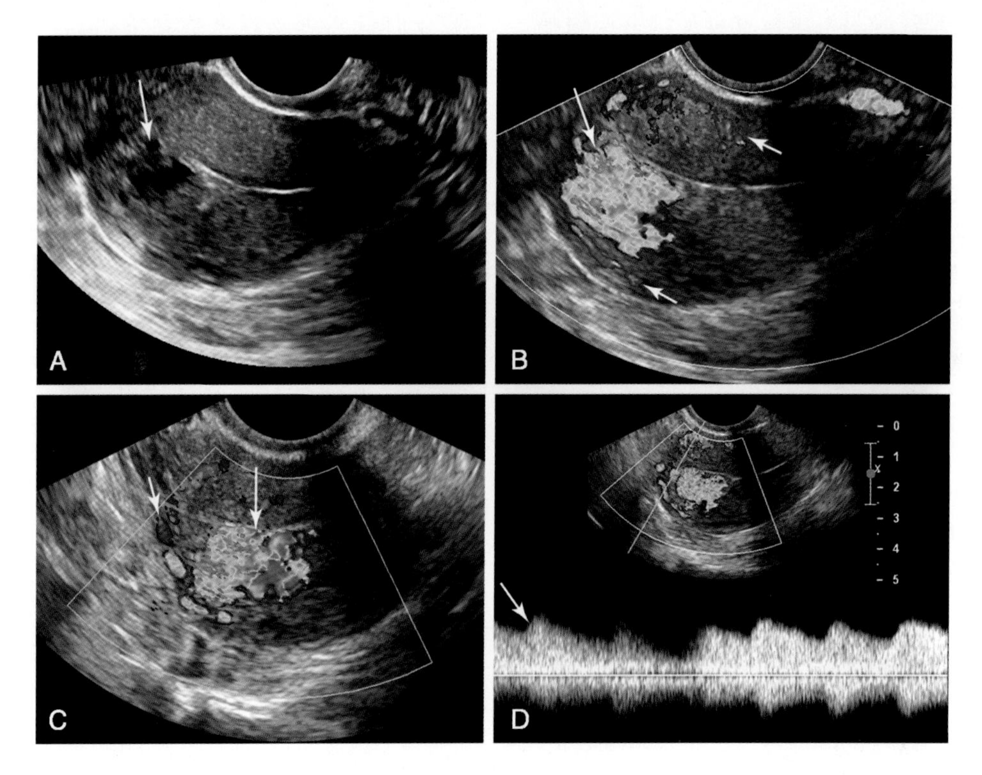

图 13-67　子宫动静脉畸形

A. 子宫诊刮术后数个月患者出现异常出血,其经阴道子宫矢状切面灰阶图像显示子宫肌层内有局灶性的囊性区域(箭),病灶延伸至子宫内膜。B、C. 在与图像A相同的扫查切面,彩色多普勒血流显像显示子宫的矢状切面(B)和横切面(C),显示该囊性病灶区域内见丰富的血流信号且为湍流(长箭),宫旁血管亦变得较明显(短箭)。D. 与图像A和图像B相同的扫查切面,频谱多普勒显示子宫动静脉畸形的低阻力动脉血流频谱(箭)。

关键特征

- 与经阴道超声检查相比,经腹部超声检查可总体显示盆腔结构,并且有助于分析阴道超声探头无法显示的结构和病变性质。
- 因此,经阴道超声检查具有更高的分辨率,可更好地显示盆腔结构,可显示经腹部超声检查无法显示的微小病灶(见图13-2)。但是,经阴道超声检查的弱点之一是腔内空间限制了探头的移动范围。
- 子宫大小和形状随患者年龄、月经周期和妊娠而发生变化。
- 子宫内膜的超声表现和厚度随月经周期而变化。
- 经阴道和经腹部对子宫方位的描述有所不同。由于超声探头的位置不同,经阴道超声检查时,超声显示器上观察到的图像与经从腹部的图像方向旋转大约90°。
- 后倾描述了宫颈相对于阴道的方向,“屈”描述了子宫体相对于宫颈的方向。
- 经阴道的子宫矢状切面显示,前倾子宫的底部朝向图像的左侧而后倾子宫的底部朝向图像的右侧。
- 弓状动脉钙化常见于老年和糖尿病妇女的子宫,并且可通过其外围分布的特征分布和紧邻子宫肌层外层与平滑肌瘤钙化相鉴别。
- 子宫冠状切面对评估子宫畸形是非常重要的。三维超声可显示子宫冠状切面从而有助于诊断子宫畸形。
- 双子宫畸形的特征是两个独立的子宫角和宫颈。

- 区分双角子宫和中隔子宫是很重要的，因中隔子宫可伴有复发性自然流产，可通过宫腔镜切除中隔进行治疗。双角子宫的特征是子宫底部轮廓凹陷，而中隔子宫的底部轮廓是向上凸起或呈扁平状。
- 月经期间子宫腔内出现少量液体是正常现象。
- 超声检查对于绝经后出血患者是否需要进一步评估具有重要价值。绝经后出血最常见的原因是子宫内膜萎缩。若子宫内膜清晰可见且外观和厚度正常，则子宫内膜癌的发生风险很低。
- 子宫内膜增厚的常见原因包括子宫内膜增生、子宫内膜息肉和子宫内膜癌。黏膜下和腔内的平滑肌瘤可导致子宫内膜变形，以致引起子宫内膜增厚的假象。活动性出血患者其子宫腔内的积血亦会导致子宫内膜增厚。
- 子宫内膜息肉通常呈高回声，借助其回声特征可与低回声的黏膜下平滑肌瘤进行鉴别。子宫内膜息肉的其他超声特征包括子宫内膜增厚、囊性变、子宫内膜息肉边缘的低回声晕和显示其供血血管。
- 子宫内膜癌、子宫内膜息肉、子宫内膜增生的声像图表现相互重叠，均表现为子宫内膜增厚和回声不均。部分子宫内膜癌患者可于子宫内膜内探及低阻力动脉血流频谱。子宫内膜癌患者子宫腔阻塞可出现子宫积液或积血。
- 平滑肌瘤超声表现变异较大，常表现为多个反复出现的低回声阴影与线性高回声区交替的特征性阴影模式。其他特征包括子宫内的肿块、多发散在粗钙化、边缘钙化、囊性变及外生型和带蒂。
- 当超声显示子宫肌层内高回声的实性肿块时，应考虑脂肪瘤，如脂肪平滑肌瘤。
- 超声很难鉴别平滑肌肉瘤与平滑肌瘤(纤维瘤)，除非发现转移灶或侵犯邻近结构。
- 子宫腺肌病的特征是子宫肌层内发现子宫内膜腺体和基质。常见的超声特征包括子宫肌层内的囊肿、子宫增大呈球形、肌层回声不均匀、子宫后壁肌层明显增厚、多发的低回声阴影和线性高回声区交替出现，子宫内膜和子宫肌层间分界不清，导致难以分辨子宫内膜和子宫肌层及测量子宫内膜厚度。
- T 形 IUD 应位于子宫腔内，垂直部分位于宫颈内口上方，T 的水平臂应位于子宫腔上部，朝向子宫冠状切面。
- 三维超声在评估宫内节育器的位置、显示子宫冠状面及评估宫内节育器嵌顿至子宫肌层方面具有重要价值。
- 分娩后异常出血的患者其子宫腔内的高回声肿块提示胎盘残留，但亦可能是积血块，肿块内可见血流信号可增加诊断胎盘残留的可能性，但是肿块内无血流信号并不能排除胎盘残留。
- 超声可检查子宫下段剖宫产术后的子宫瘢痕，最常见的超声表现为低回声线，从前壁子宫下段表面延伸至剖宫产切口处子宫内膜前方。
- 剖宫产瘢痕憩室通常伴有积液或积血，呈典型的三角形结构，从子宫内膜的前部向剖宫产瘢痕处的子宫前壁延伸。剖宫产憩室积液可能是超声检查的偶然发现，但其发生异常子宫出血的风险增加，且再次妊娠时妊娠囊植入瘢痕的风险亦会增加。
- 子宫 AVM 的特征是超声显示子宫肌层内可见局部呈管道状或弯曲的囊性结构，部分病灶可延伸至子宫内膜，彩色多普勒显示 AVM 内为低阻力动脉血流频谱。与局部呈低阻力血流频谱的疾病进行鉴别，包括妊娠滋养细胞疾病、妊娠组织物残留和子宫复旧不良等。

参 考 文 献

ACR-ACOG-AIUM-APR-SRU practice parameter for the performance of ultrasound of the female pelvis, American College of Radiology, 2014. At. http:// www. acr. org/～/media/ACR/Documents/PGTS/guidelines/US_Pelvic. pdf, Accessed 22 Jan 2015.

Andreotti RF, Fleischer AC: The sonographic diagnosis of adenomyosis, Utrasound Q 21:167-170, 2005.

Armstrong L, Fleischer A, Andreotti R: Three-dimensional volumetric sonography in gynecology: an overview of clinical applications, Radiol Clin North Am 51: 1035-1047, 2013.

Atri M, de Stempel J, Senterman MK, et al: Diffuse peripheral uterine calcification (manifestations of Monckeberg's arteriosclerosis) detected by ultrasonography, J Clin Ultrasound 20:211-216,1992.

Baltarowich OH, Kurtz AB, Pennell RG, et al: Pitfalls in the sonographic diagnosis of uterine fibroids, AJR 151: 725-728,1988.

Behr SC, Courtier JL, Qayyum A: Imaging of Müllerian duct abnormalities, Radiographics 32: E233-E250,2012.

Berghella V, Bega G, Tolosa JE, et al: Ultrasound assessment of the cervix, Clin Obstet Gynecol 46: 947-962,2003.

Berridge DL, Winter TC: Saline infusion sonohysterography: technique, indications, and imaging findings, J Ultrasound/j=usc ntsDxwxqr2 Med 23:97-112,2004.

Boortz HE, Margolis DJ, Ragavendra N, et al: Migration of intrauterine devices: radiologic findings and implications for patient care, Radiographics 32:335-352,2012.

Bromley B, Shipp TD, Benacerraf B: Adenomyosis: sonographic findings and diagnostic accuracy, J Ultrasound Med 19:529-534,2000.

Brown DL: Pelvic ultrasound in the postabortion and postpartum patient, Ultrasound Q 21:27-37,2005.

Caoili EM, Hertzberg BS, Kliewer MA, et al: Refractory shadowing from pelvic masses on sonography: a useful diagnostic sign for uterine leiomyomas, AJR. 174: 97-101,2000.

Chandler TM, Machan LS, Cooperberg PL, et al: Müllerian duct anomalies: from diagnosis to intervention, BJR 82: 1034-1042,2009.

Cura M, Martinez N, Cura A, et al: Arteriovenous malformations of the uterus, Acta Radiol 50:823-829,2009.

Davidson KG, Dubinsky TJ: Ultrasonographic evaluation of the endometrium in postmenopausal vaginal bleeding, Radiol Clin North Am 41:769-780, 2003.

Dubinsky TJ: Value of sonography in the diagnosis of abnormal vaginal bleeding, J Clin Ultrasound 32: 348-353,2004.

Dubose TJ, Hill LW, Hennigan HW Jr, et al: Sonography of arcuate uterine blood vessels, J Ultrasound Med 4: 229-233,1985.

Fasih N, Prasad Shanbhogue AK, Macdonald DB, et al: Leiomyomas beyond the uterus: unusual locations, rare manifestations, Radiographics 28:1931-1948, 2008.

Fleischer AC: Color Doppler sonography of uterine disorders, Ultrasound Q 19:179-189,2003.

Goldstein RB, Bree RL, Benson CB, et al: Evaluation of the woman with postmenopausal bleeding: Society of Radiologists in Ultrasound-Sponsored Consensus Conference statement, J Ultrasound Med 20:1025-1036,2001.

Goldstein SR: Significance of incidentally thick endometrial echo on transvaginal ultrasound in postmenopausal women, Menopause 18:434-436,2011.

Grimbizis GF, Campo R, Gordts S, et al: Clinical approach for the classification of congenital uterine malformations, Gynecol Surg 9:119-129,2012.

Guelfguat M, Gruenberg TR, DiPoce J, et al: Imaging of mechanical tubal occlusion devices and potential complications, Radiographics 32:1659-1673,2012.

Hertzberg BS, Kliewer MA, George P, et al: Lipomatous uterine masses: potential to mimic ovarian dermoids on endovaginal sonography, J Ultrasound Med 14: 689-692,1995.

Khati NJ, Frazier AA, Brindle KA: The unicornuate uterus and its variants: clinical presentation, imaging findings, and associated complications, J Ultrasound Med 31: 319-331,2012.

Kupfer MC, et al: Transvaginal sonographic evaluation of endometrial polyps, J Ultrasound Med 13: 535-539,1994.

Langer JE, Oliver ER, LevToaff AS, et al: Imaging of the female pelvis through the life cycle, Radiographics 32: 1575-1597,2012.

Liebman AJ, Kruse B, McSweeney MB: Transvaginal sonography: comparison with transabdominal sonography in the diagnosis of pelvic masses, AJR. 151: 89-92,1988.

Nalaboff KM, Pellerito JS, Ben-Levi E: Imaging the endometrium: disease and normal variants, Radiographics 21:1409-1424,2001.

O'Neill MJ: Sonohysterography, Radiol Clin North Am 41:781-797,2003.

Osborn DA, Williams TR, Craig BM: Cesarean scar pregnancy: sonographic and magnetic resonance imaging findings, complications, and treatment, J Ultrasound Med 31:1449-1456,2012.

Osser OV, Jokubkiene L, Valentin L: High prevalence of defects in cesarean section scars at transvaginal ultrasound examination, Ultrasound Obstet Gynecol 34:90-97,2009.

Paspulati RM, Turgut AT, Bhatt S, et al: Ultrasound assessment of premenopausal bleeding, Obstet Gynecol Clin North Am 38:115-147,2011.

Patel MD:Pitfalls in the sonographic evaluation of adnexal masses,Ultrasound Q 28:29-40,2012.

Peri N,Graham D,Levine D:Imaging of intrauterine contraceptive devices, J Ultrasound Med 26: 1389-1401,2007.

Plunk M, Lee JH, Kani K, et al: Imaging of postpartum complications:a multimodality review,AJR. 200:W143-W154,2013.

Peri N,Graham D,Levine D:Imaging of intrauterine contraceptive devices, J Ultrasound Med 26: 1389-1401,2007.

Puscheck EE,Cohen L:Congenital malformation of the uterus:the role of ultrasound, Semin Reprod Med 26: 223-231,2008.

Rodgers SK,Kirby CL,Smith RJ,et al:Imaging after cesarean delivery:acute and chronic complications,Radiographics 32:1693-1712,2012.

Rufener SL,Adusumilli S,Weadock WJ,et al:Sonography of uterine abnormalities in postpartum and postabortion patients: a potential pitfall of interpretation, J Ultrasound Med 27:343-348,2008.

Sherer DM, Abulafi a O: Transvaginal ultrasonographic depiction of a Gartner duct cyst,J Ultrasound Med 20: 1253-1255,2001.

Steinkeler J,Coldwell BJ,Warner MA:Ultrasound of the postpartum uterus, Ultrasound Q 28:97-103,2012.

Strobelt N,Ghidini A,Cavallone M,et al:Natural history of uterine leiomyomas in pregnancy,J Ultrasound/j=ucs ntsDxwxqr2 Med 13:399-401,1994.

Troiano RN,McCarthy SM:Müllerian duct anomalies:imaging and clinical issues,Radiology 233:19-34,2004.

Van den Bosch T,Van Schoubroeck D,Domali E,et al:A thin and regular endometrium on ultrasound is very unlikely in patients with endometrial malignancy, Ultrasound Obstet Gynecol 29:674-679,2007.

Wachsberg RH, Kurtz AB: Gas within the endometrial cavity at postpartum US:A normal finding after spontaneous vaginal delivery,Radiology 183:431-433, 1992.

Wachsberg RH,Kurtz AB,Levine CD,et al:Real-time ultrasonographic analysis of the normal postpartum uterus:technique, variability, and measurements, J Ultrasound Med 13:215-221,1994.

Wang CB,Chiu WW,Lee CY,et al:Cesarean scar defect: correlation between cesarean section number, defect size,clinical symptoms and uterine position, Ultrasound Obstet Gynecol 34:85-89,2009.

Wittmer MH,Brown DL,Hartman RP,et al:Sonography, CT,and MRI appearance of the Essure Microinsert permanent birth control device,AJR. 187:959-964,2006.

Wood MM, Romine LE, Lee YK, et al: Spectral Doppler signature waveforms in ultrasonography: a review of normal and abnormal waveforms,Ultrasound Q 26:83-99,2010.

第14章

附　件

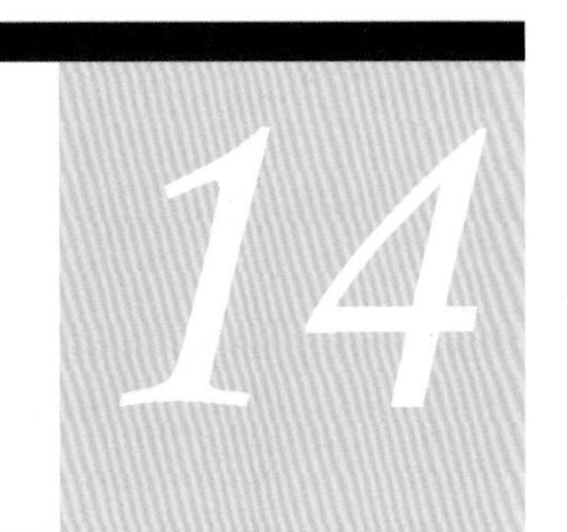

附件由卵巢、输卵管、血管和支撑组织(如阔韧带)组成。卵巢是盆腔超声检查的重要组成部分,同时对周围组织的评估也很重要。宽大的韧带和输卵管除非增厚、扩张或被液体包围,否则不能常规超声识别。

一、正常卵巢

(一)一般概念

卵巢呈卵球形或泪滴状,偏长的轮廓。卵泡被描述为卵巢中圆形、薄壁的无回声囊性结构(图14-1)。卵泡的判定可以将卵巢与邻近的结构(如肠管和子宫肿块)区分开来。卵巢通常位于子宫外侧,髂内血管前内侧(图 14-2A、图 14-2B)。在子宫后部或子宫上方发现卵巢的频率较低(图 14-2C、图 14-2D)有时卵巢位于子宫前面,介于子宫和腹壁之间。此部位的卵巢囊性肿块类似于膀胱(图 14-2E)。当子宫增大时(如妊娠或子宫肌瘤),卵巢可能上下移位(图 14-2F)。子宫切除术后,卵巢常在阴道断端附近。卵巢体积可以通过长×宽×深÷2(简化的椭圆体积公式)来估计。

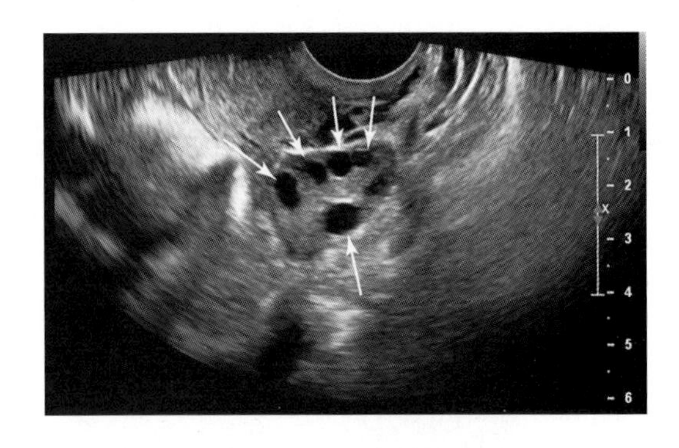

图 14-1　正常卵巢

经阴道纵向图像显示卵巢周边有卵泡(箭)。

(二)儿童期

卵巢的大小和外观随时间而变化。由于胎盘与胎儿分离后卵泡刺激素(FSH)水平先升高,随后下降,因此卵巢在新生儿期比婴儿期晚些时候更大。卵泡在新生儿中常见。卵巢体积测量在新生儿期达 3.6 ml,并在接下来的 2 年逐渐减少,2—8 岁的平均体积为 1～2 ml。在 2—8 岁年龄组的儿童中,卵泡也通常可见,尽管它们往往比新生儿时期小(图 14-3)。卵巢在 8 岁左右开始增大,随着青春期的临近而增大,并在青春期后持续生长数年。

(三)生育期

育龄妇女的卵巢在月经周期中呈现周期性变化。卵泡在周期的早期增殖阶段是最小的,通常为几毫米或更小(图14-4A)。随着增殖期的进展,

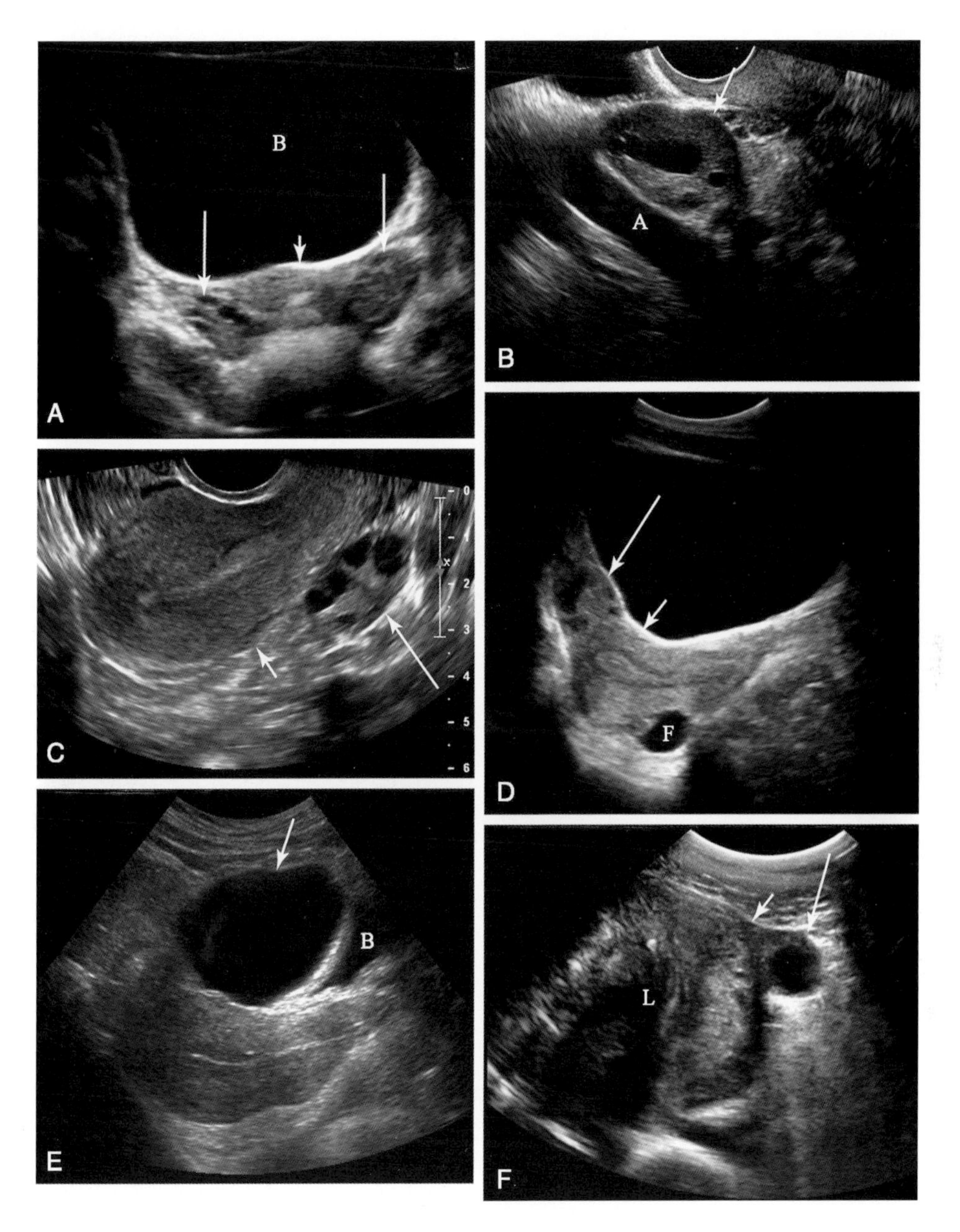

图 14-2　卵巢位置

A. 经腹横切面显示子宫(短箭)外侧的卵巢(长箭)。B. 经阴道纵向图像向左倾斜显示卵巢(箭)在髂内动脉(A)内侧。C. 经阴道纵向中线扫描显示左卵巢(长箭)在子宫(短箭)后方。D. 中线经腹纵向扫描显示右卵巢(长箭)高于子宫(短箭)。左卵巢位于子宫后方,包含一个卵泡(F)。E. 中线经腹纵向扫描显示一个囊性肿块(箭)对应于子宫前方右卵巢的浆液性囊腺瘤,类似于膀胱。注意在几乎空的膀胱(B)中有少量的尿液,位置低于囊性肿块。F. 经腹横扫显示左侧卵巢(长箭)位于子宫(短箭)外侧高位,继发于因为巨大平滑肌瘤而增大的子宫。图中 B 为膀胱;L 为平滑肌瘤。

一个或多个卵泡开始增大,直径通常达到 1.0～1.5cm(图 14-4B)。优势卵泡在排卵前变得明显,比其他卵泡生长更快。到排卵时,优势卵泡测量可近 3cm(图 14-4C)。其余的卵泡通常保持小或退化的状态。在少数月经周期中可以有两个优势卵泡发育,因此在正常卵巢中出现两个或多个优势卵泡并不少见。此外,非优势卵泡偶尔也会发育达到与优势卵泡相似的大小。

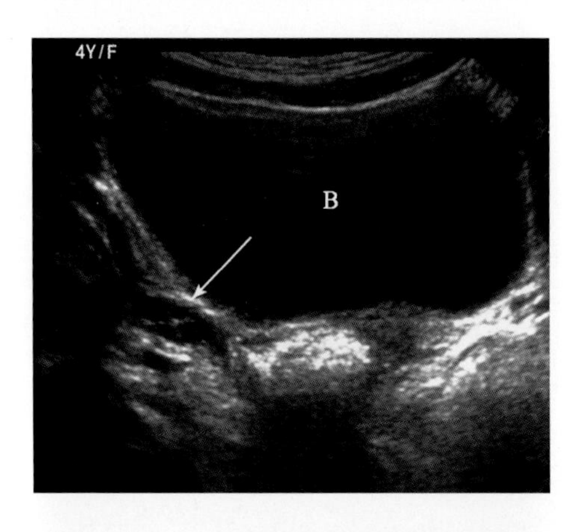

图 14-3 儿童正常卵巢

4 岁女孩右卵巢(箭)的横向腹部图像显示卵泡。图中 B 为膀胱。

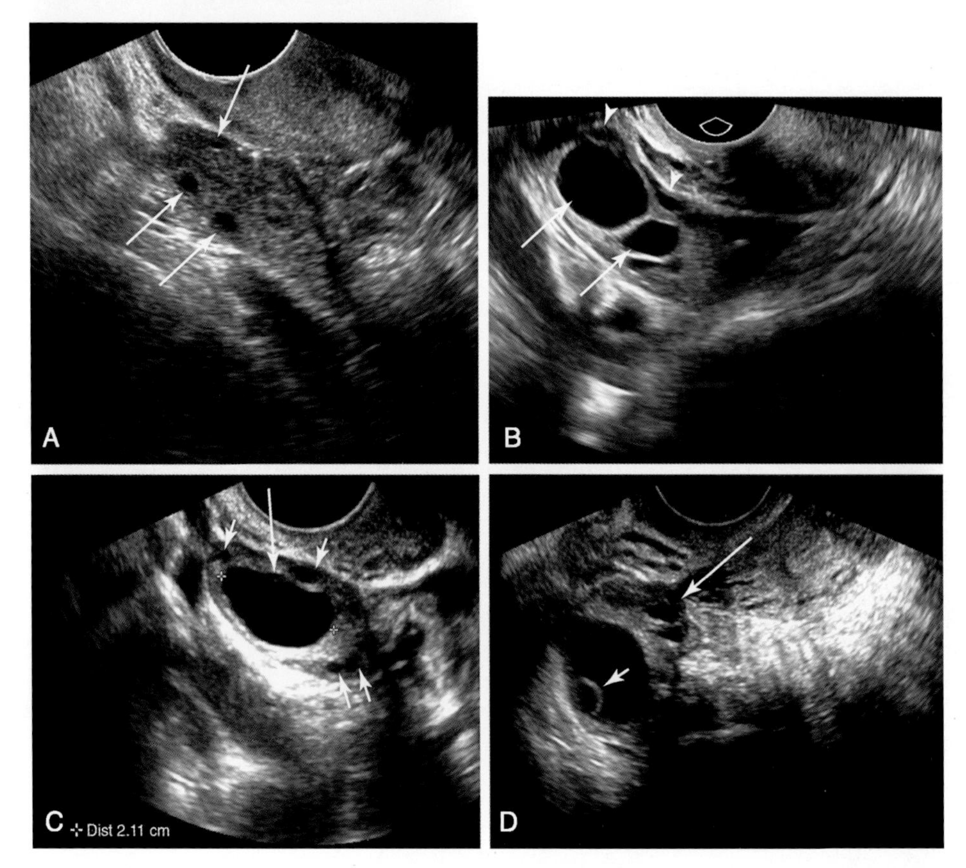

图 14-4 月经周期中卵巢的变化

A. 在增殖早期的经阴道扫描右卵巢图像显示几个非常小的卵泡(箭)。B. 在增殖晚期卵巢经阴道图像显示两个优势的卵泡(长箭)和一些较小的卵泡(箭头)。C. 排卵期卵巢经阴道图像显示一个 2.1cm 的优势卵泡(长箭)和几个较小的卵泡(短箭)。D. 卵丘。右侧卵巢(长箭)经阴道扫描显示一个与卵丘相对应的囊性结构(短箭),沿着优势卵泡的内边缘,呈现囊肿内囊肿的表现。

优势卵泡包含一个卵母细胞,周围有一组称为卵丘的细胞。超声显示卵丘是一个沿着优势卵泡内边缘的小的曲线状或囊性结构,有时会导致囊内囊的出现(图 14-4D)。排卵时,优势卵泡破裂,卵母细胞被释放。破裂卵泡中的液体逸出,通常导致盆腔少量的游离液体。破裂的卵泡转变成黄体,黄体分泌黄体酮和少量雌激素,在月经周期的分泌阶段支持子宫内膜。超声显示黄体为圆形结构,壁厚,内表面呈不规则的环状低回声,外周环状血流信号,中心无血流(图 14-5A、图 14-5B)。

这种特征性表现的卵巢结构符合正常黄体，不应被误认为异常肿块。有时黄体有一个明显的中央液体区，导致囊肿的表现（图 14-5C）。黄体的直径通常＜3cm，但偶尔也较大，特别是当囊性成分占优势时（图 14-5D）。如果黄体内部出血并再次扩大，就会形成出血性囊肿（图 14-5E）。如果没有妊娠发生，黄体停止分泌激素并在大约 14 天之后退缩，月经开始，并且周期再次开始。

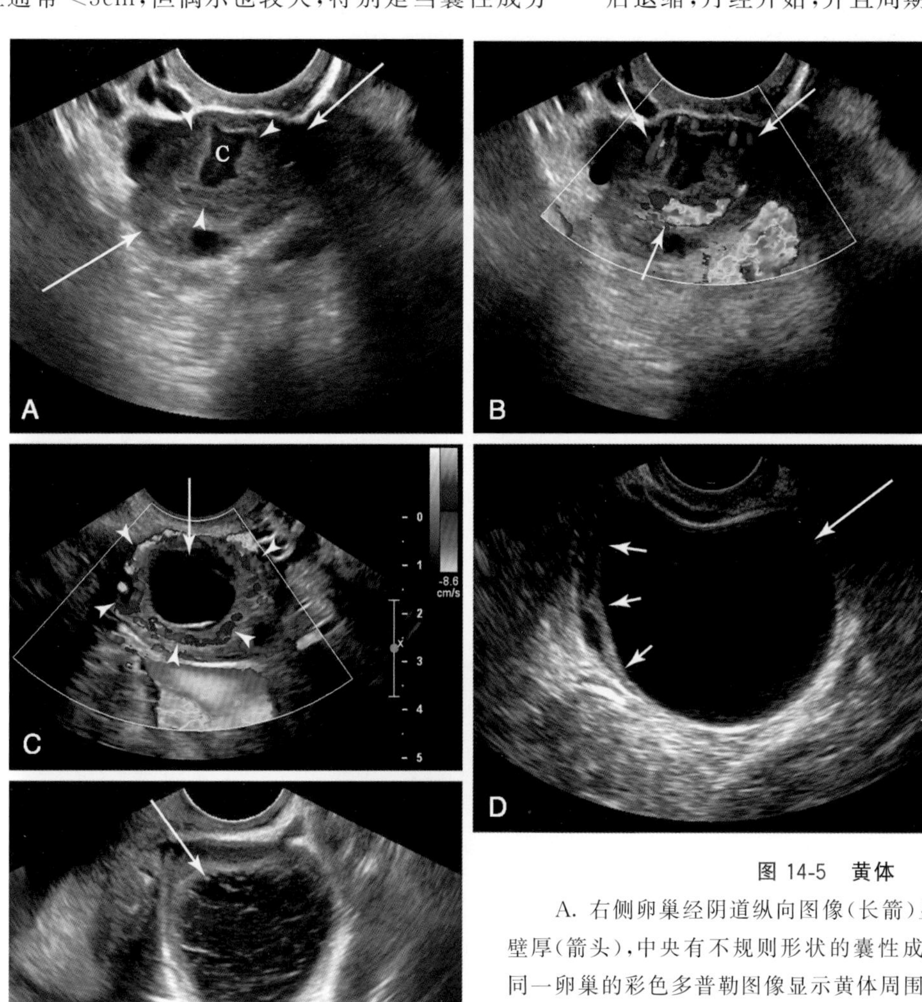

图 14-5　黄体

A. 右侧卵巢经阴道纵向图像（长箭）显示黄体为圆形结构，壁厚（箭头），中央有不规则形状的囊性成分（C）。B. 与图像 A 同一卵巢的彩色多普勒图像显示黄体周围的血流（箭）。C. 经阴道彩色多普勒显示黄体中一个明显的囊性成分（长箭）和一个外周环形血流（箭头）。D. 经阴道超声显示黄体囊肿（长箭）直径约 5.5cm。注意囊肿周围有少量卵泡的卵巢组织（短箭）。E. 经阴道超声显示卵巢出血性黄体囊肿（箭）。注意囊肿内有细小的线状回声，这是由于囊内出血而形成的。

（四）绝经后期

绝经期在月经完全停止后 1 年开始。卵泡生长停止，剩下的卵泡萎缩，卵巢逐渐变小。绝经后的卵巢通常很难看到，因为它的体积小，没有卵泡，特别是在老年妇女（图 14-6A）。应注意通过寻找肠管蠕动和肠管的延续结构来区分肠道和卵巢。通过识别由残留的微小卵泡形成的绝经后卵巢周围的低回声边缘区，有助于识别卵巢，并且这在绝经早期更常见（图 14-6B）。绝经后卵巢的大小取决于绝经后的时间。正常绝经后卵巢体积通常在 1～6ml。＞8ml 的体积为异常大。此外，卵巢体积大于对侧卵巢体积的两倍被认为是异常大，即使这两个卵巢的大小都在正常范围内。

（五）良性强回声灶

在育龄期和绝经后，超声经常显示正常卵巢的微小点状强回声灶（图 14-7A）。有时这些病灶

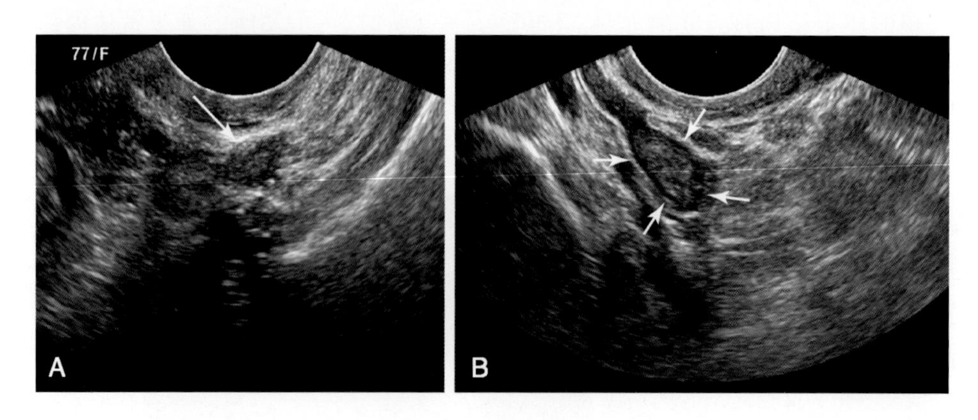

图 14-6 绝经后卵巢

A. 77 岁绝经后妇女卵巢的经阴道图像(箭)。由于卵巢体积小,没有卵泡,很难观察。B. 一位 59 岁的绝经后妇女的经阴道超声图像显示卵巢周围有低回声边缘(箭),有助于鉴别卵巢。

表现为彗星尾伪影(图 14-7B)。虽然病灶的病因尚不清楚,但认为它们在临床上并不重要。提出的可能病因包括微小钙化、含铁血黄素沉积或微小的不可见的囊肿壁的镜面反射。在一些子宫内膜异位囊肿的壁上也可见类似的回声灶,但在没有提示卵巢内子宫内膜异位病灶的情况下,点状回声灶不应被认为是子宫内膜异位症的表现。点状强回声病灶有助于确认卵巢,特别是在绝经后期其他识别标志物(如卵泡)不可见时(图 14-7C)。

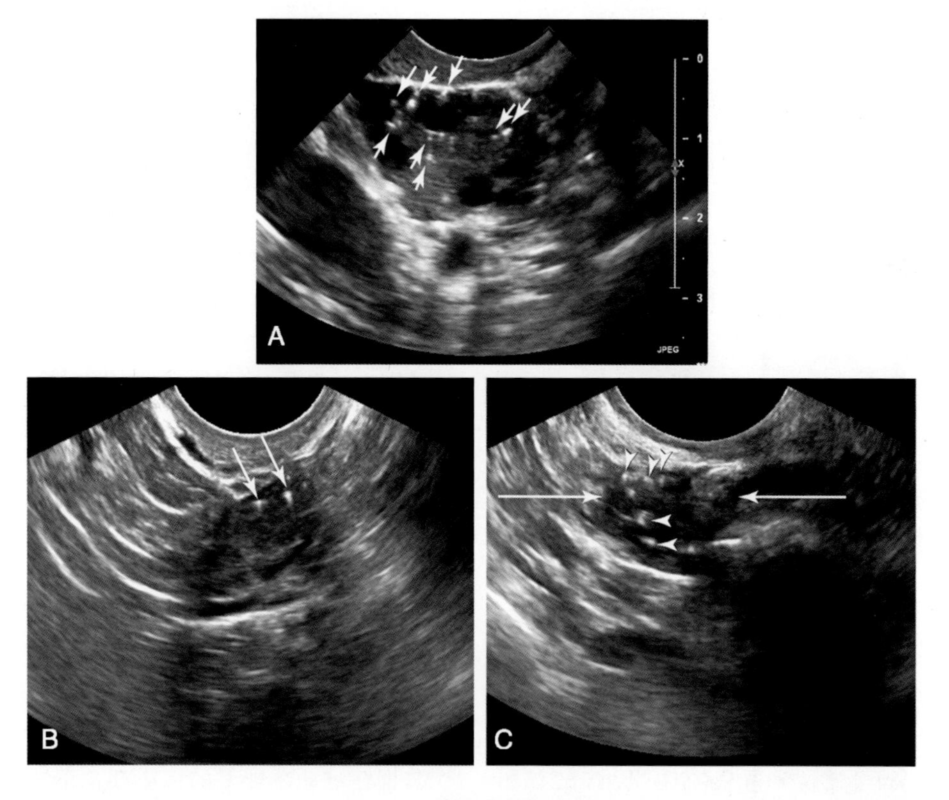

图 14-7 卵巢点状回声灶

A. 卵巢经阴道超声显示多个点状强回声灶(箭)。卵巢内常可见微小的回声病灶,不具临床意义。B. 经阴道图像显示卵巢强回声灶伴彗星尾伪像(箭)。C. 80 岁绝经后妇女的卵巢(长箭)通过卵巢内强回声病灶(箭头)来识别。

二、无症状单纯性卵巢囊肿的管理

超声经常显示正常卵巢内囊性结构，如卵泡和黄体囊肿。所有卵巢囊肿的随访都会造成不必要的费用和患者的焦虑。由放射医师协会超声分会(SRU)主办了共识会议，并于 2010 年出版一份指南，为无症状患者附件病变的管理提供了指导。除非另有说明，本章提及的共识会议指的是这次 SRU 会议。

优势卵泡可以测量近 3cm，因此共识声明，在育龄妇女中，3cm 以下的单纯卵巢囊肿是一种正常的生理表现。在绝经后妇女中，虽然正常情况下不会出现周期性的卵泡生长，但也经常观察到＜1cm 的单纯囊肿(图 14-8A)。这些囊肿通常出现在末次月经期后的前 5 年(称为绝经后早期)，此时可能出现偶尔的排卵周期，但也可以在随后(绝经后晚期)被确认消失。因此，绝经后妇女单纯卵巢囊肿不被认为具有临床意义，不建议随访。

对于育龄妇女＞3cm 及绝经后妇女＞1cm 的单纯囊肿，共识会议的建议是如果囊肿是无回声的，壁薄或不易发现的囊肿壁，无壁增厚、结节或内部回声，且表现为后方强化，则认为囊肿为单纯囊肿。基于一个简单的附件囊肿很可能是良性的前提，只要整个囊肿可以充分成像，可以判定其是否为单纯囊肿。那么对于绝经后妇女，建议对＞1cm≤7cm 的单纯囊肿进行年度随访(图 14-8B)。在育龄妇女中，＜3cm 的单纯性卵巢囊肿被认为是正常现象(图 14-9A)。对于＞3cm≤5cm 的单纯囊肿，不建议随访，尽管共识声明建议在报告中对囊肿进行描述(图 14-9B)。对于育龄妇女，＞5cm≤7cm 的单纯囊肿，建议每年随访一次(图 14-9C)。由于＞7cm 的囊肿，可能因为太大，无法用超声对整个囊肿壁进行成像，因此建议在育龄组和绝经后组对这些囊肿进行盆腔磁共振成像(MRI)或手术评估(图 14-9D)。许多较大的单纯卵巢囊肿与滤泡囊肿或浆液性囊腺瘤相对应。当优势卵泡不排卵时，滤泡囊肿形成，而在下一个月经周期中继续扩大，通常长得远远＞3cm。滤泡囊肿这个词不应该用来形容正常的卵泡。

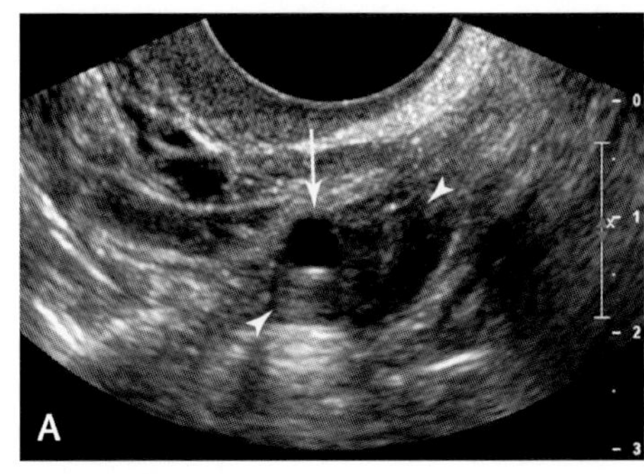

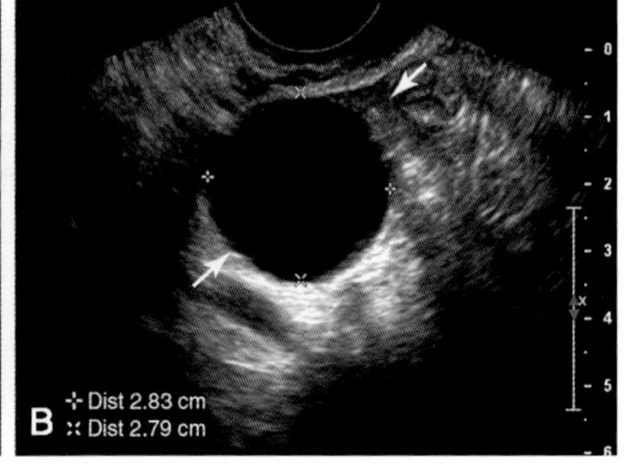

图 14-8　绝经后妇女单纯性卵巢囊肿的管理：放射医师协会超声分会共识会议的建议

A. 56 岁绝经后妇女卵巢(箭头)内的 5mm 单纯囊肿(长箭)，由于其简单的外观和＜1cm 而被认为不具有临床意义，不建议随访。B. 一个 59 岁的绝经后妇女的卵巢(箭)的 2.8cm 的单纯囊肿(光标)。因为囊肿大小在 1～7cm，建议每年随访一次。

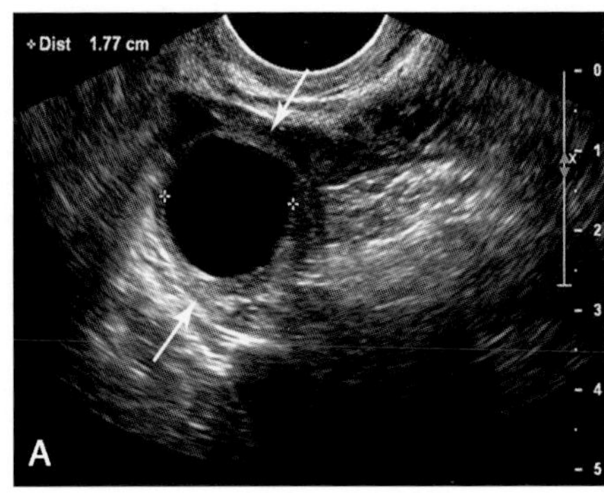

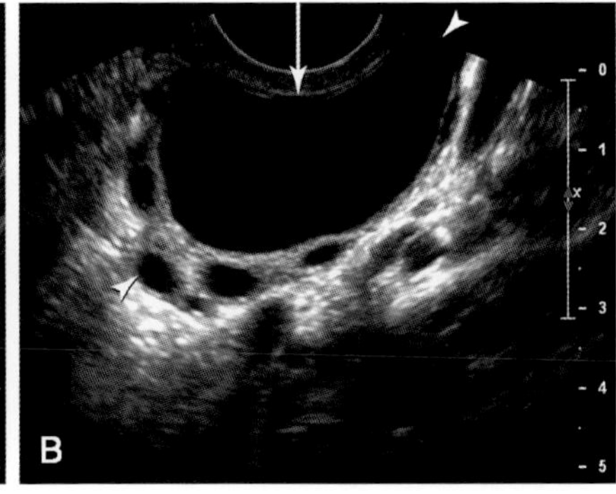

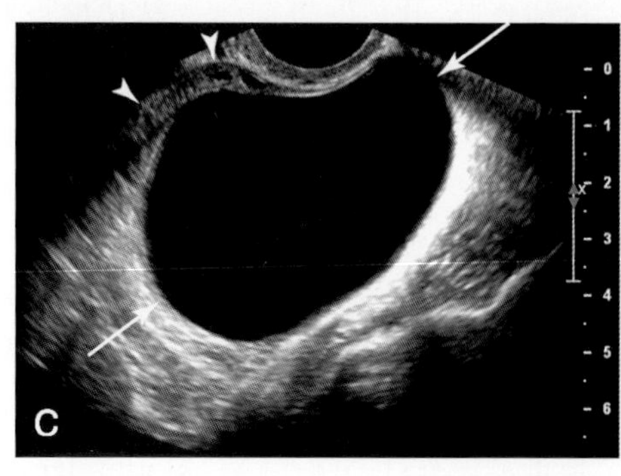

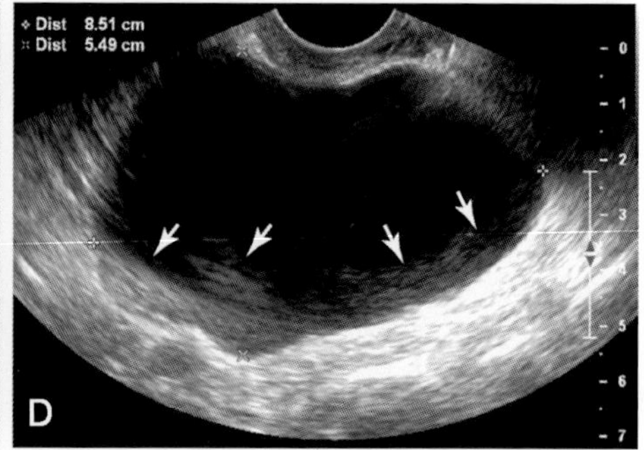

图 14-9 育龄妇女单纯性卵巢囊肿的管理:放射科医师协会超声分会共识会议的建议

A. 一个 32 岁女性卵巢(箭)中 1.8cm 的单纯囊肿(光标)被认为是正常的发现,因为它<3cm。B. 一个 23 岁的妇女卵巢(箭头)的 3.8cm 的简单囊肿(长箭)。囊肿应该在报告中描述,但根据指南,由于是一个<5cm 的简单囊肿,不需要随访。C. 一个 30 岁女性 5.7cm 单纯性卵巢囊肿(长箭)。注意囊肿周围有少量受压的卵巢组织(箭头)。建议每年随访一次,因为囊肿的大小在 5~7cm。D. 一个 29 岁的妇女的 8.5cm 的附件囊肿(光标)。对于>7cm 的囊肿,由于很难确保整个囊肿壁都显示清楚,建议进行手术评估或 MRI 进一步评估。在这个例子中,伪影(短箭)妨碍了囊肿壁的显示。

三、卵巢外附件肿块

(一)卵巢旁和输卵管旁囊肿

卵巢旁和输卵管旁囊肿是常见的卵巢外附件囊肿,位于卵巢和输卵管附近,常位于阔韧带附近。在本文中,卵巢旁囊肿一词将用于描述卵巢旁和输卵管旁囊肿,因为这两个术语经常互换使用,且在临床意义上没有差异。与卵巢功能性囊肿(如卵泡或黄体囊肿)不同,卵巢旁囊肿对激素无反应,因此在后续超声检查中不会消失。大多数卵巢旁囊肿是薄壁的单纯性囊肿,通常在盆腔超声检查中偶然发现(图 14-10A、图 14-10B)。如果在初始图像上不清楚囊肿是卵巢囊肿还是卵巢外囊肿,则可以使用探头施加压力来观察,如果囊肿可以跟卵巢分离,确认卵巢外囊肿。小的单纯的卵巢旁囊肿一般不具有重要的临床意义,因此专家共识推荐,像对待单纯卵巢囊肿一样,应用相同的大小阈值来确定单纯卵巢旁囊肿的管理。如果一个单纯的卵巢旁囊肿在育龄妇女中>5cm,且≤7cm,或在绝经后妇女中>1cm,且≤7cm,建议进行每年的超声检查随访。如果卵巢旁囊肿>7cm,无论在育龄组和绝经后组都建议进一步行盆腔 MRI 或手术评估。

卵巢旁囊肿常为盆腔游离液中的薄壁囊性结构(图 14-10C)。大的卵巢旁囊肿会发生扭转,引起疼痛。应仔细检查卵巢旁囊肿壁上是否有实性结节或分隔(图 14-10D)。有结节状赘生物的囊肿应引起关注,最常见的潜在病理包括囊腺纤维瘤、囊腺瘤和浆液性交界性肿瘤。

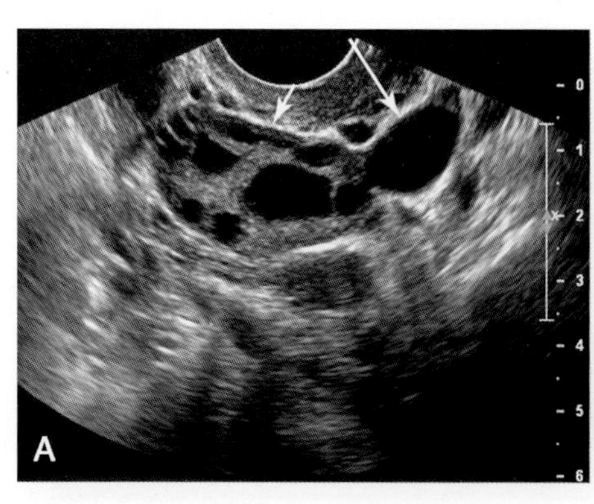

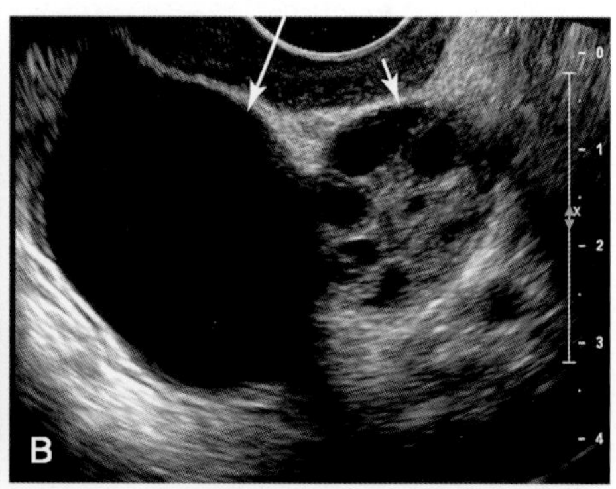

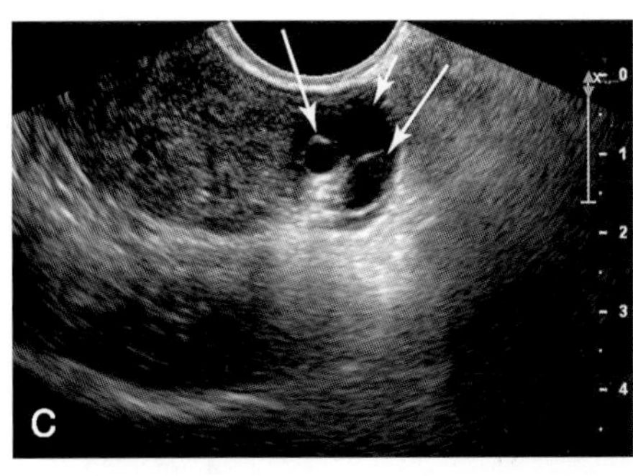

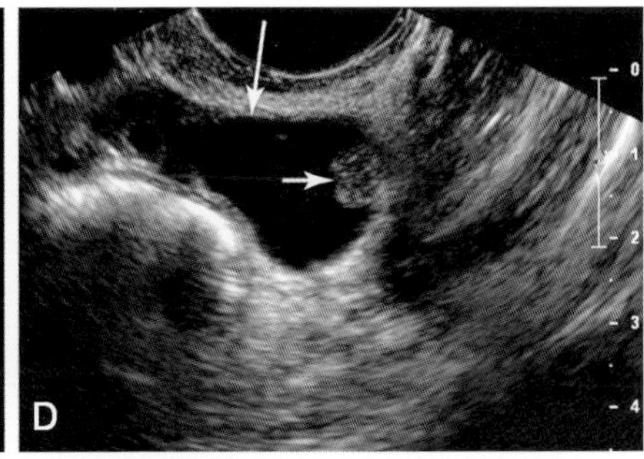

图 14-10　不同患者的卵巢旁囊肿

A. 经阴道图像显示一个 30 岁女性左侧卵巢(短箭)附近有一个小的单纯囊肿(长箭),符合卵巢旁囊肿。B. 经阴道图像显示 25 岁女性左侧卵巢(短箭)附近有一个巨大的单纯囊肿(长箭),符合卵巢旁囊肿。C. 在靠近子宫的少量游离液(短箭)中可见左侧附件两个小的薄壁囊肿(长箭),符合卵巢旁囊肿。在不同的扫描平面上可见正常的左卵巢(未显示)。D. 含有实性结节的卵巢旁囊肿。能和卵巢分离开的长形卵巢旁囊肿(长箭)其壁上有一个结节(短箭),应引起关注。

(二)输卵管积水

正常的输卵管在超声检查时常规无法显示,只有当它周围有盆腔积液时,可能在卵巢和子宫之间显示。输卵管积水是充满液体的扩张的输卵管,通常由输卵管阻塞引起的。最常见的病因是盆腔炎(PID)及其后遗症。其他病因包括异位妊娠、子宫内膜异位症、输卵管结扎和盆腔粘连。

超声显示输卵管积水为扩张的、呈管状、充满液体的附件区结构(图 14-11A)。盆腔内管状结构的鉴别诊断包括血管、输尿管和肠管(框图 14-1)。输卵管积水与血管的区别在于彩色或能量多普勒显示时没有内部血流信号(图 14-11B)。另一个常见的特征是折叠结构,由于折叠区域中的输卵管壁凹陷而呈现腰征(图 14-11C、图 14-11D)。输卵管内皱褶(黏膜皱褶)表现为息肉样结节或沿内壁的厚、短、线形皱褶(图 14-11E)。这些不完全间隔,也称为串珠结构或者齿轮征,有助于诊断。与输卵管积水相邻的同侧卵巢的显示也有助于诊断(图 14-11F)。肠管和扩张的输尿管常表现为蠕动,但输卵管积水通常不表现为蠕动。此外,扩张的输尿管没有输卵管内的褶皱,追踪向头侧在骨盆上方延伸走向肾。输卵管积水可能有多个部分(图 14-11G)。当局部扩张的区域在横切面成像时,超声表现类似于分隔的囊性卵巢旁肿块(图 14-11H、图 14-11I)。有时很难区分小的输卵管积水和卵巢旁囊肿。动态观察和三维超声有助于描绘输卵管积水的管状特征。

框图 14-1　盆腔管状结构的鉴别诊断	
输卵管扩张	血管
输卵管积水	输尿管扩张
输卵管积脓	肠管
输卵管积血	

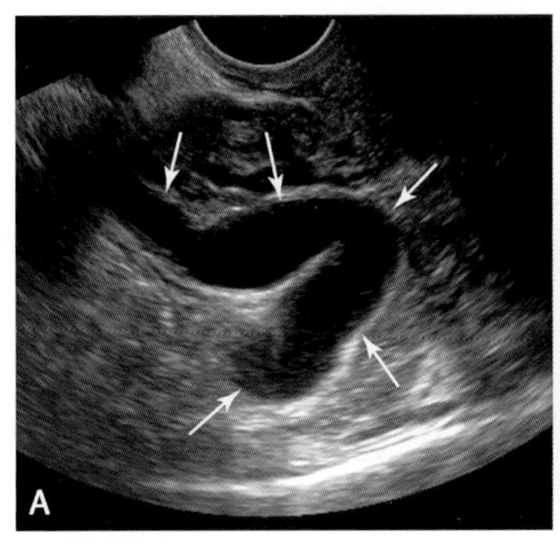

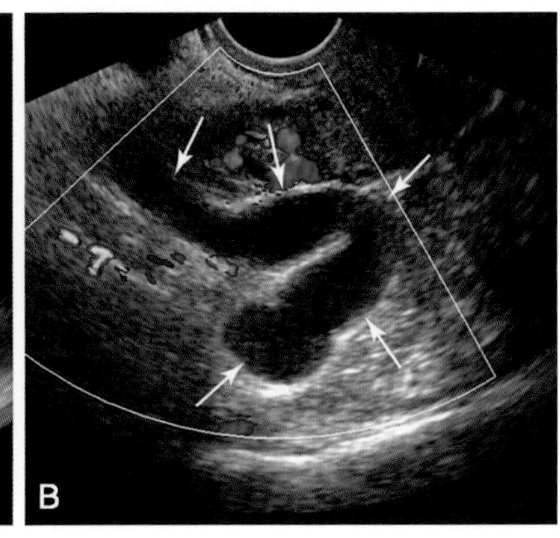

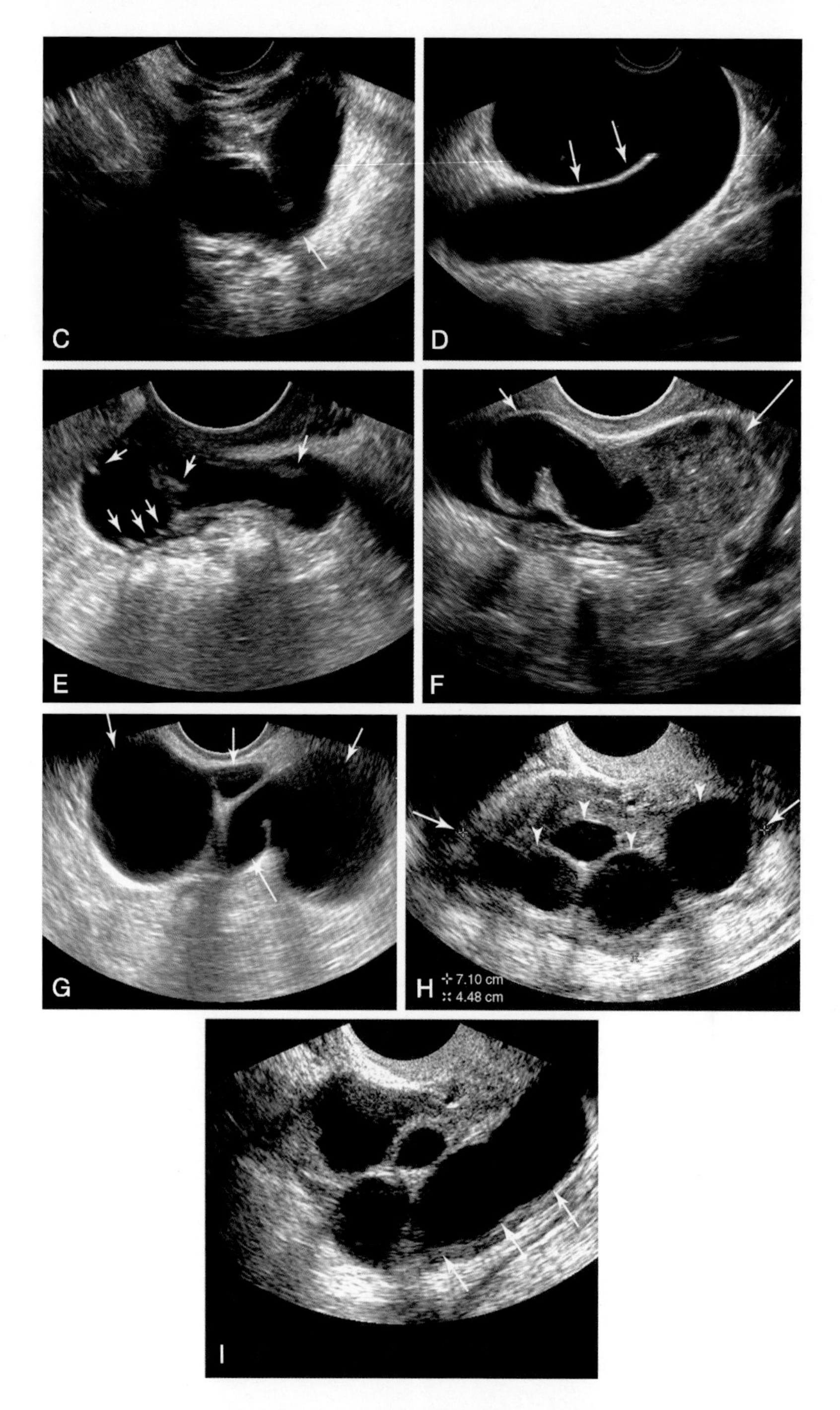

图 14-11 不同患者输卵管积水的特点

A、B. 经阴道超声灰阶(图像 A)显示右侧附件扩张的扭曲管状结构(箭),符合输卵管积水。相应的彩色多普勒(图像 B)显示结构中没有血流信号(箭)。C. 输卵管积水的超声图像显示了一个特征性的皱褶结构,由于皱褶区域的壁上有局部凹陷,呈现腰征(箭)。D. 大输卵管积水的图像显示了特征性的折叠结构(箭)。E. 输卵管积水的纵切图显示结节区域和沿着厚壁的线性褶皱(箭),对应于输卵管内褶皱。F. 经阴道左侧附件图像显示左侧卵巢(长箭)与输卵管积水(短箭)相邻。G. 经阴道图像显示一个巨大的输卵管积水,病灶范围大,有多个部分(箭)。H、I. 经阴道左侧附件(图像 H)的纵向超声显示输卵管积水(长箭),由于横切面上输卵管积水的多个部分(箭头)成像,类似于分隔的囊性卵巢肿块。在调整图像 H 中的扫描平面以显示管状部分后获得的(图像 I)显示细长且相互连接的囊性结构(箭),符合输卵管积水。

单靠超声可能无法区分充满单纯液体的输卵管积水和输卵管积血（含血液成分）或输卵管积脓（含化脓性物质）。扩张输卵管内部回声或其内液体内碎片的显示有利于区分输卵管积血或输卵管积脓，但临床相关病史在鉴别中更重要（图 14-12）。输卵管癌是一种罕见的恶性肿瘤，也会导致输卵管阻塞。它通常被描述为一个细长的实体肿块或囊实混合肿块，在输卵管的相应位置有乳头状突起和内部血流，与卵巢分离（图 14-13）。

（三）腹膜包涵囊肿

腹膜包涵囊肿是一种良性的囊状盆腔肿块，由局限于腹膜粘连的液体聚集形成。液体主要是由卵巢产生的，因此卵巢被液体所包围。腹膜包涵囊肿是最常见的手术后遗症，但其他病因包括子宫内膜异位症、PID、炎症性肠病和外伤。超声的特征是卵巢悬浮在液体中，附连隔膜，形似蜘蛛网（图 14-14A）。形成的液体通常具有几何形状，符合周围盆腔结构的轮廓，没有离散的壁，但有时一些边缘会呈现圆形结构（图 14-14B、图 14-14C）。卵巢的轮廓可能因间隔而扭曲。卵巢偶尔位于液体聚集的外围（图 14-14D）。间隔有时在彩色多普勒上显示血流。

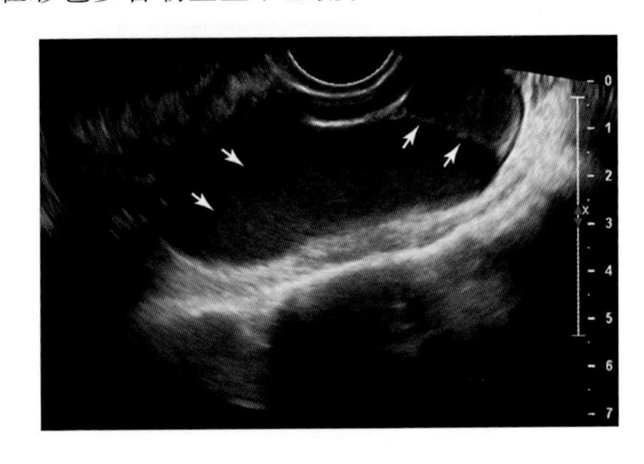

图 14-12　输卵管积脓

经阴道纵向图像显示扩张的输卵管由于脓性物质在输卵管内分层而出现的两种液体水平（箭）。

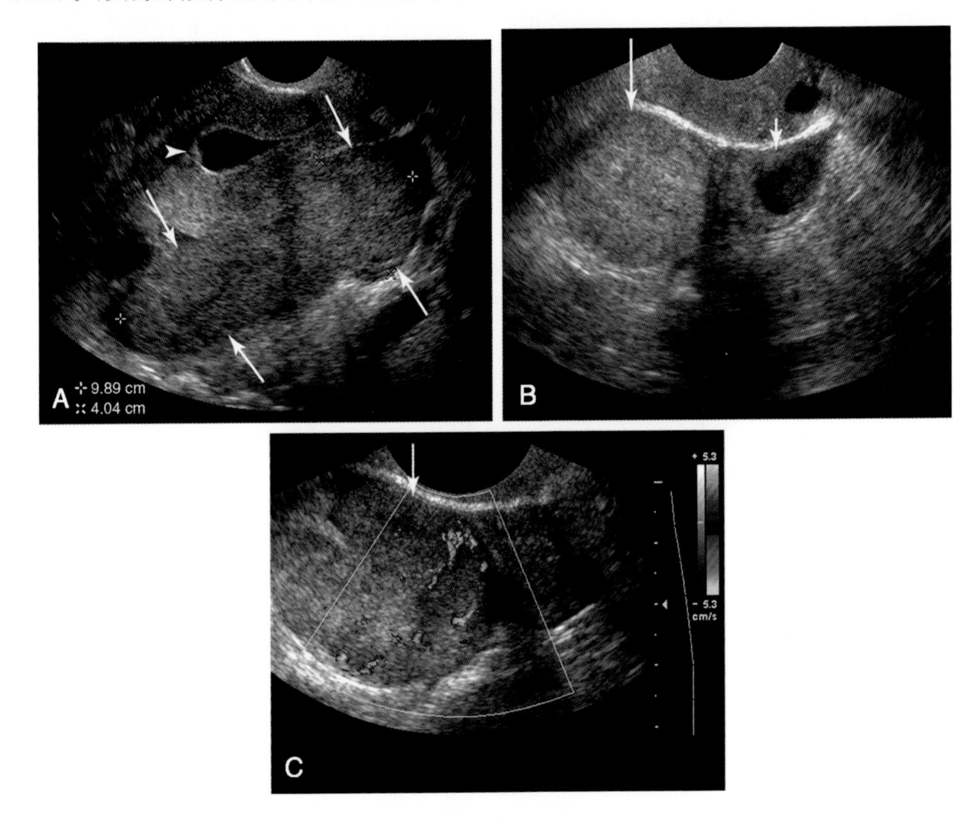

图 14-13　输卵管癌

A. 纵向图像显示，在子宫后面有一个增大的输卵管，里面充满了固体物质（长箭），考虑输卵管癌。此外，还有宫腔积液（箭头）。B. 另一位患者经阴道左附件横切面显示一圆形实性肿块（长箭），与对应的左卵巢（短箭）相邻但分离，与输卵管癌相对应。C. 经阴道横切面彩色多普勒显像显示输卵管肿块内有血流。

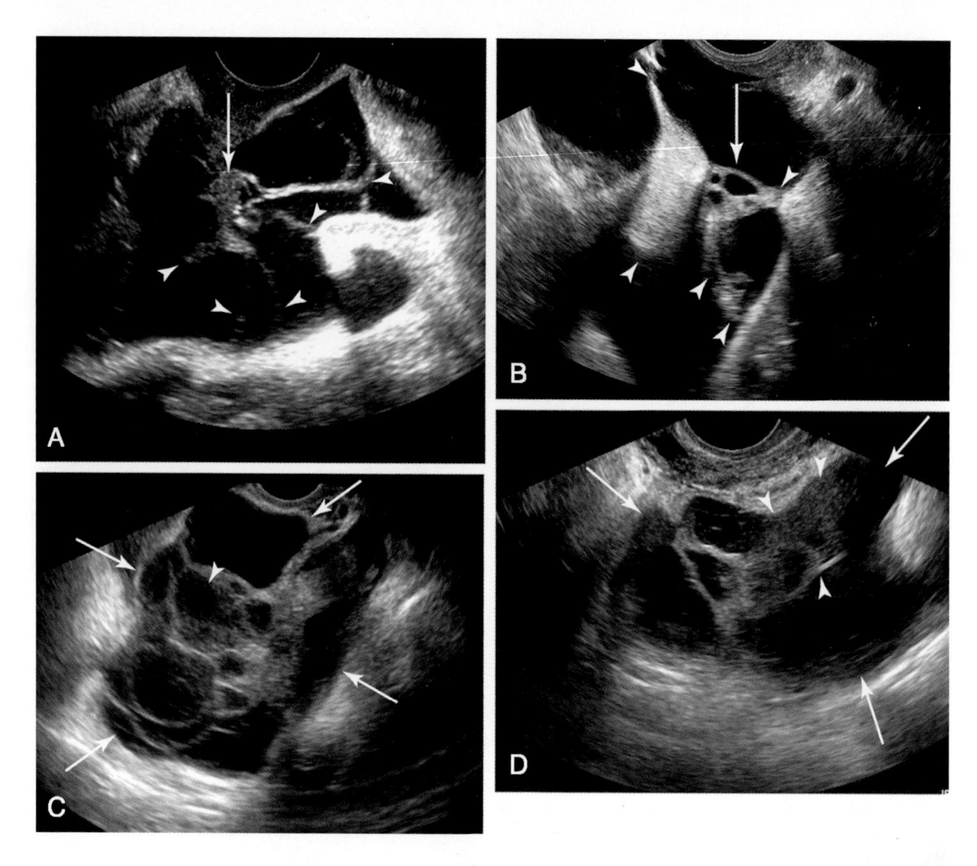

图 14-14　不同患者的腹膜包涵囊肿

A. 经阴道纵向图像显示右侧盆腔卵巢(长箭)和多个相连的间隔(箭头)悬浮在液体中,形成蜘蛛网。B. 经阴道纵向图像显示左侧卵巢(长箭)悬浮在积液中,有厚的附着间隔和厚的组织带(箭头),符合腹膜包涵囊肿。C. 经阴道纵向图像显示右侧附件腹膜包涵囊肿,边缘圆形(长箭)。卵巢(箭头)位于囊肿的中央,由于被厚的、不规则形状的间隔所包围很难辨认。D. 经阴道右侧附件的轴向图像显示腹膜包涵囊肿(长箭),卵巢(箭头)位于液体聚集的外围。

(四)血管:盆腔静脉曲张和卵巢静脉血栓形成

盆腔内常可见明显的血管和静脉曲张,常位于卵巢和子宫周围(图 14-15A、图 14-15B)。它们呈匍匐状结构,是附件中管状结构的常见来源。明显的附件血管常伴有子宫周围突出的弓状血管(图 14-15C、图 14-15D)。不应误认为是输卵管积水或输尿管远端扩张。在灰度图像上横截面成像的血管也可以类似于卵泡(图 14-15E、图 14-15F)。彩色或能量多普勒有助于区分血管与卵泡、输卵管积水和输尿管远端扩张,因为血流仅显示在血管中。在少数情况下,血流太慢,在彩色和能量多普勒上看不到,但在灰阶实时评估时,当在血管中看到移动回声时,可以推断出来。静脉曲张通常在无症状的患者中偶然发现,但也可能是慢性盆腔疼痛和盆腔充血综合征的原因。

卵巢静脉血栓常继发于产后子宫内膜炎,也可在其他情况下,如 PID 或高凝状态下发生。卵巢静脉血栓的超声表现呈直或曲折的低回声结构,向上延伸至腹部,血栓形成区无血流(图 14-16)。卵巢静脉血栓更常见于右侧。卵巢静脉在右侧流入下腔静脉,在左侧流入肾静脉。血栓可集中在下腔静脉或肾静脉内传播。

四、卵巢病理:非肿瘤性疾病

卵巢复杂囊性病变的鉴别诊断包括出血性囊肿、子宫内膜异位症、PID、卵巢扭转、卵巢良恶性囊性肿瘤等多种疾病。比较少见的是还有非妇科

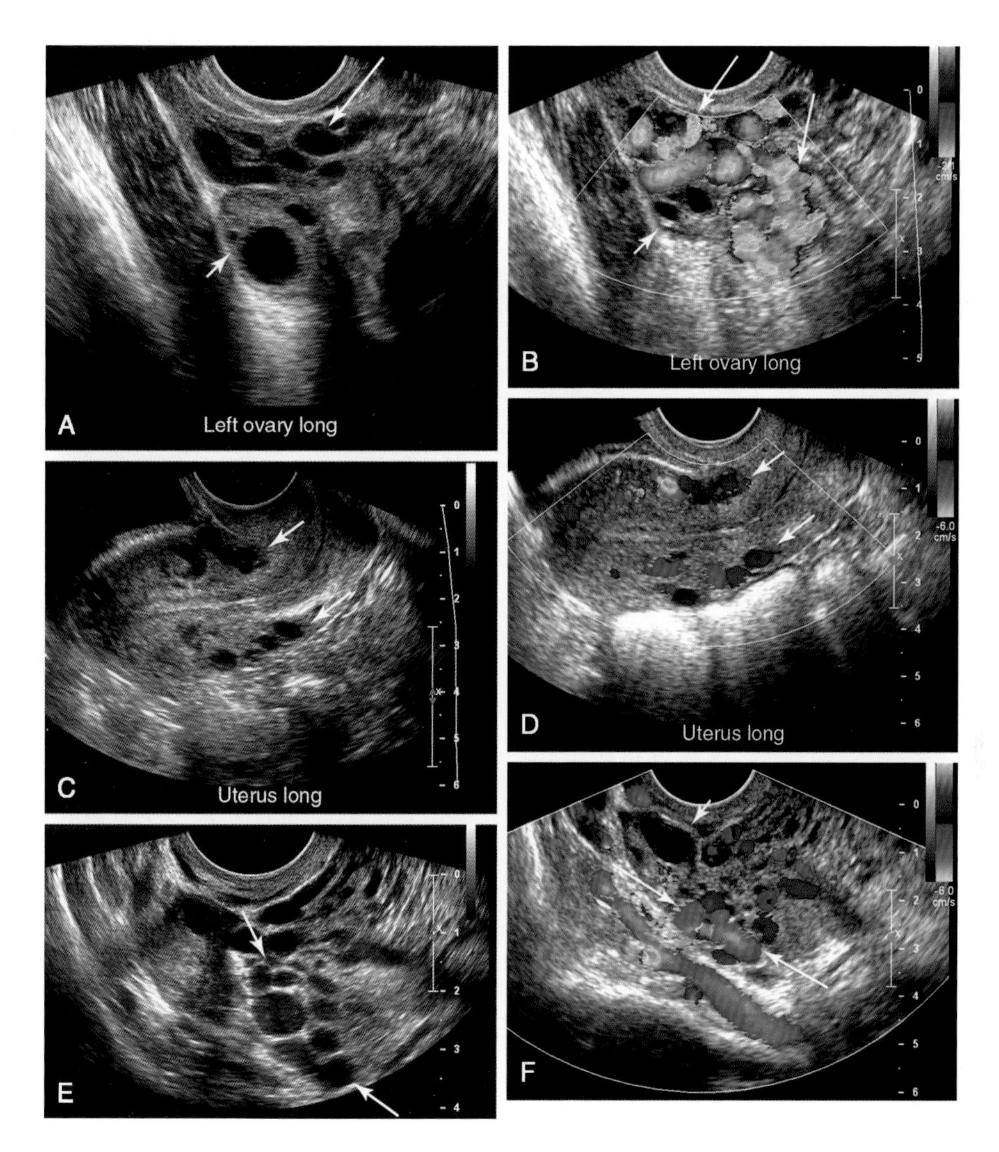

图 14-15　明显扩张的盆腔血管

A、B. 同一患者左侧附件的灰阶(图像 A)和彩色多普勒(图像 B)经阴道纵向图像显示左侧卵巢附近有明显扩张的血管(长箭)。C、D. 不同患者经阴道的灰阶(图像 C)和相应的彩色多普勒(图像 D)纵向图像显示子宫周边分布的明显的弓状血管(箭)。明显的附件血管常伴有明显的子宫周围血管扩张。E. 不同患者经阴道右侧附件的灰阶超声图像显示多个圆形囊性结构,其形状类似于卵巢中的卵泡(箭)。F. 与图 E 同一患者,经阴道右附件彩色多普勒超声图像,显示图 E 所示的明显囊性结构与血管相对应(长箭)。卵巢(短箭)位于这些血管附近。

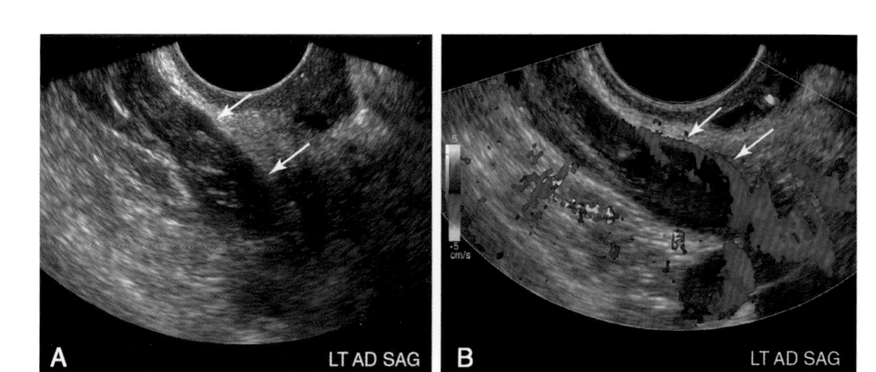

图 14-16　卵巢静脉血栓形成

A、B. 经阴道纵向灰阶超声(图像 A)显示左卵巢静脉(箭)血栓引起的内部回声和血管扩张。相应的卵巢静脉彩色多普勒(图像 B)证实有血栓存在,仅显示血栓周边有少量血流(箭),大部分静脉内无血流。

的病因,如肠重复囊肿、肠系膜囊肿或由胃肠道或泌尿道引起的复杂肿块,都可能类似于卵巢肿块。坏死的外生纤维瘤或有蒂纤维瘤也可表现为复杂的附件肿块。纤维瘤在第 13 章有更详细的讨论。以下部分着重于非肿瘤性卵巢疾病。卵巢肿瘤将在随后的章节中讨论

(一)出血性卵巢囊肿

出血性卵巢囊肿是一种常见的病变,通常由于黄体囊肿出血引起,但也可继发于卵泡或卵泡囊肿出血。根据出血的大小和出血后的时间间隔,它们显示出各种超声模式(框图 14-2)。尽管出血性卵巢囊肿的超声表现可能是非特异性的,可以类似于子宫内膜异位症和肿瘤等其他卵巢病变的表现,以下两种超声模式被认为是出血性卵巢囊肿的经典模式:①由细小的线性和曲线回声组成的网状结构,常常被描述为蕾丝的、蜘蛛网或渔网的表现(图 14-17A);②一种凝血块收缩模式,其中血块的一个部分从囊肿壁收缩的地方呈现凹形边缘(图 14-17B)。其他类型包括血块形成的结节、内部回声、边缘直的凝血块、间隔膜、回声成分、液体平面和这些表现的组合(图 14-18)。出血性卵巢囊肿由于其主要的囊性成分而表现出后方强化(图 14-19A)。出血性内部成分中不应存在可识别的血流信号,但沿着囊肿壁通常有一个周边血流信号(图 14-19B)。

框图 14-2 出血性卵巢囊肿的超声表现

经典模式
- 网状、细线性和曲线内部回声(蕾丝的、蜘蛛网或渔网)
- 边缘凹陷的收缩性凝血块

共同特点
- 后强化
- 出血性内部成分无血流
- 周边边缘血流信号
- 短期随访变化

其他特点
- 结节区由于凝块而没有血流
- 均匀内部回声
- 凝血块边缘笔直
- 间隔
- 近期出血引起的回声改变
- 液体平面

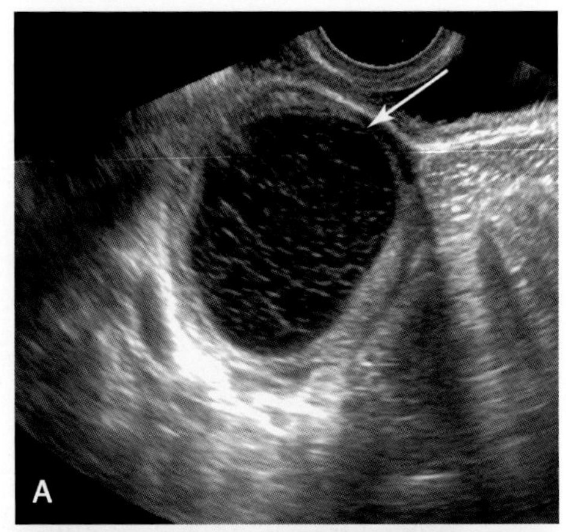

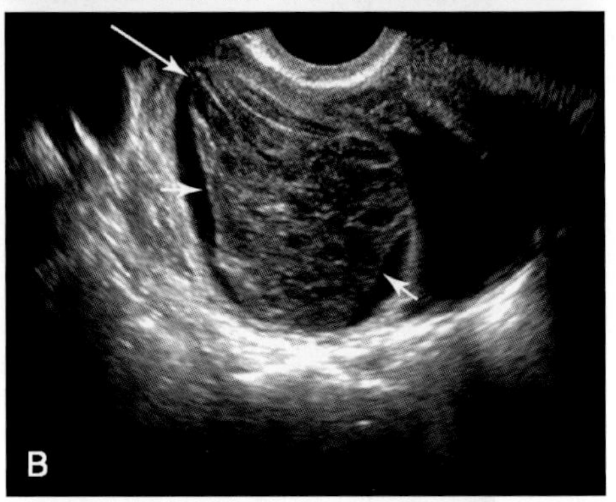

图 14-17 出血性卵巢囊肿的超声经典模式表现

A. 网状模式。经阴道右侧卵巢的横向超声图像显示卵巢囊肿(箭),包含细线性和曲线回声的网状结构,超声表现为蕾丝边、蛛网或渔网。B. 收缩凝血块模式。另一位患者的经阴道右侧卵巢横断图像显示,右侧卵巢囊肿(长箭)含有边缘凹陷(短箭)内部物质,与凝血块从囊肿壁收缩一致。

出血性囊肿通常会消退,在短期超声随访(6~12 周)时,消失或变小很多(图 14-20)。共识会议一致认为,在育龄妇女中,>5cm,具有典型超声特征的出血性囊肿处理的建议是短期超声随访。对于育龄妇女中具有典型标准的较小出血性囊肿,不建议随访。在绝经早期,如果确定了一个符合经典标准的囊肿,不管囊肿大小,都要进行短期的超声随访,因为在绝经早期,妇女只是偶尔排卵,因此与育龄妇女相比,患出血性囊肿的可能性要小很多。出血性囊肿不应发生在绝经后期,因此在绝经后期年龄组,超声表现类似出血性囊肿应被认为更可能是肿瘤。如果对育龄妇女潜在出血性囊肿是否符合经典超声标准有疑问,而不管囊肿大小,可以进行短期随访超声检查。

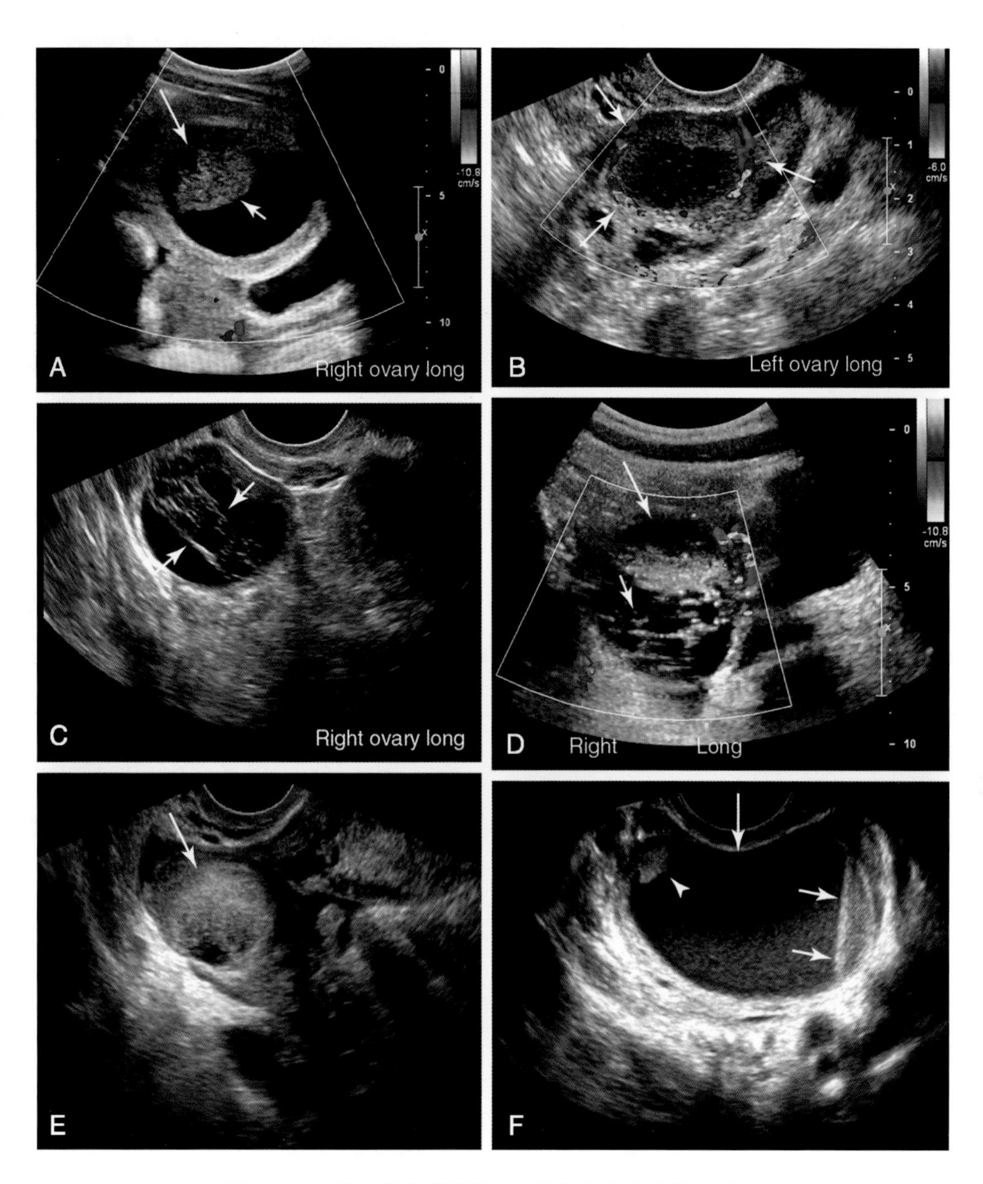

图 14-18 出血性卵巢囊肿:不同患者的其他超声表现

A. 囊肿内结节。经腹右卵巢彩色多普勒纵向图像显示卵巢囊肿(长箭)内有一个巨大的实性结节(短箭),没有内部血流,与凝血块相对应。B. 内部回声。经阴道彩色多普勒超声显示左卵巢厚壁囊肿周边有血流(箭),由于出血内部有回声,但彩色多普勒无内血流。C. 边缘直的凝血块。经阴道右侧卵巢纵向图像显示一个巨大的囊肿,内含内部回声物质,由于血液凝结,边缘直(箭)。D. 间隔。经腹右卵巢纵位彩色多普勒显示一个巨大的卵巢囊肿(长箭)内有多处无内部血流的间隔(短箭)。E. 回声。右侧卵巢经阴道横切面图像显示一个巨大的囊肿,由于近期出血而含有高回声的内部物质(箭)。F. 液体平面。经阴道右卵巢纵向图像显示一个大囊肿(长箭)包含一个液面(短箭),囊肿内高回声物质以重力方式分层。此外,注意囊肿壁(箭头)有一个小结节,是由于血凝块造成的。

出血性囊肿破裂或渗漏可导致腹腔出血。少量的血液导致盆腔内的液体回声是常见的。囊肿破裂后,偶尔会出现长时间出血,导致腹腔和盆腔大量出血(图 14-21)。在这种情况下,患者的血流动力学可能变得不稳定,临床表现可能类似于异位妊娠破裂。

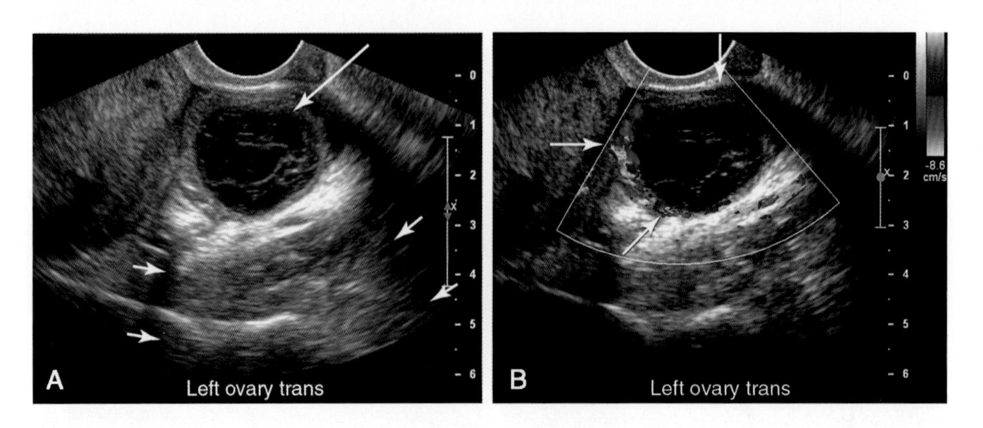

图 14-19 出血性卵巢囊肿

A. 经阴道左侧卵巢横向灰阶超声显示囊肿内有网状回声(长箭)和后方强化(短箭)。B. 同一卵巢经阴道彩色多普勒超声图像在与图像A相似的扫描平面上显示周边血流(箭),出血性内部成分无明显血流。

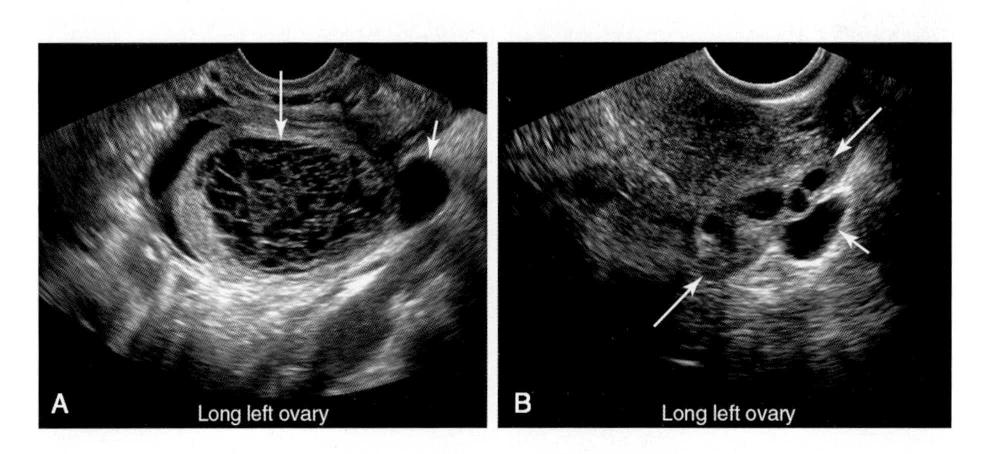

图 14-20 出血性卵巢囊肿的间期消退

A. 经阴道左侧卵巢纵向图像显示出血性囊肿,内部回声呈网状(长箭)。此外,在左侧卵巢附近可见一个小的、简单的卵巢旁囊肿(短箭)。B. 经阴道纵向超声图像在7周获得的左卵巢图像A显示正常卵巢(长箭)小卵泡。虽然左侧卵巢出血性囊肿已经消失,但卵巢旁囊肿(短箭)仍然存在。卵巢旁囊肿对激素没有反应,因此在随访超声检查中不会消失。

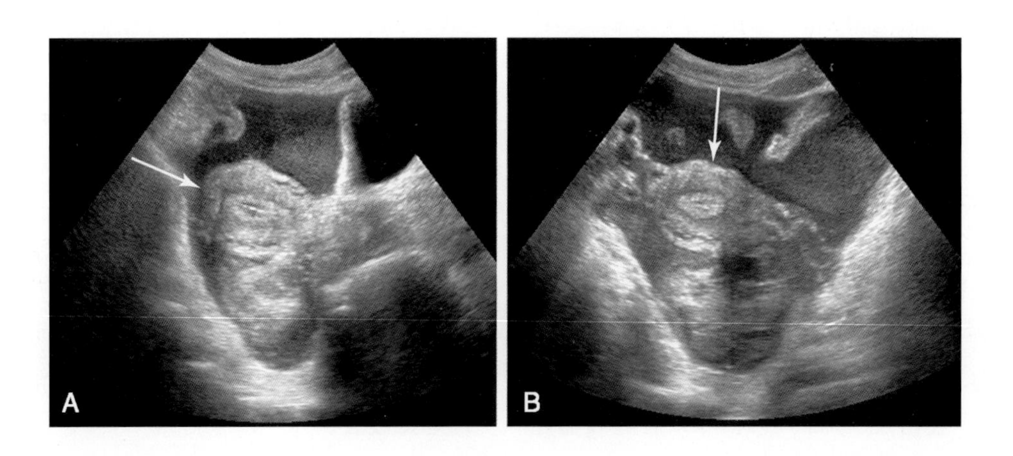

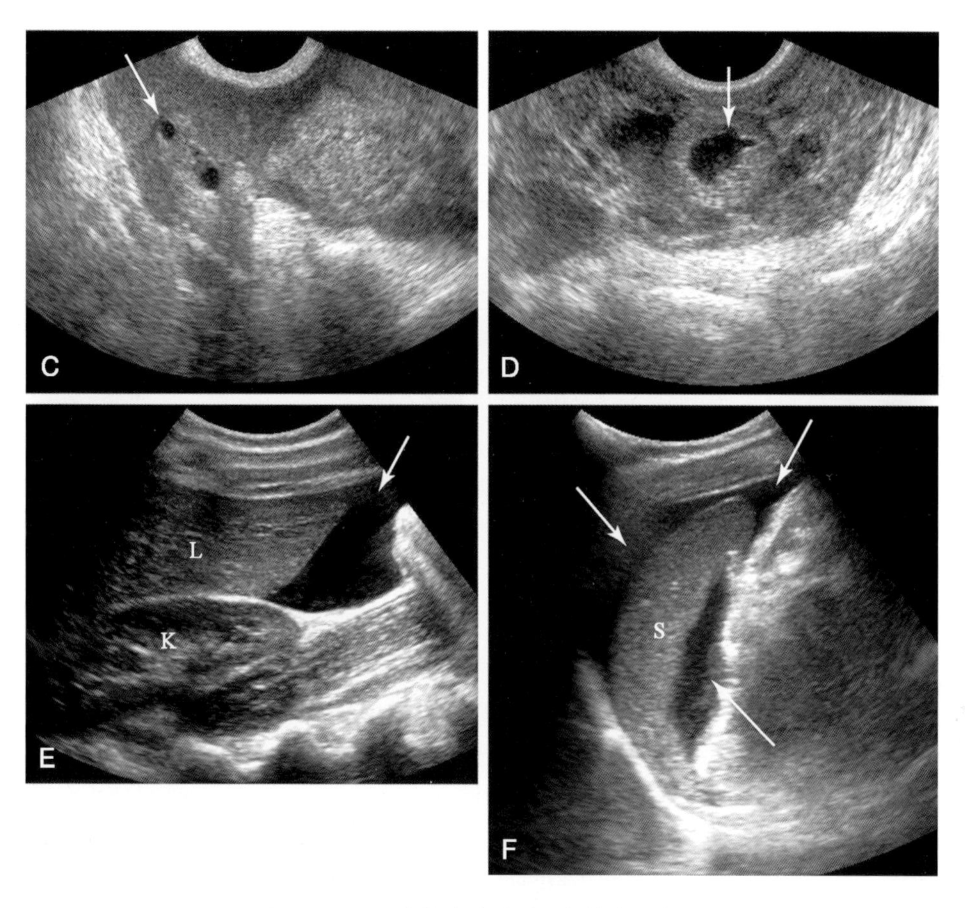

图 14-21　左卵巢囊肿破裂引起的腹腔出血

A、B. 经腹盆腔的纵向(图像 A)和横向(图像 B)显示子宫(箭)被大量含有内部回声和固体的凝血块包围。C. 经阴道右侧附件的横向图像显示右侧卵巢(箭)因腹膜腔出血而被含有内部回声的液体包围。D. 经阴道左侧附件纵向图像显示左侧卵巢囊肿破裂残留(箭)。由于腹膜出血,液体内出现回声,卵巢被包围其中。E、F. 右上象限(图像 E)和左上象限(图像 F)的经腹纵向图像显示,由于腹腔出血,液体(箭)靠近肝(L)和围绕脾(S)。图中 K 为右肾。

(二)子宫内膜异位症

子宫内膜异位症是指子宫内膜组织出现在子宫正常位置以外的器官内。异位子宫内膜组织通常被植入附件结构上,最常见的是卵巢,但也可能在输卵管、膀胱、肠和其他盆腔结构上,以及许多偏远的位置,如腹壁、肺、大腿和鼻。有些患者无症状,但常见症状包括盆腔疼痛、不孕、痛经和性交困难。尽管子宫内膜异位症常导致不孕,但在怀孕期间也能发现。子宫内膜异位症通常发生在生育年龄,但也可以在绝经后患者中发现。

子宫内膜异位症的超声表现是多变的(框图 14-3)。盆腔小的子宫内膜植入灶不太可能被超声显示出来。较大的病变会导致子宫内膜局灶性病灶,有时被称为巧克力囊肿。子宫内膜异位病灶最典型的声像图表现为均匀的低回声卵巢肿块,表现为卵巢增大,并包含磨玻璃样的均匀低或中等回声(图 14-22A、图 14-22B)。子宫内膜异位症虽然不是特异性的,但在出现这种表现时,它是第一个需要考虑的诊断。当有子宫内膜异位症的辅助表现,如多房性和肿块壁点状高回声病灶时,子宫内膜异位症的可能性进一步增加(图 14-22C)。这些病灶可能是由于细胞变性引起的胆固醇沉积或继发于多次出血的含铁血黄素。多房性和囊肿壁点状高回声病灶的结合被认为很可能是由子宫内膜异位引起的。液平面、内部间隔、互相连通的囊腔及不同程度的回声也是常见的超声表现(图 14-22D 至图 14-22F)。子宫内膜异位囊肿通常是多发性和双侧的(图 14-22G)。由于血液凝固,它们可能有实性结节(图 14-22H、图 14-22I)。子宫内膜异位症的声像图表现与出血性囊肿、卵巢良恶性肿瘤和盆腔炎有重叠。当首次发现疑似子宫内膜异位囊肿,其特征可能与出血性卵巢囊肿相似,可在 6～12 周进行短期超声随访以排除出血性卵巢囊肿。在后续扫描中,出血性卵巢囊肿会消退,而子宫内膜异位囊肿由于出血的反复发生和血液的再吸收,可能表现出一种特征性的消长变化的模式(图 14-23)。如果超声不能诊断子宫内膜异位症,盆腔 MRI 通常有助于确诊。

框图 14-3　子宫内膜异位症的超声表现	
磨玻璃样均匀内部回声	液平面
可能显示多个小腔	内部分隔
不同程度的回声	多样性
相互连通	血块形成的实性结节
内壁点状回声灶	消长变化的尺寸

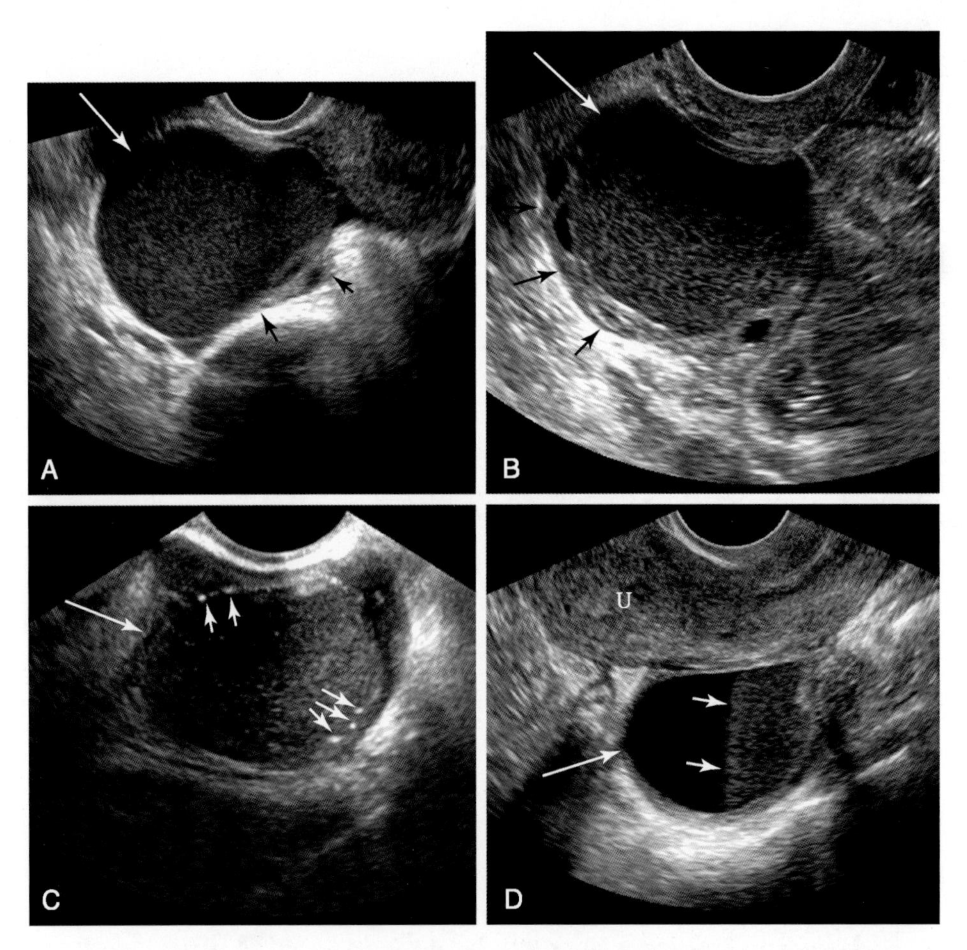

图 14-22　子宫内膜异位囊肿:不同患者的超声表现

A、B. 两个不同患者的右侧卵巢经阴道横向图像显示,子宫内膜异位囊肿(长的白色箭)引起卵巢增大,内含有均匀的低水平回声,呈磨玻璃样。子宫内膜异位囊肿周围可见一圈扁平的卵巢组织(黑色短箭)和卵泡。C. 右卵巢经阴道纵向图像显示子宫内膜异位囊肿(长箭)壁上有点状回声灶(短箭)。也可以看到低水平内部回声呈磨玻璃样。D. 左侧卵巢的经阴道纵向超声图像显示由于血液的分层,而伴有液平面(短箭)的子宫内膜异位囊肿(长箭)。图中 U 为子宫。

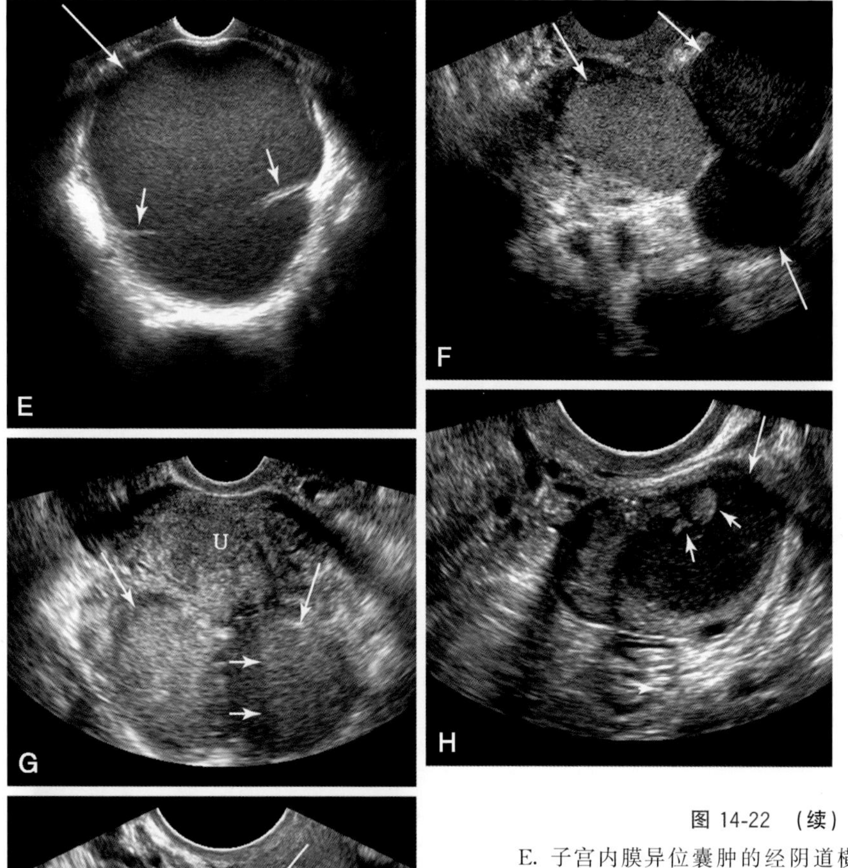

图 14-22 （续）

E. 子宫内膜异位囊肿的经阴道横向图像（长箭）显示由部分间隔（短箭）分隔的互相连通的腔室。F. 经阴道横向图像显示三个子宫内膜异位囊肿（箭）由于出血的时间不同而含有不同程度的回声。G. 盆腔横切面显示双侧子宫内膜异位囊肿（长箭）位于子宫（U）后方。注意左侧子宫内膜异位囊肿的液平面（短箭）。H、I. 两个不同患者的卵巢经阴道横向图像均显示子宫内膜异位囊肿（长箭），其内回声和因血液凝固而出现实性结节（短箭）。

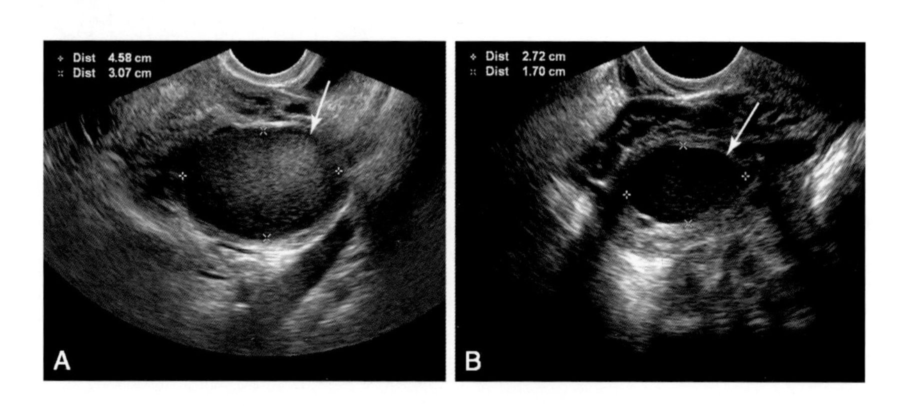

图 14-23 子宫内膜异位囊肿随访

A. 经阴道超声左卵巢子宫内膜异位囊肿纵向图像（箭）测量到 4.6cm，显示内为低回声。B. 4 个月后获得与 A 图相同的子宫内膜异位囊肿的纵向阴道超声图像（箭）显示，由于内部血液成分随时间的演变，内部回声区减小至最大 2.7cm，回声减低。由于反复发作的出血，然后是血液成分的再吸收，子宫内膜异位囊肿大小经常变化。

据估计,癌变约占子宫内膜异位症的1%。子宫内膜异位中最常见的癌症是子宫内膜样癌和透明细胞癌。恶性肿瘤更可能发生在非常大的子宫内膜异位中。因为有发生癌变的可能,共识会议建议,未经手术切除的子宫内膜异位应至少每年进行一次超声检查(根据临床症状可更频繁地进行检查),以评估是否有癌变的迹象,如出现新的有血流的实性成分或子宫内膜异位病灶的尺寸快速增加(图14-24)。即使如此,良性子宫内膜异位偶尔也会因为子宫内膜组织而出现内部血流。

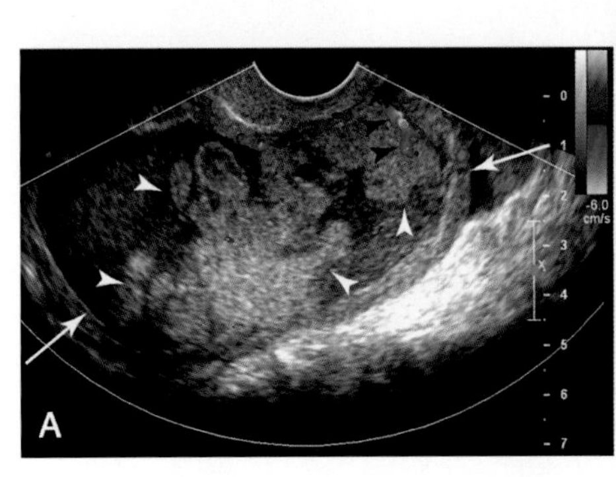

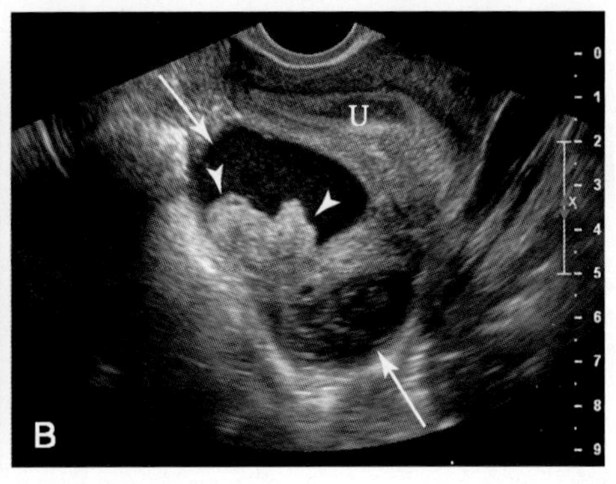

图14-24 子宫内膜异位引起的恶性肿瘤

A. 子宫内膜样癌。彩色多普勒经阴道纵向超声显示子宫内膜样癌引起的大肿块(白色长箭)含有明显的实性成分(白色箭)。在一个实性成分(黑色箭头)中可见血流。B. 透明细胞癌。不同患者巨大盆腔肿块(长箭)的经阴道横向超声图像显示子宫内膜异位囊肿中出现的透明细胞癌引起的内部回声和不规则实性组织(箭头)。图中U为子宫。

(三)盆腔炎

多数盆腔炎(PID)病例是由淋病和衣原体等性传播感染引起的,但有时PID是由阑尾炎、憩室炎或流产并发症等其他感染源传播引起的。PID的临床表现包括发热、白细胞增多和宫颈举痛。PID通常是双侧的(图14-25A)。轻度PID的超声检查通常是正常的。超声检查结果包括子宫内膜炎引起的子宫内膜增厚或积液、盆腔内有内部回声或液面的复杂化脓性积液,以及脓肿导致充满液体的输卵管扩张,通常伴有内部回声和积液(图14-25B至图14-25D)。卵巢周围和输卵管周围的炎性组织导致盆腔结构边缘模糊(图14-25E)。随着更严重的感染,卵巢和输卵管相互粘连,形成一个称为输卵管卵巢复合体的肿块。如果感染进一步发展,组织开始破坏,可见多个脓液囊,形成同时包含输卵管和卵巢的输卵管卵巢脓肿(TOA)。TOA的声像图显示一个多房、有间隔的肿块,边缘不规则,内部回声不清,由于组织破裂而无法区分卵巢和输卵管(图14-25F、图14-25G)。脓包内的液体水平可以延伸到盆腔结构或之间。由产气菌产生的气体有时出现在TOA中,被描绘成带有后方阴影的回声病灶。

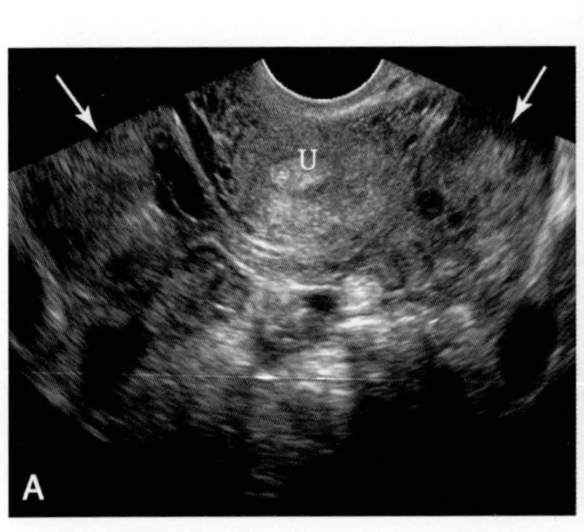

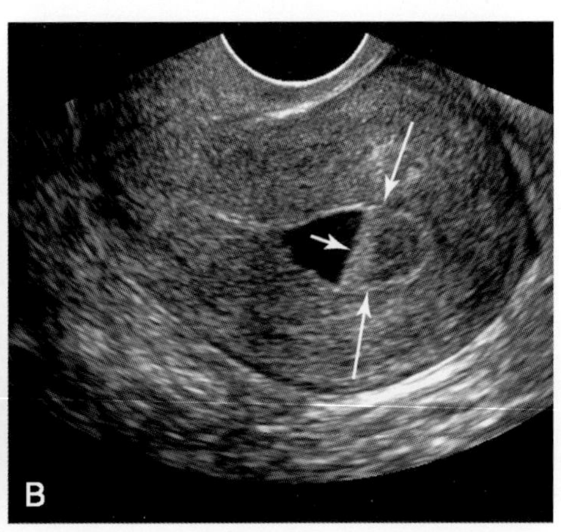

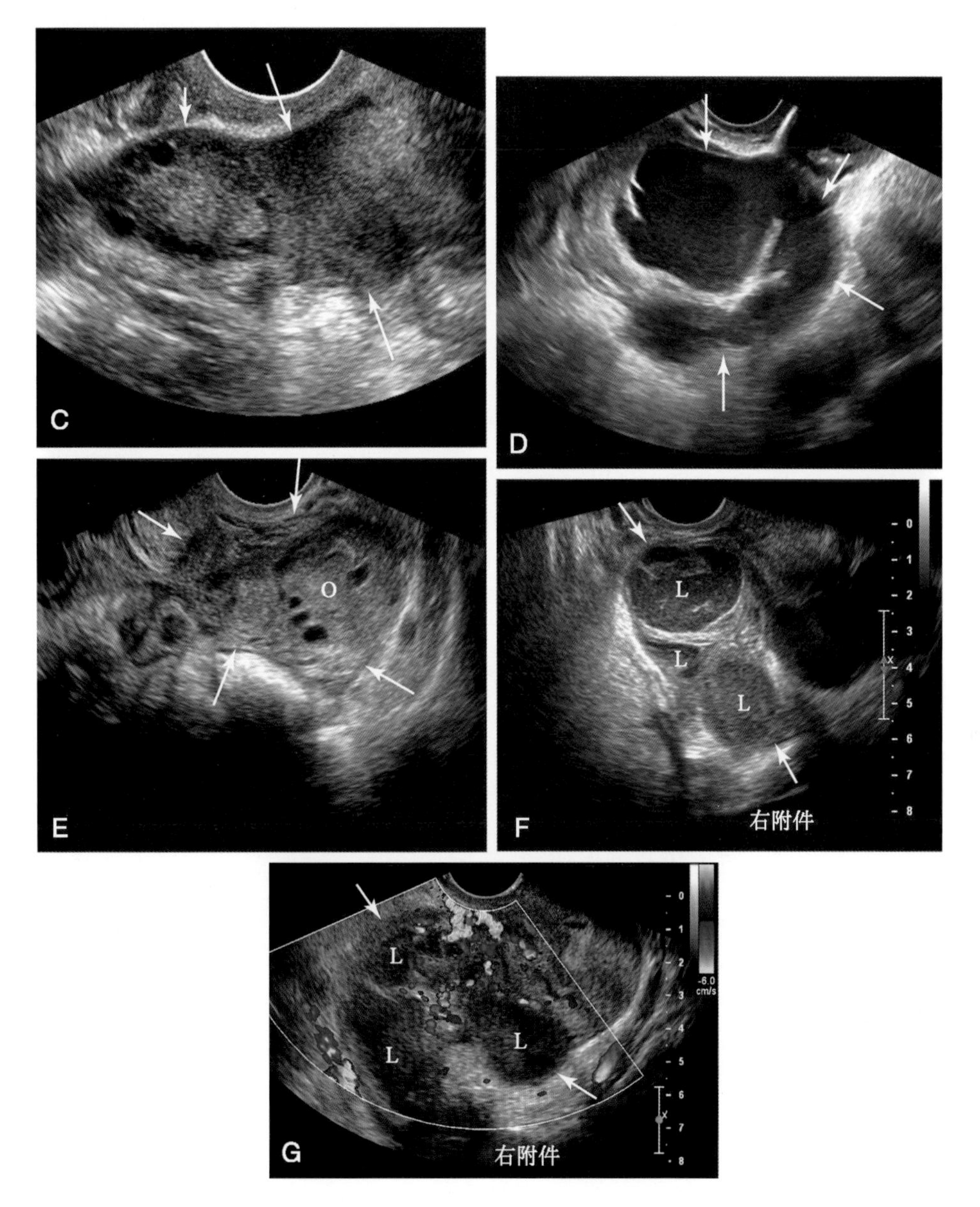

图 14-25 不同患者的盆腔炎(PID)

A. 盆腔经阴道横向图像显示由 PID 引起的双侧附件包块(箭)。由于周围的炎症物质,卵巢的边缘不清楚。B. 后倾子宫的纵向经阴道图像显示,由于脓性物质分层,子宫腔扩张(长箭)伴有液平面(短箭)。C. 右侧附件的横向经阴道图像显示脓性物质(长箭),内部有回声在右卵巢(短箭)内侧。D. 输卵管积脓。左侧附件经阴道纵向图像显示输卵管明显扩张(箭),输卵管内回声由其内脓性物质引起。E. 左侧附件的横向经阴道图像显示围绕卵巢(O)的脓性物质(箭),导致卵巢边缘模糊不清。F、G. 输卵管卵巢脓肿。输卵管卵巢脓肿患者右侧附件的灰阶(图像 F)和彩色多普勒(图像 G)经阴道显示在一个多房的有隔膜的肿块(箭)中有大量脓性物质(L)。由于组织破坏,卵巢和输卵管不能清楚显示。彩色多普勒(G)显示输卵管卵巢脓肿间的组织内有血流。图中 U 为子宫。

(四)卵巢扭转

卵巢扭转患者通常表现为急性发作的严重单侧疼痛,常伴有恶心和呕吐。间歇性疼痛可能先于急性疼痛数周。扭转可能出现在从新生儿到绝经后的任何时期,尽管它在绝经后相对少见。怀孕期间卵巢扭转的风险增加。当强烈怀疑卵巢扭转时,尽快手术干预对于提高扭转卵巢存活的可能性非常重要。

由于静脉和淋巴引流受损,扭转导致卵巢充

血、一侧卵巢肿大疼痛。卵巢增大是扭转的一个重要标志(图 14-26A),尤其是当疼痛侧的卵巢与对侧卵巢相比不对称增大时。相反,当卵巢大小和回声结构正常,动脉和静脉血流正常时,卵巢扭转是不太可能的。其他的超声结果取决于卵巢被扭转的时间,卵巢中是否存在肿块,以及血管损伤程度(框图 14-4)。卵巢可能由于水肿、出血、缺血或坏死而不均匀(图 14-26B、图 14-26C)。在晚期病例中,整个卵巢可能坏死,没有可识别的卵巢结构或卵泡(图 14-26D)。在一些病例中,主要的发现是一个巨大的盆腔囊肿(图 14-26E、图 14-26F)。卵巢实质可能由于囊肿的明显压迫而不显示(图 14-26F)。囊肿可能包含内部回声或简单特征(图 14-26G)。由于液体渗出,卵泡可能变得明显。在其他情况下,由于邻近组织的充血,卵泡变小,并向外移位,与卵巢固体组织的数量相比,卵泡相对较少(图 14-26H)。扭转卵巢中的一些卵泡显示一个称为卵泡环征的周边回声环,特别是在卵巢扭转后不久成像时,可能是由于水肿和出血引起(图 14-26I)。卵巢扭转的一个更具体但不常见的征象是直接显示扭转的蒂,在卵巢附近有多个同心圆带的扭曲细长肿块,有时出现靶环样特征(图 14-27)。蒂扭曲的表现在动态上可能更容易观察。多普勒检测蒂内扭曲的血管被称为旋涡征。在扭转的卵巢中常有已存在的肿块,如皮样囊肿(图 14-28)。有时已存在的肿块不显示,因为它与卵巢扭转的坏死和出血混合在一起。在其他情况下,已存在的肿块在图像中占主导地位,超声检查可能与没有扭转的类似肿块无法区分。

框图 14-4 卵巢扭转的超声表现

- 卵巢肿大:尤其是疼痛侧的不对称肿大
- 卵巢回声不均匀
- 卵泡相对缺乏
- 小卵泡外周移位
- 卵泡周围回声环(卵泡环征)
- 扭曲的蒂具有同心环带
- 旋涡征
- 卵巢囊肿

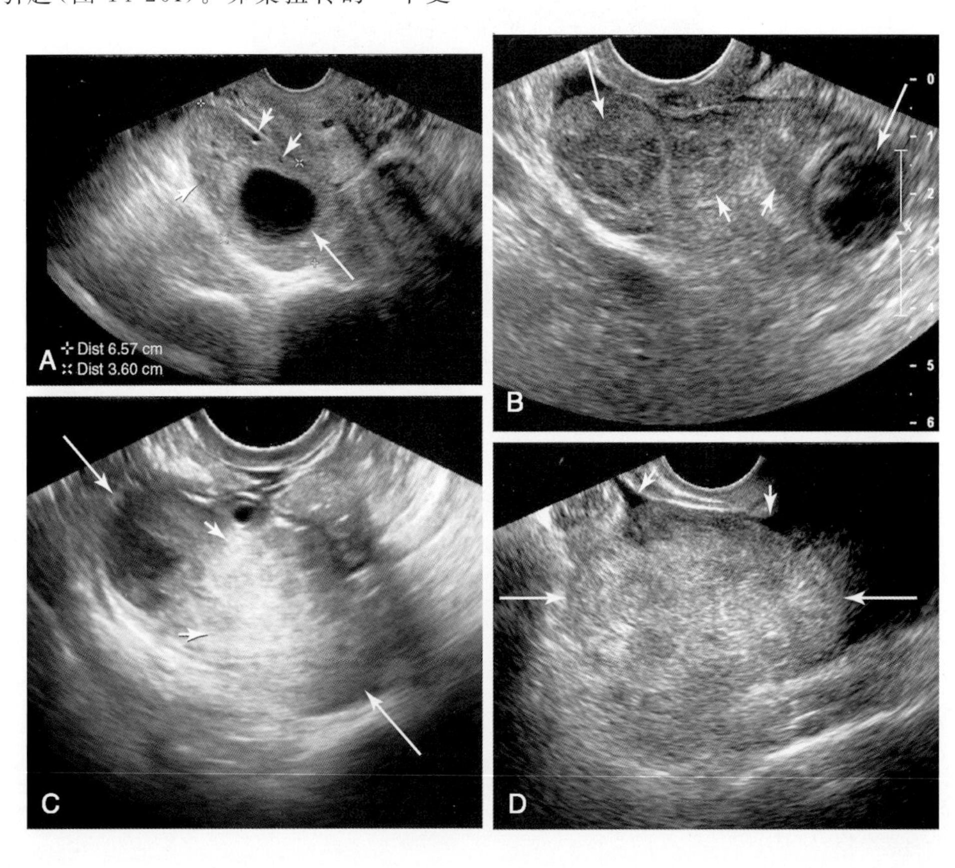

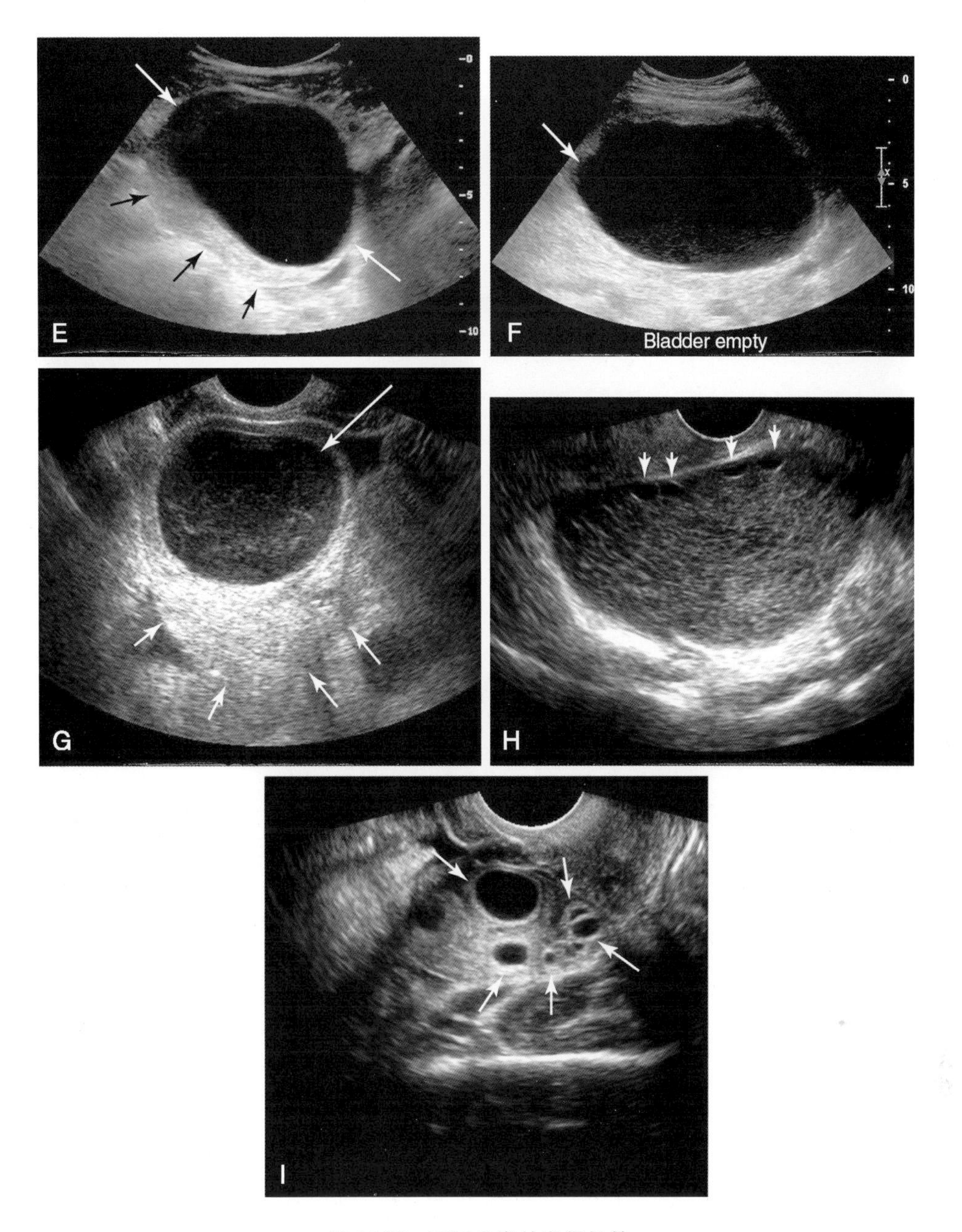

图 14-26 不同患者的卵巢扭转

A. 经阴道横切面图像显示卵巢增大(卡尺)可达 6.6cm。同时注意卵巢囊肿的存在(长箭)和小卵泡数量减少(短箭)。B. 卵巢扭转经阴道纵向图像显示不均匀的回声,卵巢实质内有不同回声的囊肿(长箭)和低回声区(短箭)。病理检查显示卵巢出血性梗死。C. 卵巢扭转(长箭)的横向经阴道图像显示,卵巢增大,由于出血大部分卵巢有明显的回声区(短箭)。D. 卵巢扭转的经阴道纵向超声图像显示一个回声性附件肿块(长箭),由于坏死没有可识别的卵巢结构或卵泡。同时注意卵巢附近有少量的游离液体(短箭)。E. 扭转卵巢的经腹纵向图像显示卵巢增大,有一个大囊肿(白色箭)和突出的卵巢实质(黑色箭),沿着卵巢的后部卵泡稀少。F. 扭转卵巢经腹纵向图像显示一个大囊肿(箭)。由于囊肿压迫明显,卵巢实质不明显。虽然囊肿看起来像膀胱,但在成像时膀胱是空的。G. 卵巢扭转的横向经阴道图像显示,囊肿内有出血引起的内部回声(长箭)和突出的实质组织(短箭),卵泡稀少。H. 卵巢扭转的经阴道纵向图像显示不均匀的回声结构和周围的卵泡,由于邻近组织的充血,这些卵泡的大小变小(短箭)。I. 卵泡环征。卵巢扭转的经阴道纵向图像显示几个卵泡周围的周边回声环(箭)与卵泡环征一致。环的出现被认为是由于水肿和出血引起。

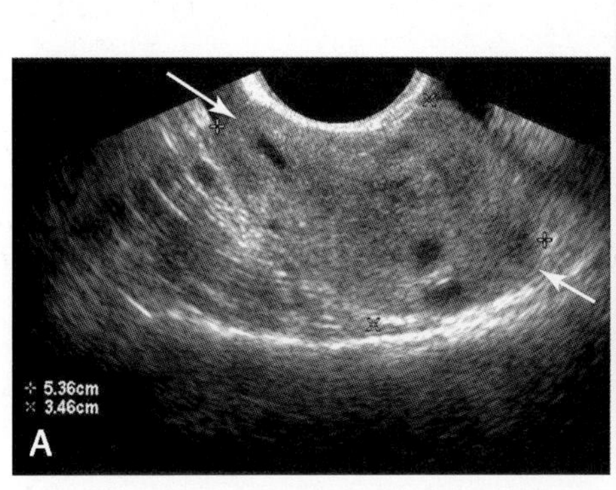

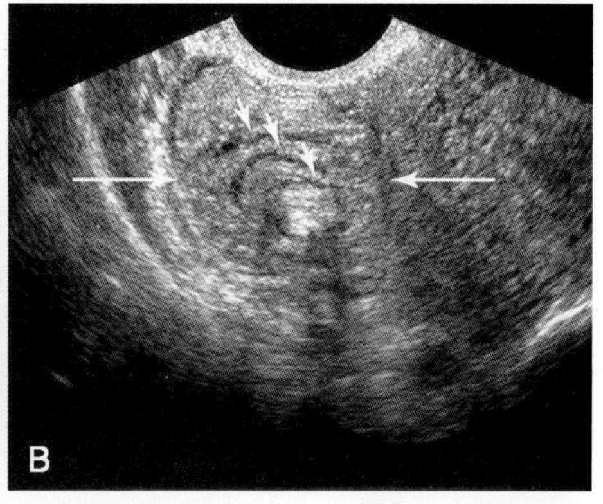

图 14-27 卵巢扭转:扭转的蒂

A. 右侧卵巢扭转的经阴道纵向图像(箭)显示轻度卵巢增大和不均匀性。B. 右侧附件的横向经阴道图像(在图像A的内侧获得)将扭转卵巢的扭曲蒂描绘为一个圆形肿块(长箭)和同心圆带(短箭),导致旋转的外观。

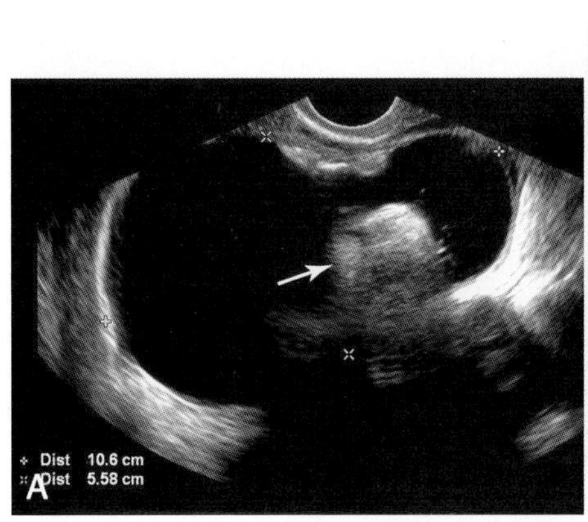

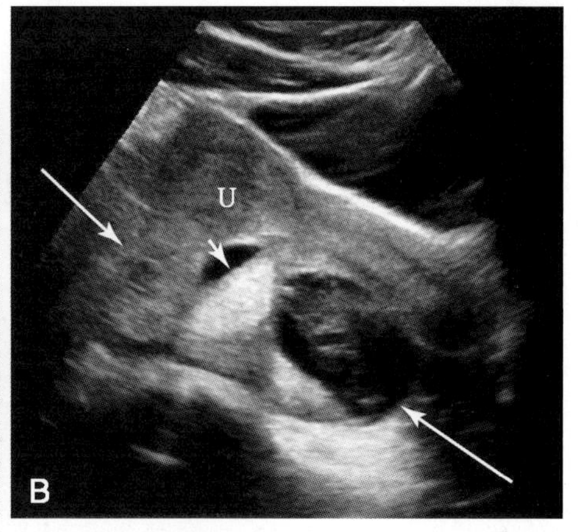

图 14-28 扭转卵巢含有皮样囊肿

含有皮样囊肿的扭转卵巢的超声表现可能与没有扭转的卵巢皮样囊肿区分不开。A. 右卵巢经阴道纵向图像显示一个大的,主要是囊性肿块(卡尺)内包含一个回声成分(箭头)与皮样囊肿一致。患者表现为急性发作的严重右盆腔疼痛,为卵巢扭转伴大的皮样囊肿。B. 另一位重度盆腔疼痛患者的盆腔经腹纵向图像显示,子宫(U)后面有一个巨大的肿块(长箭)和多个成分。肿块内可见具有高回声成分(短箭)的液平面。肿块被证明是一个扭曲的卵巢,包含一个大的皮样囊肿。

卵巢扭转的多普勒表现是可变的(框图 14-5)。多普勒显示卵巢血流并不排除扭转;扭转的卵巢在多普勒评估时经常显示血流。手术证实的卵巢扭转的血流模式包括动脉和静脉血流、动脉血流,无静脉血流、静脉血流,无动脉血流和没有血流(图 14-29)。进一步混淆的是,在正常的非扭转卵巢因为显示欠佳,血流通常不能显示,这可能由于位置深或盆腔其他肿块影响,如位于探头和卵巢之间的子宫肌瘤引起的(图 14-30)。考虑到这些局限性,结合卵巢大小、形态特征和临床表现来解释可疑卵巢扭转病例的多普勒表现是很重要的。

框图 14-5 卵巢扭转的多普勒表现
动脉和静脉血流
动脉血流,无静脉血流
静脉血流,无动脉血流
没有血流

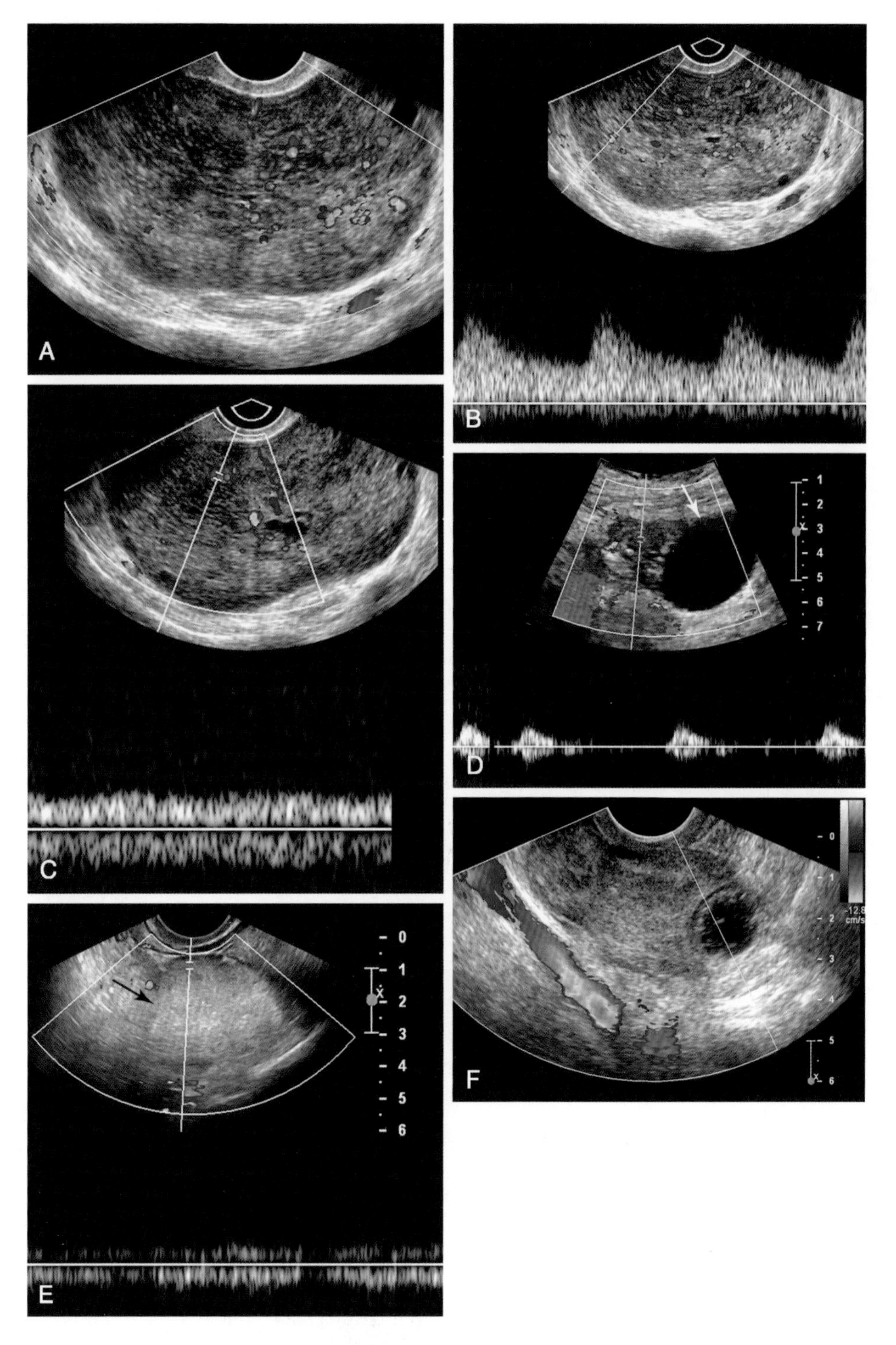

图 14-29 卵巢扭转时的血流模式

A 至 C. 卵巢扭转，伴有动脉和静脉血流。经阴道彩色多普勒(A)和频谱多普勒(图像 B 和图像 C)显示增大的扭转卵巢动脉(图像 B)和静脉(图像 C)血流。D. 卵巢扭转，伴有动脉血流，无静脉血流。另一位患者扭转的卵巢内有囊肿(箭)，经腹纵向多普勒显示左卵巢内有动脉血流，未发现静脉血流。E. 卵巢扭转，伴有静脉血流，无动脉血流。卵巢扭转(黑色箭)的经阴道纵向频谱多普勒图像显示在卵巢周围获得的血流上有少量静脉波形，未发现动脉血流。F. 扭曲的卵巢无血流。经阴道纵行彩色多普勒超声显示卵巢扭转无明显的卵巢血流。

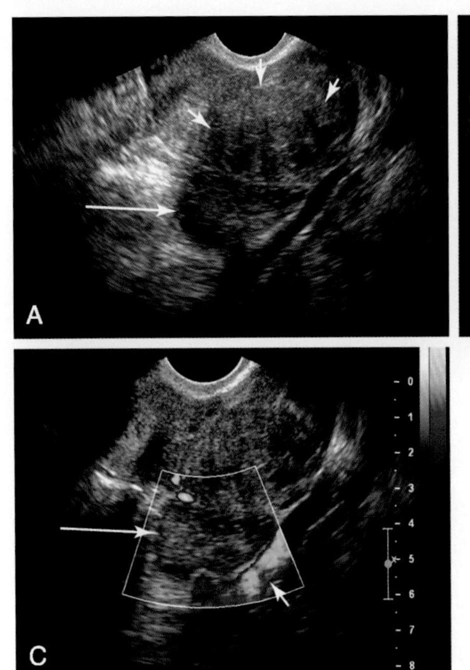

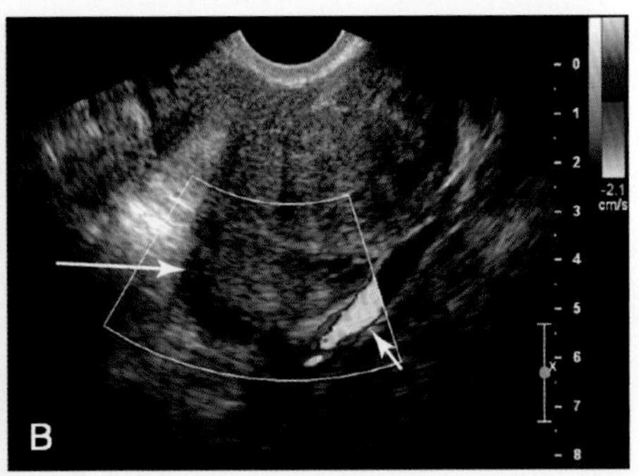

图 14-30　由于探头和卵巢之间有一个子宫肌瘤,正常非扭转的卵巢内的血流不明显

A. 左侧卵巢的经阴道横向超声图像显示卵巢(长箭)位于子宫肌瘤(短箭)的深部。B、C. 相应的卵巢彩色多普勒(图像 B)和能量多普勒(图像 C)(长箭)在类似于图像 A 的扫描平面上显示卵巢内没有明确的血流。频谱多普勒也不能描绘卵巢血流。髂内动脉的血流在卵巢深处被识别(短箭)。患者无症状,没有扭转的临床表现。

(五)多囊卵巢综合征

多囊卵巢综合征(PCOS)是一种内分泌疾病,其特征是黄体生成激素水平升高和 FSH 水平降低,导致高雄激素血症、无排卵或少排卵。临床症状包括不孕、多毛、肥胖、痤疮和胰岛素抵抗。多囊卵巢综合征患者的卵巢通常相对于子宫的主观性增大(图 14-31A)。通常有许多小的卵泡排列在卵巢周围,均在包膜内,称为珍珠串征(图 14-31B)。常见间质回声增强(图 14-31C)。其他超声表现包括正常卵巢或大的实性卵巢。

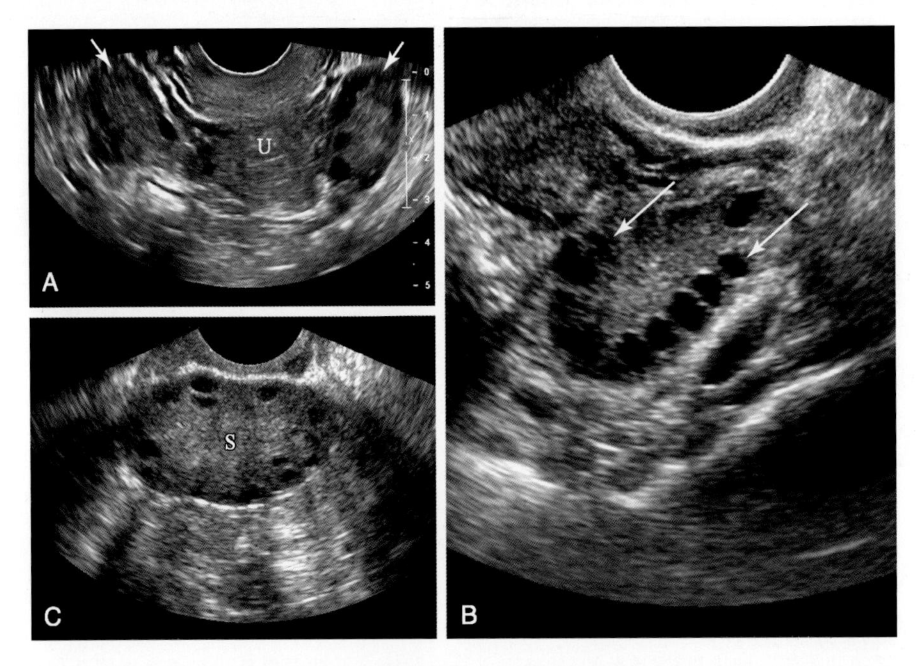

图 14-31　多囊卵巢综合征:不同患者的表现

A. 子宫(U)和卵巢(箭)的横向经阴道超声图像显示卵巢相对于子宫增大。B. 珍珠串征外观。经阴道横向超声显示卵巢周围排列着小卵泡,均在包膜内,像一串珍珠(箭)。C. 卵巢经阴道横切面图像显示中央的基质成分(S)明显。

超声表现卵巢多囊但如果没有预期的临床表现不等同于 PCOS。最近两份共识声明[一份来自欧洲人类生殖与胚胎学会和美国生殖医学学会(ESHR/ASRM),另一份来自雄激素过剩和多囊卵巢综合征学会]描述了诊断多囊卵巢综合征的标准。这两种说法都承认超声在评估 PCOS 中的重要性,并使用相同的标准来确定多囊卵巢的超声诊断依据。在这两种情况下,多囊卵巢超声诊断依据均为卵巢体积＞10ml,12 个或 12 个以上小卵泡,大小在 2～9mm(图 14-32)。文献报道,无论符合卵巢体积标准还是卵泡数标准均可以报告多囊卵巢。这两种说法的不同之处在于结合了临床和超声检查结果来确定多囊卵巢综合征的诊断。诊断多囊卵巢综合征的一组有代表性的标准(来自 ESHRE/ASRM 声明)如下:①少排卵或无排卵;②高雄激素血症的临床或生化征象;③多囊卵巢的超声表现。其他常见于多囊卵巢综合征的超声表现,如间质回声增强、明显,不被认为是多囊卵巢超声诊断所需的标准。如果发现一个＞1cm 的囊性卵巢结构,则评估被认为是无效的,建议在囊肿消退后进行重复超声检查以重新评估多囊卵巢。

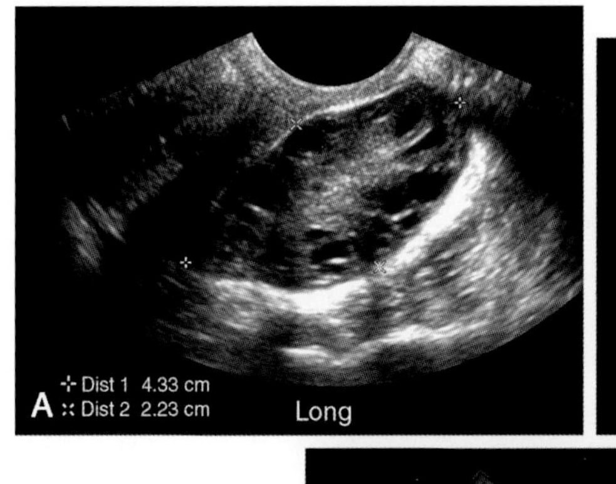

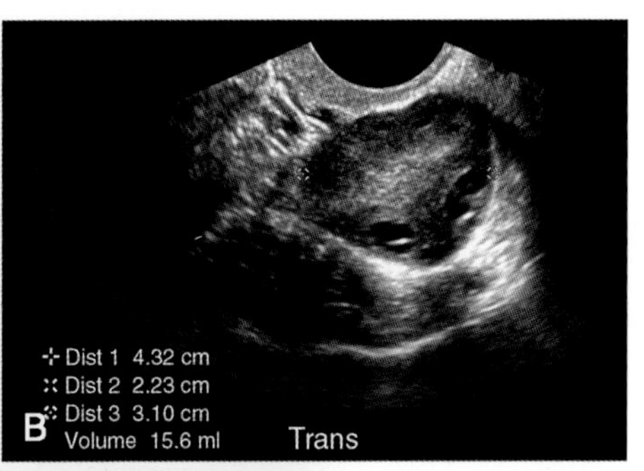

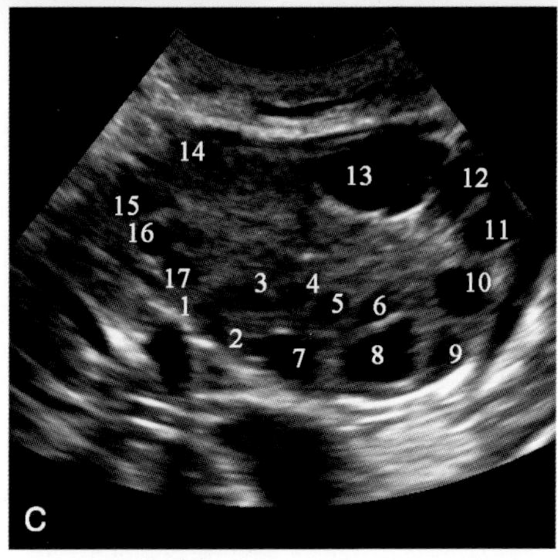

图 14-32 多囊卵巢:体积和卵泡数标准

A、B. 体积标准。疑似多囊卵巢综合征患者的左卵巢经阴道纵向(图像 A)和横向(图像 B)显示卵巢体积为 15.6ml,符合多囊卵巢＞10ml 的体积标准。C. 卵泡数标准。右卵巢阴道图像显示在视野中测量的最大卵泡数在 2～9mm,显示出 17 个卵泡,满足大小为 2～9mm 的 12 个或更多卵泡的多囊卵巢的卵泡数标准。

(六)卵巢过度刺激

卵巢过度刺激通常是随着人绒毛膜促性腺激素(hCG)水平的升高发展而来,但也可能是由于卵巢对正常 hCG 水平的敏感性增加。卵巢增大并发展成多发囊肿。囊肿内回声可以很简单也可以由于出血引起复杂的回声(图 14-33)。卵巢的增大增加了卵巢扭转的风险。

卵巢过度刺激综合征是与卵巢过度刺激有关的最严重的一种,当液体渗出与卵巢过度刺激同时发生时,诊断为卵巢过度刺激综合征。这通常发生在辅助生育诱导排卵后的妊娠早期。卵巢过

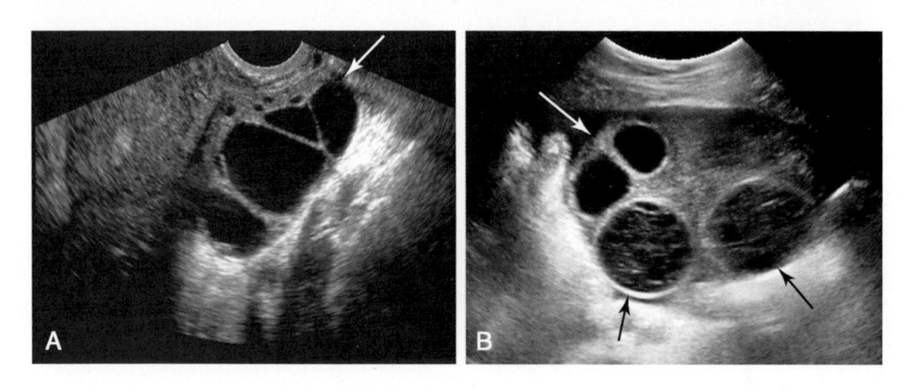

图 14-33 过度刺激的卵巢

A. 卵巢过度刺激患者经阴道纵向超声图像显示卵巢增大(箭)并有多个囊肿。B. 另一例卵巢过度刺激患者的右侧卵巢经腹部横切图像(白色箭)显示卵巢增大伴多个囊肿,其中一些囊肿因囊内出血而内部回声呈网状(黑色箭)。

度刺激综合征的超声显示卵巢明显增大,伴有多发囊肿、腹水和胸腔积液(图 14-34)。严重的卵巢过度刺激综合征可导致电解质失衡,如果不治疗,电解质失衡有潜在的生命危险,由于血管内容积减少,导致血细胞压积升高、低血压和少尿。

卵巢过度刺激性增大的其他病因包括黄体过度反应、黄素囊肿和妊娠黄体瘤。高敏感性黄体通常发生在产后或妊娠晚期,无排卵诱导,通常与液体渗出无关。黄素囊肿通常是由于妊娠滋养细胞疾病时 hCG 水平异常升高引起的,其特征是双侧卵巢增大伴多个囊肿(见图 14-43)。妊娠黄体瘤是一种罕见的过度刺激形式,其特征是单侧或双侧低回声,主要是实性盆腔肿块,随着妊娠进展,随着血流增加,体积可能增大。超声表现类似于卵巢实性肿瘤(图 14-35)。有些黄体瘤具有激素活性并产生雄激素,可导致母亲或女性胎儿的男性化。黄体瘤通常在产后消失。

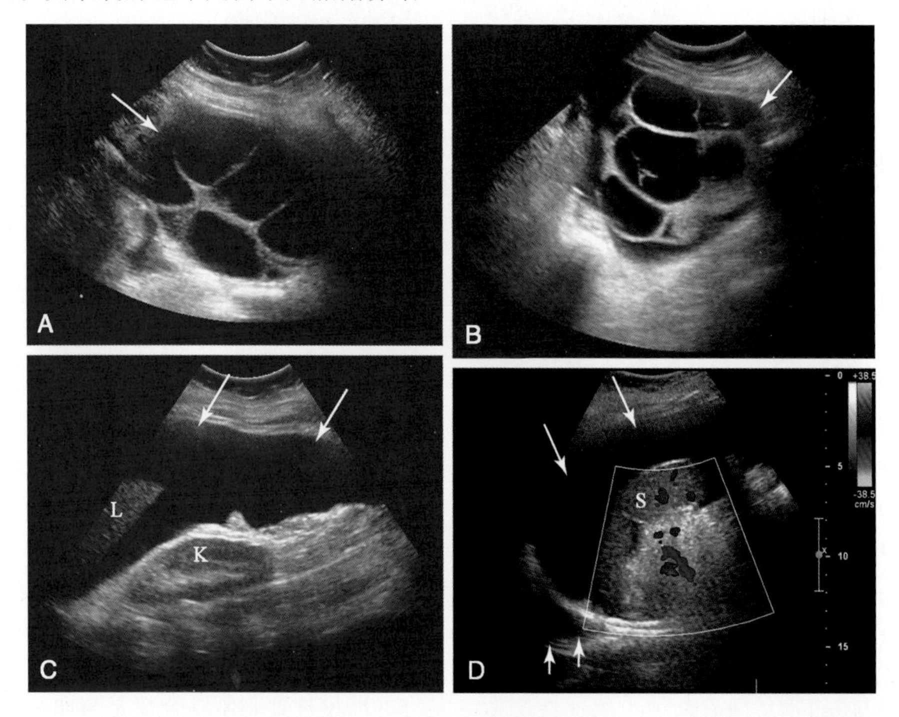

图 14-34 卵巢过度刺激综合征

A、B. 右侧(图像 A)和左侧(图像 B)卵巢的经腹纵向图像显示卵巢增大(箭),多个囊肿与卵巢过度刺激一致。C、D. 右侧(图像 C)和左侧(图像 D)上象限的经腹超声图像显示大量游离腹腔积液(长箭)和左胸腔积液(短箭)。图中 K 为肾;L 为肝;S 为脾。

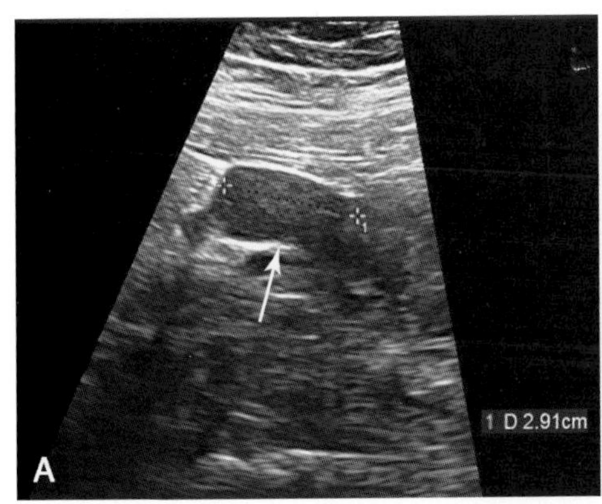

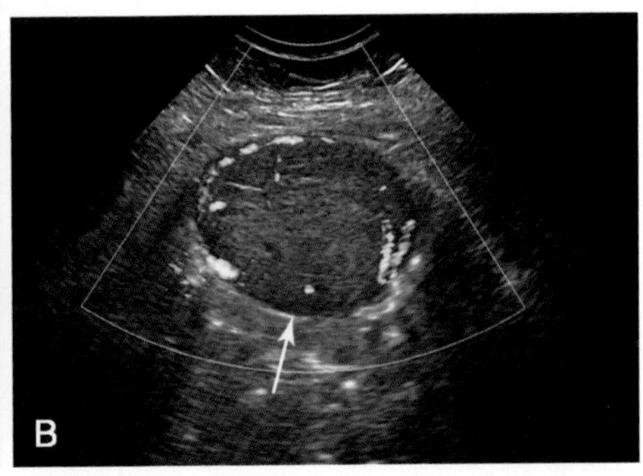

图 14-35 妊娠黄体瘤

A. 妊娠早期左卵巢经腹纵向图像(箭)显示卵巢大小正常,但未见卵泡。B. 妊娠 32 周时同一卵巢的彩色多普勒经腹横切面图像(箭)显示卵巢明显增大,呈实性,轮廓呈圆形。彩色多普勒显示卵巢血流。

五、卵巢肿瘤

(一)皮样囊肿及其他生殖细胞肿瘤

皮样囊肿是一种常见的良性卵巢生殖细胞肿瘤,由成熟的上皮细胞组成,包括皮肤、毛发、脱落的上皮细胞、皮脂、脂质物质、钙化和牙齿的各种组合。术语皮样囊肿和良性囊性畸胎瘤可互换使用。皮样囊肿出生起就存在,但由于其生长缓慢,通常要到第二和第三个十年才被发现。它们在10%～25%的患者中是双侧的,并且在超声检查中偶然发现,无典型表现。

根据不同成分的分布和相对含量,皮样囊肿显示出各种各样的超声特征(框图 14-6)。由于毛发和皮脂腺的混合,常见具有后方声衰减的一个或多个高回声成分,被称为皮样塞或 Rokitansky 结节(图 14-36A、图 14-36B)。由于后方衰减,只能看到病变的表面部分,导致大部分肿块不可见,称为冰山一角征(图 14-36C)。也可看到交错的高回声线性和点状回声,对应于肿块内交叉的发丝(也被称为皮样网、线和点,或闪烁线征)(图 14-36D、图 14-26E)。皮样网可以出现类似于出血性卵巢囊肿中纤维蛋白丝的网状结构。仔细观察,皮样网比纤维蛋白丝的网状结构含有更多的直线和点状回声,并且经常呈后方衰减回声,出血性囊肿相对不易出现。皮样囊肿的流体成分通常与皮脂相对应,可以是无回声的,也可以表现出内部回声。钙化很常见(图 14-36F)。偶尔会出现一个与牙齿相对应的致密的回声病灶,可通过骨盆 X 线片或 CT 扫描加以证实。具有高回声漂浮成分的脂液分层是皮样囊肿中一种罕见但特征性的表现(图 14-36G)。与漂浮脂肪球相对应的可移动回声球也被认为是典型的表现,但很少见到(图 14-36H)。一些皮样囊肿具有多种不同的成分(图 14-36I)。

框图 14-6 皮样体的超声表现
皮样塞(面团征、壁立结节征)
冰山一角征
头发线(瀑布征):线状和点状回声(皮样网,线和点,闪烁线征)
钙化
脂液分层
漂浮脂肪球

在超声检查中,有时皮样囊肿可能会漏诊,由于将皮样囊肿误认为是肠管回声。皮样囊肿类似于少数出血性卵巢囊肿的高回声结构(图 14-37)。超声提示出血性囊肿而不是皮样囊肿可以通过后方的回声来判断,出血性囊肿出现后方回声增强。相反,皮样囊肿出现后方回声衰减。当鉴别皮样囊肿和出血性囊肿时,可以进行短期的超声随访,因为出血性囊肿通常会消失(见图 14-20),但皮样囊肿会持续存在。

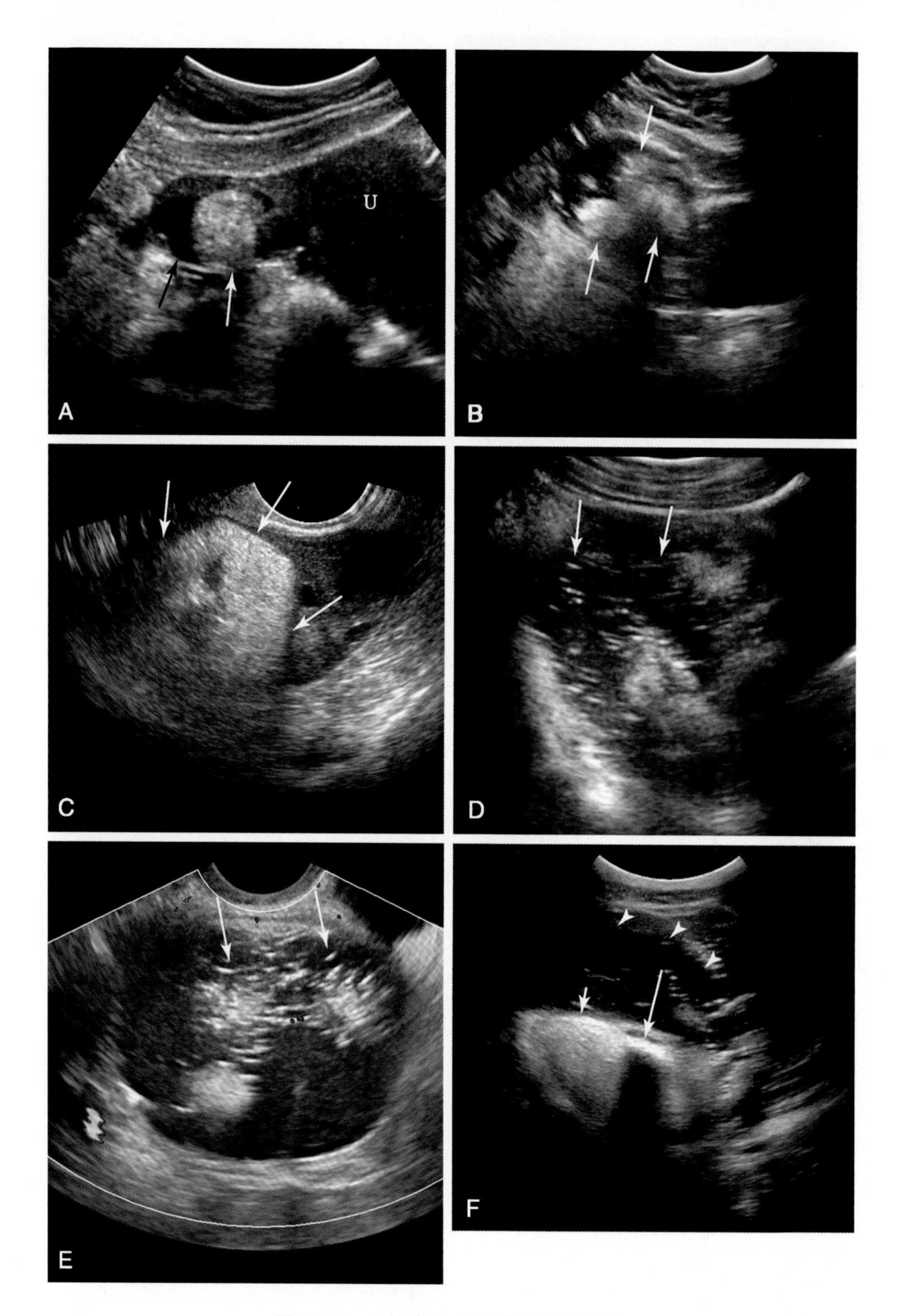

图 14-36　皮样囊肿:超声表现的多样化

A. 右卵巢皮样囊肿经腹纵向图像显示圆形、高回声成分,紧靠囊性成分(黑色箭)的皮样塞(白色箭)。子宫(U)与皮样囊肿相邻。B. 经腹纵向图像显示多个皮样塞(箭)。C. 冰山一角征。左侧卵巢经阴道纵向图像显示皮样囊肿的表面成分(长箭)。由于声束的衰减,无法看到肿块的深部成分。D、E. 两个不同患者的经腹(图像 D)和经阴道(图像 E)皮样囊肿图像显示与肿块中头发相对应的交错高回声线性和点状回声(箭),这一发现常被称为皮样网或闪烁线征。F. 大的皮样囊肿经腹横切面图像显示钙化(长箭)后伴声影。也有一个不伴声影的高回声对应于皮脂成分(短箭),位于液体平面的后部(箭头)。

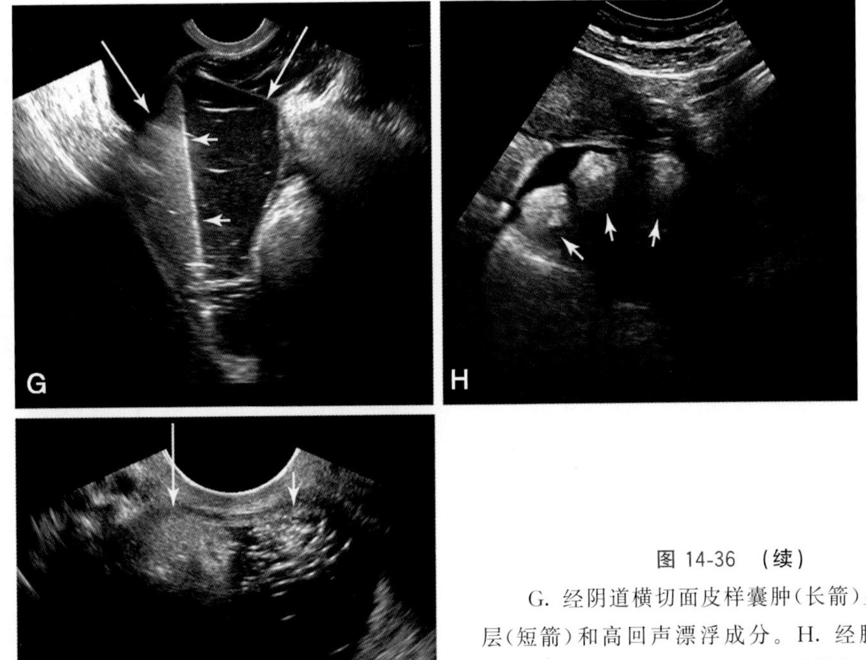

图 14-36 （续）

G. 经阴道横切面皮样囊肿（长箭）显示脂液分层（短箭）和高回声漂浮成分。H. 经腹纵切面可见漂浮脂肪球（短箭）。I. 经阴道横切面显示皮样囊肿的多种成分，包括皮样塞（长白色箭）、对应于毛发球的皮样网（短白色箭）和对应于皮脂的无回声（长黑色箭）。

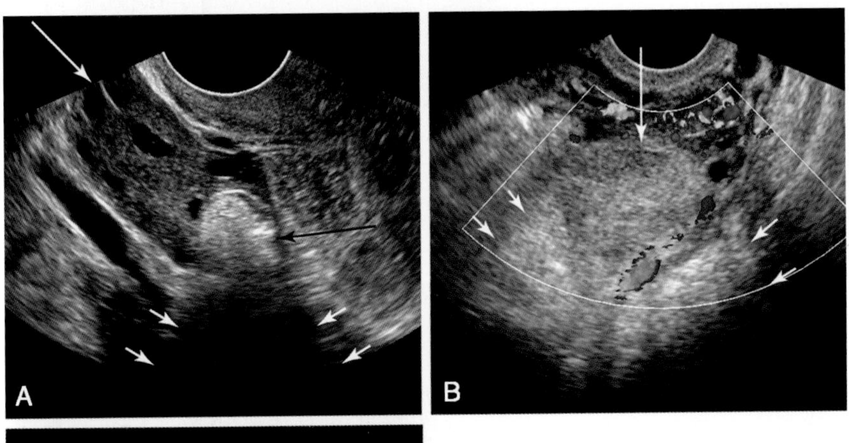

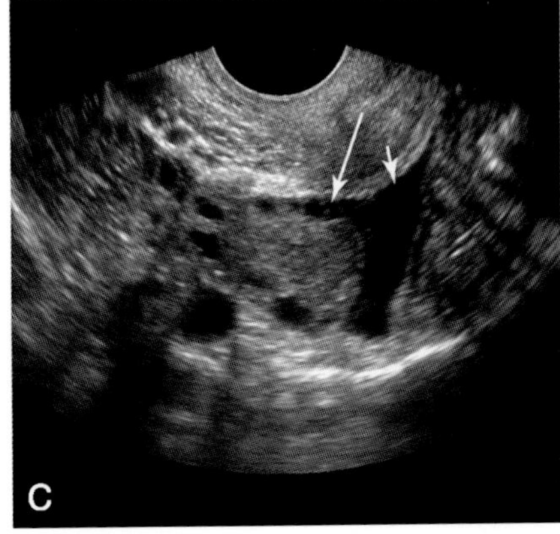

图 14-37 **卵巢肿块：鉴别皮样囊肿和出血性卵巢囊肿**

A. 皮样囊肿。纵向经阴道图像显示一个小的皮样囊肿（黑色箭）起源于右卵巢（长白色箭）。注意皮样囊肿后方衰减（短白色箭）。B. 出血性卵巢囊肿。横向经阴道超声图像显示出血性卵巢囊肿（长箭）后方回声增强（短箭）。卵巢病变后方回声增强，更倾向于出血性囊肿而非皮样囊肿。C. 出血性卵巢囊肿的超声随访。图像 B 6 周后经阴道纵向超声图像显示卵巢正常出现卵泡（长箭）。先前所见的病变通过超声随访证实是出血性卵巢囊肿，而不是皮样囊肿。在卵巢附近可见少量游离液（短箭）。

在卵巢生殖细胞肿瘤中,皮样囊肿占大多数。不常见的卵巢生殖细胞肿瘤包括未成熟畸胎瘤、皮样囊肿恶性转化、无性细胞瘤、内胚窦瘤、胚胎性癌和绒毛膜癌。大多数皮样囊肿因存在扭转的风险和恶变的可能而手术切除,估计恶变发生率为2%。小的皮样囊肿,特别是位于卵巢中心的皮样囊肿很难切除,需要经常进行超声随访评估。由于超声可以诊断出血性囊肿,故手术切除应推迟到超声随访后。大的皮样囊肿和50岁以上的患者更易发生恶变。最常见的恶变形式是鳞状细胞癌。恶变的潜在征象包括中心血流(在良性皮样囊肿中很少发现中心血流)、侵犯邻近器官、腹水和淋巴结肿大。

(二)卵巢癌的超声表现

卵巢癌有很高的死亡率,部分原因是在疾病的早期阶段可以没有症状或仅有非特异性的症状。大多数卵巢癌患者在最初诊断时病情已经恶化。早期筛查效果不满意。血清CA 125在许多卵巢癌患者中升高,但在早期肿瘤中升高的频率较低。CA 125假阳性结果可能是由于子宫内膜异位症、PID、妊娠、胰腺癌和肝硬化引起的。CA 125对已知癌症患者的化疗反应和肿瘤早期复发的检测更为有利。当筛查时,利用超声多普勒呈低阻力血流进行评估也充满了问题,并且还没有证据证明其有足够的敏感性或特异性可用于一般人群筛查。然而,筛查经常提供给卵巢癌风险增加的妇女,如有卵巢癌家族史的妇女,特别是与*BRCA1*或*BRCA2*等基因突变时,这两种突变也会增加患乳腺癌的风险。

卵巢癌的超声表现为复杂的囊性、囊实混合性或实性卵巢肿块。鉴别诊断范围广泛,包括良性卵巢肿瘤、子宫内膜异位症、出血性卵巢囊肿、卵巢扭转、PID、外生或有蒂的肌瘤,以及憩室脓肿或胃肠道恶性肿瘤等非妇科病因。支持卵巢恶性肿瘤的形态学特征包括厚的不规则的间隔(>3mm)、壁增厚(>3mm)和实性结节,称为沿间隔或沿肿块内壁生长的乳头状赘生物(图14-38A;框图14-7)。应使用多普勒仔细观察实性结节和肿块的血流,因为血流的存在增加了恶性的可能(图14-38B、图14-38C)。相反,没有显示血流的实性结节可能是良性或恶性肿瘤或出血性囊肿中的血凝块或子宫内膜异位症。在囊性卵巢肿瘤的发现中,有内部血流的结节最有可能与恶性肿瘤有关。在肿块中发现极低阻力动脉血流可提高恶性肿瘤的可能性(图14-38D),但并不是恶性肿瘤的特异性指标,因为在黄体囊肿等其他病变中也会发现低阻力血流。卵巢癌也常包含动脉血流阻力高的区域。对于恶性肿瘤不确定的特征包括薄的间隔和无血流的结节。越多的疑似恶性的形态学特征,肿块越有可能是恶性的。大量腹水、复杂腹水和腹膜种植转移的证据,如网膜或腹膜肿块,进一步增加了恶性肿瘤的可能性(图14-38E、图14-38F)。肿块的大小也很重要;较大的肿块,特别是直径超过10cm的肿块,更可能是恶性的。同样,高龄与肿瘤恶性的可能性增加相关。卵巢大小在绝经后检测卵巢微小肿瘤中具有潜在价值,因为卵巢在绝经早期通常会逐渐萎缩。绝经后期的单侧异常大的卵巢,其体积>8ml或大于对侧卵巢的2倍,增加了良性或恶性卵巢肿块的可能性。

框图14-7 卵巢癌的超声表现

- 厚间隔,壁增厚
- 沿间隔和内壁的实性结节
- 实性结节中可见血流
- 血流丰富的实性肿块
- 极低阻力动脉血流
- 大量或复杂的腹水
- 腹膜种植转移
- 大肿块(超过10cm)
- 绝经晚期:单侧大卵巢(体积>8ml,或>2倍另一侧卵巢体积)

(三)上皮性卵巢肿瘤

大多数卵巢肿瘤是上皮来源的,包括良性病变和恶性病变,分为浆液性、黏液性、子宫内膜样、透明细胞性和Brenner瘤。虽然不同类型的肿瘤有一定的超声特征,但是大多数情况下超声并不能对肿瘤类型做出具体诊断,主要依靠组织病理学。

浆液性肿瘤是最常见的上皮性卵巢肿瘤,包括良性浆液性囊腺瘤和恶性浆液性囊腺癌。浆液性肿瘤通常是双侧的,尤其是恶性时,大约有50%的浆液囊腺癌累及双侧卵巢。良性浆液性囊腺瘤的超声表现为典型的薄壁囊性肿块,有时伴

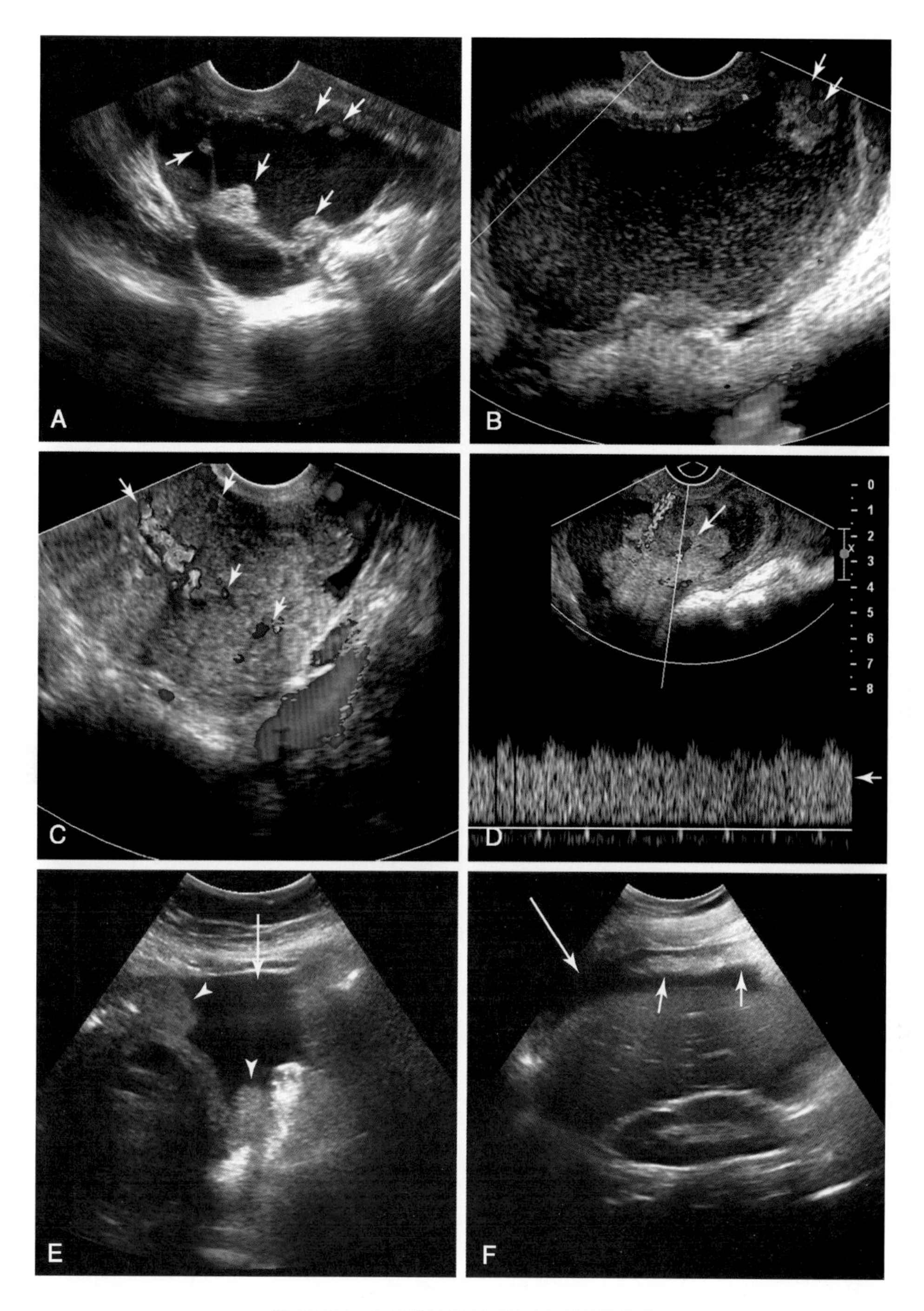

图 14-38　不同卵巢恶性肿块的超声表现

A. 结节和间隔。经阴道横切面图像显示卵巢肿块以囊性为主，伴间隔和实性结节性病灶（箭），沿间隔及肿块壁可见乳头状突起。B、C. 实性成分内见血流信号。两个不同患者，其中一个患者为以囊性为主伴实性结节的卵巢肿块（图像 B），另一个患者为以实性为主的卵巢肿块（图像 C），经阴道图像显示实性成分内均见血流信号（箭）。卵巢肿块内实性成分内血流信号的显示显著增加了恶性肿瘤的可能性。D. 低阻力动脉血流。经阴道纵向彩色多普勒及频谱多普勒超声显示肿块内动脉血流阻力极低（箭）。E、F. 腹膜转移癌。E. 恶性卵巢肿瘤继发腹膜转移癌患者左下腹纵向图像显示腹水（长箭）和腹膜种植（箭头）。F. 同一患者右上腹纵向图像与图像 E 相同，显示腹膜转移癌引起的腹水（长箭）和网膜肿块（短箭）。

有间隔(图 14-39A),间隔往往很薄,有时可见小的实性乳头状突起(图 14-39B)。彩色多普勒超声显示乳头状突起内有时可见血流信号。浆液性囊腺癌常表现为多房性、壁厚、间隔多、沿囊壁和间隔常可见乳头状突起和不规则的实性组织,与浆液性囊腺瘤相比,乳头状突起内更容易出现血流(图 14-39C)。常可见腹水。

黏液性肿瘤是第二常见的上皮性卵巢肿瘤,包括良性黏液性囊腺瘤和恶性黏液性囊腺癌。卵巢黏液性肿瘤较卵巢浆液性肿瘤少见。黏液性囊腺瘤的超声表现为多房性囊性肿块,间隔较薄,内部回声与肿块的黏液成分相对应(图 14-39D)。各房的回声水平可能不同。黏液性囊腺瘤有时可见乳头状突起,但较浆液性囊腺瘤少见。黏液性囊腺癌较黏液性囊腺瘤更易出现乳头状突起、厚间隔伴结节和血流信号,其超声表现与浆液性囊腺癌无明显区别(图 14-39E)。良性或恶性黏液性卵巢肿瘤破裂可导致腹膜假性黏液瘤,腹腔具有分泌黏液功能的细胞产生一种胶状物质,充满腹腔,可压迫邻近器官。腹膜假性黏液瘤的其他病因包括阑尾黏液囊肿破裂、阑尾癌、胃肠道肿瘤或胰腺肿瘤。腹膜假性黏液瘤的超声表现为腹腔内低到中等回声伴有间隔的液性回声,并表现出肿块效应(图 14-39F)。偶尔可表现为充满纤维蛋白和黏液物质的多个圆形球状物,这一特征被称为黏液球囊肿(图 14-39G)。

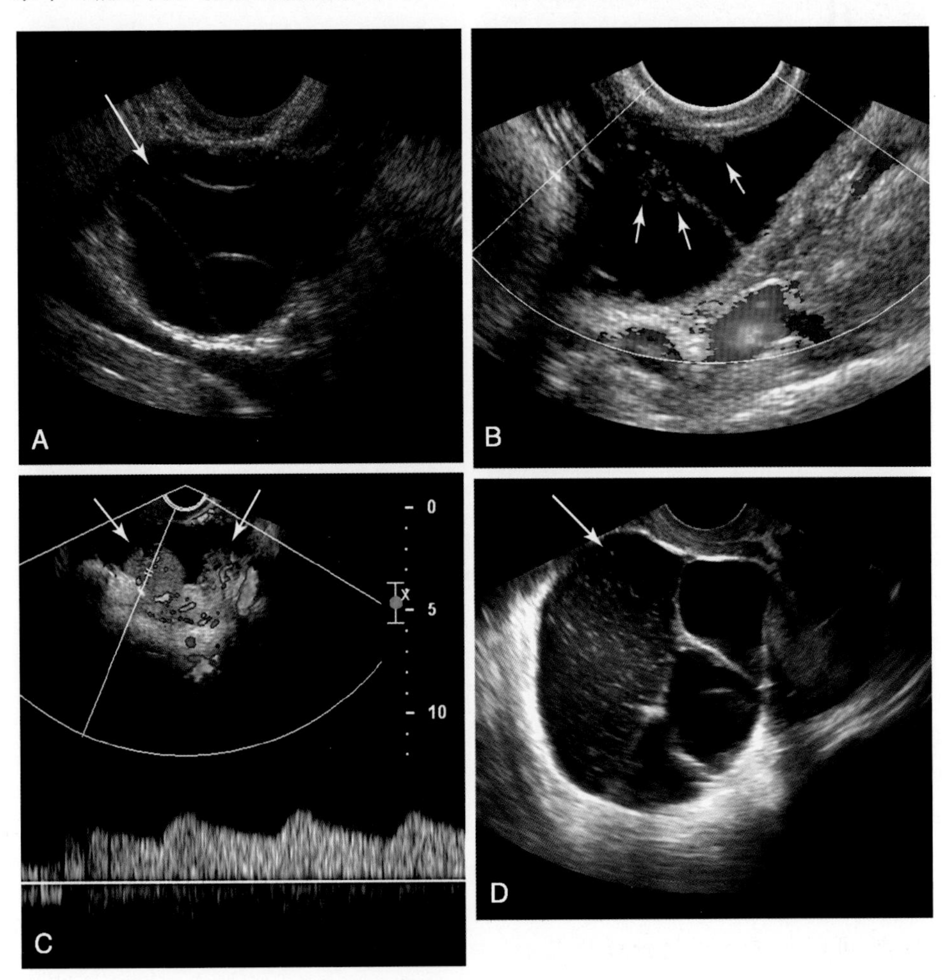

图 14-39 卵巢上皮性肿瘤:不同患者的超声特征

A. 浆液性囊腺瘤。浆液性囊腺瘤经阴道纵向图像显示囊性肿块(箭)伴间隔。B. 浆液性囊腺瘤。经阴道彩色多普勒纵向图像显示浆液性囊腺瘤患者的囊壁和间隔上有小结节状实性组织(箭)。彩色多普勒超声显示肿块内未见血流信号。C. 浆液性囊腺癌。经阴道横切面彩色多普勒及频谱多普勒超声显示肿块内有实性结节(箭)。频谱多普勒显示实性成分内见低阻力动脉血流频谱。D. 黏液性囊腺瘤。经阴道纵向图像显示多房性囊性肿块,各房回声水平不同。在最大的房(箭)内为等回声,主要由于肿块中的黏液物质引起的。

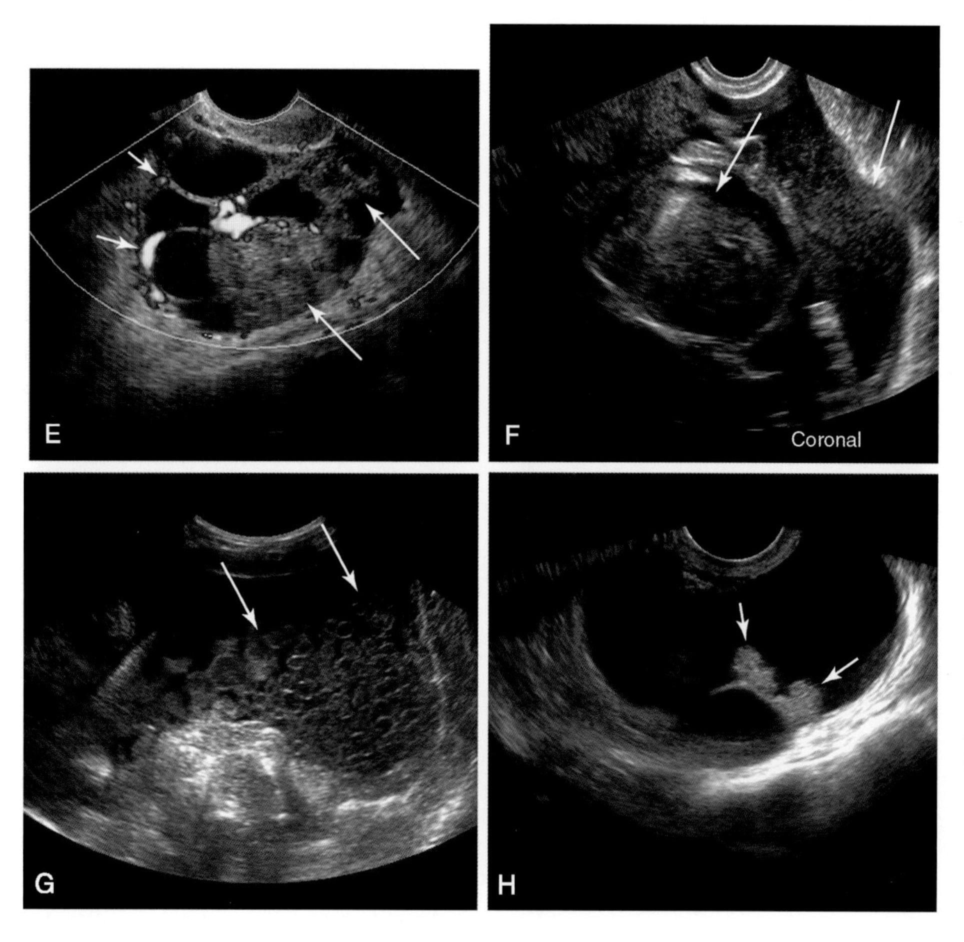

图 14-39 （续）

E. 黏液性囊腺癌。经阴道纵向能量多普勒显示间隔（短箭）和实性成分（长箭）内血流信号。F. 腹膜假性黏液瘤：含内部回声的小腔。患者为胃肠道恶性肿瘤转移至左卵巢，经阴道盆腔左侧冠状位图像显示多个含内部回声的含液小腔（长箭）。G. 腹膜假性黏液瘤：球状物。患者为黏液性胰腺癌腹膜转移致腹膜假性黏液瘤，经腹腹部纵向图像显示腹腔内充满黏液和纤维物质的无数圆形、可移动的球状物（箭）。H. 浆液性交界性肿瘤。右卵巢经阴道纵向图像显示一个囊性肿块，沿着弯曲的间隔见实性结节（箭）。交界性卵巢肿瘤的预后优于其他囊性卵巢癌。

子宫内膜样肿瘤几乎都是恶性的。子宫内膜癌、子宫内膜增生和子宫内膜异位症的患者，卵巢内膜样腺癌的发病率增加。卵巢内膜样腺癌是最常见的恶性子宫内膜样肿瘤。卵巢内膜样腺癌的超声表现包括伴囊性改变的实性肿块或有乳头状突起的囊性肿块（见图 14-24A）。透明细胞瘤也几乎都是恶性的，可以起源于子宫内膜样肿瘤。透明细胞癌的超声表现通常为不规则实性成分内伴血流信号的囊性肿块，类似于卵巢浆液性肿瘤的超声表现（图 14-24B）。Brenner 瘤一词可与卵巢移行细胞瘤互换使用。Brenner 瘤是一种罕见的卵巢肿瘤，几乎都是良性的。Brenner 瘤的超声表现为低回声实性肿块，有时壁伴钙化。Brenner 瘤的超声表现可以类似于子宫肌瘤、卵巢纤维瘤或卵泡膜细胞瘤（在下一节讨论）。

腺纤维瘤是一种具有上皮和间质成分的卵巢实性肿瘤，通常是良性的。囊性腺纤维瘤是指肿块中有明显的囊性成分。囊性腺纤维瘤的超声特征包括伴有实性结节的囊性肿块，由于肿瘤的纤维成分，后方伴衰减，厚间隔和类似于卵巢癌结节成分的多房性肿块。

（四）交界性肿瘤

术语交界性肿瘤或低度恶性肿瘤均用于描述具有恶性组织学特征但没有基质浸润迹象的恶性卵巢上皮性肿瘤。交界性肿瘤的预后比其他囊性卵巢癌好。交界性肿瘤发病年龄小,生存率为80%～95%。大多数交界性肿瘤是浆液性或黏液性的。

交界性肿瘤的超声表现为单房或多房性囊性肿块,内壁伴实性结节,结节上有血流信号(图14-39H)。肿块内可见类似子宫内膜样肿瘤的内部回声。发现肿块旁正常的卵巢组织,增加了交界性肿瘤诊断的可能性。希望保留生育能力的患者可以接受卵巢保留手术,超声监测以评估复发情况。

(五)其他原发性卵巢肿瘤

性索间质肿瘤包括纤维瘤、纤维-卵泡膜细胞瘤、卵泡膜细胞瘤、颗粒细胞瘤和睾丸间质细胞瘤。虽然大的纤维瘤可能出现腹水,但是纤维瘤通常无临床症状。少数纤维瘤患者表现为梅格斯综合征,包括纤维瘤、腹水和胸腔积液。卵泡膜细胞瘤常分泌雌激素。雌激素的产生可能足以引起雌激素水平升高的临床症状,如子宫内膜增生或子宫内膜癌引起的阴道出血。

卵巢纤维瘤的超声表现为低回声实性肿块,回声较低(图14-40)。其外观类似于有蒂的肌瘤,有时表现为由多个清晰的反复出现的阴影和肌瘤中常见的线性回声区交替组成的百叶窗影。卵巢纤维瘤有时有蒂。卵泡膜细胞瘤和纤维-卵泡膜细胞瘤的超声表现通常是一种非特异性的有血流信号的卵巢实性肿块。

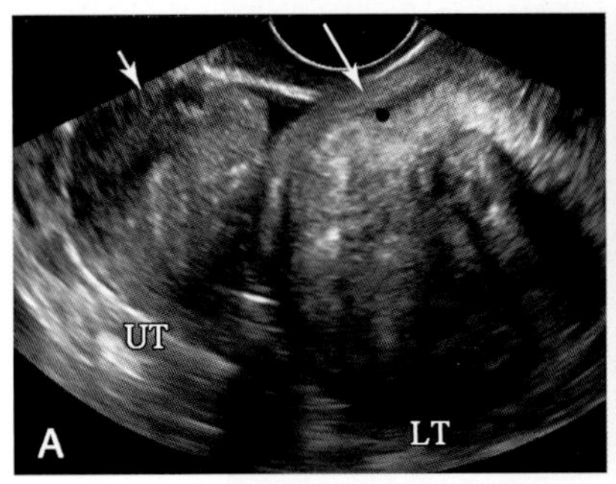

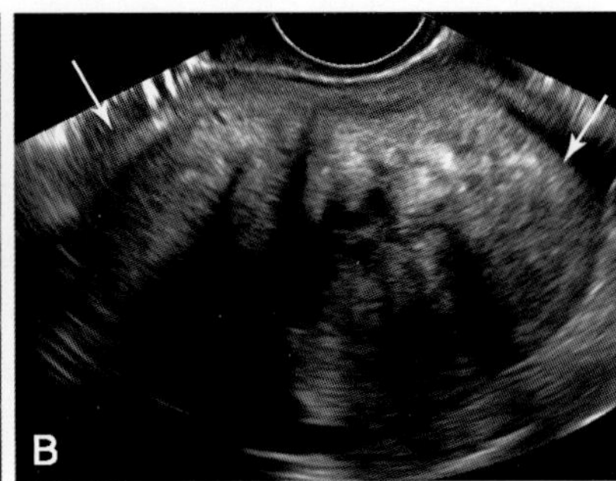

图14-40 卵巢纤维瘤

A. 经阴道盆腔轴向图像显示左附件一个大的实性肿块(长箭、LT),毗邻子宫(短箭、UT),与卵巢纤维瘤一致。左卵巢未与肿块分离,肿块与子宫也没有血管蒂连接的迹象。B. 图像A中的卵巢纤维瘤经阴道纵向图像显示肿块产生的多个阴影,类似于子宫肌瘤的回声表现。

(六)卵巢转移瘤

卵巢转移瘤罕见,通常双侧发生。卵巢转移癌最常见的病因包括胃肠道、乳腺和子宫内膜。Krukenberg肿瘤一词是指卵巢转移瘤,主要来自胃或结肠,偶尔也来自胆管、胆囊、胰腺或黑色素瘤,转移瘤中含有分泌黏液的印戒细胞。当发现卵巢有转移时,恶性肿瘤通常是广泛存在的。卵巢转移瘤表现出类似于原发性卵巢癌的超声特征,通常是实性的,坏死时可见囊性成分。淋巴瘤偶尔累及卵巢,通常导致双侧卵巢实性肿块(图14-41)。卵巢原发性淋巴瘤已有报道,但少见。

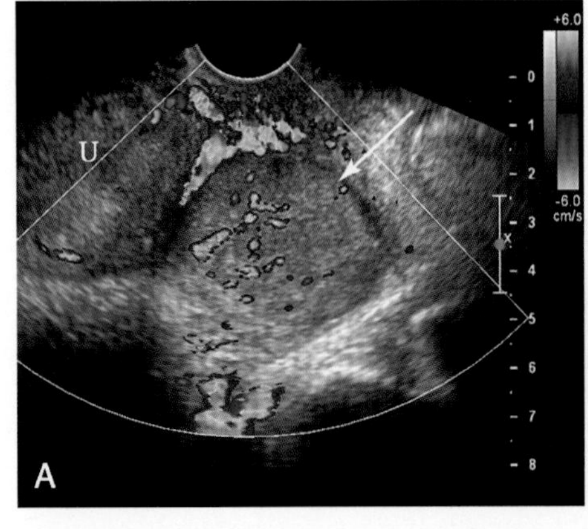

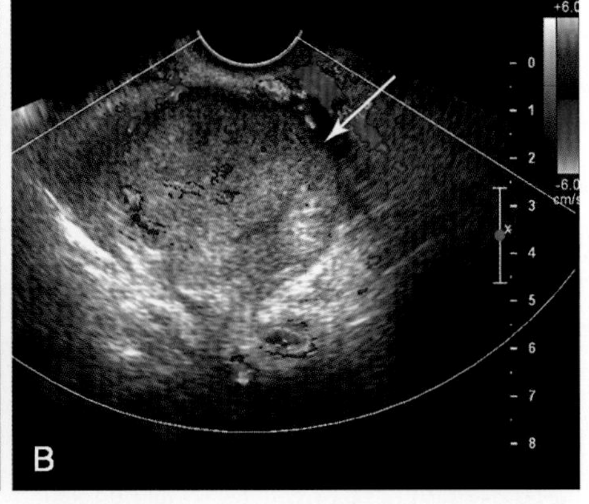

图14-41 卵巢淋巴瘤

经阴道彩色多普勒超声显示,右侧卵巢(图像A)和左侧卵巢(图像B)因T细胞淋巴瘤受累而被具有内部血流的实性肿块(箭)替代。图中U为子宫。

关键特征

- 卵泡的显示将卵巢与邻近的结构(如肠管和子宫肿块)区分开来。
- 卵巢在月经周期中呈现周期性变化。育龄妇女的卵巢内常见卵泡和黄体囊肿等囊性结构,是正常的生理表现。
- 生育期和绝经期卵巢内经常可见微小的点状回声病灶,单独发现时不具有临床意义。
- 卵巢旁囊肿是常见的卵巢外附件病变,对激素无反应,因此在随访检查中不会消失。一个简单的小囊肿很可能不具有临床意义。
- 输卵管积水是一种扩张的充满液体的附件结构,呈管状,对内壁的皱褶结构或黏膜皱褶的识别有助于诊断。输卵管积水应与盆腔内的其他管状结构(如血管、肠管或扩张的输尿管)区别开。
- 腹膜包涵囊肿是一种良性的盆腔囊性肿块,由腹膜粘连形成的积液组成。超声特征性表现是卵巢悬浮在液体中,周围附着腹膜,使其变形,形成蜘蛛网状外观。腹膜包涵囊肿常呈几何形状。
- SRU 共识会议为,无症状的附件单纯囊肿提供了指导意见,建议对绝经后妇女>1cm≤7cm 的单纯囊肿,生育期妇女对>5cm≤7cm 的单纯囊肿进行每年随访,对>7cm 的囊肿进行盆腔 MRI 检查或手术评估,因为超声可能无法完全显示非常大的囊肿。
- 出血性卵巢囊肿是常见的病变,通常继发于黄体囊肿破裂出血。出血性囊肿有两种典型的超声模式:一种是由于囊肿内的纤维蛋白束形成的细线状的网状回声,另一种是凝血块收缩形成的凹形边缘。
- 子宫内膜异位症是指子宫腔外出现子宫内膜组织。最具特征性的声像图表现为均匀的低回声肿块,后方回声增强,内为均匀的磨玻璃样回声。其他声像图特征包括多房性、脂液分层、内部间隔、各房回声水平不同、由于血液凝固而出现的实性结节及肿块壁上的点状高回声病灶。
- 由于反复出血及吸收,子宫内膜样肿瘤大小常变化。
- 盆腔炎的超声表现包括子宫内膜炎引起的宫腔积液、化脓性物质引起的有内部回声或液体的复杂的盆腔积液、周围炎性组织引起的盆腔结构边缘模糊。
- 严重的盆腔炎可导致输卵管脓肿,累及输卵管和卵巢,导致多房性肿块,边界、内部回声不清,内伴液体水平,由于组织破坏无法区分卵巢和输卵管。
- 卵巢增大是卵巢扭转的一个重要征象,尤其是疼痛侧卵巢与对侧卵巢相比呈不对称增大时。其他表现包括不均匀的回声结构、突出的卵泡或小的向周围移位的卵泡,有时周围见环形回声。有时超声能直接识别扭转的蒂。
- 卵巢内有血流显示并不排除卵巢扭转。怀疑卵巢扭转时,多普勒超声表现应结合卵巢大小、形态和临床表现来综合分析。手术证实的卵巢扭转的血流模式包括动脉和静脉血流并存、仅有动脉血流、仅有静脉血流和无血流。
- 超声通过评估卵巢是否具有多囊卵巢形态在诊断多囊卵巢综合征中发挥重要作用。多囊卵巢的超声诊断标准包括卵巢体积增大(>10ml)和卵泡增多(12 个或更多卵泡,直径在 2～9mm)。结合临床和实验室检查结果解释超声特征,以确定患者是否有多囊卵巢综合征。
- 卵巢过度刺激综合征的超声表现为卵巢明显增大,伴有多发性囊肿、腹水和胸腔积液。
- 皮样囊肿常见的超声特征包括:一个或多个具有后方回声衰减的高回声,称为皮样塞;交错的线性和点状回声如交织的发丝样,称为皮样网、线和点,或闪烁线征;由于后方回声衰减和钙化而无法识别肿块的后边缘,称为冰山一角征。在同一个皮样囊肿中常可见多个特征表现。
- 卵巢癌通常表现为复杂的囊性、囊实混合性或实性肿块。恶性肿瘤的形态学特征包括厚的不规则间隔、壁增厚和沿着间隔和(或)肿块内壁的实性结节。间隔或结节内的血流信号增加了恶性肿瘤的可能性。恶性特征越多,肿块恶性可能性越大。

参考文献

Albayram F, Hamper UM: Ovarian and adnexal torsion: spectrum of sonographic findings with pathologic correlation, J Ultrasound Med 20: 1083-1089, 2001.

Alfuhaid TR, Rosen BP, Wilson SR: Low-malignant-potential tumor of the ovary: sonographic features with clinicopathologic correlation in 41 patients, Ultrasound Q 19: 13-26, 2003.

Asch E, Levine D: Variations in appearance of endometriomas, J Ultrasound Med 26: 993-1002, 2007.

Aviram R, Gassner G, Markovitch O, et al: Volumes of normal ovaries, ovaries with benign lesions, and ovaries with cancer in menopausal women: is there an optimal cut-off value to predict malignancy?, J Clin Ultrasound 36: 1-5, 2008.

Azziz R, Carmina E, Dewailly D, et al: The Androgen Excess and PCOS Society criteria for the polycystic ovary syndrome: the complete task force report, Fertil Steril 91: 456-488, 2009.

Baldwin MT, Dudiak KM, Gorman B, et al: Focal intracavitary masses recognized with the hyperechoic line sign at endovaginal ultrasound and characterized with hysterosonography, Radiographics 19: 927-935, 1999.

Balen AH, Laven JS, Tan SL, et al: Ultrasound assessment of the polycystic ovary: international consensus definitions, Hum Reprod Update 9: 505-514, 2003.

Baltarowich OK, Kurtz AB, Pasto ME, et al: The spectrum of sonographic findings in hemorrhagic ovarian cysts, AJR Am J Roentgenol 148: 901-905, 1987.

Benjaminov O, Atri M: Sonography of the abnormal fallopian tube, AJR 183: 737-742, 2004.

Bhatt S, Kocakoc E, Dogra VS: Endometriosis: sonographic spectrum, Ultrasound Q 22: 273-280, 2006.

Brown DL, Frates MC, Muto MG, et al: Small echogenic foci in the ovaries-correlation with histologic findings, J Ultrasound Med 23: 307-313, 2004.

Brown DL: A practical approach to the ultrasound characterization of adnexal masses, Ultrasound Q 23: 87-105, 2007.

Chang HC, Bhatt S, Dogra VS, et al: Pearls and pitfalls in diagnosis of ovarian torsion, Radiographics 28: 1355-1368, 2008.

Cohen HL, Tice HM, Mandel FS: Ovarian volumes measured by US: bigger than we think, Radiology 177: 189-192, 1990.

Guerriero S, Ajossa S, Mais V, et al: Role of transvaginal sonography in the diagnosis of peritoneal inclusion cysts, J Ultrasound Med 23: 1193-1200, 2004.

Hertzberg BS, Kliewer MA: Sonography of benign cystic teratoma of the ovary: pitfalls in diagnosis, AJR Am J Roentgenol 167: 1127-1133, 1996.

Hertzberg BS, Kliewer MA, Paulson EK: Ovarian cyst rupture causing hemoperitoneum: imaging features and the potential for misdiagnosis, Abdom Imag 24: 304-308, 1999.

Horrow MM: Ultrasound of pelvic inflammatory disease, Ultrasound Q 20: 171-179, 2004.

Jain KA: Imaging of peritoneal inclusion cysts, AJR 174: 1559-1563, 2000.

Jain KA: Sonographic spectrum of hemorrhagic ovarian cysts, J Ultrasound Med 21: 879-886, 2002.

Kuligowska E, Deeds L 3rd, Lu K 3rd: Pelvic pain: overlooked and underdiagnosed gynecologic conditions, Radiographics 25: 3-20, 2005.

Laing FC, Allison SJ: US of the ovary and adnexa: to worry or not to worry?, Radiographics 32: 1621-1639, 2012.

Langer JE, Oliver ER, Lev-Toaff AS, et al: Imaging of the female pelvis through the life cycle, Radiographics 32: 1575-1597, 2012.

Lee TT, Rausch ME: Polycystic ovarian syndrome: role of imaging in diagnosis, Radiographics 32: 1643-1657, 2012.

Levine D, Brown DL, Andreotti RF, et al: Management of asymptomatic ovarian and other adnexal cysts imaged at US: Society of Radiologists in Ultrasound Consensus Conference Statement, Radiology 256: 943-954, 2010.

Levy AD, Shaw JC, Sobin LH: Secondary tumors and tumorlike lesions of the peritoneal cavity: imaging features with pathologic correlation, Radiographics 29: 347-373, 2009.

Muradali D, Colgan T, Hayeems E, et al: Echogenic ovarian foci without shadowing: are they caused by psammomatous calcifications?, Radiology 224: 429- 435, 2002.

Park SJ, Lim JW, Ko YT, et al: Diagnosis of pelvic congestion syndrome using transabdominal and transvaginal sonography, AJR 182: 683-688, 2004.

Patel MD: Practical approach to the adnexal mass, Radiol Clin North Am 44: 879-899, 2006.

Patel MD:Pitfalls in the sonographic evaluation of adnexal masses,Ultrasound Q 28:29-40,2012.

Patel MD,Acord DL,Young SW:Likelihood ratio of sonographic findings in discriminating hydrosalpinx from other adnexal masses,AJR 186:1033-1038, 2006.

Pavlik EJ,DePriest PD,Gallion HH,et al:Ovarian volume related to age, Gynecol Oncol 77:410-412,2000.

Savelli L,Ghi T,De Iaco P,et al: Paraovarian/paratubal cysts:comparison of transvaginal sonographic and pathological findings to establish diagnostic criteria, Ultrasound Obstet Gynecol 28:330-334,2006.

Shadinger LL,Andreotti RF,Kurian RL,et al: Preoperative sonographic and clinical characteristics as predictors of ovarian torsion,J Ultrasound Med 27:7-13,2008.

Sibal M:Follicular ring sign:a simple sonographic sign for early diagnosis of ovarian torsion,J Ultrasound Med 31:1803-1809,2012.

Swire MN, Castro-Aragon I, Levine D: Various sonographic appearances of the hemorrhagic corpus luteum cyst,Ultrasound Q 20:45-58,2004.

Vijayaraghavan SB:Sonographic whirlpool sign in ovarian torsion,J Ultrasound Med 23:1643-1649,2004.

Wall DJ,Brown DL,Dudiak KM,et al: Echogenic foci in the ovary-are they predictive of endometriosis?,J Ultrasound Med 30:391-395,2011.